JN244508

受験生の皆さんへ

過去の問題に取り組む目的は、(1)出題傾向(2)出題方式(3)難易度(4)合格点を知り、これからの受験勉強に役立てることにあります。出題傾向などがつかめれば目的は達成したことになりますが、それを一歩深く進めるのが、受験対策の極意です。

せっかく志望校の出題と取り組むのですから、本番に即した受験対策の場に活用すべきです。どうするのか。

第一は、実際の入試と同じ制限時間を設定して問題に取り組むこと。試験時間が六十分なら六十分以内で挑戦し、時間配分を感覚的に身に付ける訓練です。

二番目は、きっちりとした正答チェック。正解出来なかった問題は、正解できるまで、徹底的に攻略する心構えが必要です。間違えた場合は、単なるケアレスミスなのか、知識不足が原因のミスなのか、考え方が根本的に間違えていたためのミスなのか、きちんと確認して、必ず正解が書けるようにしておく。

正答が手元にある過去問題にチャレンジしながら、正解できなかった問題をほったらかしにする受験生もいます。そのような受験生に限って、他の問題集をやっても、間違いを放置したまま、次の問題、次の問題と単に消化することだけに走っているのではないかと思います。過去問題であれ問題集であれ、間違えた問題は、正解できるまで必ず何度も何度も繰り返しチャレンジする。これが必勝の受験勉強法なことをお忘れなく。

入試問題検討委員会

【本書の内容】

1. 本書は過去 10 年間の問題と解答を収録しています。医学科の試験問題です。
2. 英語・数学・物理・化学・生物の問題と解答を収録しています。尚、大学当局より非公表の問題は掲載していません。
3. 当社の本書解説執筆陣は、現在直接受験生を教育指導している、すぐれた現場の先生方です。
4. 本書は問題の微細な誤りをなくすため、実物の入試問題を各大学より提供を受け、そのまま画像化して印刷しています。

尚、本書発行にご協力いただきました先生方に、この場を借り、感謝申し上げる次第です。

川 崎 医 科 大 学

目　次

平成30年度

問　題　と　解　答

英 語

問題

30年度

I 問 1 ～問 12 について，（　　）に入れるのに最も適当なものをⓐ～ⓓのうちから一つずつ選びなさい。ただし，問 11・12 については，（ A ）と（ B ）に入れるのに最も適当な組合せを選びなさい。

問 1　Their analysis took into (　　) factors that could confirm results.

ⓐ account　ⓑ announcement
ⓒ agreement　ⓓ appointment

問 2　Did you know that European forests have grown (　　) 44,000 square kilometers over the past 10 years?

ⓐ on　ⓑ in　ⓒ with　ⓓ by

問 3　The typhoon is still around here, so I'll be staying here for (　　) three days.

ⓐ another　ⓑ more　ⓒ other　ⓓ the other

問 4　International financial investors appeared (　　) at least for the moment.

ⓐ satisfying　ⓑ satisfied
ⓒ to satisfy　ⓓ to have satisfied

問 5　The education ministry will lay (　　) new school curriculum guidelines.

ⓐ aside　ⓑ forward　ⓒ in　ⓓ out

問 6　Let me take your blood pressure. 145 over 95, (　　) a bit high. Your pulse is 72.

ⓐ which is　ⓑ that is　ⓒ you are　ⓓ which are

問 7　Can you really get this old clock (　　) again?

ⓐ work　ⓑ worked
ⓒ working　ⓓ to have worked

問 8 Some experts argue that parents lack consistent guidance (　　) interest infants in unfamiliar vegetables.

ⓐ on how to　　ⓑ how to
ⓒ of how　　ⓓ of

問 9 He is very bright and humble and he is, honestly, probably the most wonderful person to (　　).

ⓐ look ahead　　ⓑ look for
ⓒ look over to　　ⓓ look up to

問10 A study found that men who were 40 percent or more overweight had (　　) of getting cancer than people who were not fat.

ⓐ 33 percents greater chance
ⓑ 33 percent greater chances
ⓒ a 33 percent greater chance
ⓓ a 33 percent greater chances

問11 He (A) go back to school (B) at least two days after the fever has gone down.

ⓐ A : can　B : until　　ⓑ A : cannot　B : until
ⓒ A : can　B : by　　ⓓ A : cannot　B : in

問12 The number of new diseases per decade (A) nearly fourfold over the past 60 years, and since 1980, the number of outbreaks per year (B).

ⓐ A : has increased　　B : has more than doubled
ⓑ A : has increased　　B : has more than double
ⓒ A : had increased　　B : has more than doubled
ⓓ A : had increased　　B : has more than double

Ⅱ 問13～問18について，[　　　]の語句を並べかえて英文を完成する際に，(⑬)～(⑱)に入れるのに最も適当なものをⓐ～ⓔのうちから一つずつ選びなさい。

問13 Babies who had any amount of sugar-sweetened beverages were (　　) (　　) (　　) (　　) (　　) (⑬) (　　) (　　) at age 6.

[a day / drink / likely / more / once / them / to / two times]

ⓐ a day　ⓑ drink　ⓒ likely
ⓓ to　ⓔ them

問14 NASA researchers say the data (　　) (　　) (⑭) (　　) (　　) (　　) the physics of stars at large.

[collect / could / into / insight / provide / they]

ⓐ collect　ⓑ could　ⓒ insight
ⓓ provide　ⓔ they

問15 This country has some of the best wind-energy resources in the world. There is (　　) (　　) (　　) (　　) (　　) (⑮) (　　) an important example.

[doubt / has / no / this project / that / to be / the potential]

ⓐ doubt　ⓑ no　ⓒ this project
ⓓ to be　ⓔ the potential

問16 As is often the case, one's perspective (　　) (　　) (　　) (⑯) (　　) (　　) (　　) success or failure.

[by / is influenced / measure / one / the criteria / to / uses]

ⓐ is influenced　ⓑ measure　ⓒ one
ⓓ the criteria　ⓔ uses

問17 Climate change is a topic of intense interest today ( ) ( ) ( ) (⑰) ( ) ( ) ( ) the earth by burning massive quantities of fossil fuel.

[are / because / evidence / humans / of / that / warming]

ⓐ are ⓑ evidence ⓒ humans

ⓓ that ⓔ warming

問18 The American Academy of Sleep Medicine officially took the position that middle and high schools should begin ( ) ( ) ( ) ( ) (⑱) ( ) ( ) ( ) more sleep and focus better.

[8:30 a.m. / can / no earlier / gain / so / teens / than / that]

ⓐ that ⓑ no earlier ⓒ can

ⓓ than ⓔ teens

III 問19～問21について，空所に入れるのに最も適当な段落をⓐ～ⓒのうちから一つずつ選びなさい。ただし，同じ記号を複数回使用してはいけません。また，問22について，（ ㉒ ）に入れるのに最も適当なものをⓐ～ⓓのうちから一つ選びなさい。

A) The hamburger has become a worldwide cultural icon. Eating meat, especially beef, is an integral part of many diverse cultures. Studies show, however, that the consumption of large quantities of meat is a major contributing factor toward a great many deaths, including the unnecessarily high number of deaths from heart-related problems. Although it has caught on slowly in western society, vegetarianism is a way of life that can help improve not only the quality of people's lives but also their longevity.

B)

問19

C) More important at an individual level is the question of how eating meat affects a person's health. Meat, unlike vegetables, can contain very large amounts of fat. Eating this fat has been connected — in some research cases — to certain kinds of cancer. In fact, *The St. Petersburg Times* reports, "There was a statistically risk for ... stomach cancer associated with consumption of all meat, red meat and processed meat" (Rao, 2006). If people cut down on the amounts of meat they ate, they would automatically be lowering their risks of disease. （ ㉒ ）, eating animal fat can lead to obesity, and obesity can cause numerous health problems. For example, obesity can cause people to slow down and their heart to have to work harder. This results in high blood pressure. Meat is also high in cholesterol, and this only adds to health problems. With so much fat consumption worldwide, it is no wonder that heart disease is a leading killer.

D) 問 20

E) 問 21

F) Numerous scientific studies have shown the benefits of vegetarianism for people in general. There is a common aspect for those people who switch from eating meat to consuming only vegetable products. Although the change of diet is difficult at first, most never regret their decision to become a vegetarian. They feel better, and those around them comment that they look better than ever before. As more and more people are becoming aware of the risks associated with meat consumption, they too will make the change.

問19・20・21

ⓐ If people followed vegetarian diets, they would not only be healthier but also live longer. Eating certain kinds of vegetables, such as broccoli, brussels sprouts, and cauliflower, has been shown to reduce the chance of contracting *1colon cancer later in life. Vegetables do not contain the "bad" fats that meat does. Vegetables do not contain cholesterol, either. In addition, native inhabitants of areas of the world where people eat more vegetables than meat, notably certain areas of Central Asia, routinely live to be over one hundred.

ⓑ Some people argue that, human nature being what it is, it is unhealthy for humans to not eat meat. These same individuals say that humans are naturally carnivores and cannot help wanting to consume a juicy piece of red meat. However, *2anthropologists have shown that early humans ate meat only when other foods were not abundant. Man is inherently a herbivore, not a carnivore.

ⓒ Surprising as it may sound, vegetarianism can have beneficial effects on the environment. Because demand for meat animals is so high, cattle are being raised in areas where rain forests once stood. As rain forest land is cleared in order to make room for cattle ranches, the environmental balance is upset; this imbalance could have serious consequences for humans. The article "Deforestation: The Hidden Cause of Global Warming" by Daniel Howden explains that much of the current global warming is due to reduction of the rain forests.

Notes: *[1]colon 結腸 *[2]anthropologist 人類学者

問22

ⓐ Furthermore ⓑ However

ⓒ In short ⓓ Therefore

Ⅳ 問 23～問 37 について，次の英文を読み，本文の内容に一致する最も適当なものをⓐ～ⓓのうちから一つずつ選びなさい。

My wife and I decided to take advantage of the spring-like weather this past week and head for the beach. We were not surprised to find that others had the same idea. Foot traffic was so thick on the boardwalk that we could move only at a sluggish pace. We didn't care. We were there to look at the dark, beautiful winter water, gently lapping up close, frothy further out. Visually, ㉔we drank our fill.

But what struck us as remarkable was how many of our fellow promenaders had no interest in the view. These were the cellphone zombies. There they were, on a crowded beach on the warmest day of the year, faces buried in their phones. ㉕Had the Long Island Sound vanished in a silent puff of mystical energy, I doubt they would have noticed. How the cellphone zombies avoided colliding with each other is a question best left to Stephen King.

Whatever (㉖-1) on the boardwalk, it (㉖-2) on the roads. Lately we read that drivers using their phones are causing so many collisions that insurance premiums can't keep up. Half of teenaged drivers surveyed admit to texting while behind the wheel, and a two-second glance at the screen enormously increases the likelihood of an accident. Holding a phone in the hand makes things (㉗-1), but, as Tom Vanderbilt notes in his 2009 book "Traffic," statistics for hands-free phones are not much (㉗-2).

OK, all of this is reasonably well-known. (Maybe not the hands-free phone bit, which was news to me, but the rest.) Cellphones can be dangerous, but the zombies at the beach weren't (㉙). True, even distracted pedestrians seem to be having more accidents. And there is growing evidence that young smartphone users exhibit the same behavior as addicts.

But my libertarian conscience does not want to tell anybody else how to live. If people want to come to the beach on a warm winter day and ignore the view, they should have the same freedom as anybody else to enjoy themselves in their own way. True, the zombies turned out to be the ones slowing foot traffic, and in that sense were uncivil. Given, however, that the zombies constituted a large majority of those strolling along the boardwalk, perhaps our norms of civility (㉛).

Color me old: I can remember when strangers greeted each other on the street. There is a warmth in such behavior, a welcoming, a mutual assurance that each of us belongs. In the days of Jim Crow, many of the norms that supported the segregationist state were informal. Among them was the notion that white men would greet other white men whom they happened to encounter on the sidewalk but would ignore black men, who would be expected to stand aside. (The norms for women were more complex.) Nowadays on campus, students literally bump into their professors, and, noses buried in their cellphones, bounce off and keep moving without a word.

Of course nobody has an obligation to greet anyone else on the street. But social psychologists who study the effects of technology warn us that the lack of acknowledgment creates an "absent presence."㉝ When we are ignored by those around us, stress levels rise. The fight-or-flight reflex might even kick in. Presumably these effects are minimal or absent in the zombies themselves: They do not notice those around them, and therefore could hardly respond to being ignored. But for those whose faces happen not to be buried in their phones, the stress effects of being surrounded by zombies are in the long run probably harmful to health.

The obvious response is that we no longer live in a civil era. Almost two decades ago I published a book called "Civility: Manners, Morals, and the Etiquette of Democracy." There I defined civility not principally as good manners (although I do believe that manners matter) but as the sum of the sacrifices we make for the sake of living together. Fans of the volume (thank you, by the way) have been asking lately whether I might perhaps bring out a revised edition, to reflect our depressing national politics.

Perhaps at some point I will. But I do not see our politics as the (㉟-1) of our growing incivility. Our politics is the (㉟-2) of our growing incivility. If we expect better from officeholders and candidates and activists, we have to demand better from ourselves. A good place to start might be saying hello on the street. If that's too big a change, how about if we all look up from our screens a bit more often and enjoy the view.

問23 How was the boardwalk along the beach when the author and his wife went out for a walk?

ⓐ It was a warm spring day and many people were walking on the beach.

ⓑ It was crowded with a lot of pedestrians as they had expected.

ⓒ They could only see a dark view in spite of it being a spring day.

ⓓ They tried to move towards the beach, but they couldn't enjoy the view due to heavy traffic.

問24 Which of the following is closest to the meaning of "we drank our fill"㉔?

ⓐ We drank too much while taking a walk.

ⓑ We enjoyed talking over a drink afterwards.

ⓒ We had had enough of the people walking on the beach.

ⓓ We were really satisfied with the scenery.

問25 What does "Had the Long . . . would have noticed." ㉕ imply?

ⓐ Quite a few people were staring at their cellphone instead of appreciating the scenery.

ⓑ The sound of the beach disappeared because of the many people walking on the boardwalk.

ⓒ The author was afraid that people weren't paying attention to their own safety.

ⓓ The author would like people there to notice the sound of the beach.

問26 Which of the following is the most appropriate words to fill in (㉖-1) and (㉖-2)?

	(㉖-1)	(㉖-2)
ⓐ	moves	fails
ⓑ	moves	stays
ⓒ	works	fails
ⓓ	works	stays

問27 Which of the following is the most appropriate words to fill in (㉗-1) and (㉗-2)?

	(㉗-1)	(㉗-2)
ⓐ	better	worse
ⓑ	worse	better
ⓒ	easier	more difficult
ⓓ	more difficult	easier

問28 What problem is mentioned about drivers' cellphone use?

ⓐ Many drivers are not aware that glancing at the screen just for two seconds while driving greatly increases the risk of accidents.

ⓑ Insurance payments are increasing along with the rising number of traffic accidents.

ⓒ Teenagers account for the majority of car accidents caused by the use of cellphones while behind the wheel.

ⓓ The use of hands-free phones, which is safer on the roads, has not been popularized yet.

問29 Which of the following is the most appropriate phrase to fill in (㉙)?

ⓐ on the phone

ⓑ expected to stand aside

ⓒ behind the wheel

ⓓ walking on the boardwalk

問30 What is a characteristic of people with libertarian views?

ⓐ They are interested in maintaining social order.

ⓑ They are keen on following popular social movements.

ⓒ They keep creating new social norms.

ⓓ They try to avoid imposing their values on others.

問31 Which of the following is the most appropriate phrase to fill in (㉛)?

ⓐ need to be preserved

ⓑ need to be more respected

ⓒ need improving

ⓓ need rewriting

問32 What change does the author see regarding the norms of civility?

ⓐ Many of the current norms are supportive of the segregationist state.

ⓑ Nowadays, those who constantly keep their face buried in their phones without considering others are recognized to be uncivil.

ⓒ Today's young people do not pay much attention to others and such behavior is common.

ⓓ Today, exchanging greetings is regarded as important because it is crucial for developing good human relationships.

問33 Which of the following is closest to the meaning of absent presence?㉝

ⓐ In spite of being absent, being regarded as if being present

ⓑ In spite of being present, being regarded as if being absent

ⓒ Just feeling little, as if being unreal

ⓓ Without being there, feeling as if being present

問34 What is NOT mentioned about "absent presence"?

ⓐ Cellphone zombies can be easily stressed due to the absence of acknowledgment.

ⓑ Ignoring others by being buried in a cellphone can distress others and harm their health.

ⓒ It can be caused by the lack of mutual recognition among people.

ⓓ The feeling of being ignored increases the degree of stress.

問35 What does the author mean by suggesting that we no longer live in a civil era?

ⓐ People are over-concerned about the depressing national politics.

ⓑ People do not understand what civility is anymore.

ⓒ People are not willing to make sacrifices for creating a good community.

ⓓ People stopped keeping good manners and it shakes the foundation of democracy.

問36 Which of the following is the most appropriate words to fill in (㊱-1) and (㊱-2)?

	(㊱-1)	(㊱-2)
ⓐ	examination	reflection
ⓑ	reflection	examination
ⓒ	cause	fruit
ⓓ	fruit	cause

問37 What is the main theme of this article?

ⓐ The fact that people depend so heavily on cellphones today

ⓑ The importance of how much people help others

ⓒ The hazards of continually staring at cellphones

ⓓ The possibility that democracy might collapse due to the current politics

数 学

問題

30年度

解答を始めるまえに，つぎの**解答上の注意のつづき**を読んでください。

解答上の注意のつづき

（i） **分数の形の解答枠に，整数の解答をしたいときは，分母が 1 の分数の形になるように答えてください。**たとえば，$\frac{\boxed{ヤ}}{\boxed{ユ}}$ の解答枠に 2 と答えたいときは，$\frac{2}{1}$ と答えてください。

（ii） **解答枠 $\boxed{}$ に，解答枠の桁（けた）数より少ない桁数の整数を解答したいときは，数字が右づめで，その前を 0 でうめるような形で答えてください。**たとえば，$\boxed{ヨワ}$ の解答枠に 2 と答えたいときは，0 2 と答えてください。**ヨ** の 0 をマークしないままにしておくと，誤答の扱いとなります！

（解答上の注意終）

1

（1） 1から 5 までの番号が書かれたカードが 1 枚ずつ計 5 枚ある。

（i） このカードの中から 3 枚のカードを選ぶ場合の数は $\boxed{アイ}$ であり，すべての場合が等確率で起こるとしたとき，選んだ 3 枚のカードの合計が 3 の倍数になる確率は $\frac{\boxed{ウ}}{\boxed{エ}}$ である。

（ii） カードをすべて 2 人に配る場合の数は $\boxed{オカ}$ であり，すべての場合が等確率で起こるとしたとき，1 枚ももらえない人がいる確率は $\frac{\boxed{キ}}{\boxed{クケ}}$ である。また，一方に配られたカードの数字の合計と他方に配られたカードの数字の合計の，大きいほうを M，小さいほうを N とするとき，$M-N \geqq 5$ となる確率は $\frac{\boxed{コ}}{\boxed{サ}}$ である。なお，1 枚ももらえない人がいる場合は $N=0$ とし，$M=15$ とする。

(iii) カードすべてを n 人に配ることを考える。おのおのに少なくとも1枚のカードを配る場合の数を $A(n)$ とおくと，

$A(1)=$ **シ** ，$A(2)=$ **スセ** ，$A(3)=$ **ソタチ**

$A(4)=$ **ツテト** ，$A(5)=$ **ナニヌ**

である。

(2) 赤玉，青玉，白玉がそれぞれ3個ずつある。同色の玉は区別しないものとする。

(i) 赤玉のみをすべて3人に配る場合の数は **ネノ** である。ただし，もらえない人があってもよいとする。

(ii) すべての玉を3人に配る場合の数は **ハヒフヘ** であり，おのおのに少なくとも1個の玉を配る場合の数は **ホマミ** である。

2 a を正の定数として $f(x)=|x(x-a)|$ とする。m を実数として $y=mx$ のグラフを C_1，$y=f(x)$ のグラフを C_2 とする。C_1 と C_2 の共有点の個数を N とする。また，区間 $0 \leqq x \leqq 1$ での $f(x)$ の最大値を M とする。

（1） M の値について，

$a \leqq$ [ア] $\sqrt{2}$ − [イ] のとき，$M=$ [ウ] $-a$，

[ア] $\sqrt{2}$ − [イ] $< a <$ [エ] のとき，$M=\dfrac{\text{[オ]}}{\text{[カ]}}a^2$，

[エ] $\leqq a$ のとき，$M=a-$ [キ]

である。ここで，2つの [ア]，2つの [イ]，2つの [エ] は，それぞれ，同じ値である。

（2） $M=\dfrac{1}{2}$ となるとき，$a=\dfrac{\text{[ク]}}{\text{[ケ]}}$ または $a=\sqrt{\text{[コ]}}$ である。

（3） $a=4$ とする。

（i） 共有点の個数について

$m<-$ [サ] のとき，$N=$ [シ]，

− [サ] $\leqq m <$ [ス] のとき，$N=$ [セ]，

$m=$ [ス] のとき，$N=$ [ソ]，

[ス] $< m <$ [タ] のとき，$N=$ [チ]，

[タ] $\leqq m$ のとき $N=$ [ツ]

である。ここで，2つの [サ]，3つの [ス]，2つの [タ] は，それぞれ，同じ値である。

(ii) $N=3$ とする。このときの C_1 と C_2 の共有点のうち，原点 O 以外の 2 点を P，Q とし，$\mathrm{OP}<\mathrm{OQ}$ とする。線分 OP と C_2 で囲まれた領域の面積を S_1，線分 PQ と C_2 で囲まれた領域の面積を S_2 とする。$S_1=S_2$ となる m は $m=2^p-q$ とおくことができ，

$p=\dfrac{\boxed{テ}}{\boxed{ト}}$，$q=\boxed{ナ}$ である。

3 AB = AC である二等辺三角形 ABC がある。三角形 ABC に内接する円を O_1 とし，O_1 の半径は 1 とする。次に，O_1 と辺 AB, AC に接する円を O_2 とする。この操作を，頂点 A の方向に繰り返し O_3, O_4, …, O_n, … をつくる。円 O_n の半径を r_n, 面積を S_n とする ($n = 1, 2, 3, \cdots$)。二等辺三角形 ABC の面積を $S_\triangle$ とし，$W = \sum_{k=1}^{\infty} S_k$ とする。

(1) $r_2 = \dfrac{1}{3}$ とする。

(i) $\dfrac{r_1 - r_2}{r_1 + r_2} = \dfrac{\boxed{ア}}{\boxed{イ}}$, $\angle A = \dfrac{\boxed{ウ}}{\boxed{エ}}\pi$ である。

(ii) r_n を n で表すと $r_n = \left(\dfrac{\boxed{オ}}{\boxed{カ}}\right)^{n-1}$ である。

(iii) $W = \dfrac{\boxed{キ}}{\boxed{ク}}\pi$ である。

(2) $\angle A = 2x$ とする。

(i) 頂点 A から辺 BC に垂線 AD を下ろすと，

$$AD = \frac{\boxed{ケ}}{\sin x} + \boxed{コ}$$ である。

さらに，$BD = AD\tan x$ であるから，$S_\triangle = \dfrac{\left(\boxed{サ} + \sin x\right)^2}{\sin x \cos x}$ である。

(ii) $r_n = \left(\dfrac{\boxed{シ}\ \boxed{ス}\sin x}{\boxed{セ}\ \boxed{ソ}\sin x}\right)^{n-1}$ であるから

$$W = \frac{\pi}{\boxed{タ}}\ \frac{\left(\boxed{チ}\ \boxed{ツ}\sin x\right)^2}{\sin x}$$ である。ここで，

$\boxed{ス}$, $\boxed{ソ}$, $\boxed{ツ}$ は，それぞれ，符号＋，－のいずれかである。

(3) O_1 から頂点 A 方向に O_2, O_3, … を作る操作と同様にして，頂点 B, 頂点 C 方向にも無限個の円を作る。これらの円すべての面積の総和を V とする。$\angle A = 2x$, $\angle B = 2y$ とする。

(i) $y = \dfrac{\boxed{\text{テ}}}{\boxed{\text{ト}}}\pi - \dfrac{\boxed{\text{ナ}}}{\boxed{\text{ニ}}}x$ である。

(ii) $V = \dfrac{\pi}{\boxed{\text{ヌ}}}\dfrac{\left(\boxed{\text{ネ}}\ \boxed{\text{ノ}}\sin x\right)^2}{\sin x}$

$+\dfrac{\pi}{\boxed{\text{ハ}}}\dfrac{\left(\boxed{\text{ヒ}}\ \boxed{\text{フ}}\sin y\right)^2}{\sin y} - \boxed{\text{ヘ}}\pi$

である。ここで，$\boxed{\text{ノ}}$，$\boxed{\text{フ}}$ は，それぞれ，符号＋，－のいずれかである。

(iii) $x \to 0$ のとき $\dfrac{V}{S_\triangle} \to \dfrac{\boxed{\text{ホ}}}{\boxed{\text{マ}}}\pi$ であり，

$x \to \dfrac{\pi}{2}$ のとき $\dfrac{V}{S_\triangle} \to \dfrac{\boxed{\text{ミ}}}{\boxed{\text{ム}}}\pi$ である。

物 理

問題

30年度

1 次の問いに対して，最も適切なものを選択肢の中から一つ選びなさい。なお，選ぶべき選択肢の数に指定のあるものについては指示に従いなさい。

I

問 1 x 軸上の物体の運動を考え，時刻 t_1, t_2, …, t_i, …における物体の位置をそれぞれ x_1, x_2, …, x_i, …とし，時刻 t_1 から t_2 までを期間 1，t_2 から t_3 までを期間 2，…，t_i から t_{i+1} までを期間 i, …とする。

期間 i における物体の平均の速さ $\bar{v}_i$ は **ア** である。期間 i の時刻を $\bar{t}_i = \frac{1}{2}(t_i + t_{i+1})$ とすると，期間 i から期間 $i+1$ にかけての，平均の速さの時間変化率 $\bar{a}_i$ は **イ** と表されるので，$t_{i+1} - t_i = t_{i+2} - t_{i+1} = \Delta t$ のとき，$\bar{a}_i =$ **ウ** となる。さらに，$x_{i+1} - x_i = x_{i+2} - x_{i+1} = \Delta x$ であれば，$\bar{a}_i =$ **エ** となる。

ア の選択肢

① $x_i t_i$　② $\frac{x_i}{t_i}$　③ $\frac{x_{i+1} + x_i}{t_{i+1} + t_i}$

④ $\frac{x_{i+1} - x_i}{t_{i+1} - t_i}$　⑤ $\frac{t_i}{x_i}$　⑥ $\frac{t_{i+1} + t_i}{x_{i+1} + x_i}$

⑦ $\frac{t_{i+1} - t_i}{x_{i+1} - x_i}$　⑧ 0

イ の選択肢

① $\bar{v}_i \bar{t}_i$　② $\frac{\bar{v}_i}{\bar{t}_i}$　③ $\frac{\bar{v}_{i+1} + \bar{v}_i}{\bar{t}_{i+1} + \bar{t}_i}$

④ $\frac{\bar{v}_{i+1} - \bar{v}_i}{\bar{t}_{i+1} - \bar{t}_i}$　⑤ $\frac{\bar{t}_i}{\bar{v}_i}$　⑥ $\frac{\bar{t}_{i+1} + \bar{t}_i}{\bar{v}_{i+1} + \bar{v}_i}$

⑦ $\frac{\bar{t}_{i+1} - \bar{t}_i}{\bar{v}_{i+1} - \bar{v}_i}$　⑧ 0

ウ の選択肢

① $(x_{i+1}-x_i)(\Delta t)^2$

② $\dfrac{x_{i+1}-x_i}{(\Delta t)^2}$

③ $\dfrac{(x_{i+1}-x_i)^2}{(\Delta t)^2}$

④ $\dfrac{(x_{i+2}-x_i)}{(\Delta t)^2}$

⑤ $\dfrac{(x_{i+2}+x_{i+1}-2x_i)}{(\Delta t)^2}$

⑥ $\dfrac{(x_{i+2}-2x_{i+1}+x_i)}{(\Delta t)^2}$

⑦ 1

⑧ 0

エ の選択肢

① $\Delta x(\Delta t)^2$

② $\dfrac{\Delta x}{(\Delta t)^2}$

③ $\dfrac{(\Delta x)^2}{(\Delta t)^2}$

④ $\dfrac{2\Delta x}{(\Delta t)^2}$

⑤ $\dfrac{3\Delta x}{(\Delta t)^2}$

⑥ 1

⑦ 0

問 2 物体 A と B が xy 平面上で等速直線運動をしている。時刻 t_1, t_2 における物体 A と B の座標がそれぞれ $(Ax_1,\ Ay_1)$, $(Ax_2,\ Ay_2)$ と $(Bx_1,\ By_1)$, $(Bx_2,\ By_2)$ のとき，物体 B から見た物体 A の速さを求めなさい。ただし，$\Delta x_1 = Ax_1 - Bx_1$, $\Delta x_2 = Ax_2 - Bx_2$, $\Delta y_1 = Ay_1 - By_1$, $\Delta y_2 = Ay_2 - By_2$, $\Delta t = t_2 - t_1$ とする。 **オ**

オ の選択肢

① $\Delta t\{(\Delta x_2 - \Delta x_1) + (\Delta y_2 - \Delta y_1)\}$

② $\dfrac{(\Delta x_2 - \Delta x_1) + (\Delta y_2 - \Delta y_1)}{\Delta t}$

③ $\Delta t\{(\Delta x_1 - \Delta y_1) + (\Delta x_2 - \Delta y_2)\}$

④ $\dfrac{(\Delta x_1 - \Delta y_1) + (\Delta x_2 - \Delta y_2)}{\Delta t}$

⑤ $\Delta t\sqrt{(\Delta x_2 - \Delta x_1)^2 + (\Delta y_2 - \Delta y_1)^2}$

⑥ $\dfrac{\sqrt{(\Delta x_2 - \Delta x_1)^2 + (\Delta y_2 - \Delta y_1)^2}}{\Delta t}$

⑦ $\Delta t\sqrt{(\Delta x_1 - \Delta y_1)^2 + (\Delta x_2 - \Delta y_2)^2}$

⑧ $\dfrac{\sqrt{(\Delta x_1 - \Delta y_1)^2 + (\Delta x_2 - \Delta y_2)^2}}{\Delta t}$

問 3 地球の中心から地表の点を見たとき，自転による運動の速さが，赤道上の点の半分となる点の緯度を求めなさい。ただし，地球を球とする。

カ

カ の選択肢

① 15 度　② $\dfrac{30}{\sqrt{2}}$ 度　③ 22.5 度　④ 30 度

⑤ $\dfrac{45}{\sqrt{2}}$ 度　⑥ $\dfrac{60}{\sqrt{2}}$ 度　⑦ 45 度　⑧ 60 度

Ⅱ　水を入れた箱を，地上に対して一定の加速度で水平に動かした。水は箱に対し静止した状態で，図 1 のように水面は水平面に対し角度 θ だけ傾いた。また，点 A からの水の厚みが，up 方向では d_1，left 方向では d_2 となった。水の密度を ρ，大気圧を p_0，水平方向の加速度の大きさを a，重力加速度の大きさを g として次の問いに答えなさい。

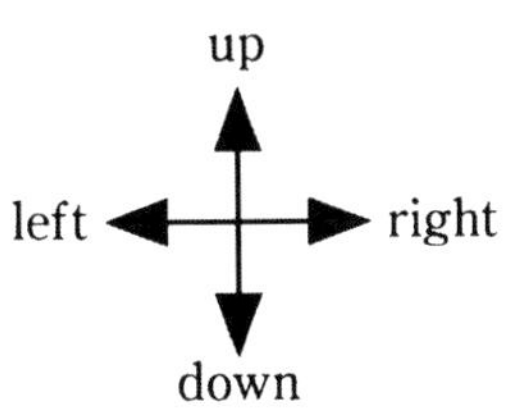

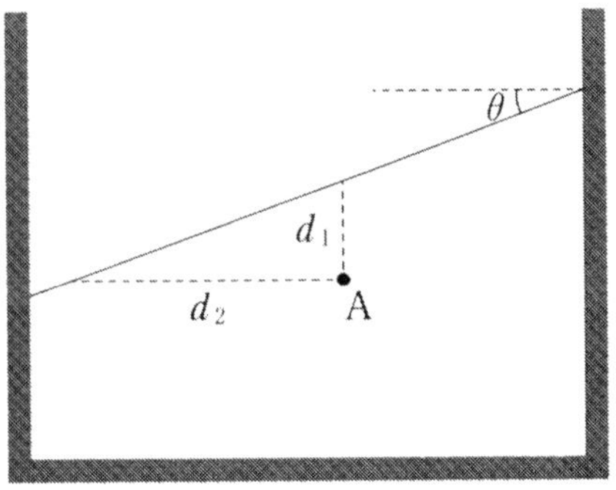

図 1

問 1　地上から見た箱の加速度の方向と，箱から見た水にはたらく慣性力の方向を図 1 の up，down，left，right から選んで答えなさい。

加速度の方向：**キ**　慣性力の方向：**ク**

キ，**ク** **の選択肢　(同じものを繰り返し選択してもよい)**

① up　② down　③ left　④ right

問 2 箱から見た点 A にはたらく力の up 方向，down 方向，left 方向，right 方向の大きさをそれぞれ F_{up}，F_{down}，F_{left}，F_{right} としたとき，大小関係について正しいものを選びなさい。 ケ

ケ の選択肢

① $F_{\mathrm{up}} > F_{\mathrm{down}}$，$F_{\mathrm{left}} > F_{\mathrm{right}}$　② $F_{\mathrm{up}} > F_{\mathrm{down}}$，$F_{\mathrm{left}} < F_{\mathrm{right}}$

③ $F_{\mathrm{up}} < F_{\mathrm{down}}$，$F_{\mathrm{left}} > F_{\mathrm{right}}$　④ $F_{\mathrm{up}} < F_{\mathrm{down}}$，$F_{\mathrm{left}} < F_{\mathrm{right}}$

⑤ $F_{\mathrm{up}} = F_{\mathrm{down}}$，$F_{\mathrm{left}} > F_{\mathrm{right}}$　⑥ $F_{\mathrm{up}} = F_{\mathrm{down}}$，$F_{\mathrm{left}} < F_{\mathrm{right}}$

⑦ $F_{\mathrm{up}} > F_{\mathrm{down}}$，$F_{\mathrm{left}} = F_{\mathrm{right}}$　⑧ $F_{\mathrm{up}} < F_{\mathrm{down}}$，$F_{\mathrm{left}} = F_{\mathrm{right}}$

⑨ $F_{\mathrm{up}} = F_{\mathrm{down}} = F_{\mathrm{left}} = F_{\mathrm{right}}$

問 3 点 A を含む微小な水平面にはたらく重力方向の圧力はいくらか。ただし，微小面内での圧力の違いは無視できるものとする。 コ

コ の選択肢

① $\rho g d_1$　② $p_0 + \rho g d_1$　③ $p_0 + \rho g d_2$　④ $p_0 + \rho g d_1 \cos\theta$

問 4 慣性力に対して垂直な，点 A を含む微小面にはたらく慣性力方向の圧力はいくらか。ただし，微小面内での圧力の違いは無視できるものとする。 サ

サ の選択肢

① $\rho a d_1$　② $p_0 + \rho a d_1$　③ $p_0 + \rho a d_2$　④ $p_0 + \rho a d_2 \sin\theta$

問 5 加速度の大きさ a はいくらか。 シ

シ の選択肢

① $\dfrac{g}{\sin\theta}$　② $\dfrac{g}{\cos\theta}$　③ $\dfrac{g}{\tan\theta}$

④ $g\sin\theta$　⑤ $g\cos\theta$　⑥ $g\tan\theta$

Ⅲ 地球を質量 M, 半径 R の球とし, 万有引力定数を G とする。

問 1 質量 m の物体が地球の中心から距離 $r(r > R)$ の点にある。無限遠を位置エネルギーの基準にとったとき, この物体の万有引力による位置エネルギーを求めなさい。 ス

ス の選択肢

① Gmr ② $-Gmr$ ③ $G\dfrac{Mm}{r}$ ④ $-G\dfrac{Mm}{r}$

⑤ $G\dfrac{Mm}{r^2}$ ⑥ $-G\dfrac{Mm}{r^2}$ ⑦ $G\dfrac{Mm}{R^2}$ ⑧ $-\dfrac{Mm}{R^2}$

問 2 質量 m, 電気量 q の荷電粒子を電位差 V で加速したとき, 粒子の得る運動エネルギーを求めなさい。 セ

セ の選択肢

① mV ② qV ③ $\dfrac{1}{2}mV^2$ ④ $\dfrac{1}{2}qV^2$

⑤ $\dfrac{qV}{m}$ ⑥ $\dfrac{mV}{q}$ ⑦ $\sqrt{\dfrac{mV^2}{2q}}$ ⑧ $\sqrt{\dfrac{qV^2}{2m}}$

問 3 静止している陽子を電位差 V〔V〕により加速し，地表面から鉛直上向きに放出するとき，陽子が無限遠まで飛んでいくための最小の V の大きさを求め，選択肢中で最も近い値を選びなさい。ただし，放出後の陽子にはたらく力は地球の重力のみとし，陽子の質量を 2×10^{-27} kg，電気素量を 2×10^{-19} C，地球の半径を 6×10^{6} m，地表での重力加速度の大きさを 10 m/s^2 とする。 [ソ] V

[ソ]の選択肢

①　1　　②　10^{2}　　③　10^{3}　　④　10^{6}
⑤　10^{12}　　⑥　10^{18}　　⑦　10^{24}　　⑧　10^{30}

Ⅳ 水平な xy 平面上の点電荷について，次の問いに答えなさい。ただし，クーロンの法則の比例定数を k とし，問題文中の a，b，q はすべて正の値とする。

問 1 点 A$(a, 0)$に電気量$+q$ の点電荷を固定した。

（1） 点 B$(0, b)$における x 軸方向と y 軸方向の電場の強さをそれぞれ求めなさい。　　x 軸方向：タ　y 軸方向：チ

タ，チの選択肢　（同じものを繰り返し選択してもよい）

① $\dfrac{kq}{\sqrt{(a^2+b^2)^3}}$　② $\dfrac{kaq}{\sqrt{(a^2+b^2)^3}}$　③ $\dfrac{kbq}{\sqrt{(a^2+b^2)^3}}$

④ $\dfrac{kq}{\sqrt{(a^2+b^2)}}$　⑤ $\dfrac{kq}{a\sqrt{(a^2+b^2)}}$　⑥ $\dfrac{kq}{b\sqrt{(a^2+b^2)}}$

⑦ $\dfrac{kq}{a^2+b^2}$　⑧ $\dfrac{kaq}{a^2+b^2}$　⑨ $\dfrac{kbq}{a^2+b^2}$

⓪ $\dfrac{kbq}{a(a^2+b^2)}$　⊕ $\dfrac{kaq}{b(a^2+b^2)}$　⊖ 0

（2） 点 B と原点 O の電場の強さをそれぞれ E_B，E_O としたとき，正しいものを選びなさい。　ツ

ツの選択肢

① $E_B > E_O$ であり，点 B での電場の向きは，点 A から点 B の方向である。

② $E_B > E_O$ であり，点 B での電場の向きは，点 B から点 A の方向である。

③ $E_B = E_O$ であり，点 B での電場の向きは，点 A から点 B の方向である。

④ $E_B = E_O$ であり，点 B での電場の向きは，点 B から点 A の方向である。

⑤ $E_B < E_O$ であり，点 B での電場の向きは，点 A から点 B の方向である。

⑥ $E_B < E_O$ であり，点 B での電場の向きは，点 B から点 A の方向である。

問 2 点 A$(a,\ 0)$と点 C$(-a,\ 0)$に電気量$+q$の点電荷をそれぞれ固定した。

(1) 点 B$(0,\ b)$における電場の強さはいくらか。 テ

テ の選択肢

① $\dfrac{2kq}{\sqrt{(a^2+b^2)^3}}$　② $\dfrac{2kaq}{\sqrt{(a^2+b^2)^3}}$　③ $\dfrac{2kbq}{\sqrt{(a^2+b^2)^3}}$

④ $\dfrac{2kq}{\sqrt{(a^2+b^2)}}$　⑤ $\dfrac{2kq}{a\sqrt{(a^2+b^2)}}$　⑥ $\dfrac{2kq}{b\sqrt{(a^2+b^2)}}$

⑦ $\dfrac{2kq}{a^2+b^2}$　⑧ $\dfrac{2kaq}{a^2+b^2}$　⑨ $\dfrac{2kbq}{a^2+b^2}$

⓪ $\dfrac{2kbq}{a(a^2+b^2)}$　⊕ $\dfrac{2kaq}{b(a^2+b^2)}$　⊖ 0

（2） x 軸上における電場の強さを表す最も適切な図はどれか。ただし，図の横軸は x 軸，縦軸は電場の強さを表している。 ［ト］

［ト］の選択肢

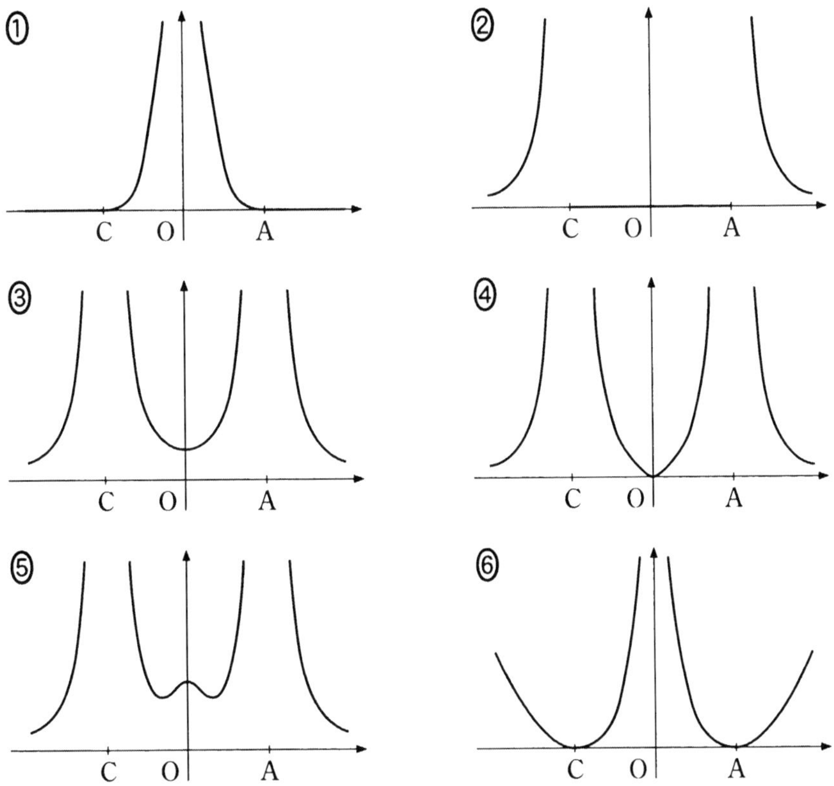

(3)　点Bに電気量 $+q$ の点電荷を置き，y 軸に沿って点Bから原点Oまでゆっくりと移動させた。この移動にかかった仕事の量はいくらか。

ナ

ナ の選択肢

① $kq^2\left(\frac{1}{a}-\frac{1}{\sqrt{(a^2+b^2)}}\right)$　　② $2kq^2\left(\frac{1}{a}-\frac{1}{\sqrt{(a^2+b^2)}}\right)$

③ $kq\left(\frac{1}{a}-\frac{1}{\sqrt{(a^2+b^2)}}\right)$　　④ $2kq\left(\frac{1}{a}-\frac{1}{\sqrt{(a^2+b^2)}}\right)$

⑤ $\frac{2kq^2}{\sqrt{(a^2+b^2)}}$　　⑥ $\frac{2kq}{\sqrt{(a^2+b^2)}}$

⑦ $\frac{2kq^2}{a}$　　⑧ $\frac{2kq}{a}$

⑨ 0

V 内部抵抗 r_v の電圧計と内部抵抗 r_i の電流計，および内部抵抗の無視できる電池がある。これらを利用して，抵抗を測定するのに，図 2 のような回路 A と回路 B を組んだ。このとき，回路 A と回路 B の電圧計の指示値がそれぞれ V_A と V_B となり，電流計の指示値がそれぞれ I_A と I_B となった。

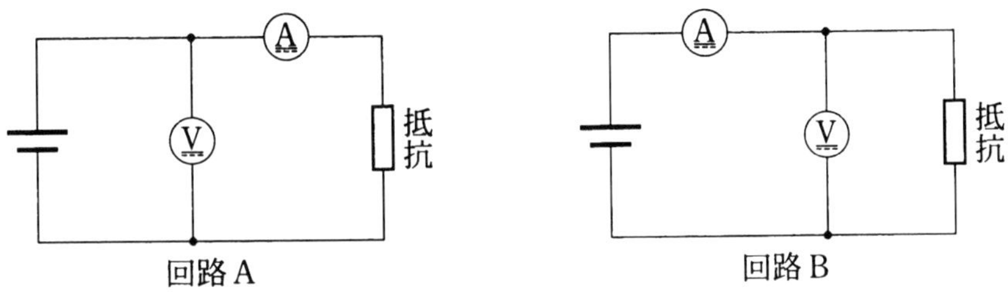

図 2

問 1 電流計と電圧計の内部抵抗を考慮して抵抗値を求める場合の，回路 A での値を R_{1A}，回路 B での値を R_{1B} とする。R_{1A}，R_{1B} はそれぞれいくらか。 R_{1A} : 二 R_{1B} : ヌ

二の選択肢

① $\dfrac{V_A}{I_A}+r_i$ ② $\dfrac{V_A}{I_A}+r_v$ ③ $\dfrac{V_A}{I_A}-r_i$ ④ $\dfrac{V_A}{I_A}-r_v$

ヌの選択肢

① $\dfrac{V_B}{I_B}+r_i$ ② $\dfrac{V_B}{I_B}+r_v$ ③ $\dfrac{V_B}{I_B}-r_i$ ④ $\dfrac{V_B}{I_B}-r_v$

⑤ $\dfrac{r_iV_B}{I_Br_i-V_B}$ ⑥ $\dfrac{r_iV_B}{I_Br_i+V_B}$ ⑦ $\dfrac{r_vV_B}{I_Br_v-V_B}$ ⑧ $\dfrac{r_vV_B}{I_Br_v+V_B}$

問 2 電流計と電圧計の指示値のみで抵抗値を求める場合の，回路 A での値を R_{2A}，回路 B での値を R_{2B} とする。R_{2A}，R_{2B} はそれぞれいくらか。

R_{2A}：[ネ]　R_{2B}：[ノ]

[ネ]，[ノ] の選択肢　（同じものを繰り返し選択してもよい）

① $\dfrac{V_A}{I_A}$　② $\dfrac{I_A}{V_A}$　③ $\dfrac{V_B}{I_B}$　④ $\dfrac{I_B}{V_B}$

問 3 R_{2A} や R_{2B} には，内部抵抗による誤差が含まれている。これらの誤差を小さくするためには，電流計や電圧計の内部抵抗をどのようにすればよいか。正しいものを選びなさい。 [ハ]

[ハ] の選択肢

① 回路 A の場合，r_i を大きくし，回路 B の場合，r_v を小さくする。
② 回路 A の場合，r_i を小さくし，回路 B の場合，r_v を大きくする。
③ 回路 A，回路 B ともに，r_i を大きくする。
④ 回路 A，回路 B ともに，r_v を小さくする。
⑤ 回路 A，回路 B ともに，r_i を大きくかつ r_v を小さくする。

Ⅵ 図 3 のように，真空中に x 軸，y 軸を定める。原点に質量 m の電子を静止させ，この電子に対して，振動数 ν の X 線を x 軸の負の方向から入射させた。X 線と電子が衝突した後，x 軸となす角度 θ で散乱した X 線は振動数が ν' となり，x 軸となす角度 α で跳ね飛ばされた電子は速さが V となった。プランク定数を h，真空中の光の速さを c とし，次の問いに答えなさい。

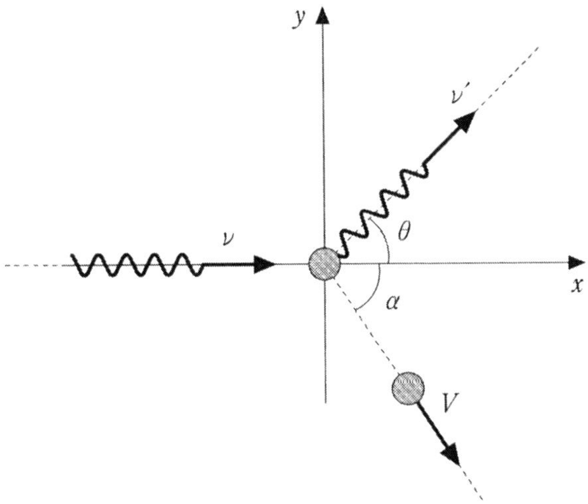

図 3

問 1 X 線について**間違っている**記述をすべて選びなさい。 ヒ

ヒ **の選択肢**

① 携帯電話の通信に用いられる。

② レントゲン写真撮影に用いられる。

③ 波長は可視光線より短い。

④ 振動数は可視光線より小さい。

⑤ エネルギーは可視光線より大きい。

⑥ 真空中の速さは真空中の可視光線の速さと同じである。

⑦ 電磁波の一種である。

問 2 電子について**間違っている**記述をすべて選びなさい。 [フ]

[フ]**の選択肢**

① クォークに分類されている。

② レプトンに分類されている。

③ 原子核が α 崩壊したとき，原子核から放出される粒子のうちの1つである。

④ 原子核が β 崩壊したとき，原子核から放出される粒子のうちの1つである。

⑤ 反粒子は陽電子である。

⑥ 静止している電子の質量は，静止している陽子の質量より小さい。

⑦ 静止している電子の質量は，静止している中性子の質量より小さい。

問 3 X線と電子が衝突する前後でのエネルギー保存の法則の式を求めなさい。 [ヘ]

[ヘ]**の選択肢**

① $h\nu = h\nu' + 2mV^2$

② $h\nu = h\nu' + mV^2$

③ $h\nu = h\nu' + \dfrac{mV^2}{2}$

④ $h\nu = \dfrac{h\nu'}{2} + \dfrac{mV^2}{2}$

⑤ $h\nu c^2 = h\nu' c^2 + 2mV^2$

⑥ $h\nu c^2 = h\nu' c^2 + mV^2$

⑦ $h\nu c^2 = h\nu' c^2 + \dfrac{mV^2}{2}$

⑧ $h\nu c^2 = \dfrac{h\nu' c^2}{2} + \dfrac{mV^2}{2}$

問 4 X 線と電子が衝突する前後での x 軸方向についての運動量保存の法則の式を求めなさい。 ホ

ホ **の選択肢**

① $h\nu = h\nu' \cos\theta + mV$
② $h\nu = h\nu' \sin\theta + mV$
③ $h\nu = h\nu' \cos\theta + mV\cos\alpha$
④ $h\nu = h\nu' \sin\theta + mV\sin\alpha$
⑤ $h\nu = h\nu' + mV$
⑥ $\dfrac{h\nu}{c} = \dfrac{h\nu'}{c} + mV$
⑦ $\dfrac{h\nu}{c} = \dfrac{h\nu' \cos\theta}{c} + mV$
⑧ $\dfrac{h\nu}{c} = \dfrac{h\nu' \sin\theta}{c} + mV$
⑨ $\dfrac{h\nu}{c} = \dfrac{h\nu' \cos\theta}{c} + mV\cos\alpha$
⓪ $\dfrac{h\nu}{c} = \dfrac{h\nu' \sin\theta}{c} + mV\sin\alpha$

問 5 X 線と電子が衝突する前後での y 軸方向についての運動量保存の法則の式を求めなさい。 マ

マ **の選択肢**

① $0 = h\nu' \cos\theta - mV$
② $0 = h\nu' \sin\theta - mV$
③ $0 = h\nu' \cos\theta - mV\cos\alpha$
④ $0 = h\nu' \sin\theta - mV\sin\alpha$
⑤ $0 = h\nu' - mV$
⑥ $0 = \dfrac{h\nu'}{c} - mV$
⑦ $0 = \dfrac{h\nu' \cos\theta}{c} - mV$
⑧ $0 = \dfrac{h\nu' \sin\theta}{c} - mV$
⑨ $0 = \dfrac{h\nu' \cos\theta}{c} - mV\cos\alpha$
⓪ $0 = \dfrac{h\nu' \sin\theta}{c} - mV\sin\alpha$

問 6 散乱したX線の波長λ'と入射X線の波長λの差$\lambda'-\lambda$を求めなさい。ただし，波長の差がλに対して十分小さいものとし，$\dfrac{\lambda}{\lambda'}+\dfrac{\lambda'}{\lambda}\fallingdotseq 2$と近似できるとする。

$\lambda'-\lambda=$ ミ

ミ の選択肢

① $\dfrac{4h}{mc}(1-\cos\theta)$　② $\dfrac{4h}{mc}(1-\sin\theta)$

③ $\dfrac{2h}{mc}(1-\cos\theta)$　④ $\dfrac{2h}{mc}(1-\sin\theta)$

⑤ $\dfrac{h}{mc}(1-\cos\theta)$　⑥ $\dfrac{h}{mc}(1-\sin\theta)$

⑦ $\dfrac{h}{2mc}(1-\cos\theta)$　⑧ $\dfrac{h}{2mc}(1-\sin\theta)$

⑨ $\dfrac{h}{4mc}(1-\cos\theta)$　⓪ $\dfrac{h}{4mc}(1-\sin\theta)$

問 7 $0^\circ \leqq \theta \leqq 90^\circ$の範囲において，$\lambda'-\lambda$が最大になるときの$\theta$を求めなさい。 ム

ム の選択肢

① 0°　② 30°　③ 45°　④ 60°　⑤ 90°

問 8 入射X線が物質中の電子と衝突し，散乱された後のX線の波長が変化する現象を実験で確かめ，問6の関係式を示した人物は誰か。 メ

メ の選択肢

① アインシュタイン　② コンプトン　③ ブラッグ

④ プランク　⑤ ボーア　⑥ ミリカン

⑦ ラザフォード　⑧ レントゲン

化 学

問題

30年度

計算に必要なら次の数値を用いよ。

原子量：H 1，C 12，N 14，O 16，F 19，Na 23，Mg 24，Al 27，
Si 28，P 31，S 32，Cl 35.5，Ar 40，K 39，Ca 40，Cr 52，
Mn 55，Fe 56，Cu 64，Zn 65，Br 80，Ag 108，I 127

アボガドロ定数：6.0×10^{23} /mol　　ファラデー定数：9.65×10^{4} C/mol

気体定数：8.3×10^{3} Pa・L/(K・mol) = 8.3 J/(K・mol)

対数：$\log_{10} 2 = 0.30$，$\log_{10} 3 = 0.48$，$\log_{10} 7 = 0.85$

体積の単位リットルの記号には大文字のＬを用いている。

1 各問いに答えよ。

(1) 当てはまるものを，それぞれ一つ選べ。

1) イオン結合を含む物質 ア

① H_2　② H_2O_2　③ HCl　④ NH_3　⑤ $NaHCO_3$

2) イオンとその名称の組合せが誤っているもの イ

① NH_4^+　アンモニウムイオン
② Cl^-　塩素イオン
③ NO_3^-　硝酸イオン
④ OH^-　水酸化物イオン
⑤ HSO_4^-　硫酸水素イオン

3) 1.013×10^5 Pa，25 ℃において，単体が液体の元素 ウ

① Cl　② He　③ Hg　④ Mg　⑤ S

(2) 次の記述 **a** ～ **c** について，下線部の正誤の組合せとして正しいものはどれか。一つ選べ。 エ

a すべての原子において，<u>陽子の数と電子の数は等しい</u>。

b すべての陽イオンにおいて，<u>陽子の数よりも電子の数が少ない</u>。

c すべての水溶液において，含まれる<u>陽イオンの数と，陰イオンの数が等しい</u>。

	a	b	c
①	正	正	正
②	正	正	誤
③	正	誤	正
④	正	誤	誤
⑤	誤	正	正
⑥	誤	正	誤
⑦	誤	誤	正
⑧	誤	誤	誤

(3) 電気をよく通すものはどれか。当てはまるものを，すべて選んでいる組合せを一つ選べ。 オ

a 銅 線

b 黒 鉛

c スクロース水溶液

d 塩化ナトリウムの結晶

e 硫酸銅(II)水溶液

f 硝酸ナトリウムの融解液

① a，c　② b，d　③ c，d
④ a，d，e　⑤ b，c，d　⑥ c，d，e
⑦ d，e，f　⑧ a，b，e，f　⑨ c，d，e，f

(4) 次の図は，水の状態図である。この図に関する記述として，誤りがあるものを一つ選べ。 カ

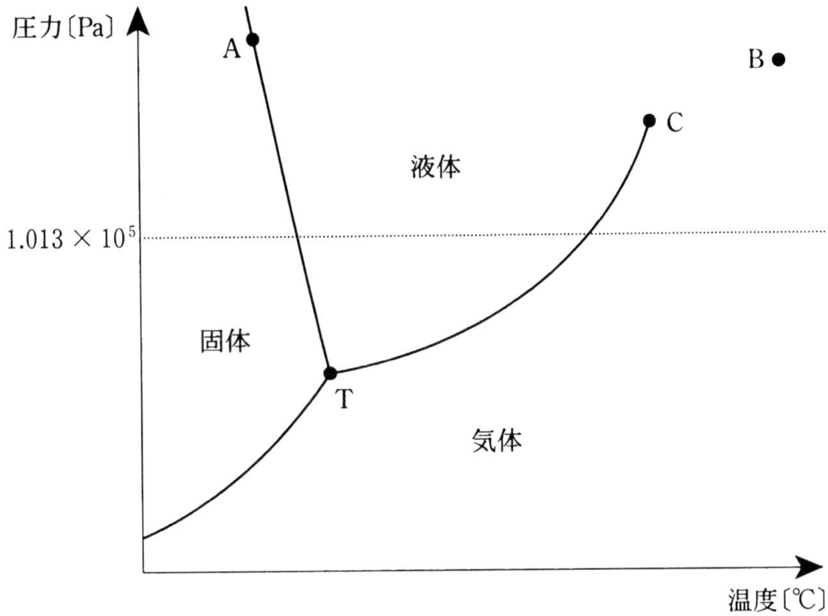

① 点 T は三重点で，この点の温度，圧力では，水の固体，液体，気体の三態が共存する。

② 点 C は臨界点で，この点より高温，高圧の点 B では，水は超臨界流体として存在している。

③ 点 A と点 T を通る曲線と大気圧 (1.013×10^5 Pa) を表す点線との交点が，この圧力における沸点である。

④ 点 C と点 T を通る曲線は，蒸気圧曲線である。

⑤ 0 ℃のまま，氷に圧力を加えていくと，液体の水になる。

2 各問いに答えよ。

(1) 次の塩の水溶液をリトマス試験紙につけたときの色の変化として<u>誤っているもの</u>を一つ選べ。なお，変化しない場合を「—」で示している。 ア

	塩	赤色リトマス紙	青色リトマス紙
①	Na_2SO_4	—	赤くなる
②	NaCl	—	—
③	Na_2CO_3	青くなる	—
④	$(NH_4)_2SO_4$	—	赤くなる
⑤	CH_3COONa	青くなる	—

(2) 次の各イオン反応式に示す酸化還元反応は起こるが，その逆反応は起こらない。これらの反応に関与しているイオンのうちで，還元剤としての強さが最も大きいイオンはどれか。一つ選べ。 イ

$$2\,Fe^{3+} + Sn^{2+} \longrightarrow 2\,Fe^{2+} + Sn^{4+}$$
$$Cr_2O_7^{2-} + 14\,H^+ + 3\,Sn^{2+} \longrightarrow 2\,Cr^{3+} + 7\,H_2O + 3\,Sn^{4+}$$
$$Cr_2O_7^{2-} + 14\,H^+ + 6\,Fe^{2+} \longrightarrow 2\,Cr^{3+} + 7\,H_2O + 6\,Fe^{3+}$$

① Cr^{3+}　② $Cr_2O_7^{2-}$　③ Fe^{2+}　④ Fe^{3+}
⑤ H^+　⑥ Sn^{2+}　⑦ Sn^{4+}

(3) 酸化還元反応はどれか。一つ選べ。 ウ

① $Fe_2O_3 + 6\,HCl \longrightarrow 2\,FeCl_3 + 3\,H_2O$

② $2\,NaHCO_3 \longrightarrow Na_2CO_3 + CO_2 + H_2O$

③ $H_2O_2 + 2\,KI + H_2SO_4 \longrightarrow 2\,H_2O + K_2SO_4 + I_2$

④ $NaCl + AgNO_3 \longrightarrow AgCl + NaNO_3$

⑤ $PbCl_2 + K_2CrO_4 \longrightarrow PbCrO_4 + 2\,KCl$

(4) 二酸化窒素 NO_2 は赤褐色の気体，四酸化二窒素 N_2O_4 は無色の気体である。これらの混合気体を試験管に封入すると，次の反応が平衡状態となる。

$$2\,NO_2 \rightleftarrows N_2O_4$$

混合気体を封入した試験管を，冷水に浸して気体の色を観察した。この試験管を冷水から取り出し，温水に浸して温めると，温める前に比べてその色が濃くなった。

この実験結果から，次の記述 **a** ～ **c** の正誤についてどのように判断できるか。それぞれ下の①～③のうちから当てはまるものを一つずつ選べ。ただし，必要であれば，同じ選択肢を繰り返し用いてもよい。また，試験管内の混合気体の体積は変化しないものとする。

a NO_2 から N_2O_4 が生成する反応は発熱反応である。 エ

b NO_2 の生成熱は負の値である。 オ

c 温水に浸した後の試験管内にある混合気体の平均分子量は，冷水に浸していたときよりも大きい。 カ

① この実験結果から，正しいと判断できる。

② この実験結果から，誤りと判断できる。

③ この実験結果からは判断できない。

(5) 次の文章を読み，問いに答えよ。

アンモニアは弱塩基で，水溶液中で電離平衡が成立している。

アンモニアの電離前の濃度を c〔mol/L〕，アンモニアの電離度を α とすると，平衡時の濃度は次のように表される。

	NH_3	$+ H_2O \rightleftarrows$	NH_4^+	$+ OH^-$	
電離前の濃度	c		0	0	〔mol/L〕
平衡時の濃度	$c(1-\alpha)$		$c\alpha$	$c\alpha$	〔mol/L〕

このとき，アンモニアの電離度は非常に小さく，$1-\alpha \fallingdotseq 1$ とみなすことができる。

また，アンモニアの電離定数 K_b は次の式で表される。

$$K_b = \frac{[NH_4^+][OH^-]}{[NH_3]}$$

1) K_b を表す式を一つ選べ。 キ

① $c\alpha^2$　② $c^2\alpha$　③ $c^2\alpha^2$

④ $\alpha\sqrt{c}$　⑤ $c\sqrt{\alpha}$　⑥ $\sqrt{c\alpha}$

2) 25℃における，0.23 mol/L アンモニア水溶液中の[H^+]は何 mol/L か。最も近い値を一つ選べ。ただし，25℃におけるアンモニアの K_b は 2.3×10^{-5} mol/L，水のイオン積は 1.0×10^{-14} $(mol/L)^2$ とする。

ク mol/L

① 1.0×10^{-10}　② 1.0×10^{-11}　③ 1.0×10^{-12}

④ 2.3×10^{-10}　⑤ 2.3×10^{-11}　⑥ 2.3×10^{-12}

⑦ 4.3×10^{-10}　⑧ 4.3×10^{-11}　⑨ 4.3×10^{-12}

(6) 次の文章を読み，問いに答えよ。

H_2SO_4 や $HClO_4$ のように，分子に O 原子をもつ酸をオキソ酸という。

一般に，中心の原子に結合する O 原子の数が増えると，酸性が強くなる。塩素のオキソ酸である次亜塩素酸 HClO，亜塩素酸 $HClO_2$，塩素酸 $HClO_3$ および過塩素酸 $HClO_4$ の酸としての強さを比較すると，次のようになる。

$HClO < HClO_2 < HClO_3 < HClO_4$

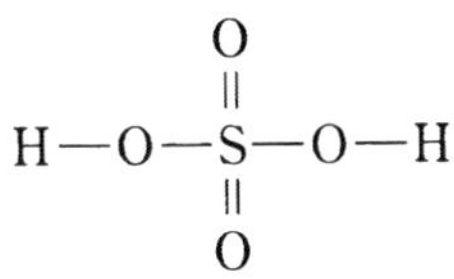

H_2SO_4 の構造式

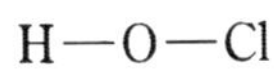

HClO の構造式

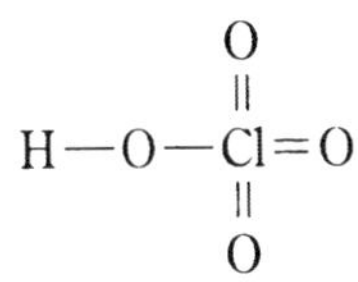

$HClO_4$ の構造式

1) HClO，$HClO_2$，$HClO_3$，$HClO_4$ のうち，電離定数 K_a の値が最も大きいものはどれか。一つ選べ。なお，O 原子の数が n のオキソ酸 $HClO_n$ の電離定数 K_a は次式で表される。 ケ

$$K_a = \frac{[H^+][ClO_n^-]}{[HClO_n]}$$

① HClO　② $HClO_2$　③ $HClO_3$　④ $HClO_4$

2) 亜塩素酸 $HClO_2$ における Cl 原子の酸化数はいくらか。 コ には＋または－を， サ には数値を入れよ。 コ サ

(7) 次の記述 **a** ～ **c** について，正誤の組合せが正しいのはどれか。一つ選べ。

シ

a ハロゲン化水素の水溶液は，いずれも強酸性を示す。

b ハロゲンの単体は，いずれも有色である。

c ハロゲンの単体のうち，酸化力が最も強いのはヨウ素の単体である。

	a	**b**	**c**
①	正	正	正
②	正	正	誤
③	正	誤	正
④	正	誤	誤
⑤	誤	正	正
⑥	誤	正	誤
⑦	誤	誤	正
⑧	誤	誤	誤

(8) 次の文章を読み，問いに答えよ。

アンモニアを原料として硝酸をつくるとき，工業的には次の工程で進められる。

第 1 段階：アンモニアと空気を混合し，800～900 ℃ で，白金触媒を用いて反応させて一酸化窒素を得る。

第 2 段階：一酸化窒素を酸化して二酸化窒素にする。

第 3 段階：二酸化窒素を水と反応させて硝酸にする。

第 3 段階で硝酸とともに生成する一酸化窒素は第 2 段階にもどし，第 2 段階，第 3 段階の反応を繰り返してすべて硝酸に変える。

1) 第 1 段階の反応を 900 ℃ で行った場合，熱化学方程式は次式で表されるものとする。

$$NH_3 + \frac{5}{4}O_2 = NO + \frac{3}{2}H_2O + 380\,\text{kJ}$$

ある量のアンモニアを上記の条件で反応させたとき，285 kJ の熱が生じた。このとき反応したアンモニアの量は 0 ℃，1.013×10^5 Pa で何 L か。 ス ～ ソ に数値を入れよ。 ス セ . ソ L

2) この方法を利用して，質量パーセント濃度 50 % の硝酸を 126 kg つくるために必要なアンモニアの質量は何 kg か。反応は完全に進むものとして整数値で答えよ。 タ ， チ に数値を入れよ。 タ チ kg

3 **各問いに答えよ。**

(1) 分子式 $C_4H_{10}O$ で表される化合物には，硫酸酸性の二クロム酸カリウム水溶液を加えて加熱すると，カルボン酸を生じるものがある。

上の記述に当てはまる化合物を二つ選べ。ただし，解答の順序は問わない。

ア，**イ**

① $CH_3-CH_2-CH_2-CH_2-OH$

② $CH_3-CH_2-CH_2-O-CH_3$

③ $CH_3-CH_2-O-CH_2-CH_3$

④ 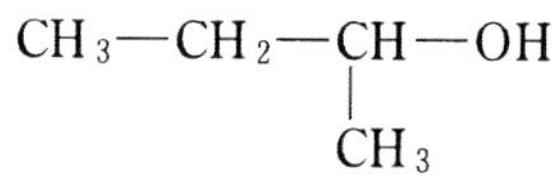

⑤ 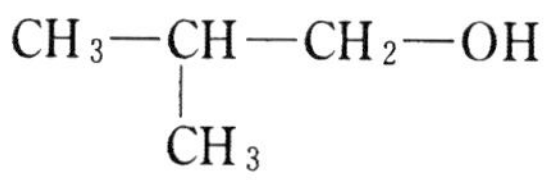

⑥ 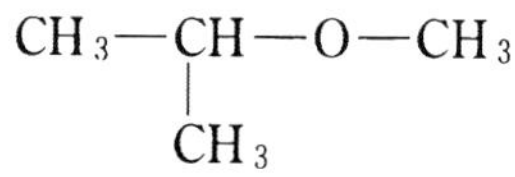

⑦ 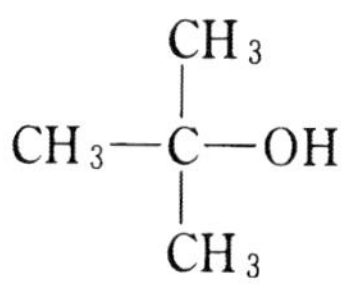

(2) 分子式 $C_3H_6O_2$ のエステルを加水分解したところ，アルコールXと還元性を示すカルボン酸Yが得られた。それぞれ，どの物質か。一つずつ選べ。

アルコールX：**ウ**　カルボン酸Y：**エ**

① メタノール　② エタノール　③ 1-プロパノール
④ ギ酸　⑤ 酢酸

(3) 次の文章を読み，問いに答えよ。

セッケンや硫酸アルキルナトリウムは，界面活性剤として洗剤に用いられている。セッケンは高級脂肪酸のナトリウム塩であり，<u>油脂を水酸化ナトリウム水溶液とともに加熱する</u>(A)と得られる。一方，硫酸アルキルナトリウムは，次の2段階の反応で得られる。まず，<u>直鎖の高級アルコールに濃硫酸を反応させる</u>(B)と硫酸水素アルキルが生成する。この化合物を水酸化ナトリウムで中和すると硫酸アルキルナトリウムになる。

下にセッケンと硫酸アルキルナトリウムの構造を示している。

$CH_3-CH_2-\cdots\cdots-CH_2-COO^-\ Na^+$

セッケン

$CH_3-CH_2-\cdots\cdots-CH_2-O-SO_3^-\ Na^+$

硫酸アルキルナトリウム

1) 下線部A，Bで起こる反応は何か。最も適するものをそれぞれ一つずつ選べ。

下線部A：オ　　下線部B：カ

① スルホン化　　② 中和反応　　③ けん化
④ 付加反応　　⑤ 硫酸エステル化

2) 次の記述 **a** ～ **d** のうち，セッケンと硫酸アルキルナトリウムのどちらにも当てはまるものはどれか。すべてを選んでいる組合せを一つ選べ。 **キ**

a 疎水性を示すのは炭化水素基である。

b 一定濃度以上の水溶液中ではミセルを形成する。

c 水溶液にフェノールフタレイン溶液を加えると赤くなる。

d Ca^{2+} や Mg^{2+} を多く含む硬水中で使用すると沈殿を生じる。

① **a**，**b**	② **a**，**c**	③ **a**，**d**
④ **b**，**c**	⑤ **b**，**d**	⑥ **c**，**d**
⑦ **a**，**b**，**c**	⑧ **a**，**c**，**d**	⑨ **b**，**c**，**d**

⑷ 次の文章を読み，問いに答えよ。

アドレナリン(図 1)は，ほ乳類などの副腎髄質(ずいしつ)から分泌されるホルモンであり，神経伝達物質でもある。アドレナリンは 1 価の弱塩基で，アニリンと同様に塩酸などの酸と反応して塩を生じる。アドレナリンの作用には，心拍数の増加，血圧の上昇，気管支の拡張，瞳孔の拡大などがある。アドレナリン溶液の投与量と，血圧の上昇作用の大きさの関係を図 2 に示す。

ある濃度のアドレナリン溶液を動物の静脈内に投与して，血圧を測定する実験を行っていた。このとき投与した溶液の体積は，図 2 の A であった。

あるとき，新たに調製した溶液を用いて実験を行ったところ，以前と同じ体積を投与したにもかかわらず，溶液の作用の大きさが以前と異なっていた。原因は，本来アドレナリンを溶解するべきところで，誤って同じ質量のアドレナリン塩酸塩を溶解して，同じ体積の溶液を調製していたためであった。なお，同じ物質量であればアドレナリンもアドレナリン塩酸塩も同等の効果を示す。

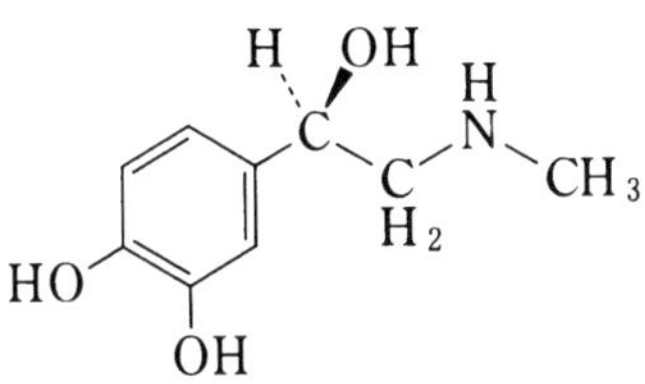

図 1 アドレナリンの構造式

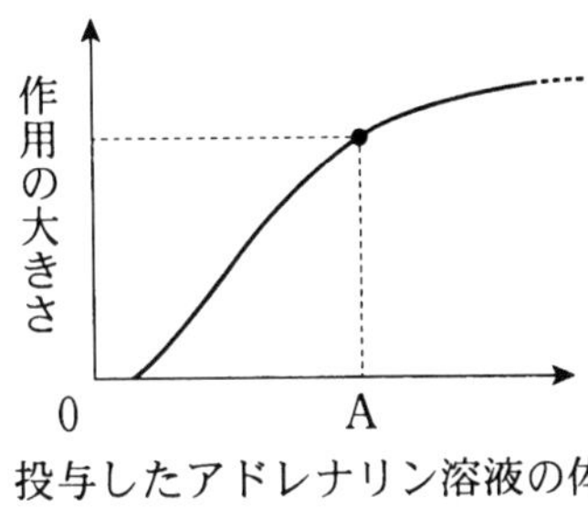

図 2 アドレナリン溶液の投与量と作用

1) アドレナリンの分子量を 183.2 として，アドレナリン塩酸塩の式量を小数第 1 位まで計算せよ。この問いでは，原子量は H 1.0，Cl 35.5 とする。[ク] ～ [サ] に数値を入れよ。[ク][ケ][コ].[サ]

2) 下線部の現象として，どのようなことが考えられるか。一つ選べ。[シ]

① 血圧の上昇が見られなくなった。
② 血圧の上昇量が小さくなった。
③ 血圧の上昇量が大きくなった。

(5) トルエンを過マンガン酸カリウム水溶液で酸化し，生成物から芳香族カルボン酸Xを単離した。Xとメタノールを濃硫酸存在下で反応させ，芳香をもつ化合物Yを合成した。しかし，未反応のXが一部残っていた。この反応後の混合物の中から，Yを単離するための実験操作の略図を下に示す。

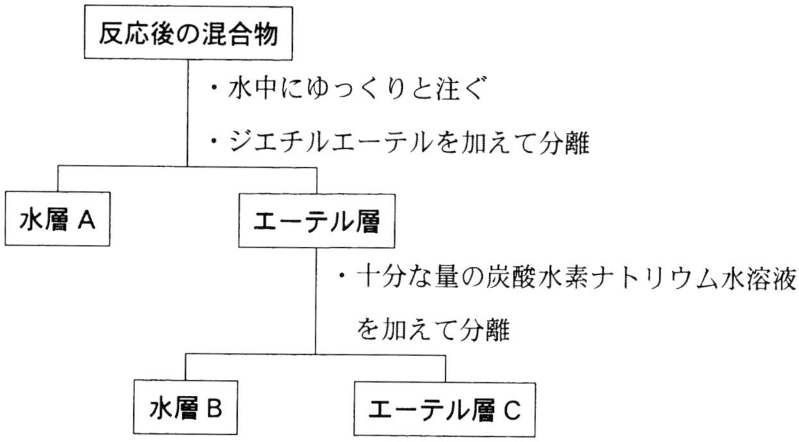

下の①～⑥のうちで，次の **a** ～ **c** に当てはまる物質をそれぞれ選べ。ただし，［セ］，［ソ］については解答の順序は問わない。

a　水層 A に含まれる物質一つ。［ス］

b　水層 B に含まれる物質二つ。［セ］，［ソ］

c　エーテル層 C に含まれる物質一つ。［タ］

① 安息香酸ナトリウム

② 安息香酸メチル

③ サリチル酸ナトリウム

④ サリチル酸メチル

⑤ 炭酸水素ナトリウム

⑥ 硫　酸

(6) 次の文章を読み，問いに答えよ。

図に示すように，スチレンと化合物 X を共重合させると架橋(かきょう)された高分子化合物ができる。これを濃硫酸で処理すると，スルホ基をもった陽イオン交換樹脂が得られる。

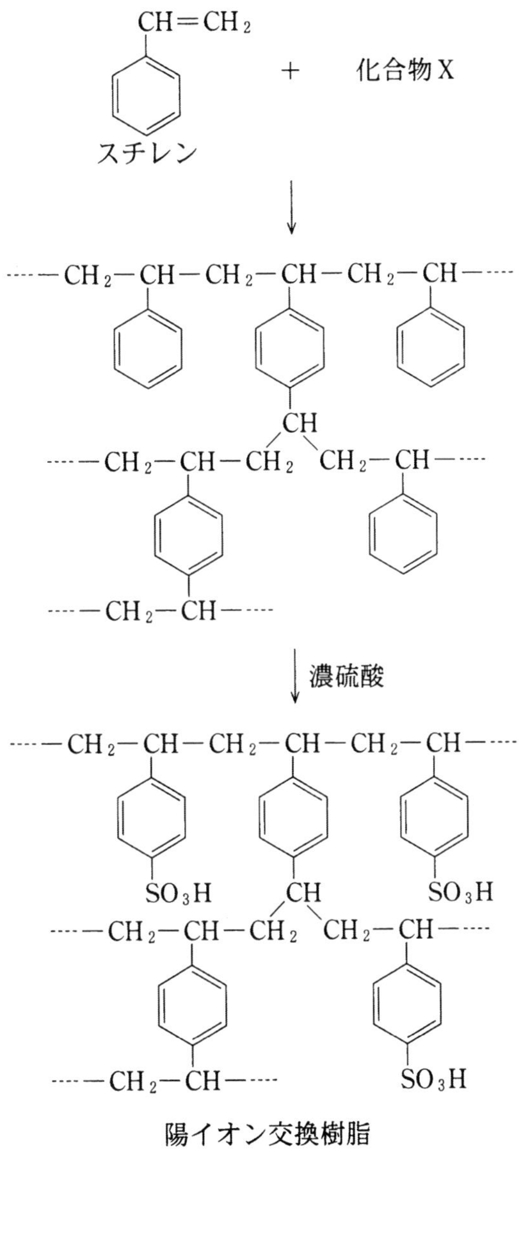

陽イオン交換樹脂

1) 化合物 X はどれか。一つ選べ。 **チ**

① 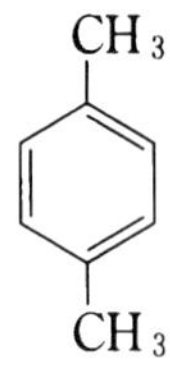

② 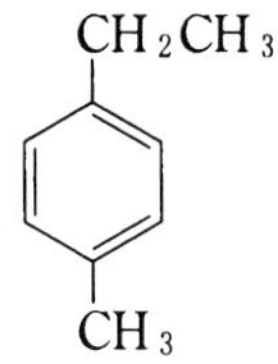

③ 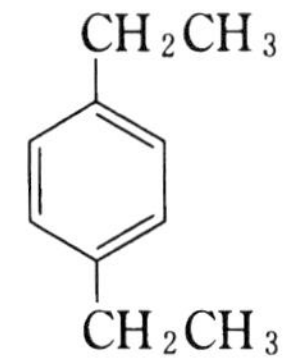

④ 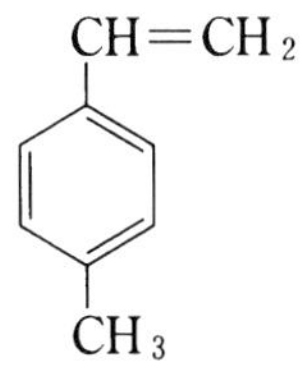

⑤ 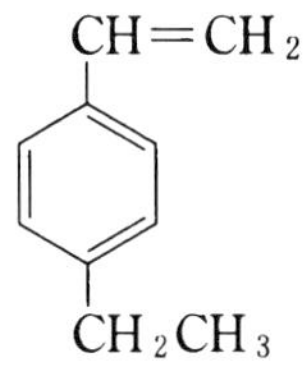

⑥ 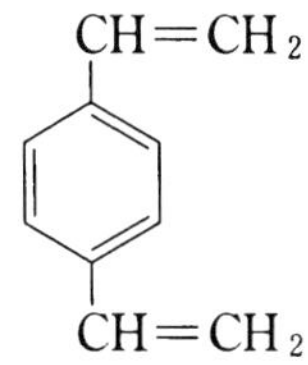

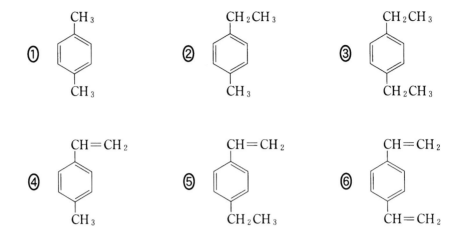

2) スルホ基をもった陽イオン交換樹脂 10 mL を図のような円筒ガラス管に詰め，0.50 mol/L 塩化ナトリウム水溶液 60 mL を通してイオン交換を行った。樹脂を完全に水洗して，流出液と水洗液すべてをビーカーに集めた。この流出液と水洗液の混合溶液を中和するためには，0.50 mol/L 水酸化ナトリウム水溶液が 14 mL 必要であった。

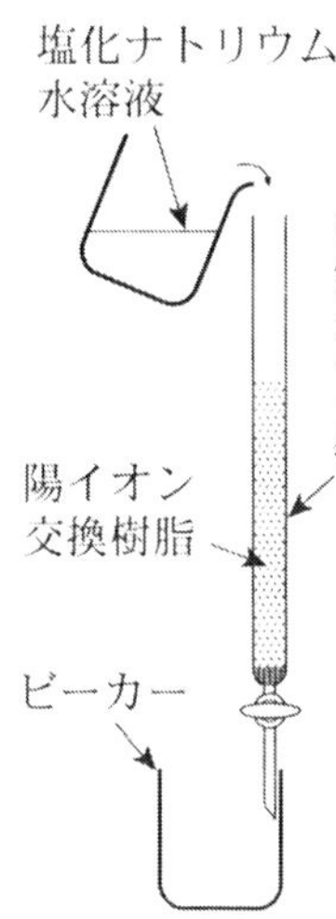

この陽イオン交換樹脂 1.0 L は，何 mol の Na^+ を H^+ に交換する能力をもっているか。最も近い値を一つ選べ。 **ツ** mol

① 0.35	② 0.70	③ 1.4
④ 3.5	⑤ 7.0	⑥ 14

(7) 次の文章を読み，問いに答えよ。

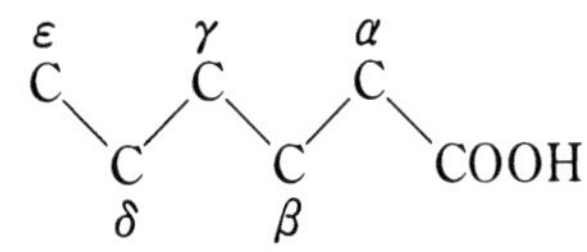

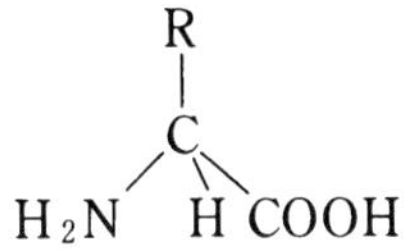

α−アミノ酸

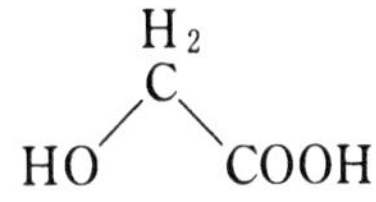

グリコール酸

カルボキシ基をもつ化合物の中に，カルボキシ基のほかにアミノ基をもつもの，ヒドロキシ基をもつものがある。それぞれ，アミノ酸，ヒドロキシ酸とよばれる。また，カルボキシ基が結合している炭素をα炭素といい，以下順にβ，γ，δ，εとギリシャ文字を使って，カルボキシ基の炭素と置換基のついた炭素との位置関係を表す。タンパク質を構成するアミノ酸はいずれも，α炭素にアミノ基があり，α−アミノ酸である。同様に，グリコール酸のようにα炭素にヒドロキシ基をもつカルボン酸をα−ヒドロキシ酸という。

生体内に存在するアミノ酸には，α−アミノ酸のほか，γ−アミノ酸で神経伝達物質である<u>γ−アミノ酪酸（らくさん）</u>などもある。

ヒドロキシ酸のリンゴ酸やクエン酸などは好気呼吸の代謝物として生体内に広く存在する。

また，アミノ酸は一分子内にアミノ基とカルボキシ基をもつため，分子内での脱水縮合により [A] 結合を含んだ環状化合物を生じるものがある。この環状化合物をラクタムという。<u>ε−カプロラクタム</u>は開環重合により高分子化することでナイロン6となる。

ヒドロキシ酸も同様に，分子内での脱水縮合により [B] 結合を含んだ環状化合物のラクトンを生じる。

ペニシリンやエリスロマイシンなど，抗生物質の中には，構造の一部にラクタムやラクトンの構造を含むものがある。ペニシリンの構造の一部はβ−ラクタムであり，エリスロマイシンの構造の一部は14個の原子が環状になったラクトンである。

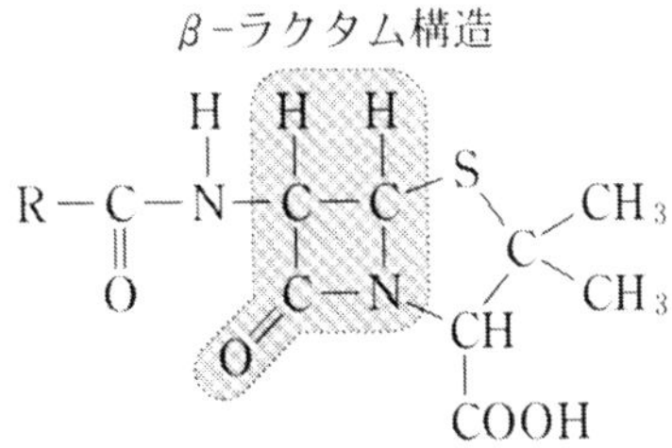

ペニシリンの骨格とβ−ラクタム構造

1) 空欄 [A] , [B] に入る結合の名称の組合せとして，正しいものを一つ選べ。[テ]

	A	B
①	アミド	エーテル
②	アミド	エステル
③	エーテル	アミド
④	エーテル	エステル
⑤	エステル	アミド
⑥	エステル	エーテル

2) γ-アミノ酪酸の化学式を一つ選べ。[ト]

① H_2N-CH_2-COOH
② $H_2N-CH_2-CH_2-CH_2-COOH$
③ $H_2N-CH_2-CH_2-COOH$
④ $CH_3-CH(NH_2)-CH_2-COOH$
⑤ $CH_3-CH(NH_2)-COOH$
⑥ $CH_3-CH_2-CH(NH_2)-COOH$

3) ε-カプロラクタムの構造式を一つ選べ。[ナ]

①
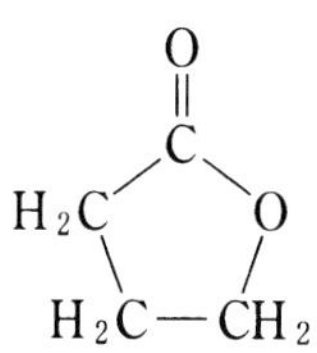

②
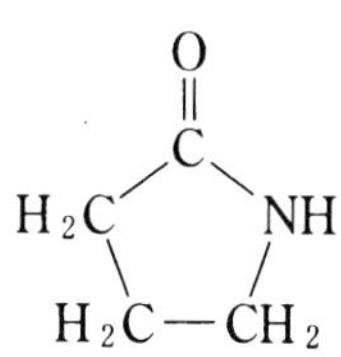

③
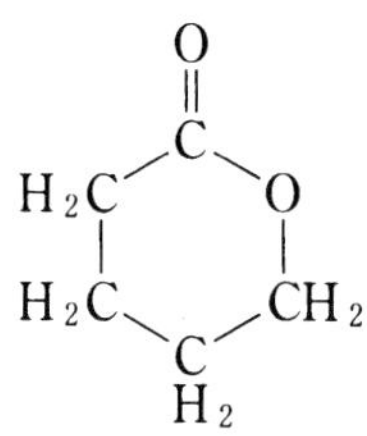

④
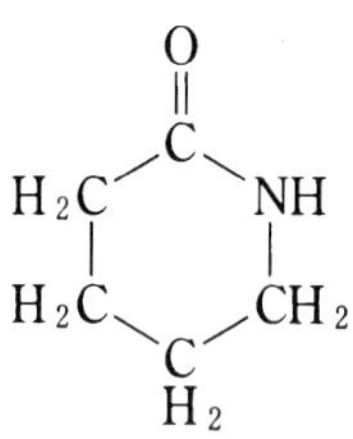

⑤
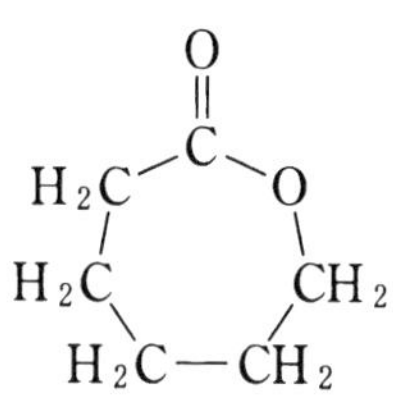

⑥
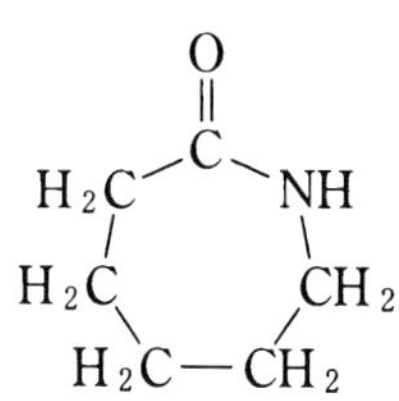

4) グリコール酸（分子量 76）の脱水縮合で生じる鎖状の化合物として，ポリグリコール酸がある。グリコール酸 30 個からなるポリグリコール酸の分子量はいくらか。[ニ]～[ノ]に数値を入れよ。[ニ][ヌ][ネ][ノ]

生　物

問題

30年度

1 ヘモグロビンについて，問 1 ～ 5 に答えよ。

問 1　次の文章中の ア ～ ウ に当てはまる用語はどれか。それぞれの用語欄から最も適当なものを一つずつ選べ。

ヘモグロビンは赤血球に存在するタンパク質で，肺から各組織に効率よく酸素を運搬する。ヘモグロビンは， ア 本のポリペプチド鎖と，ヘムとよばれる色素成分からなる。このような複数のポリペプチド鎖が集合してつくる立体構造をタンパク質の イ 構造という。酸素は，ヘムの中心にある ウ 原子に結合する。

ア の用語欄

①　1　　②　2　　③　3　　④　4　　⑤　5　　⑥　6

イ の用語欄

①　一　次　　②　二　次　　③　三　次　　④　四　次

ウ の用語欄

①　銅　　②　鉄　　③　亜　鉛

④　マグネシウム　　⑤　カルシウム

問 2　ヘモグロビンによる酸素の運搬について次の文章を読み，(1)に答えよ。

ヘモグロビンは，酸素分圧が高いときには酸素と結合して酸素ヘモグロビンに変化しやすく，酸素分圧が低くなると酸素を解離して再びヘモグロビンに戻りやすい。また，同じ酸素分圧のもとでは，二酸化炭素分圧が高くなるほど酸素を解離しやすい。酸素分圧と酸素ヘモグロビンの割合の関係を示す曲線は，酸素解離曲線と呼ばれる(図 1 ～ 4 ：分圧の単位は mmHg で表している。760 mmHg が 1013 hPa (1 気圧) に等しい)。

肺では，酸素分圧が高く二酸化炭素分圧が低いので，大部分は酸素ヘモグロビンである。一方，組織では，酸素を消費して二酸化炭素を発生するので，酸素分圧が低く二酸化炭素分圧が高くなっており，一部の酸素ヘモグロビンは酸素を解離してヘモグロビンに戻る。組織に与えられる酸素の量は，肺と組織における酸素ヘモグロビンの量の差に応じたものになる(図 1)。

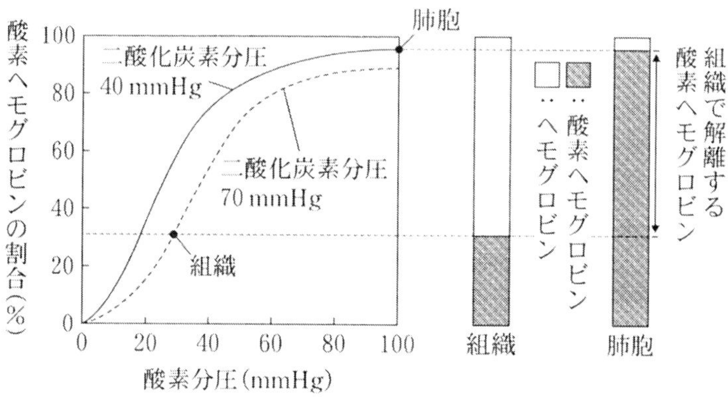

図 1

ミオグロビンは，単一のポリペプチドからなり，ヘモグロビンと同様に酸素結合部位をもつ。ミオグロビンは筋肉に存在し，必要なときに酸素を供給する貯蔵庫としてはたらく。ヘモグロビンとミオグロビンの酸素解離曲線を図 2 に示す。

ヒトの胎児のヘモグロビンは，母体のヘモグロビンと性質が異なっており，母体から胎児への効率的な酸素運搬が可能になる(図 3)。胎盤で，母体の酸素ヘモグロビンから解離された酸素は，胎児のヘモグロビンに結合して胎児の体内に運ばれる。

ヒト，ゾウ，マウスのヘモグロビンの酸素解離曲線を比較すると，体のサイズによる違いがみられる(図 4)。この違いは，代謝に必要な酸素要求量に関係していると考えられる。小さな動物の体重1g当たりの酸素消費速度は大きな動物よりも高く，小さな動物の組織では大きな動物の組織より速く酸素が供給されなくてはならない。体のサイズによるヘモグロビンの酸素親和性の違いが，組織における酸素の引き渡しを通して，小さな動物の高い代謝速度の維持を助けている。

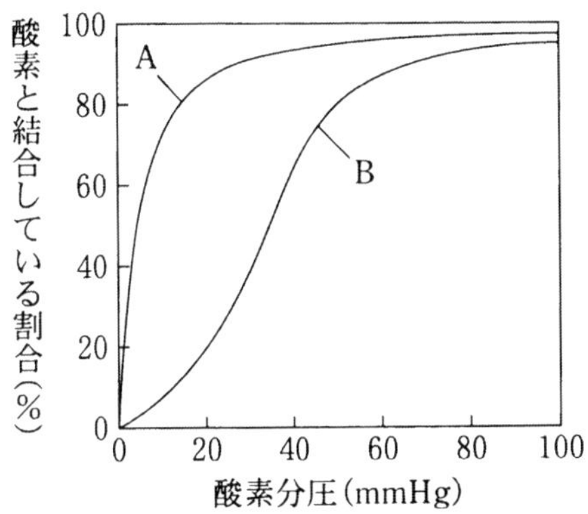

ある二酸化炭素分圧で比較した
ヘモグロビンとミオグロビンの
酸素解離曲線

図2

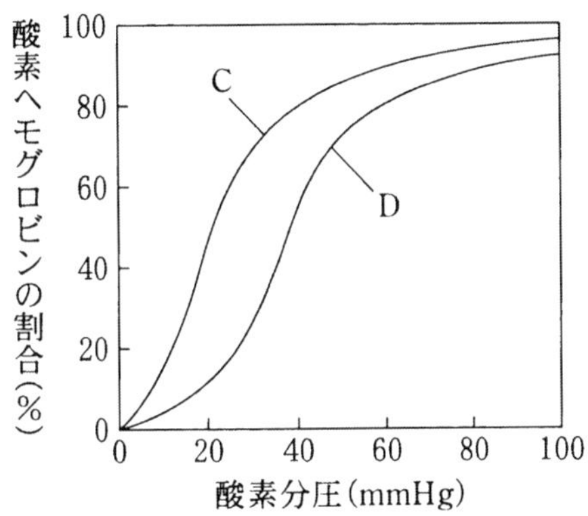

ある二酸化炭素分圧で比較した
ヒトの胎児と母体のヘモグロビンの
酸素解離曲線

図3

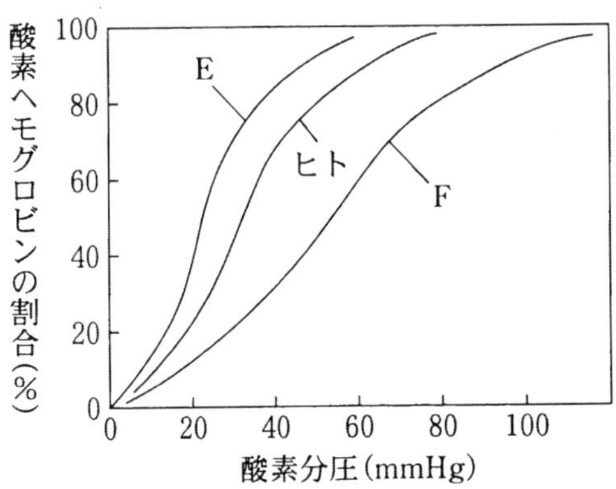

ある二酸化炭素分圧で比較した
ヒト，ゾウ，マウスのヘモグロビンの
酸素解離曲線

図4

(1) 図2～4のA～Fは，それぞれ何の酸素解離曲線を示すか。正しい組合せを一つ選べ。 エ

	A	B	C	D	E	F
①	ヘモグロビン	ミオグロビン	胎児	母体	ゾ ウ	マウス
②	ヘモグロビン	ミオグロビン	胎児	母体	マウス	ゾ ウ
③	ヘモグロビン	ミオグロビン	母体	胎児	ゾ ウ	マウス
④	ヘモグロビン	ミオグロビン	母体	胎児	マウス	ゾ ウ
⑤	ミオグロビン	ヘモグロビン	胎児	母体	ゾ ウ	マウス
⑥	ミオグロビン	ヘモグロビン	胎児	母体	マウス	ゾ ウ
⑦	ミオグロビン	ヘモグロビン	母体	胎児	ゾ ウ	マウス
⑧	ミオグロビン	ヘモグロビン	母体	胎児	マウス	ゾ ウ

問 3 次の文章は，何についての記述か。最も適当なものを一つ選べ。 オ

ヒトの鎌状赤血球貧血症は，異常ヘモグロビンが原因で赤血球が鎌状に変形して貧血症状をおこす遺伝病である。異常ヘモグロビンの遺伝子のホモ接合体では重度の貧血になるが，ヘテロ接合体では貧血は軽度で，マラリアにかかりにくいという利点がある。マラリアが流行するアフリカの地域で異常ヘモグロビン遺伝子が消滅しないのは，マラリアに対する耐性をもつほうが生存に有利なことから，ヘテロ接合体が集団内に広まりそのまま保持されてきたからだと考えられている。

① 性選択　② 遺伝的浮動　③ 自然選択
④ 小進化　⑤ 大進化

問 4　ヒトのヘモグロビンはα鎖とβ鎖からなる。正常なヘモグロビンβ鎖遺伝子と鎌状赤血球貧血症のヘモグロビンβ鎖遺伝子の塩基配列の一部を，サンガー法を用いて解析した電気泳動の結果を図 5 に示す。この結果をもとに塩基配列を解読し，表 1 を用いてアミノ酸配列に翻訳したところ，最初のアミノ酸はいずれもバリンであった。正常なヘモグロビンβ鎖のアミノ酸配列と比べ，鎌状赤血球貧血症では，何番目のアミノ酸が何から何に置き換わったと考えられるか。最も適当なものを一つ選べ。 **カ**

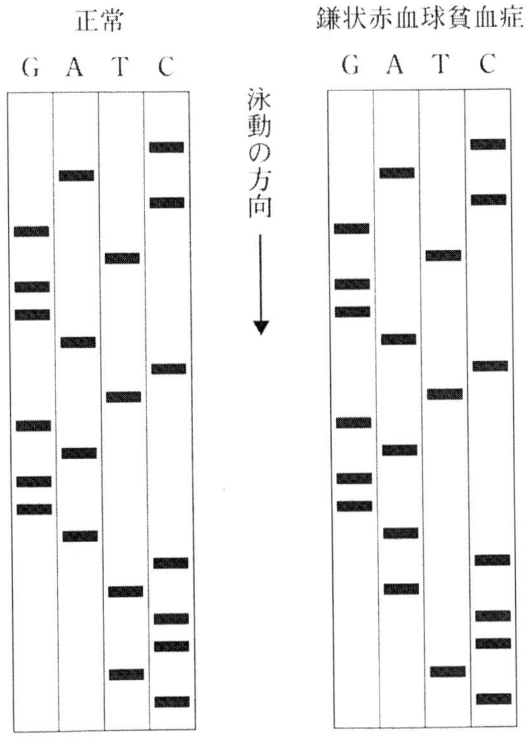

図 5

表１　遺伝暗号表(mRNA)

		2番目の塩基				
		U	C	A	G	
1番目の塩基	U	UUU UUC } フェニルアラニン UUA UUG } ロイシン	UCU UCC UCA UCG } セリン	UAU UAC } チロシン UAA UAG } (終止)	UGU UGC } システイン UGA (終止) UGG トリプトファン	U C A G
	C	CUU CUC CUA CUG } ロイシン	CCU CCC CCA CCG } プロリン	CAU CAC } ヒスチジン CAA CAG } グルタミン	CGU CGC CGA CGG } アルギニン	U C A G
	A	AUU AUC AUA } イソロイシン AUG メチオニン	ACU ACC ACA ACG } トレオニン	AAU AAC } アスパラギン AAA AAG } リシン	AGU AGC } セリン AGA AGG } アルギニン	U C A G
	G	GUU GUC GUA GUG } バリン	GCU GCC GCA GCG } アラニン	GAU GAC } アスパラギン酸 GAA GAG } グルタミン酸	GGU GGC GGA GGG } グリシン	U C A G
						3番目の塩基

①　2番目のアミノ酸がロイシンからヒスチジンに置き換わった。

②　2番目のアミノ酸がヒスチジンからロイシンに置き換わった。

③　2番目のアミノ酸がグルタミン酸からバリンに置き換わった。

④　2番目のアミノ酸がバリンからグルタミン酸に置き換わった。

⑤　6番目のアミノ酸がロイシンからヒスチジンに置き換わった。

⑥　6番目のアミノ酸がヒスチジンからロイシンに置き換わった。

⑦　6番目のアミノ酸がグルタミン酸からバリンに置き換わった。

⑧　6番目のアミノ酸がバリンからグルタミン酸に置き換わった。

問 5　次の文章を読み，(1)，(2)に答えよ。

DNA の塩基配列やタンパク質のアミノ酸配列の変化など，分子にみられる変化を分子 キ という。DNA には一定の確率で突然変異が起こっており，ク 的な突然変異は自然選択を受けず一定の速度で ケ する。

生物の種間において，ある特定の遺伝子の DNA を比べると，種が分化してからの期間が短いほど塩基配列の違いは小さく，長いほど塩基配列の違いは大きい。タンパク質のアミノ酸配列においても同様で，例えば，ヘモグロビンの α 鎖のアミノ酸配列を比較すると，ヒトとゴリラでは 142 個のうち 1 個のアミノ酸が異なっているが，ヒトとサメでは 79 個のアミノ酸が異なっている。分子に生じる変化の速度を分子 コ といい，種間の類縁関係や種が分かれた時期などを推測することができる。

DNA の塩基配列やタンパク質のアミノ酸配列の変化には，次の三つの傾向がある。1）重要な役割を担う遺伝子の塩基配列は，種を超えてあまり変化していない場合が多い。タンパク質の構造においても同様で，重要なアミノ酸配列ほどその他の部分と比べ変化が少ない。2）アミノ酸配列を指定する mRNA の サ において，1 番目と 2 番目の塩基と比べ，3 番目の塩基は種間で異なっていることが多い。3）シ などの翻訳されない塩基配列に突然変異が生じても，タンパク質の機能に変化がみられない場合が多い。

これらの傾向から，重要な機能や形質に関する遺伝情報の変化速度は，それほど重要ではない遺伝情報が変化する速度よりも ス ことがわかる。

(1)　文章中の キ ～ ス に当てはまる用語はどれか。最も適当なものを一つずつ選べ。

① イントロン	② エキソン	③ 時　計	④ 系統樹
⑤ 蓄　積	⑥ 進　化	⑦ コドン	⑧ アンチコドン
⑨ 速　い	⓪ 遅　い	⊕ 対　立	⊖ 中　立

⑵ ヘモグロビンα鎖のアミノ酸配列の一部を生物種間で比較した結果を図6に示す。アミノ酸の種類を大文字アルファベット1文字で表している。文章の記述から，ヘモグロビンの機能に重要な部分と考えられるアミノ酸は①～⑨のうちどこか。適当なものを二つ選び，[セ]に二つマークせよ。

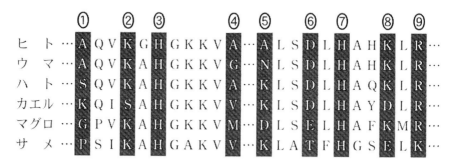

		①			②		③					④		⑤			⑥		⑦			⑧		⑨	
ヒト	…	A	Q	V	K	G	H	G	K	K	V	A	…	A	L	S	D	L	H	A	H	K	L	R	…
ウマ	…	A	Q	V	K	A	H	G	K	K	V	G	…	N	L	S	D	L	H	A	H	K	L	R	…
ハト	…	S	Q	V	K	A	H	G	K	K	V	A	…	K	L	S	D	L	H	A	Q	K	L	R	…
カエル	…	K	Q	I	S	A	H	G	K	K	V	V	…	K	L	S	D	L	H	A	Y	D	L	R	…
マグロ	…	G	P	V	K	A	H	G	K	K	V	M	…	D	L	S	E	L	H	A	F	K	M	R	…
サメ	…	P	S	I	K	A	H	G	A	K	V	V	…	K	L	A	T	F	H	G	S	E	L	K	…

図6

2 I～Ⅲに答えよ。

I　ゾウリムシについて，問1，2に答えよ。

問 1　ゾウリムシのなかまのミドリゾウリムシには，細胞内にクロレラが共生している。ミドリゾウリムシは光合成を行うクロレラから炭水化物の一部をもらい，クロレラはミドリゾウリムシから安定した生活の場を提供してもらっている。このような共生の例として当てはまらないのはどれか。最も適当なものを一つ選べ。 ア

① アリとアブラムシ　② サメとコバンザメ
③ マメ科植物と根粒菌　④ サンゴと褐虫藻(かっちゅうそう)

問 2　ゾウリムシを培養して個体群の変化を調べるために，二つの実験を行った。(1)，(2)に答えよ。

実験 1：　同じ大きさの容器内に同量の培養液を入れて，3 種のゾウリムシ(ヒメゾウリムシ，ゾウリムシ，ミドリゾウリムシ)をそれぞれ単独で飼育し，経過日数ごとに個体数を測定した。その結果をグラフに表した(図 1)。

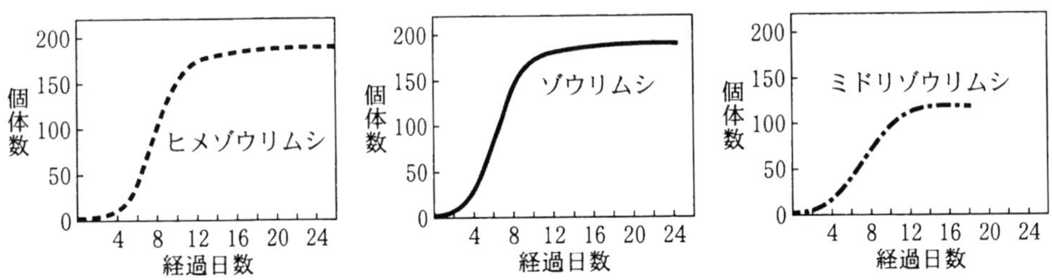

図 1

実験 2： 同じ大きさの容器内に同量の培養液を入れて，ヒメゾウリムシとゾウリムシ，およびゾウリムシとミドリゾウリムシの 2 種どうしを混合して飼育し，経過日数ごとに個体数を測定した。その結果をグラフに表した(図 2)。

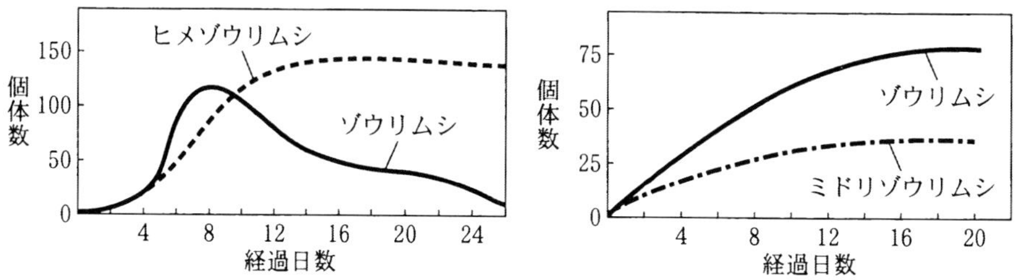

図 2

(1) 実験 1 の条件下で，環境収容力が最も小さいと考えられるのはどれか。最も適当なものを一つ選べ。 イ

① ヒメゾウリムシ　② ゾウリムシ
③ ミドリゾウリムシ　④ ヒメゾウリムシとゾウリムシ

(2) 実験 2 の考察として，正しい記述の組合せはどれか。最も適当なものを一つ選べ。 ウ

a ヒメゾウリムシとゾウリムシの生態的地位(ニッチ)は異なっていた。
b ゾウリムシとミドリゾウリムシの生態的地位(ニッチ)は異なっていた。
c ヒメゾウリムシは，ゾウリムシとの消費型の種間競争に負けた。
d ゾウリムシとミドリゾウリムシは，共存することができた。

① a，b　② a，c　③ a，d
④ b，c　⑤ b，d　⑥ c，d
⑦ a，b，c　⑧ a，b，d　⑨ a，c，d
⓪ b，c，d　⊕ a，b，c，d

II 細胞小器官と物質輸送について，問 1 ～ 5 に答えよ。

図 3 は，細胞内で合成された物質を細胞外へ輸送する過程と，細胞外から取り込んだものや不要になった細胞小器官を分解して細胞外に放出する過程を模式的に示したものである。

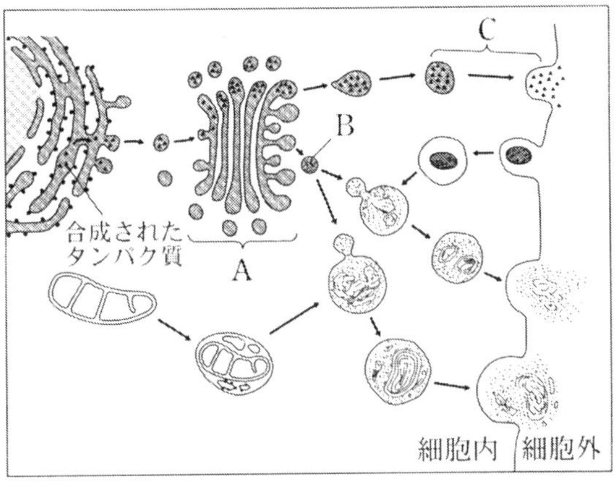

図 3

問 1 図 3 の構造 A について，正しい記述の組合せはどれか。最も適当なものを一つ選べ。 **エ**

a タンパク質を濃縮する。

b 多量のエネルギーが必要な筋細胞などで多くみられる。

c 粘液やホルモン，酵素などを分泌する細胞によく発達している。

d 合成された脂質を受け取り，小胞に詰め込んで細胞質基質へ送り出す。

e 細胞質のカルシウム濃度の調節と，カルシウムを介した細胞内の情報伝達にかかわる。

① a，b	② a，d	③ a，e
④ b，c	⑤ b，d	⑥ c，e
⑦ a，b，d	⑧ a，b，e	⑨ a，c，d
⓪ a，c，e	⊕ b，d，e	⊖ c，d，e

問 2　図3に関する次の文章中の **オ**，**カ** に当てはまる用語はどれか。最も適当なものを一つずつ選べ。

細胞が，不要になった細胞小器官を取り込む小胞をつくり，これをBから供給される加水分解酵素で分解する現象を **オ** という。また，Cで示す現象は **カ** と呼ばれる。

① 食作用　② 飲作用　③ 被　食
④ 捕　食　⑤ オートファジー　⑥ ノックダウン
⑦ エキソサイトーシス　⑧ エンドサイトーシス

問 3　遺伝情報をもとに合成されたのち，細胞小器官に輸送されるタンパク質には，その輸送先を指示する特異的なアミノ酸が並んだ部位がある。この部位は何と呼ばれるか。最も適当なものを一つ選べ。**キ**

① 受容体　② シグナル配列　③ 塩基配列
④ 可変部　⑤ プライマー　⑥ プラスミド
⑦ マトリックス　⑧ エピトープ

問 4　細胞内における小胞の輸送に関係しているのはどれか。最も適当なものを一つ選べ。**ク**

① 繊　毛　② 担　体　③ 動原体
④ 紡錘体　⑤ 微小管　⑥ サルコメア
⑦ 中間径フィラメント

問 5　ニューロンでは，タンパク質を含む小胞や細胞小器官などが軸索の末端まで輸送される。細胞体から軸索末端への小胞の輸送に関係しているタンパク質はどれか。最も適当なものを一つ選べ。 ケ

① インテグリン　② カドヘリン　③ キネシン
④ ケラチン　⑤ サイトカイニン　⑥ ダイニン
⑦ バインディン

Ⅲ　大腸菌における遺伝子発現調節について次の文章を読み，問 1 ～ 3 に答えよ。

大腸菌は，生育にグルコースを必要とする。しかし，グルコースが培地にない状態でもラクトースがあれば，大腸菌は，ラクトース分解酵素を合成し，ラクトースをグルコースと コ に分解して栄養源として利用するようになる。

大腸菌では，ラクトースの分解にかかわる 3 種類の酵素をコードする構造遺伝子が隣接して存在し，1 つのプロモーターのもとでまとまって調節されている。培地にグルコースがあってラクトースがないときには， サ と呼ばれる調節タンパク質がオペレーターとよばれる領域に結合するため， シ がプロモーターに結合できず，構造遺伝子の転写が妨げられてラクトース分解酵素は合成されない。一方，培地にグルコースがなくラクトースがあるときには，ラクトースに由来する物質が サ に結合することで，その立体構造が変化し，オペレーターに結合できなくなる。その結果， シ がプロモーターに結合し，構造遺伝子が転写されてラクトース分解酵素が合成される。 サ のようなタンパク質をコードする遺伝子を調節遺伝子という。

ジャコブとモノーは，ラクトースの有無とは無関係に常にラクトース分解酵素を合成する 2 種類の突然変異株(X 株と Y 株)を見つけた。[a] これらの突然変異株に，野生株由来の調節遺伝子を導入し，突然変異株の形質を転換した。その結果，X 株はラクトースのある状態でのみラクトース分解酵素を合成するようになったが，Y 株は常にラクトース分解酵素を合成し続けた(表 1)。

表 1

<table>
<tr><th rowspan="3">菌　株</th><th colspan="4">ラクトース分解酵素の合成</th></tr>
<tr><th rowspan="2">グルコースあり，ラクトースなしの培地</th><th rowspan="2">グルコースなし，ラクトースありの培地</th><th colspan="2">野生株の調節遺伝子を導入</th></tr>
<tr><th>グルコースあり，ラクトースなしの培地</th><th>グルコースなし，ラクトースありの培地</th></tr>
<tr><td>野生株</td><td>−</td><td>＋</td><td></td><td></td></tr>
<tr><td>X　株</td><td>＋</td><td>＋</td><td>−</td><td>＋</td></tr>
<tr><td>Y　株</td><td>＋</td><td>＋</td><td>＋</td><td>＋</td></tr>
</table>

＋：合成される　　－：合成されない

問 1　文章中の コ ～ シ に当てはまる用語はどれか。最も適当なものを一つずつ選べ。

① アラビノース　② ガラクトース　③ リボース
④ 活性化因子　⑤ リプレッサー　⑥ リボソーム
⑦ DNA ポリメラーゼ　⑧ RNA ポリメラーゼ　⑨ DNA リガーゼ

問 2　下線 a の X 株と Y 株は，それぞれ調節遺伝子，オペレーター，プロモーター，構造遺伝子のどの領域に突然変異があると考えられるか。最も適当なものを一つずつ選べ。

X 株：ス　　Y 株：セ

① 調節遺伝子　② オペレーター
③ プロモーター　④ 構造遺伝子

問 3　原核生物と真核生物の遺伝子発現調節について，次の［ソ］～［チ］で，原核生物のみに当てはまるものには①を，真核生物のみに当てはまるものには②を，どちらにも当てはまるものには③を，どちらにも当てはまらないものには④をマークせよ。

［ソ］　DNA はヒストンと結合している。
［タ］　運搬 RNA (tRNA) を構成する塩基にはウラシルが含まれる。
［チ］　転写途中の伝令 RNA (mRNA) にリボソームが付着して翻訳が始まる。

3 植物の環境応答と植物ホルモンについて，問1～3に答えよ。

問1 次の文章を読み，(1)～(3)に答えよ。

植物の葉には，2つの孔辺細胞に囲まれた気孔が存在し，環境の変化に合わせて開閉する。植物が水不足に陥ると，**ア** の作用で気孔は閉じ，蒸散が抑えられる。また，光量の変化によっても気孔の開閉は調節されている。明るければ気孔は開き，暗ければ閉じる。

(1) 文章中の **ア** に当てはまる植物ホルモンはどれか。最も適当なものを一つ選べ。

① アブシシン酸　② エチレン　③ オーキシン
④ ジベレリン　⑤ ブラシノステロイド

(2) シロイヌナズナの孔辺細胞について，正しい記述の組合せはどれか。最も適当なものを一つ選べ。**イ**

a 表皮細胞から分化したものである。
b ミトコンドリアをもつ。
c 葉緑体をもつ。
d 細胞壁は気孔側が表皮細胞側に比べ厚い。

① a，b　② a，c　③ a，d
④ b，c　⑤ b，d　⑥ c，d
⑦ a，b，c　⑧ a，b，d　⑨ a，c，d
⓪ b，c，d　⊕ a，b，c，d

(3) 気孔の開口について，正しい記述の組合せはどれか。最も適当なものを一つ選べ。 ウ

a 青色光が有効である。

b フォトトロピンが光受容体としてかかわっている。

c 孔辺細胞内の膨圧の低下がかかわっている。

d 孔辺細胞内へのカリウムイオンの流入がかかわっている。

① a，b	② a，c	③ a，d
④ b，c	⑤ b，d	⑥ c，d
⑦ a，b，c	⑧ a，b，d	⑨ a，c，d
⓪ b，c，d	⊕ a，b，c，d	

問 2 植物において，ホルモンどうしが促進的あるいは抑制的にはたらくことがある。種子の発芽における植物ホルモンのはたらきを調べるために，25 ℃の暗室で，レタスの種子に 3 種類のホルモン(ジベレリン，アブシシン酸，カイネチン)を作用させ，48 時間後の発芽率を調べる実験を行った。図 1 の A はジベレリンとカイネチン，B はジベレリンのみ，C はジベレリンとアブシシン酸とカイネチン，D はジベレリンとアブシシン酸を作用させたときの結果である。この実験の考察として，正しい記述の組合せはどれか。最も適当なものを一つ選べ。ただし，実験に用いたアブシシン酸濃度は 0.04×10^{-3} mol/L，カイネチン濃度は 0.05×10^{-3} mol/L である。 エ

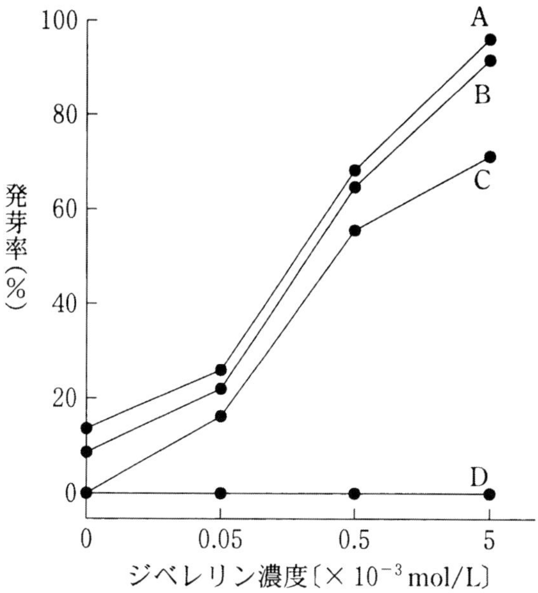

図 1

a　ジベレリンは種子の発芽を促進する。

b　ジベレリンは種子の発芽を抑制する。

c　アブシシン酸はジベレリンの作用を促進する。

d　アブシシン酸はジベレリンの作用を抑制する。

e　カイネチンはジベレリンの作用を抑制する。

f　カイネチンはアブシシン酸の作用を促進する。

g　カイネチンはアブシシン酸の作用を抑制する。

① a, c, e	② a, c, f	③ a, c, g
④ a, d, e	⑤ a, d, f	⑥ a, d, g
⑦ b, c, e	⑧ b, c, f	⑨ b, c, g
⓪ b, d, e	⊕ b, d, f	⊖ b, d, g

問 3　マカラスムギを用いて，植物の成長量とインドール酢酸の関係を調べる実験 1，2 を行った。(1)~(4)に答えよ。

実験 1：　手順 1 ～ 4 に従って，マカラスムギの幼葉鞘の伸長成長とインドール酢酸溶液の濃度の関係を調べた。

手順 1：　暗所で育てた幼葉鞘の先端部 5 mm を切除し，残りの部分を 10 mm の長さに切った(図 2)。

手順 2：　蒸留水，または濃度の異なるインドール酢酸溶液(10^{-9} %，10^{-7} %，10^{-5} %，10^{-3} %，10^{-1} %)を入れた 6 枚のペトリ皿を用意し，各ペトリ皿に 10 mm の長さの幼葉鞘を 5 本ずつ入れ(図 3)，試料 1 ～ 5 とした。

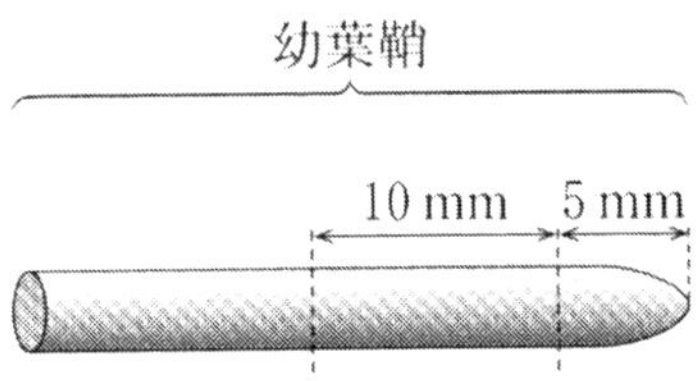

図 2

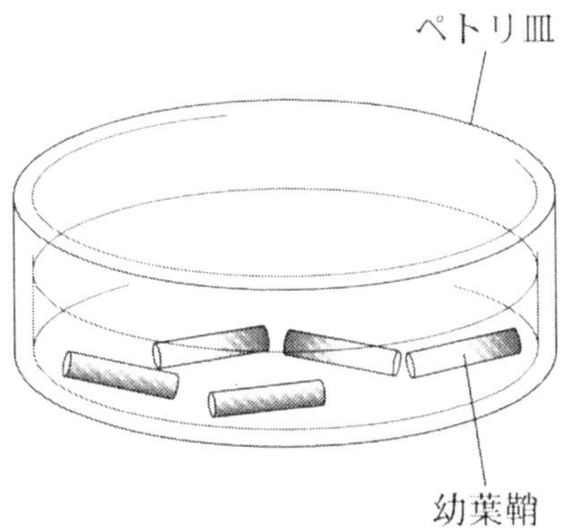

図 3

手順 3：　手順 2 のペトリ皿を 22 ℃ の暗所で 24 時間培養したのち，蒸留水，およびそれぞれのインドール酢酸溶液における試料 1 ～ 5 の長さを測定し，それぞれの伸びた長さ(成長量)を求めた。

手順 4：　手順 3 の成長量の平均を求め，蒸留水での成長量の平均を基準にして，各溶液における幼葉鞘の相対的な成長量を求めた(表 1)。

表1　マカラスムギの幼葉鞘の成長量(mm)

	蒸留水	インドール酢酸の濃度(%)				
		10^{-9}	10^{-7}	10^{-5}	10^{-3}	10^{-1}
試料1	2.2	2.7	3.0	8.0	12.8	8.0
試料2	3.0	3.5	2.5	8.5	8.8	8.3
試料3	4.0	4.2	4.2	10.8	7.0	9.0
試料4	3.5	2.8	3.8	5.2	11.5	5.5
試料5	4.5	4.2	4.0	3.8	5.7	6.2
試料1～5の平均	3.4	3.5	3.5	7.3	9.2	7.4
相対的な成長量	0.0			オ		

(1) 表1の空欄に数値を入れ表を完成させた場合，オに入る数値はどれか。最も適当なものを一つ選べ。

① 0.1　② 0.2　③ 2.9　④ 3.9
⑤ 4.2　⑥ 5.0　⑦ 5.8　⑧ 6.2

実験2： 手順1～4に従って，マカラスムギの根の伸長成長とインドール酢酸溶液の濃度の関係を調べた。

手順1： 根の根端部2mmを切除し，残りの部分を10mmの長さに切った。

手順2： 蒸留水，または濃度の異なるインドール酢酸溶液(10^{-9}%，10^{-7}%，10^{-5}%，10^{-3}%，10^{-1}%)を入れた6枚のペトリ皿を用意し，各ペトリ皿に10mmの長さの根を5本ずつ入れ，試料1～5とした。

手順3： 手順2のペトリ皿を22℃の暗所で48時間培養したのち，蒸留水，およびそれぞれのインドール酢酸溶液における試料1～5の成長量を測定し，それぞれの伸びた長さ(成長量)を求めた。

手順4： 手順3の成長量の平均を求め，蒸留水での成長量の平均を基準にして，各溶液における根の相対的な成長量を求めた(表2)。

表 2　マカラスムギの根の成長量(mm)

	蒸留水	インドール酢酸の濃度(%)				
		10^{-9}	10^{-7}	10^{-5}	10^{-3}	10^{-1}
試料 1	0.8	1.5	1.0	1.5	1.0	0.5
試料 2	0.5	1.3	1.0	1.2	1.2	0.5
試料 3	1.5	1.5	2.0	1.5	1.3	0.7
試料 4	1.5	2.0	1.2	1.3	1.3	0.3
試料 5	1.2	1.0	1.5	1.2	1.2	1.0
試料 1 ～ 5 の平均	1.1	1.5	1.3	1.3	1.2	0.6
相対的な成長量	0.0					カ

(2) 表 2 の空欄に数値を入れ表を完成させた場合，カ に入る数値はどれか。最も適当なものを一つ選べ。

① －0.5　② －0.2　③ －0.1　④ 0.1
⑤ 0.2　⑥ 0.4　⑦ 1.0　⑧ 1.5

(3) 表 1，2 の結果から，幼葉鞘と根のそれぞれの相対的な成長量を示すのは図 4 の A～D のうちどれか。正しい組合せを一つ選べ。 キ

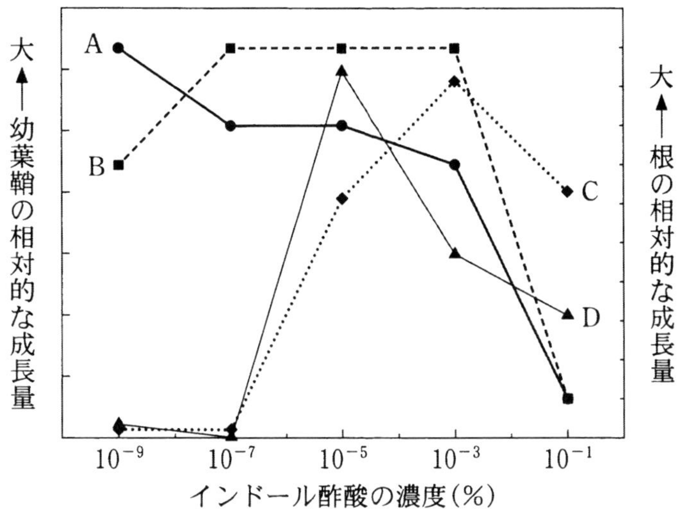

図 4

	幼葉鞘	根		幼葉鞘	根
①	A	B	②	A	C
③	A	D	④	B	A
⑤	B	C	⑥	B	D
⑦	C	A	⑧	C	B
⑨	C	D	⓪	D	A
⊕	D	B	⊖	D	C

(4) 実験 1，2 の考察として正しいものを二つ選び，**ク** と **ケ** に一つずつマークせよ。ただし，解答の順は問わない。

① インドール酢酸溶液の濃度が 10^{-7} %～10^{-3} % では，濃度が低くなるほど幼葉鞘の成長が促進された。

② 10^{-1} % のインドール酢酸溶液で培養した幼葉鞘は，10^{-3} % で培養したものより成長量は大きかった。

③ インドール酢酸溶液の濃度が 10^{-9} %～10^{-1} % では，濃度が低くなるほど根の成長量は抑制された。

④ インドール酢酸溶液の濃度が 10^{-1} % のときは，根の成長は抑制された。

⑤ インドール酢酸の最適濃度は，幼葉鞘のほうが根よりも低い。

⑥ 幼葉鞘の伸長成長におけるインドール酢酸溶液の最適濃度は 10^{-5} % だった。

⑦ 根の伸長成長におけるインドール酢酸溶液の最適濃度は明らかにすることができなかった。

英 語

解答

30年度

1

〔解答〕

問 1. ⓐ　問 2. ⓓ　問 3. ⓐ　問 4. ⓑ
問 5. ⓓ　問 6. ⓐ　問 7. ⓒ　問 8. ⓐ
問 9. ⓓ　問 10. ⓒ　問 11. ⓑ　問 12. ⓐ

〔出題者が求めたポイント〕

問 1. took ～ into account [consideration]「～を考慮する」。
問題文は長い～が後置された形。
問 2. 差の by
問 3. for another three days「あと 3 日間」。
three days「3 日間」をひとまとまりで単数のように考え、another で修飾する。
問 4. be satisfied「満足している」
の be を appear に変えた形(第 2 文型)。
問 5. lay out guidelines「指針を打ち出す」
(curriculum guidelines「学習指導要領」)
問 6. 関係詞主格。that に非制限用法(カンマの後に使う用法)はない。
問 7. get A working「A(機械など)を作動させる」
問 8. guidance on ～「～に関する指導」
interest A in B「A に B への興味を持たせる」
問 9. bright and humble「明るく謙虚な」人なので
look up to「尊敬して」(= respect)いる。
問 10. have a chance of *doing*「～する可能性がある」が基本の表現。
問 11. 熱が下がってから少なくとも 2 日後「まで」復学でき「ない」= 熱が下がってから少なくとも 2 日後「になってはじめて」復学できる。
問 12. A : over the past ～ years は現在完了形と組む表現(問 2. に同じ形あり)。B : double は「2 倍になる」という動詞の用法がある。

2

〔解答〕

問 13. ⓔ　問 14. ⓑ　問 15. ⓔ　問 16. ⓒ
問 17. ⓓ　問 18. ⓐ

〔出題者が求めたポイント〕

問 13. (Babies who had any amount of sugar-sweetened beverages were) two times more likely to drink <u>them</u> once a day (at age 6.)
問 14. (NASA researchers say the data) they collect <u>could</u> provide insight into (the physics of stars at large.)
問 15. (… There is) no doubt that this project has <u>the potential</u> to be (an important example.)
問 16. (As is often the case, one's perspective) is influenced by the criteria <u>one</u> uses to measure (success or failure.)
問 17. (Climate change is a topic of intense interest today) because of evidence <u>that</u> humans are warming (the earth by burning massive quantities of fossil fuel.)
問 18. (… middle and high schools should begin) no earlier than 8 : 30 a.m. so <u>that</u> teens can gain (more sleep and focus better.)

3

〔解答〕

問 19. ⓒ　問 20. ⓐ　問 21. ⓑ　問 22. ⓐ

〔出題者が求めたポイント〕

問 19. 直前文の vegetarianism を受け継ぐ ⓒ が入る。
問 20. (肉食が) a leading killer「主要な死亡要因」
⇔ (菜食により) live longer「長寿」
という関係なので ⓐ が入る。
問 21. 残った ⓑ が入る。herbivore「菜食動物」、carnivore「肉食動物」(cf. omnivore「雑食動物」)
問 22. stomach cancer「胃がん」、ⓐ Furthermore「さらに」、obesity「肥満」、high blood pressure「高血圧」、high in cholesterol「高コレステロール」、heart disease「心臓病」、と話が展開する。ⓑ However「しかし」、ⓒ In short「要するに」、ⓓ Therefore「したがって」、はいずれも不適。

4

〔解答〕

問 23. ⓑ　問 24. ⓓ　問 25. ⓐ　問 26. ⓒ
問 27. ⓑ　問 28. ⓑ　問 29. ⓒ　問 30. ⓓ
問 31. ⓓ　問 32. ⓒ　問 33. ⓑ　問 34. ⓐ
問 35. ⓒ　問 36. ⓒ　問 37. ⓒ

〔出題者が求めたポイント〕

問 23. ⓑ「予想通り、多くの歩行者たちで混雑していた」
問 24. drink one's fill「思う存分飲む」が直訳。
ⓐ「飲みすぎた」ⓑ「飲みながらお喋りを楽しんだ」ⓒ「人々にウンザリした」はいずれも不適。
問 25. 仮定法過去完了の構文(Had the Long Island Sound vanished … = If the Long Island Sound had vanished …)。ⓐ「非常に多くの人々が景色を楽しまずにケータイを見つめていた」
問 26. 全訳当該箇所参照
問 27. 全訳当該箇所参照
問 28. ⓑが第 3 段落第 2 文に一致。
insurance premiums「保険料」
問 29. 直前段落第 3 文にも同じ形がある。behind the wheel「車のハンドルの後ろにいる」=「運転中」
問 30. libertarian「自由主義の」
ⓓ「自分の価値観を他人に押し付けることを避けたがる」
問 31. 全訳当該箇所参照
問 32. ⓒ「今日の若者は他人にあまり注意を払わず、

そうした態度は一般的だ」

問33. ⓑ「存在しているにもかかわらず、不在であるかのように見なされること」

問34. ⓐが第7段落第5文に矛盾。

問35. civil「礼節のある」ⓒが第8段落第3文に一致。

問36. 全訳当該箇所参照

fruit「成果」は「結果」と同じ(一般的には cause and effect「原因と結果」でペアになる)

問37. キーワードの cellphones「ケータイ」は必要。hazard「危険性」に焦点を当てているⓒが最適。

〔全訳〕

妻と私は先週の春のような陽気を利用して、ビーチに行くことにした。他の人たちも同じことを考えていたことには驚かなかった。海岸沿いの遊歩道はとても混雑していて、カタツムリのような速度でしか進めなかったが、私たちは気にしなかった。そこに行ったのは、暗くて美しい冬の海を見るためであり、さらには、下らないことだが、近くに行ってゆっくり楽しみたかったのだ。景色を㉔私たちは満喫した。

しかし、大変驚いたのだが、近くで一緒に散歩していた人たちの非常に多くが、景色に全く関心を示していなかった。彼らはケータイゾンビだったのだ。1年で最も暖かい日に、人ごみのビーチで彼らはケータイに顔をうずめていた。㉕神秘の力でロングアイランド湾が音も立てずにポッと消失したところで、彼らが気づいたかどうかは怪しいものだ。ケータイゾンビたちがどうやってお互いの衝突を回避していたのか、という疑問は、スティーブン・キングに任せるのが一番よいだろう。

何にせよ遊歩道で(㉖-1)うまくいくことが、車道では(㉖-2)うまくいかない。最近読んだところでは、ケータイを使って運転しているドライバーは衝突事故が多すぎるので、保険料が維持できなくなっているのだという。調査対象の10代のドライバーの半数が運転中にケータイメールしていることを認めている。ケータイ画面を2秒見るだけで、事故の確率は激増するのだ。ケータイを手に持っていると事態は(㉗-1)さらに悪くなるが、トム・ヴァンダービルトが2009年の著書『Traffic(邦訳：となりの車線はなぜスイスイ進むのか?：交通の科学)』で述べているように、ハンドフリーフォンにしたところで統計値は大して(㉗-2)良くなっていない。

さて、こういったことは全部、そこそこよく知られている(ハンドフリーフォンはそこまでではないかもしれないが。私には初耳だったので。だが、それ以外の話は)。ケータイは危険なこともあるが、ビーチのゾンビたちは㉙運転中ではなかった。確かに、ボーっとしている歩行者の方が事故は多いかもしれない。それにスマホを使う若者が中毒患者と同じ行動を示しているというデータも増えている。

しかし、私には自由主義の良心があるので、他人に生き方を指図したくはない。もし暖かい冬の日にビーチに来て、景色を無視したい人がいるなら、彼らは他のすべての人と同様に自分なりのやり方で楽しく過ごす自由を持つべきである。確かに、ゾンビたちは歩行者速度を落とした元凶かもしれず、その意味では礼節がなっていなかった。しかし、遊歩道をゾロゾロ歩いていた人の大半がゾンビだったことを考えると、ひょっとすると我々の礼節という規範に㉛上書きが必要かもしれない。

こんなことを言うと年寄りだと思われるだろうが、昔は知らない人同士でも通りで会ったら挨拶をしたものだ。そういった行動にはぬくもりがある。お互いに居場所があって、歓迎されていると確かめられる。ジム・クロウ法(1876～1964年)の時代には、分離主義をとっていた州を支えていた規範の多くは堅苦しいものではなかった。たとえば、白人は路上で他の白人にバッタリ会ったら挨拶したが、黒人のことは無視した。黒人は脇へよけることになっていた(女性に対する規範はさらに複雑だった)。今日の大学では、学生はケータイに見入ったまま、教授に文字通りに衝突し、跳ね返って、一言もなく、そのまま歩いていくのだ。

もちろん、道で会った誰に対しても挨拶するという義務は誰にもない。しかし、テクノロジーの影響を研究している社会心理学者たちが私たちに警告しているように、承認の欠如は「㉝存在の不在」を生み出す。私たちは周囲の人間に無視されると、ストレス量が増大し、闘争-逃走反応が始まる可能性すらある。おそらくこうした影響はゾンビ自身には最小限ないし皆無なのだろう。ゾンビたちは周囲の人間に気づいていないので、無視されていることにもほとんど反応のしようがない。しかし、顔をケータイにたまたまうずめていない人々にとっては、ゾンビに囲まれることのストレスによる影響は長期的に見て、おそらく健康に有害である。

当然出てくる反応は、現代はもはや礼節の時代ではない、というものだ。20年近く前、私は『礼節：礼儀作法、道徳、そして民主主義のエチケット』という本を上梓した。この本で私は「礼節」を、主に好ましい礼儀作法としてではなく(もっとも、私は礼儀作法は重要だと固く信じているが)、私たちがともに生きていくために払う犠牲の総体として定義した。同書の愛読者たちが(その節はどうもありがとうございます)、最近質問してくるのは、現在のげんなりするような国内政治を踏まえて、改訂版を出版する気はないかということだ。

いずれ出すかもしれないのだが、私は政治が礼節の悪化の(㊱-1)原因だとは考えていない。政治は礼節の悪化の(㊱-2)結果である。官僚や選挙候補者や活動家の改善を期待するなら、自分自身も改善するしかない。出発点として道に会った人に挨拶するのがよいかしれないし、それですら難しいなら、せめて、ケータイの画面からもう少し頻繁に顔を上げて、景色を楽しんでみてはどうだろうか。

数 学

解答

30年度

1

〔解答〕

(1)(I)

ア	イ	ウ	エ
1	0	2	5

(II)

オ	カ	キ	ク	ケ	コ	サ
3	2	1	1	6	5	8

(III)

シ	ス	セ	ソ	タ	チ	ツ	テ	ト	ナ	ニ	ヌ
1	3	0	1	5	0	2	4	0	1	2	0

(2)(i)

ネ	ノ
1	0

(ii)

ハ	ヒ	フ	ヘ	ホ	マ	ミ
1	0	0	0	8	1	1

〔解答のプロセス〕

(1)(I)

ア，イ　${}_5C_3=10$ 通り

ウ，エ　全事象は 10 通りで，合計が 3 の倍数になるカードの組み合わせは，(1，2，3)(2，3，4)(3，4，5)(1，3，5)の 4 通り

よって，求める確率は $\dfrac{4}{10}=\dfrac{2}{5}$

(II)

オ，カ　それぞれのカード 1 枚に対し，2 通りの渡り方があるので，1 枚も手元に渡らない場合を含めると，カードの分配は $2^5=32$ 通り

このうち 1 枚も手元に渡らない場合が 2 通り

よって，$32-2=30$ 通り

※前後の文脈から 32 通りを解答とした。

キ，ク，ケ　オ，カより，$\dfrac{2}{32}=\dfrac{1}{16}$

コ，サ　M，N の定義より，$\mathrm{M}+\mathrm{N}=15$ ……①

$\therefore \mathrm{M}=15-\mathrm{N}$

$\mathrm{M}-\mathrm{N}\geqq 5$ より，$15-2\mathrm{N}\geqq 5$

$\mathrm{N}\leqq 5$

よって，配られたカードの合計が 5 以下になる場合の数は{1}，{2}，{3}，{4}，{5}，{1，2}，{2，3}，{1，3}，{1，4}と，1 枚も引かない 10 通り

また，どちらが M，N のいずれかになるかを考慮すると $10\times 2=20$ 通り

よって，$\dfrac{20}{32}=\dfrac{5}{8}$

(III)　A(1)は，1 人が 5 枚とる 1 通りのみ　　$\therefore$ A(1) = 1

A(2)は，オ，カより　A(2) = 30

A(3)は，1 枚も受け取らない人がいるときの分け方はカード 1 枚につき 3 通りの渡り方があるので，

$3^5=243$ 通り

このうち，2 人が 1 枚ももっていないのは 3 通り

1 人だけが 1 枚ももっていないのは，カードが渡る人の選び方は ${}_3C_2=3$ 通り

この 2 人のカードの渡り方は 2^5-2 通り

よって，$A(3)=243-3-3(2^5-2)$

$=243-3-90$

$=150$ 通り

A(4)について，2 枚渡る人のえらび方は ${}_4C_1=4$ 通り

同じ人に渡る 2 枚のえらび方は ${}_5C_2$ 通りで，残り 3 人に 1 枚ずつ渡る渡り方は $3\cdot 2\cdot 1=6$ 通り

$\therefore A(4)=4\cdot {}_5C_2\cdot 6=240$ 通り

A(5)については，5 人にそれぞれ 1 枚ずつ渡る渡り方なので，$5\cdot 4\cdot 3\cdot 2\cdot 1=120$ 通り

$\therefore A(5)=120$

(2)　3 人の人物を A，B，C とし，赤玉を r，青玉を b，白玉を w と表現する。

(i)　r の分配方法だが，これは r 3 コと | 2 本の並べ方に相当する。

（例　$r||rr$ と並んでいる場合，A 1 コ，B 0 コ，C 2 コに分配していることに相当する。）

よって，r の分配については $\dfrac{5!}{3!2!}=10$ 通り

(ii)　b についても同様に 10 通り

w についても同様に 10 通り

よって，$10\times 10\times 10=1000$ 通り

おのおのに少なくとも 1 コの玉をくばる配り方はその余事象について考えると，

[1]　1 人にすべての玉が渡るとき，3 通り

[2]　2 人にすべての玉が渡るとき，渡る人のえらび方は ${}_3C_2=3$ 通り

r 3 コと | 1 本の並べ方を考えると，$\dfrac{4!}{3!1!}=4$ 通り

b，w も同様に 4 通り。

このうち，すべての玉が 1 人に渡る 2 通りを除くと，${}_3C_2(4\cdot 4\cdot 4-2)=186$ 通り

よって，$1000-3-186=811$ 通り

2

〔解答〕

(1)

ア	イ	ウ	エ	オ	カ	キ
2	2	1	2	1	4	1

(2)

ク	ケ	コ
1	2	2

(3)(i)

サ	シ	ス	セ	ソ	タ	チ	ツ
4	2	0	1	2	4	3	2

(ii)

テ	ト	ナ
7	3	4

〔解答のプロセス〕

(1)　$f(x)=|x(x-a)|=\left|\left(x-\dfrac{a}{2}\right)^2-\dfrac{1}{4}a^2\right|$ について，

$x>a$ の範囲について，$y=\dfrac{1}{4}a^2$ との交点は

$x(x-a)=\dfrac{1}{4}a^2 \Longleftrightarrow x^2-ax-\dfrac{1}{4}a^2=0$

$\therefore x=\dfrac{1\pm\sqrt{2}}{2}a$

よって，$y=|x(x-a)|$ のグラフは次のようになる。

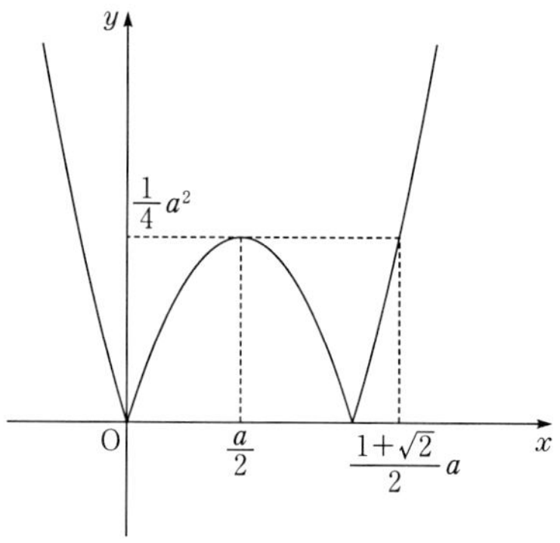

[1] $1 \geqq \frac{1+\sqrt{2}}{2}a$ のとき，i.e. $a \leqq 2\sqrt{2}-2$ のとき，

$M=f(1)=1-a$

[2] $\frac{a}{2} \leqq 1 \leqq \frac{1+\sqrt{2}}{2}a$ のとき，i.e. $2\sqrt{2}-2 \leqq a \leqq 2$ のとき，

$M=f\left(\frac{a}{2}\right)=\frac{1}{4}a^2$

[3] $1 \leqq \frac{a}{2}$ のとき，i.e. $2 \leqq a$ のとき，

$M=f(1)=a-1$

(2) (1)[1]のとき，$M=\frac{1}{2} \Longleftrightarrow 1-a=\frac{1}{2}$

$\therefore a=\frac{1}{2}$ （これは $a \leqq 2\sqrt{2}-2$ をみたす）

(1)[2]のとき，$M=\frac{1}{2} \Longleftrightarrow \frac{1}{4}a^2=\frac{1}{2}$

$\therefore a^2=2$

$a=\sqrt{2}$ （これは $2\sqrt{2}-2 \leqq a \leqq 2$ をみたす）

(1)[3]のとき，$M=\frac{1}{2} \Longleftrightarrow a-1=\frac{1}{2}$

$\therefore a=\frac{3}{2}$ （これは $2 \leqq a$ をみたさず不適）

よって，$a=\frac{1}{2}$，$\sqrt{2}$

(3) $a=4$ のとき，$f(x)=|x(x-4)|$ なので，$y=f(x)$ のグラフと $y=mx$ のグラフは次図のようになる。

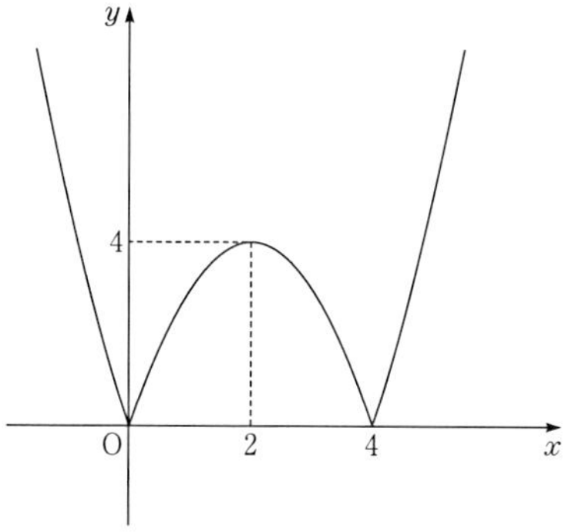

ここで，$y=x(x-4)$ と $y=-x(x-4)$ について，それぞれ $y'=2x-4$

$y'=-2x+4$ より

$x=0$ における接線の傾きはそれぞれ -4，4 である。

(i) $m<-4$ のとき，$N=2$

$-4 \leqq m < 0$ のとき，$N=1$

$m=0$ のとき，$N=2$

$0<m<4$ のとき，$N=3$

$m \geqq 4$ のとき，$N=2$

(ii)

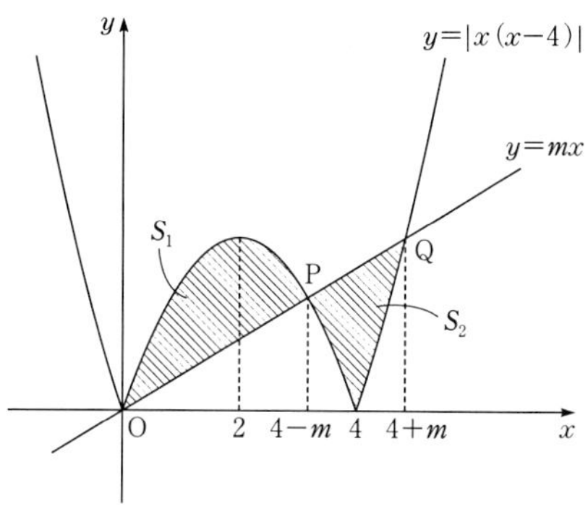

S_1，S_2 はそれぞれ上図のようになる。

$x(x-4)=mx \Longleftrightarrow x^2-4x-mx=0$

$\Longleftrightarrow x(x-4-m)=0$

$\therefore x=0,\ 4+m$

$-x(x-4)=mx \Longleftrightarrow x^2-4x+mx=0$

$\Longleftrightarrow x(x-4+m)=0$

$\therefore x=0,\ 4-m$

$\therefore$ P，Q の x 座標はそれぞれ $4-m$，$4+m$

$\therefore S_1=\int_0^{4-m}(x(x-4)-mx)dx=\frac{1}{6}(4-m)^3$

$S_2=\int_0^{4-m}(mx-x(x-4))dx+S_1$

$-2\int_0^{4}-x(x-4)dx$

$=\frac{1}{6}(4+m)^3+S_1-\frac{1}{3}\cdot 4^3$

$\therefore S_1=S_2 \Longleftrightarrow \frac{1}{6}(4+m)^3=\frac{64}{3}$

$\Longleftrightarrow (4+m)^3=128$

$\Longleftrightarrow 4+m=2^{\frac{7}{3}}$

$\therefore m=2^{\frac{7}{3}}-4$　　$\therefore p=\frac{7}{3}$，$q=4$

3

〔解答〕

(1)(i)

ア	イ	ウ	エ
1	2	1	3

(ii)

オ	カ
1	3

(iii)

キ	ク
9	8

(2)(i)

ケ	コ	サ
1	1	1

(ii)

シ	ス	セ	ソ	タ	チ	ツ
1	−	1	+	4	1	+

(3)(i)

テ	ト	ナ	ニ
1	4	1	2

(ii)

ヌ	ネ	ノ	ハ	ヒ	フ	ヘ
4	1	+	2	1	+	2

(iii)

ホ	マ	ミ	ム
1	4	1	4

〔解答のプロセス〕

(1)(i) $r_1=1$, $r_2=\dfrac{1}{3}$ より, $\dfrac{r_1-r_2}{r_1+r_2}=\dfrac{1-\dfrac{1}{3}}{1+\dfrac{1}{3}}=\dfrac{1}{2}$

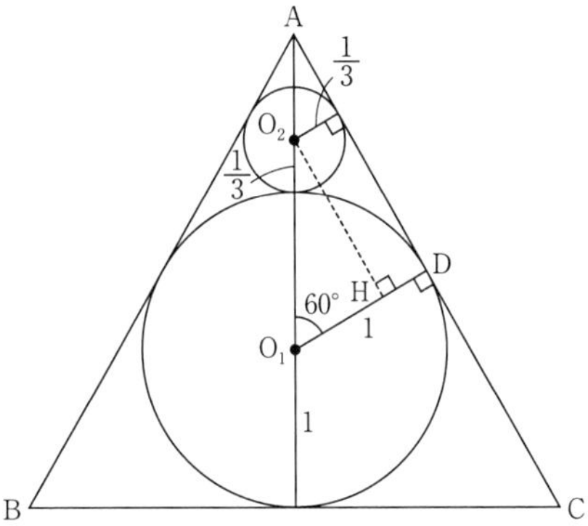

ここで, 上図において, O_1 から線分 AC に下ろした垂線の足を D とし, O_2 から OD に下ろした垂線の足を H とすると,

$O_1H=1-\dfrac{1}{3}=\dfrac{2}{3}$,

$O_1O_2=1+\dfrac{1}{3}=\dfrac{4}{3}$ より,

$\cos\angle O_2O_1H=\dfrac{O_1H}{O_1O_2}=\dfrac{1}{2}$

$\therefore \angle O_2O_1H=\angle AO_1D=\dfrac{\pi}{3}$

$\angle ADO_1=\dfrac{\pi}{2}$ より, $\angle DAO_1=\dfrac{\pi}{6}$

よって, $\angle BAC=\dfrac{\pi}{6}\times 2=\dfrac{\pi}{3}$

(ii)

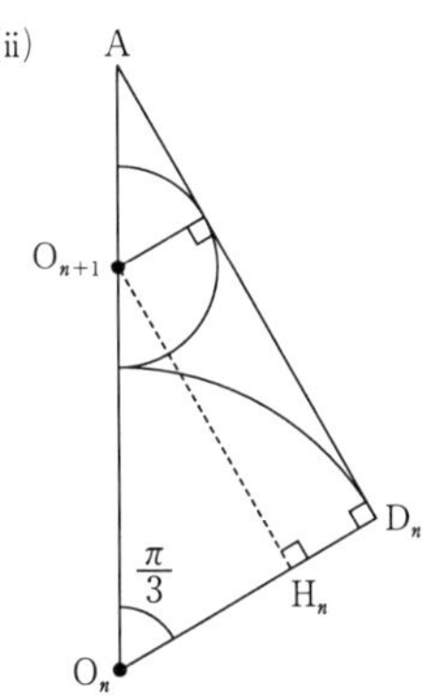

辺 AC に, 点 O_n へ下ろした垂線の足を D_n, O_{n+1} から辺 O_nD_n に下ろした垂線の足を H_n とすると, (i) の考察より,

$\angle O_{n+1}O_nH_n=\dfrac{\pi}{3}$

$\therefore \cos\angle O_{n+1}O_nH_n$

$=\dfrac{r_n-r_{n+1}}{r_{n+1}+r_n}=\dfrac{1}{2}$

$\therefore r_{n+1}=\dfrac{1}{3}r_n$

よって, 数列 $\{r_n\}$ は初項 1, 公比 $\dfrac{1}{3}$ の等比数列なので, $r_n=\left(\dfrac{1}{3}\right)^{n-1}$

(iii) 円 O_n の面積は, $S_n=r_n{}^2\pi=\left(\dfrac{1}{9}\right)^{n-1}\pi$

$$\therefore W=\sum_{k=1}^{\infty}\left(\frac{1}{9}\right)^{k-1}\pi=\frac{\pi}{1-\dfrac{1}{9}}=\frac{9}{8}\pi$$

(2)(i)

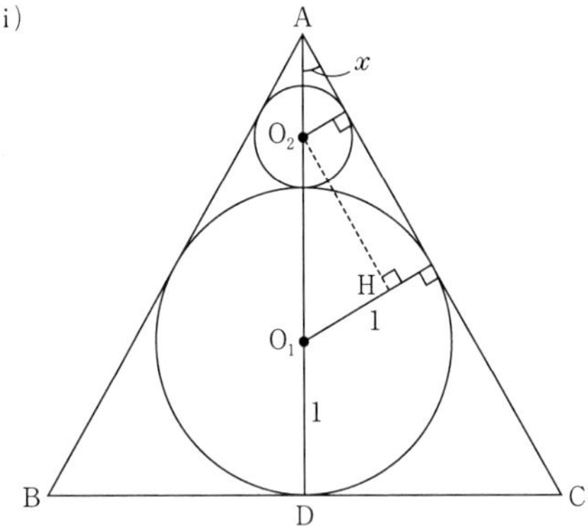

$AD=AO_1+O_1D$ で,

$\sin x=\dfrac{1}{AO_1}$ より,

$AO_1=\dfrac{1}{\sin x}$ なので

$AD=\dfrac{1}{\sin x}+1$

$S_{\triangle}=2BD\cdot AD\cdot\dfrac{1}{2}$

$=AD^2\tan x\cdot$

$=\left(\dfrac{1}{\sin x}+1\right)^2\tan x$

$=\dfrac{(\sin x+1)^2}{\sin^2 x}\cdot\dfrac{\sin x}{\cos x}$

$=\dfrac{(\sin x+1)^2}{\sin x\cos x}$

(ii)

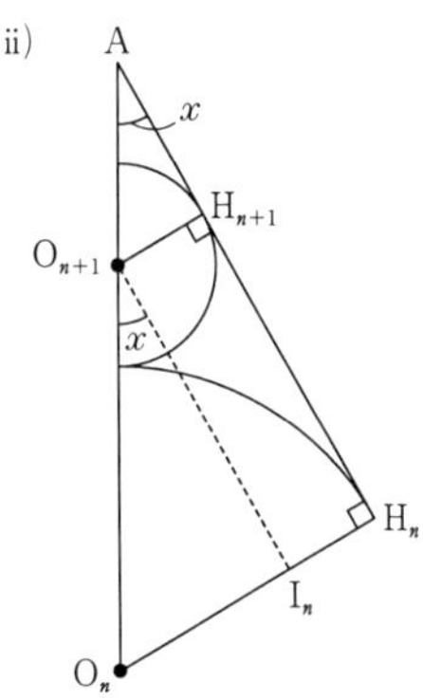

ここで, O_n から辺 AC に下ろした垂線の足を H_n とし, O_{n+1} から辺 O_nH_n に下ろした垂線の足を I_n とすると, $\angle I_nO_{n+1}O_n=x$ で, $O_nI_n=r_n-r_{n+1}$, $O_nO_{n+1}=r_n+r_{n+1}$

$\therefore \sin x=\dfrac{O_nI_n}{O_{n+1}O_n}$

$=\dfrac{r_n-r_{n+1}}{r_n+r_{n+1}}$

$\therefore r_{n+1}=\dfrac{1-\sin x}{1+\sin x}r_n$

$r_1=1$ より, 数列 $\{r_n\}$ は, 初項 1, 公比 $\dfrac{1-\sin x}{1+\sin x}$ の等比数列

$\therefore r_n=\left(\dfrac{1-\sin x}{1+\sin x}\right)^{n-1}$

$S_n=\pi r_n{}^2=\pi\left\{\left(\dfrac{1-\sin x}{1+\sin x}\right)^2\right\}^{n-1}$ で,

$0<\dfrac{1-\sin x}{1+\sin x}<1$ より

$$W=\sum_{n=1}^{\infty}S_n=\frac{\pi}{1-\left(\dfrac{1-\sin x}{1+\sin x}\right)^2}$$

$$=\frac{\pi(1+\sin x)^2}{(1+\sin x)^2-(1-\sin x)^2}$$

$$=\frac{\pi(1+\sin x)^2}{\{(1+\sin x)+(1-\sin x)\}\{(1+\sin x)-(1-\sin x)\}}$$

$$=\frac{\pi(1+\sin x)^2}{2\cdot 2\sin x}=\frac{\pi}{4}\cdot\frac{(1+\sin x)^2}{\sin x}$$

(3)(i) AB＝AC より，底角が等しいので，

$\angle B=\angle C=2y$

$\therefore 2x+2y\times 2=\pi$

$\therefore y=\dfrac{1}{4}\pi-\dfrac{1}{2}x$

(ii) 対称性より，頂点 B，C 方向への無限個の円の面積の総和は一致する。

図 1

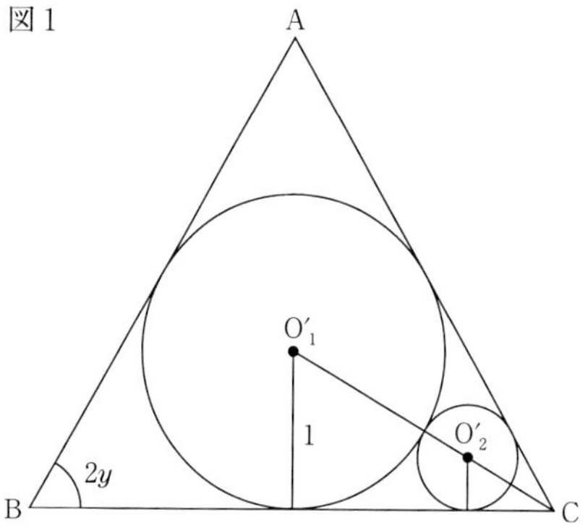

B 方向への n 個目の円を O_n'，O_n' の半径を r_n' とする。$r_1'=1$ で，ここで左図 2 について，O_n から BC に下ろした垂線の足を H_n，O_{n+1} から O_nH_n に下ろした垂線の足を I_n とすると，

図 2

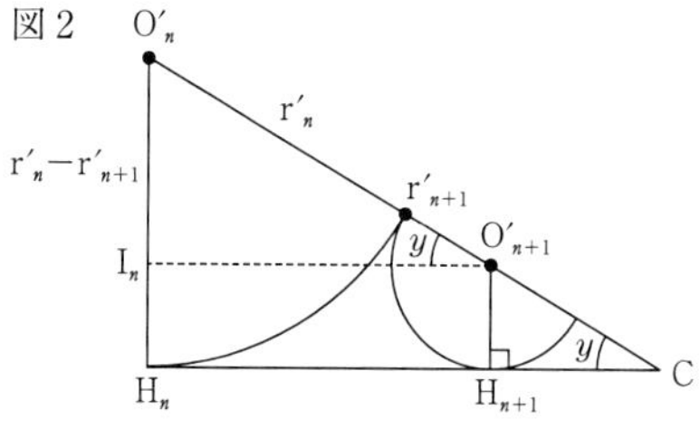

$$\sin y=\frac{O_nI_n}{O_nO_{n+1}}$$

$$=\frac{r_n-r_{n+1}}{r_{n+1}+r_n}$$

これは，(2)の結果から $r_n=\left(\dfrac{1-\sin y}{1+\sin y}\right)^{n-1}$ で，

O_n' の面積 T_n は，$T_n=\pi\left\{\left(\dfrac{1-\sin y}{1+\sin y}\right)^2\right\}^{n-1}$

よって，$\displaystyle\sum_{n=1}^{\infty}T_n=\frac{\pi}{1-\left(\dfrac{1-\sin y}{1+\sin y}\right)^2}$

$$=\frac{\pi}{4}\cdot\frac{(1+\sin y)^2}{\sin y}$$

$$\therefore V=\sum_{n=1}^{\infty}S_n+2\sum_{n=1}^{\infty}T_n-2S_1$$

$$=\frac{\pi}{4}\cdot\frac{(1+\sin x)^2}{\sin x}+\frac{\pi}{2}\cdot\frac{(1+\sin y)^2}{\sin y}-2\pi$$

(iii) $$\frac{V}{S_\triangle}=\left\{\frac{\pi}{4}\cdot\frac{(1+\sin x)^2}{\sin x}+\frac{\pi}{2}\cdot\frac{(1+\sin y)^2}{\sin y}-2\pi\right\}\cdot\frac{\sin x\cos x}{(\sin x+1)^2}$$

$$=\frac{\pi}{4}\cdot\cos x+\frac{\pi}{2}\cdot\frac{(1+\sin y)^2\sin x\cos x}{\sin y(\sin x+1)^2}-\frac{2\pi\sin x\cos x}{(\sin x+1)^2}\quad\cdots\cdots①$$

$y=\dfrac{\pi-2x}{4}$ より，$x\to 0$ のとき，$y\to\dfrac{\pi}{4}$ となり，

$$\frac{V}{S_\triangle}\xrightarrow[\substack{x\to 0\\ y\to\frac{\pi}{4}}]{}\frac{1}{4}\pi$$

$x\to\dfrac{\pi}{2}$ のとき，$y\to 0$ で，

このとき，①の第 2 項について，$x=\dfrac{\pi}{2}-2y$ より，

$$\frac{\pi}{2}\cdot\frac{(1+\sin y)^2\sin\left(\dfrac{\pi}{2}-2y\right)\cos\left(\dfrac{\pi}{2}-2y\right)}{\sin y\left(\sin\left(\dfrac{\pi}{2}-2y\right)+1\right)^2}$$

$$=\frac{\pi}{2}\cdot\frac{(1+\sin y)^2\cos 2y\sin 2y}{\sin y(\cos 2y+1)^2}$$

$$=\frac{\pi}{2}\cdot\frac{(1+\sin y)^2\cos 2y}{(\cos 2y+1)^2}\cdot\frac{y}{\sin y}\cdot\frac{\sin 2y}{2y}\cdot 2$$

$$\xrightarrow[y\to 0]{}\frac{\pi}{2}\cdot\frac{1}{4}\cdot 1\cdot 1\cdot 2=\frac{\pi}{4}\quad より$$

$$\frac{V}{S_\triangle}\xrightarrow[\substack{x\to\frac{\pi}{2}\\ y\to 0}]{}\frac{\pi}{4}\cdot 0+\frac{\pi}{4}-0=\frac{1}{4}\pi$$

物 理

解答

30年度

I

〔解答〕

問1 ア④ イ④ ウ⑥ エ⑦

問2 オ⑥

問3 カ⑧

〔出題者が求めたポイント〕

速度・加速度，相対速度

〔解答のプロセス〕

問1 時間 $t_{i+1}-t_i$ の間に $x_{i+1}-x_i$ だけ位置が変化するから，平均の速さ $\bar{v}_i$ は

$$\bar{v}_i=\frac{x_{i+1}-x_i}{t_{i+1}-t_i} \quad \cdots ア(答)$$

期間 i から期間 $i+1$ にかけての平均の速さの時間変化率 $\bar{a}_i$ は，時刻 $\bar{t}_i$ から時刻 $\bar{t}_{i+1}$ の間の変化率として

$$\bar{a}_i=\frac{\bar{v}_{i+1}-\bar{v}_i}{\bar{t}_{i+1}-\bar{t}_i} \quad \cdots イ(答)$$

ここで

$$\bar{v}_{i+1}-\bar{v}_i=\frac{x_{i+2}-x_{i+1}}{t_{i+2}-t_{i+1}}-\frac{x_{i+1}-x_i}{t_{i+1}-t_i}$$
$$=\frac{x_{i+2}-2x_{i+1}+x_i}{\Delta t}$$

また

$$\bar{t}_{i+1}-\bar{t}_i=\frac{1}{2}(t_{i+1}+t_{i+2})-\frac{1}{2}(t_i+t_{i+1})$$
$$=\frac{1}{2}\{(t_{i+2}-t_{i+1})+(t_{i+1}-t_i)\}$$
$$=\Delta t$$

よって

$$\bar{a}_i=\frac{x_{i+2}-2x_{i+1}+x_i}{(\Delta t)^2} \quad \cdots ウ(答)$$

さらに，$x_{i+1}-x_i=x_{i+2}-x_{i+1}=\Delta x$ のとき

$$x_{i+2}-2x_{i+1}+x_i=(x_{i+2}-x_{i+1})-(x_{i+1}-x_i)$$
$$=0$$

$$\therefore \quad \bar{a}_i=0 \quad \cdots エ(答)$$

問2 物体A，Bの速度の x 成分をそれぞれ $\mathrm{A}v_x$，$\mathrm{B}v_x$ とすると

$$\mathrm{A}v_x=\frac{\mathrm{A}x_2-\mathrm{A}x_1}{t_2-t_1}, \quad \mathrm{B}v_x=\frac{\mathrm{B}x_2-\mathrm{B}x_1}{t_2-t_1}$$

このとき，物体Bから見た物体Aの x 方向の速度成分 V_x は

$$V_x=\mathrm{A}v_x-\mathrm{B}v_x=\frac{(\mathrm{A}x_2-\mathrm{B}x_2)-(\mathrm{A}x_1-\mathrm{B}x_1)}{\Delta t}$$
$$=\frac{\Delta x_2-\Delta x_1}{\Delta t}$$

速度の y 成分についても同様にして，物体Bから見た物体Aの y 方向の速度成分 V_y は

$$V_y=\frac{\Delta y_2-\Delta y_1}{\Delta t}$$

よって，物体Bから見た物体Aの速さ V は

$$V=\sqrt{{V_x}^2+{V_y}^2}$$
$$=\frac{\sqrt{(\Delta x_2-\Delta x_1)^2+(\Delta y_2-\Delta y_1)^2}}{\Delta t} \quad \cdots オ(答)$$

問3 速さが赤道上の点の半分になるのは，地球の自転軸から地表までの距離が赤道半径 R の半分となる点であるから，緯度を θ とすると

$$R\cos\theta=\frac{R}{2} \qquad \therefore \quad \theta=60° \quad \cdots カ(答)$$

II

〔解答〕

問1 キ③ ク④

問2 ケ⑨

問3 コ②

問4 サ③

問5 シ⑥

〔出題者が求めたポイント〕

水圧，慣性力

〔解答のプロセス〕

問1 水面は重力と慣性力の合力の方向に垂直となる。したがって，慣性力の方向は right，箱の加速度の方向は慣性力と逆向きで left である。 …キ，ク(答)

問2 水中の一点にはたらく力はどの方向についても等しいから

$$F_{\mathrm{up}}=F_{\mathrm{down}}=F_{\mathrm{left}}=F_{\mathrm{right}} \quad \cdots ケ(答)$$

問3 微小面の上面の水にかかる重力と大気圧を考慮して，圧力 p_1 は

$$p_1=p_0+\rho g d_1 \quad \cdots コ(答)$$

問4 微小面の左面の水にかかる慣性力と大気圧を考慮して，圧力 p_2 は

$$p_2=p_0+\rho a d_2 \quad \cdots サ(答)$$

問5 $\dfrac{a}{g}=\tan\theta$ より $a=g\tan\theta$ …シ(答)

III

〔解答〕

問1 ス④

問2 セ②

問3 ソ①

〔出題者が求めたポイント〕

万有引力による位置エネルギー，電場による荷電粒子の加速

〔解答のプロセス〕

問1 地球中心から距離 r の点での万有引力による位置エネルギー U は

$$U=-G\frac{Mm}{r} \quad \cdots ス(答)$$

問 2　粒子は電場による仕事 qV の分だけエネルギーを得るから，運動エネルギー K は

$K=qV$　…[セ](答)

問 3　地表面における陽子の全力学的エネルギー E は，陽子の電気量を e として

$$E=K+U=eV-G\frac{Mm}{R}$$

無限遠に到達するための条件は，$E\geqq 0$ より

$$eV-G\frac{Mm}{R}\geqq 0 \qquad \therefore\ V\geqq\frac{GMm}{eR}$$

ここで，地表で質量 m の物体にかかる万有引力が重力 mg に相当するから

$$mg=G\frac{Mm}{R^2}$$

よって，V の最小値 $V_{\min}$ [V] は

$$V_{\min}=\frac{mgR}{e}=\frac{2\times10^{-27}\times10\times6\times10^{6}}{2\times10^{-19}}$$
$$=6\times10^{-1}$$
$$\fallingdotseq 1\ \text{[V]}$$ …[ソ](答)

Ⅳ

〔解答〕

問 1　[タ] ②　[チ] ③　[ツ] ⑤

問 2　[テ] ③　[ト] ④　[ナ] ②

〔出題者が求めたポイント〕

点電荷による電場

〔解答のプロセス〕

問 1　(1)　点 A の電荷が点 B につくる電場の強さ E_B は

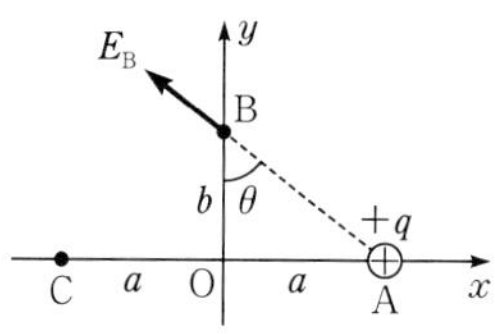

$$E_B=\frac{kq}{a^2+b^2}$$

また，$\angle ABO=\theta$ とおくと

$$\sin\theta=\frac{a}{\sqrt{a^2+b^2}},\quad \cos\theta=\frac{b}{\sqrt{a^2+b^2}}$$

とかける。よって，x 軸方向および y 軸方向の電場の強さ E_x，E_y は

$$E_x=E_B\sin\theta=\frac{kaq}{\sqrt{(a^2+b^2)^3}}$$ …[タ](答)

$$E_y=E_B\cos\theta=\frac{kbq}{\sqrt{(a^2+b^2)^3}}$$ …[チ](答)

(2)　[ツ]　$\overline{AB}>\overline{AO}$ であるから，点 B と点 O の電場の強さの大小関係は $E_B<E_O$ である。また，点 B での電場の向きは $\overrightarrow{AB}$ の向きである。

問 2　(1)　点 A，点 C のそれぞれの電荷が点 B につくる電場の強さを E_{AB}，E_{CB} とおくと

$$E_{AB}=E_{CB}=\frac{kq}{a^2+b^2}$$

点 B での合成電場の向きは y 方向であり，合成電場の強さ E'_B は

$$E'_B=E_{AB}\cos\theta\times2=\frac{2kbq}{\sqrt{(a^2+b^2)^3}}$$ …[テ](答)

(2)　x 軸上の電場の強さ $E(x)$ は $x<-a$，$a<x$ のとき

$$E(x)=\left|\frac{kq}{(x-a)^2}+\frac{kq}{(x+a)^2}\right|=\frac{2kq(x^2+a^2)}{(x^2-a^2)^2}$$

$-a<x<a$ のとき

$$E(x)=\left|-\frac{kq}{(x-a)^2}+\frac{kq}{(x+a)^2}\right|=\frac{4kaq|x|}{(x^2-a^2)^2}$$

となる。よって，グラフは④。　…[ト](答)

(3)　点 O および点 B の電位 V_O，V_B は

$$V_O=\frac{2kq}{a},\quad V_B=\frac{2kq}{\sqrt{a^2+b^2}}$$

よって，電気量 $+q$ の点電荷を点 B から点 O まで移動させるのに要する仕事 W は

$$W=q(V_O-V_B)=2kq^2\left(\frac{1}{a}-\frac{1}{\sqrt{a^2+b^2}}\right)$$

…[ナ](答)

Ⅴ

〔解答〕

問 1　[ニ] ③　[ヌ] ⑦

問 2　[ネ] ①　[ノ] ③

問 3　[ハ] ②

〔出題者が求めたポイント〕

直流回路，電流計・電圧計の接続

〔解答のプロセス〕

問 1　回路 A において，電流計および抵抗での電圧降下の和が電圧計の指示値に等しいから

$$V_A=r_iI_A+R_{1A}I_A$$

$$\therefore\ R_{1A}=\frac{V_A}{I_A}-r_i$$ …[ニ](答)

回路 B において，電圧計および抵抗を流れる電流の和が電流計の指示値に等しいから

$$I_B=\frac{V_B}{r_v}+\frac{V_B}{R_{1B}}$$

$$\therefore\ R_{1B}=\frac{r_vV_B}{I_Br_v-V_B}$$ …[ヌ](答)

問 2　電圧計と電流計の指示値より

$$R_{2A}=\frac{V_A}{I_A},\quad R_{2B}=\frac{V_B}{I_B}$$ …[ネ]，[ノ](答)

問 3　[ハ]　回路 A の場合，電流計の内部抵抗 r_i を小さくすれば $R_{1A}\fallingdotseq R_{2A}$ となり，回路 B の場合，電圧計の内部抵抗 r_v を大きくすれば $R_{1B}\fallingdotseq R_{2B}$ となる。

Ⅵ

〔解答〕

問 1　[ヒ] ①，④　問 2　[フ] ①，③

問 3　[ヘ] ③

問 4　[ホ] ⑨

問 5　[マ] ⓪

問 6　[ミ] ⑤

問 7　[ム] ⑤

問 8　[メ] ②

〔出題者が求めたポイント〕

コンプトン効果

〔解答のプロセス〕

問 1　[ヒ]　①　携帯電話の通信に使われるのはマイクロ波領域の電波である。

④　X 線の振動数は可視光より大きい。

問 2　[フ]　電子はレプトンに分類され，β 崩壊により原子核から放出される。よって，間違っているのは①と③。

問 3　振動数 ν の X 線のエネルギーは $h\nu$，運動量は $\dfrac{h\nu}{c}$ とかける。よって，X 線と電子が衝突する前後でのエネルギー保存則の式は

$$h\nu = h\nu' + \frac{mV^2}{2} \quad \cdots \text{[ヘ](答)}$$

問 4　X 線と電子が衝突する前後での x 軸方向についての運動量保存則の式は

$$\frac{h\nu}{c} = \frac{h\nu'\cos\theta}{c} + mV\cos\alpha \quad \cdots \text{[ホ](答)}$$

問 5　y 軸方向についての運動量保存則の式は

$$0 = \frac{h\nu'\sin\theta}{c} - mV\sin\alpha \quad \cdots \text{[マ](答)}$$

問 6　問 4，問 5 の式より

$$mV\cos\alpha = \frac{h\nu}{c} - \frac{h\nu'\cos\theta}{c}$$

$$mV\sin\alpha = \frac{h\nu'\sin\theta}{c}$$

α を消去し，さらに波長 λ および λ' を用いると

$$(mV)^2 = \left(\frac{h}{\lambda}\right)^2 + \left(\frac{h}{\lambda'}\right)^2 - \frac{2h^2}{\lambda\lambda'}\cos\theta$$

一方，問 3 の式より

$$(mV)^2 = 2mh(\nu - \nu') = 2mhc\left(\frac{1}{\lambda} - \frac{1}{\lambda'}\right)$$

よって

$$\frac{2mhc}{\lambda\lambda'}(\lambda' - \lambda) = \left(\frac{h}{\lambda}\right)^2 + \left(\frac{h}{\lambda'}\right)^2 - \frac{2h^2}{\lambda\lambda'}\cos\theta$$

$$\therefore \quad \lambda' - \lambda = \frac{h}{2mc}\left(\frac{\lambda'}{\lambda} + \frac{\lambda}{\lambda'} - 2\cos\theta\right)$$

$$\fallingdotseq \frac{h}{mc}(1 - \cos\theta) \quad \cdots \text{[ミ](答)}$$

問 7　$0^\circ \leqq \cos\theta \leqq 90^\circ$ の範囲で，$\cos\theta$ は $\theta = 90^\circ$ で最小値 0 をとる。したがって，$\lambda' - \lambda$ が最大となる角度は，$\theta = 90^\circ$。　…[ム](答)

問 8　[メ]　X 線を物質に当てたとき，散乱 X 線の波長が入射 X 線の波長より長くなる現象はコンプトン効果と呼ばれ，1923 年にコンプトンによって確かめられた。

化 学

解答 30年度

1

〔解答〕

ア 5　イ 2　ウ 3　エ 2　オ 8　カ 3

〔出題者が求めたポイント〕

化学結合，イオン，単体，原子の構造，化学結合と性質，状態図

〔解答のプロセス〕

ア　イオン結合は金属と非金属元素の結合であるので⑤の $NaHCO_3$ が正解である。

イ　単原子の陽イオンの名称は，元素名にイオンをつける。単原子の陰イオンの名称は，元素名の語尾が「～化物イオン」である。よって，②の Cl^- は塩素イオンではなく塩化物イオンである。

ウ　水銀 Hg は単体の金属では唯一，常温常圧で液体である。

エ　a，b の記述は正しい。すべての水溶液において陽イオンと陰イオンの電荷の総和は等しいので，c の記述は誤りである。

オ　a：金属は，自由電子をもつため，電気や熱をよく伝える。b：黒鉛は網目状の平面構造が重なっており，平面構造内で電気を通す。c：スクロースは非電解質なので電気を通さない。d，e，f：イオン結晶は，イオンの位置が固定されているので電気を通さないが，水溶液や融解したものは電気を通す。

カ　③の記述は沸点ではなく融点に関する記述である。③は誤りである

2

〔解答〕

ア 1　イ 6　ウ 3　エ 1　オ 3　カ 2
キ 1　ク 9　ケ 4　コ ＋　サ 3　シ 6
ス 1　セ 6　ソ 8　タ 1　チ 7

〔出題者が求めたポイント〕

液性，酸化数，酸化還元反応，化学平衡，電離平衡，オキソ酸，ハロゲン，窒素化合物

〔解答のプロセス〕

ア　Na_2SO_4 は，NaOH(強塩基)と H_2SO_4(強酸)の塩なので，液性は中性を示すので，Na_2SO_4 水溶液をリトマス紙につけたとき色は変化しない。①は誤りである。

イ　還元剤とは，相手の物質を還元するはたらきをもち，自身は酸化されやすい性質をもつ。すなわち，還元剤は反応前後で酸化数が増加している物質である。

反応に関与しているイオンのうちで，還元剤は Sn^{2+}，Fe^{2+}，Cr^{3+} でありその強さの順は，

$2Fe^{3+} + Sn^{2+} \longrightarrow 2Fe^{2+} + Sn^{4+}$ より，$Sn^{2+} > Fe^{2+}$

$Cr_2O_4{}^{2-} + 14H^+ + 3Sn^{2+} \longrightarrow 2Cr^{3+} + 7H_2O + 3Sn^{4+}$ より，$Sn^{2+} > Cr^{3+}$

$Cr_2O_4{}^{2-} + 14H^+ + 6Fe^{2+} \longrightarrow 2Cr^{3+} + 7H_2O + 6Fe^{3+}$ より，$Fe^{2+} > Cr^{3+}$

より，$Sn^{2+} > Fe^{2+} > Cr^{3+}$ とわかる。

ウ　酸化数が変化する反応は，酸化還元反応である。また，単体が化合物に変化する反応は，必ず酸化数の変化を伴うので，酸化還元反応である。③は単体 I_2 を含むので酸化還元反応である。

エ　温めると色が濃くなったので，NO_2 が生じる左方向に平衡が移動する。また，ルシャトリエの原理より，温度を上げると吸熱方向に移動するので，NO_2 から N_2O_4 が生成する反応は発熱反応である。

オ　生成熱とは化合物 1 mol が，その成分元素の単体から生じるときに発生または吸収する熱量なので，この実験結果からでは判断できない。

カ　冷水に浸していたとき NO_2 が x (mol)，N_2O_4 が y (mol) あるとする，また，N_2O_4 が a (mol) 減少するとおくと，NO_2 は $2a$ (mol) 増加するので，

	$2NO_2$	$\rightleftarrows$	N_2O_4	
(前)	x		y	(mol)
(後)	$x+2a$		$y-a$	(mol)

合計 $x+y+a$ (mol) である。平均分子量＝分子量×モル分率より，

(冷水に浸していたときの平均分子量)

$$=46\times\frac{x}{x+y}+92\times\frac{x}{x+y}=\frac{46(x+2y)}{x+y}$$

(温水に浸した後の平均分子量)

$$=46\times\frac{x+2a}{x+y+a}+92\times\frac{y-a}{x+y+a}=\frac{46(x+2y)}{x+y+a}$$

よって，(冷水に浸していたときの平均分子量)＞(温水に浸した後の平均分子量)なので誤りである。

キ

	NH_3	＋	H_2O	$\rightleftarrows$	$NH_4{}^+$	＋	OH^-	
反応前	c				0		0	(mol)
反応後	$c(1-\alpha)$				$c\alpha$		$c\alpha$	(mol)

$$K_b=\frac{[NH_4{}^+][OH^-]}{[NH_3]}=\frac{c\alpha\times c\alpha}{c(1-\alpha)}=\frac{c\alpha^2}{1-\alpha}$$

$1-\alpha \fallingdotseq 1$ の近似より，$K_b=\dfrac{c\alpha^2}{1-\alpha}\fallingdotseq c\alpha^2$

ク　$\alpha \fallingdotseq \sqrt{\dfrac{K_b}{c}}$ より，

$$[OH^-]=c\alpha=\sqrt{cK_b}=\sqrt{0.23\times2.3\times10^{-5}}$$
$$=2.3\times10^{-3}\ (mol/L)$$

$$[H^+]=\frac{K_w}{[OH^-]}=\frac{1.0\times10^{-14}}{2.3\times10^{-3}}\fallingdotseq 4.3\times10^{-12}\ (mol/L)$$

ケ　電離定数 K_a の値が大きいほど電離の程度が大きく酸として強い。K_a の値が最も大きいのは $HClO_4$ である。

コ，サ　$HClO_2$ の Cl の酸化数を x とすると，

$+1+x-4=0$　　$x=+3$

シ　ハロゲン化水素で，フッ化水素酸は弱酸であるが，それ以外は強酸である。よって，a は誤りである。ハロゲンの単体は，いずれも有色なので b は正しい。

ハロゲンの酸化力の強さは，$F_2 > Cl_2 > Br_2 > I_2$ となる。よって，c は誤りである。

ス～ソ　反応熱は化学式の係数に相当する物質量が反応したときの熱量なので，

反応したアンモニアの物質量は $\dfrac{285}{380} = 0.75$ (mol)

標準状態での体積は $22.4 \times 0.75 = 16.8$ (L)

タ，チ

第 1 段階：$4NH_3 + 5O_2 \longrightarrow 4NO + 6H_2O$　……(1)式

第 2 段階：$2NO + O_2 \longrightarrow 2NO_2$　……(2)式

第 3 段階：$3NO_2 + H_2O \longrightarrow 2HNO_3 + NO$　……(3)式

((1)式＋(2)式×3＋(3)式×2)÷4

$NH_3 + 2O_2 \longrightarrow HNO_3 + H_2O$　……(4)式

(4)式から，1.0 mol のアンモニア NH_3(分子量 17)より 1.0 mol の硝酸 HNO_3(分子量 63)が生成することがわかる。

(4)式の係数から，物質量の比 $NH_3 : HNO_3 = 1 : 1$ で反応するので，必要なアンモニアの質量を x (kg) とおくと，

$$126 \times 10^3 \times \frac{50}{100} \times \frac{1}{63} = \frac{x \times 10^3}{17} \qquad x = 17 \text{ (kg)}$$

3

〔解答〕

ア 1	イ 5	ウ 2	エ 4	オ 3	カ 5
キ 1	ク 2	ケ 1	コ 9	サ 7	シ 2
ス 6	セ 1	ソ 5	タ 2	チ 6	ツ 2
テ 2	ト 2	ナ 6	ニ 1	ヌ 7	ネ 5
ノ 8					

〔出題者が求めたポイント〕

アルコール，エステルとカルボン酸，洗剤，アドレナリン，有機化合物の分離，イオン交換樹脂，エステルとアミド

〔解答のプロセス〕

ア，イ　ニクロム酸カリウムで酸化されてカルボン酸になるのは第一級アルコールなので，①，⑤である。

ウ，エ　還元性を示すカルボン酸 Y はギ酸である。また，このエステル $C_3H_6O_2$ の炭素数が 3 より，アルコール X の炭素数は 2 とわかるので，アルコール X はエタノールである。

オ　油脂に水酸化ナトリウム水溶液を加えて加熱すると，セッケンが生じる。(けん化)

けん化は油脂が塩基により加水分解される反応である。

カ　硫酸アルキルはアルコール R-OH の H と硫酸 $HO-SO_3$ の OH から水 H_2O が取れて生じるエステルである。

キ　セッケンは弱酸強塩基の塩のため，その水溶液は加水分解して塩基性を示し，硬水中で使用すると沈殿を生じる。また，合成洗剤は強酸のナトリウム塩であり，中性で，硬水でも沈殿は生じない。c，d の記述はセッケンのみに当てはまる。

ク～サ　アドレナリン塩酸塩の式量はアドレナリンの分子量(183.2)に塩酸の式量(36.5)を加えればよいので，

$183.2 + 36.5 = 219.7$

シ　同じ質量では分子量(式量)と物質量は反比例するので，同じ質量，同じ体積を投与した場合アドレナリン塩酸塩(式量 219.7)の方がアドレナリン(分子量 183.2)に比べて物質量が少なく，血液の上昇量も小さくなる。

ス　トルエンを過マンガン酸カリウム水溶液で酸化すると安息香酸(芳香族カルボン酸 X)が生成する。さらに，安息香酸とエタノールを濃硫酸存在下で反応(エステル化反応)させると安息香酸メチル(化合物 Y)が生成する。反応後の混合物にジエチルエーテルを加えると，安息香酸メチル(Y)と未反応の安息香酸(X)は水に溶けにくく，水よりも密度が小さいのでエーテル層(上層)に分離される。また，硫酸は水層 A(下層)に溶け分離される。

セ，ソ　エーテル層に炭酸水素ナトリウムを加えると下記の反応が起こり未反応の安息香酸(X)が塩となり水層 B に移る。

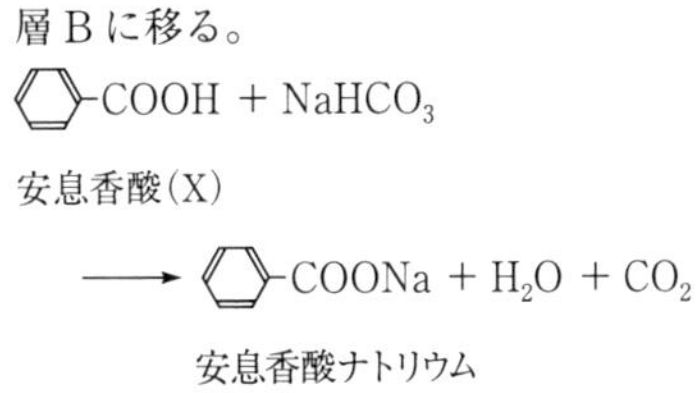

よって，水層 B には安息香酸ナトリウムと炭酸水素ナトリウムが含まれている。

タ　エーテル層 C に残るのは中性の安息香酸メチル(Y)である。

化合物 X は p-ジビニルベンゼンである。

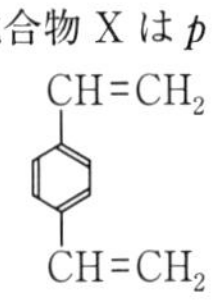

p-ジビニルベンゼン

$R-SO_3H + NaCl \longrightarrow R-SO_3Na + HCl$

$HCl + NaOH \longrightarrow NaCl + H_2O$ より，

$$0.50 \times \frac{14}{1000} \times \frac{1000}{10} = 0.70 \text{ (mol)}$$

ニ～ノ　グリコール酸 30 個が脱水縮合して水 29 分子がとれるので，ポリグリコール酸の分子量は

$76 \times 30 - 18 \times 29 = 1758$

生 物

解答

30年度

1 タンパク質，酸素解離曲線，突然変異，分子進化など

〔解答〕

問1　ア④　　イ④　　ウ②

問2　エ⑤

問3　オ③

問4　カ⑦

問5　(1)キ⑥　　ク⊖　　ケ⑤　　コ③　　サ⑦

　　シ①　　ス⓪

(2)セ③，⑦

〔出題者が求めたポイント〕

問1　問題文のとおり，ヘモグロビンは4本のポリペプチド鎖（α鎖2本，β鎖2本）から構成される。

問2　酸素解離曲線のグラフ中の曲線が左に寄っているほど,酸素と結合しやすく,酸素を手放しにくい。よって，酸素を受け取る側が左寄りの曲線となる。またグラフの曲線が右に寄っているほど，酸素を手放しやすく，放出しやすい。よって，酸素を渡す側が右寄りの曲線となる。図2において，Aは酸素を受け取るミオグロビンであり，Bは酸素を渡すヘモグロビンとわかる。図3において，Cは酸素を受け取る胎児のヘモグロビンであり，Dは酸素を渡す母体のヘモグロビンである。図4において，Eはゾウのヘモグロビンと推測できる。マウスと比較して，体が大きく，血管の距離も長いため，酸素を末端の組織に届けるために酸素を手放しにくいことから考えられる。Fはマウスのヘモグロビンと推測できる。ゾウと比較して，体が小さく，血管の距離も短いため，すぐに酸素を手放す必要がある。

問3　マラリアに対する耐性をもつ異常ヘモグロビン遺伝子のヘテロ接合体にとって有利に働いていることから,マラリアが自然選択の圧力となったと考えられる。性選択：交配にかかわる形質に対する選択のこと。例として雌鳥の気を引くための雄鳥の羽の色の遺伝子など。遺伝的浮動：同じ集団内での特定の遺伝子の頻度が偶然の要因によって，ランダムに変動する現象。小進化：同種の集団内における対立遺伝子頻度の変化に定義される。大進化：新しい種・属などの形成に定義される。

問4　DNA鎖を電気泳動すると，DNA鎖が短いほど泳動距離は大きく，DNA鎖が長いほど泳動距離は小さい。図5の結果を示すバンドはDNAの長さの順に並んでおり，

正常　　　　　　CACGTGGACTGAGGACTCCTC－①

鎌状赤血球貧血症　CACGTGGACTGAGGACACCTC－②

というDNAの塩基配列の結果がわかる。問題文によると最初のアミノ酸がバリン（コドン：GUX（Xはどの塩基でもよい））であり，前述①の塩基配列を鋳型として転写した時のmRNAの塩基配列がバリンを示すことから一致する。①，②は左から右の向きに，ヘモグロビンβ鎖遺伝子の鋳型（アンチセンス鎖）の塩基配列であることがわかる。①，②をmRNAの塩基配列，およびアミノ酸の配列にしたものが以下である。

正常(mRNA)	GUG	CAC	CUG	ACU	CCU	GAG	GAG-①'
正常(アミノ酸配列)	バリン	ヒスチジン	ロイシン	トレオニン	プロリン	グルタミン酸	グルタミン酸
鎌状赤血球貧血症(mRNA)	GUG	CAC	CUG	ACU	CCU	GUG	GAG-②'
鎌状赤血球貧血症(アミノ酸配列)	バリン	ヒスチジン	ロイシン	トレオニン	プロリン	バリン	グルタミン酸

問5　(2)どの動物同士で比較しても，指定するアミノ酸が他と異ならないアミノ酸が解答となる。機能に重要なアミノ酸とは，立体構造を決定する，またはタンパク質の働きを決めるアミノ酸などであり，たった1つアミノ酸が異なるだけで，タンパク質の機能が働かなくなることがあり,時に生物は繁殖できずに絶えたり，または発生途中で体が作られずに生まれなかったりすることもある。もしこの重要なアミノ酸の部位に変異が入った場合，その個体は子孫を残せず，変異を持った個体の遺伝子が次世代に受け渡されないことが多い。

2 相互作用，環境収容力，物質輸送，遺伝子発現調節など

〔解答〕

Ⅰ　問1　ア②　　問2　(1)イ③　　(2)ウ⑤

Ⅱ　問1　エ⑨　　問2　オ⑤，カ⑦

　　問3　キ②　　問4　ク⑤　　問5　ケ③

Ⅲ　問1　コ②，サ⑤，シ⑧

　　問2　X株：ス①，Y株：セ②

　　問3　ソ②，タ③，チ①

〔出題者が求めたポイント〕

Ⅰ　問1　ミドリゾウリムシとクロレラの関係はお互いに利益になっているので，相利共生という。アブラムシの甘い排泄物はアリにとって利益であり，アリはアブラムシの天敵であるテントウムシから守っており，相利共生である。コバンザメはサメのおこぼれを食べたり，外敵から守られながら移動もできる利益を得ているが，サメには利益も害もないので，片利共生という。マメ科植物は根粒菌から植物が合成できない有機窒素化合物をもらい，根粒菌は根の細胞に共生することで植物から栄養をもらっている相利共生である。サンゴの細胞の中に褐虫藻を共生させており，褐虫藻が光合成で作る産物をサンゴはもらい，サンゴは褐虫藻に住まいと無機物質を提供している相利共生である。

問2　(1)グラフを比較し，経過日数がいくらか経ち，個体数が安定して平衡している際の個体数を比較する。数が少なければ環境収容力は小さいと考えられる。

(2)aヒメゾウリムシとゾウリムシを混合飼育すると，

ゾウリムシの個体数が経過日数８日以降減少をたどるという，種間競争の結果がグラフからわかる。よって，ヒメゾウリムシとゾウリムシの生態的地位(ニッチ)は同位と考えられる。ゾウリムシとミドリゾウリムシは混合飼育をした結果，グラフよりどちらも絶えずに個体数を維持できていることから，ニッチは異なると考えられる。ゾウリムシは水面近くの大腸菌を食べ，ミドリゾウリムシは底の酵母菌を食べるというすみ分けと食い分けができるために共存が可能である。

Ⅱ 問１ 図３の構造Ａはゴルジ体である。ゴルジ体のはたらきは，小胞体から送られてきた脂質やタンパク質に糖を付加するなどの修飾をし，小胞に包んで細胞の内外へと輸送するため，分泌機能をもつ細胞ではよく発達している。ｂの文章はミトコンドリア，ｅの文章は小胞体である。

問２ 細胞が外部の物質を取りこむ作用のことをエンドサイトーシスといい，エンドサイトーシスには，細菌などの構造物を取り込む「食作用(ファゴサイトーシス)」(マクロファージや好中球などが行う)，細胞外液を取り込む「飲作用(ピノサイトーシス)」などがある。

問３ シグナル配列はアミノ酸の特異的な短い配列のことである。糖の修飾部位や，細胞膜になじむ疎水性アミノ酸が集まる部位など，アミノ酸配列の特徴によって運ばれる場所が決まる。

問４ 細胞内の物質輸送には繊維タンパク質がレールの役目をしており，微小管が主に担っている。小胞やミトコンドリアもこのレールに沿って細胞内を輸送されている。

問５ ニューロン内を物質輸送する際，微小管上をキネシン，ダイニンというモータータンパク質が物質を運んでいる。微小管にも向きがあり，伸長・短縮が起こる軸索末端側を＋端といい，比較的安定している細胞体側を－端と言っている。キネシンは細胞体側から軸索末端側(＋端)に移動し，ダイニンは軸索末端側から細胞体側(－端)に移動するタンパク質である。

Ⅲ 問２ 表１よりＸ株は，野生株の調節遺伝子を導入することで，野生株のようにラクトースなしの条件ではラクトース分解酵素の合成が抑制されていた。すなわちＸ株がもつ調節遺伝子が突然変異によって機能しなくなり，ラクトース分解酵素の合成を抑制できなくなっていたと考えられる。また表１よりＹ株では野生株の調節遺伝子を導入したとしても，ラクトースなしの条件でラクトース分解酵素の合成が抑制されなかったことから，調節タンパク質が結合するオペレーターに結合ができなかったために，ラクトース分解酵素の合成を抑制できなかったと考えられる。プロモーターや構造遺伝子に突然変異があった場合，どんな条件であったとしてもラクトース分解酵素の合成ができないと考えられる。

問３ ソの文章について，真核生物の細胞は核を持ち，核の中のDNAはヒストンタンパク質と結合して染色体として存在する。しかし原核生物の細胞は核をもたず，また細胞質に存在するDNAはヒストンによく似たタンパク質(ヒストン様タンパク質，HUタンパク質)と結合しており，ヒストンとは結合していない。チの文章について，転写が全て完了していない転写途中の段階で翻訳が同時に始まるのは，核を持たない原核細胞で見られる。核を持たないために，染色体は核膜によって隔離されておらず，細胞質中に存在する。そのため，転写と翻訳は細胞質で行われる。核を持つ真核細胞では，転写と翻訳を行う場所が核膜によって隔てられているため，同時には起こらない。核内で転写およびスプライシングを完了させてから，核膜孔より細胞質中にmRNAは移動し，細胞質中に存在するリボソームにmRNAが挟まれることで翻訳が起こる。

3 植物の環境応答など

〔解答〕

問１ (1)ア① (2)イ⊕ (3)ウ⑧
問２ エ⑥
問３ (1)オ④ (2)カ① (3)キ⑦ (4)ク④，ケ⑦

〔出題者が求めたポイント〕

問１ (3)気孔の開口のしくみ：青色光により孔辺細胞内のフォトトロピンが細胞膜上の H^+-ATPaseを活性化し，膜電位の変化にともないK^+チャネルが活性化する。孔辺細胞内にK^+が流入すると，細胞内の浸透圧が上昇し，細胞膜上のアクアポリンを経由して水が細胞内に流入(吸水)する。細胞内の膨圧が高まることで，気孔は開口する。

問２ 表とグラフを読み解くことで解が求められる。図１のグラフについて，ジベレリン濃度5×10^{-3} mol/L時の発芽率を簡単な表で，以下のようにあらわした。

	添加した植物ホルモンの組成	ジベレリン濃度5×10^{-3} mol/L時の発芽率(%)
A	ジベレリンとカイネチン	約95%
B	ジベレリンのみ	約90%
C	ジベレリンとアブシシン酸とカイネチン	約70%
D	ジベレリンとアブシシン酸	約0%

Ｂより，ジベレリンは発芽の促進をする作用があるといえる。Ｄより，ジベレリンの作用はアブシシン酸によって抑制されていることがわかる。Ｃは３つの植物ホルモンが作用しているが，Ｄの結果に加えてカイネチンの作用を考察することができる。よってアブシシン酸がジベレリンの働きを抑制していたが，カイネチンによって「アブシシン酸によるジベレリンの抑制」を

さらに抑制していることが考察できる。

問3 実験1は幼葉鞘について，実験2は根についての成長量の実験である。

(1)表1におけるオは，インドール酢酸の濃度 10^{-5}% 時の試料1～5の平均成長量から，蒸留水における資料1～5の平均成長量を引けば求められる。
7.3－3.4＝3.9

(2)(1)と同様，表2におけるカは，インドール酢酸の濃度 10^{-1}% 時の試料1～5の平均成長量から，蒸留水における資料1～5の平均成長量を引けば求められる。0.6－1.1＝－0.5

表1のマカラスムギの幼葉鞘の相対的成長量

	蒸留水	インドール酢酸の濃度(%)				
		10^{-9}	10^{-7}	10^{-5}	10^{-3}	10^{-1}
相対的な成長量	0.0	0.1	0.1	3.9	5.8	4.0

表2のマカラスムギの根の相対的成長量

	蒸留水	インドール酢酸の濃度(%)				
		10^{-9}	10^{-7}	10^{-5}	10^{-3}	10^{-1}
相対的な成長量	0.0	0.4	0.2	0.2	0.1	－0.5

(3)図4のグラフは，左辺に幼葉鞘の相対的な成長量の縦軸，右辺に根の相対的な成長量の縦軸があり，表1および表2の成長量の数値は大きく異なるが，相対的成長量として同グラフ上にプロットされていることに気をつけること。幼葉鞘の相対的成長量の場合，左辺縦軸は1.0毎にメモリがふられている。根の相対的成長量の場合，右辺縦軸は下から6つ目のメモリを0(ゼロ)基準としており，0.1ずつ毎にメモリがふられている。

平成29年度

問　題　と　解　答

英 語

問題

29年度

I 問 1 ～問 11 について，(　　　)に入れるべき最も適切なものをⓐ～ⓓの中から 1 つずつ選びなさい。

問 1 By 2025, (　　　) 25 African countries may face severe water shortages.

ⓐ as large as
ⓑ no more than
ⓒ as many as
ⓓ the most

問 2 Members of this generation were born between 1980 and 2000, around the start of the new millennium. That's (　　　) they are called "millennials."

ⓐ when　ⓑ how　ⓒ why　ⓓ what

問 3 New York City (　　　) five sections: Manhattan, Brooklyn, Queens, the Bronx, and Staten Island.

ⓐ is made up of
ⓑ is made up with
ⓒ is made up for
ⓓ is made up into

問 4 Every year, movies from Hollywood are watched by billions of people worldwide. (　　　), TV shows and music are making their way from America to Asia.

ⓐ Then　ⓑ Otherwise　ⓒ However　ⓓ Likewise

問 5 American women fell (　　　) 36th place in the report's global ranking of life expectancy in 2010.

ⓐ on　ⓑ for　ⓒ behind　ⓓ to

問 6 If you wish to leave the park, but plan on returning, you must have your ticket (　　) for re-entry by a Gate Host.

ⓐ scan　ⓑ scanning　ⓒ scanned　ⓓ to scan

問 7 AIDS is believed to (　　), but still results in 1.5 million deaths each year.

ⓐ be peaked　ⓑ peak

ⓒ have peaked　ⓓ have been peaked

問 8 A hundred years ago no doctor in the world (　　) a patient that an operation would be without pain.

ⓐ could assure　ⓑ should assure

ⓒ should have assured　ⓓ could have assured

問 9 (　　) in the simplest words, Buddhism is a sort of philosophy, not a religion.

ⓐ Stated　ⓑ Talking

ⓒ Having stated　ⓓ Speaking of

問10 The doctor advised that he (　　) in bed for a few more days.

ⓐ went　ⓑ was　ⓒ slept　ⓓ be

問11 Raphael grew up in Rome, (　　) explains his fluency in Italian.

ⓐ whose　ⓑ which　ⓒ that　ⓓ where

II 問 12〜問 18 について，[　　　]の語句を並べかえて英文を完成する際に，(⑫)〜(⑱)に入れるべき最も適切なものをⓐ〜ⓓの中から１つずつ選びなさい。

問12 A mushroom is a fungus, and fungi grow just about anywhere. The fungi are different from other plants because they (　　) (　　) (　　) (⑫) (　　) (　　) make food.

[don't / help / need / sunlight / them / to]

ⓐ help　　ⓑ need　　ⓒ sunlight　　ⓓ to

問13 An unusual storm dropped basketball-size hailstones over much of the city. Scientists (　　) (　　) (　　) (　　) (　　) (　　) (⑬) (　　) this strange occurrence.

[able / been / discover / for / have / not / the reason / to]

ⓐ to　　ⓑ the reason　　ⓒ for　　ⓓ discover

問14 Tony has a few friends from more distant parts of the town, but most (　　) (　　) (　　) (　　) (⑭) (　　) (　　) his neighborhood.

[the children / he / in / live / of / plays / with]

ⓐ he　　ⓑ live　　ⓒ plays　　ⓓ with

問15 Everyone in Helene's family speaks French. They can speak English, but they use it only (　　) (　　) (⑮) (　　) (　　) (　　).

[can't / French /people / speak / who / with]

ⓐ people　　ⓑ can't　　ⓒ who　　ⓓ with

問 16, 17, 18

Maria Mitchell was a well-known American astronomer. While she was growing up on Nantucket Island, off the coast of Massachusetts, Maria spent every possible (　　) (　　) (　　) (　　) (⑯) (　　) the heavens through a telescope. Nantucket is a low, flat island. It is far enough out to sea to be out of sight of the mainland. For these reasons, it is an ideal place to see the stars and planets. One night, Maria Mitchell (　　) (　　) (　　) (⑰) (　　) (　　) a new comet. She reported what she had seen and she turned out to be right. The King of Denmark had offered a gold medal for the sighting of new comets and Maria won the Medal. She was also (　　) (　　) (⑱) (　　) (　　) (　　) member of the American Academy of Arts and Sciences.

問16 [clear night / her home / of / on / the roof / watching]

ⓐ her home　ⓑ of　ⓒ the roof　ⓓ watching

問17 [be / saw / she / thought / to / what]

ⓐ she　ⓑ thought　ⓒ to　ⓓ what

問18 [being / by / the first / honored / made / woman]

ⓐ being　ⓑ by　ⓒ honored　ⓓ made

Ⅲ 問 19～問 22 について，次の英文の空所（ ⑲ ）～（ ㉒ ）に入れるべき最も適切なものを，また問 23 について，下線部の意味として最も適切なものをⓐ～ⓓの中から 1 つずつ選びなさい。

Most cell phone companies design models especially for kids. But parents are usually the ones buying the phones, and paying the bill. According to a July 2012 study, 56% of parents of children ages 8 to 12 have given their children a cell phone. The percentage goes up with age.

According to a recent survey, 12 is the magic number. It is the most common age for kids to get their first cell phone. But 13% of children ages 6 to 10 already have one. That's more than one (⑲) every 10 kids.

Many adults, including parents, note that cell phones help kids (⑳) in touch with their friends and families. They believe that cell phones are an important tool in an emergency. Kids can stay connected with their parents at all times. Plus, some people say having a cell phone helps teach kids to be responsible. Some cell phones designed for kids can be controlled with settings that allow the phone (㉑) in parent-approved ways. What's the harm in that?

But other people are worried about the health and safety effects of kids' cell phones. They believe that <u>plugged-in kids</u>㉓ could be missing out on other activities, such as playing outside or hanging out with friends, and that sending text messages or answering phone calls while doing homework is bad for concentration. They say that kids are spending too much time texting instead of talking to each other.

Another concern is *cyberbullying, which is on the rise as more kids use e-mail and text messages to communicate. And some experts are concerned (㉒) possible health risks.

Notes: *cyberbullying　インターネット上のいじめ行為

問19 ⓐ among ⓑ with ⓒ out of ⓓ into

問20 ⓐ keep ⓑ make ⓒ take ⓓ go

問21 ⓐ to only use ⓑ to only be used
ⓒ to have only used ⓓ to only be using

問22 ⓐ on ⓑ about ⓒ to ⓓ of

問23 ⓐ kids who use their cell phone constantly
ⓑ kids who keep up with the most recent fashions
ⓒ kids who know the latest information
ⓓ kids who make friends on their cell phone

Ⅳ 問 24～問 37 について，次の英文を読み，本文の内容に一致する最も適切なものをⓐ～ⓓの中から 1 つずつ選びなさい。

People feel a rush of pride when they come up with ideas, solutions and concepts for themselves and see the value in what they have just learned much more clearly than if they had simply been told a good idea. When it comes to seeing the value in libraries and their resources, we need to support a mode of teaching that allows students to experience information literacy concepts in this way.

While many of us have been told that active learning and critical thinking are vital for our information literacy programs, very few of us understand the 'how' and even fewer the 'why.'

Active learning is important because it more closely models the way that humans learn. Experiments carried out by noted educational psychologists indicate that all learning begins with data collection, called assimilation. This assimilation can be the observation of a phenomenon or reading of new materials. In many cases, the new data is inconsistent with the learner's current view of the world, and they can't make sense of it.

The next step in learning is trying to make sense of the new information, called accommodation. Critical thinking skills are developed during this phase as learners make sense of the new information by inventing rules, testing *1hypotheses, and changing their world view in light of this new data. In this stage, they are no longer just memorizing information or learning a series of clicks; rather, they are actively inventing new ways of understanding the world and taking ownership of the knowledge they're creating.

The final step is called organization, and this is when they use their newly created knowledge and skills to solve other problems, and figuring out where else their new knowledge can be applied.

The learning cycle instructional method — giving students a new situation, asking them to make sense of it, and serving merely as a guide in their process — models the way people learn, and as a result, generates authentic, meaningful learning experiences for students. Compared to lectures or demonstrations where students are told what the answers are and then perform exercises that confirm that what they are told is correct, they are making the new knowledge out of their own ideas.

Modeling instructional activities after the way people learn is vital for making learning experiences that 'stick.' Typical library instruction involves excessive amounts of "click here, then click here, and once you're there, click here." There's little discovery or invention of core information literacy concepts. Students are told how to use information resources, told how to use *2citation styles, and told the consequences of unethical use of information. How can we make discovery of information literacy concepts more... scientific? Can students invent information literacy concepts on their own, given a scenario and a librarian as a guide?

Let's take peer-reviewed journals as an example. At its worst, library instruction on this topic is equivalent to "Check this box for peer-reviewed articles in your results. It's what your professors want." This kind of instruction not only goes against the way people learn new ideas, but also undermines the importance of the peer review process by reducing it to "because your professor wants it."

Active learning can be used to get students to explore issues of peer-reviewed journals and have them compare them to magazine or popular literature. While this introduces the element of discovery and active learning, it's only discovering the difference between the two types of publications, not the importance of the peer review process. If a librarian in this classroom tells them why peer review is important, even after this activity, it's still telling, not students discovering.

Instead, I develop learning cycles that reflect how people learn. In this instance, I give students a situation where they don't have an answer but must work together to solve a problem. I tell students they have decided to start a magazine and they want to publish the best, newest research done in educational psychology or whatever field they're majoring in. Unlike *TIME* or *Newsweek*, their articles should be useful for researchers who are pushing the boundaries of knowledge in their field. They plan on sending out a call across the Internet asking for people to send in their best papers for the magazine.

I then ask the students to come up with a method for judging how good a paper they receive is and let them go to it. As they come up with criteria (e.g., "It has to be undiscovered knowledge" and "It must be based on sound evidence"), I ask how they, as college students, will be able to tell what's good and what's not. Who is qualified to answer those questions? How will they, as the editors, use these people?

As they work to create this new publication, they will be inventing peer review. Peer review will be an idea that they came up with themselves. They may call it something else, but the core purposes of peer review will be in their responses. As a library instructor, my goal is to guide them with questions that challenge their thoughts, and finally, give it the label of 'peer-reviewed' once they've established the concept.

This lesson models how the mind actually works.

Notes: *[1]hypothesis 仮説　　*[2]citation 引用

問24 What is the least understood aspect concerning active learning and critical thinking?

ⓐ The use of them is.

ⓑ The principle of them is.

ⓒ The way of doing them is.

ⓓ The reason for doing them is.

問25 How does the human learning process start?

ⓐ by analyzing data

ⓑ by collecting information

ⓒ by applying knowledge

ⓓ by developing literacy

問26 Why do some learners fail to understand the new data?

ⓐ It corresponds to their view of the world.

ⓑ It doesn't correspond to their view of the world.

ⓒ It isn't within the reach of the senses.

ⓓ It is too far from common sense.

問27 What makes learners build critical thinking skills?

ⓐ Reading new materials does.

ⓑ Keeping the existing world view does.

ⓒ Having answers given to them does.

ⓓ Changing perspectives does.

問28 What are learners doing in the stage of accommodation?

ⓐ They are remembering what is already known.

ⓑ They are gaining possession of new ideas.

ⓒ They are learning how computer clicks can lead them to new knowledge.

ⓓ They are using previous methods of comprehension.

問29 What happens in the last stage of the human learning process?

ⓐ development of problems

ⓑ application of newly created knowledge

ⓒ invention of rules for better understanding

ⓓ creation of new knowledge

問30 What is most significant about the learning cycle instruction method?

ⓐ It serves as a new model for learners.

ⓑ It pushes out the boundaries of knowledge.

ⓒ It is similar to how people ordinarily gain knowledge.

ⓓ It helps make sense of all things.

問31 What is the genuine learning experience?

ⓐ To reach the final step in learning is.

ⓑ To make the means for people to learn is.

ⓒ To get new knowledge from students' ideas is.

ⓓ To make a way to guide students is.

問32 What is essential for making learning experiences that 'stick'?

ⓐ confirming what has been told is correct

ⓑ providing a lot of demonstrations

ⓒ developing learning opportunities reflecting how people learn

ⓓ giving detailed and accurate instructions

問33 What is lacking in typical library instruction?

ⓐ Invention of core information literacy concepts is.

ⓑ Discovery of instructional activities is.

ⓒ Learning experiences are.

ⓓ A scenario and a librarian are.

問34 What is the worst type of library instruction on peer-reviewed journals?

ⓐ Teaching students where to click to find them is.

ⓑ Refusing to learn new ideas about peer review is.

ⓒ Undermining the peer review process is.

ⓓ Denying the instruction "because your professor wants it" is.

問35 Why is comparing peer-reviewed journals to magazines not very helpful?

ⓐ It does not address what the significance of peer review is.

ⓑ It is not active learning.

ⓒ It does not have an element of discovery.

ⓓ It is not introducing the different types of publications.

問36 What must learners do once they start a magazine and send out a call for papers in the given scenario?

ⓐ They must find the best papers in various fields of study.

ⓑ They must find a way to evaluate the papers.

ⓒ They must use the Internet to access more magazines.

ⓓ They must stay within the boundaries of knowledge in their fields.

問37 How is the writer's method of instruction significantly different?

ⓐ The concepts used will be established ones.

ⓑ The concepts used will be called something else.

ⓒ The concepts used will be based on solid evidence.

ⓓ The concepts used will be generated by the learners.

数 学

問題

29年度

解答を始めるまえに，つぎの**解答上の注意のつづき**を読んでください。

解答上の注意のつづき

（i） **分数の形の解答枠に，整数の解答をしたいときは，分母が 1 の分数の形になるように答えてください。**たとえば，$\dfrac{\boxed{ヤ}}{\boxed{ユ}}$ の解答枠に 2 と答えたいときは，$\dfrac{2}{1}$ と答えてください。

（ii） 解答枠 $\boxed{}$ に，**解答枠の桁(けた)数より少ない桁数の整数を解答したいときは，数字が右づめで，その前を 0 でうめるような形で答えてください。**たとえば，$\boxed{ヨワ}$ の解答枠に 2 と答えたいときは，0 2 と答えてください。**ヨ** の 0 をマークしないままにしておくと，間違いになります！

（解答上の注意終）

1 θ を実数とし，i を虚数単位とする。

（1） A，B を実数の定数とし，任意の実数 θ に対して，

$$\sin 3\theta = \sin\theta\cdot(A - B\sin^2\theta)$$

が成り立つとする。

（i） $A = \boxed{ア}$，$B = \boxed{イ}$ である。

（ii） $\dfrac{1}{2}\pi \leqq \theta \leqq \dfrac{3}{2}\pi$ とし，3次方程式 $Ax - Bx^3 = \dfrac{1}{2}$ の最も小さい解が $\sin\theta$ に等しいとき，$\theta = \dfrac{\boxed{ウエ}}{\boxed{オカ}}\pi$ である。

(2) a, b, c を実数の定数とし，任意の実数 θ に対して，

$$\sin 5\theta = \sin\theta \cdot f(\sin^2\theta)$$

を満たす 2 次関数 $f(x) = ax^2 + bx + c$ を考える。

(i) 複素数 $\left(\cos\dfrac{2}{5}\pi + i\sin\dfrac{2}{5}\pi\right)^5$ の虚部の値は [キ] である。

(ii) α, β を実数とするとき，複素数 $(\alpha + i\beta)^5$ の虚部は

[ク] $\alpha^4\beta$ − [ケコ] $\alpha^2\beta^3 + \beta^5$

に等しい。

(iii) $a =$ [サシ]，$b = -$ [スセ]，$c =$ [ソ] である。

(iv) 2 次方程式 $f(x) = 0$ の解 x は

$$x = \frac{\boxed{タ} - \sqrt{\boxed{チ}}}{\boxed{ツ}} \quad と \quad x = \frac{\boxed{タ} + \sqrt{\boxed{チ}}}{\boxed{ツ}}$$

である。ここで，2 つの [タ]，2 つの [チ]，2 つの [ツ] は，それぞれ，同じ値である。

(v) $\cos\dfrac{2}{5}\pi = \dfrac{-\boxed{テ}\ \boxed{ト}\sqrt{\boxed{ナ}}}{\boxed{ニ}}$ である。

ただし，[ト] は，符号＋，−のいずれかである。

(3) p, q, r, s を実数の定数とし，任意の実数 θ に対して，

$$\sin 7\theta = \sin\theta \cdot g(\sin^2\theta)$$

を満たす 3 次関数 $g(x) = px^3 + qx^2 + rx + s$ を考える。

(i) $p = -$ [ヌネ]，$q =$ [ノハヒ]，$r = -$ [フヘ]，$s =$ [ホ] である。

(ii) $\sin\dfrac{2}{7}\pi \cdot \sin\dfrac{4}{7}\pi \cdot \sin\dfrac{6}{7}\pi = \dfrac{\sqrt{\boxed{マ}}}{\boxed{ミ}}$ が成り立つ。

2 θ を実数とし，i を虚数単位とする。

(1) 複素数平面において，複素数 z が $2+\frac{3}{2}i$ を中心とする半径 $\frac{5}{2}\sqrt{2}$ の円周上にあるとし，$w=\frac{1}{z}$ とおく。

(i) $\left|2+\frac{3}{2}i\right|=\frac{\boxed{ア}}{\boxed{イ}}$ である。

(ii) $\left|w-\frac{\boxed{ウ}-\boxed{エ}\,i}{\boxed{オカ}}\right|=\sqrt{2}\,|w|$ が成り立つ。

(iii) w は中心 $-\frac{\boxed{キ}}{\boxed{クケ}}+\frac{\boxed{コ}}{\boxed{サシ}}i$，半径 $\frac{\boxed{ス}}{\boxed{セ}}\sqrt{2}$ の円周上にある。

(2) 複素数平面において

$$z_A=\cos\theta+i\sin\theta,\ z_B=\cos 2\theta+i\sin 2\theta,\ z_C=\cos 3\theta+i\sin 3\theta$$

とし，複素数 z_A，z_B，z_C の表す点を，それぞれ，A，B，C とする。

(i) $\pi<\theta<2\pi$ とする。3 点 A，B，C を頂点とする三角形が正三角形となるのは $\theta=\frac{\boxed{ソ}}{\boxed{タ}}\pi$ のときであり，直角三角形になるのは $\theta=\frac{\boxed{チ}}{\boxed{ツ}}\pi$ のときである。

(ii) $0 < \theta < \pi$ とする。3点 A, B, C を頂点とする三角形の面積を S とするとき,

$$S = \sin\theta \boxed{\text{テ}} \frac{\boxed{\text{ト}}}{\boxed{\text{ナ}}} \sin 2\theta$$

である。ただし, $\boxed{\text{テ}}$ は符号+, −のいずれかである。

S が最大となるのは $\theta = \dfrac{\boxed{\text{ニ}}}{\boxed{\text{ヌ}}}\pi$ のときである。

このとき S の最大値は $\dfrac{\boxed{\text{ネ}}}{\boxed{\text{ノ}}}\sqrt{\boxed{\text{ハ}}}$ である。

(iii) $\theta = 1$ とし, m, n を整数とする。m, n が $\arg(z_A) = \arg\left(\dfrac{z_B^m}{z_C^n}\right)$ を満たすとき, m, n は, 整数 k を用いて

$$m = 2 + \boxed{\text{ヒ}}\, k, \qquad n = \boxed{\text{フ}} + \boxed{\text{ヘ}}\, k$$

と表せる。このうち, m, n が共に 50 以上, 150 以下を満たす m, n の組は $\boxed{\text{ホマ}}$ 組ある。

3 $f(x) = x + \dfrac{2}{\pi}\sin(\pi x)$ とする。

(1) $0 \leqq x \leqq 1$ の範囲において，$f(x)$ は $x = \dfrac{\boxed{ア}}{\boxed{イ}}$ のとき最大値

$\dfrac{\boxed{ウ}}{\boxed{エ}} + \dfrac{\sqrt{\boxed{オ}}}{\pi}$ をとる。

(2) 曲線 $C : y = f(x)$ 上の点 $(t,\ f(t))$ における曲線 C の接線を l_t とする。

(i) $t = 0$ のとき，直線 l_t の方程式は $y = \boxed{カ}\,x$ であり，$t = 1$ のとき，直線 l_t の方程式は $y = -x + \boxed{キ}$ である。

(ii) $0 \leqq t \leqq 1$ において，直線 l_t の y 切片は

$t = \boxed{ク}$ のとき最小値 $\boxed{ケ}$ をとり，
$t = \boxed{コ}$ のとき最大値 $\boxed{サ}$ をとる。

(iii) $0 < t < 1$ とし，曲線 C の $0 \leqq x \leqq 1$ の部分，直線 l_t，直線 $x = 0$，および，直線 $x = 1$ で囲まれた部分の面積を S_t とする。

S_t は $t = \dfrac{\boxed{シ}}{\boxed{ス}}$ のとき最小値 $\dfrac{\boxed{セ}}{\pi} - \dfrac{\boxed{ソ}}{\pi^2}$ をとる。

物 理

問題

29年度

1 次の問いに対して，最も適切なものを選択肢の中から一つ選びなさい。なお，選ぶべき選択肢の数に指定のあるものについては指示に従いなさい。

I 長さlの糸に質量mのおもりをつけた振り子について，各問いに答えなさい。ただし，重力加速度の大きさをgとし，おもりの大きさと糸の質量および空気の抵抗は無視できるものとする。

問 1 図1のように，天井の1点から糸でおもりをつるし，これを鉛直下向きから角θだけ傾け，おもりを水平面内で等速円運動をさせた。

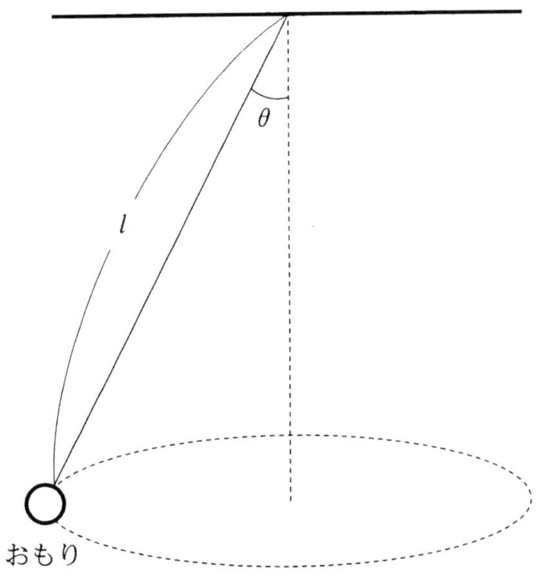

図 1

(1) 糸の張力の大きさはいくらか。 ア

ア の選択肢

① mg　② $mg\sin\theta$　③ $mg\cos\theta$　④ $mg\tan\theta$

⑤ $\dfrac{mg}{\sin\theta}$　⑥ $\dfrac{mg}{\cos\theta}$　⑦ $\dfrac{mg}{\tan\theta}$

(2) 回転の角速度の大きさはいくらか。 イ

イ の選択肢

① $\dfrac{g}{l}$　② $\sqrt{\dfrac{g}{l}}$　③ $\sqrt{\dfrac{g\sin\theta}{l}}$

④ $\sqrt{\dfrac{g\cos\theta}{l}}$　⑤ $\sqrt{\dfrac{g\tan\theta}{l}}$　⑥ $\sqrt{\dfrac{g}{l\sin\theta}}$

⑦ $\sqrt{\dfrac{g}{l\cos\theta}}$　⑧ $\sqrt{\dfrac{g}{l\tan\theta}}$

問 2 図 2 のように，摩擦の無視できる側面をもつ円錐を，底面が水平になるように固定した。頂点 O から下した垂線が底面と交わる点を A，底面の円周上の 1 点を B としたとき，∠AOB を問 1 と同じ角度 θ とする。頂点 O から糸でおもりをつるし，糸がたるまないように，おもりを円錐側面上で等速円運動させた。おもりの回転の角速度の大きさを ω とする。

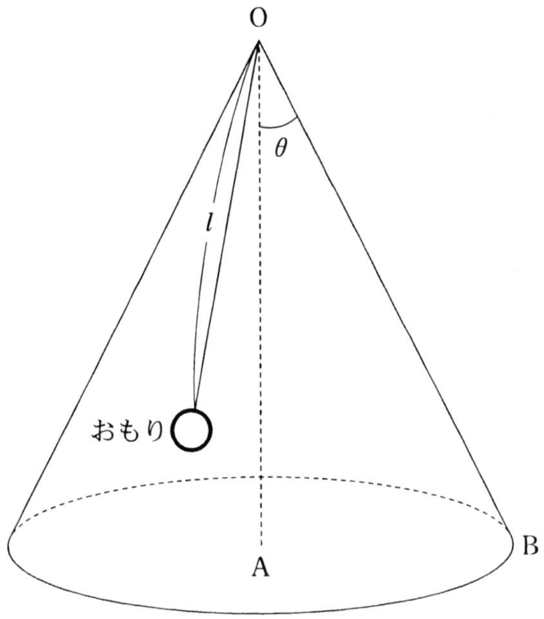

図 2

(1) おもりにはたらく垂直抗力の大きさはいくらか。 ウ

(2) 糸の張力の大きさはいくらか。 エ

ウ, エ の選択肢 (同じものを繰り返し選択してもよい)

① $mg\sin\theta + ml\omega^2\sin^2\theta$　② $mg\sin\theta + ml\omega^2\sin\theta\cos\theta$

③ $mg\sin\theta + ml\omega^2\cos^2\theta$　④ $mg\sin\theta - ml\omega^2\sin^2\theta$

⑤ $mg\sin\theta - ml\omega^2\sin\theta\cos\theta$　⑥ $mg\sin\theta - ml\omega^2\cos^2\theta$

⑦ $mg\cos\theta + ml\omega^2\sin^2\theta$　⑧ $mg\cos\theta + ml\omega^2\sin\theta\cos\theta$

⑨ $mg\cos\theta + ml\omega^2\cos^2\theta$　⓪ $mg\cos\theta - ml\omega^2\sin^2\theta$

⊕ $mg\cos\theta - ml\omega^2\sin\theta\cos\theta$　⊖ $mg\cos\theta - ml\omega^2\cos^2\theta$

(3) 角速度の大きさ ω の範囲を求めなさい。 オ

オ の選択肢

① $0 < \omega \leqq \sqrt{\dfrac{g\sin\theta}{l}}$　② $0 < \omega \leqq \sqrt{\dfrac{g\cos\theta}{l}}$

③ $0 < \omega \leqq \sqrt{\dfrac{g\tan\theta}{l}}$　④ $0 < \omega \leqq \sqrt{\dfrac{g}{l\sin\theta}}$

⑤ $0 < \omega \leqq \sqrt{\dfrac{g}{l\cos\theta}}$　⑥ $0 < \omega \leqq \sqrt{\dfrac{g}{l\tan\theta}}$

⑦ $\omega \geqq \sqrt{\dfrac{g\sin\theta}{l}}$　⑧ $\omega \geqq \sqrt{\dfrac{g\cos\theta}{l}}$

⑨ $\omega \geqq \sqrt{\dfrac{g\tan\theta}{l}}$　⓪ $\omega \geqq \sqrt{\dfrac{g}{l\sin\theta}}$

⊕ $\omega \geqq \sqrt{\dfrac{g}{l\cos\theta}}$　⊖ $\omega \geqq \sqrt{\dfrac{g}{l\tan\theta}}$

問 3 問 1 と問 2 の振り子の運動について正しいものを選択肢から選びなさい。 カ

カ の選択肢

① 問 2 のおもりにはたらく遠心力の大きさは問 1 の遠心力の大きさより大きい。

② 問 2 のおもりにはたらく向心力の大きさは問 1 の向心力の大きさ以下である。

③ 問 2 の糸にはたらく張力の大きさは問 1 の張力の大きさより大きい。

④ 問 2 のおもりの円運動の周期は問 1 の周期より短い。

Ⅱ　図3のように，x軸，y軸，z軸を定め，一辺の長さL，体積Vの立方体の容器を設置する。この容器内に，質量mの単原子分子をN個，理想気体として加えた。分子の速度を$\vec{v}$，x軸，y軸，z軸方向における$\vec{v}$の各速度成分をそれぞれv_x，v_y，v_zとし，各分子は，他の分子と衝突せず容器の壁に衝突するまで等速直線運動を続ける。分子と容器の壁の衝突は弾性衝突とし，また，分子同士はお互いに力を及ぼし合わず，重力も作用しないものとする。

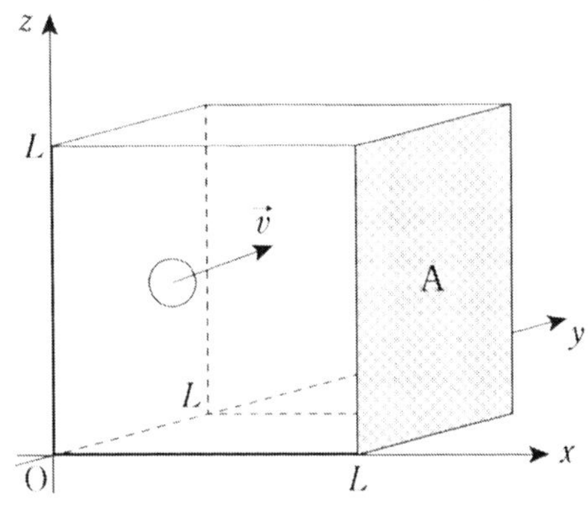

図3

問1　1個の単原子分子の運動について考える。

（1）　x軸に垂直な壁Aに衝突するとき，分子が壁Aから受ける力積はいくらか。　キ

キ の選択肢

① $-2mv_x$　② $-mv_x$　③ $-\frac{mv_x}{2}$　④ $\frac{mv_x^2}{2}$

⑤ $2mv_x$　⑥ mv_x　⑦ $\frac{mv_x}{2}$　⑧ mv_x^2

（2）　この単原子分子が単位時間あたりに壁Aにあたえる力積はいくらか。　ク

ク の選択肢

① $-\frac{2mv_x^2}{L}$　② $-\frac{mv_x^2}{L}$　③ $-\frac{mv_x^2}{2L}$　④ $-\frac{mv_x^2}{4L}$

⑤ $\frac{2mv_x^2}{L}$　⑥ $\frac{mv_x^2}{L}$　⑦ $\frac{mv_x^2}{2L}$　⑧ $\frac{mv_x^2}{4L}$

問 2 容器内の単原子分子全体について考える。分子の速度の 2 乗を平均した値を $\overline{v^2}$，v_x，v_y，v_z の 2 乗を平均した値をそれぞれ $\overline{v_x^2}$，$\overline{v_y^2}$，$\overline{v_z^2}$ とすると，$\overline{v_x^2}+\overline{v_y^2}+\overline{v_z^2}=\overline{v^2}$ と，$\overline{v_x^2}=\overline{v_y^2}=\overline{v_z^2}=\dfrac{\overline{v^2}}{3}$ が成り立つ。このときの気体の温度は T であり，気体定数を R，アボガドロ定数を N_A とする。

（1） 容器内の圧力はいくらか。 ケ

ケ の選択肢

① $\dfrac{Nm\overline{v^2}}{V}$　② $\dfrac{Nm\overline{v^2}}{2V}$　③ $\dfrac{3Nm\overline{v^2}}{2V}$　④ $\dfrac{5Nm\overline{v^2}}{2V}$

⑤ $\dfrac{Nm\overline{v^2}}{3V}$　⑥ $\dfrac{2Nm\overline{v^2}}{3V}$　⑦ $\dfrac{Nm\overline{v^2}}{5V}$　⑧ $\dfrac{2Nm\overline{v^2}}{5V}$

（2） 容器内の単原子分子の運動エネルギーの平均値はいくらか。 コ

コ の選択肢

① $\dfrac{RT}{5N_A}$　② $\dfrac{RT}{3N_A}$　③ $\dfrac{RT}{2N_A}$　④ $\dfrac{3RT}{4N_A}$

⑤ $\dfrac{RT}{N_A}$　⑥ $\dfrac{5RT}{4N_A}$　⑦ $\dfrac{3RT}{2N_A}$　⑧ $\dfrac{5RT}{2N_A}$

問 3 問 2 の状態から，気体の温度のみを 2 倍にすると $\sqrt{\overline{v^2}}$ の値はどうなるか。 サ

問 4 問 2 の状態から，単原子分子の個数のみを 2 倍にすると $\sqrt{\overline{v^2}}$ の値はどうなるか。 シ

サ，シ の選択肢　（同じものを繰り返し選択してもよい）

① $\sqrt{\dfrac{1}{2}}$ 倍になる　② $\sqrt{\dfrac{3}{2}}$ 倍になる　③ $\sqrt{2}$ 倍になる

④ $\dfrac{1}{2}$ 倍になる　⑤ $\dfrac{3}{2}$ 倍になる　⑥ 2 倍になる

⑦ 4 倍になる　⑧ 変化しない

Ⅲ　なめらかに動くピストンがついた容器に，単原子分子の理想気体を閉じ込めたところ，気体の圧力 p と体積 V がそれぞれ p_1，V_1 となった。この状態を状態Aとし，図4のように A→B→C→D→A を1サイクルとする熱機関をつくった。ただし，すべての区間は直線に沿っての状態変化である。

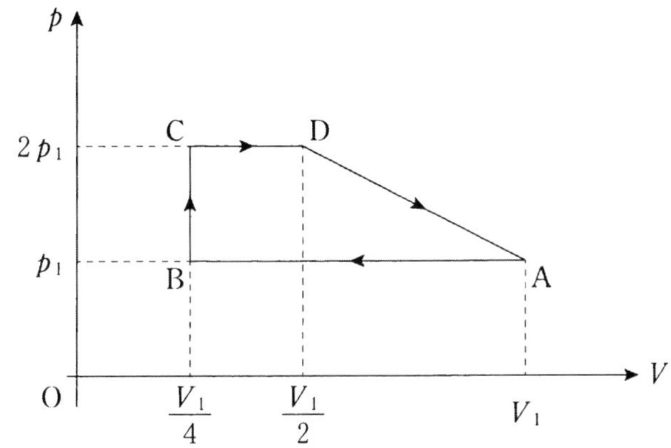

図4

問 1　状態Cから状態Dの変化において，ピストン内の気体が外部にする仕事はいくらか。　ス

問 2　状態Cから状態Dの変化において，ピストン内の気体が外部から吸収する熱量はいくらか。　セ

問 3　状態Dから状態Aの変化において，ピストン内の気体が外部にする仕事はいくらか。　ソ

問 4　1サイクルの間に，この熱機関が外部にする正味の仕事はいくらか。　タ

問 5 1サイクルの間に，気体が外部の高熱源から吸収する熱量 Q_{in}，気体が外部に放出する熱量 Q_{out} はそれぞれいくらか。ただし，計算を簡単にするため，状態Dから状態Aの変化で出入りする熱量は，状態Dから状態Aの内部エネルギーの変化量と問 3 で求めた仕事量に基づいて近似できるものとする。

Q_{in}：［チ］　Q_{out}：［ツ］

（この設問は、大学当局より、出題ミスとの発表あり。）

［ス］～［ツ］の選択肢　（同じものを繰り返し選択してもよい）

① $\dfrac{p_1V_1}{4}$	② $\dfrac{3p_1V_1}{8}$	③ $\dfrac{p_1V_1}{2}$	④ $\dfrac{3p_1V_1}{4}$
⑤ p_1V_1	⑥ $\dfrac{9p_1V_1}{8}$	⑦ $\dfrac{5p_1V_1}{4}$	⑧ $\dfrac{3p_1V_1}{2}$
⑨ $\dfrac{13p_1V_1}{8}$	⓪ $\dfrac{15p_1V_1}{8}$	⊕ $\dfrac{19p_1V_1}{8}$	⊖ $\dfrac{21p_1V_1}{8}$

問 6 この熱機関の熱効率はいくらか。　［テ］

［テ］の選択肢

① $\dfrac{2}{15}$	② $\dfrac{2}{13}$	③ $\dfrac{4}{19}$	④ $\dfrac{4}{15}$	⑤ $\dfrac{6}{19}$
⑥ $\dfrac{2}{5}$	⑦ $\dfrac{10}{19}$	⑧ $\dfrac{13}{21}$	⑨ $\dfrac{2}{3}$	⓪ $\dfrac{13}{15}$

Ⅳ

問 1 水面上の座標$(0, -L)$の点に設置された波源から，周期T，波長λの正弦波が同心円状に伝わっている。波源での振動が始まった時刻を$t=0$として，以下の問いに答えなさい。

(1) 原点で振動が始まった時刻を求めなさい。 [ト]

[ト]の選択肢

① T　② $2\pi T$　③ $\dfrac{T}{2\pi}$　④ $\dfrac{LT}{\lambda}$　⑤ $\dfrac{\lambda T}{L}$

⑥ $2\pi\dfrac{LT}{\lambda}$　⑦ $2\pi\dfrac{\lambda T}{L}$　⑧ $\dfrac{LT}{2\pi\lambda}$　⑨ $\dfrac{\lambda T}{2\pi L}$

(2) 時刻tにおける，x軸上での波の位相を求めなさい。 [ナ]

[ナ]の選択肢

① $2\pi\dfrac{t}{T}-\sqrt{1+\dfrac{x^2}{L^2}}$　② $2\pi\dfrac{t}{T}-\dfrac{L}{\lambda}\sqrt{1+\dfrac{x^2}{L^2}}$

③ $2\pi\dfrac{t}{T}-\dfrac{\lambda}{L}\sqrt{1+\dfrac{x^2}{L^2}}$　④ $2\pi\left(\dfrac{t}{T}-\sqrt{1+\dfrac{x^2}{L^2}}\right)$

⑤ $2\pi\left(\dfrac{t}{T}-\dfrac{L}{\lambda}\sqrt{1+\dfrac{x^2}{L^2}}\right)$　⑥ $2\pi\left(\dfrac{t}{T}-\dfrac{\lambda}{L}\sqrt{1+\dfrac{x^2}{L^2}}\right)$

⑦ $2\pi\left(\dfrac{t}{T}-\dfrac{2\pi}{L}\sqrt{1+\dfrac{x^2}{L^2}}\right)$　⑧ $2\pi\left(\dfrac{t}{T}-\dfrac{2\pi}{\lambda}\sqrt{1+\dfrac{x^2}{L^2}}\right)$

⑨ $2\pi\left(\dfrac{t}{T}-\dfrac{2\pi\lambda}{L}\sqrt{1+\dfrac{x^2}{L^2}}\right)$

(3) 原点に波が到達してからじゅうぶん時間が経ったある時刻，原点での波の位相は 2π の整数倍だった。このときの原点付近の x 軸上および y 軸上の変位の様子として最も適切な波形を選びなさい。

x 軸上：[ニ]　y 軸上：[ヌ]

[ニ]，[ヌ]の選択肢　(同じものを繰り返し選択してもよい)

①

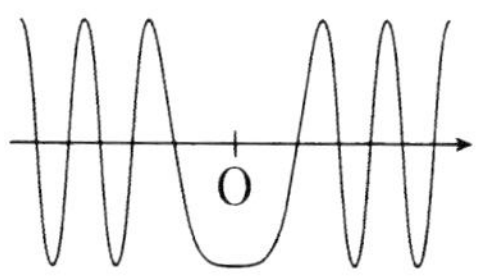

②

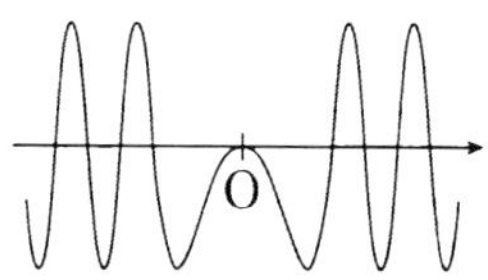

③

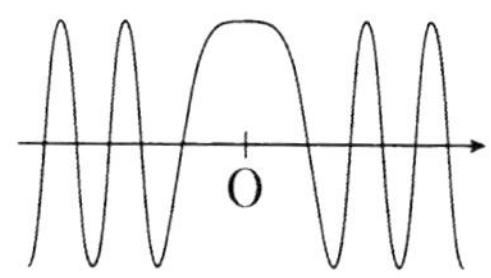

④

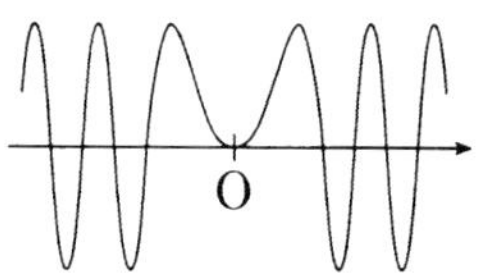

⑤

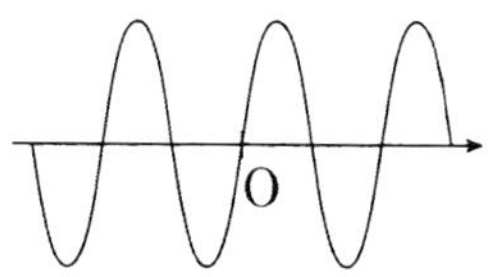

⑥

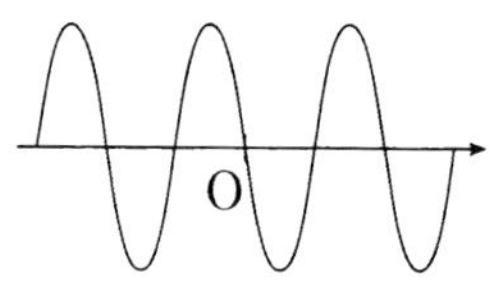

⑦

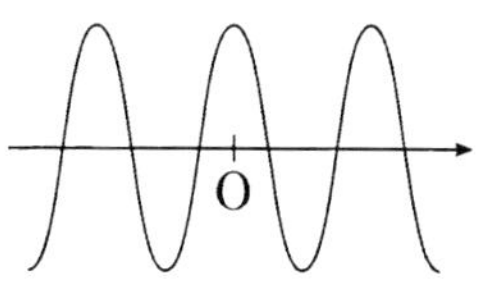

⑧

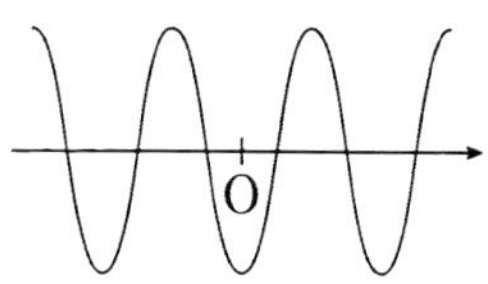

問 2 水面上に波源 1 と波源 2 を設置し，時刻 $t=0$ に二つの波源から同位相で振幅 1，周期 T，波長 λ の正弦波を発生させ始めた。波源 $i(i=1,2)$ からの距離が r_i となる点における，両波源からの波が到達した後の振動について以下の問いに答えなさい。

(1) 波の減衰が無視できるとき，時刻 t における二つの波源からの波の合成波を表す式を求めなさい。

ただし，$\sin A \pm \sin B = 2\sin\dfrac{A \pm B}{2}\cos\dfrac{A \mp B}{2}$，

$\cos A + \cos B = 2\cos\dfrac{A+B}{2}\cos\dfrac{A-B}{2}$，

$\cos A - \cos B = -2\sin\dfrac{A+B}{2}\sin\dfrac{A-B}{2}$ を用いてよい。 ネ

ネ の選択肢

① $2\sin\left[2\pi\left(\dfrac{t}{T}-\dfrac{r_1+r_2}{\lambda}\right)\right]\cos\left[\pi\dfrac{r_1-r_2}{\lambda}\right]$

② $2\cos\left[2\pi\left(\dfrac{t}{T}-\dfrac{r_1+r_2}{\lambda}\right)\right]\sin\left[\pi\dfrac{r_1-r_2}{\lambda}\right]$

③ $2\sin\left[2\pi\left(\dfrac{t}{T}-\dfrac{r_1+r_2}{\lambda}\right)\right]\sin\left[\pi\dfrac{r_1-r_2}{\lambda}\right]$

④ $2\cos\left[2\pi\left(\dfrac{t}{T}-\dfrac{r_1+r_2}{\lambda}\right)\right]\cos\left[\pi\dfrac{r_1-r_2}{\lambda}\right]$

⑤ $2\sin\left[2\pi\left(\dfrac{t}{T}-\dfrac{r_1+r_2}{2\lambda}\right)\right]\cos\left[\pi\dfrac{r_1-r_2}{\lambda}\right]$

⑥ $2\cos\left[2\pi\left(\dfrac{t}{T}-\dfrac{r_1+r_2}{2\lambda}\right)\right]\sin\left[\pi\dfrac{r_1-r_2}{\lambda}\right]$

⑦ $2\sin\left[2\pi\left(\dfrac{t}{T}-\dfrac{r_1+r_2}{2\lambda}\right)\right]\sin\left[\pi\dfrac{r_1-r_2}{\lambda}\right]$

⑧ $2\cos\left[2\pi\left(\dfrac{t}{T}-\dfrac{r_1+r_2}{2\lambda}\right)\right]\cos\left[\pi\dfrac{r_1-r_2}{\lambda}\right]$

(2) 常に変位が 0 となるのはどのような点か。ただし，選択肢中の n を任意の整数とする。 ノ

ノ の選択肢

① $\dfrac{r_1 + r_2}{2} = n\lambda$ となる点

② $r_1 - r_2 = n\lambda$ となる点

③ $\dfrac{r_1 + r_2}{2} = \left(n + \dfrac{1}{2}\right)\lambda$ となる点

④ $r_1 - r_2 = \left(n + \dfrac{1}{2}\right)\lambda$ となる点

V 図5のように，長さLの導体棒Xの中心Oに導体棒Yを垂直につなげ，Yの下端P_0から抵抗値Rの抵抗R_1，R_2をそれぞれXの両端P_1，P_2に接続させて回路を構成する。さらに，Yの中心より上の空間に磁束密度Bの一様な磁場をYに平行かつ鉛直下向きに発生させる。その後，Yを回転軸としてXを一定の大きさωの角速度で回転させた。ただし，R_1とR_2以外の電気抵抗は無視できるものとする。

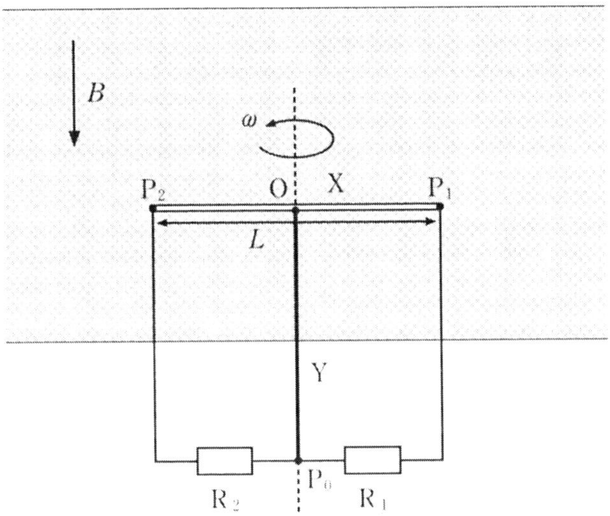

図5

問 1 OP_1間で発生する起電力の大きさはいくらか。 ハ

ハ の選択肢

① ωBL^2	② $\dfrac{\omega BL^2}{2}$	③ $\dfrac{\omega BL^2}{4}$	④ $\dfrac{\omega BL^2}{8}$
⑤ $\pi\omega BL^2$	⑥ $\dfrac{\pi\omega BL^2}{4}$	⑦ ωBL	⑧ $\dfrac{\omega BL}{2}$

問 2 導体棒 Y 上のOP_0間を流れる電流の大きさはいくらか。 ヒ

ヒ **の選択肢**

① $\dfrac{2\omega BL^2}{R}$	② $\dfrac{\omega BL^2}{R}$	③ $\dfrac{\omega BL^2}{2R}$	④ $\dfrac{\omega BL^2}{4R}$
⑤ $\dfrac{\omega BL^2}{8R}$	⑥ $\dfrac{2\pi\omega BL^2}{R}$	⑦ $\dfrac{\pi\omega BL^2}{R}$	⑧ $\dfrac{\pi\omega BL^2}{2R}$
⑨ $\dfrac{\pi\omega BL^2}{4R}$	⓪ $\dfrac{2\omega BL}{R}$	⊕ $\dfrac{\omega BL}{R}$	⊖ $\dfrac{\omega BL}{2R}$

VI 次の反応は，陽子 $^1_1$H と電子 e^- から，ヘリウム原子核 $^4_2$He と電子ニュートリノ ν_e が生成されることを表している。

$$4\,^1_1\mathrm{H} + \boxed{フ}\,e^- \longrightarrow {}^4_2\mathrm{He} + 2\nu_e$$

次の問いに答えなさい。ただし，$^1_1$H，$^4_2$He および中性子の質量をそれぞれ 1.0078 u，4.0026 u，1.0087 u，真空中の光の速さを 3.00×10^8 m/s，電気素量を 1.60×10^{-19} C，$1\,\mathrm{u} = 1.66 \times 10^{-27}$ kg とする。

問 1 [フ] に当てはまる数字を選びなさい。

[フ] の選択肢

① 1　② 2　③ 3　④ 4　⑤ 5　⑥ 0

問 2 この反応は何か。 [ヘ]

[ヘ] の選択肢

① α 崩壊　② 核分裂反応　③ ドップラー効果

④ 核融合反応　⑤ 光電効果　⑥ 誘電分極

問 3 質量 1 u は何 eV のエネルギーに相当するか。最も適切なものを選びなさい。 [ホ]

問 4 この反応で 1 回あたりに放出されるエネルギーとして，最も適切なものを選びなさい。ただし，e^- と ν_e の質量を無視できるものとする。

[マ]

問 5 $^4_2$He の 1 核子当たりの結合エネルギーとして，最も適切なものを選びなさい。 ミ

ホ ～ ミ の選択肢 (同じものを繰り返し選択してもよい)

① 2.39×10^{-29} eV
② 1.66×10^{-27} eV
③ 1.60×10^{-19} eV
④ 0.163 MeV
⑤ 0.511 MeV
⑥ 0.931 MeV
⑦ 1.63 MeV
⑧ 6.65 MeV
⑨ 7.08 MeV
⓪ 26.6 MeV
⊕ 28.3 MeV
⊖ 931 MeV

問 6 電子ニュートリノはレプトンに分類される。次の粒子の中でレプトンはどれか。ただし，選択肢にレプトンが複数ある場合は，全てマークしなさい。 ム

ム の選択肢

① パイ中間子
② クォーク
③ タウ粒子
④ 陽子
⑤ 光子
⑥ 中性子
⑦ ミュー粒子
⑧ グルーオン
⑨ ミューニュートリノ

化 学

問題

29年度

計算に必要なら次の数値を用いよ。

原子量：H 1，C 12，N 14，O 16，F 19，Na 23，Mg 24，Al 27，
Si 28，P 31，S 32，Cl 35.5，Ar 40，K 39，Ca 40，Cr 52，
Mn 55，Fe 56，Cu 64，Zn 65，Br 80，Ag 108，I 127

アボガドロ定数：6.0×10^{23} /mol　　ファラデー定数：9.65×10^{4} C/mol

気体定数：8.3×10^{3} Pa・L/(K・mol) = 8.3 J/(K・mol)

対数：$\log_{10}2=0.30$，$\log_{10}3=0.48$，$\log_{10}7=0.85$

体積の単位リットルの記号には大文字のLを用いている。

1 各問いに答えよ。

(1) 次の **a**，**b** の両方の記述に当てはまる分子はどれか。一つ選べ。 ア

a 同種の分子間で水素結合を作ることができる。

b 分子中に非共有電子対が2対ある。

① フッ化水素	② 窒　素	③ アンモニア
④ ヨウ素	⑤ 二酸化炭素	⑥ メタノール

(2) <u>誤っている</u>のはどれか。一つ選べ。 イ

① 周期表では，元素を原子番号の順に並べている。

② 周期表の3～11族の元素は遷移元素である。

③ 同じ周期に属する元素では，希ガスを除いて，周期表の右側の元素ほど陰性(非金属性)が強い。

④ 典型元素で，同じ族に属する元素の原子は，最外殻電子の数が等しい。

⑤ 周期表の1族元素には，金属元素と非金属元素の両方が含まれる。

(3) 物質とその分離方法について，適当でない記述はどれか。一つ選べ。 ウ

① 硝酸カリウムと少量の塩化ナトリウムの混合物から，再結晶により硝酸カリウムを取り出す。

② ヨウ素と砂の混合物から，昇華によりヨウ素を取り出す。

③ 海水から，蒸留により塩化ナトリウムを取り出す。

④ ヨウ素ヨウ化カリウム水溶液から，ヘキサンでヨウ素を抽出する。

⑤ 砂が混じった海水から，ろ過により砂を含まない海水を得る。

(4) 錯イオンは，分子やイオンが配位子として金属イオンに結びついて形成される。次のうちで，配位子として結びつくことができないものはどれか。一つ選べ。 エ

① Cl^-　② CN^-　③ H_2O　④ NH_4^+　⑤ OH^-

(5) ある元素には二つの同位体AとBが存在し，Aの存在比は原子数の割合で a %である。AとBの質量数の和は $2m$ で，Aの中性子の数はBの中性子の数より2個多い。

この元素の原子量を表した式はどれか。一つ選べ。ただし，原子の相対質量はその原子の質量数に等しいものとする。 オ

① $m+\frac{a}{25}-1$　② $m-\frac{a}{25}+1$　③ $m+\frac{a}{50}-1$

④ $m-\frac{a}{50}+1$　⑤ $m+\frac{a}{100}-1$　⑥ $m-\frac{a}{100}+1$

(6) 次の文章に関する下の問いに答えよ。

2015年12月31日，九州大学の森田浩介教授（理化学研究所 仁科加速器研究センター）らに原子番号113の元素（仮の元素記号：Uut，仮の名称：ununtrium（ウンウントリウム））に対する命名権が与えられた。2016年6月8日，森田教授らにより元素記号Nhと名称nihonium（ニホニウム）が提案されていると，国際純正・応用化学連合が発表した。同時に，他の研究グループから115番，117番，118番元素について，それぞれMc（moscovium），Ts（tennessine），Og（oganesson）が提案されていることも発表された。

原子番号が92より大きい元素は超ウラン元素と呼ばれ，天然には存在せず人工的に作られる。理化学研究所におけるUutの合成には，亜鉛 ${}^{70}_{30}\mathrm{Zn}$ とビスマス ${}^{209}_{x}\mathrm{Bi}$ が用いられた。亜鉛 ${}^{70}_{30}\mathrm{Zn}$ とビスマス ${}^{209}_{x}\mathrm{Bi}$ が融合して生成した ${}^{279}_{113}\mathrm{Uut}$ が，中性子 ${}^{1}_{0}\mathrm{n}$ 一つを放出して ${}^{278}_{113}\mathrm{Uut}$ となった。

$$ {}^{70}_{30}\mathrm{Zn} + {}^{209}_{x}\mathrm{Bi} \longrightarrow {}^{279}_{113}\mathrm{Uut} \longrightarrow {}^{278}_{113}\mathrm{Uut} + {}^{1}_{0}\mathrm{n} $$

2004年に確認された ${}^{278}_{113}\mathrm{Uut}$ はすぐに4回の α 崩壊[注]を繰り返してドブニウム ${}^{262}_{105}\mathrm{Db}$ になり，2012年の合成では6回の α 崩壊を繰り返してメンデレビウム ${}^{254}_{y}\mathrm{Md}$ になることが確認された。一連の変化は次のように報告されている。

$$ {}^{278}_{113}\mathrm{Uut} \xrightarrow{\alpha} {}^{274}_{111}\mathrm{Rg} \xrightarrow{\alpha} {}^{270}_{109}\mathrm{Mt} \xrightarrow{\alpha} {}^{266}_{107}\mathrm{Bh} \xrightarrow{\alpha} {}^{262}_{105}\mathrm{Db} \xrightarrow{\alpha} {}^{258}_{103}\mathrm{Lr} \xrightarrow{\alpha} {}^{254}_{y}\mathrm{Md} $$

これらの合成実験の結果が認められ，森田教授らにUutの命名権が与えられた。

注 α 崩壊は，ある原子核が ${}^{4}_{2}\mathrm{He}$ を放出する核反応である。

【例】 ${}^{238}_{92}\mathrm{U} \longrightarrow {}^{234}_{90}\mathrm{Th} + {}^{4}_{2}\mathrm{He}$

1) ${}^{278}_{113}\mathrm{Uut}$ の中性子の数は何個か。［カ］～［ク］に数値を入れよ。

［カ］［キ］［ク］個

2) ビスマスBiおよびメンデレビウムMdの原子番号（文章中の x および y）はいくらか。［ケ］［コ］および［サ］～［ス］に数値を入れよ。

x =［ケ］［コ］　　y =［サ］［シ］［ス］

(7) 炭化カルシウム CaC_2 0.32 g に水を加え，気体を発生させた。

1) 発生した気体は何か。一つ選べ。 セ

① エタン　② エチレン　③ アセチレン

④ 二酸化炭素　⑤ 一酸化炭素

2) 発生した気体の体積は標準状態(0 ℃，1.013×10^5 Pa)で何 L か。最も近いものを一つ選べ。ただし，この反応の化学反応式では，炭化カルシウムの係数と発生する気体の係数は等しい。また，炭化カルシウムはすべて反応したものとする。 ソ L

① 1.12×10^{-3}　② 2.24×10^{-3}　③ 1.12×10^{-2}

④ 2.24×10^{-2}　⑤ 1.12×10^{-1}

(8) ある酸の水溶液と，ある塩基の水溶液を用いて中和滴定曲線を描くと，右図のようになった。

説明として適当でないものはどれか。一つ選べ。 タ

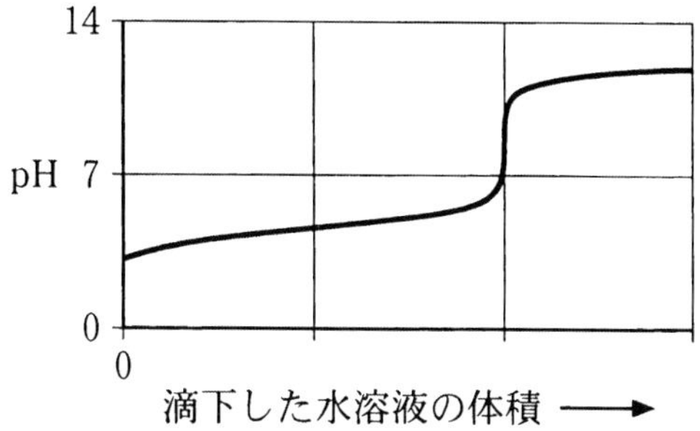

① 酸は強酸である。

② 塩基は強塩基である。

③ 中和点の pH は 7 より大きい。

④ 酸の水溶液に塩基の水溶液を滴下している。

⑤ 指示薬としてフェノールフタレインを用いて，滴定の終点を知ることができる。

2 次の各問いに答えよ。

(1) 3種類の金属X，Y，Zの単体の小片がある。これらについて，次の記述を読み，下の問いに答えよ。

1. X，Y，Zの小片を常温の水に浸したが，どれも反応しなかった。
2. 塩酸に浸すとX，Yの小片は反応して気体を発生したが，Zの小片は反応しなかった。
3. Zの小片を希硝酸に浸したところ，反応して気体を発生した。
4. 右図のように，希硫酸に浸したろ紙の上に，X，Y，Zの小片をのせ，2種類の金属に電圧計をつなぎ，どちらが正極になるかを調べたところ，次の結果が得られた。

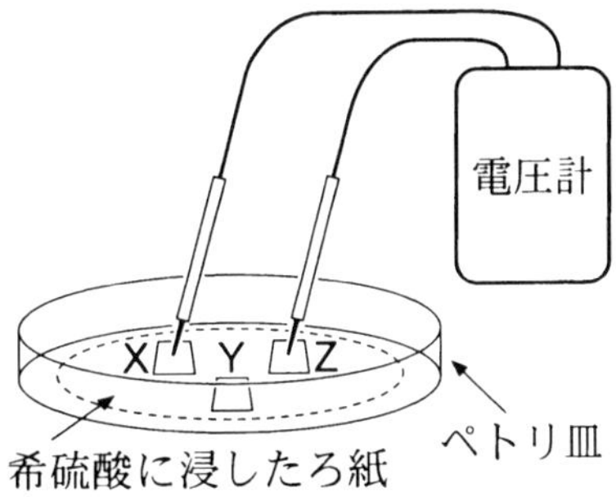

	XとY	XとZ	YとZ
正　極	X	Z	Z

1) 次の金属①～⑤のうちで，この実験に使用していないと判断できるのはどれか。最も適当なものを，一つ選べ。 **ア**

① Al　② Ca　③ Cu　④ Fe　⑤ Zn

2) X，Y，Zをイオン化傾向が大きい順に並べたのはどれか。一つ選べ。 **イ**

① X > Y > Z　② Y > X > Z　③ Z > X > Y
④ X > Z > Y　⑤ Y > Z > X　⑥ Z > Y > X

(2) 問い 1)，2)に答えよ。

1) 次の熱化学方程式を用いて，メタン CH_4 の生成熱 Q_1 を求めよ。**ウ** **エ** に数値を入れよ。**ウ** **エ** kJ/mol

$$C(黒鉛) + O_2(気) = CO_2(気) + 394\ kJ$$
$$H_2(気) + \frac{1}{2}O_2(気) = H_2O(液) + 286\ kJ$$
$$CH_4(気) + 2\,O_2(気) = CO_2(気) + 2\,H_2O(液) + 891\ kJ$$

2) 黒鉛の昇華熱 715 kJ/mol，H_2(気)の結合エネルギー 436 kJ/mol および，問い 1)で求めたメタンの生成熱 Q_1 の値から C—H の結合エネルギー Q_2 を求めよ。**オ** ～ **キ** に数値を入れよ。**オ** **カ** **キ** kJ/mol

(3) 次の①～④の可逆反応が平衡状態にあるとき，[　　　]内の変化を与えても，平衡が移動しないものを二つ選べ。ただし，解答の順序は問わない。

ク，**ケ**

① $N_2(気) + O_2(気) \rightleftarrows 2\,NO(気)$ [全圧を下げる]

② $N_2(気) + 3\,H_2(気) = 2\,NH_3(気) + 92\ kJ$ [温度を上げる]

③ $2\,NO_2(気) \rightleftarrows N_2O_4(気)$ [体積を一定にして，アルゴンを加える]

④ $NH_3aq + H_2O \rightleftarrows NH_4^+aq + OH^-aq$ [NH_4Cl(固)を加える]

(4) 反応速度 v が $v = k[\mathrm{A}]^x[\mathrm{B}]^y$ で表される反応がある。ここで，k は反応速度定数である。反応物 A と B の濃度を変えて反応速度 v を測定したところ，次の表のようになった。表中の コ ～ シ に数値を入れよ。

[A]〔mol/L〕	[B]〔mol/L〕	v〔mol/(L·s)〕
1.0×10^{-3}	1.0×10^{-3}	6.0×10^{-5}
2.0×10^{-3}	1.0×10^{-3}	2.4×10^{-4}
1.0×10^{-3}	2.0×10^{-3}	1.2×10^{-4}
2.0×10^{-3}	2.0×10^{-3}	コ . サ × 10⁻ シ

(5) 次の文章に関する下の問いに答えよ。

アルミニウムの単体は次のようにして製造される。まず，鉱石のボーキサイトを精製し，純粋な酸化アルミニウム(アルミナ)Al_2O_3 を取り出す。ついで，融解した多量の氷晶石 Na_3AlF_6 にアルミナを少しずつ加えて溶かし，炭素電極を用いて融解塩電解を行う。陰極では Al^{3+} が ス され，単体が融解状態で得られる。陽極では O^{2-} が電極の炭素と反応して，一酸化炭素または二酸化炭素が発生する。

1) 文章中の ス に適する語はどれか。一つ選べ。

① 酸 化　　② 還 元

2) 下線部で二酸化炭素が発生する反応は次式で表される。係数 セ に適する数値を入れよ。

$$2O^{2-} + C(陽極) \longrightarrow CO_2 + \boxed{セ}e^-$$

3 次の各問いに答えよ。

(1) 3種類の水溶液A，B，Cがある。これらにはそれぞれ，塩化アルミニウム，硝酸ナトリウム，硫酸亜鉛のいずれか1種類が溶けている。次の記述をもとに，水溶液A～Cに何が溶けているかを判断し，その組合せを一つ選べ。 ア

1. 塩化バリウム水溶液を加えると，水溶液AとCでは変化が見られなかったが，水溶液Bでは白色沈殿が生じた。
2. アンモニア水を少量加えると，水溶液AとBでは沈殿を生じた。生じた沈殿のうち，水溶液Bからの沈殿は過剰のアンモニア水に溶けた。
3. 水溶液Cのみで黄色の炎色反応が見られた。

	水溶液A	水溶液B	水溶液C
①	塩化アルミニウム	硝酸ナトリウム	硫酸亜鉛
②	塩化アルミニウム	硫酸亜鉛	硝酸ナトリウム
③	硝酸ナトリウム	塩化アルミニウム	硫酸亜鉛
④	硝酸ナトリウム	硫酸亜鉛	塩化アルミニウム
⑤	硫酸亜鉛	塩化アルミニウム	硝酸ナトリウム
⑥	硫酸亜鉛	硝酸ナトリウム	塩化アルミニウム

(2) 塩化ナトリウムに濃硫酸を加えて加熱すると，ある気体が得られる。この気体に当てはまる記述を選んだのはどれか。一つ選べ。 イ

a 無色である。
b 上方置換で集める。
c ヨウ化カリウム水溶液に通すとヨウ素が遊離する。

① **a**のみ　② **b**のみ　③ **c**のみ
④ **a**と**b**　⑤ **a**と**c**　⑥ **b**と**c**

(3) 次の図は，酸化マンガン(Ⅳ)MnO_2と濃塩酸の反応により塩素を発生させ，不純物を取り除いて捕集する装置である。下の問いに答えよ。

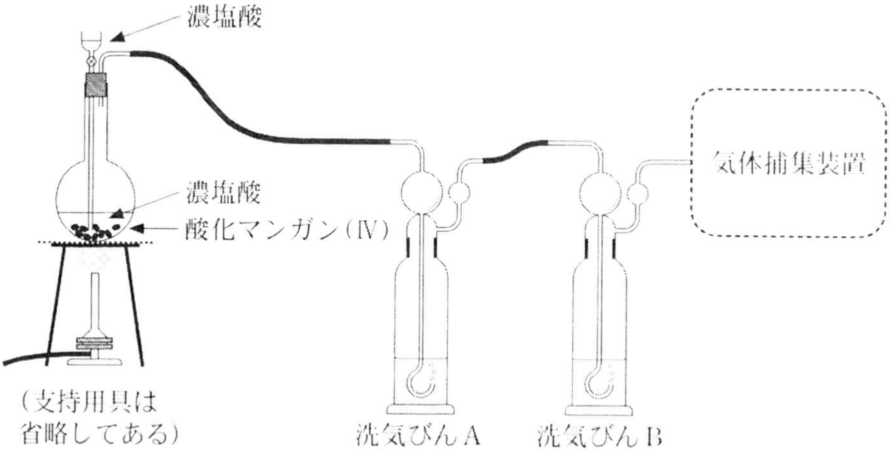

1) 塩素が発生する反応の種類，洗気びん A と洗気びん B に入れる液体の組合せとして最も適当なのはどれか。一つ選べ。 ウ

	反応の種類	洗気びん A の液体	洗気びん B の液体
①	弱酸の遊離	アンモニア水	濃硫酸
②	弱酸の遊離	濃硫酸	アンモニア水
③	弱酸の遊離	濃硫酸	水
④	弱酸の遊離	水	濃硫酸
⑤	酸化還元反応	アンモニア水	濃硫酸
⑥	酸化還元反応	濃硫酸	アンモニア水
⑦	酸化還元反応	濃硫酸	水
⑧	酸化還元反応	水	濃硫酸

2) 標準状態(0 ℃，1.013×10^5 Pa)で，224 mL の塩素を発生させたい。少なくとも何 g の酸化マンガン(Ⅳ)を反応させればよいか。小数第 2 位まで求め， エ ～ カ に数値を入れよ。 エ . オ カ g

(4) 次の図はベンゼンから *p*-ヒドロキシアゾベンゼンへの合成経路を示している。空欄 [A] ～ [C] には反応の名称が入る。

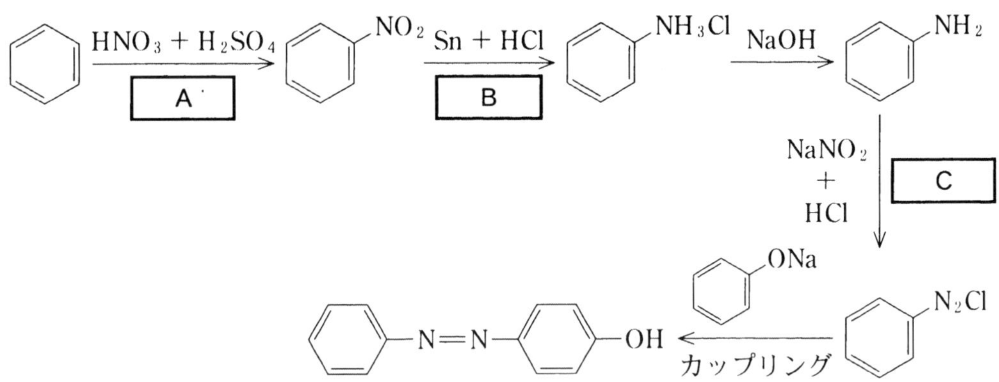

反応の名称の組合せとして，正しいのはどれか。一つ選べ。 [キ]

	A	B	C
①	スルホン化	酸　化	ジアゾ化
②	スルホン化	酸　化	ハロゲン化
③	スルホン化	還　元	ジアゾ化
④	スルホン化	還　元	ハロゲン化
⑤	ニトロ化	酸　化	ジアゾ化
⑥	ニトロ化	酸　化	ハロゲン化
⑦	ニトロ化	還　元	ジアゾ化
⑧	ニトロ化	還　元	ハロゲン化

(5) 芳香族化合物 A の分子式は C_8H_{10} である。A のベンゼン環に結びついている水素原子一つを臭素原子に置換した化合物は 1 種類だけである。A は何か。一つ選べ。 ク

① エチルベンゼン　② *o*-キシレン　③ *m*-キシレン
④ *p*-キシレン　⑤ トルエン

(6) エステル結合を含まない化合物はどれか。一つ選べ。 ケ

① アセチルサリチル酸　② 酢酸エチル
③ サリチル酸メチル　④ ナイロン 66
⑤ ポリエチレンテレフタラート

(7) ある有機化合物は，水に溶けにくく，常温で容易に臭素 Br_2 が付加する。この有機化合物が得られる操作はどれか。一つ選べ。 コ

① エタノールと濃硫酸の混合物を 130 ℃ に加熱する。
② エタノールと濃硫酸の混合物を 160～170 ℃ に加熱する。
③ 酢酸カルシウムを乾留する。
④ 酢酸とエタノールの混合物に濃硫酸を少量加えて熱する。
⑤ 酢酸ナトリウムの無水物を水酸化ナトリウムとともに加熱する。

(8) 芳香族化合物 A～D をジエチルエーテルに溶かした混合溶液がある。ここで，A～D はアニリン，安息香酸，キシレン，フェノールのいずれかである。混合溶液から各成分を分離するため，図に示す順序で**操作 1 ～ 3** を行った。

操作 1　塩酸を加えてよく振り混ぜ，静置する。

操作 2　炭酸水素ナトリウム水溶液を加えてよく振り混ぜ，静置する。

操作 3　水酸化ナトリウム水溶液を加えてよく振り混ぜ，静置する。

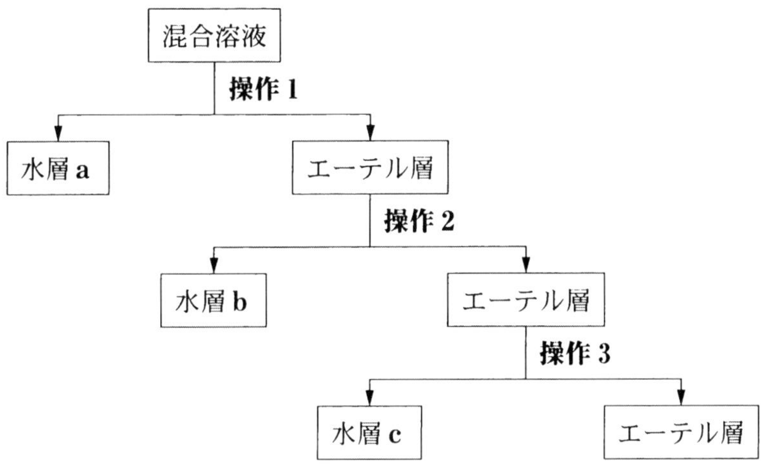

1) 水層 **a** と水層 **c** のそれぞれに適当な操作を行い，水層 **a** から化合物 A，水層 **c** から化合物 C を分離した。化合物 A と C に適する組合せを一つ選べ。 サ

	化合物 A	化合物 C
①	安息香酸	アニリン
②	安息香酸	キシレン
③	安息香酸	フェノール
④	アニリン	安息香酸
⑤	アニリン	フェノール
⑥	アニリン	キシレン
⑦	フェノール	安息香酸
⑧	フェノール	アニリン
⑨	フェノール	キシレン

2) 水層 **b** に適当な操作を行い，化合物 B を取り出した。化合物 B に関する記述として適当なものはどれか。一つ選べ。 シ

① 化合物 B は室温で無色の液体である。

② 化合物 B をさらし粉水溶液で酸化すると，赤紫色に呈色する。

③ 化合物 B の希薄水溶液は塩化鉄(Ⅲ)と反応して，赤紫色に呈色する。

④ 化合物 B を過マンガン酸カリウム水溶液と反応させると，酸が生成する。

⑤ 化合物 B にメタノールと濃硫酸を加え加熱して反応させると，エステルが生成する。

⑼ 次の文章中の下線部 1)～4) に関する下の各問いに答えよ。

タンパク質は主に約 20 種の α-アミノ酸（以下，アミノ酸）からなる高分子で，アミノ酸だけで構成された単純タンパク質のほか，糖，脂質などと結合した複合タンパク質がある。

アミノ酸の一般構造式は図のように表され，同一の炭素原子にアミノ基（$-NH_2$），カルボキシ基（-COOH），側鎖（-R），水素（-H）が結合している。側鎖にカルボキシ基をもつもの，アミノ基をもつもの，ベンゼン環をもつものなど様々であり，その構造の違いから約 20 種類が知られている。最も簡単な構造のアミノ酸は R が H のグリシンである。グリシン以外のアミノ酸では図に＊で示す炭素原子が<u>不斉炭素原子</u>1) であり，D 体，L 体の鏡像異性体が存在する。しかし，タンパク質を構成するアミノ酸のほとんどは L 体である。

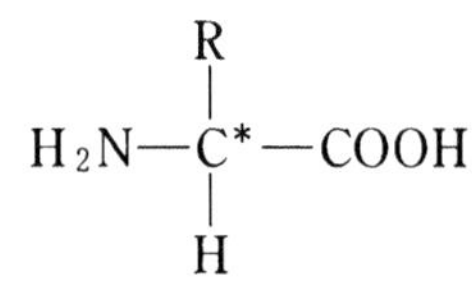

生体でのタンパク質の合成はリボソームで行われ，転移 RNA（tRNA）などの様々な分子，酵素の介在により<u>アミノ酸のカルボキシ基と別のアミノ酸のアミノ基が脱水縮合し，結合していく</u>2)。次々とアミノ酸を連結し，何千から何十万という分子量をもつ 1 本の鎖状の高分子を作り出している。連結したアミノ酸の配列のことをタンパク質の一次構造という。

このアミノ酸からなる高分子は，単純な鎖状構造ではなく，らせん（ヘリックス）構造やシート構造の二次構造をとる。このとき，空間的に近い C＝O と H―N が水素結合を作り，らせん構造やシート構造が安定化されている。

さらに，この高分子は球状や繊維状など三次元的な構造（三次構造）をとる。このとき，側鎖同士の相互作用や，<u>ジスルフィド結合</u>3) などにより，三次構造が安定化される。

タンパク質 1 分子で機能するものもあるが，血液中で酸素を運搬する<u>ヘモグロビン</u>4) は 4 つのタンパク質分子が集まった状態ではたらいている。このように複数のタンパク質分子が集まった構造を，タンパク質の四次構造という。

これらの高次構造により，それぞれのタンパク質に特有の構造が保たれ，その機能に大きな役割を果たしている。

1) 次の化合物で，不斉炭素原子は①～⑤のどれか。一つ選べ。 ス

$$\begin{array}{ccccc} & OH & & CH_3 & \\ & | & & | & \\ CH_3- & CH- & CH_2- & CH- & CH_3 \\ ① & ② & ③ & ④ & ⑤ \end{array}$$

2) 下線部の脱水縮合反応で生じる結合はどれか。一つ選べ。 セ

① ペプチド結合　② 二重結合　③ エーテル結合
④ イオン結合　⑤ 配位結合

3) ジスルフィド結合を作るアミノ酸はどれか。一つ選べ。 ソ

① $H_2N-CH_2-CH_2-CH_2-CH_2-CH(NH_2)-COOH$

② $HO-CH_2-CH(NH_2)-COOH$

③ $HOOC-CH_2-CH_2-CH(NH_2)-COOH$

④ $HS-CH_2-CH(NH_2)-COOH$

⑤ 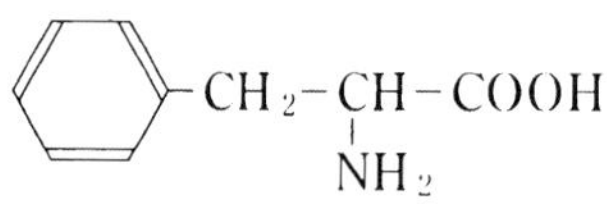

⑥ 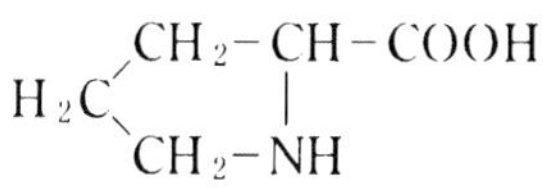

4) ヘモグロビン 20 g を水に溶解し，1 L にした溶液がある。298 K において，この溶液の浸透圧は 763 Pa であった。浸透圧がファントホッフの式 $\Pi V = nRT$ に従うとすると，この溶液におけるヘモグロビンのモル濃度はいくらか。最も近いものを一つ選べ。 タ mol/L

① 0.030×10^{-3}　② 0.20×10^{-3}　③ 0.30×10^{-3}
④ 2.0×10^{-3}　⑤ 3.0×10^{-3}

生 物

問題

29年度

1 Ⅰ～Ⅲに答えよ。

Ⅰ 光合成の研究に関する次の文章を読み，問１～４に答えよ。

ブラックマンは，光合成の反応速度が「光の強さ」・「温度」・「二酸化炭素濃度」の影響を受け，反応速度は，このうち最も不足している要因によって決まることを示した。また，光合成は<u>光が直接関係する反応</u>(a)と<u>光が直接関係しない反応</u>(b)の２つの過程からなると考えた。

ヒルは，ハコベの葉をすりつぶし，葉緑体を含む抽出液を調製し，これに光を照射する実験を行った(図１)。このとき，抽出液にシュウ酸鉄(Ⅲ)のように還元されやすい物質を加えておくと酸素が発生した。

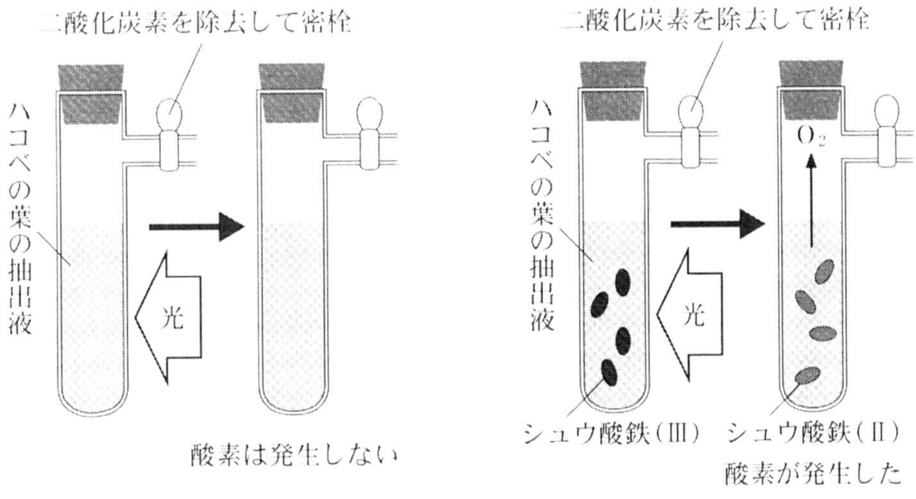

図１

ルーベンは，光合成の反応で発生する酸素が何に由来するかを調べるため，ふつうの酸素 ^{16}O の代わりに，同位体の酸素 ^{18}O を含む水 $H_2{}^{18}O$ と二酸化炭素 $C^{18}O_2$ を別々に与える実験を行った（図 2）。その結果，$H_2{}^{18}O$ を与えたクロレラから，$^{18}O_2$ が発生した。

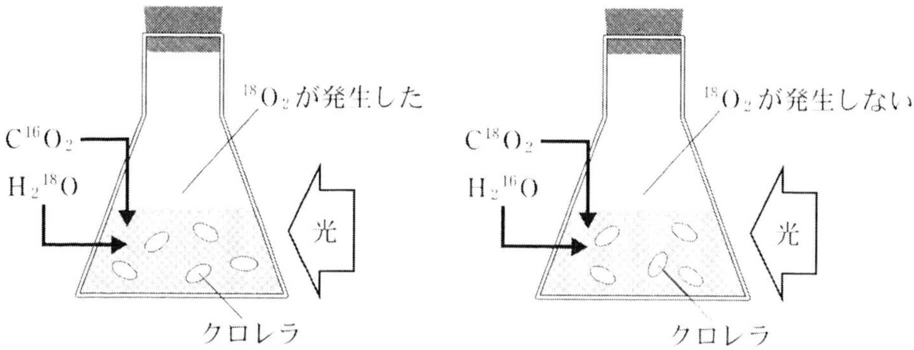

図 2

ベンソンは，光が必要な反応と光が不要な反応の順序を明らかにするため，図 3 に示す実験を行った。植物を長時間暗室に置いた後，図 3 のⒶ～Ⓓの順で条件を変え，二酸化炭素の吸収速度の変化を調べた。その結果，ⒸとⒹの条件下で二酸化炭素吸収速度の上昇が見られた。

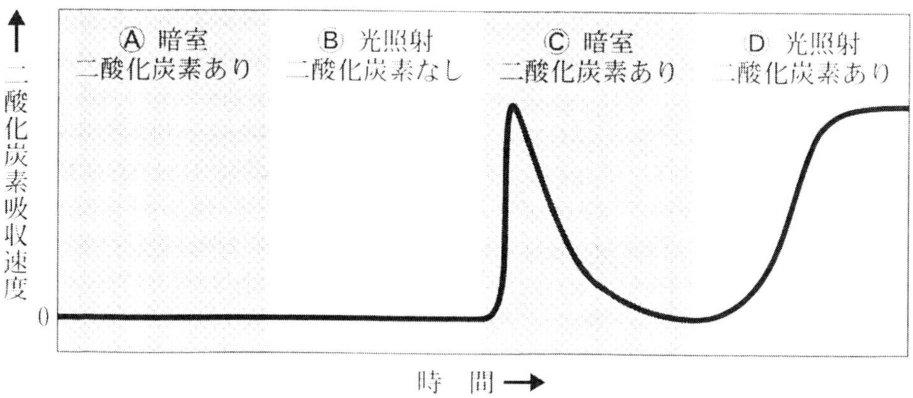

図 3

問 1 下線a，bの反応は，それぞれどこで行われるか。最も適当な組み合わせを一つ選べ。 ア

	a	b		a	b
①	細胞質基質	クリステ	②	細胞質基質	ストロマ
③	クリステ	マトリックス	④	クリステ	チラコイド
⑤	マトリックス	クリステ	⑥	マトリックス	細胞質基質
⑦	ストロマ	チラコイド	⑧	ストロマ	クリステ
⑨	チラコイド	ストロマ	⓪	チラコイド	マトリックス

問 2 図1，2のヒルおよびルーベンの実験から，光合成で発生する酸素は何に由来すると考えられるか。最も適当なものを一つ選べ。 イ

① 二酸化炭素　② 水
③ シュウ酸鉄(Ⅲ)　④ 二酸化炭素と水
⑤ 二酸化炭素とシュウ酸鉄(Ⅲ)　⑥ 水とシュウ酸鉄(Ⅲ)

問 3 図3のⓒでは，Ⓑで生じた反応産物を用いて反応が起こる。Ⓑで生じた反応産物はどれか。最も適当な組み合わせを一つ選べ。 ウ

a ATP　b ADP　c $NADP^+$　d NADPH

① a，c　② a，d　③ b，c　④ b，d

問 4　以上の結果をふまえ，光合成の反応を模式的に正しく表しているのはどれか。最も適当なものを一つ選べ。 エ

①
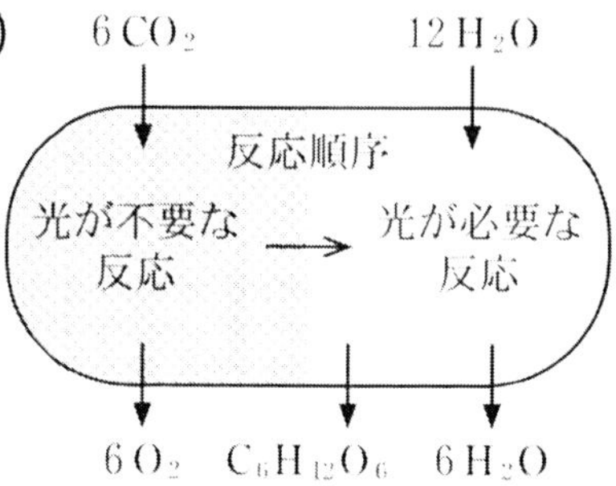

②
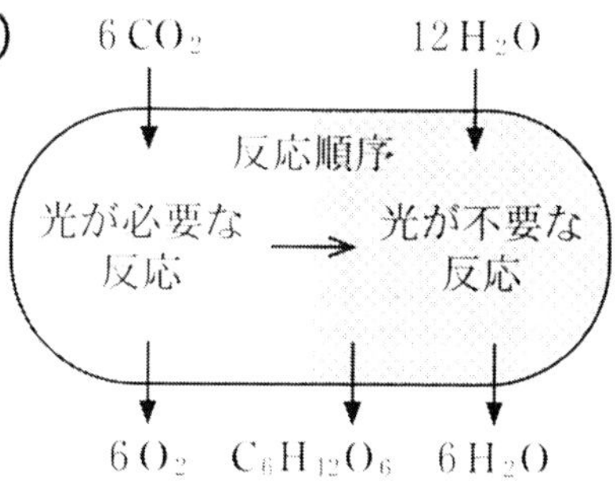

③
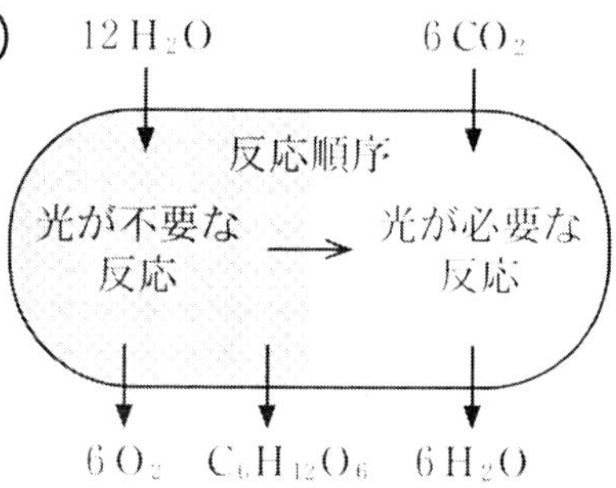

④
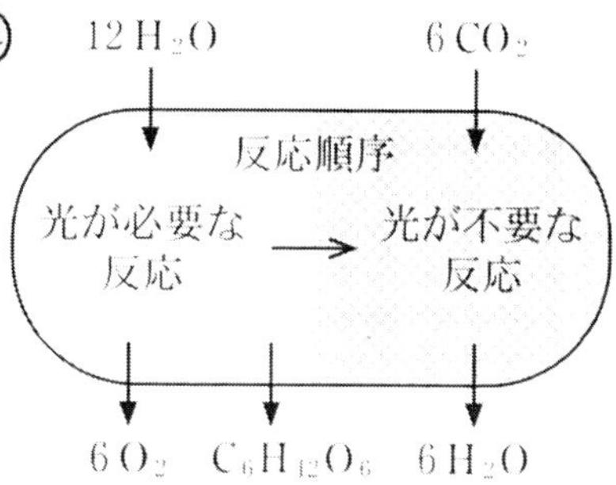

⑤
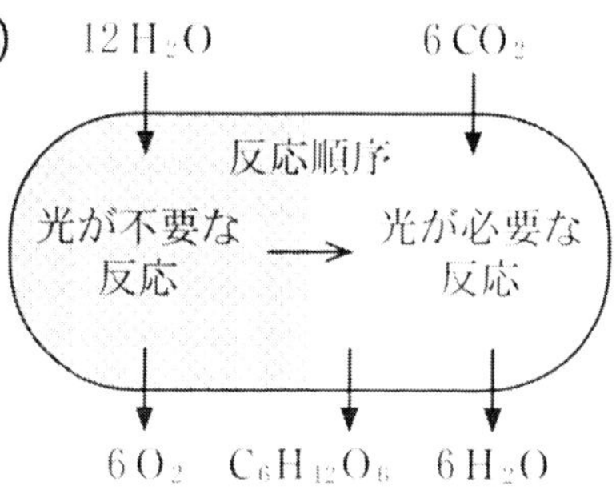

⑥
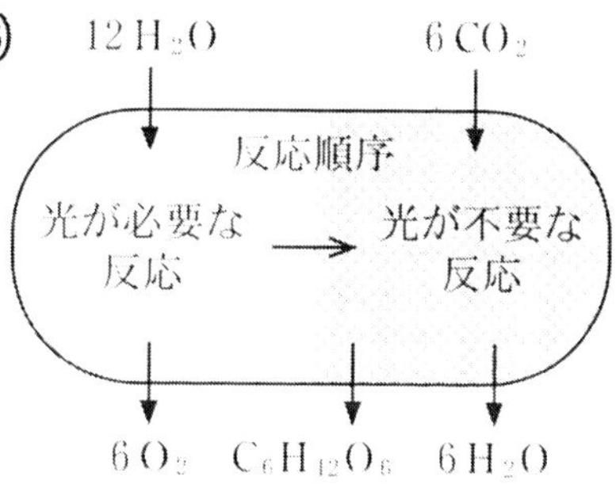

⑦
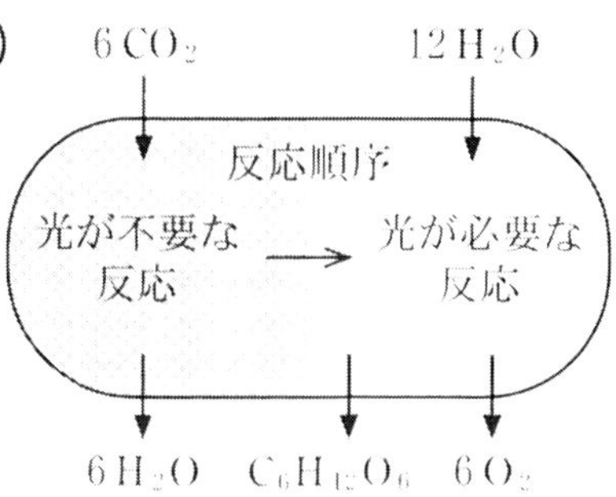

⑧
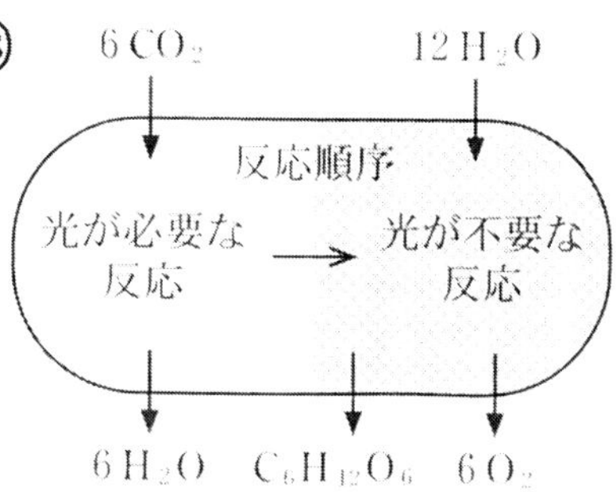

Ⅱ　花芽形成に関する次の文章を読み，問 1 に答えよ。

ある植物で赤色光の照射が花芽形成に及ぼす効果を調べるために，図 1 に示す条件 1 ～ 4 のもとで実験を行った。条件 1 では花芽がついたが，条件 2 では花芽がつかなかった。また，赤色光の短時間の光照射には光中断の効果があるが，赤色光の照射後に遠赤色光を短時間照射すると，赤色光の効果が打ち消されることがわかった。

問 1　実験結果に関する a ～ f の記述のうち，正しいのはどれか。最も適当な組み合わせを一つ選べ。 **オ**

a　この植物は短日植物である。

b　この植物は長日植物である。

c　条件 3 では，花芽がつかなかった。

d　条件 3 では，花芽がついた。

e　条件 4 では，花芽がつかなかった。

f　条件 4 では，花芽がついた。

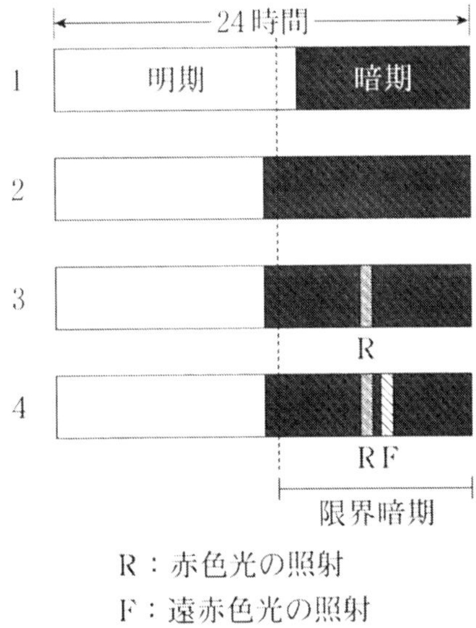

図 1

① a，c，e　② a，c，f　③ a，d，e

④ a，d，f　⑤ b，c，e　⑥ b，c，f

⑦ b，d，e　⑧ b，d，f

Ⅲ 落葉に含まれる有機物の分解を調べるために，2つの実験を行った。問1～4に答えよ。

実験1：ある里山で，落葉と生の葉，および土を採取した。落葉と生の葉それぞれ10gに100mLの滅菌水を加え，ミキサーで破砕し破砕液をつくった。また，土10gに100mLの滅菌水を加え，土壌懸濁液をつくった。それぞれの10万倍希釈液をつくり，各液の0.1mLを，肉汁(にくじゅう)を含んだ寒天培地に塗り広げた。35℃で2日間培養し，形成された細菌のコロニーを観察した。

結果1：落葉破砕液の培地では，小粒で半透明のコロニーと表面にシワのある白色の大きなコロニーの2種類が形成された。生の葉破砕液の培地では，表面にシワのある白色の大きなコロニーのみが形成された。土壌懸濁液の培地では，小粒で半透明のコロニーのみが形成された。

実験2：滅菌したろ紙を穴あけ器で切り抜いて，小さな円形のろ紙(パンチろ紙)をつくった。実験1でつくった3種類の液(落葉破砕液・生の葉破砕液・土壌懸濁液)をそれぞれ別々のパンチろ紙に等量しみ込ませ，脱脂粉乳とデンプンを混合してつくった寒天培地上に置いて，35℃で1日培養した。培養を開始したときの培地は，脱脂粉乳の成分によって白濁していた。

結果2：3種類のパンチろ紙を置いたすべての培地で，ろ紙の周囲の培地が円形に透明になった。その透明領域の直径を計測し，円の面積を求めた。次に，培地にヨウ素溶液を流すと，ろ紙の周囲にヨウ素デンプン反応が起こらない円形の領域が現れたので，その領域の面積を求めた。それぞれの面積を，培地に含まれている成分が細菌によって分解された領域としてグラフに表した(図1)。

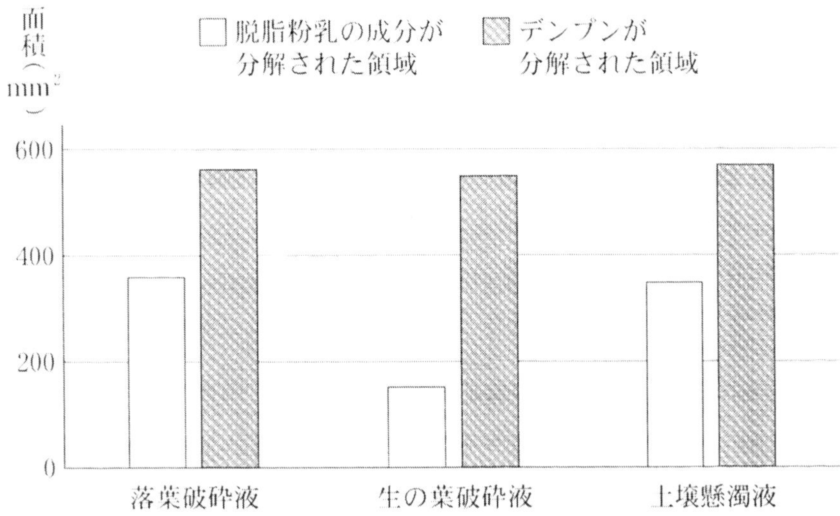

図 1

問 1　実験 1 の考察として正しいのはどれか。最も適当な組み合わせを一つ選べ。 **カ**

a　落葉，生の葉，土のいずれにも細菌が付着している。

b　落葉と生の葉に付着している細菌の種類数が異なる。

c　生の葉と土に付着している細菌は種類が異なる。

d　小粒で半透明のコロニーを形成する細菌は，葉が落ちた後に土から付着する。

① a，b	② a，c	③ a，d
④ b，c	⑤ b，d	⑥ c，d
⑦ a，b，c	⑧ a，b，d	⑨ a，c，d
⓪ b，c，d	⊕ a，b，c，d	

問 2　実験 2 の考察として正しいのはどれか。最も適当な組み合わせを一つ選べ。 キ

a　小粒で半透明のコロニーを形成する細菌は，脱脂粉乳の成分を分解できるが，表面にシワのある白色の大きなコロニーを形成する細菌は，脱脂粉乳の成分を分解できない。

b　表面にシワのある白色の大きなコロニーを形成する細菌は，脱脂粉乳の成分を分解できるが，小粒で半透明のコロニーを形成する細菌は，脱脂粉乳の成分を分解できない。

c　小粒で半透明のコロニーを形成する細菌と，表面にシワのある白色の大きなコロニーを形成する細菌は，ともに脱脂粉乳の成分を分解できる。

d　小粒で半透明のコロニーを形成する細菌は，デンプンを分解できるが，表面にシワのある白色の大きなコロニーを形成する細菌は，デンプンを分解できない。

e　表面にシワのある白色の大きなコロニーを形成する細菌は，デンプンを分解できるが，小粒で半透明のコロニーを形成する細菌は，デンプンを分解できない。

f　小粒で半透明のコロニーを形成する細菌と，表面にシワのある白色の大きなコロニーを形成する細菌は，ともにデンプンを分解できる。

① a，d	② a，e	③ a，f
④ b，d	⑤ b，e	⑥ b，f
⑦ c，d	⑧ c，e	⑨ c，f

問 3　ろ紙の周囲にヨウ素デンプン反応が起こらない領域が現れたのは，デンプンが細菌から分泌された酵素により分解されたためと考えられる。その酵素は何か。最も適当なものを一つ選べ。 **ク**

① アミラーゼ　② カタラーゼ　③ トリプシン
④ ペプシン　⑤ リパーゼ

問 4　腐食連鎖の記述として，誤っているのはどれか。最も適当なものを一つ選べ。 **ケ**

① 被食者の個体数の増減に影響を与える。
② 生態系の物質循環に重要なはたらきをしている。
③ 生物の遺骸が微生物に分解されることから始まる。
④ 落葉を食べるトビムシやササラダニが関係している。

2 Ⅰ～Ⅱに答えよ。

Ⅰ 核酸と遺伝について，問 1 ～ 5 に答えよ。

ウイルスには，遺伝物質として 2 本鎖の DNA をもつもの，1 本鎖の DNA をもつもの，2 本鎖の RNA をもつもの，および 1 本鎖の RNA をもつものがある。さまざまなウイルスから核酸を抽出し，塩基組成の割合を調べた結果を表 1 に示す。

表 1

ウイルス	塩基組成の割合(%)				
	アデニン	ウラシル	グアニン	シトシン	チミン
a	31.1	24.1	29.2	15.6	0.0
b	30.3	0.0	19.5	19.5	30.7
c	28.0	27.9	22.1	22.0	0.0
d	26.0	0.0	24.0	24.0	26.0
e	24.6	0.0	24.1	18.5	32.8

問 1 表 1 のウイルス a ～ e のうちで，遺伝物質として 1 本鎖の DNA をもっていると考えられるものはどれか。また，2 本鎖の RNA をもっていると考えられるものはどれか。最も適当なものを一つずつ選べ。

1 本鎖の DNA をもつもの：ア　　2 本鎖の RNA をもつもの：イ

① a　② b　③ c　④ d
⑤ e　⑥ a，c　⑦ b，d　⑧ b，e
⑨ d，e　⓪ b，d，e

問 2　DNA に含まれる塩基の割合に規則性を発見し，DNA の二重らせんモデルの構築に貢献したのは誰か。最も適当なものを一つ選べ。［ウ］

①　エイブリー　　②　グリフィス
③　シャルガフ　　④　ハーシーとチェイス
⑤　ワトソンとクリック

問 3　ある生物から取り出した 2 本鎖 DNA 断片の，片方の鎖の塩基配列を図 1 に示す。この塩基配列と相補的なヌクレオチド鎖を鋳型として転写した mRNA はどれか。最も適当なものを一つ選べ。［エ］

5'－G T A G C C T A C C C A T A G G－3'

図 1

①　5'－C C T A T G G G T A G G C T A C－3'
②　5'－C C T U T G G G T U G G C T U C－3'
③　5'－C C U A U G G G U A G G C U A C－3'
④　5'－C A T C G G A T G G G T A T C C－3'
⑤　5'－C U T C G G U T G G G T U T C C－3'
⑥　5'－C A U C G G A U G G G U A U C C－3'
⑦　5'－G T U G C C T U C C C U T U G G－3'
⑧　5'－G U A G C C U A C C C A U A G G－3'
⑨　5'－G T A G C C T A C C C A T A G G－3'
⓪　5'－G G U T U C C C U T C C G U T G－3'
⊕　5'－G G A U A C C C A U C C G A U G－3'
⊖　5'－G G A T A C C C A T C C G A T G－3'

問 4　次の文章の(a)～(d)に当てはまる数値はどれか。最も適当な組み合わせを一つ選べ。 **オ**

ある生物は，体細胞の染色体数が $2n=4$ で，3 組の対立遺伝子 P，p と Q，q および R，r をもつ。P と Q，p と q は連鎖しており，R，r は，P，p と Q，q とは別の染色体にある。

2 組の対立遺伝子 P，p と R，r に着目すると，この生物が減数分裂によって配偶子を形成する場合，生じる配偶子の遺伝子の組み合わせは(a)種類となる。両親のそれぞれが，この(a)種類の配偶子をもつとすると，受精によって生じる子の遺伝子型は(b)種類になると考えられる。

3 組の対立遺伝子 P，p と Q，q および R，r に着目すると，減数分裂の過程で遺伝子 P–Q，p–q 間で組換えが起こらない場合に生じる配偶子は(c)種類となる。また，遺伝子 P–Q，p–q 間で組換えが起こると，3 組の対立遺伝子の新たな組み合わせをもつ配偶子は(d)種類生じると考えられる。

	a	b	c	d
①	2	4	2	2
②	2	9	2	4
③	2	9	4	4
④	2	16	4	8
⑤	4	4	2	2
⑥	4	9	2	4
⑦	4	9	4	4
⑧	4	16	4	8

問 5　ある植物において，遺伝子 *A*，*B*，*C* は同じ染色体上にあり，それぞれの対立遺伝子 *a*，*b*，*c* に対して優性である。この植物において交配実験を行い，結果 1 ～ 3 を得た。(1)，(2)に答えよ。

結果 1：*AaBb* と *aabb* を交配したところ，次の世代の表現型とその割合が，〔*AB*〕：〔*Ab*〕：〔*aB*〕：〔*ab*〕＝ 49 ： 1 ： 1 ：49 であった。

結果 2：*BbCc* と *BbCc* を交配したところ，次の世代の表現型とその割合が，〔*BC*〕：〔*Bc*〕：〔*bC*〕：〔*bc*〕＝ 71 ： 4 ： 4 ：21 であった。

結果 3：*A* と *C* の遺伝子間の組換え価は 10 % であった。

(1)　*A* と *B* の遺伝子間の組換え価は何％か。 **カ**

① 1	② 2	③ 3	④ 4	⑤ 5
⑥ 6	⑦ 7	⑧ 8	⑨ 9	⓪ 10

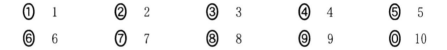

(2)　結果 1 ～ 3 から，遺伝子 *A*，*B*，*C* の染色体上の位置関係はどのようになるか。最も適当なものを一つ選べ。 **キ**

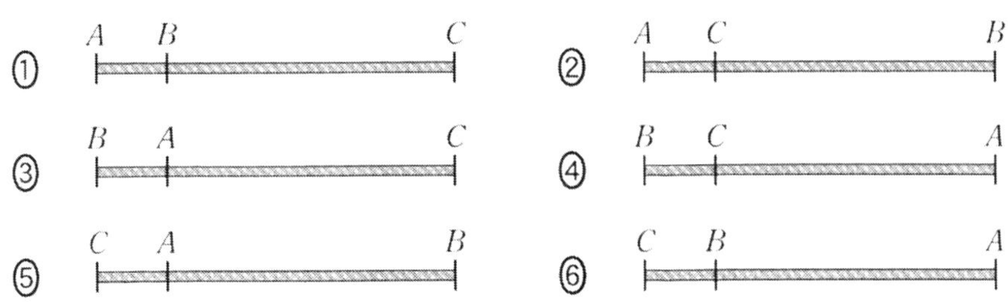

Ⅱ 動物の発生と器官形成について，問１～４に答えよ。

問 1 受精卵の卵割様式が，ニワトリと同じ動物はどれか。最も適当なものを一つ選べ。 ク

① ウ ニ　② カエル　③ ショウジョウバエ
④ ヒ ト　⑤ メダカ

問 2 動物の組織や器官は，原腸形成期に生じる外胚葉，内胚葉，中胚葉が相互に関係して形成される。図１のＡ～Ｃは成体の器官を示す。 ケ ～ タ は，それぞれどの胚葉に由来するか。外胚葉には①を，内胚葉には②を，中胚葉には③をマークせよ。

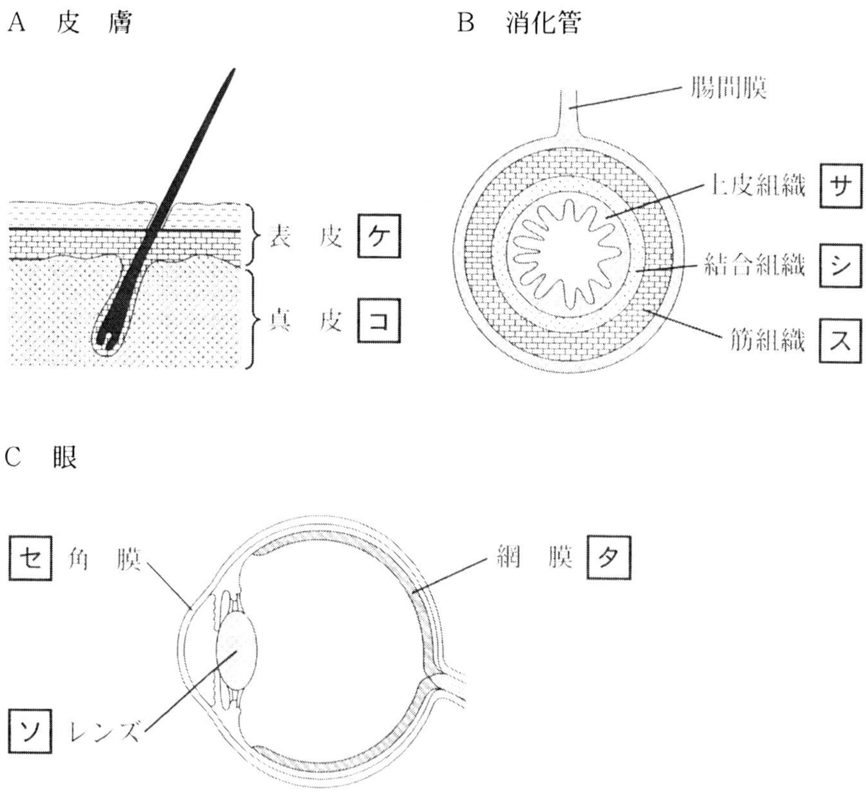

図１

問 3　ニワトリの胃は，消化酵素を分泌する腺細胞が発達した前胃と，入ってきた食物を細かく砕く筋肉が発達した砂嚢からできている(図 2 A)。受精卵をあたため始めて 6 日目の胚では，前胃と砂嚢が未分化な状態で上皮と間充織が接触している。11 日目の胚では，それぞれの領域に特徴的な上皮が分化する(図 2 B)。ニワトリの前胃と砂嚢がどのように形成されるかを調べるために，ニワトリ胚の未分化な消化管から，将来前胃または砂嚢となる領域(予定前胃領域，予定砂嚢領域)を切り出した後，上皮と間充織に分けて実験を行った。

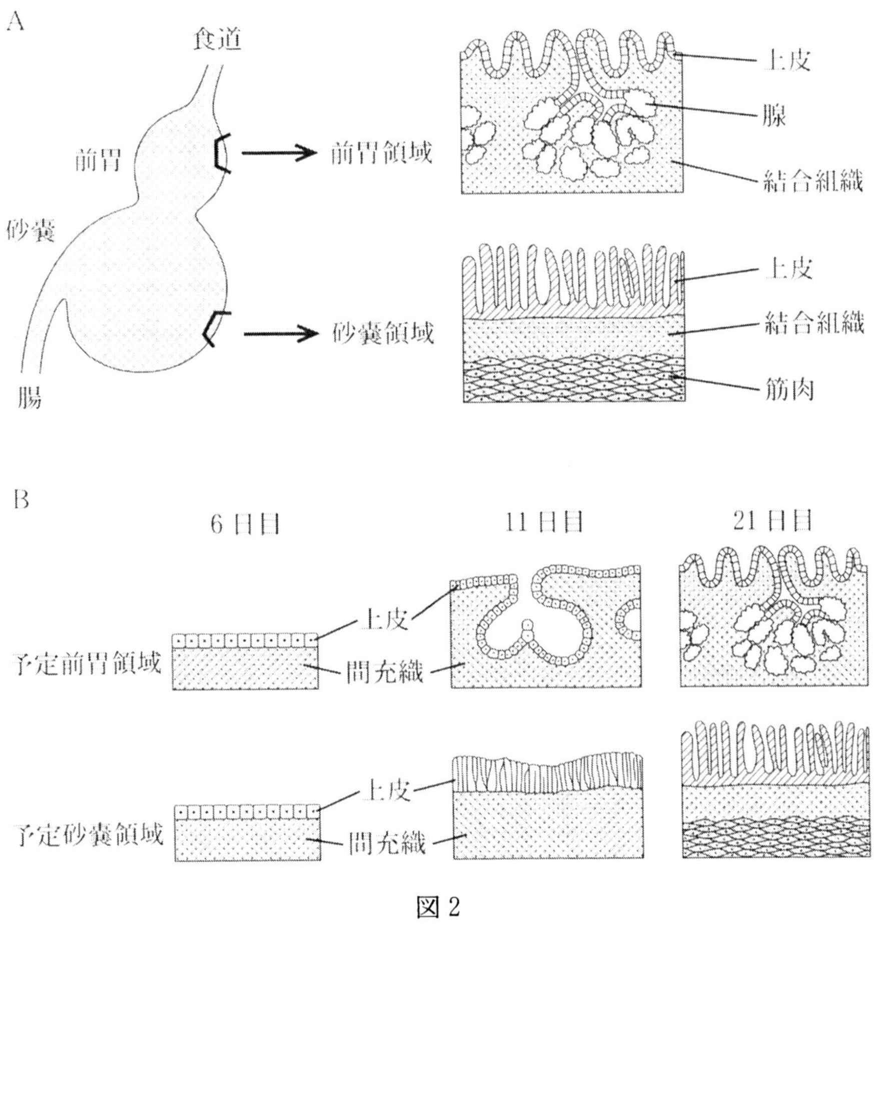

図 2

実験１：６日目のニワトリ胚から，予定前胃領域と予定砂嚢領域を切り出して上皮と間充織に分けた後，それらを交換して組み合わせて５日間培養したところ，以下の結果となった。

上皮の由来	間充織の由来	結　果
前　胃	前　胃	前胃ができた
前　胃	砂　嚢	砂嚢ができた
砂　嚢	前　胃	前胃ができた
砂　嚢	砂　嚢	砂嚢ができた

実験２：４日目～９日目のニワトリ胚から切り出した予定砂嚢領域の上皮と，６日目の胚から切り出した予定前胃領域の間充織を組み合わせて５日間培養したところ，以下の結果となった。

上皮の由来	間充織の由来	結　果
４日目胚	６日目胚	前胃ができた
６日目胚	６日目胚	前胃ができた
９日目胚	６日目胚	砂嚢ができた

実験３：６日目のニワトリ胚から切り出した予定砂嚢領域の上皮と，４日目～９日目の胚から切り出した予定前胃領域の間充織を組み合わせて５日間培養したところ，以下の結果となった。

上皮の由来	間充織の由来	結　果
６日目胚	４日目胚	前胃ができた
６日目胚	６日目胚	前胃ができた
６日目胚	９日目胚	前胃ができた

実験 1 ～ 3 の考察として正しいのはどれか。最も適当な組み合わせを一つ選べ。 チ

a 上皮が前胃に分化するか砂嚢に分化するかは，上皮のみによって決定される。

b 上皮が前胃に分化するか砂嚢に分化するかは，間充織のみによって決定される。

c 6 日目までの上皮は，前胃に分化するか砂嚢に分化するか決定されておらず，間充織による誘導作用に応答して分化の方向が決定される。

d 9 日目胚の上皮の分化の方向は，すでに決定されているが，間充織の誘導作用に応答して分化の方向を変更することができる。

e 間充織の誘導作用は，6 日目から 9 日目の間に低下する。

f 間充織の誘導作用に対する上皮の反応能は，6 日目に比べて 9 日目の方が低い。

① a，e	② a，f	③ b，e	④ b，f
⑤ c，e	⑥ c，f	⑦ d，e	⑧ d，f

問 4　カドヘリンは，細胞の接着に関わるタンパク質である。カドヘリンには，いくつかのタイプがあり，そのうちの E-カドヘリンと N-カドヘリンを培養細胞に発現させて実験を行った。実験 1 は，E-カドヘリンまたは N-カドヘリンを発現させた細胞を混合し，数日間培養した結果である。実験 2 は，E-カドヘリンの発現量が異なる細胞を混合し，振とうしながら数日間培養した結果である。

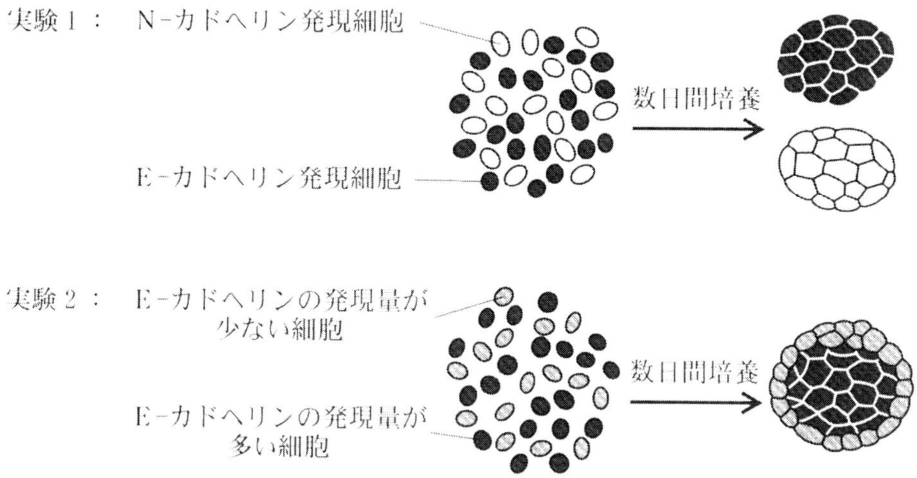

実験 1，2 の考察として正しいのはどれか。最も適当な組み合わせを一つ選べ。 ツ

a　同じカドヘリンを発現する細胞が接着する。
b　異なるカドヘリンを発現する細胞が接着する。
c　カドヘリンの種類は関係なく，ランダムに細胞が接着する。
d　カドヘリンの発現量が多いほど，細胞間の接着力は弱くなる。
e　カドヘリンの発現量が少ないほど，細胞間の接着力は弱くなる。
f　カドヘリンの発現量と接着力に相関はない。

① a，d	② a，e	③ a，f
④ b，d	⑤ b，e	⑥ b，f
⑦ c，d	⑧ c，e	⑨ c，f

3 Ⅰ～Ⅲに答えよ。

Ⅰ 動物界の系統を図1に示す。問1～3に答えよ。

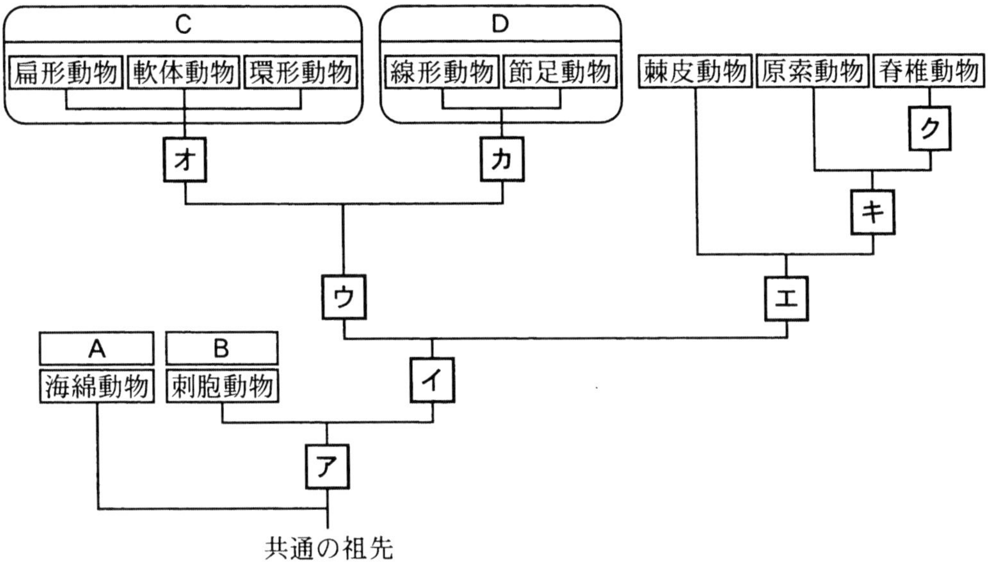

図1

問1 ア ～ ク には動物のグループを分類する場合の手がかりとなる特徴が入る。最も適当なものを一つずつ選べ。

① 原口が口になる。
② 脊索を形成する。
③ 脊椎を形成する。
④ 脱皮して成長する。
⑤ 脱皮しないで成長する。
⑥ 内胚葉と外胚葉を形成する。
⑦ 3つの胚葉と体腔を形成する。
⑧ 原口とは別の部分が口になる。

問 2　図1のA～Dに当てはまるのはどれか。最も適当な組み合わせを一つ選べ。 ケ

	A	B	C	D
①	二胚葉動物	側生動物	脱皮動物	冠輪動物
②	二胚葉動物	側生動物	冠輪動物	脱皮動物
③	側生動物	二胚葉動物	脱皮動物	冠輪動物
④	側生動物	二胚葉動物	冠輪動物	脱皮動物
⑤	冠輪動物	側生動物	二胚葉動物	脱皮動物
⑥	冠輪動物	側生動物	脱皮動物	二胚葉動物
⑦	脱皮動物	二胚葉動物	冠輪動物	側生動物
⑧	脱皮動物	二胚葉動物	側生動物	冠輪動物

問 3　トロコフォア幼生の時期を経て成体になるのはどれか。最も適当なものを一つ選べ。 コ

①　海綿動物　　②　環形動物　　③　節足動物　　④　原索動物

Ⅱ　生物の分類と進化について，問 1 ～ 3 に答えよ。

問 1　ある特徴に基づいた生物の分類を表 1 に示す。 サ ～ ソ に当てはまる生物はどれか。最も適当なものを一つずつ選べ。

表 1

	原核生物	真核生物	
	単細胞生物	単細胞生物	多細胞生物
独立栄養生物	シアノバクテリア サ	クロレラ シ	ゼニゴケ サクラ
従属栄養生物	乳酸菌 ス	ゾウリムシ セ	ヒ　ト ソ

① アブラムシ　② 硫黄細菌　③ 酵母菌
④ 大腸菌　⑤ ミドリムシ　⑥ メタセコイア

問 2　シアノバクテリアの構造とよく似ている真核生物の細胞小器官はどれか。最も適当なものを一つ選べ。 タ

① 核　② 小胞体　③ ゴルジ体
④ リソソーム　⑤ ペルオキシソーム　⑥ ミトコンドリア
⑦ 葉緑体　⑧ 中心体

問 3　シアノバクテリアの死骸などによって作られる層状の岩石はどれか。最も適当なものを一つ選べ。 チ

① アンモナイト　② 花こう岩　③ 珪(けい)藻土
④ ストロマトライト　⑤ 石灰岩　⑥ 石　炭
⑦ チャート　⑧ バージェス頁(けつ)岩

Ⅲ　生態系におけるエネルギーの移動について，問 1 ～ 3 に答えよ。

ある淡水湖における栄養段階ごとのエネルギー量を表 1 に示す。この湖面 1 cm^2 当たりに年間 499262.4 J の太陽エネルギーが入射し，生産者はこれを利用して同化を行った。ただし、消費者の不消化排出量はないものとする。

表 1 (単位 J/cm^2・年)

栄養段階	総生産量(同化量)	呼吸量	被食量	枯死・死亡量	成長量
(太陽エネルギー)	(499262.4)	—	—	—	—
生産者	467.5	98.3	62.2	11.8	295.2
一次消費者	ツ	18.5	テ	1.3	ト
二次消費者	13.0	7.6	0.0	0.0	5.4

問 1　ツ ～ ト に当てはまる数値はどれか。最も適当なものを一つずつ選べ。

① 98.3　② 62.2　③ 50.4　④ 36.1　⑤ 29.4
⑥ 17.2　⑦ 13.0　⑧ 11.8　⑨ 7.6　⓪ 5.5

問 2　生産者のエネルギー効率は何％か。最も適当なものを一つ選べ。 ナ

① 0.1　② 0.2　③ 0.3　④ 0.4　⑤ 0.5

問 3　生産者が固定したエネルギーのうち，二次消費者に移行して同化されたエネルギーは何％か。最も適当なものを一つ選べ。 ニ

① 44.2　② 41.5　③ 41.1　④ 36.0　⑤ 25.8
⑥ 20.9　⑦ 18.8　⑧ 13.3　⑨ 7.7　⓪ 2.8

英語

解答

29年度

Ⅰ

〔解答〕

問 1. c　問 2. c　問 3. a　問 4. d　問 5. a
問 6. c　問 7. c　問 8. d　問 9. a　問 10. d
問 11. b

〔出題者が求めたポイント〕

比較、関係詞、熟語、副詞、語法、態、仮定法、準動詞

問 1. 選択肢の中で数字の前につく表現は
no more than ～「～しかない」(= only)、または
as many as ～「～も」(= no less than ～)であり、
意味上、後者が正解。

問 2. 1980 ～ 2000 年の間、新千年紀(ミレニアム)頃に生まれた「ので」millennials(新世紀世代)と呼ばれる。
That's why ～ = So [Therefore], ～

問 3. A is made up of B「A は B からなる」
(= A is composed of B / A consists of B)

問 4. 映画「と同様に」テレビ番組や音楽も

問 5. fall on ～「～に位置する；(日付が)～に当たる」

問 6. have A *done*「A を～される」

問 7. エイズはピークに「達した」と考えられているが
(to *do* の時制を 1 つ前にずらすと to have *done* になる)

問 8. 仮定法過去完了の帰結節
(A hundred years ago「100 年前ならば」が条件)

問 9. Simply stated,「簡単に言うと」(= Simply put)という形の方が有名。
過去分詞で始まる分詞構文だが、ほぼ慣用句。

問 10. advise は suggest, propose, insist などと同様に仮定法現在を導く(that 節中が(should) *do* になる)

問 11. 前文全体を主語にする用法の，which(非制限用法)

Ⅱ

〔解答〕

問 12. d　問 13. b　問 14. d　問 15. c
問 16. a　問 17. b　問 18. a

〔出題者が求めたポイント〕

整序問題(語句)

問 12. (... because they) don't need sunlight to help them (make food.)

問 13. (Scientists) have not been able to discover the reason for (this strange occurrence.)

問 14. (... but most) of the children he plays with live in (his neighborhood.)

問 15. (but they use it only) with people who can't speak French.

問 16. (Maria spent every possible) clear night on the roof of her home watching (the heavens through a telescope.)

問 17. (One night, Maria Mitchell) saw what she thought to be (a new comet.)

問 18. (She was also) honored by being made the first woman (member of the American Academy of Arts and Sciences.)

Ⅲ

〔解答〕

問 19. c　問 20. a　問 21. b　問 22. b
問 23. a

〔出題者が求めたポイント〕

空所補充、内容把握

問 19. more than one out of every 10 kids
「子供 10 人中 1 人以上」

問 20. keep in touch with ～「～と連絡を取り続ける」

問 21. allow A to *do*「A が～するのを可能にする」
The phone is used in parent-approved ways という関係から to *do* の態を考える。

問 22. be concerned about ～「～を懸念している」
(≒ be worried about ～)

問 23. plug「プラグ」なので、電化製品に関係がある。
cell phone を含む a, d のうち、内容上妥当な a が正解。

Ⅳ

〔解答〕

問 24. d　問 25. b　問 26. b　問 27. d
問 28. b　問 29. b　問 30. c　問 31. c
問 32. c　問 33. a　問 34. c　問 35. a
問 36. b　問 37. d

〔出題者が求めたポイント〕

内容把握、英問英答

問 24. 第 2 段落最終文　問 25. 第 3 段落第 2 文
問 26. 第 3 段落最終文　問 27. 第 4 段落第 2 文
問 28. 第 4 段落最終文　問 29. 第 5 段落最終文
問 30. 第 6 段落第 1 文　問 31. 第 6 段落最終文
問 32. 第 7 段落第 1 文　問 33. 第 7 段落第 3 文
問 34. 第 8 段落最終文　問 35. 第 9 段落第 2 文
問 36. 第 11 段落第 1 文　問 37. 第 12 段落第 1 文

〔全訳〕

人間は、アイデアや解決策、概念を自分で考え出す時に猛烈なプライドを感じるものであり、よいアイデアをただ教えてもらった時よりもはるかに鮮明に、自分が習得したばかりの知識の価値を発見するものである。図書館やそのリソースの価値の発見に関しては、学生たちにこうしたやり方で情報リテラシーの概念を経験させる教育方式を支援する必要がある。

能動的学習と批判的思考が情報リテラシープログラムには必要不可欠であると我々の多くは教わってきたが、その「やり方」を理解している者は極めて少なく、その「理由」を理解している者はそれに輪をかけて少ない。

能動的学習が重要なのは、それが人間の学び方をより

緊密に真似ているからだ。高名な教育心理学者たちが行った実験によれば、あらゆる学習はデータ収集から始まる(「知識の同化」)。同化は、何らかの現象の観察であったり、新たな教材を読むことであったりする。多くの場合、新たなデータは学習者の現在の世界観と矛盾しているので、学者者は新たなデータを理解できない。

学習の次の段階は、この新たな情報を理解しようとすることである(「知識の収容」)。批判的思考力はこの段階で培われる。なぜならば、学習者は新たな情報を理解する際に、この新たなデータに照らして、規則を作り、仮説を検証し、世界観を変更するからである。この段階では、学習者は単に情報を暗記したり、一連のクリックを覚えたりするレベルは超えている。学習者は世界を理解する新たな方法を積極的に編み出し、自らが作った知識を自分のものにしている。

最終段階は「知識の統合」であり、この時期になると、新たに作った知識や技術を使って他の問題を解決したり、自分の新たな知識が他のどこで応用可能かを理解したりするようになる。

こうした学習サイクルによる指導法(学生に新たな状況を与え、その状況を理解することを求め、その途中ではガイドの役割のみを果たす)は、人間の学び方を真似ており、その結果、本物の意味ある学習経験を学生に生み出している。講義や実演では、学生は答えが何かを教えてもらい、それから、教わったことが正しいのだと確認するような練習問題をやるのに対して、(こうした指導法の場合は)学生は新たな知識を自分自身のアイデアから引き出している。

教育活動を人間の学習方法に近づけることは、「強固な」学習経験を作る上で必要不可欠である。通常の図書館での指導は、膨大な時間を「ここでクリックして、それからここでクリックして、いっぺんそっちに行ったら、ここをクリックしなさい」といったことに費やされ、情報リテラシーという中心概念の発見や考察はほとんどない。学生は情報リソースの使い方を教わり、引用スタイルの使い方を教わり、情報を非倫理に使うとどうなるかを教わる。どうすれば、情報リテラシーの概念の発見を、もっと何というか科学的にできるのだろうか? 話の流れがあり、ガイドとしての司書がいれば、学生は情報リテラシーの概念を自分自身で考察できないものだろうか?

査読のある学術誌を例にとってみよう。最悪のパターンは、このトピックに関する図書館の指導が「検索結果の中で査読のある論文が出たら☑を入れなさい。教授がそれがお望みなんですよ」と言っているに等しくなってしまうことだ。この種の指導は、新たなアイデアを身につける方法に反するのみならず、査読プロセスの重要性を「教授がそれがお望みなんですよ」に還元することで損ねてもいる。

能動的学習を使えば、学生に査読誌を数号詳しく見て、雑誌や大衆文学と比較させることもできる。こうすることで発見や能動的学習の要素は取り入れられるが、肝心なのは2種類の出版物の違いを発見することであって、査読プロセスの重要性ではない。教室で司書が学生に対して、なぜ査読が重要なのかを、学習活動の後だったとしても教えてしまえば、依然として「教えている」のであって、「学生が発見している」ことにはならない。

実際、私が開発している学習サイクルは、人間の学び方を反映している。この場合、私は学生に対して、彼らが答えを知らない状況を与えるが、問題を解決するために一緒に取り組む必要がある。私は学生たちに、新しい雑誌を創刊すると決めたら、教育心理学であれ、どの専攻分野であれ、そこでなされている最高で最新の研究を発表したくなるということを教える。タイムやニューズウィークとは違い、査読論文は学問分野における知識の境界線を押し上げている研究者たちにとって有用なものでなくてはならない。彼らはインターネット上で、最高の論文を自分たちの雑誌に投稿してくれるように呼びかけようとしているのだ。

そして、私は学生たちに、受領した論文の質を判断する方法を考え出させ、それを彼ら自身にやらせてみる。学生たちが基準を考え出す時(例「未発見の知識でなくてはならない」「動かぬ証拠に基づいていなくてはならない」)、私は彼らに大学生として、どうすれば良い点・悪い点を判断できるようになるかを問い掛ける。こういった質問に答える資格があるのは誰か? 編集者として、どうやってそういった人々を使うのか?

学生たちはこの新たな出版物の制作に取り組んでいる時、査読を編み出すことになり、査読は彼らが自分自身で考案したアイデアになるのだ。彼らは査読を別の名前で呼ぶかもしれないが、査読の中心目的は彼らの反応の中に含まれることになる。司書としての私の目標は、思考に挑戦するようなさまざまな質問で学生たちを導き、彼らがひとたび概念を確立したら、最終的にその概念に「査読」というラベルをつけてあげることだ。

こうした授業は、頭の実際の動き方を真似ているのだ。

数 学

解答

29年度

1

〔解答〕

(1)(i)

ア	イ
3	4

(ii)

ウ	エ	オ	カ
2	5	1	8

(2)(i)

キ
0

(ii)

ク	ケ	コ
5	1	0

(iii)

サ	シ	ス	セ	ソ
1	6	2	0	5

(iv)

タ	チ	ツ
5	5	8

(v)

テ	ト	ナ	ニ
1	+	5	4

(3)(i)

ヌ	ネ	ノ	ハ	ヒ	フ	ヘ	ホ
6	4	1	1	2	5	6	7

(ii)

マ	ミ
7	8

〔出題者が求めたポイント〕

(1)(i) 3倍角の公式

$\sin 3\theta=3\sin\theta-4\sin^3\theta$ から A と B の値を求める。

(ii) 三角方程式

$\sin 3\theta=\dfrac{1}{2}$ を解く。

(2)(i) ド・モアブルの定理

$\left(\cos\dfrac{2}{5}\pi+i\sin\dfrac{2}{5}\right)^5=\cos 2\pi+i\sin 2\pi$ と変形する。

(ii) 二項定理

$(\alpha+i\beta)^5$ を展開して，実部と虚部に整理する。

(iii) 関数の決定

$\alpha=\cos\theta$，$\beta=\sin\theta$ といて，$\sin 5\theta$ を求める。

(iv) 2次方程式の解法

解の公式を用いて，$f(x)=0$ を解く。

(v) (i)〜(iv)の利用

(3)(i) (2)の利用

(ii) 3次方程式の解と係数の関係

$\sin 7\theta=0$ の解を求め，解と係数の関係を利用する。

〔解答のプロセス〕

(1)(i) 3倍角の公式より，$\sin 3\theta=3\sin\theta-4\sin^3\theta$ だから，

$\sin 3\theta=\sin\theta\cdot(A-B\sin^2\theta)$ と比べて，

$A=3$，$B=4$ ……答

(ii) $Ax-Bx^3=3x-4x^3=\dfrac{1}{2}$ の最も小さい解が

$\sin\theta$ に等しいから，$3\sin\theta-4\sin^3\theta=\sin 3\theta=\dfrac{1}{2}$

$\dfrac{1}{2}\pi\leqq\theta\leqq\dfrac{3}{2}\pi$ より，$\dfrac{3}{2}\pi\leqq 3\theta\leqq\dfrac{9}{2}\pi$ だから，

$3\theta=\dfrac{13}{6}\pi,\ \dfrac{17}{6}\pi,\ \dfrac{25}{6}\pi$

よって，$\theta=\dfrac{13}{18}\pi,\ \dfrac{17}{18}\pi,\ \dfrac{25}{18}\pi$

この中で，$\theta=\dfrac{25}{18}\pi$ だけ $\sin\theta<0$ となるから，

$\theta=\dfrac{25}{18}\pi$ ……答

(2)(i) ド・モアブルの定理より，

$$\left(\cos\frac{2}{5}\pi+i\sin\frac{2}{5}\right)^5=\cos 2\pi+i\sin 2\pi=1$$

よって，虚部は 0 ……答

(ii) 二項定理より，

$$\begin{aligned}(\alpha+i\beta)^5&={}_5C_0\alpha^5+{}_5C_1\alpha^4(i\beta)+{}_5C_2\alpha^3(i\beta)^2\\&\quad+{}_5C_3\alpha^2(i\beta)^3+{}_5C_4\alpha(i\beta)^4+{}_5C_5(i\beta)^5\\&=\alpha^5+5\alpha^4\beta i-10\alpha^3\beta^2-10\alpha^2\beta^3 i+5\alpha\beta^4+\beta^5 i\\&=\alpha^5-10\alpha^3\beta^2+5\alpha^4+(5\alpha^4\beta-10\alpha^2\beta^3+\beta^5)i\end{aligned}$$

よって，虚部は $5\alpha^4\beta-10\alpha^2\beta^3+\beta^5$ ……答

(iii) $\alpha=\cos\theta$，$\beta=\sin\theta$ とおくと，

$(\cos\theta+i\sin\theta)^5=\cos 5\theta+i\sin 5\theta$

(ii)より，
$$\begin{aligned}\sin 5\theta&=5\cos^4\theta\sin\theta-10\cos^2\theta\sin^3\theta+\sin^5\theta\\&=\sin\theta\{5(1-\sin^2\theta)^2\\&\quad-10(1-\sin^2\theta)\sin^2\theta+\sin^4\theta\}\\&=\sin\theta(16\sin^4\theta-20\sin^2\theta+5)\end{aligned}$$
……①

また，
$$\begin{aligned}\sin 5\theta&=\sin\theta\cdot f(\sin^2\theta)\\&=\sin\theta(a\sin^4\theta+b\sin^2\theta+c)\end{aligned}$$
……②

①，②より，$a=16$，$b=-20$，$c=5$ ……答

(iv) $f(x)=16x^2-20x+5$ だから，$x=\dfrac{5\pm\sqrt{5}}{8}$

……答

(v) $\theta=\dfrac{2}{5}\pi$ のとき，$\sin 5\theta=\sin 2\pi=0$ かつ

$\sin\dfrac{2}{5}\pi>0$ だから，

①より，$16\sin^4\dfrac{2}{5}\pi-20\sin^2\dfrac{2}{5}\pi+5=0$

よって，(iv)より $\sin^2\dfrac{2}{5}\pi=\dfrac{5\pm\sqrt{5}}{8}$

ここで，$\dfrac{\pi}{4}<\dfrac{2}{5}\pi<\dfrac{\pi}{2}$ より $\dfrac{1}{2}<\sin^2\dfrac{2}{5}\pi<1$ だから，$\sin^2\dfrac{2}{5}\pi=\dfrac{5+\sqrt{5}}{8}$

$\cos\dfrac{2}{5}\pi>0$ だから，

$$\cos\frac{2}{5}\pi=\sqrt{1-\sin^2\frac{2}{5}\pi}=\sqrt{1-\frac{5+\sqrt{5}}{8}}$$

よって，
$$\begin{aligned}\cos\frac{2}{5}\pi&=\sqrt{\frac{3-\sqrt{5}}{8}}=\sqrt{\frac{6-2\sqrt{5}}{16}}\\&=\sqrt{\frac{(-1+\sqrt{5})^2}{16}}\\&=\frac{-1+\sqrt{5}}{4}\end{aligned}$$
……答

(3)(i) $(\cos\theta+i\sin\theta)^7=\cos 7\theta+i\sin\theta$

$$\begin{aligned}(\cos\theta+i\sin\theta)^7&={}_7C_0(\cos\theta)^7+{}_7C_1(\cos\theta)^6(i\sin\theta)\\&\quad+{}_7C_2(\cos\theta)^5(i\sin\theta)^2+\cdots\cdots\\&\quad\cdots\cdots+{}_7C_6\cos\theta(i\sin\theta)^6+{}_7C_7(i\sin\theta)^7\end{aligned}$$

(2)と同様に虚部を計算すると，

$\sin 7\theta=\sin\theta(-64\sin^6\theta+112\sin^4\theta-56\sin^2\theta+7)$

ここで,

$\sin 7\theta = \sin\theta \cdot g(\sin^2\theta)$

$= \sin\theta(p\sin^6\theta + q\sin^4\theta + r\sin^2\theta + s)$

だから,

$p = -64$, $q = 112$, $r = -56$, $s = 7$ ……答

(ii) $\theta = \frac{2}{7}\pi$, $\frac{4}{7}\pi$, $\frac{6}{7}\pi$ の時, $\sin 7\theta = 0$ かつ

$\sin\theta \neq 0$ だから,

$\sin^2\frac{2}{7}\pi$, $\sin^2\frac{4}{7}\pi$, $\sin^2\frac{6}{7}\pi$ は

$g(x) = -64x^3 + 112x^2 - 56x + 7 = 0$ の解である。

よって, 解と係数の関係より

$\sin^2\frac{2}{7}\pi \cdot \sin^2\frac{4}{7}\pi \cdot \sin^2\frac{6}{7}\pi = \frac{7}{64}$

$\sin\frac{2}{7}\pi > 0$, $\sin\frac{4}{7}\pi > 0$, $\sin\frac{6}{7}\pi > 0$ だから,

$\sin\frac{2}{7}\pi \cdot \sin\frac{4}{7}\pi \cdot \sin\frac{6}{7}\pi = \frac{\sqrt{7}}{8}$ ……答

2

〔解答〕

(1)(i)

ア	イ
5	2

(ii)

ウ	エ	オ	カ
8	6	2	5

(iii)

キ	ク	ケ	コ	サ	シ	ス	セ
8	2	5	6	2	5	2	5

(2)(i)

ソ	タ	チ	ツ
4	3	3	2

(ii)

テ	ト	ナ	ニ	ヌ	ネ	ノ	ハ
−	1	2	2	3	3	4	3

(iii)

ヒ	フ	ヘ	ホ	マ
3	1	2	2	5

〔出題者が求めたポイント〕

(1)(i) 複素数の絶対値

$|a+bi| = \sqrt{a^2+b^2}$

(ii) 複素数の軌跡

$w = z$ の式を $z = w$ の式にして, z の軌跡の方程式に代入する。

(iii) 複素数の軌跡

両辺を 2 乗して, $|z|^2 = z\bar{z}$ を使う。

(2)(i) 複素数の回転

$\cos 2\theta + i\sin 2\theta = (\cos\theta + i\sin\theta)^2$ だから, 点 B は点 A を原点を中心に θ だけ回転させた点である。

(ii) 三角形の面積

△ABC の外心 O が三角形の内部にある場合と外部にある場合を考える。

(iii) 不定方程式

$arg\left(\frac{z_B{}^m}{z_C{}^n}\right) = arg(z_B{}^m) - arg(z_C{}^n)$ から, 1 次不定方程式を作る。

〔解答のプロセス〕

(1)(i) $\left|2 + \frac{3}{2}i\right| = \sqrt{2^2 + \left(\frac{3}{2}\right)^2} = \frac{5}{2}$ ……答

(ii) z は $2 + \frac{3}{2}i$ を中心とする半径 $\frac{5}{2}\sqrt{2}$ の円周上の点だから, $\left|z - \left(2 + \frac{3}{2}i\right)\right| = \frac{5}{2}\sqrt{2}$

$w = \frac{1}{z}$ より $z = \frac{1}{w}$ だから,

$\left|\frac{1}{w} - \left(2 + \frac{3}{2}i\right)\right| = \frac{5}{2}\sqrt{2}$

ここで, $|-1||w|\left|\frac{1}{w} - \left(2 + \frac{3}{2}i\right)\right| = \frac{5}{2}\sqrt{2}|w|$ より,

$\left|\left(2 + \frac{3}{2}i\right)w - 1\right| = \frac{5}{2}\sqrt{2}|w|$

よって, $\left|2 + \frac{3}{2}i\right|\left|w - \frac{1}{2 + \frac{3}{2}i}\right| = \frac{5}{2}\sqrt{2}|w|$

整理すると, $\left|w - \frac{8-6i}{25}\right| = \sqrt{2}|w|$ ……答

(iii) $\left|w - \frac{8-6i}{25}\right| = \sqrt{2}|w|$ の両辺を 2 乗すると,

$\left(w - \frac{8-6i}{25}\right)\overline{\left(w - \frac{8-6i}{25}\right)} = 2w\bar{w}$ より,

$\left(w - \frac{8-6i}{25}\right)\left(\bar{w} - \overline{\frac{8-6i}{25}}\right) = 2w\bar{w}$

$w\bar{w} - \frac{8+6i}{25}w - \frac{8-6i}{25}\bar{w} + \frac{4}{25} = 2w\bar{w}$ より,

$w\bar{w} + \frac{8+6i}{25}w + \frac{8-6i}{25}\bar{w} - \frac{4}{25} = 0$

$\left(w + \frac{8-6i}{25}\right)\left(\bar{w} + \overline{\frac{8-6i}{25}}\right) - \frac{8-6i}{25} \cdot \overline{\frac{8-6i}{25}} - \frac{4}{25} = 0$

よって, $\left|w + \frac{8-6i}{25}\right|^2 = \frac{8}{25}$ より,

$\left|w + \frac{8-6i}{25}\right| = \frac{2\sqrt{2}}{5}$ だから,

w は中心 $-\frac{8-6i}{25} = -\frac{8}{25} + \frac{6}{25}i$, 半径 $\frac{2}{5}\sqrt{2}$ の円周上にある。 ……答

(2)(i) 3 点 A, B, C は, 原点 O を中心とする半径 1 の円周上の点だから, △ABC が正三角形になるとき,

$\angle AOB = \pm\frac{2}{3}\pi$ となる。

よって, $2\theta = \theta \pm \frac{2}{3}\pi$ より $\theta = \pm\frac{2}{3}\pi$

$\pi < \theta < 2\pi$ だから, $\theta = -\frac{2}{3}\pi = \frac{4}{3}\pi$

このとき, $2\theta = \frac{8}{3}\pi$, $3\theta = 4\pi$ となり, △ABC は正三角形となる。

よって, $\theta = \frac{4}{3}\pi$ ……答

また，点Bは点Aを，点Cは点Bを原点を中心にθだけ回転させた点だから，BA＝BCとなる。ゆえに，△ABCが直角三角形になるとき，ACが円の直径となるから，$\angle \mathrm{AOC}=\pm\pi$となる。

よって，$3\theta=\theta\pm\pi$より，$\theta=\pm\dfrac{\pi}{2}$

$\pi<\theta<2\pi$だから，$\theta=-\dfrac{\pi}{2}$より$\theta=\dfrac{3}{2}\pi$ ……答

(ii) ①原点Oが△ABCの外部にある場合

$S=\triangle\mathrm{OAB}+\triangle\mathrm{OBC}+\triangle\mathrm{OAC}$

$=\dfrac{1}{2}\mathrm{OA}\cdot\mathrm{OB}\cdot\sin\theta+\dfrac{1}{2}\mathrm{OB}\cdot\mathrm{OC}\cdot\sin\theta$

$-\dfrac{1}{2}\mathrm{OA}\cdot\mathrm{OB}\cdot\sin2\theta=\sin\theta-\dfrac{1}{2}\sin2\theta$

②原点Oが△ABCの内部にある場合

$S=\triangle\mathrm{OAB}+\triangle\mathrm{OBC}+\triangle\mathrm{OCA}$

$=\dfrac{1}{2}\mathrm{OA}\cdot\mathrm{OB}\cdot\sin\theta+\dfrac{1}{2}\mathrm{OB}\cdot\mathrm{OC}\sin\theta$

$+\dfrac{1}{2}\mathrm{OA}\cdot\mathrm{OC}\cdot\sin(2\pi-2\theta)$

$=\sin\theta-\dfrac{1}{2}\sin2\theta$

①，②より，$S=\sin\theta-\dfrac{1}{2}\sin2\theta$ ……答

①

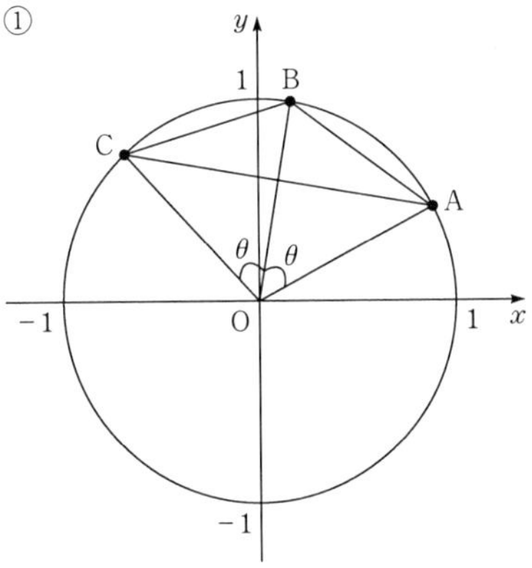

②

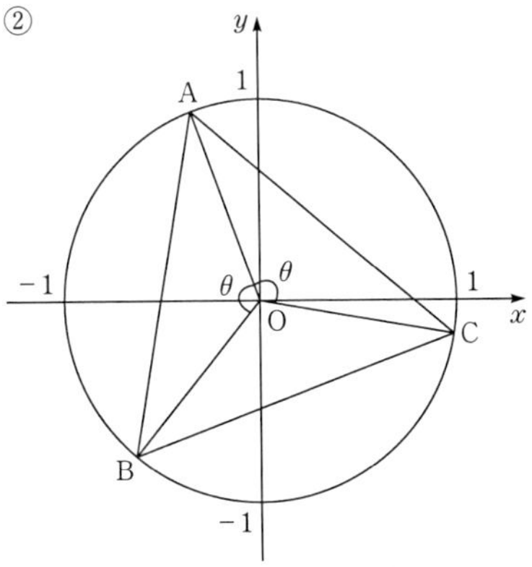

$S'=\cos\theta-\cos2\theta=-2\cos^2\theta+\cos\theta+1$
$=-(\cos\theta-1)(2\cos\theta+1)$

$0<\theta<\pi$で$S'=0$とすると，$\theta=\dfrac{2}{3}\pi$

θ	0	…	$\frac{2}{3}\pi$	…	π
S'		＋	0	−	
S		↗	極大	↘	

増減表より，$\theta=\dfrac{2}{3}\pi$で極大かつ最大となる。

よって，$\theta=\dfrac{2}{3}\pi$のとき

最大値 $\sin\dfrac{2}{3}\pi-\dfrac{1}{2}\sin\left(2\cdot\dfrac{2}{3}\pi\right)=\dfrac{3}{4}\sqrt{3}$ ……答

(iii) $arg(z_{\mathrm{A}})=arg\left(\dfrac{z_{\mathrm{B}}{}^m}{z_{\mathrm{C}}{}^n}\right)=arg(z_{\mathrm{B}}{}^m)-arg(z_{\mathrm{C}}{}^n)$

$arg(z_{\mathrm{A}})=\theta$，$arg(z_{\mathrm{B}}{}^m)=2\theta$，$arg(z_{\mathrm{C}}{}^n)=3\theta$だから，
$\theta=1$のとき$1=2m-3n$ ……①
$(m,\ n)=(2,\ 1)$は①の解の1つだから
$1=2\cdot2-3\cdot1$ ……②
①−②より，$2(m-2)-3(n-1)=0$だから，
$2(m-2)=3(n-1)$
ここで，2と3は互いに素だから
$m-2=3k$，$n-1=2k$（kは整数）とおける。
よって，$m=3k+2$，$n=2k+1$ ……答
m，nは50以上150以下の整数だから，
$50\leqq3k+2\leqq150$，$50\leqq2k+1\leqq150$
これを解くと，
$16\leqq k\leqq49$かつ$25\leqq k\leqq74$より，$25\leqq k\leqq49$
よって，整数kが25個あるから，m，nの組も25個ある ……答

3

〔解答〕

(1)

ア	イ	ウ	エ	オ
2	3	2	3	3

(2)(i)

カ	キ
3	2

(ii)

ク	ケ	コ	サ
0	0	1	2

(iii)

シ	ス	セ	ソ
1	2	2	4

〔出題者が求めたポイント〕

(1) 微分法
$f(x)$を微分して最大値を求める。

(2)(i) 接線の方程式
接線の方程式の公式を用いて，接線を求める。

(ii) 微分法
tで表わされるy切片を微分する。

(iii) 面積
台形からS_tを求める。

〔解答のプロセス〕

(1) $f'(x)=1+2\cos(\pi x)$だから，

$0\leqq x\leqq1$で$f'(x)=0$とすると$\cos(\pi x)=-\dfrac{1}{2}$より

$x=\dfrac{2}{3}$

x	0	$\cdots$	$\dfrac{2}{3}$	$\cdots$	1
$f'(x)$		$+$	0	$-$	
$f(x)$	0	↗	極大	↘	1

増減表より，$x=\dfrac{2}{3}$ のとき極大かつ最大となる。

よって，$x=\dfrac{2}{3}$ のとき

最大値 $f\left(\dfrac{2}{3}\right)=\dfrac{2}{3}+\dfrac{2}{\pi}\sin\dfrac{2}{3}\pi=\dfrac{2}{3}+\dfrac{\sqrt{3}}{\pi}$ ……答

(2)(i) $(t,\ f(t))=\left(t,\ t+\dfrac{2}{\pi}\sin\pi t\right)$ における接線の方程式は，

$y-\left(t+\dfrac{2}{\pi}\sin\pi t\right)=(1+2\cos\pi t)(x-t)$ より，

$y=(1+2\cos\pi t)x-2t\cos\pi t+\dfrac{2}{\pi}\sin\pi t$

$t=0$ のとき $y=3x$，$t=1$ のとき $y=-x+2$ ……答

(ii) l_t の y 切片を $g(t)=2t\cos\pi t+\dfrac{2}{\pi}\sin\pi t$ とおくと，

$g'(t)=2\pi t\sin\pi t$

$0\leqq t\leqq 1$ のとき $g'(t)\geqq 0$ だから，$g(t)$ は単調増加する。

よって，$t=0$ のとき最小値 $g(0)=0$，$t=1$ のとき最大値 $g(1)=2$ ……答

(iii) S_t は図の斜線部だから，

$S_t=$ 台形 OABC $-\displaystyle\int_0^1 f(x)dx$

$x=0$ のとき，l_t の y 座標は $-2t\cos\pi t+\dfrac{2}{\pi}\sin\pi t$

$x=1$ のとき，l_t の y 座標は

$$1+(2-2t)\cos\pi t+\frac{2}{\pi}\sin\pi t$$

台形 OABC $=\dfrac{1}{2}\cdot 1\cdot\left\{\left(-2t\cos\pi t+\dfrac{2}{\pi}\sin\pi t\right)+\left(1+(2-2t)\cos\pi t+\dfrac{2}{\pi}\sin\pi t\right)\right\}\pi$

$=(1-2t)\cos\pi t+\dfrac{2}{\pi}\sin\pi t+\dfrac{1}{2}$

$\displaystyle\int_0^1 f(x)dx=\left[\frac{1}{2}x^2-\frac{2}{\pi^2}\cos\pi x\right]_0^1=\frac{1}{2}+\frac{4}{\pi^2}$

よって，$S_t=(1-2t)\cos\pi t+\dfrac{2}{\pi}\sin\pi t-\dfrac{4}{\pi^2}$

$S'_t(2t-1)\pi\sin\pi t$ だから，

$0<t<1$ で $S'(t)=0$ とすると $t=\dfrac{1}{2}$

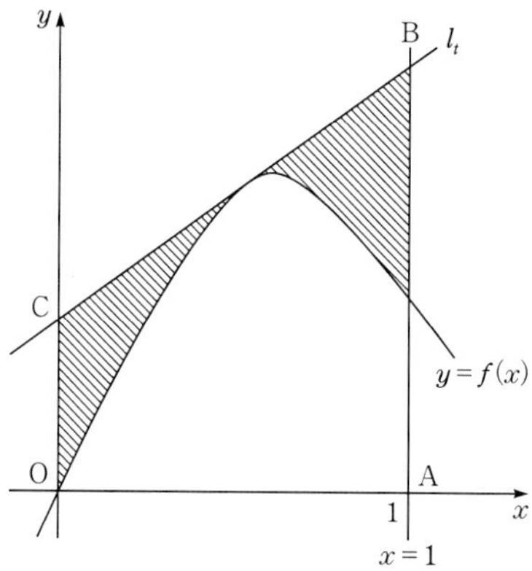

t	0	$\cdots$	$\dfrac{1}{2}$	$\cdots$	1
S'_t		$-$	0	$+$	
S_t		↘	極小	↗	

増減表より，$t=\dfrac{1}{2}$ で極小かつ最小となる。

よって，$t=\dfrac{1}{2}$ のとき最小値 $\dfrac{2}{\pi}-\dfrac{4}{\pi^2}$ ……答

物理

解答

29年度

I

〔解答〕

問1 [ア] ⑥　[イ] ⑦

問2 [ウ] ⑤　[エ] ⑦　[オ] ⑤

問3 [カ] ②

〔出題者が求めたポイント〕

円錐振り子，円錐側面での円運動

〔解答のプロセス〕

問1 (1) 糸の張力の大きさを S_1 とすると，鉛直方向の力のつりあいより

$$S_1\cos\theta - mg = 0$$

$$\therefore\ S_1 = \frac{mg}{\cos\theta}\quad \cdots[ア](答)$$

(2) 水平面内の円運動の半径は $l\sin\theta$ であるから，角速度を ω_0 とすると水平面内の円運動の方程式は

$$ml\sin\theta\cdot\omega_0{}^2 = S_1\sin\theta$$

$$\therefore\ \omega_0 = \sqrt{\frac{g}{l\cos\theta}}\quad \cdots[イ](答)$$

問2 (1) おもりに働く垂直抗力の大きさを N, 糸の張力の大きさを S_2 とすると，鉛直方向の力のつりあいより

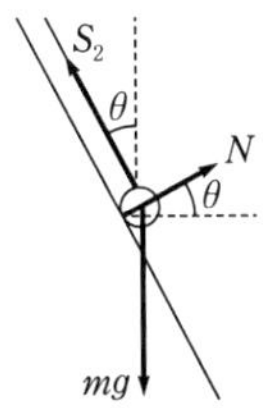

$$S_2\cos\theta + N\sin\theta - mg = 0\quad \cdots\cdots①$$

水平面内の円運動の方程式は

$$ml\sin\theta\cdot\omega^2 = S_2\sin\theta - N\cos\theta\quad \cdots\cdots②$$

①，②より S_2 を消去して整理すると

$$N = mg\sin\theta - ml\omega^2\sin\theta\cos\theta\quad \cdots[ウ](答)$$

(2) ①式より

$$S_2\cos\theta = mg - mg\sin^2\theta + ml\omega^2\sin^2\theta\cos\theta$$
$$= mg\cos^2\theta + ml\omega^2\sin^2\theta\cos\theta$$

$$\therefore\ S_2 = mg\cos\theta + ml\omega^2\sin^2\theta\quad \cdots[エ](答)$$

(3) おもりが円錐側面から離れないための条件は $N\geqq 0$ より

$$mg\sin\theta - ml\omega^2\sin\theta\cos\theta \geqq 0$$

$$l\cos\theta\cdot\omega^2 \leqq g$$

$$\therefore\ 0 < \omega \leqq \sqrt{\frac{g}{l\cos\theta}}\quad \cdots[オ](答)$$

問3 [カ] 問1，問2の結果より $\omega\leqq\omega_0$ である。

①について，問1，問2の場合におもりに働く遠心力をそれぞれ F_1，F_2 とすると，

$$F_1 = ml\sin\theta\cdot\omega_0{}^2,\quad F_2 = ml\sin\theta\cdot\omega^2$$

したがって，$F_2\leqq F_1$ となり，正しくない。

②について，向心力の大きさはそれぞれ，F_1，F_2 に等しいから，正しい。

③について，それぞれの場合の張力は S_1，S_2 であるから

$$S_1 = \frac{mg}{\cos\theta},\quad S_2 = \frac{mg}{\cos\theta} - N\tan\theta$$

よって，$S_2\leqq S_1$ となり，正しくない。

④について，それぞれの場合の円運動の周期を T_1，T_2 とすると

$$T_1 = \frac{2\pi}{\omega_0},\quad T_2 = \frac{2\pi}{\omega}$$

よって，$T_2\geqq T_1$ となり，正しくない。

II

〔解答〕

問1 [キ] ①　[ク] ⑥

問2 [ケ] ⑤　[コ] ⑦

問3 [サ] ③

問4 [シ] ⑧

〔出題者が求めたポイント〕

気体分子の運動

〔解答のプロセス〕

問1 (1) 気体分子の x 方向の速度成分が v_x から $-v_x$ に変化する。分子が壁Aから受ける力積 I は分子の運動量変化に等しいから

$$I = m(-v_x) - mv_x = -2mv_x\quad \cdots[キ](答)$$

(2) 分子が1回の衝突で壁Aに与える力積は $2mv_x$ となる。分子が壁Aに衝突してから再び壁Aに戻ってくるまでの時間は $\dfrac{2L}{v_x}$ であるから，単位時間あたりに衝突する回数は $\dfrac{1}{2L/v_x} = \dfrac{v_x}{2L}$(回)となる。よって単位時間あたりに壁Aに与える力積は，壁に与える平均的な力の大きさを f として

$$f\times 1 = 2mv_x\times\frac{v_x}{2L} = \frac{mv_x{}^2}{L}\quad \cdots[ク](答)$$

問2 (1) N 個の分子が壁Aに与える平均的な力の大きさ F は，前問の f について速度の2乗平均をとって

$$F = N\times\frac{m\overline{v_x{}^2}}{L} = \frac{Nm\overline{v^2}}{3L}$$

よって，圧力 P は

$$P = \frac{F}{L^2} = \frac{Nm\overline{v^2}}{3L^3} = \frac{Nm\overline{v^2}}{3V}\quad \cdots[ケ](答)$$

(2) 気体のモル数を n とおくと，問2(1)の結果と状態方程式から

$$\frac{1}{2}m\overline{v^2} = \frac{3PV}{2N} = \frac{3nRT}{2N}$$

ここで，$N_A = \dfrac{N}{n}$ であるから

$$\frac{1}{2}m\overline{v^2} = \frac{3RT}{2N_A}\quad \cdots[コ](答)$$

問3 $\sqrt{\overline{v^2}} = \sqrt{\dfrac{3RT}{mN_A}}$ とかけるから，温度 T を2倍にしたとき，$\sqrt{\overline{v^2}}$ の値は $\sqrt{2}$ 倍になる。 $\cdots$[サ](答)

問4 $\sqrt{\overline{v^2}}$ は分子の個数 N によらないから，分子の個数を2倍にしても $\sqrt{\overline{v^2}}$ の値は変化しない。 …シ(答)

Ⅲ

〔解答〕

問1 ス ③　　問2 セ ⑦

問3 ソ ④　　問4 タ ③

問5，問6 正答なし
（出題ミスとの大学発表あり）

〔出題者が求めたポイント〕

気体の状態変化

〔解答のプロセス〕

問1 状態変化C→Dでは圧力一定だから，気体がする仕事 W_{CD} は

$$W_{CD}=2p_1\left(\frac{V_1}{2}-\frac{V_1}{4}\right)=\frac{p_1V_1}{2}\quad \cdots ス(答)$$

問2 内部の気体のモル数を n，状態CおよびDの温度を T_C，T_D とおくと，状態変化C→Dでの内部エネルギー変化 ΔU_{CD} は

$$\Delta U_{CD}=\frac{3}{2}nR(T_D-T_C)=\frac{3}{2}\cdot 2p_1\left(\frac{V_1}{2}-\frac{V_1}{4}\right)$$
$$=\frac{3p_1V_1}{4}$$

よって吸収する熱量 Q_{CD} は，熱力学第1法則より

$$Q_{CD}=\Delta U_{CD}+W_{CD}=\frac{5p_1V_1}{4}\quad \cdots セ(答)$$

問3 $p-V$ グラフでは，面積が仕事を表すから，状態変化D→Aで気体がする仕事 W_{DA} は

$$W_{DA}=\frac{1}{2}(2p_1+p_1)\left(V_1-\frac{V_1}{2}\right)=\frac{3p_1V_1}{4}$$

…ソ(答)

問4 状態変化A→Bでは圧力一定より，気体がする仕事 W_{AB} は

$$W_{AB}=p_1\left(\frac{V_1}{4}-V_1\right)=-\frac{3p_1V_1}{4}$$

状態変化B→Cでは気体は仕事をしないから，1サイクルの間に気体がする正味の仕事 W は

$$W=W_{CD}+W_{DA}+W_{AB}=\frac{p_1V_1}{2}\quad \cdots タ(答)$$

Ⅳ

〔解答〕

問1 ト ④　ナ ⑤　ニ ②　ヌ ⑥

問2 ネ ⑤　ノ ④

〔出題者が求めたポイント〕

波の式，波の重ね合わせ

〔解答のプロセス〕

問1 (1) 波の速さ v は $v=\dfrac{\lambda}{T}$ であるから，原点に到達する時刻 t_0 は

$$t_0=\frac{L}{v}=\frac{LT}{\lambda}\quad \cdots ト(答)$$

(2) 波源から位置$(x,\ 0)$までの距離 d は
$$d=\sqrt{L^2+x^2}$$

波源から出た波が位置$(x,\ 0)$に到達するのに $\dfrac{d}{v}$ の時間がかかるから，位置$(x,\ 0)$での位相 δ は

$$\delta=\frac{2\pi}{T}\left(t-\frac{d}{v}\right)=2\pi\left(\frac{t}{T}-\frac{L}{\lambda}\sqrt{1+\frac{x^2}{L^2}}\right)$$

…ナ(答)

(3) 原点での波の位相が 2π の整数倍のとき，原点の変位は0で，媒質は正の向きに運動している。x 軸上では原点から左右対称に出て行くように見えるから②，y 軸上では進行波として⑥のようになる。

…ニ，ヌ(答)

問2 (1) 観測点における波源1，2からの波の変位を z_1，z_2 とすると

$$z_1=\sin 2\pi\left(\frac{t}{T}-\frac{r_1}{\lambda}\right),\quad z_2=\sin 2\pi\left(\frac{t}{T}-\frac{r_2}{\lambda}\right)$$

よって，合成波の変位は

$$z_1+z_2=\sin 2\pi\left(\frac{t}{T}-\frac{r_1}{\lambda}\right)+\sin 2\pi\left(\frac{t}{T}-\frac{r_2}{\lambda}\right)$$
$$=2\sin\left[2\pi\left(\frac{t}{T}-\frac{r_1+r_2}{2\lambda}\right)\right]\cos\left[\pi\frac{r_1-r_2}{\lambda}\right]$$

…ネ(答)

(2) t によらず変位が0となるとき

$$\cos\left(\pi\frac{r_1-r_2}{\lambda}\right)=0$$

$$\therefore\quad \pi\frac{r_1-r_2}{\lambda}=\frac{\pi}{2}+n\pi$$

$$\therefore\quad r_1-r_2=\left(n+\frac{1}{2}\right)\lambda\quad \cdots ノ(答)$$

Ⅴ

〔解答〕

問1 ハ ④　　問2 ヒ ④

〔出題者が求めたポイント〕

電磁誘導，直流回路

〔解答のプロセス〕

問1 導体棒Xの OP_1 部分が Δt の時間に通過する面積 ΔS は

$$\Delta S=\frac{1}{2}\left(\frac{L}{2}\right)^2\omega\Delta t$$

よって，磁束変化 $\Delta\Phi$ は

$$\Delta\Phi=B\Delta S=\frac{BL^2}{8}\omega\Delta t$$

したがって，誘導起電力の大きさ V は

$$V=\frac{\Delta\Phi}{\Delta t}=\frac{\omega BL^2}{8}\quad \cdots ハ(答)$$

問2 導体棒Xに生じる誘導起電力の向きは，$P_1\to O$，$P_2\to O$ となる。回路は導体棒Yに関して対称であるから，OP_0 を流れる電流を I とおくと R_1，R_2 を流れ

る電流はともに$\dfrac{I}{2}$であり，キルヒホッフの法則から

$$V=R\cdot\frac{I}{2} \qquad \therefore \quad I=\frac{2V}{R}=\frac{\omega BL^2}{4R}$$ …ヒ(答)

VI

〔解答〕

問 1 フ ②　問 2 ヘ ④

問 3 ホ ⊖　問 4 マ ⓪

問 5 ミ ⑨　問 6 ム ③，⑦，⑨

〔出題者が求めたポイント〕

原子核反応，結合エネルギー，素粒子

〔解答のプロセス〕

問 1　核反応式 $4{}^{1}_{1}\mathrm{H}+x{}^{\ 0}_{-1}\mathrm{e}\longrightarrow{}^{4}_{2}\mathrm{He}+2\nu_{\mathrm{e}}$ において，原子番号に着目すると

$4-x=2 \qquad \therefore \quad x=2$ …フ(答)

問 2　4 個の水素原子核が結合して 1 個のヘリウム原子核になる反応だから，核融合反応である。 …ヘ(答)

問 3　質量 $m=1$ [u]に相当するエネルギーを ε とおくと

$$\varepsilon=mc^2=1.66\times10^{-27}\times(3.00\times10^8)^2$$
$$\fallingdotseq 1.49\times10^{-10}\ [\mathrm{J}]$$

[eV]の単位に直すと

$$\varepsilon=\frac{1.49\times10^{-10}}{1.60\times10^{-19}}\fallingdotseq 9.31\times10^8\ [\mathrm{eV}]$$

$\therefore \quad \varepsilon=931[\mathrm{MeV}]$ …ホ(答)

問 4　核反応における質量の減少分 Δm は

$$\Delta m=4\times1.0078-4.0026=0.0286[\mathrm{u}]$$

よって，放出されるエネルギー E は

$$E=\Delta m\varepsilon=0.0286\times931$$
$$\fallingdotseq 26.6[\mathrm{MeV}]$$ …マ(答)

問 5　${}^{4}_{2}\mathrm{He}$ 原子核の質量欠損 Δm_{d} は

$$\Delta m_{\mathrm{d}}=(2\times1.0078+2\times1.0087)-4.0026$$
$$=0.0304[\mathrm{u}]$$

${}^{4}_{2}\mathrm{He}$ 原子核は 4 個の核子で構成されているから，1 核子あたりの結合エネルギー E_{b} は

$$E_{\mathrm{b}}=\frac{\Delta m_{\mathrm{d}}\varepsilon}{4}=\frac{0.0304\times931}{4}$$
$$\fallingdotseq 7.08\ [\mathrm{MeV}]$$ …ミ(答)

問 6　陽子，中性子，π 中間子などクォークが強い力で結びついている粒子をハドロン，電子やタウ粒子，ミュー粒子，ニュートリノなど強い力が働かない粒子をレプトンという。また，自然界に存在する力を媒介する粒子をゲージ粒子といい，光子，グルーオンなどがこれに含まれる。

化 学

解答

29年度

1

〔解答〕

(1) ア 6　(2) イ 4　(3) ウ 3　(4) エ 4

(5) オ 3

(6) カ 1　キ 6　ク 5　ケ 8　コ 3

　サ 1　シ 0　ス 1

(7) セ 3　ソ 5　(8) タ 1

〔出題者が求めたポイント〕

水素結合，非共有電子対，典型元素の最外殻電子，蒸留，錯イオン，原子量，α 崩壊，アセチレン発生，滴定曲線

〔解答のプロセス〕

(1) a　水素結合は，電気陰性度の大きな原子 F, O, N が，H 原子をなかだちとしてつくる結合なので，①，③，⑥が当てはまる。

b　分子中に非共有電子対が 2 対あるのは②，⑥である。

	分子	構造式	非共有電子対
①	HF	H:F:	3 対
②	N_2	:N⋮⋮N:	2 対
③	NH_3	H:N:H (H)	1 対
④	I_2	:I:I:	6 対
⑤	CO_2	:O::C::O:	4 対
⑥	CH_3OH	H:C:O:H (H, H)	2 対

(2) 典型元素は 1，2 族と 12 ～ 18 族の元素である。一般に，典型元素の最外殻電子の数と族番号の下 1 桁は一致するが，希ガスの最外殻電子の数は，ヘリウムが 2 で他が 8 である。

(3) 海水は，塩化ナトリウム以外の塩が含まれているため，蒸留により塩化ナトリウムだけを取り出すことができない。

(4) 錯イオンは，金属イオンに非共有電子対をもつ陰イオンや分子が配位子として結合したものなので，④の NH_4^+ は非共有電子対をもたないため配位子として結びつくことができない。

(5) A の原子番号，中性子の数をそれぞれ x，y とおくと，

A の質量数：$x+y$　　B の質量数：$x+y-2$

また，A と B の質量数の和は

$(x+y)+(x+y-2)=2m$ より，$x+y=m+1$

A の質量数：$x+y=m+1$

B の質量数：$x+y-2=m-1$

原子量は，同位体の相対質量と存在比からもとまる平均値なので，

$$M=(m+1)\times\frac{a}{100}+(m-1)\times\frac{100-a}{100}=m+\frac{a}{50}-1$$

(6) 1)　中性子＝質量数－陽子の数(＝原子番号)より，$^{278}_{113}$Uut の中性子の数は，278－113＝165 個

2)　$^{70}_{30}$Zn＋$^{209}_{x}$Bi ⟶ $^{279}_{113}$Uut より，陽子の数(＝原子番号)に着目すると，

$30+x=113$　　$x=83$

1 回の α 崩壊では原子番号を 2，質量数を 4 減らす。$^{278}_{113}$Uut は 6 回の α 崩壊を繰り返して $^{254}_{y}$Md になるので，$y=113-2\times6=101$

(7) 炭化カルシウム CaC_2 に水に加えると，エチン(アセチレン)が発生する。

$CaC_2+2H_2O \longrightarrow C_2H_2+Ca(OH)_2$

CaC_2 の物質量と発生した C_2H_2 の物質量が等しいので，発生した C_2H_2 の物質量は，

$\frac{0.32}{64}=5\times10^{-3}$ (mol)

よって，発生した C_2H_2 の標準状態での体積は，

$5\times10^{-3}\times22.4=1.12\times10^{-1}$ (L)

(8) 図の滴定曲線から，弱酸と強塩基の中和の滴定曲線を描いている。

2

〔解答〕

(1) ア 2　イ 2

(2) ウ 7　エ 5　オ 4　カ 1　キ 6

(3) ク 1　ケ 3

(4) コ 4　サ 8　シ 4

(5) ス 2　セ 4

〔出題者が求めたポイント〕

イオン化傾向，熱化学，ルシャトリエの原理，反応速度，Al の融解塩電解

〔解答のプロセス〕

(1) 1)　X，Y，Z の常温の水と反応しないので，この実験に使用していないと判断できる金属は② Ca である。

2)　電池ではイオン化傾向の小さい金属が正極となるから，4. の結果より，イオン化列は Y＞X，X＞Z，Y＞Z。よって，X，Y，Z のイオン化傾向の順は Y＞X＞Z である。

(2) 1)

CH_4(気)＋$2O_2$(気)＝CO_2(気)＋$2H_2O$(液)＋891 (kJ)

反応熱＝(生成物の生成熱の和)－(反応物の生成熱の和)より，

$891=(394+286\times2)-(Q_1+0)$　　$Q_1=75$ (kJ)

(単体である O_2 の生成熱は 0 である。)

2)　メタン CH_4 の生成熱を熱化学方程式で表すと，

C(黒鉛)＋$2H_2$(気体)＝CH_4(気体)＋75 (kJ)

反応熱＝(生成物の結合エネルギーの和)－(反応物の結合エネルギーの和)より，

$75=4\times Q_2-(715+436\times2)$

$Q_2 = 415.5 \fallingdotseq 416$ (kJ/mol)

(3) ① 全圧を下げても，両辺で気体の分子数が同じなので，平衡が移動しない。

② 温度を上げると吸熱方向に移動するので，平衡が左に移動する。

③ 体積が一定なので，アルゴンを加えると全圧は増加するが，反応に関係ある分子の分圧は変化しない。よって，平衡は移動しない。

④ NH_4Cl(固)は水溶液中で電離して $NH_4{}^+$ と Cl^- を生じ，$NH_4{}^+$ が増加するので平衡が左に移動する。

(4) 表より，$[A] = 1.0 \times 10^{-3}$ (mol/L)のとき，反応速度 v は[B]に比例するので，
$[A] = 2.0 \times 10^{-3}$ (mol/L), $[B] = 2.0 \times 10^{-3}$ (mol/L)のときの反応速度 v は，
$2.4 \times 10^{-4} \times 2 = 4.8 \times 10^{-4}$〔mol/(L・s)〕

(5) Al の融解塩電解の反応式は次のようになる
陰極：$Al^{3+} + 3e^- \longrightarrow Al$
陽極：$2O^{2-} + C \longrightarrow CO_2 + 4e^-$

3

〔解答〕

(1) ア 2
(2) イ 1
(3) ウ 8 エ 0 オ 8 カ 7
(4) キ 7
(5) ク 5
(6) ケ 4
(7) コ 2
(8) サ 5 シ 5
(9) ス 2 セ 1 ソ 4 タ 3

〔出題者が求めたポイント〕

陽イオンの沈殿，塩化水素の発生，塩素の発生，アゾ染料，芳香族炭化水素の異性体，有機物の分離，アミノ酸

〔解答のプロセス〕

(1) 1. の記述より，塩化バリウム水溶液を加えると，白色沈殿が生じることから硫酸バリウムが生じたと考えられるので，水溶液 B には硫酸亜鉛が溶けていると判断できる。
2. の記述より，アンモニア水を少量加えると，水溶液 A と B で沈殿が生じたことから，1. の記述から水溶液 B は硫酸亜鉛なので水溶液 A には塩化アルミニウムが溶けていると判断できる。
残りの水溶液 C には硝酸ナトリウムが溶けていることがわかる。

(2) 塩化ナトリウム濃硫酸を加えて加熱すると，塩化水素が発生する。
$NaCl + H_2SO_4 \longrightarrow NaHSO_4 + HCl$
塩化水素は無色，刺激臭の気体である。塩化水素は空気より重く，水によく溶けるので下方置換で集める。また，塩化水素をヨウ化カリウム水溶液に通しても反応しない。

(3) 1) 酸化マンガン(Ⅳ)に濃硫酸を加えて加熱すると塩素が発生する。(酸化還元反応)
$MnO_2 + 4HCl \longrightarrow MnCl_2 + Cl_2 + 2H_2O$
洗気びん A には水(塩化水素を吸収する)，洗気びん B には濃硫酸(水を吸収する)を入れる。

2) 標準状態で，224mL の塩素を発生させるために必要な酸化マンガン(Ⅳ)MnO_2(＝87)質量を x (g)とおくと，反応式より，MnO_2 の物質量は，発生した Cl_2 の物質量と等しいから，

$$\frac{x}{87} = \frac{224 \times 10^{-3}}{22.4} \quad x = 0.87\ \text{g}$$

(4)

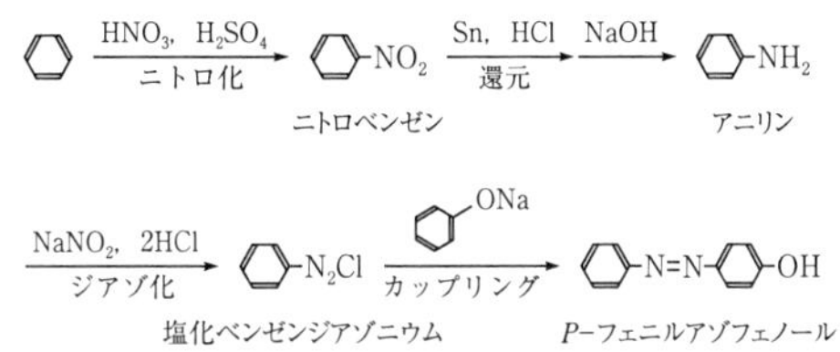

(5) ⟶ は臭素の置換基を示す。

① エチルベンゼン ② o－キシレン ③ m－キシレン

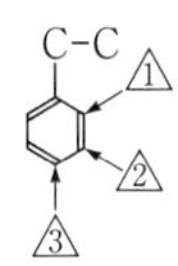

3 種

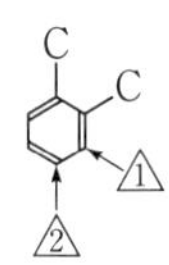

2 種

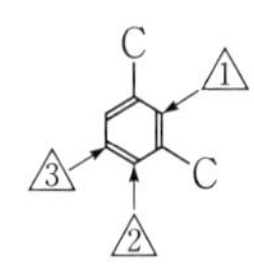

3 種

④ p－キシレン

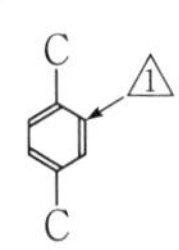

1 種

(6) ナイロン 66 はポリアミドであり，エステル結合を含まない。

$$\left[NH\text{-}(CH_2)_6\text{-}NH\text{-}CO\text{-}(CH_2)_4\text{-}CO \right]_n$$

ナイロン 66 の構造式

(7)
①ではジエチルエーテルが生成する。
②ではエチレンが生成する。
③ではアセトンが生成する。
④では酢酸エチルが生成する。
⑤ではメタンが生成する。
以上より，常温で容易に臭素 Br_2 と付加反応するのは，C＝C をもつエチレンである。

(8) 1) 操作 1 で塩酸を加えると，塩基性のアニリンが反応し，塩酸塩となり水層 a に移る。
操作 2 で安息香酸(カルボン酸)は，炭酸よりも強い酸であるため $NaHCO_3$ 水溶液と反応し，カルボン酸塩となり水層 b に移る。
操作 3 で水酸化ナトリウム水溶液を加えると，フェノールはナトリウムフェノキシドとなって水層 c に移る。

2) 安息香酸は室温で無色の固体である。また，安息

香酸はカルボン酸なのでアルコールと反応してエステルが生成する。

(9) 1) 不斉炭素原子とは，4 個の異なる原子または原子団と結合している炭素原子のことなので，②の炭素が不斉炭素原子である。

2) ペプチド結合は，2 つの α アミノ酸でカルボキシ基とアミノ基が脱水縮合してできる -CO-NH- のかたちの結合である。

3) システインに酸化剤を作用させると側鎖の -SH 基が酸化され，ジスルフィド結合(-S-S-結合)をつくる。

4) 浸透圧の公式 $\pi = cRT$ の式(ファントホッフの法則)より，

(浸透圧 π は，溶液のモル濃度 c と，絶対温度 T に比例する。)

$$c = \frac{\pi}{RT} = \frac{763}{8.3 \times 10^3 \times 298} = 0.308 \times 10^{-3}$$

$$\fallingdotseq 0.30 \times 10^{-3} \text{ (mol/L)}$$

生 物

解答

29年度

1

〔解答〕

ア⑨　イ②　ウ②　エ⑥　オ⑦
カ⊕　キ⑨　ク①　ケ①

〔解答のプロセス〕

出題分野：光合成，花芽形成，腐食連鎖

ア：光合成の光が直接関係する反応は葉緑体のチラコイド，光が直接関係しない反応はストロマで行われる。

イ：ヒルは光合成による O_2 の発生は CO_2 ではなく，H_2O の分解により起こるものと考えて実験を行った。彼の考えによれば，H_2O の分解により生じる電子を受容する物質があれば，CO_2 の非存在下でも H_2O の分解が起こった結果として O_2 が発生することになる。その電子受容体として加えられたものがシュウ酸鉄である。ルーベンの実験は，酸素の同位体を用いることにより，光合成で発生する酸素が水に由来することを直接的に示したものである。

ウ：ベンソンの実験により，光合成は光が必要な反応が先に起こり，次いで光を必要としない反応が起こることが示された。光が必要な反応とは，チラコイドで行われる光化学反応，ヒル反応(H_2O の分解)，光リン酸化のことである。H_2O の分解により生じた電子は電子伝達系を伝わり，最終的に $NADP^+$ により受容されて NADPH が生じる。また，電子が電子伝達系を流れる際に放出されるエネルギーを用いて光リン酸化が行われ，ATP が生じる。これらを利用して行われるのが，ストロマにおける光を必要としない反応である。

エ：ヒル，ルーベンの実験より，光が必要な反応では H_2O が消費されて O_2 が発生し，ベンソンの実験より，光を必要とする反応が先に起こることがわかる。この条件から解答の候補となる選択肢は④と⑥に絞られる。ここで，光合成で生じるグルコース($C_6H_{12}O_6$)はストロマで行われる光を必要としない反応(カルビン・ベンソン回路)で生じることに注目すると⑥が正解となる。

オ：連続暗期と限界暗期の長さに注目して考える。条件1，2より，この植物は連続暗期が限界暗期より短くなったときに花芽形成することから，長日植物であるとわかる。したがって，条件3では赤色光照射による光中断のために連続暗期が短縮され，花芽形成はせず，条件4では光中断の効果が遠赤色光照射で打ち消されるため，花芽形成することになる。

カ：実験1の結果より，生の葉と土壌にはそれぞれ異なる1種類の細菌が付着しており，落葉にはこれら2種類の細菌がともに付着していることがわかる。よって，考察 a ～ d の内容はすべて正しいといえる。

キ：実験2の結果より，土壌に付着する表面にシワのあるコロニーを形成する細菌も，生の葉に付着する小粒で半透明のコロニーを形成する細菌も，ともに脱脂粉乳の成分を分解するが，その分解量は前者の方が多いことがわかる。また，デンプンの分解に関しては，いずれの細菌も同程度行うことがわかる。以上より，考察の内容として正しいのは，c と f であるといえる。

ケ：②～④の内容は正しい。①は被食者が何を指すか曖昧であるが，ここでは出題者の意図としては生食連鎖の一次消費者を指すと考えて，①を正解とする。

2

〔解答〕

ア⑤　イ③　ウ③　エ⑧　オ⑦
カ②　キ①　ク⑤　ケ①　コ③
サ②　シ③　ス③　セ①　ソ①
タ①　チ⑥　ツ②

〔解答のプロセス〕

出題分野：核酸，遺伝，動物の発生，器官形成

ア・イ：遺伝物質が DNA であるか RNA であるかの判別は，塩基としてチミンをもつか，あるいはウラシルをもつかで行う。また，1本鎖であるか2本鎖であるかの判別は，アデニンとチミン(またはウラシル)，グアニンとシトシンの割合がほぼ等しいか否かに注目する。以上より，1本鎖の DNA は e のみであり，2本鎖の RNA は c のみであるとわかる。

エ：求める mRNA 鎖は，図1にある塩基配列と相補的なヌクレオチド鎖(DNA 鎖)を鋳型に転写して形成されることから，図1の塩基配列の T を U に置き換えたものとなる。

オ：まず，対立遺伝子 P，p と R，r は別の染色体上にあるので，配偶子がもつ遺伝子の組み合わせは PR，Pr，pR，pr の4種類となる。両親のそれぞれがこれらの4種類の配偶子をもつとすると，受精によって生じる子の遺伝子型は，PPRR，PPRr，PpRR，PpRr，PPrr，Pprr，ppRR，ppRr，pprr の9種類となる。次に3組の対立遺伝子 P，p と Q，q と R，r に着目すると，連鎖している P-Q 間，p-q 間で組換えが起こらなければ，あとは R と r のいずれをもつかで遺伝子の組み合わせは決定するので，配偶子のもつ遺伝子の組み合わせは4種類となる。ここで，P-Q 間，p － q 間で組換えが起こるとすると，遺伝子の組み合わせとして新たに P-q，p-Q が生じることになるので，R と r のいずれかをもつことを考慮すると，新たな組み合わせをもつ配偶子は4種類生じることになる。

カ：劣性ホモの aabb との交配は検定交配であり，それにより生じる次の世代の表現型の割合は，AaBb が形成する配偶子のもつ遺伝子型の割合を表している。組換え価は全配偶子に対する組換えにより生じた配偶子の割合として求められるので，

$\dfrac{1+1}{49+1+1+49}\times 100 = 2.0(\%)$となる。

キ：B，C は同じ染色体上で連鎖しており，組換えが起こっていることから，遺伝子型 BbCc の個体の作る配偶子の遺伝子型の分離比は，

BC：Bc：bC：bc＝m：n：n：m と表せる。

このとき，それらの交配の結果得られる次の世代の表現型は次表のようになる。

卵細胞＼精細胞	mBC	nBc	nbC	mbc
mBC	m^2〔BC〕	mn〔BC〕	mn〔BC〕	m^2〔BC〕
nBc	mn〔BC〕	n^2〔Bc〕	n^2〔BC〕	mn〔Bc〕
nbC	mn〔BC〕	n^2〔BC〕	n^2〔bC〕	mn〔bC〕
mbc	m^2〔BC〕	mn〔Bc〕	mn〔bC〕	m^2〔bc〕

表より，各表現型の分離比は，

〔BC〕：〔Bc〕：〔bC〕：〔bc〕

$=(3m^2+4mn+2n^2):(n^2+2mn):(n^2+2mn):m^2$

$=71:4:4:21$

よって，表現型〔bC〕と〔bc〕の比に注目すると，以下の連立方程式が得られる。

$n^2+2mn=4$ ……①

$m^2=21$ ……②

$m>0$だから，②より，$m=\sqrt{21}$。これを①に代入して，

$n^2+2\sqrt{21}n-4=0$…… ③

$n>0$とし，③に二次方程式の解の公式を用いると，

$$n=\frac{-2\sqrt{21}+\sqrt{(2\sqrt{21})^2+4\times 1\times 4}}{2}=-\sqrt{21}+5$$

よって，配偶子の遺伝子型の分離比は

$BC:Bc:bC:bc=\sqrt{21}:(5-\sqrt{21}):(5-\sqrt{21}):\sqrt{21}$

となる。

$\sqrt{21}\fallingdotseq 4.58$であることから，$\sqrt{21}>5-\sqrt{21}$より，BC 間の組換え価を求めると，

$\dfrac{(5-\sqrt{21})+(5-\sqrt{21})}{\sqrt{21}+(5-\sqrt{21})+(5-\sqrt{21})+\sqrt{21}}\times 100$

$=100-20\sqrt{21}\fallingdotseq 8.4(\%)$となる。

よって，各遺伝子間の組換え価は AB 間が 2.0％，AC 間が 10％，BC 間が 8.4％となり，AC 間で二重乗換えが起きた確率を考慮すると，①の位置関係が正しいといえる。

ク：それぞれの卵割様式は，①と④は等割，②は不等割，③は表割，⑤は盤割である。ニワトリの卵割様式は盤割なので，⑤が正しい。

ケ～タ：脊椎動物では，原腸胚初期に外胚葉，中胚葉，内胚葉が生じ，各胚葉からさまざまな組織，器官が分化する。皮膚の表皮は外胚葉，真皮は中胚葉の体節に由来する。また，消化管の内壁である上皮組織は内胚葉に由来するが，結合組織と筋組織はいずれも中胚葉の側板に由来する。一方，眼の角膜とレンズは外胚葉の表皮に，網膜は神経管に由来する。

チ：実験1の結果より，6日目胚同士の移植で前胃と砂嚢のいずれが生じるかは，間充織からの誘導により決定されることがわかる。また，実験2の結果では，9日目胚の上皮は6日目胚の間充織からの誘導を受けずに分化しており，上皮の反応能は6日目から9日目の間に低下していることがわかる。一方，実験3より，間充織による誘導作用は，4日目から9日目にかけて低下は見られないことがわかる。以上より，考察として正しいのはcとfである。

ツ：カドヘリンは細胞膜に存在する膜貫通タンパク質であり，細胞接着の形成に関与している。神経管に分化する細胞ではN−カドヘリン，表皮に分化する細胞ではE−カドヘリンが発現しており，同種のカドヘリン同士での親和性が高く，そのため神経管と表皮との分離が生じる。実験1の結果は，カドヘリンのその性質を反映したものである。また，実験2の結果では，E−カドヘリンの発現量が多い細胞が内部に集まり，発現量が少ない細胞が周囲を囲むことから，発現量の多い細胞同士は接着力が強く，少ない細胞は接着力が弱いことがわかる。以上より，考察として正しいのはaとeである。

3

〔解答〕

ア⑥	イ⑦	ウ①	エ⑧	オ⑤
カ④	キ②	ク③	ケ④	コ②
サ②	シ⑤	ス④	セ③	ソ①
タ⑦	チ④	ツ②	テ⑦	ト⑤
ナ①	ニ⓪			

〔解答のプロセス〕

出題分野：動物界の系統，生物の分類と進化，生態系におけるエネルギーの移動

ア～コ：細胞壁をもたない真核細胞から成る多細胞性の従属栄養生物が動物である。動物の共通の祖先は，現生のえり鞭毛虫類に近い生物が形成した群体のようなものであったと考えられており，胚葉の分化が見られない無胚葉動物の海綿動物が最もその体制に近いと考えられている。やがて，そこから外胚葉と内胚葉の二胚葉から成る刺胞動物などの二胚葉動物が出現し，さらに中胚葉が分化した三胚葉動物が出現したとされている。

三胚葉動物はさらに，原口がそのまま口になる旧口動物(先口動物)と原口またはその周辺部が肛門になり，原口とは別の部分が口になる新口動物(後口動物)に分けられ，前者がCとDのグループに該当する。このうち，Cはいずれも発生の途中過程で輪形動物のワムシに似たトロコフォア幼生を経て発生することから冠輪動物と総称され，Dはいずれも成長に脱皮を伴うことから脱皮動物と総称される。一方，新口動物には脊索を形成するものが現れ，やがてその中から脊椎を形成するものが出現したと考えられている。なお，側生動物とは「横枝の動物」を意味し，進化の早い段階で他

の動物と分岐した動物のことであり，現生では海綿動物のみが該当する。

サ～ソ：原核生物には多細胞生物は存在せず，サは独立栄養生物であることから化学合成細菌の硫黄細菌が該当し，スは従属栄養生物であることから大腸菌が該当する。また，真核生物には単細胞生物と多細胞生物が存在し，シは単細胞の独立栄養生物であることからミドリムシが該当し，セは単細胞の従属栄養生物であることから酵母菌が該当する。

一方，ソは多細胞の従属栄養生物であることからアブラムシとなる。

タ・チ：シアノバクテリアの祖先は約 27 億年前に出現したと考えられており，マーグリスが提唱した細胞内共生説によれば，それが後に原始的な真核生物へと取り込まれ，葉緑体になったと考えられている。シアノバクテリアは，昼間は岩石の表面で光合成を行い，夜間は砂などの堆積物を粘液で固めて，翌日その固まった層の上でさらに光合成を行って成長する。こうして，長い年月をかけて形成された岩石がストロマトライトである。

ツ～ト：問題文に不備があるとして，大学側から全員に加点された問題である。不備があるとされたのは，文中の「生産者はこれを利用して同化を行った。」の部分で，本来はその後に「ただし，消費者の不消化排出量はないものとする。」の一文が必要であったと説明されている。ここでは，その一文が加えられていたものとして考える。その場合，一次消費者の同化量ツは生産者の被食量と等しく 62.2 であり，二次消費者の同化量 13.0 は一次消費者の被食量テと等しいことになる。また，一次消費者の成長量トは同化量から呼吸量，被食量，枯死・死亡量を差し引いた値となるので，29.4 となる。

ナ：生産者のエネルギー効率は，太陽エネルギー全体に対して生産者が光合成で利用できた全エネルギーの割合をパーセントで表したものとして求められる。よって，

$\dfrac{467.7}{499262.4} \times 100 \fallingdotseq 0.1$ となる。

ニ：生産者が固定したエネルギーは 467.5，二次消費者に移行して同化されたエネルギーは 13.0 なので，求める値は，

$\dfrac{13.0}{467.5} \times 100 \fallingdotseq 2.8$ となる。

平成28年度

問　題　と　解　答

英 語

問題

28年度

I 問 1 ～問 10 について，（　　）に入れるべき最も適切なものをⓐ～ⓓの中から 1 つずつ選びなさい。

問 1 Hybrid cars run (　　) electricity and gas.

ⓐ by　　ⓑ with　　ⓒ on　　ⓓ at

問 2 He paid (　　) of dollars for his yacht.

ⓐ ten of thousand　　ⓑ tens of thousand
ⓒ ten of thousands　　ⓓ tens of thousands

問 3 She gave him a beautiful gift (　　) apology.

ⓐ in favor of　　ⓑ in case of　　ⓒ by way of　　ⓓ with all

問 4 Every evening (　　) her jogging on the beach.

ⓐ led　　ⓑ found　　ⓒ took　　ⓓ brought

問 5 All the attendants were impressed by his speech, (　　) I think is natural.

ⓐ that　　ⓑ where　　ⓒ which　　ⓓ what

問 6 That TV program has not started yet, but when (　　) it will fascinate many people.

ⓐ it does　　ⓑ it has done　　ⓒ it will do　　ⓓ it would do

問 7 Financial conditions (　　) her to give up going abroad for study.

ⓐ inspired　　ⓑ encouraged　　ⓒ forced　　ⓓ allowed

問 8 You will be accepted (　　) you do the job in your own way.

ⓐ meanwhile　　ⓑ in case　　ⓒ by the time　　ⓓ as long as

問 9　You (　　　) hard, but you didn't.

ⓐ studied　　ⓑ had studied

ⓒ could study　　ⓓ could have studied

問10　Remember (　　　): you have an obligation to observe this rule.

ⓐ one　　ⓑ it　　ⓒ that　　ⓓ this

Ⅱ 問 11～問 13 について，次の日本文に合うように［　　　］の語を並べかえて英文を完成する際に，（ ア ）と（ イ ）にくるものの正しい組み合わせをⓐ～ⓓの中から１つずつ選びなさい。

問11 予防医学のブームの結果として，栄養補助食の売り上げの膨大な増加がもたらされています。

The (　　) (ア) (　　) (　　) (　　) (イ) (　　) a large increase in the sale of dietary supplements.

[preventive / boom / has / in / medicine / resulted / in]

ⓐ ア：medicine イ：has　　ⓑ ア：preventive イ：in
ⓒ ア：in イ：resulted　　ⓓ ア：boom イ：medicine

問12 私が以前に住んでいたアパートの隣人に，リサイクル運動に熱心な人がいました。

One of my neighbors in an (　　) (　　) (　　) (ア) (　　) (　　) (　　) (　　) (イ) (　　) of the recycling movement.

[supporter / apartment / used / an / I / was / where / earnest / live / to]

ⓐ ア：was イ：I　　ⓑ ア：used イ：earnest
ⓒ ア：live イ：supporter　　ⓓ ア：to イ：apartment

問13 私は都市に住んでいるもっと多くの日本人が，人前でも人の見ていないところでも同じように振舞うようになればよいと思います。

I wish more (　　) (　　) (　　) (ア) (　　) (　　) (　　) (イ) (　　) (　　) front of people and behind their backs.

[would / both / act / cities / the / in / living / same / in / Japanese]

ⓐ ア：in イ：the　　ⓑ ア：would イ：both
ⓒ ア：living イ：act　　ⓓ ア：cities イ：same

Ⅲ 問 14〜問 22 について，次の英文[A][B]の空所（ 14 ）〜（ 22 ）に入れるべき最も適切なものをⓐ〜ⓓの中から 1 つずつ選びなさい。

[A] When Yoko and Keiko were homestaying at Mrs. Wilson's in the United States, Yoko was injured. Her right hand was caught in a heavy window frame. The window fell suddenly when she was going to close it. Her hand (14) badly. The two girls were in a state of panic, but Keiko quickly calmed down and called for an ambulance. Luckily she remembered the number for the ambulance. It is 911, the opposite of the Japanese number.

Yoko was given first aid. The bleeding had almost stopped. The paramedic checked her hand, and found that the nerves and bones were all right. Then, she was taken to the hospital, where the doctor sewed up the cut (15) three stitches. After two weeks, the stitches were taken out.

Yoko was very surprised when she received a bill from the hospital. Her treatment was very expensive. She remembered that she had applied (16) overseas travel accident insurance before she left Japan. She was relieved to find out that it would cover a hundred percent of the costs. In fact, this was the first time that she made (17) of the travel insurance. Mrs. Wilson told her that not only medical expenses but also insurance premiums are very high in the United States.

問14 ⓐ blood ⓑ bleed ⓒ blooded ⓓ bled

問15 ⓐ by ⓑ for ⓒ with ⓓ over

問16 ⓐ on ⓑ to ⓒ for ⓓ at

問17 ⓐ way ⓑ expense ⓒ demand ⓓ use

[B] One interesting consequence of suddenly becoming a vegetarian was having to deal politely with the confused and sometimes angry reactions of friends. More significantly, for the first time in my life I had to think carefully about (18) I put in my mouth. Those of us without major religious, cultural or health considerations are probably used to accepting most food put in front of us. At parties I now found myself declining most of the food served before the meal, either because they had some real or processed meat or, just as often, because I couldn't make (19) the ingredients. The act of (20) decisions delayed the reactive eating impulse, and seemed to ensure that fewer unwanted calories ended up inside me.

By cutting out meat in general I was not just reducing the fats and protein in the meat itself, but I was also cutting out most unhealthy processed foods that contain lots of added salt, sugar and fat. The other helpful side effect was that I was eating (21) fruit and vegetables than ever before, and was discovering that I liked beans and many other vegetables I had never heard of. I was becoming more adventurous when ordering food in restaurants, (22) in the past I might just have had a steak, chips and salad.

問18 ⓐ what ⓑ that ⓒ which ⓓ who

問19 ⓐ of ⓑ up ⓒ for ⓓ out

問20 ⓐ making ⓑ finding ⓒ putting ⓓ obtaining

問21 ⓐ far more ⓑ much less ⓒ greater ⓓ fewer

問22 ⓐ even if ⓑ before ⓒ whereas ⓓ once

IV 問23～問34について，次の英文を読み，本文の内容に一致する最も適切なものをⓐ～ⓓの中から1つずつ選びなさい。

To what extent are we the authors of our own experience? How much are these predetermined by the brains or senses we are born with, and to what extent do we shape our brains through experience? The effects of a profound perceptual deprivation such as blindness may cast an unexpected light on these questions. Going blind, especially later in life, presents one with a huge potentially overwhelming challenge: to find a new way of living, of ordering one's world, when the old way (23) has been destroyed.

In 1990, I was sent an extraordinary book called *Touching the Rock: An Experience of Blindness*, by John Hull, a professor of religious education in England. Hull had grown up partly sighted, developing *1 cataracts at the age of thirteen and becoming completely blind in his left eye four years later. Vision in his right eye remained reasonable until he was thirty-five or so, but there followed a decade of steadily failing vision, so that Hull needed stronger and stronger magnifying glasses and had to write with thicker and thicker pens. In 1983, at the age of forty-eight, he became completely blind.

Touching the Rock is the journal he dictated in the three years that followed. It is full of sharp insights about his transition to life as a blind person, but most striking for me was his description of how, after he became blind, he experienced a gradual weakening of visual imagery and memory, and finally a virtual *2 extinction of them (except in dreams)—a state that he called "deep blindness."

By this, Hull meant not only a loss of visual images and memories but a loss of the very idea of seeing, so that even concepts like "here," "there," and "facing" seemed to lose meaning for him. The senses of objects having appearances, or visible characteristics, vanished. He could no longer imagine how the number 3 looked unless he traced it in the air with his finger. He could construct a motor image of a 3, but not a visible one.

At first Hull was greatly distressed by this: he could no longer bring to mind the faces of his wife or children, or of familiar and loved landscapes and places. But he then came to accept it with remarkable peace of mind, regarding it as a natural response to losing his sight. Indeed, he seemed to feel that the loss of visual imagery was required for the full development, the heightening of his other senses.

Two years after becoming completely blind, Hull had apparently become so nonvisual in his imagery and memory as to resemble someone who had been blind from birth. In a profoundly religious way, and in language sometimes like that of Saint John of the Cross, Hull entered into the state of deep blindness, surrendered himself, with a sort of *3resignation and joy. He spoke of deep blindness as "an *4authentic world, a place of his own. Being a whole-body seer is to be in one of the concentrated human conditions."

Being a whole-body seer for Hull, meant shifting his attention, his center of gravity, to the other senses, and these senses assumed a new richness and power. Thus he wrote of how the sound of rain, never before given much attention, could *5delineate a whole landscape for him, for its sound on the garden path was different from its sound as it drummed on the lawn, or on the bushes in his garden, or on the fence dividing the garden from the road: "Rain has a way of bringing out the shapes of everything; it throws a colored blanket over previously invisible things; instead of an interrupted and thus fragmented world, the steadily falling rain creates continuity of *6acoustic experience, presents the fullness of an entire situation all at once, and gives a sense of perspective and of the actual relationships of one part of the world to another."

With his new intensity of auditory experience (or attention), along with the sharpening of his other senses, Hull came to feel a sense of closeness with nature, an intensity of being-in-the-world, beyond anything he had known when he was sighted. Blindness became for him "a dark, paradoxical gift." This was not just "compensation," he emphasized, but a whole new order, a new mode of human being. With this, he freed himself from visual nostalgia, from the strain or falseness of trying to pass as "normal," and found a new focus, a new freedom and identity. His teaching at the university expanded, became more fluent; his writing became stronger and deeper; he became intellectually and spiritually bolder, more confident. He felt he was on solid ground at last.

Hull's description seemed to me an astonishing example of how an individual deprived of one form of perception could totally reshape himself to a new center, a new perceptual identity. Yet I found it extraordinary that such an elimination of visual memory as he described could happen to an adult with decades of rich and significant visual experience to call upon. I could not, however, doubt the realness of Hull's account, which he related with the most *7 scrupulous care and clearness.

Notes: *1 cataract 白内障
*2 extinction 消滅
*3 resignation あきらめ
*4 authentic 本物の
*5 delineate 輪郭を描く
*6 acoustic 聴覚の
*7 scrupulous 綿密な

問23 What does "the old way" refer to in the last sentence of the first paragraph?

ⓐ It refers to an overwhelming challenge that stays with us for a long time.

ⓑ It refers to an ordinary life with all five senses.

ⓒ It refers to our creation of the world and our living in it for a long time.

ⓓ It refers to our wisdom from the past.

問24 When did Hull become blind in his left eye?

ⓐ at the start of cataracts

ⓑ at the age of four

ⓒ at the age of thirteen

ⓓ at the age of seventeen

問25 At what point was the author most deeply impressed by *Touching the Rock*?

ⓐ at the way of Hull's telling his process to reach deep blindness

ⓑ at the way of Hull's reaching a perfect resignation to his life

ⓒ at the way of Hull's determining an attitude towards his reality

ⓓ at the way of Hull's explaining his severe state of mind

問26 What was the state that Hull called "deep blindness"?

ⓐ It was a state in which he used dreams to see.

ⓑ It was a state in which he was able to see using only his memory.

ⓒ It was a state in which he stopped visualizing everything in his mind.

ⓓ It was a state in which he lost his creative power.

問27 What is the difference between a motor image and a visible image?

ⓐ One uses movement and the other doesn't.

ⓑ One uses a motor and the other doesn't.

ⓒ One vanishes mental images from the mind and the other doesn't.

ⓓ One is used by everyone and the other isn't.

問28 What distressing fact did Hull calmly accept?

ⓐ He accepted the fact that his blindness was a loss that could happen to anyone.

ⓑ He accepted the fact that he could see things fully only in his mind.

ⓒ He accepted the fact that a full development of his blindness was just an incident.

ⓓ He accepted the fact that he could no longer see places or things in his mind.

問29 What changed after two years of blindness?

ⓐ He felt great joy about his efforts to deal with blindness.

ⓑ He gave up hope and surrendered to his condition.

ⓒ He began to use religious language to become more like a saint.

ⓓ He became similar to a person who had never seen anything before.

問30 What characterizes Hull's whole-body seer?

ⓐ It is someone who uses his strengthened perceptions.

ⓑ It is someone who uses his body to move from place to place.

ⓒ It is someone who is in deep thought.

ⓓ It is someone who thinks in a very profound and religious way.

問31 What did the sound of rain do?

ⓐ The sound reminded him of the colors of the world around him.

ⓑ The sound allowed him to be aware of the various things around him.

ⓒ The sound was something he gave very little attention to.

ⓓ The sound let him know that the lawn and bushes were growing.

問32 Why was blindness "a dark paradoxical gift" for Hull?

ⓐ His blindness let him finally become normal again.

ⓑ His blindness made him more cautious than before.

ⓒ His blindness allowed him to have more to teach.

ⓓ His blindness led him to an enhanced sense of self.

問33 What was Hull's final state after his harsh experiences?

ⓐ He felt stronger and more confident.

ⓑ He felt gloomier than ever.

ⓒ He felt more poetic and religious.

ⓓ He felt helpless and lost.

問34 What astonished the author of this essay most?

ⓐ Hull's careful description of the rain did.

ⓑ Visual images being so easily forgotten did.

ⓒ The fact that Hull's teaching duties expanded did.

ⓓ Hull's despair over his blindness did.

数 学

問題

28年度

解答を始めるまえに，つぎの**解答上の注意のつづき**を読みなさい。

解答上の注意のつづき

(i) **分数の形の解答枠に，整数の解答をしたいときは，分母が 1 の分数の形になるように答えなさい。**たとえば，$\dfrac{\boxed{ヤ}}{\boxed{ユ}}$ の解答枠に 2 と答えたいときは，$\dfrac{2}{1}$ と答えなさい。

(ii) 解答枠 $\boxed{}$ に，**解答枠の桁(けた)数より少ない桁数の整数を解答したいときは，数字が右づめで，その前を 0 でうめるような形で答えなさい。**たとえば，$\boxed{ヨワ}$ の解答枠に 2 と答えたいときは，0 2 と答えなさい。**ヨ の 0 をマークしないままにしておくと，間違いになります！**

(解答上の注意終)

1 $\log_{10} 2 = 0.3010$，$\log_{10} 3 = 0.4771$，$\log_{10} 7 = 0.8451$ とする。

(1) $a = 100 \log_{10} 105$ とするとき，a 以下の最も大きい整数は $\boxed{アイウ}$ である。

(2) 3^{500} は $\boxed{エオカ}$ 桁の数である。また，最高位(先頭)の数字は $\boxed{キ}$ である。

(3) すべての正の整数 n に対して，3^n の一の位(末尾)の数字は $\boxed{ク}$ 種類ある。3^{500} の一の位の数字は $\boxed{ケ}$ である。

(4) 3^{500} を 60 で割った余りは $\boxed{コサ}$ である。

(5) 2元1次不定方程式 $172x - 53y = 1$ の整数解のうち，x の絶対値が最も小さい解は，$x = -\boxed{シス}$，$y = -\boxed{セソ}$ である。

2 $0 < \theta < \dfrac{\pi}{2}$ とするとき，複素数平面上で

$$\alpha = 3(\cos\theta + i\sin\theta)$$

$$\beta = 3\{(\cos\theta - \sin\theta) + i(\cos\theta + \sin\theta)\}$$

の表す点を，それぞれ，A，B とする。原点を O とする。また，$\arg z$ は複素数 z の偏角を表すものとし，$-\pi \leqq \arg z < \pi$ の範囲とする。

(1) $\left|\dfrac{\beta}{\alpha}\right| = \sqrt{\boxed{ア}}$，$\arg\dfrac{\beta}{\alpha} = \dfrac{\boxed{イ}}{\boxed{ウ}}\pi$，$|\beta - \alpha| = \boxed{エ}$，

$\arg\dfrac{\beta - \alpha}{-\alpha} = -\dfrac{\boxed{オ}}{\boxed{カ}}\pi$ である。

(2) 三角形 OAB の外接円の直径は $\boxed{キ}\sqrt{\boxed{ク}}$ である。

(3) $\gamma = -\dfrac{9\sqrt{3}}{\beta}$ で表される点 C が，三角形 OAB の外接円上にあるとする。このとき，

$$\arg\frac{\beta - \gamma}{-\gamma} = \frac{\boxed{ケ}}{\boxed{コ}}\pi \quad または \quad \arg\frac{\beta - \gamma}{-\gamma} = -\frac{\boxed{サ}}{\boxed{シ}}\pi \quad \cdots\cdots①$$

である。① を満たす θ を，小さい順に θ_1，θ_2 とする。このとき，

$$\theta_1 = \frac{\pi}{\boxed{ス}}, \qquad \theta_2 = \frac{\pi}{\boxed{セ}}$$

である。

$\theta = \theta_1$ のとき，

$$\alpha = \frac{\boxed{ソ}}{\boxed{タ}}\left(\sqrt{\boxed{チ}}\ \boxed{ツ}\ i\right),$$

$$\beta = \frac{\boxed{テ}}{\boxed{ト}}\left\{\left(\sqrt{\boxed{ナ}}\ \boxed{ニ}\ 1\right) + \left(\sqrt{\boxed{ヌ}}\ \boxed{ネ}\ 1\right)i\right\},$$

$$\gamma = \frac{\boxed{ノ}}{\boxed{ハ}}\left\{\left(\sqrt{\boxed{ヒ}}\ \boxed{フ}\ 3\right) + \left(\sqrt{\boxed{ヘ}}\ \boxed{ホ}\ 3\right)i\right\}$$

である。ここで，$\boxed{ツ}$，$\boxed{ニ}$，$\boxed{ネ}$，$\boxed{フ}$，$\boxed{ホ}$ は，それぞれ，符号 $+$，$-$ のいずれかである。

3 n を 0 以上の整数とし，$f_n(x)=\sin(2^n x)$ とする。各 n に対して，$f_n(x)=f_{n+1}(x)$ を満たす正の x のうち，最小の x を x_n とする。さらに

$$S_n=\int_{x_{n+1}}^{x_n}\{f_{n+1}(x)-f_n(x)\}\,dx$$

とする。

(1) $x_0=\dfrac{\boxed{ア}}{\boxed{イ}}\pi$，$x_1=\dfrac{\boxed{ウ}}{\boxed{エ}}\pi$，$x_2=\dfrac{\boxed{オカ}}{\boxed{キク}}\pi$ である。

(2) $S_0=\dfrac{\boxed{ケ}-\sqrt{\boxed{コ}}}{\boxed{サ}}$，$S_1=\dfrac{\boxed{シ}-\sqrt{\boxed{ス}}}{\boxed{セ}}$ である。

(3) $S_n<\dfrac{1}{100}$ となる最小の n の値は $\boxed{ソ}$ である。

(4) $\displaystyle\int_0^{x_0}\{f_0(x)\}^2\,dx=\frac{\boxed{タ}}{\boxed{チ}}\pi-\frac{\sqrt{\boxed{ツ}}}{\boxed{テ}}$ である。

(5) $\displaystyle\int_0^{x_0}f_0(x)f_1(x)\,dx=\frac{\sqrt{\boxed{ト}}}{\boxed{ナ}}$ である。

(6) 曲線 $y=f_{n+1}(x)-f_n(x)$ $(0\leqq x\leqq x_n)$，x 軸，および直線 $x=x_n$ で囲まれた図形を x 軸のまわりに1回転してできる立体の体積を V_n とする。このとき，

$$V_0=\frac{\boxed{ニ}}{\boxed{ヌ}}\pi^2-\frac{\boxed{ネ}}{\boxed{ノハ}}\sqrt{\boxed{ヒ}}\,\pi,$$

$$\sum_{n=0}^{\infty}V_n=\frac{\boxed{フ}}{\boxed{ヘ}}\pi^2-\frac{\boxed{ホ}}{\boxed{マ}}\sqrt{\boxed{ミ}}\,\pi$$

である。

物 理

問題

28年度

1 次の問いに対して，最も適切なものを選択肢の中から一つ選びなさい。

（1）

問 1 z 軸を鉛直上向きにとった座標系を考え，内径 r の非常に長い円筒を図 1 のように設置する。座標$(-r, 0, r)$から，この円筒内側表面に質量 m の小球(質点)を速度 v_0 で y 軸に平行な方向に入射させ，小球の運動を xz 平面上に投影したときの小球と円筒の中心を結ぶ線分と z 軸のなす角度を θ とする。角度 θ は，小球が $z=0$ のとき $\theta=0$ とし，θ の符号は小球の x 座標と同じとする。円筒内側表面には摩擦がなく，空気抵抗も無視する。また，位置エネルギーの基準水平面を $z=0$ の面とし，重力加速度の大きさは g とする。

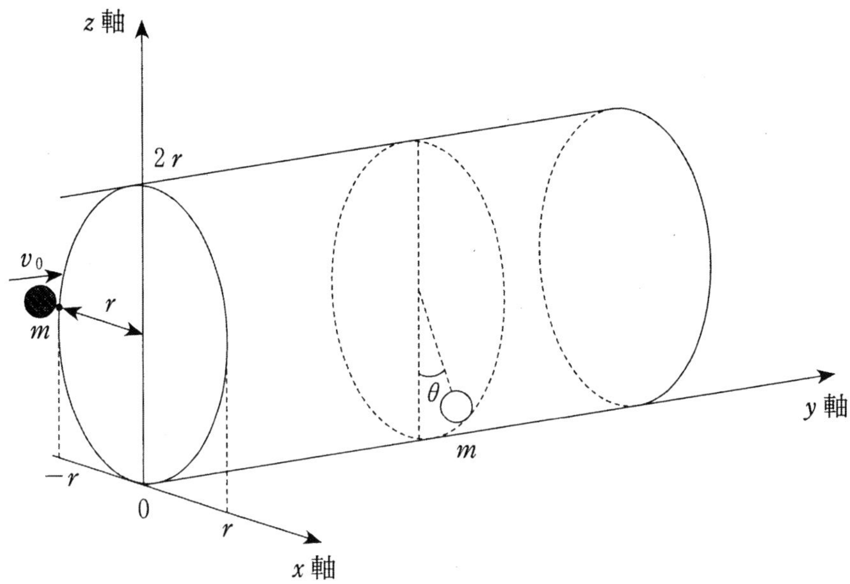

図 1

(a) 小球が入射した直後の力学的エネルギーはいくらか。 ア

ア の選択肢

① mrv_0^2　② mgr　③ $\dfrac{mv_0^2}{2}$

④ $mgr + mv_0$　⑤ $\dfrac{gmv_0^2}{r^2} + \dfrac{mv_0^2}{2}$　⑥ $mgr + \dfrac{mv_0^2}{2}$

⑦ mv_0　⑧ $mg + mv_0$

(b) 小球の位置が $z = 0$ のとき，xz 平面上に投影した速度の大きさはいくらか。 イ

イ の選択肢

① $\sqrt{2gr}$　② $\sqrt{4gr}$　③ $\sqrt{6gr}$　④ 0

⑤ $2gr$　⑥ $4gr$　⑦ $6gr$　⑧ $\sqrt{v_0^2 + 2gr}$

⑨ $\sqrt{v_0^2 + 4gr}$　⓪ $\sqrt{v_0^2 + 6gr}$　⊕ v_0　⊖ $\sqrt{mgr}$

(c) 小球の位置が $\theta = \theta'$ のとき，xz 平面上に投影した小球の速度の大きさはいくらか。 ウ

ウ の選択肢

① $\sqrt{2gr\cos\theta'}$　② $\sqrt{2gr(1 - \cos\theta')}$

③ $\sqrt{2gr(2\cos\theta' - 1)}$　④ $\sqrt{2gr(\cos\theta' + 1)}$

⑤ $\sqrt{2gr\sin\theta'}$　⑥ $\sqrt{2gr(1 - \sin\theta')}$

⑦ $\sqrt{2gr(2\sin\theta' - 1)}$　⑧ $\sqrt{2gr(\sin\theta' + 1)}$

(d) 小球の位置が $\theta = \theta'$ のとき，小球の速度の大きさはいくらか。

エ

エ の選択肢

① $\sqrt{v_0^2 + 2gr(\cos\theta' + 1)}$　② $\sqrt{v_0^2 + 2gr(2\cos\theta' - 1)}$

③ $\sqrt{v_0^2 + 2gr(1 - \cos\theta')}$　④ $\sqrt{v_0^2 + 2gr\cos\theta'}$

⑤ $\sqrt{v_0^2 + 2gr(\sin\theta' + 1)}$　⑥ $\sqrt{v_0^2 + 2gr(2\sin\theta' - 1)}$

⑦ $\sqrt{v_0^2 + 2gr(1 - \sin\theta')}$　⑧ $\sqrt{v_0^2 + 2gr\sin\theta'}$

⑨ $\sqrt{v_0^2 + 2gr}$　⓪ $\sqrt{v_0^2 + (mgr)^2}$

⊕ $\sqrt{v_0^2 + (mrv_0^2)}$　⊖ $\sqrt{v_0^2 + r^2v_0^2}$

問 2 図2のように，温度 T_1，比熱 c_1，質量 m_1 の液体が入った水槽を設置する。高さ h_0 から水槽に落下するように，質量 m_0 の空気抵抗の無視できる小球を水平な方向へ打ち出す。小球の比熱は c_0 とし，水槽に落下する直前の温度は T_0 である。小球は落下後液体中にとどまり，落下直前の小球の力学的エネルギーは全て熱に変わるとすると液体の温度はいくらになるか。ただし，熱は水槽の中から外部へ出ず，水槽自体には熱のやりとりが発生しないものとする。また，重力加速度の大きさは g とし，重力による位置エネルギーの基準水平面を地上にとる。 **オ**

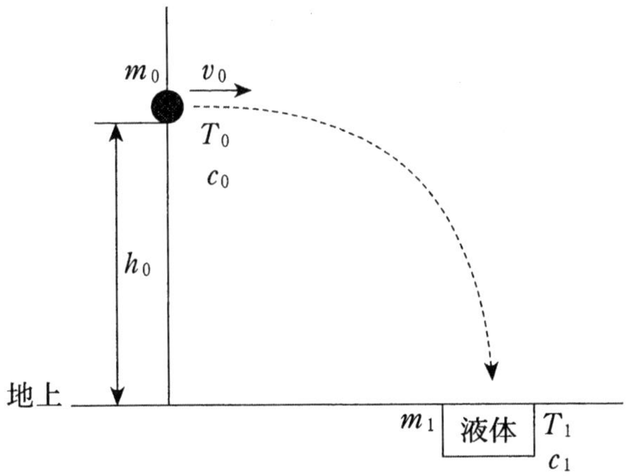

図2

オ の選択肢

① $\dfrac{T_0 m_0 c_0 - T_1 m_1 c_1}{m_0 c_0 - m_1 c_1}$

② 0

③ $2T_0 m_0 c_0 + 2T_1 m_1 c_1 + m_0 v_0^2 + 2m_0 g h_0$

④ $\dfrac{T_0 m_0 c_0 + T_1 m_1 c_1}{m_0 c_0 + m_1 c_1}$

⑤ $\dfrac{T_0 m_0 c_0 + T_1 m_1 c_1 - m_0 v_0^2 + 2m_0 g h_0}{m_0 c_0 + m_1 c_1}$

⑥ $\dfrac{-T_0 m_0 c_0 + T_1 m_1 c_1 + m_0 v_0^2 + 2m_0 g h_0}{-m_0 c_0 + m_1 c_1}$

⑦ $\dfrac{-T_0 m_0 c_0 + T_1 m_1 c_1}{-m_0 c_0 + m_1 c_1}$

⑧ $\dfrac{2T_0 m_0 c_0 + 2T_1 m_1 c_1 + m_0 v_0^2 + 2m_0 g h_0}{2(m_0 c_0 + m_1 c_1)}$

(2) 図3のように原点Oから水平右方向にx軸をとり，鉛直上方向にy軸をとる。原点Oから$x=L$のx軸上に小球を置く。時刻$t=0$に，小球は初速度Vで斜め方向へ運動を始めた。この速度のx成分をV_x，y成分をV_yとする。また，時刻$t=0$に，原点Oから水平方向からのなす角θ，初速度vで弾を発射し，小球を狙う。小球および弾は，それぞれの位置のy座標が負の場合でも，弾が小球に当たるまで運動を続ける。小球と弾は十分小さく，空気抵抗は無視できる。また重力加速度の大きさをgとする。次の問いに答えなさい。

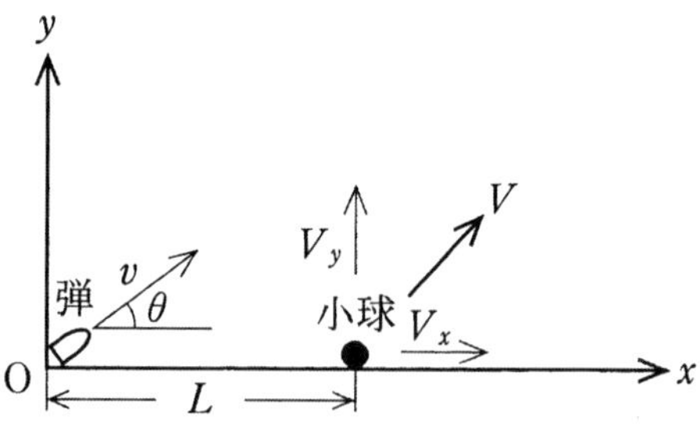

図3

発射された弾の速度のx成分は，**カ**となり，y成分は，**キ**となる。よって，発射されてから時間tたったときの弾のx方向の位置は，**ク**，y方向の位置は，**ケ**となる。また，時刻tの小球のx方向の位置は，**コ**，y方向の位置は，**サ**となる。小球に弾を当てるための弾の発射角度θは，**シ**かつ**ス**を満たす必要がある。さらに，小球がx軸上を離れて最高点に到達するまでに弾を当てる条件は，**セ**であり，x軸上を離れて再びx軸上に達するまでに弾を当てる条件は，**ソ**である。

カ～**ケ**の選択肢 (同じものを繰り返し選択してもよい)

① $v\sin\theta$　② $v\cos\theta$　③ $vt\sin\theta$

④ $vt\cos\theta$　⑤ $vt\sin\theta-\frac{1}{2}gt^2$　⑥ $vt\cos\theta-\frac{1}{2}gt^2$

コ，**サ**の選択肢 (同じものを繰り返し選択してもよい)

① V_xt　② $L+V_xt$　③ V_yt

④ $L+V_yt$　⑤ $V_xt-\frac{1}{2}gt^2$　⑥ $V_yt-\frac{1}{2}gt^2$

⑦ $L+V_xt-\frac{1}{2}gt^2$　⑧ $L+V_yt-\frac{1}{2}gt^2$

シ の選択肢

① $\sin\theta = \dfrac{V_x}{V}$　② $\sin\theta = \dfrac{V_y}{V}$　③ $\sin\theta = \dfrac{V_x}{v}$　④ $\sin\theta = \dfrac{V_y}{v}$

ス の選択肢

① $\cos\theta > \dfrac{V_x}{v}$　② $\cos\theta > \dfrac{V_y}{v}$　③ $\cos\theta < \dfrac{V_x}{v}$　④ $\cos\theta < \dfrac{V_y}{v}$

セ, ソ の選択肢 (同じものを繰り返し選択してもよい)

① $\dfrac{L}{v\sin\theta} < \dfrac{V_x}{g}$　② $\dfrac{L}{v\cos\theta} < \dfrac{V_y}{g}$

③ $\dfrac{L}{v\sin\theta - V_y} < \dfrac{V_x}{g}$　④ $\dfrac{L}{v\cos\theta - V_x} < \dfrac{V_y}{g}$

⑤ $\dfrac{L}{v\sin\theta} < \dfrac{2V_x}{g}$　⑥ $\dfrac{L}{v\cos\theta} < \dfrac{2V_y}{g}$

⑦ $\dfrac{L}{v\sin\theta - V_y} < \dfrac{2V_x}{g}$　⑧ $\dfrac{L}{v\cos\theta - V_x} < \dfrac{2V_y}{g}$

(3) 図 4 に示すような鉛直下向きに x 軸をとった座標系を考える。ここに自然長 l, バネ定数 k で質量の無視できるバネに，質量 m の空気抵抗の無視できる小球 A をつるすと，バネは自然長より鉛直方向に長さ l_0 伸びてつり合った。自然長のときの小球 A の位置を原点 O とする。重力加速度は x 軸正方向にはたらき，大きさを g とする。また，静電気力に関するクーロンの法則の比例定数は k_0 とする。

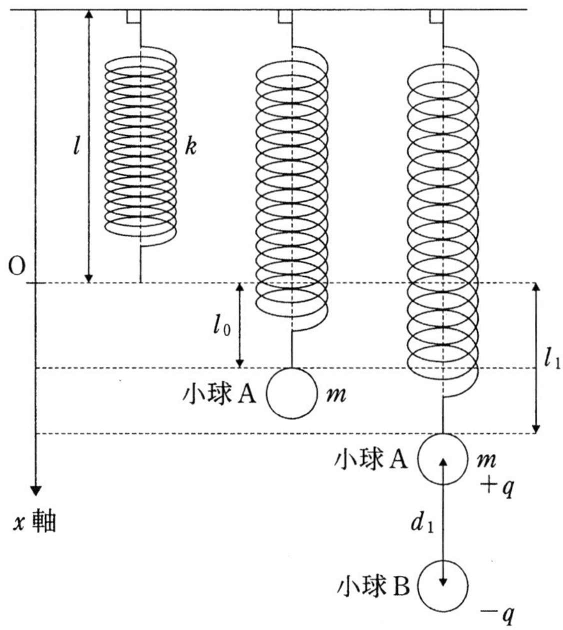

図 4

問 1 バネ定数 k はどう表せるか。 タ

タ の選択肢

① $\frac{mg}{l}$　② $-\frac{mg}{l}$　③ $\frac{l_0}{mg}$　④ $-\frac{l_0}{mg}$

⑤ $\frac{mg}{l_0}$　⑥ $-\frac{mg}{l_0}$　⑦ $\frac{l}{mg}$　⑧ $-\frac{l}{mg}$

問 2 小球 A をつり合いの位置を中心に上下振動させる。原点 O からのバネの変位を x とすると小球 A にはたらく力の合力はいくらか。 チ

チ の選択肢

① $-kl_0$ ② kl_0 ③ $kl_0 + mg$

④ $kl_0 - mg$ ⑤ $-kx - mg$ ⑥ $kx + mg$

⑦ $k(x - l_0)$ ⑧ $-k(x - l_0)$

問 3 振動を止めて再び最初のつり合いの状態に戻す。その後，小球 A に電気量 $+q$ を与え，図 4 のように小球 A の下から鉛直方向に，電気量 $-q$ の小球 B をゆっくりと近づけていき，小球 A と小球 B の距離が d_1 のときに小球 B を静止させた。このときバネの伸び l_1 はいくらか。 ツ

ツ の選択肢

① $\dfrac{mg}{k} + \dfrac{k_0 q}{kd_1^2} - l_0$ ② $\dfrac{mg}{k} + \dfrac{k_0 q^2}{kd_1}$ ③ $\dfrac{mg}{k} + \dfrac{k_0 q^2}{kd_1^2} - l_0$

④ $\dfrac{mg}{k} + \dfrac{k_0 q}{kd_1^2}$ ⑤ $\dfrac{mg}{k} + \dfrac{k_0 q^2}{kd_1} - l_0$ ⑥ $\dfrac{mg}{k} + \dfrac{k_0 q^2}{kd_1^2}$

問 4 最初のつり合い状態から，今度は水平方向から小球Aに小球Bをゆっくりと近づけていく。電気量は小球Aが $+q$，小球Bが $-q$ とする。小球Aと小球Bが図5のように水平線上で距離が d_2 のときに小球Bを静止させた。このとき小球Aは鉛直方向から θ だけ傾いており，バネは自然長 l より l_2 だけ伸びている。このときの電気量 q の大きさはいくらか。

［テ］

［テ］の選択肢

① $\sqrt{\dfrac{d_2^2kmg}{k_0\tan\theta}}$　② $\sqrt{\dfrac{d_2^2kl_2\sin\theta}{k_0}}$　③ $\sqrt{\dfrac{d_2^2kmg}{k_0\cos\theta}}$

④ $\sqrt{\dfrac{d_2^2kl_2\cos\theta}{k_0}}$　⑤ $\sqrt{\dfrac{d_2^2kl_2\tan\theta}{k_0}}$　⑥ $\sqrt{\dfrac{d_2^2kmg}{k_0\sin\theta}}$

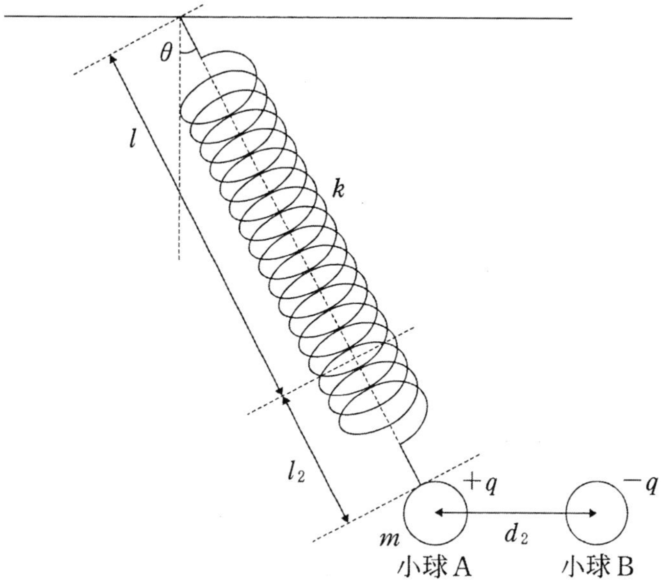

図 5

（4） 図 6 に示すように，x 軸を紙面裏から表へ正方向にとった座標系と厚みの無視できる薄い半径 d の円型ターゲットを考える。このターゲットの中心が原点 O と一致し，かつターゲットの面が xz 平面と一致するようにターゲットを設置する。周辺空間は真空であり，x 軸正方向に磁束密度 B の磁場が均一に存在する。ここで，座標$(0, -d, 0)$の点から原点方向へ初速度 v_0 で陽子と電子をそれぞれ入射させる。陽子の質量は m，電荷は $+q$，電子の質量は $\frac{m}{2000}$，電荷は $-q$ である。陽子と電子は磁場以外から力を受けないとする。

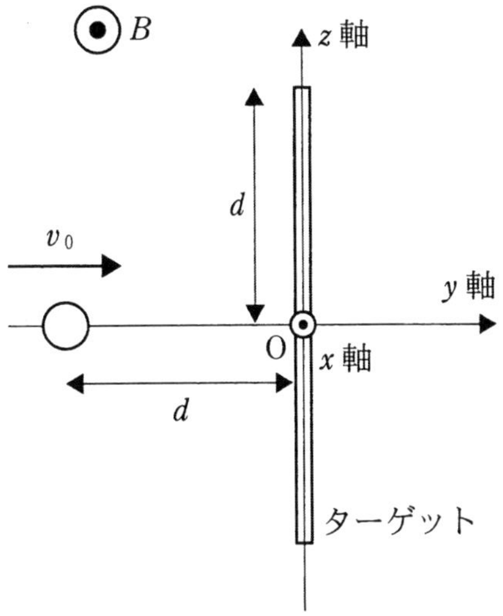

図 6

問 1 入射粒子が陽子の場合を考える。

(a) 陽子が磁場から受ける力はなにか。 ［ト］

［ト］の選択肢

① ローレンツ力 ② 静電気力 ③ 摩擦力

④ ファンデルワールス力 ⑤ 重　力 ⑥ 強い力

⑦ 弱い力

(b) 陽子が磁場から受ける力の大きさはいくらか。 ナ

ナ の選択肢

① $\dfrac{q}{4\pi d^2}$　② qv_0^2　③ $2\pi dmv_0$　④ $\dfrac{q^2}{d^2}$

⑤ qv_0B　⑥ $\dfrac{qv_0}{B}$　⑦ $\dfrac{qv_0}{Bm}$　⑧ qv_0Bm

(c) 図7は図6のターゲットを座標(0, − d, 0)から原点方向に眺めたものである。入射直後，陽子はどの方向に進むか。図7の①～⑧から選びなさい。 ニ

ニ，ネ の選択肢 (同じものを繰り返し選択してもよい)

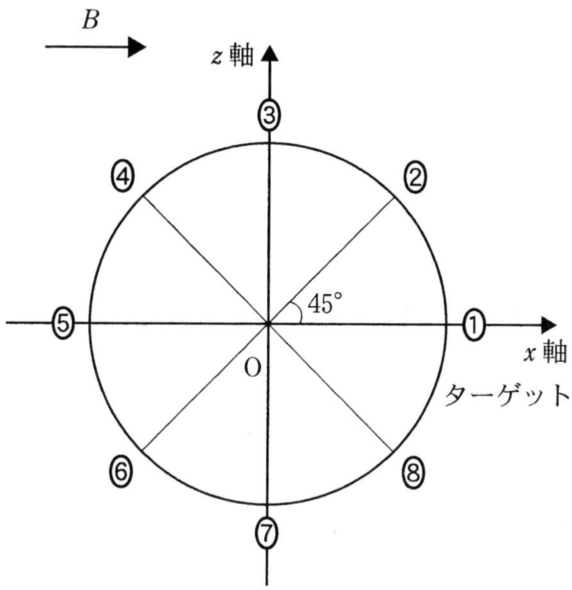

図7

(d) 陽子をターゲットに衝突させるために，v_0 が満たすべき条件を求めなさい。 ヌ

ヌ の選択肢

① $v_0 \geqq \dfrac{dqB}{m}$　② $v_0 \geqq \sqrt{\dfrac{dqB}{m}}$

③ $v_0 \geqq \dfrac{d^2qB}{m}$　④ $v_0 \geqq \sqrt{2\,dB-2\,q}$

⑤ $v_0 \geqq \dfrac{mqB}{d}$　⑥ $v_0 \geqq \sqrt{\dfrac{mqB}{d}}$

⑦ $v_0 \geqq \sqrt{\dfrac{q}{m}}$　⑧ $v_0 \geqq \sqrt{2\,dB}$

⑨ $v_0 \geqq \sqrt{2\,dB-2\dfrac{q}{m}}$　⓪ $v_0 \geqq \sqrt{2\,dB-\dfrac{q}{m}}$

問 2 入射粒子が電子の場合，入射直後どの方向に進むか。図 7 の①～⑧から選びなさい。 ネ

問 3 電子と陽子がターゲットに衝突する初速度のそれぞれの最小値を考える場合，電子は陽子の何倍の初速度を必要とするか。 ノ

ノ の選択肢

① $\dfrac{1}{4000000}$　② $\dfrac{1}{4000}$　③ $\dfrac{1}{2000}$　④ $\dfrac{1}{20}$

⑤ 1　⑥ 20　⑦ 2000　⑧ 4000

⑨ 4000000

2 次の問いに対して，最も適切なものを選択肢の中から一つ選びなさい。

(1) 屈折率 $n(n > 1)$，厚さ d の薄膜に関する以下の問いに答えなさい。

問 1 図1のように，空気中で，波長 λ の単色光を入射させる。

(a) 光が薄膜の上面と下面で反射するとき，それぞれ位相はどう変化するか。 **ア**

(b) 入射角が θ のとき，光が薄膜の上面と下面で反射する光が干渉して強め合う条件はどうなるか。ただし，m を0以上の整数とする。 **イ**

問 2 図2のように，薄膜の下面に屈折率 n_g のガラスをつけ，空気中で，波長 λ の単色光を薄膜に垂直に入射させる。ただし，$n_g > n > 1$ とする。

(a) 光が薄膜の上面と下面で反射するとき，それぞれ位相はどう変化するか。 **ウ**

(b) 薄膜の上面と下面での反射光が弱め合うための，薄膜の最小の厚さを求めよ。 **エ**

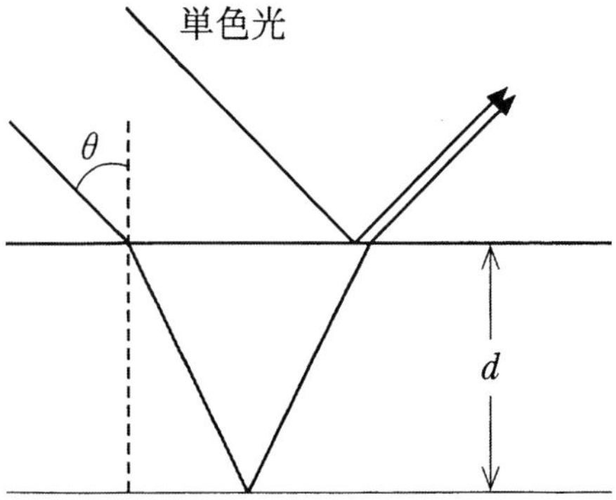

図1

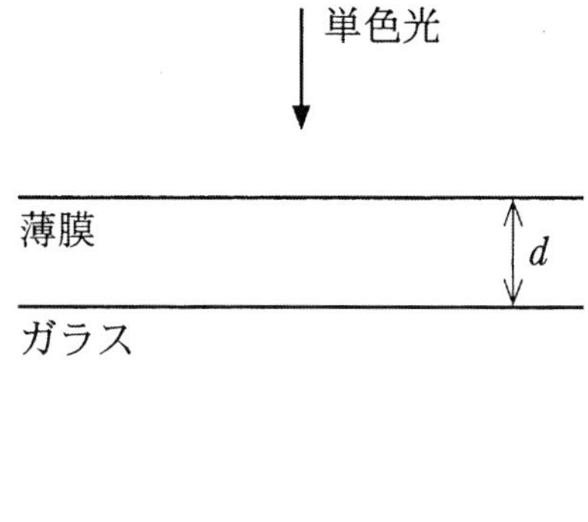

図2

ア，**ウ**の選択肢（同じものを繰り返し選んでもよい）

① 上面：変化なし　下面：変化なし

② 上面：$\frac{\pi}{2}$ ずれる　下面：変化なし

③ 上面：変化なし　下面：$\frac{\pi}{2}$ ずれる

④ 上面：$\frac{\pi}{2}$ ずれる　下面：$\frac{\pi}{2}$ ずれる

⑤ 上面：π ずれる　下面：変化なし

⑥ 上面：変化なし　下面：π ずれる

⑦ 上面：$\frac{\pi}{2}$ ずれる　下面：π ずれる

⑧ 上面：π ずれる　下面：π ずれる

イの選択肢

① $2nd\cos\theta = m\lambda$　② $2nd\cos\theta = \left(m+\frac{1}{2}\right)\lambda$

③ $2nd\sin\theta = m\lambda$　④ $2nd\sin\theta = \left(m+\frac{1}{2}\right)\lambda$

⑤ $2nd\sqrt{1-n^2\cos^2\theta} = m\lambda$　⑥ $2nd\sqrt{1-n^2\cos^2\theta} = \left(m+\frac{1}{2}\right)\lambda$

⑦ $2nd\sqrt{1-n^2\sin^2\theta} = m\lambda$　⑧ $2nd\sqrt{1-n^2\sin^2\theta} = \left(m+\frac{1}{2}\right)\lambda$

⑨ $2nd\sqrt{1-\frac{\cos^2\theta}{n^2}} = m\lambda$　⓪ $2nd\sqrt{1-\frac{\cos^2\theta}{n^2}} = \left(m+\frac{1}{2}\right)\lambda$

⊕ $2nd\sqrt{1-\frac{\sin^2\theta}{n^2}} = m\lambda$　⊖ $2nd\sqrt{1-\frac{\sin^2\theta}{n^2}} = \left(m+\frac{1}{2}\right)\lambda$

エの選択肢

① $d=\frac{\lambda}{n}$　② $d=\frac{2\lambda}{n}$　③ $d=\frac{\lambda}{2n}$　④ $d=\frac{4\lambda}{n}$

⑤ $d=\frac{\lambda}{4n}$　⑥ $d=n\lambda$　⑦ $d=2n\lambda$　⑧ $d=\frac{n\lambda}{2}$

⑨ $d=4n\lambda$　⓪ $d=\frac{n\lambda}{4}$

(2) 図3のように，抵抗値Rの抵抗，自己インダクタンスLのコイル，電気容量Cのコンデンサーを直列に接続し，角周波数ωの交流電源につないだ。回路に流れる電流の最大値をI_0としたとき，時刻tの関数として回路に電流$I=I_0\cos\omega t$を流した。次の問いに答えなさい。

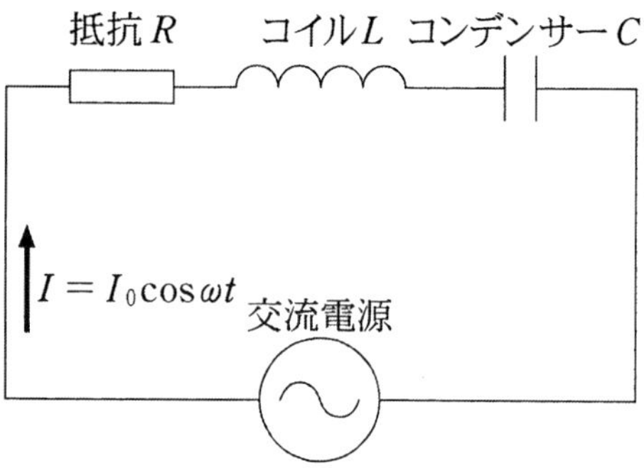

図3

問1 抵抗，コイル，コンデンサーにかかる電圧はそれぞれいくらか。

抵抗：オ　コイル：カ　コンデンサー：キ

オ～キの選択肢（同じものを繰り返し選択してもよい）

① $I_0R\cos\omega t$　② $-I_0R\cos\omega t$　③ $I_0R\sin\omega t$

④ $-I_0R\sin\omega t$　⑤ $I_0\omega L\cos\omega t$　⑥ $-I_0\omega L\cos\omega t$

⑦ $I_0\omega L\sin\omega t$　⑧ $-I_0\omega L\sin\omega t$　⑨ $\dfrac{I_0}{\omega C}\cos\omega t$

⓪ $-\dfrac{I_0}{\omega C}\cos\omega t$　⊕ $\dfrac{I_0}{\omega C}\sin\omega t$　⊖ $-\dfrac{I_0}{\omega C}\sin\omega t$

問2 抵抗，コイル，コンデンサーの消費電力はそれぞれいくらか。

抵抗：ク　コイル：ケ　コンデンサー：コ

ク～コの選択肢（同じものを繰り返し選択してもよい）

① $I_0^2R\cos^2\omega t$　② $-I_0^2R\cos^2\omega t$　③ $\dfrac{I_0^2R}{2}\sin 2\omega t$

④ $-\dfrac{I_0^2R}{2}\sin 2\omega t$　⑤ $I_0^2\omega L\cos^2\omega t$　⑥ $-I_0^2\omega L\cos^2\omega t$

⑦ $\dfrac{I_0^2\omega L}{2}\sin 2\omega t$　⑧ $-\dfrac{I_0^2\omega L}{2}\sin 2\omega t$　⑨ $\dfrac{I_0^2}{\omega C}\cos^2\omega t$

⓪ $-\dfrac{I_0^2}{\omega C}\cos^2\omega t$　⊕ $\dfrac{I_0^2}{2\omega C}\sin 2\omega t$　⊖ $-\dfrac{I_0^2}{2\omega C}\sin 2\omega t$

問 3　抵抗，コイル，コンデンサーの消費電力の時間平均はそれぞれいくらか。

抵抗：**サ**　コイル：**シ**　コンデンサー：**ス**

サ ～ **ス** の選択肢　（同じものを繰り返し選択してもよい）

① I_0^2R　② $\dfrac{I_0^2R}{2}$　③ $I_0^2\omega$　④ $\dfrac{I_0^2\omega}{2}$

⑤ $\dfrac{I_0^2}{\omega C}$　⑥ $\dfrac{I_0^2}{2\omega C}$　⑦ 0

問 4　この回路のインピーダンスはいくらか。　**セ**

セ の選択肢

① $R+\omega L+\dfrac{1}{\omega C}$　② $R+\omega L-\dfrac{1}{\omega C}$

③ $R-\omega L+\dfrac{1}{\omega C}$　④ $R-\omega L-\dfrac{1}{\omega C}$

⑤ $\sqrt{R^2+\omega^2L^2+\dfrac{1}{\omega^2C^2}}$　⑥ $\sqrt{R^2+\left(\omega L-\dfrac{1}{\omega C}\right)^2}$

⑦ $\sqrt{(R-\omega L)^2+\dfrac{1}{\omega^2C^2}}$　⑧ $\sqrt{R^2-\omega^2L^2-\dfrac{1}{\omega^2C^2}}$

（3） 空欄に当てはまるものを選びなさい。

素粒子は，その性質に基づいて，複数のグループに分類される。陽子や［ソ］には強い力がはたらき，［タ］とよばれる。一方，電子や［チ］などの，強い力がはたらかないものを［ツ］という。［タ］は，さらに陽子などの［テ］と，パイ中間子などの［ト］に分類される。クォーク模型によると，［テ］はクォーク［ナ］個からなり，［ト］は，クォークと反クォーク合わせて［ニ］個からなると考えられている。素粒子の間にはたらく基本的な力は［ヌ］種類あるとされ，これらの力は，［ネ］粒子により媒介されると考えられている。

［ソ］～［ト］，［ネ］の選択肢　(選択肢はそれぞれ一度のみ使用可能)

① レプトン　② バリオン　③ ハドロン　④ ゲージ
⑤ ニュートリノ　⑥ 中性子　⑦ メソン

［ナ］～［ヌ］の選択肢　(同じものを繰り返し選んでもよい)

① 1　② 2　③ 3　④ 4　⑤ 5　⑥ 6
⑦ 7　⑧ 8　⑨ 9　⓪ 10　⊕ 11　⊖ 12

化 学

問題

28年度

計算に必要なら次の数値を用いよ。

原子量：H 1，C 12，N 14，O 16，F 19，Na 23，Mg 24，Al 27，
Si 28，P 31，S 32，Cl 35.5，Ar 40，K 39，Ca 40，Cr 52，
Fe 56，Cu 64，Zn 65，Br 80，Ag 108，I 127，Pb 207

アボガドロ定数：6.0×10^{23} /mol　　ファラデー定数：9.65×10^{4} C/mol

気体定数：8.3×10^{3} Pa・L/(K・mol) = 8.3 J/(K・mol)

対数：$\log_{10} 2 = 0.30$，$\log_{10} 3 = 0.48$，$\log_{10} 7 = 0.85$

体積の単位リットルの記号には大文字のLを用いている。

1 各問いに答えよ。

(1) それぞれあてはまるものを一つ選べ。

1) 質量保存の法則の発見者 ア

① アボガドロ　② ドルトン　③ ボルタ
④ ラボアジエ　⑤ ヘス

2) 陽子の数と中性子の数が同じである原子 イ

① $^{16}_{8}O$　② $^{19}_{9}F$　③ $^{23}_{11}Na$　④ $^{35}_{17}Cl$　⑤ $^{40}_{18}Ar$

3) イオン式とその名称の組合せが<u>誤っているもの</u> ウ

① Cl^-　塩素イオン　② Fe^{2+}　鉄(II)イオン
③ H^+　水素イオン　④ NH_4^+　アンモニウムイオン
⑤ NO_3^-　硝酸イオン　⑥ OH^-　水酸化物イオン

(2) 酸化還元反応ではないものを一つ選べ。 エ

① $2H_2O_2 \longrightarrow 2H_2O + O_2$

② $2FeCl_2 + Cl_2 \longrightarrow 2FeCl_3$

③ $2H_2S + SO_2 \longrightarrow 3S + 2H_2O$

④ $3NO_2 + H_2O \longrightarrow 2HNO_3 + NO$

⑤ $Na_2SO_3 + H_2SO_4 \longrightarrow Na_2SO_4 + SO_2 + H_2O$

(3) **a**，**b** にそれぞれあてはまる元素の組合せが正しいのはどれか。一つ選べ。 オ

a N，O，P，S のうちで，最外殻に電子が 6 個ある元素

b Ca，F，K，Mg のうちで，アルゴンと同じ電子配置をもつイオンを生じる元素

	a	**b**
①	N	Ca
②	O	Ca
③	P	K
④	P	Mg
⑤	S	F
⑥	S	Mg

(4) 十酸化四リン P_4O_{10}(式量 284) 1.42 g を水に溶かして加熱し，すべてリン酸 H_3PO_4(式量 98) にした。これに水を加え全量で 500 mL の水溶液にした。この水溶液のリン酸のモル濃度はいくらか。 カ ～ ク に適する数値を入れ，有効数字 2 桁で示せ。

カ . キ × 10^{− ク} mol/L

(5) 硫酸アンモニウム$(NH_4)_2SO_4$(式量132)と硫酸ナトリウムNa_2SO_4(式量142)の混合物**A**がある。この混合物中に含まれる硫酸アンモニウムの質量を求めるために次の操作を行った。

混合物**A**の8.8gを水に溶かして全量1000mLの水溶液**B**にした。この水溶液**B** 50.0mLをとり，十分な量の水酸化ナトリウム水溶液を加えて加熱しアンモニアを発生させた。この操作では次式の反応によりアンモニアが発生する。

$$(NH_4)_2SO_4 + 2\,NaOH \longrightarrow Na_2SO_4 + 2\,H_2O + 2\,NH_3$$

発生したアンモニアをすべて0.200mol/Lの希硫酸50.0mLに吸収させて水溶液**C**を得た。この溶液**C**の全量を0.500mol/L水酸化ナトリウム水溶液で中和したところ30.0mLを要した。

以上の結果から，8.8gの混合物**A**に含まれていた硫酸アンモニウムの質量を求めよ。ただし，反応はすべて完全に進むものとする。値は四捨五入して小数第1位まで求め，[ケ]，[コ]に数値を入れよ。 [ケ].[コ]g

⑹ 次の文章を読み，1)～3)に答えよ。

水分子のO—H 結合のように，異なる原子間で形成された共有結合では，共有電子対はどちらか一方の原子側にかたよっている。これは，元素によって原子が共有電子対を引きつける強さに差があるためである。この電子対を引きつける強さを数値で表したものを(**a**)という。O—H 結合の共有電子対は(**a**)の大きい(**b**)原子側にかたよっている。そのため，(**c**)原子はわずかに負の電荷を帯び，(**d**)原子はわずかに正の電荷を帯びている。このように共有電子対がどちらかの原子にかたよっているとき，結合に極性があるという。水分子は分子の形が折れ線形であるため，二つのO—H 結合の極性は打ち消しあわず，分子全体で電荷のかたよりがある極性分子である。しかし，分子をつくる共有結合に極性があっても，その分子の形によっては無極性分子になるものがある。

1) (**a**)に適する語はどれか。一つ選べ。 サ

① イオン化傾向　② イオン化エネルギー　③ 電離度
④ 電気陰性度　⑤ 電子親和力

2) (**b**)～(**d**)に適する語の組合せで正しいのはどれか。一つ選べ。 シ

	b	c	d
①	水　素	水　素	酸　素
②	水　素	酸　素	水　素
③	酸　素	水　素	酸　素
④	酸　素	酸　素	水　素

3) 下線に該当する分子の組合せとして正しいのはどれか。一つ選べ。 ス

① アンモニア，クロロメタン
② アンモニア，臭化水素
③ ヨウ素，臭化水素
④ ヨウ素，二酸化炭素
⑤ テトラクロロメタン，二酸化炭素
⑥ テトラクロロメタン，クロロメタン

(7) 【選択肢A】にある操作のうち，弱酸の塩と強酸との反応によって気体が発生するものはどれか。一つ選べ。 セ

また，その操作で発生する気体はどれか。【選択肢B】から一つ選べ。 ソ

【選択肢A】

① 希硝酸に銅片を加える。

② ギ酸に濃硫酸を加えて加熱する。

③ 希塩酸に石灰石の小片を加える。

④ 過酸化水素の水溶液に少量の酸化マンガン(Ⅳ)を加える。

⑤ 塩化アンモニウムと水酸化カルシウムの混合物を加熱する。

【選択肢B】

① 酸　素　　② 一酸化炭素　　③ 二酸化炭素

④ 一酸化窒素　　⑤ アンモニア

2 **次の各問いに答えよ。**

(1) 次の文章を読み，1)，2)に答えよ。

n 価の陽イオン A^{n+} と酸化物イオンからなる化合物がある。この化合物の単位格子は図に示すようになっている。この単位格子は立方体で，イオン A^{n+} が各頂点に，酸化物イオンが各辺の中央に配置されている。

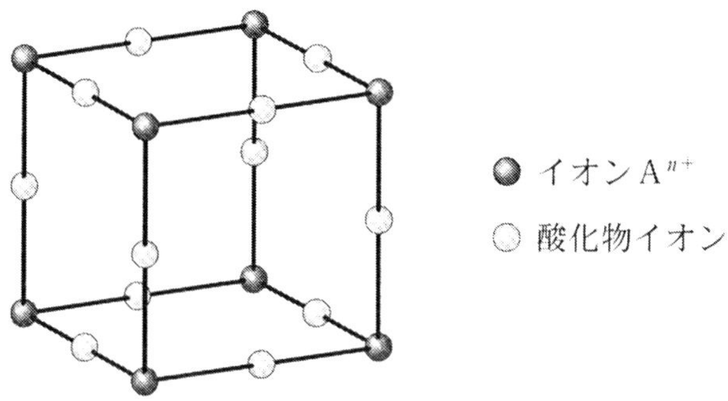

1) イオン A^{n+} を最も近い距離で取り囲む酸化物イオンの数(配位数)はいくらか。適するものを一つ選べ。 ア

① 2　② 3　③ 4　④ 6
⑤ 8　⑥ 9　⑦ 10　⑧ 12

2) イオン A^{n+} の n の値はいくらか。 イ に適する数値を入れよ。 イ

(2) 温度 T で 2.4×10^5 Pa のアルゴン 1.0 L，1.8×10^5 Pa の窒素 4.0 L および 1.6×10^5 Pa の酸素 3.0 L がある。温度を T に保った状態で，これらの気体を 8.0 L の密閉容器に入れて混合した。1)，2)に答えよ。ただし，気体はすべて理想気体とする。

1) 混合気体の全圧は何 Pa か。最も近いものを一つ選べ。 ウ

① 1.4×10^5 Pa　② 1.6×10^5 Pa　③ 1.8×10^5 Pa
④ 2.0×10^5 Pa　⑤ 2.2×10^5 Pa

2) 混合気体の平均分子量はいくらか。最も近いものを一つ選べ。 エ

① 29　② 31　③ 33
④ 35　⑤ 37　⑥ 39

(3) 下線部が誤っているのはどれか。一つ選べ。 オ

① コロイド溶液が流動性を失い，全体がゼリー状に固まった状態をゲルという。

② セッケンを水に溶かすと，ある濃度以上でミセルコロイド溶液になる。

③ 透析は，半透膜を用いてコロイド溶液から小さい分子やイオンを分離する操作である。

④ 親水コロイドに多量の電解質を加えるとコロイド粒子が集まって沈殿する。

⑤ 疎水コロイドを凝析させるには，コロイド粒子のもつ電荷と同じ符号で価数の大きいイオンが有効である。

(4) 次の文章を読み，1)～3)に答えよ。

携帯用の電子機器の電源として用いる電池として，メタノール水溶液と空気中の酸素の反応を利用した燃料電池の開発が進められている。この電池の負極での反応は次のイオン反応式で表される。

$$CH_3OH + H_2O \longrightarrow CO_2 + 6\,H^+ + (\quad)e^- \quad \cdots\cdots\cdots Ⓐ$$

正極での反応もあわせた全体の反応は，メタノールの燃焼に相当する反応であり，熱化学方程式で表すとⒷ式のようになる。

$$CH_3OH + \frac{3}{2}O_2 = CO_2 + 2\,H_2O + 726\,kJ \quad \cdots\cdots\cdots Ⓑ$$

Ⓐ式においてメタノール，水の係数がいずれも1であることから，この電池の負極に用いるメタノール水溶液は，メタノールと水を物質量の比1：1で混合した溶液にすると都合がよい。

1) Ⓐ式の(　　)に適する係数はいくらか。**カ**に数値を入れよ。　**カ**

2) 下線部のメタノール水溶液におけるメタノールの質量百分率は何%か。**キ**，**ク**に数値を入れよ。　**キ****ク**%

3) この燃料電池で，1 molのメタノールから取り出すことのできる電気エネルギーが式Ⓑの反応熱と等しいと仮定すると，この電池の起電力は何Vになるか。四捨五入により，小数第2位まで求め，**ケ**～**サ**に数値を入れよ。なお，エネルギー，起電力，電気量の間には，次の関係がある。

エネルギー〔J〕= 起電力〔V〕× 電気量〔C〕

ケ.**コ****サ**V

(5) 容積を変化させることができる容器に水素とヨウ素を入れ，気体状態で反応させた。

$$H_2(気) + I_2(気) \rightleftarrows 2\,HI(気)$$

気体の体積を V，温度を T に保って平衡状態に到達させたとき，ヨウ化水素の濃度は C_0〔mol/L〕であった。温度を T に保ったまま，気体の体積を $2\,V$ に変化させた後の平衡状態において，ヨウ化水素の濃度 C〔mol/L〕はどうなるか。C と C_0 の関係を表す式として最も適当なものを一つ選べ。ただし，気体はすべて理想気体とする。 シ

① $C < \frac{1}{2}C_0$　② $C = \frac{1}{2}C_0$　③ $\frac{1}{2}C_0 < C < C_0$
④ $C = C_0$　⑤ $C_0 < C < 2\,C_0$　⑥ $C = 2\,C_0$
⑦ $2\,C_0 < C$

3 **各問いに答えよ。**

(1) 下図はナトリウムの単体とナトリウムを含む化合物(**A**～**E**)の関係を示している。また，**I**～**Ⅵ**は**A**～**E**が生成する操作を示している。**A**～**E**について1)～3)に答えよ。

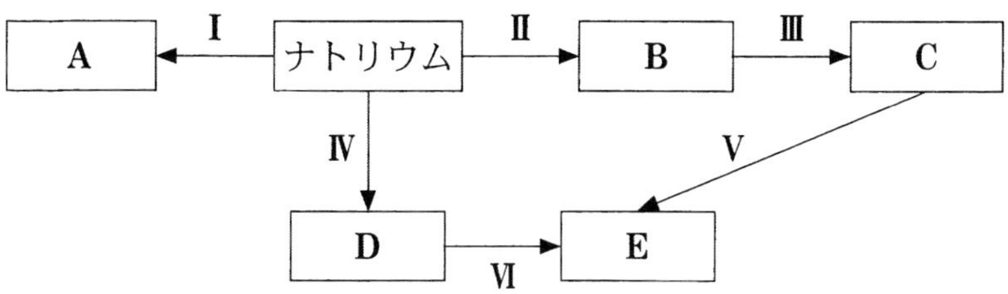

I ナトリウムの単体を空気中に放置する

Ⅱ ナトリウムの単体に塩素を反応させる

Ⅲ **B**の飽和水溶液にアンモニアを十分吸収させ，二酸化炭素を吹き込む

Ⅳ ナトリウムの単体を水と反応させる

Ⅴ **C**を熱分解する

Ⅵ **D**を二酸化炭素と反応させる

1) 水溶液が塩の加水分解によって塩基性を示す化合物はどれか。二つ選べ。ただし，解答の順序は問わない。 ア , イ

① **A** ② **B** ③ **C** ④ **D** ⑤ **E**

2) 塩基性酸化物はどれか。一つ選べ。 ウ

① **A** ② **B** ③ **C** ④ **D** ⑤ **E**

3) **B**を原料にして**D**を工業的に製造するためにとられる方法はどれか。一つ選べ。 エ

① アンモニアソーダ法 ② イオン交換膜法 ③ 接触法

④ ハーバー・ボッシュ法 ⑤ 融解塩電解

(2) 炭素，水素からなる芳香族化合物**A** 53 mg を完全燃焼させたとき，二酸化炭素が 176 mg，水が 45 mg 生じた。また，化合物**A**の分子量を測定すると 100～110 であることがわかった。化合物**A**の分子式を C_xH_y としたとき，y にあてはまる整数はいくらか。［オ］［カ］に数値を入れよ。　［オ］［カ］

(3) 次の文章中の［キ］にあてはまる化合物を下の①～⑤のうちから一つ選べ。また，［ク］にあてはまる数値を入れよ。

次の化合物の水素原子1個を塩素原子に置換した化合物が何種類存在するかについて考える。光学異性体を区別せず，1種類の化合物として扱うとき，水素原子1個を塩素原子に置換した化合物の種類が最も少ないものは［キ］で，その数は［ク］種類である。

① $CH_3-CH_2-CH_2-CH_2-CH_2-CH_3$

②
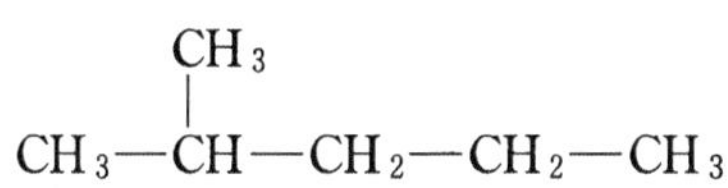

③
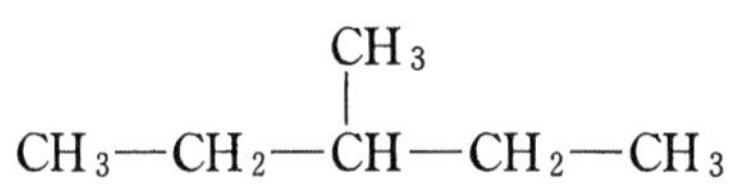

④
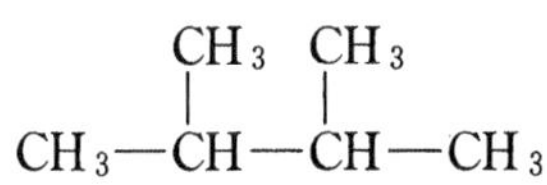

⑤
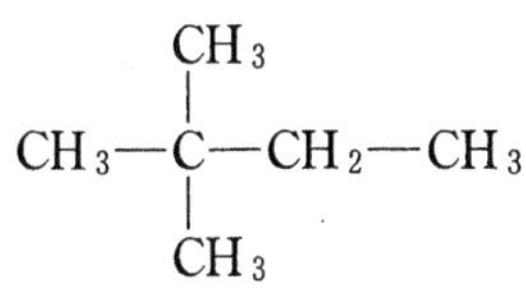

(4) 次の文章中の ケ , コ に適する最も近い数値を【選択肢】から一つずつ選べ。

デンプンはアミラーゼなどの酵素の働きでグルコース(分子量 180)に加水分解される。グルコースは酵母のもつ酵素群の働きでエタノール(分子量 46)と二酸化炭素に分解され，この反応は次式で表される。

$$C_6H_{12}O_6 \longrightarrow 2\,C_2H_5OH + 2\,CO_2$$

30 g のデンプンを完全に加水分解して得られるグルコースの質量は ケ g である。このグルコースが上式の反応ですべて分解されるとき，生じるエタノールの質量は コ g である。

【選択肢】

① 9　② 17　③ 23　④ 27　⑤ 30
⑥ 33　⑦ 38　⑧ 42　⑨ 48

(5) 1)，2)にあてはまるものをそれぞれ一つずつ選べ。

1) 塩基性アミノ酸 サ
2) 酸性アミノ酸 シ

①
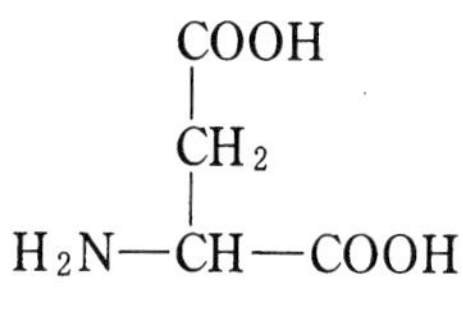
②
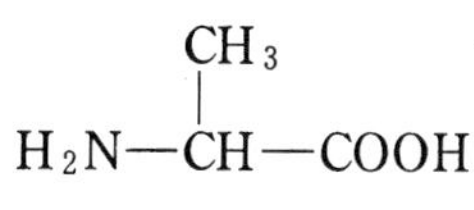
③
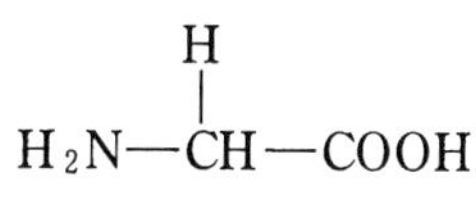

④
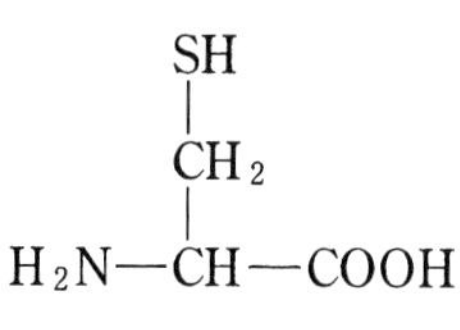
⑤
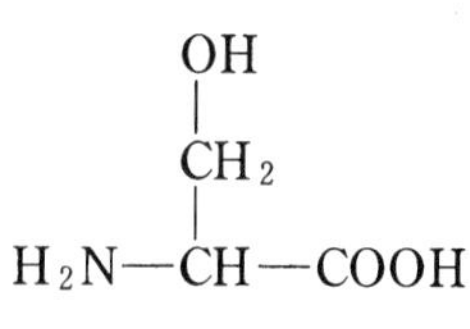
⑥
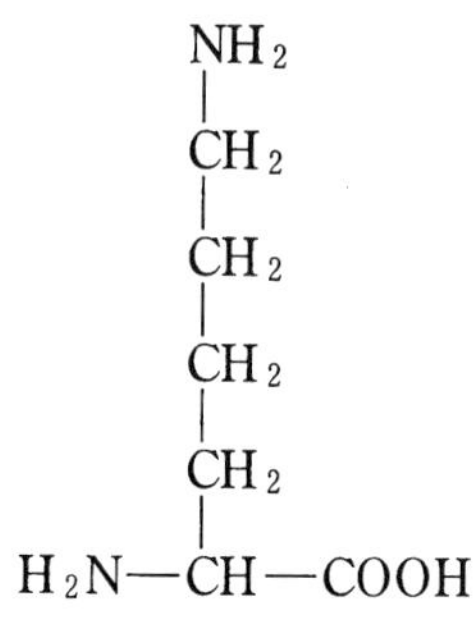

(6) 次の文章を読み，1)，2)に答えよ。

図1はα-グルコースを環状構造で，グルコースの鎖状構造をフィッシャー投影式と呼ばれる方法でそれぞれ表している。ともに不斉炭素原子に結合した置換基の立体的な配置(絶対配置)を反映している。破線で囲った3位の炭素原子(図中では③で示す)に結合したOH基は環状構造では上に，フィッシャー投影式では左に記されている。3位のOH基の絶対配置がグルコースと異なる糖を表すためには，図1の環状構造では3位のOH基を下に記せばよい。このとき，フィッシャー投影式では右側に記すことになる。

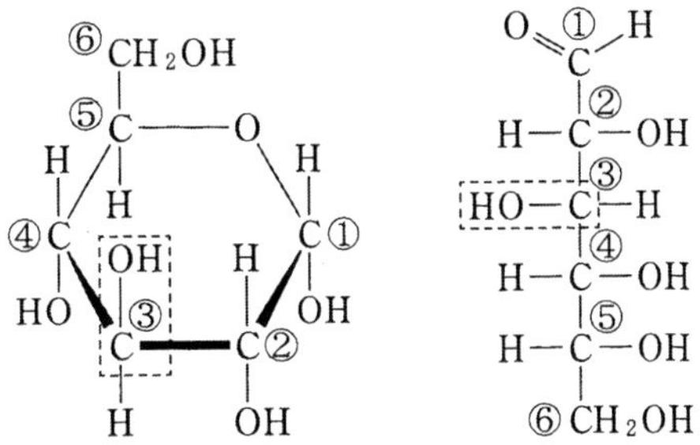

環状構造　　フィッシャー投影式

図1　グルコース

丸数字①～⑥は炭素原子の番号である。

図2は，フィッシャー投影式で表したフルクトースの鎖状構造である。フルクトース，グルコースはともに分子式$C_6H_{12}O_6$の六炭糖(ヘキソース)で，これらは構造異性体の関係にある。グルコースのようにアルデヒド基を持つ六炭糖をアルドヘキソース，フルクトースのようにケト基をもつ六炭糖をケトヘキソースと分類する。これらは構造に違いがあるが，ともに<u>フェーリング液を還元することができる</u>(1)。

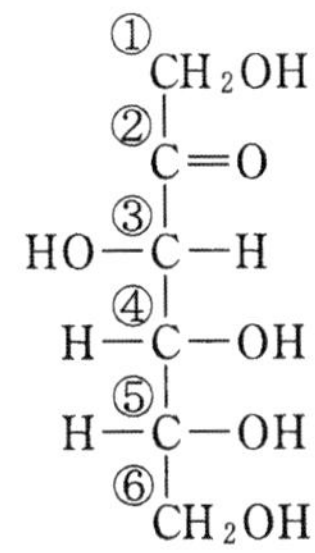

図2　フルクトース

鎖状構造のアルドヘキソースの2，3，4，5位の炭素原子は不斉炭素原子であり，それぞれの炭素原子に結合したOH基の向きにより16個の立体異性体が存在する。図3のL-グルコースとD-グルコースのように，2，3，4，5位すべてのOH基の絶対配置が逆で，鏡像異性体の関係にある異性体の対が8対できる。対の異性体のうち，5位のOH基が左側のものをL型，右側のものをD型と分類する。天然ではほとんどがD型である。代表的なアルドヘキソースには，グルコースのほか，乳糖の構成分子のガラクトースがある(図3)。D-ガラクトースとD-グルコースの構造を比較すると，違いは「4位のOH基の絶対配置が異なる」この一点だけである。複数の不斉炭素原子をもつ化合物の立体異性体の中で，置換基の絶対配置が1か所のみ異なるものをエピマーと呼ぶ。すなわちD-ガラクトースはD-グルコースの4位エピマーである。

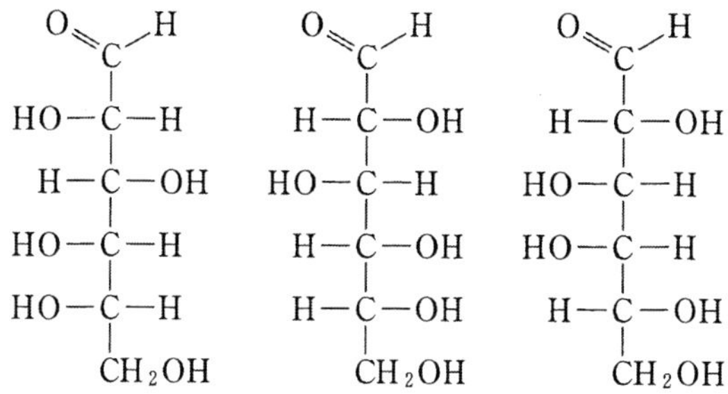

L-グルコース　D-グルコース　D-ガラクトース

図3　グルコースとガラクトース

鎖状構造のケトヘキソースの3，4，5位の炭素原子もまた不斉炭素原子であり，8個の立体異性体が存在する。ケトヘキソースの一つであるプシコースはフルクトース(図2)の3位エピマー[2)]である。このプシコースは，動物実験から血糖値の上昇を緩やかにする，内臓脂肪の蓄積を抑えるなど様々な効果が報告されている。少し甘味は弱いものの，新しい甘味料として期待されている。また，酵素を用いた大量製造法が確立され，プシコースを使用した様々な商品が販売されている。

1)　フェーリング液が還元されて生じる沈殿は何か。正しい組成式を一つ選べ。 **ス**

①　Ag　　②　AgO　　③　Ag_2O

④　Cu　　⑤　CuO　　⑥　Cu_2O

2)　ガラクトースとグルコースの関係から推測して，プシコースの鎖状構造を一つ選べ。 **セ**

①
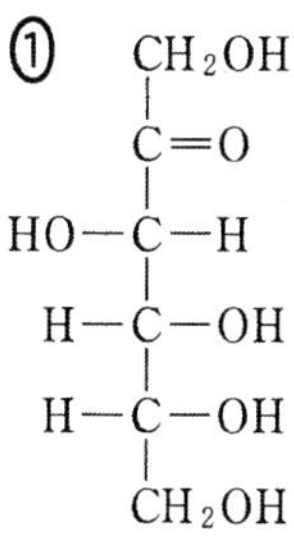

②
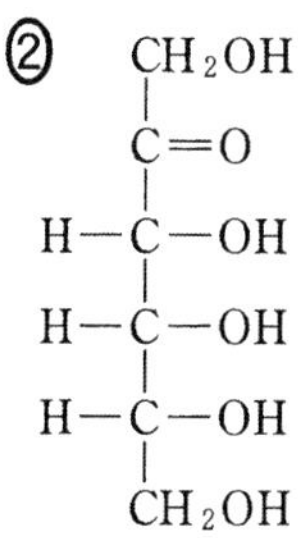

③
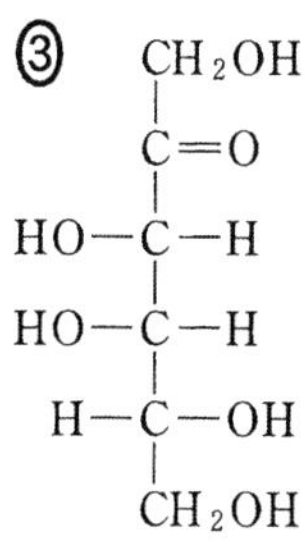

④
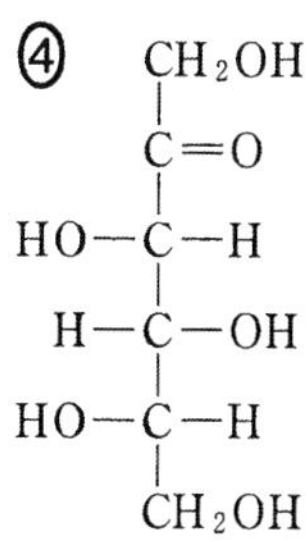

⑤
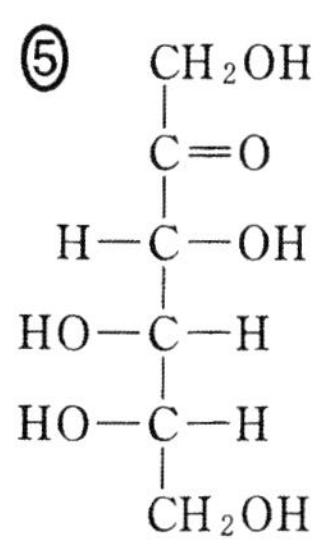

生 物

問題

28年度

1 免疫について，問 1 ~10 に答えよ。

問 1 皮膚の構造と機能について，誤っているのはどれか。最も適当なものを一つ選べ。 ア

① 表皮の基底層で盛んに細胞分裂が行われる。
② ケラチンが角質層を形成する。
③ 角質層は体内の水分蒸発を防ぐ。
④ 角質層は外界の病原体が体内に侵入するのを防ぐ。
⑤ 皮脂腺や汗腺などからの分泌物は皮膚表面を弱アルカリ性に保つ。
⑥ 汗などに含まれているリゾチームは細菌の細胞壁を分解する。

問 2 ヒトの粘膜の防御のしくみについて，繊毛上皮により異物を排除するのはどれか。最も適当なものを一つ選べ。 イ

① 眼 ② 食 道 ③ 気 管 ④ 鼻 ⑤ 胃

問 3 好中球について，誤っているのはどれか。最も適当なものを一つ選べ。 ウ

① 白血球の中で最も数が多い。
② 毛細血管の内壁に付着し，血管外へ移動する。
③ 食作用によって異物を取り込む。
④ マクロファージよりも寿命が長い。
⑤ 白血球の中で，病原体などの異物が侵入した部位に最初に到達する。
⑥ 酵素によって異物を分解する。

問 4 次の エ ～ サ で，体液性免疫のみに関するものには①を，細胞性免疫のみに関するものには②を，どちらにも関するものには③をマークせよ。

エ 侵入した抗原が食作用によって取り込まれる。
オ 分解された抗原の一部が細胞外に提示される。
カ 提示された抗原がヘルパーT細胞に認識される。
キ ヘルパーT細胞はキラーT細胞の増殖を促進する。
ク ヘルパーT細胞はB細胞の増殖を促進する。
ケ キラーT細胞は感染細胞を攻撃する。
コ B細胞は抗体産生細胞へ分化する。
サ 抗原に対して特異的に応答する細胞の一部が記憶細胞となって残る。

問 5 免疫の働きが低下すると発病するのはどれか。最も適当なものを一つ選べ。 シ

① 日和見(ひよりみ)感染　② じんましん　③ ぜんそく
④ 関節リウマチ　⑤ I型糖尿病

問 6 ヒト免疫不全ウイルスが感染するのはどれか。最も適当なものを一つ選べ。 ス

① ヘルパーT細胞　② キラーT細胞　③ B細胞
④ 好中球　⑤ マクロファージ

問 7 免疫記憶の二次応答を利用するのはどれか。最も適当なものを一つ選べ。 セ

① 親子鑑定　② 骨髄移植　③ 予防接種　④ 血清療法

問 8　ヒトの免疫グロブリンの模式図を示す(S−S 結合は省略)。 ソ ～ ツ について，正しいのはどれか。最も適当なものを一つずつ選べ。

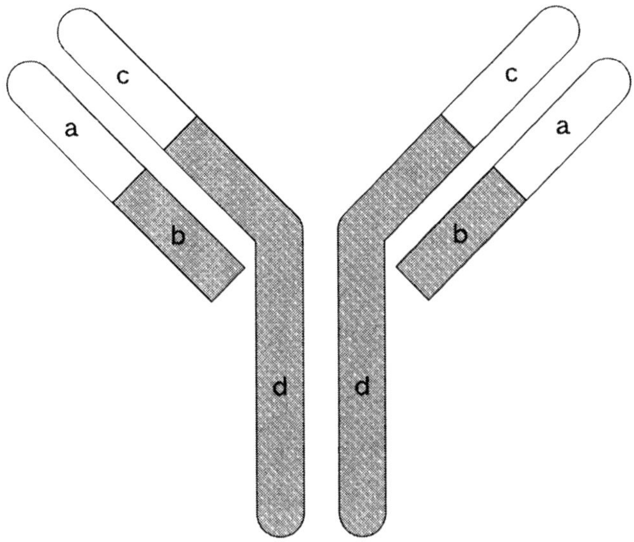

ソ　抗原と結びつく。

タ　抗体の種類が異なっても，ほぼ一定の構造をしている。

チ　分断された 3 つの領域(V，D，J)の遺伝子配列から再構成される。

ツ　分断された 2 つの領域(V，J)の遺伝子配列から再構成される。

① a	② b	③ c	④ d	⑤ a，b
⑥ a，c	⑦ a，d	⑧ b，c	⑨ b，d	⓪ c，d

問 9　自己と非自己を識別するのに利用される，細胞膜表面に存在する糖タンパク質はどれか。最も適当なものを一つ選べ。 テ

① 輸送タンパク質
② 運搬体タンパク質
③ モータータンパク質
④ 主要組織適合抗原
⑤ エピトープ

問10　HLA(ヒト白血球型抗原)について，文章中の ト ～ ヌ に当てはまる①～⑨の数字を一つずつマークせよ。同じ数字を何度選んでもよい。

ヒトのHLAは，第6染色体上にある ト つの遺伝子群によってつくられる。ヒトは，父方からクラスⅠ遺伝子とクラスⅡ遺伝子をそれぞれ ナ 種類，母方からそれぞれ ニ 種類受け継ぎ，合計12種類のHLA遺伝子をもつことになる。親子間でのHLA遺伝子の組合わせについて，HLA遺伝子群の距離が短く組換えがほとんど起こらないため，子のHLA遺伝子の組合わせは，最大 ヌ 通りになる。

2 Ⅰ～Ⅲに答えよ。

Ⅰ 動物の分類と系統について，問 1 ～ 3 に答えよ。

問 1 文章中の(a)～(d)に当てはまる用語の正しい組合わせはどれか。最も適当なものを一つ選べ。 ア

動物の細胞は(a)細胞であり，(b)をもたない。動物は卵と精子の合体によってできた(c)の多細胞からなるからだをもち，多くのものが運動能力をもつ。動物は(d)栄養生物である。

	a	b	c	d
①	原 核	細胞壁	複 相	独 立
②	原 核	細胞壁	単 相	独 立
③	原 核	細胞壁	複 相	従 属
④	原 核	細胞膜	単 相	従 属
⑤	原 核	細胞膜	複 相	独 立
⑥	原 核	細胞膜	単 相	独 立
⑦	真 核	細胞壁	複 相	従 属
⑧	真 核	細胞壁	単 相	従 属
⑨	真 核	細胞壁	複 相	独 立
⓪	真 核	細胞膜	単 相	独 立
⊕	真 核	細胞膜	複 相	従 属
⊖	真 核	細胞膜	単 相	従 属

問 2 次の文章の[イ]～[コ]に当てはまる用語はどれか。最も適当なものを一つずつ選べ。

刺胞動物は[イ]と[ウ]の二種類の胚葉のみをもった二胚葉動物であり，[ウ]から生じる神経系は[エ]である。海綿動物と刺胞動物以外のほとんどの動物は三胚葉動物とよばれ，原口の位置に[オ]ができる旧口動物と，原口の位置に[カ]ができる新口動物に分けられる。脊索動物は，初期胚の体軸を規定する棒状の構造物である脊索をもつという共通点がある。カエルの発生を例にあげると，脊索は[キ]由来の細胞から構成されており，やがて[ク]し，同じ[キ]由来の[ケ]から[コ]した脊椎骨に置きかわる。

① 肛　門　② 口　③ 内胚葉
④ 中胚葉　⑤ 外胚葉　⑥ 集中神経系
⑦ 末梢神経系　⑧ 散在神経系　⑨ 側　板
⓪ 体　節　⊕ 分　化　⊖ 退　化

問 3 脊索動物門に属する，陸生動物[サ]と水生動物[シ]はどれか。最も適当なものを一つずつ選べ。

① ウ　ニ　② プラナリア　③ マウス
④ センチュウ　⑤ カイメン　⑥ ク　モ
⑦ ミミズ　⑧ イソギンチャク　⑨ タ　コ
⓪ ナメクジ　⊕ ハ　チ　⊖ ホ　ヤ

Ⅱ 光合成について，問 1 ～ 3 に答えよ。

光合成反応におけるカルビン・ベンソン回路の概略を図 1 に示す。

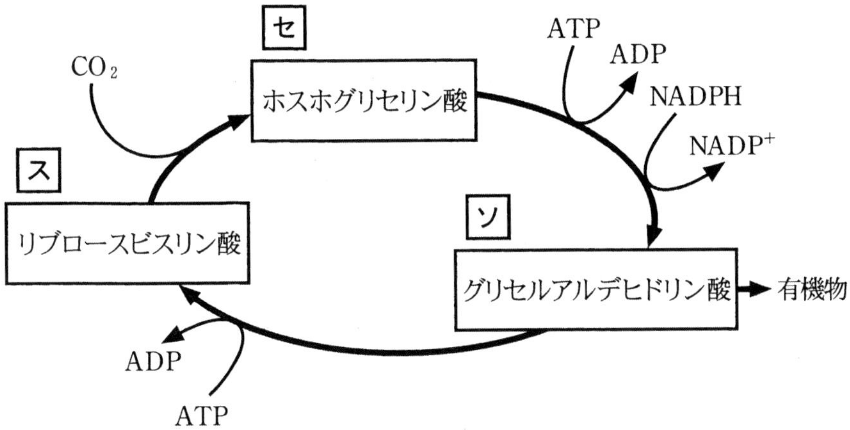

図 1

問 1 図 1 の化合物 ス ～ ソ の 1 分子中の炭素原子数はそれぞれいくつか。最も適当なものを一つずつ選べ。同じものを何度選んでもよい。

① 1　② 2　③ 3　④ 4　⑤ 5　⑥ 6

問 2　緑色植物のカルビン・ベンソン回路は，どの細胞小器官の何とよばれる場所にあるか。最も適当な組合わせを一つ選べ。 タ

	細胞小器官	場　所
①	ミトコンドリア	チラコイド
②	ミトコンドリア	ストロマ
③	ミトコンドリア	マトリックス
④	ミトコンドリア	クリステ
⑤	葉緑体	チラコイド
⑥	葉緑体	ストロマ
⑦	葉緑体	マトリックス
⑧	葉緑体	クリステ

問 3 光合成について，正しいのはどれか。最も適当なものを一つ選べ。 チ

① 光合成色素には橙色のカロテン，緑色のキサントフィルなどがある。

② それ以上光を強くしても光合成速度が増加しなくなる光の強さを光補償点という。

③ 緑色硫黄細菌など一部の細菌は，光合成を行い，有機物を合成している。

④ 光合成とは，植物が光エネルギーを利用して行う窒素同化のことである。

⑤ 暗反応は温度の影響を強く受けるが，CO_2 濃度の影響を受けない。

Ⅲ 被子植物について，問1～5に答えよ。

問1 アブラナの花の断面を図1に示す。ツ～ナは何か。最も適当なものを一つずつ選べ。

① おしべ　② めしべ　③ がく片　④ 花托（かたく）
⑤ 花柄　⑥ 花弁　⑦ 茎頂

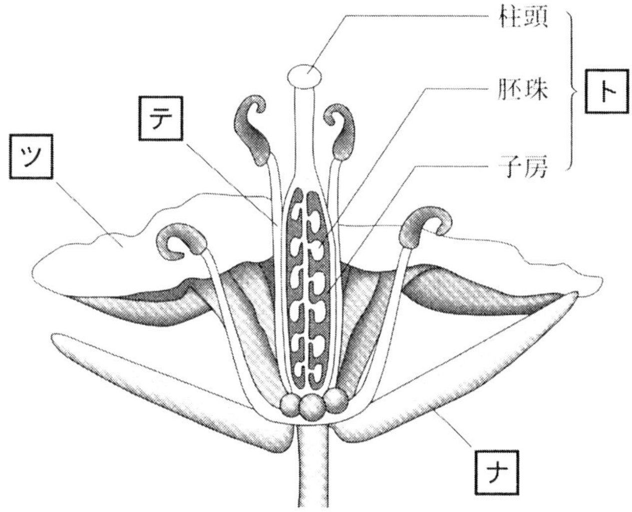

図1

問 2 シロイヌナズナの花式図と，花の形成に関わる 3 種類の調節遺伝子(A，B，C)が働く領域を図 2 に示す。これらの調節遺伝子に突然変異が生じると，その働きが変化し花の形態が変わる。いわゆる「花びら」が重複して八重咲きの花が形成されるのは，どの調節遺伝子の働きが失われた場合か。最も適当なものを一つ選べ。 ニ

① A 遺伝子　② B 遺伝子
③ C 遺伝子　④ A 遺伝子，B 遺伝子，C 遺伝子のすべて

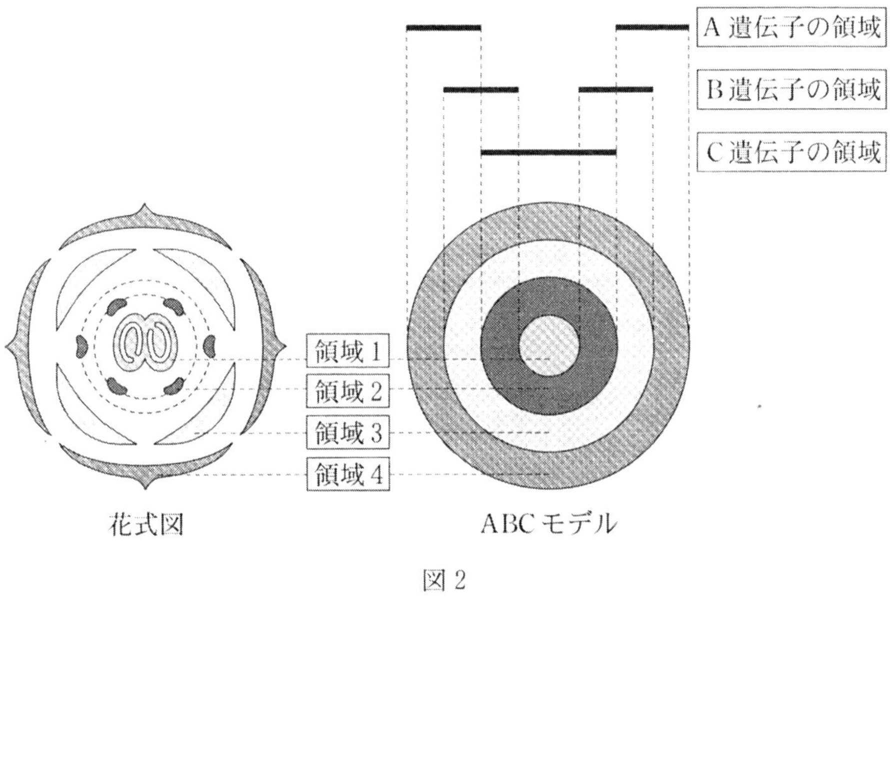

図 2

問 3　被子植物の配偶子形成について，(1)，(2)に答えよ。

被子植物の胚のう母細胞(a)は，減数分裂をして［ヌ］個の胚のう細胞(b)を生じる。胚のう細胞は，核分裂を［ネ］回行い卵細胞，助細胞，中央細胞ならびに反足細胞の核を形成する。

一方，花粉母細胞(c)は，減数分裂をして花粉四分子と呼ばれる未熟花粉(d)を形成する。未熟花粉は，不均等な分裂によって花粉管細胞と雄原細胞に分かれ成熟した花粉となる。雄原細胞は，受粉後花粉管内で分裂し 2 個の精細胞と呼ばれる配偶子を形成する。精細胞のうち一つは，卵細胞と合体して受精卵(e)となり，残りの一つは中央細胞と合体して胚乳細胞(f)となる。

(1)　文章中の［ヌ］，［ネ］に当てはまる①～⑨の数字を一つずつマークせよ。

(2)　下線 a ～ f の細胞の核相として，最も適当なものを一つずつ選べ。同じものを何度選んでもよい。

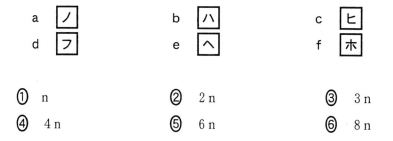

a	［ノ］	b	［ハ］	c	［ヒ］
d	［フ］	e	［ヘ］	f	［ホ］

①　n	②　2 n	③　3 n
④　4 n	⑤　6 n	⑥　8 n

問 4 トレニアの胚珠の構造を図 3 に示す。トレニアの胚珠の花粉管誘引作用を調べるために，レーザーを照射して胚珠先端の細胞を破壊した。処理した胚珠を試験管内で培養し，花粉管の誘引作用を観察した結果を表 1 に示す。

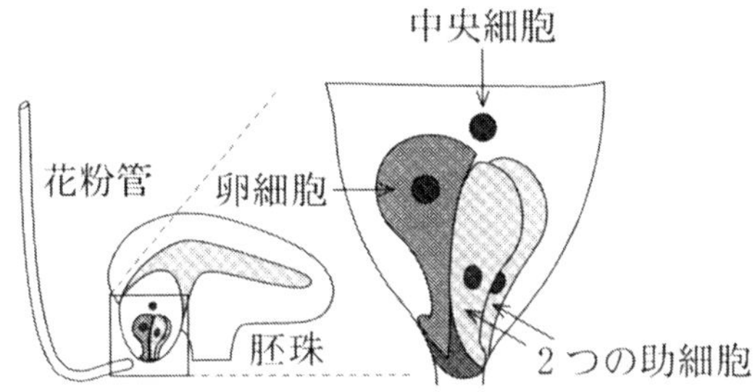

図 3

表 1

レーザー照射	胚珠先端部の細胞				花粉管誘引作用	
	卵細胞	中央細胞	助細胞	助細胞	花粉管を誘引した胚珠の数 / 実験に用いた胚珠の総数	誘引率 (%)
なし	○	○	○	○	48/49	98
細胞を 1 つ破壊した場合	×	○	○	○	35/37	95
	○	×	○	○	10/10	100
	○	○	×	○	35/49	71
細胞を 2 つ破壊した場合	×	×	○	○	13/14	93
	×	○	×	○	11/18	61
	○	×	×	○	10/14	71
	○	○	×	×	0 /77	0
細胞を 3 つ破壊した場合	×	×	×	○	5 / 8	63
	○	×	×	×	0 /20	0
	×	○	×	×	0 /18	0
細胞を 4 つ破壊した場合	×	×	×	×	0 /79	0

○：生きている細胞　　×：レーザー照射により破壊された細胞

この実験の考察として正しい組合わせはどれか。最も適当なものを一つ選べ。 マ

a 卵細胞が主に花粉管誘引物質を放出している。

b 中央細胞が主に花粉管誘引物質を放出している。

c 助細胞が主に花粉管誘引物質を放出している。

d 観察したすべての細胞が花粉管誘引物質を放出している。

e 卵細胞と中央細胞が協調して花粉管を誘引する。

f 卵細胞と助細胞が協調して花粉管を誘引する。

g 中央細胞と助細胞が協調して花粉管を誘引する。

h 2つの助細胞が協調して花粉管を誘引する。

i 観察したすべての細胞が協調して花粉管を誘引する。

① a，e	② a，f	③ b，e
④ b，g	⑤ c，f	⑥ c，g
⑦ c，h	⑧ d，e	⑨ d，f
⓪ d，g	⊕ d，h	⊖ d，i

問 5 イチジクの花は，「花のう」と呼ばれる袋状の構造体の内側に形成されるため，花粉を運搬する昆虫(イチジクコバチ)がいないと受粉することができない。一方でイチジクコバチは，イチジクの「花のう」の中に産卵し，幼虫は子房の一部を食べて育つ。このような関係を何と呼ぶか。最も適当なものを一つ選べ。 ミ

① 寄　生　② 共同繁殖　③ 相利共生
④ 単為生殖　⑤ 適応放散　⑥ 小進化

3 Ⅰ～Ⅳに答えよ。

Ⅰ 発生について，問1～3に答えよ。

問1 次の文章を読み，(1)に答えよ。

ショウジョウバエの卵における，ビコイド遺伝子とナノス遺伝子のmRNAの分布を図1に示す。受精卵にはハンチバック遺伝子とコーダル遺伝子のmRNAもあり，これらは卵全体に分布している。ビコイドmRNAから合成されたタンパク質はコーダルmRNAの翻訳を阻害し，ハンチバック遺伝子の転写を活性化する。一方，ナノスmRNAから合成されたタンパク質は，ハンチバックmRNAの翻訳を阻害する。これらの結果，受精後しばらくすると，胚のなかにタンパク質の濃度勾配が生じる。これが胚における相対的な位置情報となり，前後軸の形成に重要な役割をはたす。

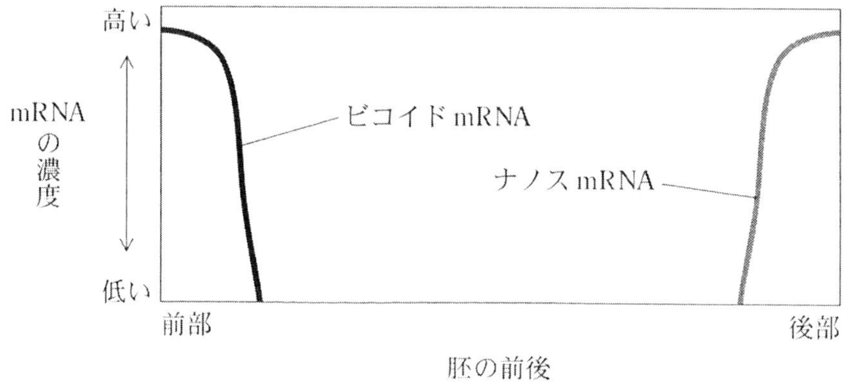

図1

(1) 図 2 は，mRNA の翻訳が始まった初期の胚内における，それぞれの mRNA から合成されたタンパク質の分布を示す。それぞれの曲線が示すタンパク質は何か。正しい組合わせを一つ選べ。 ア

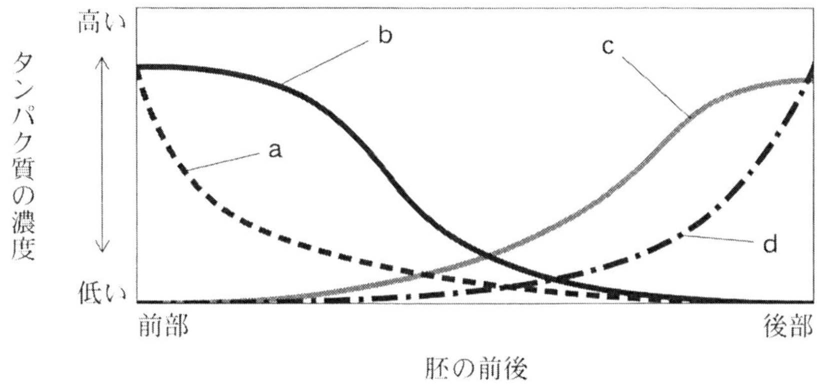

図 2

	a	b	c	d
①	ビコイド	コーダル	ハンチバック	ナノス
②	ナノス	コーダル	ハンチバック	ビコイド
③	ビコイド	ナノス	コーダル	ハンチバック
④	コーダル	ナノス	ビコイド	ハンチバック
⑤	ビコイド	ハンチバック	コーダル	ナノス
⑥	コーダル	ビコイド	ハンチバック	ナノス

問 2　両生類の受精から幼生までの発生過程における，核酸の合成速度の変化を図 3 に示す。a ～ d を参考にして イ ～ オ に最も適当な核酸を一つずつ選べ。

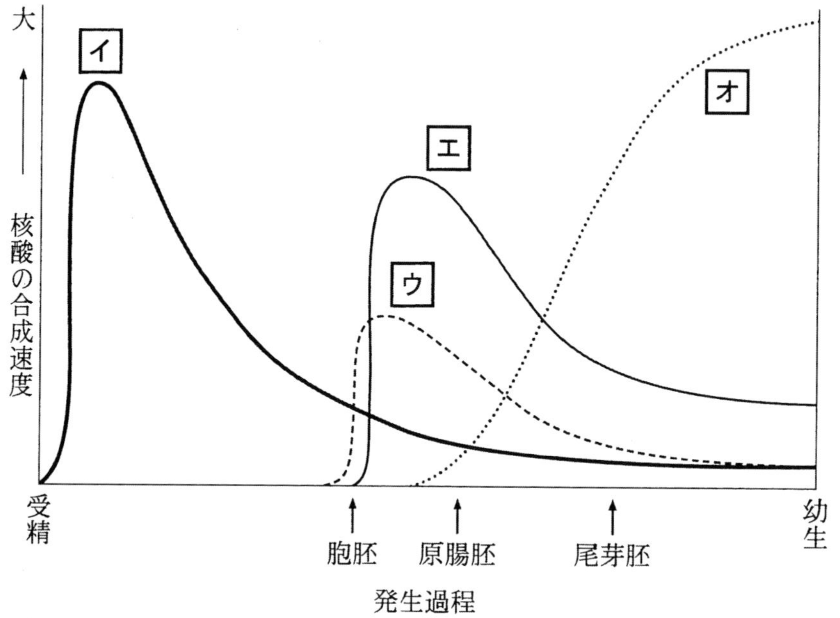

図 3

a　初期胚では，RNA の合成を妨げる薬品を与えても発生には影響はみられない。

b　初期胚では，新しく DNA の転写によって mRNA が合成されなくてもタンパク質合成を行うことができる。

c　エ の核酸は翻訳の過程でアミノ酸を運ぶ。

d　オ の核酸はタンパク質と複合体を形成し，タンパク質の合成を触媒する粒子の成分となる。

① mRNA　　② rRNA　　③ DNA　　④ tRNA

問 3　窒素代謝について，(1)，(2)に答えよ。

(1)　ニワトリ胚の胚発生における窒素排出物の変化を図 4 に示す。 a ～ c に当てはまる物質の正しい組合わせはどれか。最も適当なものを一つ選べ。 **カ**

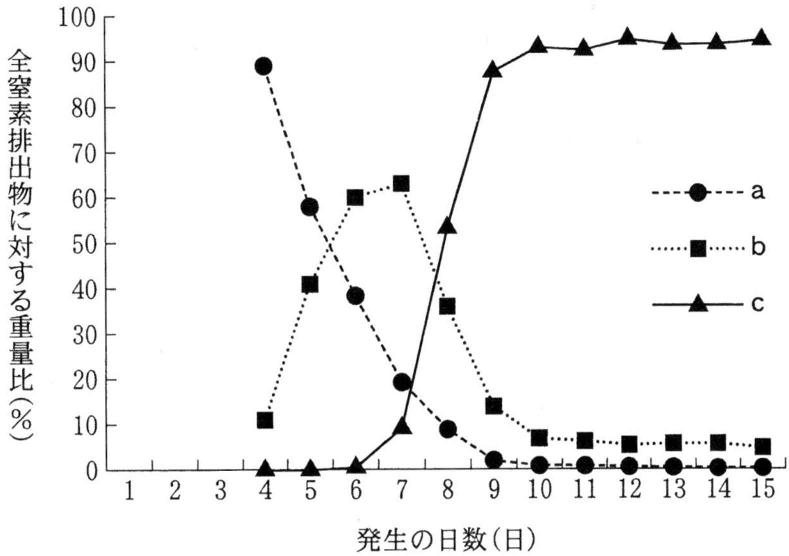

図 4

	a	b	c
①	アンモニア	尿　酸	尿　素
②	アンモニア	尿　素	尿　酸
③	尿　酸	アンモニア	尿　素
④	尿　酸	尿　素	アンモニア
⑤	尿　素	アンモニア	尿　酸
⑥	尿　素	尿　酸	アンモニア

(2) 窒素原子を含む生体分子の組合わせとして正しいのはどれか。最も適当なものを一つ選べ。 キ

a アデノシン三リン酸　　b グルタミン酸

c 脂肪酸　　d 乳　酸

① a, b　② a, c　③ a, d

④ b, c　⑤ b, d　⑥ c, d

⑦ a, b, c　⑧ a, b, d　⑨ a, c, d

⓪ b, c, d　⊕ a, b, c, d

⊖ 窒素原子を含むものはない

Ⅱ ニューロンの興奮について，問 1 ～ 3 に答えよ。

ある生物のニューロンの軸索に記録電極を刺し，電気刺激を与えたときの膜電位の変化を図 1 に示す。

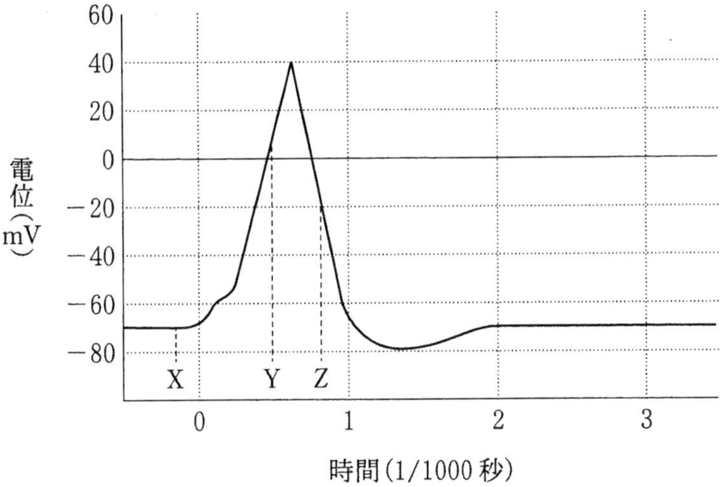

図 1

問 1 図 1 に関する記述のうち，正しいのはどれか。最も適当な組合わせを一つ選べ。 ク

a このニューロンの静止電位は，およそ −70 mV である。

b このニューロンの静止電位は，およそ −80 mV である。

c このニューロンの活動電位の最大値は，およそ 40 mV である。

d このニューロンの活動電位の最大値は，およそ 110 mV である。

e このニューロンの活動電位の最大値は，およそ 120 mV である。

① a，c	② a，d	③ a，e
④ b，c	⑤ b，d	⑥ b，e

問 2　図 1 の X，Y，Z に関する記述のうち，正しいのはどれか。最も適当な組合わせを一つ選べ。 ケ

a　X のとき，カリウムイオンは細胞外から細胞内へと流れ込んでいる。

b　X のとき，カリウムイオンは細胞内から細胞外へと流れ出ている。

c　X のとき，ナトリウムイオンは細胞外から細胞内へと流れ込んでいる。

d　Y のとき，ナトリウムチャネルは開いている。

e　Y のとき，ナトリウムチャネルは閉じている。

f　Z のとき，X のときよりもさらに多くのナトリウムチャネルが開いている。

g　Z のとき，X のときよりもさらに多くのカリウムチャネルが開いている。

① a，c，f	② a，c，g	③ a，d，f
④ a，d，g	⑤ a，e，f	⑥ a，e，g
⑦ b，c，f	⑧ b，c，g	⑨ b，d，f
⓪ b，d，g	⊕ b，e，f	⊖ b，e，g

問 3　次の文章の コ ～ ス に当てはまる用語はどれか。最も適当なものを一つずつ選べ。

ニューロンは，電気刺激が弱いときには興奮しないが，刺激が コ 以上になると初めて興奮する。 コ 以上の刺激が与えられた場合，活動電位の振幅は サ 。このような性質を シ の法則とよぶ。受容器で受け取った刺激の強さは，興奮する感覚ニューロンの ス や興奮の頻度の違いとして変換され脳に伝えられる。

① 大きくなる	② 変わらない	③ 小さくなる
④ 表層反応	⑤ 反響定位	⑥ 全か無か
⑦ 数	⑧ 大きさ	⑨ 種　類
⓪ 適刺激	⊕ 閾　値	⊖ 適　応

Ⅲ 転写に関する次の文章を読み，問 1 に答えよ。

真核生物における遺伝子発現の調節を図 1 に示す。真核生物の DNA はヒストンなどと結合し，［セ］とよばれる基本構造をとり，この構造がつながり繊維状の［ソ］を形成する。遺伝子の転写は RNA ポリメラーゼによって行われる。RNA ポリメラーゼが，［タ］や多くの［チ］とともに複合体を形成して［ツ］に結合し，転写が開始される。

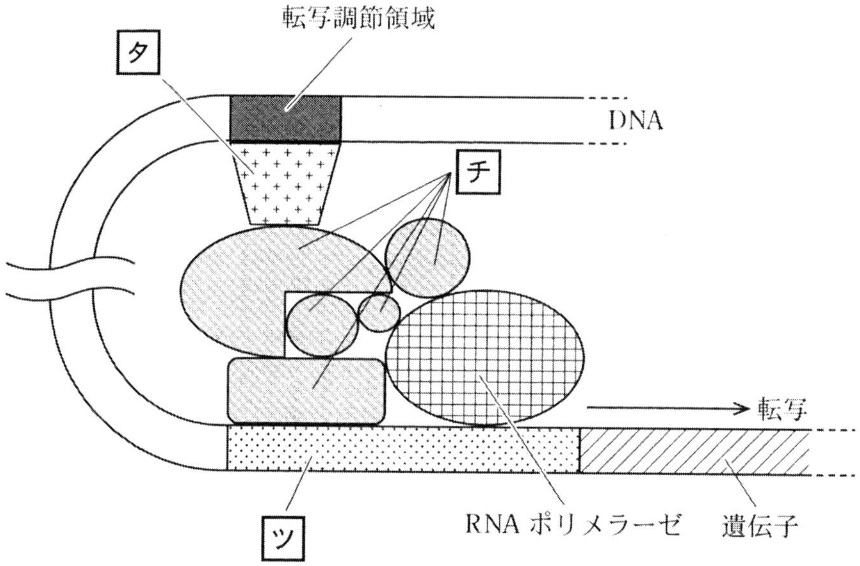

図 1

問 1 ［セ］～［ツ］に当てはまる用語はどれか。最も適当なものを一つずつ選べ。

① 基本転写因子	② ヌクレオソーム	③ ヌクレオチド
④ プロモーター	⑤ ラクターゼ	⑥ オペロン
⑦ クロマチン	⑧ DNA リガーゼ	⑨ オペレーター
⓪ リプレッサー	⊕ 調節タンパク質	⊖ 調節遺伝子

Ⅳ　ヒトのからだについて，問 1 ～ 6 に答えよ。

問 1　ヒトのからだには，神経系や内分泌系などの働きによって，体内環境を一定に保とうとするしくみが備わっている。このことを何と呼ぶか。最も適当なものを一つ選べ。［テ］

①　普遍性　　②　相補性　　③　相同性
④　恒常性　　⑤　多様性

問 2　ヒトの血液循環において，肺で酸素を取り込んだ血液が全身の組織にとどく経路として正しいのはどれか。最も適当なものを一つ選べ。［ト］

①　肺静脈 → 左心房 → 左心室 → 大動脈 → 毛細血管
②　肺静脈 → 左心房 → 左心室 → 大静脈 → 毛細血管
③　肺静脈 → 右心房 → 右心室 → 大動脈 → 毛細血管
④　肺静脈 → 右心房 → 右心室 → 大静脈 → 毛細血管
⑤　肺動脈 → 左心房 → 左心室 → 大動脈 → 毛細血管
⑥　肺動脈 → 左心房 → 左心室 → 大静脈 → 毛細血管
⑦　肺動脈 → 右心房 → 右心室 → 大動脈 → 毛細血管
⑧　肺動脈 → 右心房 → 右心室 → 大静脈 → 毛細血管

問 3 自律神経系について，誤っているのはどれか。最も適当なものを一つ選べ。 ナ

① 交感神経系は胸部，腰部の脊髄から出る。

② 副交感神経系は中脳や延髄および脊髄の下部(仙髄)から出る。

③ 交感神経の働きにより心拍数は増加する。

④ 交感神経と副交感神経による正反対の作用を拮抗(きっこう)作用と呼ぶ。

⑤ 自律神経系の働きは意思によりコントロールできない。

⑥ 瞳孔の拡大は交感神経の働きによるものである。

⑦ 気管支の収縮は交感神経の働きによるものである。

⑧ 胃や小腸のぜん動運動は交感神経によって抑制される。

⑨ 立毛筋の収縮は交感神経の働きによるものである。

⓪ 肝臓におけるグリコーゲンの分解は交感神経によって促進される。

問 4 ホルモンについて，正しいのはどれか。最も適当なものを一つ選べ。 ニ

① 脳下垂体後葉から分泌される甲状腺刺激ホルモンは，甲状腺のチロキシンの分泌を促進する。

② 脳下垂体前葉から分泌されるバソプレシンは，腎臓の集合管での水の再吸収を促進する。

③ 副腎皮質から分泌される糖質コルチコイドは，血糖値を下げる。

④ 副腎髄質から分泌されるアドレナリンは，心拍数を下げる。

⑤ すい臓のランゲルハンス島の A 細胞から分泌されるグルカゴンは，血糖値を下げる。

⑥ 副甲状腺から分泌されるパラトルモンは，血液中のカルシウムイオン濃度を上げる。

問 5　ヒトの網膜には 2 種類の視細胞がある。明るい場所から暗い場所に入ったとき，はじめは何も見えないが，やがて暗順応によって見えるようになる。暗順応での網膜の感度変化を図 1 に示す。図 1 の A の部分に関係する視細胞の記述として正しい組合わせはどれか。最も適当なものを一つ選べ。 **ヌ**

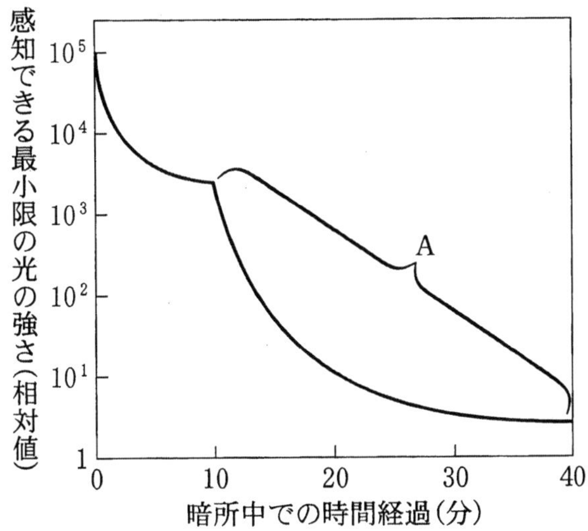

図 1

a　430 nm 付近の波長の光を最もよく吸収する色素を含んでいる。

b　500 nm 付近の波長の光を最もよく吸収する色素を含んでいる。

c　黄斑の部分に特に多く分布する。

d　色の区別に関与しない。

e　フォトプシンと呼ばれる視物質を含む。

f　ロドプシンと呼ばれる視物質を含む。

① a，c，d　② a，c，e　③ a，c，f

④ a，d，e　⑤ b，c，d　⑥ b，c，e

⑦ b，d，e　⑧ b，d，f

問 6　骨格筋の収縮は，運動神経によって制御されている。運動神経から興奮が伝わったあと，筋細胞で起こる事柄の相対的な時間経過を図 2 に示す。a ～ c はそれぞれ何の変化を示しているか。正しい組合わせを一つ選べ。 ネ

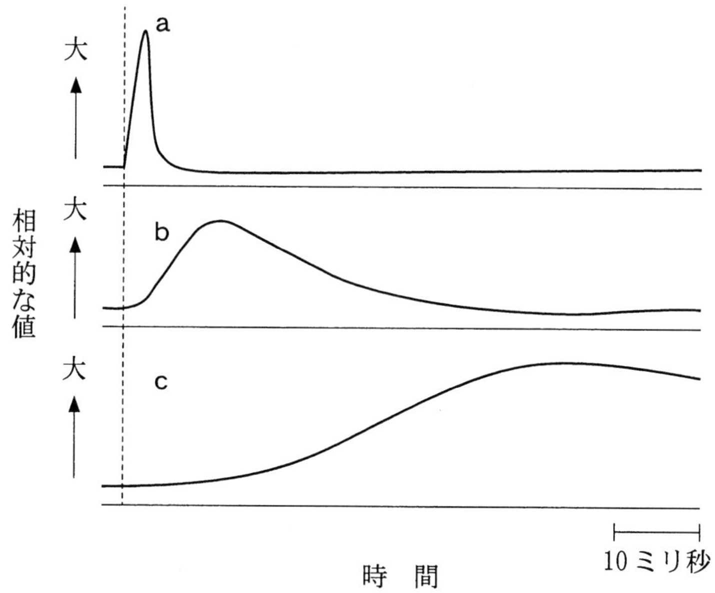

図 2

	a	b	c
①	張　力	膜電位	カルシウム濃度
②	張　力	カルシウム濃度	膜電位
③	膜電位	張　力	カルシウム濃度
④	膜電位	カルシウム濃度	張　力
⑤	カルシウム濃度	膜電位	張　力
⑥	カルシウム濃度	張　力	膜電位

英 語

解答

28年度

1

〔解答〕

1. c　2. d　3. c　4. b　5. c
6. a　7. c　8. d　9. d　10. d

〔出題者が求めたポイント〕

1. ハイブリッド車は電気とガスで走る。
この on は depend on ～や live on ～などと同様に＜依存＞を表す。
2. tens of thousands of ～「何万もの～」
3. by way of apology「お詫びのしるしに」
(by way of ～に「～経由で」以外に「～のつもりで、～する目的で」の意味がある)
4. find A doing「A が～しているのに気づく」が無生物主語で使われた、いかにも英語的な文。「毎夕が彼女が海辺でジョギングしているのに気づいた」→「毎日夕方になると、彼女は海辺でジョギングしていた」
5. 前文全体を先行詞として受ける，which の用法。
6. when it［= that TV program］starts という内容を受ける代動詞。時・条件の副詞節なので未来のことでも現在(完了)形で表す。問題文の内容に現在完了形は不適。
7. 選択肢はすべて O to do の形が後続する動詞。「財政状況のせいで、彼女は海外留学を断念した」という内容なので、財政状況が c「強制して」彼女に海外留学を断念させた、となる。a「触発して」b「奨励して」d「許可して」はいずれも不適。
8. 仕事を自分なりにやって「さえくれれば」受かりますよ(as long as ≒ if)。
9. 一生懸命勉強「できたかもしれなかった」のに、しませんでしたね。
10. Remember this :「このことを覚えておきなさい」(this はコロン以下の内容を先取りして受ける)

2

〔解答〕

11. c　12. b　13. d

〔出題者が求めたポイント〕

11. (The) boom in preventive medicine has resulted in (a large increase in the sale of dietary supplements.)
12. (One of my neighbors in an) apartment where I used to live was an earnest supporter (of the recycling movement.)
13. (I wish more) Japanese living in cities would act the same both in (front of people and behind their backs.)

3

〔解答〕

［A］ 14. d　15. c　16. c　17. d
［B］ 18. a　19. d　20. a　21. a　22. c

〔出題者が求めたポイント〕

［A］

14. blood「血液」は名詞、bleed「出血する」が動詞。
活用は bleed – bled – bled である。
15. sew up thecut［wound］with X stitches
「傷口を X 針縫う」
stitch は「(針の)ひと縫い；縫い糸」
cf. A stitch in time saves nine.「《諺》適当な時にひと針縫えば、後で九針の手数が助かる；早いうちに手を打てば手遅れにならずにすむ」
16. apply for ～「～に申し込む、～を申請する」
cf. apply to ～「～に当てはまる」
17. make use of ～「～を使う」(= use / utilize)

［B］

18. what I put in my mouth「自分が口に入れるもの」
what = the thing which「～するもの」
put A in B「A を B の中に入れる」
19. make out ～「～が分かる、～を理解する」
問題文のように否定文・疑問文で使うことが多い。
20. make decisions「決定する」
make progress「進歩する」などと同じ用法。
21. 内容面では冒頭の a vegetarian から判断する。
much fruit / many vegetables の比較級なので、more であって greater ではない。far は比較級の強調語句で、他に much / even / still / a lot なども使う。
22. whereas は while と同様に対比を表す従属接続詞。

〔全訳〕

［A］ ヨウコとケイコがアメリカのウィルソン先生の家でホームステイしていた時に、ヨウコが怪我をした。右手が重たい窓枠に挟まって、ヨウコが窓を閉めようとしたら、窓が急に落ちてきて、右手がひどく出血した。2 人はパニック状態になったが、ケイコはすぐに冷静になって救急車を呼んだ。運よく、彼女は救急車の番号を覚えていた。911、日本の番号(119)の逆である。

ヨウコは応急処置を受け、出血はほぼ止まった。救急医療隊員はヨウコの手を見たところ、神経や骨は大丈夫だった。それで、ヨウコは病院に連れて行かれ、医者に傷口を 3 針縫ってもらった。2 週間後、縫い糸は外された。

病院からの請求書を見て、ヨウコはビックリした。治療費がとても高額だったのだ。日本を発つ前に、海外旅行傷害保険に申し込んでいたのをヨウコは覚えており、その保険で費用が全額負担されると知ってホッとした。実際、ヨウコが旅行保険を使ったのはこれが初めてだった。医療費だけでなく保険料もアメリカではとても高いのよ、とウィルソン先生はヨウコに教えてくれた。

[B] 興味深いことだが、急にベジタリアンになったところ、友人たちの困惑した、時として起こった反応に礼儀正しく対処しなくてはならない羽目になった。さらに重要なこととしては、私は人生で初めて、自分が口に入れるものを注意深く考えなくてはならなくなった。宗教・文化・健康面でさほど配慮することのない我々大半は、自分の目の前に置かれた大半の食べ物を受け入れることにおそらく慣れている。私はパーティーに行くと、食事をする前に出された大半の食べ物をいつの間にかお断りしているのだった。理由としては、肉そのもの、あるいは加工肉が入っているから、という場合もあるが、それと同じくらいあるのは、材料が分からないという場合である。決断をするという行為によって、瞬発的な食への衝動が遅らされ、その結果、望まないカロリーが身体の中に溜まることが確実に少なくなったように思えた。

肉全般を絶つことで、肉自体の中に入っている脂肪・タンパク質を私は減らしているだけでなく、大量の添加塩・砂糖・脂肪を含む不健康な加工食品の大半も減らしているのだった。もう1つのありがたい副次的効果としては、今までになかったほど多くの野菜・果物を食べており、いろいろな豆や、今まで聞いたこともなかったような他の多くの野菜が好きだと発見したことである。私はレストランで食べ物を注文する時に以前より大胆になったが、昔はステーキ、フライドポテト、サラダくらいしか食べていなかったのかもしれない。

4

〔解答〕

23. b　24. d　25. a　26. c　27. a
28. d　29. d　30. a　31. b　32. d
33. a　34. b

〔出題者が求めたポイント〕

23. Going blind「失明」前後の違いである。それに関連するものは b. five senses「五感」のみ。
24. 第2段落第2文
25. 第3段落第2文 most striking for me
= 設問文 most deeply impressed である。
同文のキーワード deep blindness を含む a が正解。
b. resignation to ～「～に対する諦め」
26. 第3段落第2文 extinction of them [= visual imagery and memory] を stopped visualizing everything in his mind と言い換えた c が正解。
27. 第4段落最終2文。traced it [= the number 3] in the air with his finger = could construct a motor image of a 3 である。motor は形容詞で「運動の」なので、a. movement が正解。b では「(車の)モーター」になってしまう。
28. 第5段落第1～2文。could no longer bring to mind ～ = d. could no longer see ～ in his mind である。
bring ～ to mind「～を思い描く、～を想起する」の～が長いので、本文では bring to mind ～の語順になっている。
29. 第6段落第1文 to resemble someone who had been blind from birth = d. became similar to a person who had never seen anything before である (so 形容詞 as to do「あまりに 形容詞 で～するほどだ」)。
c. は to become ... が「目的」になっているので不適 (saint「聖人」)。
30. 第7段落第1文に「視覚以外の感覚が新たな豊かさや力を持つ」とあるので、a. his strengthened perceptions が正解。
c. be in deep thought「深く物思いにふける」
31. 第7段落第2文後半 the garden path, the lawn, the bushes in his garden, the fence dividing the garden from the road を the various things around him とまとめた b が正解。
c は同文の never before given much attention に一致しているが、そもそも設問文の答えになっていない。
32. 第8段落第4文 a new ... identity = d. an enhanced sense of self である (enhanced「強化された」)。
最終段落第1文 a new perceptual identity も同義 (perceptual「認知上の」)。
33. a が第8段落第5文に一致。
b. gloomy「憂鬱な」
c. poetic「詩的な」
34. 最終段落第2文 I found it extraordinary that
= 設問文 What astonished the author... である。
such an elimination of visual memory
= b. Visual images being so easily forgotten
「視覚イメージがそんなに簡単に忘却されること」

〔全訳〕

どの程度、我々は自分自身の経験の「筆者」なのだろうか？どの程度、我々は生まれ持った脳や感覚によって事前に決定されており、どの程度、我々は経験を通じて脳を形成しているのだろうか？失明などの認知上の大きな喪失による影響が、これらの疑問に予期せぬ光明を投じる可能性がある。特に人生の後半で失明することは、その人に巨大で圧倒的な難題を与える可能性がある。すなわち、(23)従来のやり方が破壊された時に、生きる、つまり、自分の世界を秩序立てる新たな方法を見つけるという課題だ。

1990年、私は1冊の類稀なる本を贈答された。『光と闇を越えて：失明についての一つの体験』という本で、著者のジョン・ハルは、イギリスで宗教教育を教えている教授である。ハルは生まれた時から視力が完全ではなく、13歳で白内障になり、4年後には左目が完全に見えなくなった。右目の視力は35歳くらいまではまずまずあったが、その後の10年間で少しずつ視力が低下し、ハルはますます強いルーペを使い、ますます濃いペンで書かなくてはならなくなった。1983年、48歳の時、彼は全盲になった。

『光と闇を越えて』は、彼がその後の3年間に口述筆記した日記であり、その内容は、盲人としての人生に移行するにあたっての鋭い洞察で満ちている。しかし、私にとって最も印象的だったのは、失明後に彼が経験した、視覚的なイメージや記憶の段階的な低下、そして最後には、それらの実質的な消滅(夢の中を除く)の記述である。これを彼は「深い失明」の状態と呼んでいる。

この言葉によってハルが言わんとしているのは、視覚的なイメージや記憶の喪失だけではなく、「見る」という考え方そのものの喪失である。その結果として、「こっち」「あっち」「～向きの」などの概念すら、彼にとっては無意味に思えたのだ。物体が外見、すなわち目に見える特徴を有しているという感覚すら、消えてしまったのだ。彼はもはや数字の3がどんな形だったかも、空中に手で書いてみないと思い浮べられないのだ。彼は3の動くイメージを作ることはできるが、それは目に見えるイメージではなかったのだ。

当初、ハルはこのことで大きく心を痛めた。妻や子供たちの顔、慣れ親しんだ最愛の風景や場所をもはや思い描くことができないのだから。しかしその後、彼は驚くほど心を平安に保ったまま、この事態を受け入れるようになり、この事態は失明に対する自然な反応だと考えるようになった。実際、彼は視覚的イメージの喪失が、自分の他の感覚の十全な発達や向上に必要だったと感じているようだった。

全盲になった2年後、ハルはイメージや記憶が非視覚的になったらしく、その結果、生まれつきの盲人に似てきた。深く宗教的な意味において、そして、時として十字架のヨハネのような言葉を発しながら、ハルは「深い失明」の段階に入り、ある種のあきらめと喜びとともに自らの身を任せた。彼は「深い失明」を「本物の世界、自分自身の場所」と呼び、「全身で見る人間になることは、人間の凝縮された状態の一つだ」と言っている。

ハルにとって、全身で見る人間であるということは、自分の注意力そして重心を視覚以外の感覚に移すことであり、それらの感覚が新たな豊かさや力を持つことなのだ。こうして彼は、それまで大した注意を払ったことのなかった雨音が、どのようにして彼にとっての全風景の輪郭を描くようになったのかを記している。というのも雨音は、庭の小道、芝生、庭の茂み、庭と道路を隔てる柵でそれぞれ違った音を奏でるからだ。「雨はあらゆるものの形を引き出して、色とりどりの毛布を以前は目に見えなかったものに投げかけるのです。途中で邪魔が入って断片化される世界とは違って、降り続く雨は連続的な聴覚の体験を生み出し、全体像すべてを完全に一瞬のうちに示して、全体像や世界の部分同士の実際の関係を感じさせてくれるのです」。

この新たな強烈な聴覚の体験(あるいは注意力)、さらに、他の感覚の鋭敏化によって、ハルは自然との親密感を感じるようになった。これは、自分が世界に存在していることの強烈さであり、視力があった時に彼が知っていたどんなものをも上回っていた。失明は彼にとって「(32)暗くて逆説的な贈り物」になったのだ。これは「補償」であるだけではなく、新たな全体的秩序、新たな人間のあり方なのだ、と彼は強調していた。このおかげで、彼は目が見えた頃への郷愁や、「正常」なふりをしようとすることの負担や欺瞞から解放され、新たな焦点、新たな自由とアイデンティティを見つけたのだ。彼の大学での授業は幅が広がり、ますます自然なものになり、彼の書く文章は一層強く、一層深くなり、彼は知的にも精神的にも一層勇敢で、一層自信満々になった。彼はついに自分の基盤が固まったと感じられたのだ。

感覚の1つを失った人間が新たな中心、新たな認知上のアイデンティティに向けてどうやって自分を完全に作り直せるか、ハルの記述はその驚異的な一例だと私は思った。しかし、彼が記述しているような視覚的記憶の完全な消去が、豊かで大切な依るべき視覚的経験を何十年分も持った成人に起こりうるというのは、尋常なことではないとも私は感じた。それでも、ハルの記述の迫真さに疑問の余地はなかった。彼の文章には、最高に綿密な配慮と明晰さがあるのだ。

数 学

解答 28年度

1

〔解答〕

(1)

ア	イ	ウ
2	0	2

(2)

エ	オ	カ	キ
2	3	9	3

(3)

ク	ケ
4	1

(4)

コ	サ
2	1

(5)

シ	ス	セ	ソ
0	4	1	3

〔出題者が求めたポイント〕

(1) 対数関数

$a=100\log_{10}\dfrac{210}{2}$ と考える。

(2) 対数関数

$3^{500}=m+h$ で m が整数部分，h は $0<h<1$ の小数部分のとき，$[\log_{10}m]+1$ 桁で，最高位の数字は，$\log_{10}n<h<\log_{10}(n+1)$ のとき n である。

(3) 3^1，3^2，…と順次計算すると循環する。末尾が 1 となるところを探す。

(4) 3^1，3^2，…と順次計算する。60 で割った余りがきりがよいところを見つける。

$(60n+m)^k$ の 60 の余りは m^k と同じ。

(5) $na=b$ のとき，b は n の倍数

〔解答のプロセス〕

(1) $a=100\log_{10}\dfrac{210}{2}=100\log_{10}\dfrac{3\cdot 7\cdot 10}{2}$

$=100(\log_{10}3+\log_{10}7+\log_{10}10-\log_{10}2)$

$=100(0.4771+0.8451+1-0.3010)$

$=202.12$

従って，202

(2) $\log_{10}3^{500}=500\log_{10}3=500\times 0.471=238.55$

従って，239 桁

$\log_{10}4=2\log 2=0.6020$

$(0.4771=)\log_{10}3<0.55<\log_{10}4\ (=0.6020)$

最高位の数字は，3

(3) $3^1=3$，$3^2=9$，$3^3=27$，$3^4=81$

よって，末尾の数字は 3，9，7，1 の 4 種数。

4 乗で末尾が 1 なので，$3^{500}=(3^4)^{125}$

従って，末尾は，$1^{125}=1$

(4) $3^5=243=60\times 4+3$

$3^{25}=(3^5)^5=(60\times 4+3)^5=60k_1+3^5=60k_2+3$

$3^{125}=(3^{25})^5=(60k_2+3)^5=60k_3+3^5=60k_4+3$

$3^{500}=(3^{125})^4=(60k_4+3)^4=60k_5+3^4$

$=60k_5+81=60(k_5+1)+21$

余りは，21

(5) $53(y-3x)=13x-1$ より $13x-1$ は 53 の倍数

$13x-1=53m$ とおく。

$13(x-4m)=m+1$ より $m+1$ は 13 の倍数

$m+1=13k$ とおく。 $m=13k-1$

$13x-1=53(13k-1)=689k-53$

$x=53k-4$

$9116k-688-53y=1$ より $y=172k-13$

従って，$x=-4$，$y=-13$

2

〔解答〕

(1)

ア	イ	ウ	エ	オ	カ
2	1	4	3	1	2

(2)

キ	ク
3	2

(3)

ケ	コ	サ	シ	ス	セ
1	2	1	2	6	3

ソ	タ	チ	ツ
3	2	3	＋

テ	ト	ナ	ニ	ヌ	ネ
3	2	3	−	3	＋

ノ	ハ	ヒ	フ	ヘ	ホ
3	4	3	−	3	＋

〔出題者が求めたポイント〕素数，三角比

(1) $\dfrac{\beta}{\alpha}$ の分母，分子に $\overline{\alpha}$ をかけ計算する。

$\dfrac{\beta-\alpha}{-\alpha}$ も同様に計算する。

(2) △OAB の外接円の半径を R とすると，

$2R=\dfrac{\text{AB}}{\sin\angle\text{AOB}}$

(3) (1)の結果より OB が直径になることを考える。

$\dfrac{\beta-\gamma}{-\gamma}$ を計算し，実数部分が 0 となる θ を求める。

α，β，γ に θ_1 を代入する。

〔解答のプロセス〕

(1) $\dfrac{\beta}{\alpha}=\dfrac{\{(\cos\theta-\sin\theta)+i(\cos\theta+\sin\theta)\}(\cos\theta-i\sin\theta)}{(\cos\theta+i\sin\theta)(\cos\theta-i\sin\theta)}$

$=(\cos^2\theta-\sin\theta\cos\theta+\cos\theta\sin\theta+\sin^2\theta)$

$+i(\cos^2\theta+\sin\theta\cos\theta-\cos\theta\sin\theta+\sin^2\theta)$

$=1+i=\sqrt{2}\left(\cos\dfrac{\pi}{4}+i\sin\dfrac{\pi}{4}\right)$

従って，$\left|\dfrac{\beta}{\alpha}\right|=\sqrt{2}$，$arg\dfrac{\beta}{\alpha}=\dfrac{1}{4}\pi$

$\beta-\alpha=3(-\sin\theta+i\cos\theta)$

$|\beta-\alpha|^2=9(-\sin\theta+i\cos\theta)(-\sin\theta-i\cos\theta)=9$

従って，$|\beta-\alpha|=3$

$\dfrac{\beta-\alpha}{-\alpha}=\dfrac{3(-\sin\theta+i\cos\theta)(\cos\theta-i\sin\theta)}{-(\cos\theta+i\sin\theta)(\cos\theta-i\sin\theta)}$

$=-3(0+i)$

$\arg\dfrac{\beta-\alpha}{-\alpha}=\delta$ とすると，$\cos\delta=0$，$\sin\delta=1$

従って，$\arg\dfrac{\beta-\alpha}{-\alpha}=\dfrac{1}{2}\pi$

(2) $\angle\text{AOB}=\dfrac{1}{4}\pi$

$2R=\dfrac{\text{AB}}{\sin\angle\text{AOB}}=3\dfrac{\sqrt{2}}{1}=3\sqrt{2}$

(3) (1)の結果より OB が△OAB の直径となるので，

$\angle\text{OCB}=\angle R$（直角）

従って，$\arg\dfrac{\beta-\gamma}{-\gamma}=\dfrac{1}{2}\pi,\ -\dfrac{1}{2}\pi$

$$\frac{\beta-\gamma}{-\gamma}=\frac{\beta+\dfrac{9\sqrt{3}}{\beta}}{\dfrac{9\sqrt{3}}{\beta}}=\frac{\beta^2+9\sqrt{3}}{9\sqrt{3}}$$

$$\begin{aligned}\beta^2&=9\{(\cos\theta-\sin\theta)+i(\cos\theta+\sin\theta)\}^2\\&=9\{-4\cos\theta\sin\theta+2i(\cos^2\theta-\sin^2\theta)\}\\&=18\{-2\cos\theta\sin\theta+i(\cos^2\theta-\sin^2\theta)\}\\&=18(-\sin2\theta+i\cos2\theta)\end{aligned}$$

$$\begin{aligned}\frac{\beta-\gamma}{-\gamma}&=\frac{18(-\sin2\theta+i\cos2\theta)+9\sqrt{3}}{9\sqrt{3}}\\&=\frac{1}{\sqrt{3}}\{-2\sin2\theta+\sqrt{3}+2i\cos2\theta\}\end{aligned}$$

$\arg\dfrac{\beta-\gamma}{-\gamma}=\pm\dfrac{1}{2}\pi$ より $-2\sin2\theta+\sqrt{3}=0$

$\sin2\theta=\dfrac{\sqrt{3}}{2}$ より $2\theta=\dfrac{1}{3}\pi,\ \dfrac{2}{3}\pi$

従って，$\theta=\dfrac{1}{6}\pi,\ \dfrac{1}{3}\pi$ $\quad\therefore\ \theta_1=\dfrac{\pi}{6},\ \theta_2=\dfrac{\pi}{3}$

$\cos\dfrac{1}{6}\pi=\dfrac{\sqrt{3}}{2}$，$\sin\dfrac{1}{6}\pi=\dfrac{1}{2}$

$$\alpha=3\left(\frac{\sqrt{3}}{2}+i\frac{1}{2}\right)=\frac{3}{2}(\sqrt{3}+i)$$

$$\begin{aligned}\beta&=3\left\{\left(\frac{\sqrt{3}}{2}-\frac{1}{2}\right)+i\left(\frac{\sqrt{3}}{2}+\frac{1}{2}\right)\right\}\\&=\frac{3}{2}\{(\sqrt{3}-1)+(\sqrt{3}+1)i\}\end{aligned}$$

$$\begin{aligned}\gamma&=-\frac{9\sqrt{3}\qquad\qquad\{(\sqrt{3}-1)-(\sqrt{3}+1)i\}}{\dfrac{3}{2}\{(\sqrt{3}-1)+(\sqrt{3}+1)i\}\{(\sqrt{3}-1)-(\sqrt{3}+1)i\}}\\&=-\frac{6\sqrt{3}\{(\sqrt{3}-1)-(\sqrt{3}+1)i\}}{4-2\sqrt{3}+4+2\sqrt{3}}\\&=\frac{3}{4}\{\sqrt{3}-3+(\sqrt{3}+3)i\}\end{aligned}$$

3

〔解答〕

(1)

ア	イ	ウ	エ	オカ	キク
1	3	1	6	01	12

(2)

ケ	コ	サ	シ	ス	セ
2	3	2	2	3	4

(3)

ソ
4

(4)

タ	チ	ツ	テ
1	6	3	8

(5)

ト	ナ
3	4

(6)

ニ	ヌ	ネ	ノハ	ヒ
1	3	9	16	3

(7)

フ	ヘ	ホ	マ	ミ
2	3	9	8	3

〔出題者が求めたポイント〕積分法

(3) $\sqrt{3}>f(n)$ の形にして，$\sqrt{3}\fallingdotseq1.73$ にして n に 1, 2, ……と代入してみる。

(1)〜(5) 与えられたものを計算していく。

(5)(6) $\sin\alpha\sin\beta=-\dfrac{1}{2}\{\cos(\alpha+\beta)-\cos(\alpha-\beta)\}$

(6) $V_n=\displaystyle\int\pi\{f_{n+1}(x)-f_n(x)^2\}dx$

初項が a，公差が γ の等比数列において，

$$\sum_{n\to0}^{\infty}ar^n=\frac{a}{1-r}$$

〔解答のプロセス〕

(1) $\sin2x=\sin x$ より $2\sin x\cos x-\sin x=0$

$\sin x(2\cos x-1)=0$ より $\cos x=\dfrac{1}{2}$，$x_0=\dfrac{1}{3}\pi$

$\sin4x=\sin2x$ より $2\sin2x\cos2x-\sin2x=0$

$\sin2x(2\cos x-1)=0$ より $\cos2x=\dfrac{1}{2}$，$x_1=\dfrac{1}{6}\pi$

$\sin8x=\sin4x$ より $\sin4x(2\cos4x-1)=0$

$\cos4x=\dfrac{1}{2}$，$x_2=\dfrac{1}{4}\cdot\dfrac{1}{3}\pi=\dfrac{1}{12}\pi$

よって，$x_n=\dfrac{1}{3\cdot2^n}\pi$

(2)
$$\begin{aligned}S_0&=\int_{\frac{1}{6}\pi}^{\frac{1}{3}\pi}(\sin2x-\sin x)dx\\&=\left[-\frac{1}{2}\cos2x+\cos x\right]_{\frac{1}{6}\pi}^{\frac{1}{3}\pi}\\&=\left\{-\frac{1}{2}\left(-\frac{1}{2}\right)+\frac{1}{2}-\left(-\frac{1}{2}\cdot\frac{1}{2}+\frac{\sqrt{3}}{2}\right)\right\}\\&=\frac{2-\sqrt{3}}{2}\end{aligned}$$

$$\begin{aligned}S_1&=\int_{\frac{1}{12}\pi}^{\frac{1}{6}\pi}(\sin4x-\sin2x)dx\\&=\left[-\frac{1}{4}\cos4x+\frac{1}{2}\cos2x\right]_{\frac{1}{12}\pi}^{\frac{1}{6}\pi}\\&=\left\{-\frac{1}{4}\left(-\frac{1}{2}\right)+\frac{1}{2}\cdot\frac{1}{2}-\left(-\frac{1}{4}\cdot\frac{1}{2}+\frac{1}{2}\cdot\frac{\sqrt{3}}{2}\right)\right\}\\&=\frac{1}{2}-\frac{\sqrt{3}}{4}=\frac{2-\sqrt{3}}{4}\end{aligned}$$

(3)
$$\begin{aligned}S_n&=\int_{\frac{1}{3\cdot2^{n+1}}\pi}^{\frac{1}{3\cdot2^n}\pi}\{\sin2^{n+1}x-\sin2^nx\}dx\\&=\left[-\frac{1}{2^{n+1}}\cos2^{n+1}x+\frac{1}{2^n}\cos2^nx\right]_{\frac{1}{3\cdot2^{n+1}}\pi}^{\frac{1}{3\cdot2^n}\pi}\\&=-\frac{1}{2^{n+1}}\left(-\frac{1}{2}\right)+\frac{1}{2^n}\cdot\frac{1}{2}\\&\qquad-\left\{-\frac{1}{2^{n+1}}\frac{1}{2}+\frac{1}{2^n}\frac{\sqrt{3}}{2}\right\}\\&=\frac{1}{2^{n+1}}\left\{\frac{1}{2}+1+\frac{1}{2}-\sqrt{3}\right\}=\frac{2-\sqrt{3}}{2^{n+1}}\end{aligned}$$

$\dfrac{2-\sqrt{3}}{2^{n+1}}<\dfrac{1}{100}$ より $2-\dfrac{2^{n+1}}{100}<\sqrt{3}$ (≒1.73)

n	1	2	3	4
$2-\dfrac{2^{n+1}}{100}$	1.96	1.92	1.84	1.68

従って，$n=4$

(4) $\displaystyle\int_0^{\frac{1}{3}\pi}\sin^2 x\,dx=\int_0^{\frac{1}{3}\pi}\left(\frac{1}{2}-\frac{1}{2}\cos 2x\right)dx$

$$=\left[\frac{1}{2}x-\frac{1}{4}\sin 2x\right]_0^{\frac{1}{3}\pi}$$

$$=\frac{1}{6}\pi-\frac{\sqrt{3}}{8}$$

(5) $\displaystyle\int_0^{\frac{1}{3}\pi}\sin x\sin 2x\,dx$

$$=\int_0^{\frac{1}{3}\pi}\left(-\frac{1}{2}\cos 3x+\frac{1}{2}\cos x\right)dx$$

$$=\left[-\frac{1}{6}\sin 3x+\frac{1}{2}\sin x\right]_0^{\frac{1}{3}\pi}=\frac{\sqrt{3}}{4}$$

(6) $(\sin 2x-\sin x)^2=\sin^2 2x-2\sin 2x\sin x+\sin^2 x$

$$=\frac{1}{2}-\frac{1}{2}\cos 4x+\cos 3x-\cos x+\frac{1}{2}-\frac{1}{2}\cos 2x$$

$$=\frac{1}{2}(2-\cos 4x+2\cos 3x-\cos 2x-2\cos x)$$

$$V_0=\int_0^{\frac{1}{3}\pi}\pi(\sin 2x-\sin x)^2dx$$

$$=\frac{\pi}{2}\int_0^{\frac{\pi}{3}}(2-\cos 4x+2\cos 3x-\cos 2x-2\cos x)dx$$

$$=\frac{\pi}{2}\left[2x-\frac{1}{4}\sin 4x+\frac{2}{3}\sin 3x-\frac{1}{2}\sin 2x-2\sin x\right]_0^{\frac{1}{3}\pi}$$

$$=\frac{\pi}{2}\left\{\frac{2}{3}\pi-\frac{1}{4}\left(-\frac{\sqrt{3}}{2}\right)+\frac{2}{3}\cdot 0-\frac{1}{2}\cdot\frac{\sqrt{3}}{2}-2\frac{\sqrt{3}}{2}\right\}$$

$$=\frac{1}{3}\pi^2-\frac{9}{16}\sqrt{3}\pi$$

$(\sin 2^{n+1}x-\sin 2^n x)^2$

$$=(\sin 2^{n+1}x)^2-2\sin 2^{n+1}x\sin 2^n x+(\sin 2^n x)^2$$

$$=\frac{1}{2}-\frac{1}{2}\cos 2^{n+2}x+\cos 3\cdot 2^n x-\cos 2^n x+\frac{1}{2}-\frac{1}{2}\cos 2^{n+1}x$$

$$=\frac{1}{2}(2-\cos 2^{n+2}x+2\cos 3\cdot 2^n x-\cos 2^{n+1}x-2\cos 2^n x)$$

$$V_n=\int_0^{\frac{1}{3\cdot 2^n}\pi}\pi(\sin 2^{n+1}x-\sin 2^n x)^2dx$$

$$=\frac{\pi}{2}\int_0^{\frac{1}{3\cdot 2^n}\pi}(2-\cos 2^{n+2}x+2\cos 3\cdot 2^n x-\cos 2^{n+1}x-2\cos 2^n x)dx$$

$$=\frac{\pi}{2}\left[2x-\frac{1}{2^{n+2}}\sin 2^{n+2}x+\frac{2}{3\cdot 2^n}\sin 3\cdot 2^n x-\frac{1}{2^{n+1}}\sin 2^{n+1}x-\frac{2}{2^n}\sin 2^n x\right]_0^{\frac{1}{3\cdot 2^n}\pi}$$

$$=\frac{\pi}{2}\left\{\frac{2}{3\cdot 2^n}\pi-\frac{1}{2^{n+2}}\left(-\frac{\sqrt{3}}{2}\right)+\frac{2}{3\cdot 2^n}\cdot 0-\frac{1}{2^{n+1}}\ \frac{\sqrt{3}}{2}-\frac{2}{2^n}\ \frac{\sqrt{3}}{2}\right\}$$

$$=\frac{1}{2^n}\left\{\frac{1}{3}\pi^2-\frac{9}{16}\sqrt{3}\pi\right\}=\frac{1}{2^n}V_0$$

$$\sum_{n=0}^{\infty}V_n=\frac{1}{1-\frac{1}{2}}\left(\frac{1}{3}\pi^2-\frac{9}{16}\sqrt{3}\pi\right)$$

$$=\frac{2}{3}\pi^2-\frac{9}{8}\sqrt{3}\pi$$

物 理

解答

28年度

1

〔解答〕

(1) ア⑥ イ① ウ① エ④ オ⑧

(2) カ② キ① ク④ ケ⑤ コ②
サ⑥ シ④ ス① セ④ ソ⑧

(3) タ⑤ チ⑧ ツ⑥ テ②

(4) ト① ナ⑤ ニ⑦ ヌ① ネ③
ノ⑦

〔出題者が求めたポイント〕

力学的エネルギー保存則，熱と温度，重力による運動，バネによる運動，磁場中の荷電粒子の運動

〔解答のプロセス〕

(1) 問1 (a) 小球が入射した直後の力学的エネルギー E は

$$E=\frac{1}{2}mv_0{}^2+mgr \quad \cdots \text{ア}(答)$$

(b) y 方向の速度成分は不変であるから，xz 面内の速度成分の大きさを v_1 とすると，xz 面内における力学的エネルギー保存則より

$$mgr=\frac{1}{2}mv_1{}^2 \qquad \therefore \quad v_1=\sqrt{2gr} \quad \cdots \text{イ}(答)$$

(c) $\theta=\theta'$ のとき，xz 面内の速度成分の大きさを v_2 とすると，xz 面内における力学的エネルギー保存則より

$$mgr=\frac{1}{2}mv_2{}^2+mgr(1-\cos\theta')$$

$$\therefore \quad v_2=\sqrt{2gr\cos\theta'} \quad \cdots \text{ウ}(答)$$

(d) y 方向の速度成分は v_0 で不変だから，小球の速度の大きさ v は

$$v=\sqrt{v_0{}^2+v_2{}^2}=\sqrt{v_0{}^2+2gr\cos\theta'} \quad \cdots \text{エ}(答)$$

問2 落下前の小球の力学的エネルギー E は

$$E=\frac{1}{2}m_0v_0{}^2+m_0gh_0$$

水槽に落下した後の小球と液体の温度を T とおくと，小球が失った熱量 Q_1 は

$$Q_1=m_0c_0(T_0-T)$$

液体が得た熱量 Q_2 は

$$Q_2=m_1c_1(T-T_1)$$

小球が失う力学的エネルギー E と熱量 Q_1 の和が，液体が得た熱量 Q_2 に等しいから

$$\frac{1}{2}m_0v_0{}^2+m_0gh_0+m_0c_0(T_0-T)=m_1c_1(T-T_1)$$

$$\therefore \quad T=\frac{2T_0m_0c_0+2T_1m_1c_1+m_0v_0{}^2+2m_0gh_0}{2(m_0c_0+m_1c_1)}$$

…オ(答)

(2) カ $v\cos\theta$

キ $v\sin\theta$

ク 弾の x 座標を x_1 とすると

$$x_1=v\cos\theta\cdot t$$

ケ 弾の y 座標を y_1 とすると

$$y_1=v\sin\theta\cdot t-\frac{1}{2}gt^2$$

コ 小球の x 座標を x_2 とすると

$$x_2=L+V_xt$$

サ 小球の y 座標を y_2 とすると

$$y_2=V_yt-\frac{1}{2}gt^2$$

シ 小球に弾が当たるための条件は，同時刻に同じ位置座標にあることだから，x 座標について $x_1=x_2$ より

$$v\cos\theta\cdot t=L+V_xt \quad \cdots\cdots(\text{i})$$

また，y 座標について $y_1=y_2$ より

$$v\sin\theta\cdot t-\frac{1}{2}gt^2=V_yt-\frac{1}{2}gt^2 \quad \cdots\cdots(\text{ii})$$

(ii)式より $\sin\theta=\dfrac{V_y}{v}$ …(答)

ス (i)式より $L=(v\cos\theta-V_x)t$

ここで，$L>0$ であるから

$$v\cos\theta-V_x>0 \qquad \therefore \quad \cos\theta>\frac{V_x}{v} \quad \cdots(答)$$

セ 小球が最高点に到達する時刻を t_0 とすると，y 方向について

$$V_y-gt_0=0 \qquad \therefore \quad t_0=\frac{V_y}{g}$$

一方，小球と弾の x 座標が一致する時刻 t は(i)式より

$$t=\frac{L}{v\cos\theta-V_x}$$

最高点に達する前に弾を当てる条件は $t<t_0$ であるから

$$\frac{L}{v\cos\theta-V_x}<\frac{V_y}{g} \quad \cdots(答)$$

ソ 小球が x 軸上に再び達する時刻は $2t_0$ のときだから，弾を当てるための条件は $t<2t_0$ より

$$\frac{L}{v\cos\theta-V_x}<\frac{2V_y}{g} \quad \cdots(答)$$

(3) 問1 小球Aをつるしたときバネが l_0 伸びてつり合ったから，力のつり合いより

$$mg-kl_0=0 \qquad \therefore \quad k=\frac{mg}{l_0} \quad \cdots \text{タ}(答)$$

問2 合力 F は

$$F=mg-kx=-k(x-l_0) \quad \cdots \text{チ}(答)$$

問3 小球Aは小球Bから大きさ $\dfrac{k_0q^2}{d_1{}^2}$ の静電気力を下向きに受ける。よって力のつり合いより

$$mg+\frac{k_0q^2}{d_1{}^2}-kl_1=0 \qquad \therefore \quad l_1=\frac{mg}{k}+\frac{k_0q^2}{kd_1{}^2}$$

…ツ(答)

問4 小球Aの水平方向の力のつり合いより

$$\frac{k_0q^2}{d_2{}^2}-kl_2\sin\theta=0 \qquad \therefore\ q=\sqrt{\frac{d_2{}^2kl_2\sin\theta}{k_0}}$$

…テ(答)

(4) 問 1 (a), (b) 磁場に垂直に速さ v_0 で運動する電荷 q の粒子は，磁束密度 B の磁場から，運動方向と磁場の両方に垂直な方向に大きさ qv_0B のローレンツ力を受ける。 …ト，ナ(答)

(c) フレミング左手の法則より，陽子は z 軸の負の向きに力を受けて曲がる。 …ニ(答)

(d) 陽子の円運動の半径を r_1 とすると，ローレンツ力による円運動の方程式は

$$m\frac{v_0{}^2}{r_1}=qv_0B \qquad \therefore\ r_1=\frac{mv_0}{qB}$$

ターゲットに衝突させるには，$r_1\geqq d$ であればよいから

$$\frac{mv_0}{qB}\geqq d \qquad \therefore\ v_0\geqq\frac{dqB}{m}$$ …ヌ(答)

問 2 電子は陽子と逆向きに力を受け，z 軸の正の向きに曲がる。 …ネ(答)

問 3 電子の場合の円運動の半径 r_2 は

$$r_2=\frac{mv_0}{2000qB}$$

となるから，ターゲットに衝突させるための条件は $r_2\geqq d$ として

$$\frac{mv_0}{2000qB}\geqq d \qquad \therefore\ v_0\geqq\frac{2000dqB}{m}$$

よって，2000 倍の初速度を必要とする。 …ノ(答)

2

〔解答〕

(1) ア ⑤ イ ㊀ ウ ⑧ エ ⑤

(2) オ ① カ ⑧ キ ㊉ ク ① ケ ⑧

コ ㊉ サ ② シ ⑦ ス ⑦ セ ⑥

(3) ソ ⑥ タ ③ チ ⑤ ツ ① テ ②

ト ⑦ ナ ③ ニ ② ヌ ④ ネ ④

〔出題者が求めたポイント〕

薄膜の干渉，RLC 直列回路，素粒子

〔解答のプロセス〕

(1) 問 1 (a) 屈折率の小さい媒質中を進む光が，屈折率のより大きい媒質との境界で反射する際，位相が π ずれる(反転する)。逆に屈折率の大きい媒質中を進む光が，屈折率のより小さい媒質との境界で反射する際には位相は変わらない。よって，上面では π ずれて，下面では変わらない。 …ア(答)

(b) 入射角 θ に対する屈折角を θ' とすると，薄膜の上面と下面で反射する光の光路長(光学的距離)の差 ΔL は

$$\Delta L=2nd\cos\theta'$$

とかける。一方，屈折の法則より

$$\frac{\sin\theta}{\sin\theta'}=\frac{n}{1} \qquad \therefore\ \sin\theta'=\frac{\sin\theta}{n}$$

したがって，

$$\Delta L=2nd\cos\theta'=2nd\sqrt{1-\sin^2\theta'}=2nd\sqrt{1-\frac{\sin^2\theta}{n^2}}$$

よって，強め合う条件は，整数 m ($m=0, 1, 2, \cdots$) を用いて

$$2nd\sqrt{1-\frac{\sin^2\theta}{n^2}}=\left(m+\frac{1}{2}\right)\lambda$$ …イ(答)

問 2 (a) 上面での反射，下面での反射で位相はともに π ずれる。 …ウ(答)

(b) 垂直に入射させるとき，光路長の差は $2nd$ であるから，弱め合う条件は

$$2nd=\left(m+\frac{1}{2}\right)\lambda$$

厚さが最小となるのは $m=0$ のときだから

$$2nd=\frac{1}{2}\lambda \qquad \therefore\ d=\frac{\lambda}{4n}$$ …エ(答)

(2) 問 1 抵抗，コイル，コンデンサーにかかる電圧を V_R，V_L，V_C とおく。抵抗では電流と電圧の位相は一致するから

$$V_R=I_0R\cos\omega t$$ …オ(答)

コイルでは電流の位相に対して電圧の位相が $\frac{\pi}{2}$ 進むから

$$V_L=I_0\omega L\cos\left(\omega t+\frac{\pi}{2}\right)=-I_0\omega L\sin\omega t$$

…カ(答)

コンデンサーでは電流の位相に対して電圧の位相が $\frac{\pi}{2}$ 遅れるから

$$V_C=\frac{I_0}{\omega C}\cos\left(\omega t-\frac{\pi}{2}\right)=\frac{I_0}{\omega C}\sin\omega t$$ …キ(答)

問 2 抵抗，コイル，コンデンサーの消費電力を P_R，P_L，P_C とおくと

$$P_R=V_RI=I_0{}^2R\cos^2\omega t$$ …ク(答)

$$P_L=V_LI=-I_0{}^2\omega L\sin\omega t\cos\omega t=-\frac{I_0{}^2\omega L}{2}\sin 2\omega L$$ …ケ(答)

$$P_C=V_CI=\frac{I_0{}^2}{\omega C}\sin\omega t\cos\omega t=\frac{I_0{}^2}{2\omega C}\sin 2\omega t$$ …コ(答)

問 3 1 周期の平均をとると

$$\overline{\cos^2\omega t}=\frac{1}{2}, \quad \overline{\sin 2\omega t}=0$$

よって，抵抗，コイル，コンデンサーの消費電力の時間平均 $\overline{P_R}$，$\overline{P_L}$，$\overline{P_C}$ は

$$\overline{P_R}=\frac{I_0{}^2R}{2}$$ …サ(答)

$$\overline{P_L}=0$$ …シ(答)

$$\overline{P_C}=0$$ …ス(答)

問 4 電源電圧 V は

$$V=V_R+V_L+V_C$$

$$=I_0 R\cos\omega t - I_0\left(\omega L - \frac{1}{\omega C}\right)\sin\omega t$$

$$=\sqrt{R^2+\left(\omega L-\frac{1}{\omega C}\right)^2}\cdot I_0\cos(\omega t+\alpha)$$

とかける。ただし，α は電流に対する電圧の位相である。よって，回路のインピーダンス Z は

$$Z=\sqrt{R^2+\left(\omega L-\frac{1}{\omega C}\right)^2}$$ …セ(答)

(3) ソ～ツ　陽子，中性子などクォークが強い力で結びついている粒子をハドロン，電子，ニュートリノなど強い力が働かない粒子をレプトンという。

テ～ニ　ハドロンは，陽子や中性子などのバリオンと π 中間子などのメソンに分けられる。バリオンは 3 個のクォーク，メソンはクォークと反クォークを合わせて 2 個から成る。

ヌ，ネ　自然界に存在する力には，重力，電磁気力，強い力，弱い力の 4 種類がある。これらの力を媒介すると考えられる粒子をゲージ粒子という。

化 学

解答　28年度

1

〔解答〕

(1) ア 4　イ 1　ウ 1　(2) エ 5
(3) オ 2　(4) カ，キ，ク　4.0×10^{-2}(mol/L)
(5) ケ，コ 6.6(g)　(6) サ 4　シ 4　ス 5
(7) セ 3　ソ 3

〔解答のプロセス〕

(1)2)　それぞれの原子番号を考えればよい。
①　原子番号(＝陽子数) 8，中性子数 8
②　原子番号 9，中性子数 10
③　原子番号 11，中性子数 12
④　原子番号 17，中性子数 18
⑤　原子番号 18，中性子数 22
3)　ハロゲンのイオンは「～化物イオン」とするので，①は塩化物イオンが正しい名称

(2)⑤　$Na_2SO_3 \longrightarrow SO_2$
$H_2SO_4 \longrightarrow Na_2SO_4$
への変化であり，酸化数は変わっていない。

(3) a　最外殻が 6 つなのは，16 族元素
N，O，P，S の中では O と S
b　Ca，F，K，Mg のうち，アルゴンと同じ電子配置のイオンは Ca^{2+}，K^+ の 2 つ
よって②

(4)　リン原子の数に注目する。
P_4O_{10} 1.42g の中には，$\frac{1.42}{284}\times4=0.02$ mol の P 原子が含まれるので，すべてが H_3PO_4 に変化する場合

$$\frac{0.02\,\text{mol}}{0.5\,\text{L}}=0.04\,\text{mol/L}$$

(5)

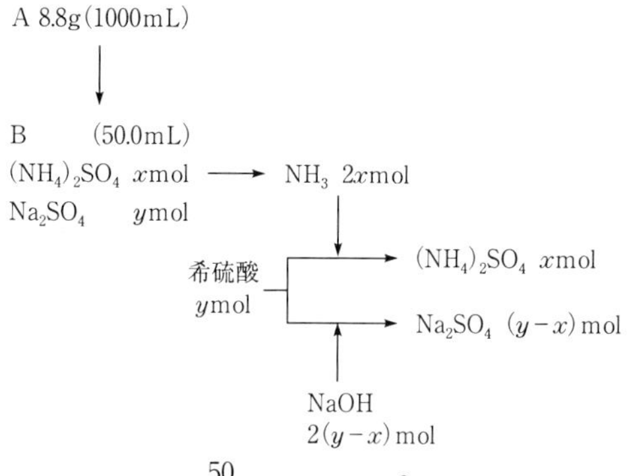

$$y=0.200\times\frac{50}{1000}=1.0\times10^{-2}(\text{mol})$$

$$2(y-x)=0.500\times\frac{30}{1000}=1.5\times10^{-2}(\text{mol})$$

$x=2.5\times10^{-3}$，$y=1.0\times10^{-2}$
A に含まれる硫酸アンモニウム(132)は，
$20x=5.0\times10^{-2}\text{mol}=6.6\text{g}$

(6)2)　電気陰性度は，O＞H なので(O は陰イオンになりやすく，H は陽イオンになりやすいことを考えればわかりやすい)，O-H 結合の電子は O に引きつけられ，O の周りは負に帯電し，H の周りは電子が不足し正となる。
3)　異なる原子の間で結合がつくられると極性ができるが，メタンは 4 つの極性が打ち消されるので，無極性分子である。同じことが，テトラクロロメタンや二酸化炭素でも言える。

(7)　それぞれ
①　希硝酸による銅の変化
②　脱水作用
③　弱酸の遊離
④　過酸化水素の自己酸化還元反応
⑤　弱塩基の遊離
の反応によるもの。該当するのは③で，反応式は
$CaCO_3+2HCl \longrightarrow CaCl_2+H_2O+CO_2$

2

〔解答〕

(1) ア 4　イ 6　(2) ウ 3　エ 3
(3) オ 5
(4) カ 6　キク 64　ケコサ 1.25(V)
(5) シ 2

〔解答のプロセス〕

(1)2)　単位格子中の各イオンの数に注目する。

$$A^{n+}:\frac{1}{8}\times8=1(個)$$

$$O^{2-}:\frac{1}{4}\times12=3(個)$$

$\therefore\ n\times1=2\times3\quad\therefore\ n=6$

(2)1)　ボイルの法則から
$2.4\times10^5\times1.0=P_{Ar}\times8.0\quad\therefore\ P_{Ar}=0.3\times10^5$Pa
$1.8\times10^5\times4.0=P_{N_2}\times8.0\quad P_{N_2}=0.9\times10^5$Pa
$1.6\times10^5\times3.0=P_{O_2}\times8.0\quad P_{O_2}=0.6\times10^5$Pa
$\therefore\ P_{全}=P_{Ar}+P_{N_2}+P_{O_2}=1.8\times10^5$Pa
2)　Ar，N_2，O_2 のモル比は
$n_{Ar}:n_{N_2}:n_{O_2}=P_{Ar}:P_{N_2}:P_{O_2}=1:3:2$
ゆえに　$\frac{1\times40+3\times28+2\times36}{1+3+2}=32.66\cdots$

(3)⑤　コロイドを凝析・塩析させるには，反対の符号で，価数の大きいものが有利である。

(4)2)　メタノール 1mol と水 1mol を混合すると，
$\frac{32}{32+18}=0.64\quad\therefore\ 64\%$
3)　$726\times10^3=E\times(6\times9.65\times10^4)$
$E=1.2538\quad\cdots$V

(5)　反応式が，体積を 2 倍(全圧を半分)にしても，平衡は移動しないが，濃度は単純に $\frac{1}{2}$ になる。

$$\therefore \quad C = \frac{1}{2} C_0$$

3

〔解答〕

(1) 1) ア，イ 3，5 2) ウ 1 3) エ 2

(2) オ，カ 10

(3) キ 4 ク 2

(4) ケ 6 コ 2

(5) 1) サ 6 2) シ 1

(6) 1) 6 2) 2

〔解答のプロセス〕

(1) 1) A：Na_2O，B：NaCl，C：$NaHCO_2$，O：NaOH，E：Na_2CO_3 塩の加水分解によって塩基性を示すのは，弱酸と強塩基の塩である。すなわち，C と E

2) A ～ E の中で酸化物は A のみで，塩基性酸化物である。

(2) C：$176 \times \frac{12}{44} = 48(\text{mg})$

H：$45 \times \frac{2}{18} = 5(\text{mg})$

$$C : H = \frac{48}{12} : \frac{5}{1}$$
$$= 4 : 5$$

$(C_4H_5)_n$ の分子量は $53n$ なので，分子量は 100 ～ 110 であることから $n = 2$

∴ H の数は 10

(3) H 原子を数字でおきかえ，回転等で同じ位置となるものを同じ数字で表すとすると，

①

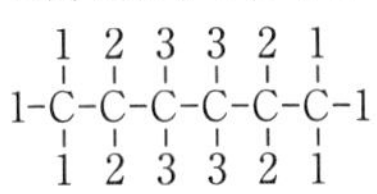

②

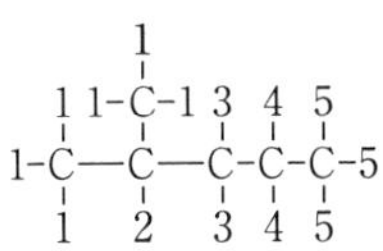

④

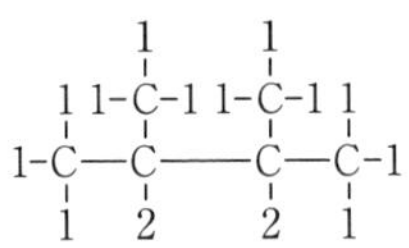

③

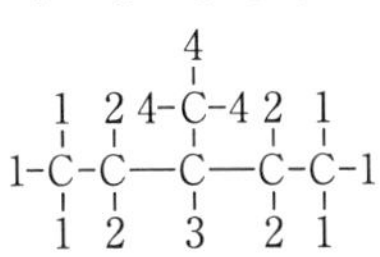

⑤

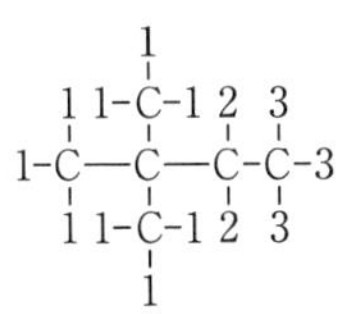

よって，4 の 2 種が最も少ない

(4) デンプンは $(C_6H_{10}O_5)_n$ で表され，分子量は $168n$ である。

1 mol のデンプンからは，グルコースが n mol 得られるので

$$\frac{30}{168n} \times n \times 180 = 33.333\cdots(\text{g})$$

さらに，得られるエタノールは，

$$\frac{30}{168n} \times n \times 2 \times 46 = 16.42\cdots(\text{g})$$

(5) 1) 塩基性アミノ酸は，側鎖にアミノ基をもつものすなわち，6 (ちなみにリシン)

2) 酸性アミノ酸は，側鎖にカルボキシ基をもつものすなわち，1 (ちなみにアスパラギン酸)

(6) 1) フェーリング液では，Cu^{2+} が還元されて，赤色の Cu_2O の沈殿が生じる。

2) D- グルコースと D- ガラクトースは 4 位のみが H と OH が逆になっている。これを 4 位エピマーと呼んでいるので，フルクトースの 3 位エピマーはフルクトースの構造から，3 位の OH と H のみが逆となる。これに該当するのは，②

生 物

解答

28年度

1

〔解答〕

(ア)⑤　(イ)③　(ウ)④　(エ)③　(オ)③
(カ)③　(キ)②　(ク)①　(ケ)②　(コ)①
(サ)③　(シ)①　(ス)①　(セ)③　(ソ)⑥
(タ)⑨　(チ)③　(ツ)①　(テ)④　(ト)⑥
(ナ)③　(ニ)③　(ヌ)④

〔出題者が求めたポイント〕

出題分野：免疫

ア：⑤は誤りである。⟶ 汗腺などの分泌物により皮膚表面は弱酸性に保たれる。皮膚表面を酸性に保つことにより，弱酸性を好む常在細菌の働きで他の菌の増殖や侵入を防いでいる。

ウ：好中球の寿命は特に短く，血管内で10時間，組織で数日である。マクロファージは血管内で1日～数日，組織で数日～数年である。

エ～サ：[エ]からほぼ時間経過に従って配列されている。抗原がヘルパーT細胞に認識されるまでは，共通の過程である。体液性免疫では，[ク]B細胞の増殖，[コ]抗体産生，と進み，[サ]B細胞の一部が記憶細胞となって残る。細胞性免疫では，[キ]キラーT細胞の増殖，[ケ]感染細胞を攻撃，[サ]T細胞の一部が記憶細胞となって残る。したがって，エオカサが共通，クコが体液性免疫のみ，キケが細胞性免疫のみに生じる。

　T細胞レセプターは，抗原提示細胞の出すMHCという分子の上に載った抗原を，MHC分子とセットで「形」として認識し，一方，*B*細胞レセプターは抗原を直接認識する。

チ・ツ：abを軽鎖，cdを重鎖といい，軽鎖の可変部aは2つの領域の遺伝子配列から，重鎖の可変部cは3つの領域の遺伝子配列から再構成される。

テ：①「輸送タンパク質」は生体内で輸送機能を果たすタンパク質の総称である。その内，生体膜を貫通し，膜を通して物質の輸送を行うタンパク質を膜輸送タンパク質(膜輸送体)といい，イオンポンプなどの②「運搬体タンパク質」(キャリアータンパク質)やチャネルが含まれる。③「モータータンパク質」はATPのエネルギーを運動エネルギーに変えるタンパク質で，ミオシン，ダイニン，キネシンが知られる。④「主要組織適合抗原」はMHC抗原とかMHC分子といわれる細胞膜貫通型タンパク質で，細胞内のさまざまなタンパク質の断片(ペプチド)を細胞表面に提示するタンパク質である。MHC分子に結合して細胞表面に提示されるとT細胞に抗原として認識され，キラーT細胞の攻撃対象になる。⑤「エピトープ」は抗体が抗原を認識する際，認識するポイントとなる抗原の一部分をいう。

ト～ニ：「第6染色体上にある[ト]つの遺伝子群」の遺伝子群の意味する範囲について判断が難しい。たとえば，ヒトのHLA遺伝子は，クラスⅠ，クラスⅡ，クラスⅢの3つの領域があり，合計239個の遺伝子が含まれている。各クラスの領域を遺伝子群とするならば[ト]は3である。一方，クラスⅠの座のA，B，Cの3つの遺伝子座とクラスⅡのDR，DQ，DPの3つの遺伝子座に着目するケースが多く，遺伝子座を遺伝子群と考えるならば[ト]はクラスⅠとクラスⅡの遺伝子座の合計6とも考えられる。さらに，クラスⅠの遺伝子座にはあまり話題にされないE，F，Gもあり，これを加えると[ト]は9になる。そこで文中「父方からクラスⅠ遺伝子とクラスⅡ遺伝子をそれぞれ[ナ]種類，母方からそれぞれ[ニ]種類受け継ぎ，合計12種類の・・・」から合計12種類になるように考えると，「父方からクラスⅠ遺伝子とクラスⅡ遺伝子がそれぞれ[ナ(3)]種類，母方からそれぞれ[ニ(3)]種類受け継ぎ，合計12種類の・・・」とすればつじつまが合う。つまり，クラスⅠの座のA，B，Cの3つの遺伝子座とクラスⅡのDR，DQ，DPの3つの遺伝子座，合計6つの遺伝子座が，[ト]の遺伝子群と判断できる。

ヌ：[ヌ]については連鎖したHLA遺伝子(ハロタイプ)が完全連鎖していると考える。たとえば父がハロタイプXとハロタイプY，母がハロタイプZとハロタイプWとした場合，子のハロタイプの組み合わせは，[XZ][XW][YZ][YW]の4通りである。

2

〔解答〕

(ア)⑦　(イ)③　(ウ)⑤　(エ)⑧　(オ)②　(カ)①
(キ)④　(ク)⊖　(ケ)⓪　(コ)⊕　(サ)③　(シ)⊖
(ス)⑤　(セ)③　(ソ)③　(タ)⑥　(チ)③　(ツ)⑥
(テ)①　(ト)②　(ナ)③　(ニ)③　(ヌ)①　(ネ)③
(ノ)②　(ハ)①　(ヒ)②　(フ)①　(ヘ)②　(ホ)③
(マ)⑦　(ミ)③

〔出題者が求めたポイント〕

出題分野：分類・系統，進化，生殖法，発生のしくみ，炭酸同化，DNA，遺伝，個体群と生物群集

サ・シ：脊索動物門は，マウスなどの脊椎動物亜門やナメクジウオを含む頭索動物亜門，ホヤを含む尾索動物亜門などからなる。

ス～ソ：カルビンベンソン回路は，グルコースを生成したり，二酸化炭素を取り入れたりしながら循環する反応である。その過程は以下のように示せる。

$$12 \times C_3 \longrightarrow 10 \times C_3 \longrightarrow 6 \times C_5 \longrightarrow 12 \times C_3 \longrightarrow \text{(最初に戻る)}$$

（$12 \times C_3$ の下に ↓ C_6(グルコース)，$6 \times C_5 \longrightarrow 12 \times C_3$ の矢印へ下から ↑ $6CO_2$）

チ：①キサントフィルは緑色ではなく黄色。②光補償点ではなく光飽和点。③緑色硫黄細菌などの光合成は非酸素発生型光合成ともいわれ以下の反応式で表される。

$$6CO_2 + 12H_2S \longrightarrow C_6H_{12}O_6 + 6H_2O + 12S$$

④窒素同化ではなく炭酸同化。⑤暗反応は温度の影響の他に，二酸化炭素濃度の影響も受ける。

ニ：遺伝子 A が働かないときは BC(おしべ)と C(めしべ)が，遺伝子 B が働かないときは A(がく片)と C(めしべ)が，遺伝子 C が働かないときは A(がく片)と A B(花弁)ができる。八重咲きの花は花弁が多いことから，遺伝子 C が働かないことがわかる。

マ：表で誘因率が下がる場合に着目する。助細胞が 2 つとも破壊された場合は誘引率が 0%，助細胞の一方が破壊された場合は誘引率が 61 ～ 71% である。

3

〔解答〕

(ア)⑤　(イ)③　(ウ)①　(エ)④　(オ)②　(カ)②
(キ)①　(ク)②　(ケ)⓪　(コ)⊕　(サ)②　(シ)⑥
(ス)⑦　(セ)②　(ソ)⑦　(タ)⊕　(チ)①　(ツ)④
(テ)④　(ト)①　(ナ)⑦　(ニ)⑥　(ヌ)⑧　(ネ)④

〔出題者が求めたポイント〕

出題分野：発生，DNA，神経細胞と膜電位

ア：ショウジョウバエの卵ではビコイド mRNA とナノス mRNA はそれぞれ前部と後部に偏在(図 1)している。このときハンチバック mRNA とコーダル mRNA は全体に分布しているとあるので，図 1 に入るとすれば，これらの 2 本の水平なラインが想像できる。mRNA や mRNA から翻訳されるタンパク質はしだいに拡散することから，ビコイドのタンパク質は a，ナノスのタンパク質は d と推定できる。ハンチバックのタンパク質やコーダルのタンパク質は拡散と同時に翻訳の阻害を受けるため，タンパク質の分布は水平なグラフではなく阻害される側が低くなることが想像される。したがって b がハンチバックのタンパク質，c がコーダルのタンパク質となる。

イ～オ：c に「㊁の核酸は・・・アミノ酸を運ぶ。」という記述から㊁は tRNA，d に「㊃の核酸は・・・タンパク質合成を触媒する粒子(リボソームということ)の成分・・・」とあるので㊃は rRNA である。a に「初期胚では，RNA の合成を妨げる薬品を与えても発生には影響はみられない。」，b の「初期胚では・・・mRNA が合成されなくてもタンパク質の合成を行うことができる。」から判断して，初期胚では mRNA の転写も他の RNA 合成もほとんどないことがわかる。したがって㋑が DNA，㋒が mRNA と判断できる。

カ：窒素排泄物の原始的な排出物はアンモニアで水中生活者に多く，尿をためずに常に水中に放出している生物が多い。アンモニアには毒性があり，陸上生活や陸上に産卵された卵の発生ではアンモニアは不都合であり，動物が陸上に進出する過程で，アンモニアを毒性の低い尿素に変えることを獲得した。毒性の低い尿素は膀胱や尿のうに溜められる。尿素の排出に伴って水が失われるが，尿酸は固形にして排出できるので水の損失が少ない。鳥類や多くのは虫類では尿酸で排出するよう進化した。「個体発生は系統発生を反復する」というヘッケルの反復説が有名だが，ニワトリの胚発生における窒素排出物の変化もまさに反復説に適合する事象である。

ク：図 1 より，静止電位は − 70 mV が読み取れる。活動電位は興奮時ピークの電位と静止電位との差で，40 − (− 70) = 110 mV で求められる。

ケ：静止電位を維持しているとき，すなわち X のときは，ナトリウムポンプ(Na^+/K^+ − ATP アーゼ)の働きで細胞外に Na^+ が，細胞内に K^+ が運ばれ，細胞内部に K^+ が多くなる。このとき，K^+ チャネルの一部が開いているため，K^+ が細胞外へ出て行って細胞内が − の電荷を帯びる。この状態を静止電位といい，開きっぱなしの K^+ チャネルを K^+ 漏洩チャネルという。活動電位を生じるときには，すなわち Y のときには，Na^+ チャネルが一斉に開いて Na^+ が細胞内へ流入するため，細胞内が + の電荷を帯びる。活動電位のピークを過ぎて静止電位に向かうときには，Na^+ チャネルが閉じ，K^+ チャネルが一斉に開いて K^+ が細胞外に出るので細胞は − の電荷を帯び，静止電位に戻る。

タ～ツ：RNA ポリメラーゼが取り付く DNA の位置がプロモーター，RNA ポリメラーゼに付着する多数の分子が基本転写因子，転写調節領域(エンハンサー)に結合するのが調節タンパク質(転写調節因子 or リプレッサー)である。

ニ：①甲状腺刺激ホルモンを分泌するのは脳下垂体前葉。②バソプレシンを分泌するのは脳下垂体後葉。③副腎皮質から分泌されるホルモンで血糖値を上げるのは糖質コルチコイド。④アドレナリンは心拍数を上げる。⑤グルカゴンは血糖値を上げる。

ヌ：暗順応の最初の変化は錐体細胞の感度の上昇により，A の変化は桿体細胞の感度上昇による。a·b：桿体細胞のロドプシンが視紅と呼ばれるのは，赤紫色の色素であり，緑青色(500 nm 付近)の光を最もよく吸収する。c：「黄斑部分に多く分布する」のは錐体細胞である。e のフォトプシンは錐体細胞に含まれる光感受性タンパク質である。桿体細胞には f：「ロドプシンと呼ばれる視物質を含む」d：「色の区別に関与しない」が該当する。

ネ：筋収縮は，興奮が伝達されて膜電位が上がると，この興奮が T 管を伝導して細胞内に入り込み，筋小胞体に興奮を伝達する。すると筋小胞体からカルシウムイオンが放出される。カルシウムイオンはアクチンに付着するトロポニン分子に結合することで，アクチンにミオシンの頭部(軽鎖)が付着できるようになり，張力を生ずる。したがって，「膜電位 ⟶ カルシウムイオン濃度 ⟶ 張力」の順になる。

平成27年度

問　題　と　解　答

英 語

問題

27年度

I 問1～問10について，(　　　)に入れるべき最も適切なものをⓐ～ⓓの中から1つずつ選びなさい。

問 1 He tapped me (　　　) the shoulder.

ⓐ onto　ⓑ in　ⓒ on　ⓓ for

問 2 There is a man who insists (　　　) seeing you on a matter of urgent business.

ⓐ with　ⓑ for　ⓒ at　ⓓ on

問 3 The stepmother will be prejudiced (　　　) the little child.

ⓐ against　ⓑ for　ⓒ at　ⓓ on

問 4 The shop (　　　) which the fire started is just around the corner.

ⓐ for　ⓑ in　ⓒ with　ⓓ to

問 5 He comes from Kyoto, as you can (　　　) from his accent.

ⓐ tell　ⓑ distinguish　ⓒ describe　ⓓ know

問 6 He comes home at seven o'clock (　　　).

ⓐ sharp　ⓑ keen　ⓒ just　ⓓ due

問 7 I have never experienced (　　　) joy.

ⓐ so a supreme　ⓑ a such supreme

ⓒ such supreme a　ⓓ so supreme a

問 8 He is looking forward to visiting France in August, and (　　　).

ⓐ so his friend is　ⓑ so is his friend

ⓒ is his friend so　ⓓ as his friend is

問 9 If it ( ) your timely rescue, the boy would have been drowned to death.

ⓐ had not been ⓑ was not

ⓒ had not been for ⓓ was not been for

問10 This ( ) the case, applicants for the university should do their best especially during summer vacation.

ⓐ being ⓑ was ⓒ had been ⓓ been

II 問11～問13について，次の日本文に合うように〔　　〕の語を並べかえて英文を完成する際に，(ア)と(イ)にくるものの正しい組み合わせをⓐ～ⓓの中から1つずつ選びなさい。

問11 その災害の後，人々は人命ほど大切なものはないという強い信念を抱いた。

After the disaster, people had (　　) (　　) (　　) (ア) (　　) (　　) (　　) (イ) (　　) (　　).

〔 nothing / life / the / more / belief / than / that / is / strong / precious 〕

ⓐ ア：nothing　イ：life　ⓑ ア：belief　イ：than

ⓒ ア：that　イ：precious　ⓓ ア：strong　イ：more

問12 患者を手助けする一つの方法は，患者がストレスへの適応をうまく行う方法を学ぶのを助けることである。

One way to support patients (　　) (　　) (　　) (ア) (　　) (　　) (イ) (　　) (　　) (　　).

〔 learn / stress / adapt / is / to / them / to / help / to / ways 〕

ⓐ ア：help　イ：stress　ⓑ ア：is　イ：learn

ⓒ ア：them　イ：to　ⓓ ア：to　イ：adapt

問13 急いで食べると，太りすぎになるばかりでなく，不健康にもなってしまいます。

Haste (　　) (ア) (　　) (　　) (イ) (　　) (　　) (　　) (　　).

〔 overweight / well / as / unhealthy / people / makes / eating / as / in 〕

ⓐ ア：people　イ：well

ⓑ ア：eating　イ：unhealthy

ⓒ ア：in　イ：overweight

ⓓ ア：makes　イ：as

Ⅲ 問 14～問 22 について，次の英文の空所（ 14 ）～（ 22 ）に入れるべき最も適切なものをⓐ～ⓓの中から 1 つずつ選びなさい。

As any homemaker who (14) to maintain order at the dinner table knows, there is far more to a family meal than meets the tongue. Sociologist Michael Lewis (15) 50 families to find out just how much more. The basic conclusion is clear: with all that is said and done at the dinner table, food may be the least significant *1ingredient of the evening meal.

Lewis and his colleagues (16) their research by videotaping the families while they ate ordinary meals in their own homes. They found that parents *2presiding over small families tend to converse actively with each other and their children. But as the number of children gets larger, conversation (17) way to the parents' efforts to control the inevitable noise. That can have important influence on the kids. "In general, the more question-asking the parents do, the higher the children's IQ's," Lewis said. "And the more children there are, the (18) question-asking there is for each child."

The study also offers a clue to why middle children often seem to have a harder time in life than their brothers and sisters. Lewis found that in families with three or four children, dinner conversation tends to center (19) the oldest child, who has the most to talk about, and the youngest, who needs the most attention. "Middle children are invisible," says Lewis. "When you see someone get up from the table and walk around during dinner, chances are it's the middle child." There is, however, one great equalizer that stops all conversation and robs everyone (20) attention: "When the TV is on," Lewis says, "dinner is a nonevent."

Despite the feminist movement, Lewis' study indicates that (21) dinner continues to be regarded as women's work — even when both have jobs. Some men do help out, but for most husbands dinnertime remains a (22) hour. While the female cooks and serves, Lewis says, "the male sits back and eats."

Notes: *[1]ingredient 構成要素 *[2]preside (食事で)主人役をつとめる

問14 ⓐ can try ⓑ tried ⓒ has tried ⓓ will try

問15 ⓐ has been observing ⓑ has been observed
ⓒ is observed ⓓ is being observed

問16 ⓐ composed ⓑ concluded
ⓒ conducted ⓓ combined

問17 ⓐ fights ⓑ gives ⓒ works ⓓ feels

問18 ⓐ more ⓑ less ⓒ fewer ⓓ greater

問19 ⓐ over ⓑ on ⓒ near ⓓ for

問20 ⓐ with ⓑ by ⓒ from ⓓ of

問21 ⓐ prepared ⓑ preparing
ⓒ being prepared ⓓ to be prepared

問22 ⓐ relaxing ⓑ relax
ⓒ relaxes ⓓ be relaxed

Ⅳ 問 23～問 35 について，次の英文を読み，本文の内容に一致する最も適切なものをⓐ～ⓓの中から 1 つずつ選びなさい。

We've seen enough evidence that the self-control demands of everyday life can drain the willpower we need to resist ordinary, everyday temptations like cookies and cigarettes. This, of course, is not good news. But as much as these temptations threaten our personal goals, they are small potatoes compared with the *1collective consequence of a society in which most people are drained of willpower. One of the most troubling studies of willpower fatigue raised the stakes by using a "public goods" measure of self-control called the "Forest Game." In this economic *2simulation, players became owners of a timber company for a game period of twenty-five years. They were given 500 acres the first year, and were told that the forest would grow at a rate of 10 percent each year. In any given year, each owner could cut down up to 100 acres. For every acre a player cut down, they would be paid six cents. Don't worry about the exact math, but under these terms, it makes the most economic (not to mention environmental) sense to allow the forest to grow rather than to cut it down and sell it off quickly. However, this strategy requires patience and the willingness to cooperate with other players, so no one tries to chop down the whole forest to make a quick dollar.

Before the game, some groups of players completed a self-control task that required blocking out mental *3distractions — a classic willpower-reducing scheme. They came to the game a bit willpower-exhausted. In the game, these players went on to wipe out their forests for short-term financial gain. By the tenth year in the simulation, they were down from 500 to 62 acres. By year fifteen, the forest was completely destroyed, and the simulation had to be ended early. The players had not cooperated with each other; they had turned to a take-what-you-can-get-before-the-others-sell-it strategy. In contrast, players who had not performed the distraction task still had a forest when the simulation ended at twenty-five years, and they had made more money while saving a few trees.

The Forest Game is just a simulation, but one cannot help being reminded of the strangely similar end of the Easter Island forest. For centuries, the densely forested island in the Pacific Ocean supported a developing civilization. But as the population grew, the island's inhabitants started cutting down trees for more land and wood. By the year 800 A.D., they were cutting down trees faster than the forest could grow back. By the 1500s, the forest was wiped out, along with many species the inhabitants depended on for food. Hunger became widespread. By the late 1800s, 97 percent of the population had died or left the barren island.

Since then, many people have wondered, what were the residents of Easter Island thinking as they destroyed their forests and society? Couldn't they see the long-term consequences of what they were doing? We can't imagine ourselves making such obviously *4shortsighted decisions, but we shouldn't be so sure. Humans have a natural tendency to focus on immediate gains, and changing course to prevent future disaster takes enormous self-discipline from all members of a society. It's not just a matter of caring; change requires doing. In the Forest Game study, all the players expressed the same values of cooperation and the desire to protect the long-term good. The willpower-reduced players just didn't act on those values.

The psychologists who ran this study suggest that people who are willpower-reduced cannot be counted on to make good decisions for society. This is a troubling claim, given what we know about how easy it is to exhaust willpower, and how many minor decisions in our daily lives demand self-control. We are not going to solve national or global crises like economic growth, health care, human rights, and climate change if we are exhausted by grocery shopping and dealing with difficult fellow workers.

As individuals, we can take steps to strengthen our personal self-control, and this will make no small difference in our personal lives. Knowing how to strengthen the limited self-control of a nation is a more difficult thing. Rather than hope that we as a nation develop more willpower in order to meet our biggest challenges, our best bet might be to take self-control out of the situation whenever possible — or at least reduce the self-control demands of doing the right thing. Behavioral economist Richard Thaler and legal scholar Cass Sunstein have argued for choice architecture, systems that make it easier for people to make good decisions consistent with their values and goals. For example, asking people to become good organ donors when they renew a driver's license or register to vote. Or having health insurance companies automatically schedule annual check-ups for their members. These are things most people mean to do, but put off because they are *5 distracted by so many other more urgent demands.

Choice architecture designed to control people's decisions is a debated proposition. Some see it as restricting individual freedom or ignoring personal *6 accountability. And yet, people who are free to choose anything most often choose against their long-term interests. Research on the limits of self-control suggests that this is not because we are *7 innately irrational, or because we are making deliberate decisions to enjoy today and forget about tomorrow. Instead, we may simply be too tired to act against our worst tendencies. If we want to strengthen self-control, we may need to think about how we can best support the most exhausted version of ourselves — and not count on an ideal version of ourselves to show up and save the day.

Notes: *1 collective 集合的な　*2 simulation シミュレーション
*3 distraction 気を散らすもの　*4 shortsighted 短絡的な
*5 distract 気を散らす　*6 accountability 責任
*7 innately 生得的に

問23 How is willpower lost according to this article?

ⓐ It can be lost by increasing temptations.

ⓑ It can be lost by fighting temptations.

ⓒ It can be lost by ignoring temptations.

ⓓ It can be lost by accepting temptations.

問24 What is the greatest threat to society?

ⓐ Too many small vegetables are.

ⓑ Threats to personal goals are.

ⓒ A society operating without enough willpower is.

ⓓ Choosing between personal and social goals is.

問25 What kind of study was given to show a harmful collective consequence to society?

ⓐ It was one using a game which required twenty-five years.

ⓑ It was one using a game which required knowledge of the forest.

ⓒ It was one using a game which required common resources to be taken good care of.

ⓓ It was one using a game which required tree-cutting skills.

問26 What was the way used to reduce willpower for the Forest Game?

ⓐ People were provided with unlimited temptations for free.

ⓑ People were given distractions while doing something that required self-control.

ⓒ People were allowed to do anything they wanted to do.

ⓓ People were asked to perform a simulation exercise played for many years.

問27 How did the players in the forest game differ?

ⓐ Some were more experienced than the others.

ⓑ Some were quicker in making decisions than the others.

ⓒ Some were younger in age than the others.

ⓓ Some were weaker in self-control than the others.

問28 What does the author think is important to get the best results in the Forest Game?

ⓐ Freedom and pleasure are.

ⓑ Patience and teamwork are.

ⓒ Determination and temptation are.

ⓓ Stress and anxiety are.

問29 Which groups saved the most money and trees?

ⓐ The groups that had better ecological sense did.

ⓑ The groups that ended the simulation earliest did.

ⓒ The groups that did not do the self-control task did.

ⓓ The groups that took what they could get did.

問30 What action started the destruction of the Easter Island?

ⓐ The action of planting trees did.

ⓑ The action of damaging trees did.

ⓒ The action of burning trees did.

ⓓ The action of cutting down trees did.

問31 What is the natural tendency of humans?

ⓐ It is to acquire things quickly.

ⓑ It is to lack imagination.

ⓒ It is to use self-discipline.

ⓓ It is to be unaware of what he/she is doing.

問32 What is the purpose of choice architecture?

ⓐ It is to make decisions easier to make.

ⓑ It is to increase good organ donation.

ⓒ It is to improve human behavior and the economy.

ⓓ It is to provide a better environment in which to live.

問33 What must people avoid in order to make good decisions for society?

ⓐ They must avoid global crises.

ⓑ They must avoid losing mental strength.

ⓒ They must avoid consuming too many resources.

ⓓ They must avoid climate change.

問34 How are the results of the Forest Game and the Easter Island related?

ⓐ In both cases, men tried to make a lot of money quickly.

ⓑ In both cases, men were unwilling to take risks.

ⓒ In both cases, men could not see far into the future.

ⓓ In both cases, men forgot the development of trees.

問35 What is the main idea of this article?

ⓐ An over-burdened society will make poor decisions.

ⓑ People need healthy forests to avoid disaster.

ⓒ Modern life has too many distractions.

ⓓ Choice architecture could help Easter Island in the future.

数 学

問題

27年度

解答を始めるまえに，つぎの**解答上の注意(つづき)**を読みなさい。

解答上の注意(つづき)

(i) **分数の形の解答枠に，整数の解答をしたいときは，分母が 1 の分数の形になるように答えなさい。**たとえば，$\dfrac{\boxed{\text{ヤ}}}{\boxed{\text{ユ}}}$ の解答枠に 2 と答えたいときは，$\dfrac{2}{1}$ と答えなさい。

(ii) 解答枠 $\boxed{}$ に，**解答枠のけた数より少ないけた数の整数を解答したいときは，数字が右づめで，その前を 0 でうめるような形で答えなさい。**たとえば，$\boxed{\text{ヨワ}}$ の解答枠に 2 と答えたいときは，0 2 と答えなさい。**ヨ**の 0 をマークしないままにしておくと，間違いになります！

(解答上の注意終)

$\boxed{1}$ a，b を実数とする。x の整式 $f(x)$ を

$$f(x)=x^4-x^3-3ax^2+3(a+b)x-3b$$

とし，$y=f(x)$ のグラフを G とする。

(1) a，b の値にかかわらず，グラフ G は点 $\left(\boxed{\text{ア}},\ \boxed{\text{イ}}\right)$ を通る。

(2) 整式 $f(x)$ を因数分解すると

$$f(x)=\left(x-\boxed{\text{ウ}}\right)\left(x^3-\boxed{\text{エ}}\,ax+\boxed{\text{オ}}\,b\right)$$

となる。

(3) $a=4$ とし，整式 $f(x)$ は $(x-c)^2$ で割り切れるとする。このとき，

$c=-$ カ のとき，$b=-\dfrac{\boxed{キク}}{\boxed{ケ}}$ であり，

$c=$ コ のとき，$b=\dfrac{\boxed{サシ}}{\boxed{ス}}$ である。また，

$c=$ セ のとき，$b=\dfrac{\boxed{ソタ}}{\boxed{チ}}$ である。

ただし，コ < セ とする。

(4) a，b を共に正の整数とするとき，グラフ G が x 軸と異なる 4 点で交わるための必要十分条件は

$$b^2<\frac{\boxed{ツ}}{\boxed{テ}}a^{\boxed{ト}}$$

である。

(5) 2 つのサイコロを投げて出る目の数をそれぞれ，a，b とするとき，グラフ G が x 軸と異なる 4 点で交わる確率は

$$\frac{\boxed{ナ}}{\boxed{ニヌ}}$$

である。

2 座標平面上の 2 つの直線 l, m を

$$l: \quad y = \frac{4}{3}x + 4$$

$$m: \quad y = -\frac{3}{4}x + 9$$

とする。l と m の交点を A とし，直線 l と x 軸の交点を B とする。原点を O とし，∠ABO の 2 等分線を k とする。2 つの直線 k と m の交点を C とする。三角形 ABC の外接円と x 軸との交点のうち，B と異なる点を D とする。線分 BC と線分 AD の交点を E とする。直線 m と x 軸の交点を F とする。

(1) 直線 k の方程式は

$$y = \frac{\boxed{ア}}{\boxed{イ}}x + \frac{\boxed{ウ}}{\boxed{エ}}$$

である。

(2) $\mathrm{AB} = \boxed{オカ}$, $\mathrm{BC} = \dfrac{\boxed{キク}}{\boxed{ケ}}\sqrt{\boxed{コ}}$, $\mathrm{CA} = \dfrac{\boxed{サシ}}{\boxed{ス}}$

である。

また，三角形 ABC の外接円の中心の座標は $\left(\dfrac{\boxed{セ}}{\boxed{ソ}}, \dfrac{\boxed{タ}}{\boxed{チ}}\right)$

である。

(3) $\angle \mathrm{BCD} = \alpha$, $\angle \mathrm{ADC} = \beta$ とすると,

$$\sin(\alpha - \beta) = \frac{\boxed{ツ}}{\boxed{テ}}, \qquad \sin\left(\frac{\alpha - \beta}{2}\right) = \frac{1}{\sqrt{\boxed{トナ}}}$$

である。

(4) $\dfrac{\mathrm{BE}}{\mathrm{CE}} = \boxed{ニ}$ である。

(5) $\angle \mathrm{AFE} = \theta$ とすると,

$$\tan\theta = \frac{\boxed{ヌ}}{\boxed{ネノ}}$$

である。

3 e を自然対数の底とする。

(1)

(i) $y=e^x$ のグラフ上の点のうち，点 (1，0) との距離が最小となる点の座標は $\left(\boxed{\text{ア}}, \boxed{\text{イ}}\right)$ である。

(ii) $\displaystyle\int_0^1 xe^{-x}dx=\boxed{\text{ウ}}-\boxed{\text{エ}}e^{-1}$ である。

(iii) $\displaystyle\int x^2e^{-x}dx=-e^{-x}\left(x^2+\boxed{\text{オ}}x+\boxed{\text{カ}}\right)+C$ である。ここで，C は積分定数である。

(2) $r>0$ とし，

$$f(x)=xe^{-x}+r, \qquad g(x)=\sqrt{r^2-(x-1)^2}+e^{-1}$$

とする。 $1-r\leqq x\leqq 1$ を満たす任意の x に対して $f'(x)-g'(x)\leqq 0$ となる r の最大値を r_0 とする。

(i) $f'(x)-g'(x)$

$$=\frac{1-x}{\sqrt{r^2-(x-1)^2}}\left(e^{-x}\sqrt{r^2-(x-1)^2}\ \boxed{\text{キ}}\ \boxed{\text{ク}}\right)$$

が成り立つ。ここで，$\boxed{\text{キ}}$ は符号＋，－のいずれかである。

(ii) $r_0=\sqrt{\boxed{\text{ケ}}}$ である。

(iii) $r=r_0$ のとき， $f(x)-g(x)$ の $1-r\leqq x\leqq 1$ の範囲における最小値は $\boxed{\text{コ}}$ である。

(iv) $r=r_0$ とする。$y=f(x)$ のグラフ，$y=g(x)$ のグラフ，および，y 軸で囲まれた部分の面積は

$$\frac{\boxed{\text{サ}}}{\boxed{\text{シ}}}+\sqrt{\boxed{\text{ス}}}-\boxed{\text{セ}}\,e^{-1}-\frac{\boxed{\text{ソ}}}{\boxed{\text{タ}}}\pi$$

である。

(v) $r=r_0$ とする。$y=f(x)$ のグラフと x 軸ではさまれた部分のうち，$0 \leqq x \leqq 1$ の部分を x 軸の周りに1回転してできる回転体の体積は

$$\pi\left(\frac{\boxed{\text{チ}}}{\boxed{\text{ツ}}}+\boxed{\text{テ}}\sqrt{2}-\boxed{\text{ト}}\sqrt{2}\,e^{-1}-\frac{\boxed{\text{ナ}}}{\boxed{\text{ニ}}}e^{-2}\right)$$

である。

物 理

問題

27年度

1 次の問いに対して，最も適切なものを選択肢の中から一つ選びなさい。

（1） 図 1 は，媒質 1 から媒質 2 へ波が進んでいるときの波面を描いている。媒質 1， 2 とも波の山を実線，谷を破線で示し，媒質 1 での山から谷までの間隔は L である。また媒質 1 での波の速さは v_1 で，媒質 2 での速さは v_2 である。境界面に立てた法線と波面とのなす角は，図 1 に示すように媒質 1 では θ_1 で，媒質 2 では θ_2 である。次の問いに答えなさい。

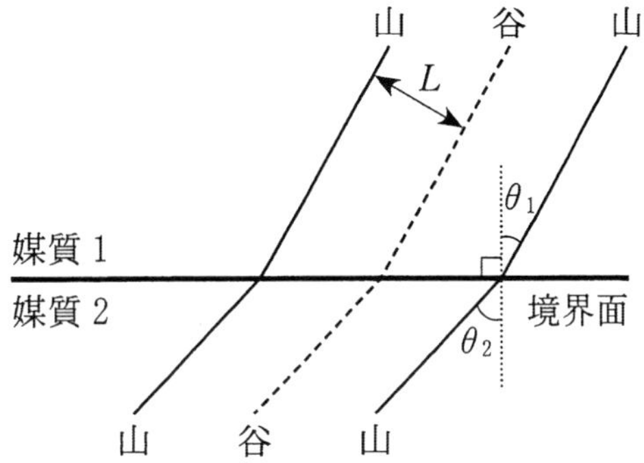

図 1

問 1 媒質 1 での波の波長はいくらか。 ア

ア の選択肢

① $\frac{L}{2}$ ② L ③ $2L$ ④ $4L$

問 2 媒質 1 を進んできた波が境界面で反射した。反射角はいくらか。 イ

イ の選択肢

① θ_1 ② θ_2 ③ $\frac{\pi}{2} - \theta_1$

④ $\frac{\pi}{2} - \theta_2$ ⑤ $\frac{1}{2}(\theta_1 + \theta_2)$ ⑥ $\frac{1}{2}(\pi - \theta_1 - \theta_2)$

問 3 媒質 1 に対する媒質 2 の屈折率はいくらか。 [ウ]

[ウ]の選択肢

① $\dfrac{\sin\theta_1}{\sin\theta_2}$　② $\dfrac{\sin\theta_2}{\sin\theta_1}$　③ $\dfrac{\cos\theta_1}{\cos\theta_2}$　④ $\dfrac{\cos\theta_2}{\cos\theta_1}$

問 4 媒質 2 での波の波長はいくらか。 [エ]

[エ]の選択肢

① $\dfrac{L}{2}$　② L　③ $2L$　④ $4L$

⑤ $\dfrac{L}{2}\dfrac{v_1}{v_2}$　⑥ $L\dfrac{v_1}{v_2}$　⑦ $2L\dfrac{v_1}{v_2}$　⑧ $4L\dfrac{v_1}{v_2}$

⑨ $\dfrac{L}{2}\dfrac{v_2}{v_1}$　⓪ $L\dfrac{v_2}{v_1}$　⊕ $2L\dfrac{v_2}{v_1}$　⊖ $4L\dfrac{v_2}{v_1}$

(2) 図2のように，高さ h_0 の位置から水平方向に速度 v で投げ出した小球が，滑らかで水平な床面と衝突を繰り返しながら運動している。小球を投げ出してから1回目の衝突までにかかる時間，水平方向に動いた距離をそれぞれ，t_0，x_0 とする。1回目の衝突以降に関しては，n 回目の衝突から $n+1$ 回目の衝突までにかかる時間，その間に水平方向に動いた距離，到達する最高点の高さをそれぞれ，t_n，x_n，h_n $(n=1, 2, 3 \cdots)$ とする。重力加速度の大きさを g，小球と床とのはねかえり係数を e $(0 < e < 1)$ として，次の問いに答えなさい。

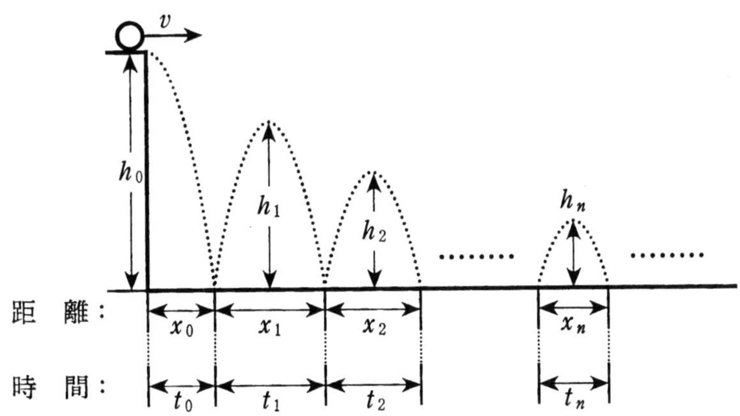

図2

問 1 時間 t_0 はいくらか。 [オ]

問 2 距離 x_0 はいくらか。 [カ]

[オ]，[カ]の選択肢 (同じものを繰り返し選択してもよい)

① $\dfrac{h_0}{g}$　② $\sqrt{\dfrac{h_0}{g}}$　③ $\dfrac{2h_0}{g}$　④ $\sqrt{\dfrac{2h_0}{g}}$

⑤ $\dfrac{4h_0}{g}$　⑥ $2\sqrt{\dfrac{h_0}{g}}$　⑦ $\dfrac{vh_0}{g}$　⑧ $v\sqrt{\dfrac{h_0}{g}}$

⑨ $\dfrac{2vh_0}{g}$　⓪ $v\sqrt{\dfrac{2h_0}{g}}$　⊕ $\dfrac{4vh_0}{g}$　⊖ $2v\sqrt{\dfrac{h_0}{g}}$

問 3 高さ h_1 はいくらか。 キ

キ の選択肢

① h_0 ② $\sqrt{e}\,h_0$ ③ eh_0 ④ e^2h_0 ⑤ e^4h_0

問 4 時間 t_1 はいくらか。 ク

ク の選択肢

① t_0 ② $\sqrt{e}\,t_0$ ③ $2\sqrt{e}\,t_0$ ④ $\sqrt{2e}\,t_0$
⑤ et_0 ⑥ $2et_0$ ⑦ e^2t_0 ⑧ $2e^2t_0$
⑨ e^4t_0 ⓪ $2e^4t_0$

問 5 高さ h_2 はいくらか。 ケ

ケ の選択肢

① h_1 ② $\sqrt{e}\,h_1$ ③ eh_1 ④ e^2h_1 ⑤ e^4h_1

問 6 時間 t_2 はいくらか。 コ

コ の選択肢

① t_1 ② $\sqrt{e}\,t_1$ ③ $2\sqrt{e}\,t_1$ ④ $\sqrt{2e}\,t_1$
⑤ et_1 ⑥ $2et_1$ ⑦ e^2t_1 ⑧ $2e^2t_1$
⑨ e^4t_1 ⓪ $2e^4t_1$

問 7 高さ h_n はいくらか。 サ

サ の選択肢

① h_0 ② neh_0 ③ $(n+1)eh_0$

④ $2neh_0$ ⑤ $(2n+1)eh_0$ ⑥ $e^n h_0$

⑦ $e^{n+1}h_0$ ⑧ $e^{2n}h_0$ ⑨ $e^{2n+1}h_0$

問 8 小球を投げ出してから n 回目の衝突までに小球が水平方向に動いた距離はいくらか。 シ

シ の選択肢

① $\dfrac{nvh_0}{g}$ ② $\dfrac{2nvh_0}{g}$

③ $nv\sqrt{\dfrac{h_0}{g}}$ ④ $nv\sqrt{\dfrac{2h_0}{g}}$

⑤ $v\sqrt{\dfrac{h_0}{g}}\dfrac{2-2e^n}{1-e}$ ⑥ $v\sqrt{\dfrac{2h_0}{g}}\dfrac{2-2e^n}{1-e}$

⑦ $v\sqrt{\dfrac{h_0}{g}}\dfrac{1+e-2e^{n-1}}{1-e}$ ⑧ $v\sqrt{\dfrac{2h_0}{g}}\dfrac{1+e-2e^{n-1}}{1-e}$

⑨ $v\sqrt{\dfrac{h_0}{g}}\dfrac{1+e-2e^n}{1-e}$ ⓪ $v\sqrt{\dfrac{2h_0}{g}}\dfrac{1+e-2e^n}{1-e}$

(3) 断面積 S，長さ l の円柱状の導体がある。この導体の両端に電圧をかけると，導体内に一様な電界が形成され，自由電子がすべて同じ速さ v で移動するものとする。ただし，この導体は常に単位体積あたり n 個の自由電子で満たされており，電気素量を e とする。次の問いに答えなさい。

この導体内に含まれる自由電子の数は［ス］個であるから，導体内に含まれる自由電子の電気量の大きさは［セ］となる。時間 t の間に導体中の断面積 S のある断面を通過した自由電子の電気量の大きさ Q は［ソ］となる。導体中を流れる電流を I とすると $I =$［タ］なので，I は［チ］と表すことができる。

導体の断面積だけが m 倍になったとき，導体を流れる電流は［ツ］倍になり，導体の抵抗値は［テ］倍になる。

［ス］，［セ］の選択肢 (同じものを繰り返し選択してもよい)

① n　② nS　③ nlS　④ nl^2S　⑤ nlS^2
⑥ en　⑦ enS　⑧ $enlS$　⑨ enl^2S　⓪ $enlS^2$

［ソ］，［チ］の選択肢 (同じものを繰り返し選択してもよい)

① env　② $envS$　③ $envtS$　④ env^2S　⑤ $env^2t^2S^2$
⑥ $envS^2$　⑦ $envtS^2$　⑧ env^2tS^2

［タ］の選択肢

① Q　② Qt　③ $\dfrac{Q}{t}$　④ $\sqrt{Q}$　⑤ $\sqrt{Q}t$
⑥ $\dfrac{\sqrt{Q}}{t}$　⑦ Q^2　⑧ Q^2t　⑨ $\dfrac{Q^2}{t}$

［ツ］，［テ］の選択肢 (同じものを繰り返し選択してもよい)

① $\sqrt{m}$　② $\dfrac{1}{\sqrt{m}}$　③ m
④ $\dfrac{1}{m}$　⑤ m^2　⑥ $\dfrac{1}{m^2}$

2 次の問いに対して，最も適切なものを選択肢の中から一つ選びなさい。

(1) 空欄に当てはまるものを選びなさい。

問 1 物体に与えた熱量と，物体にした仕事の和は ア 。

問 2 熱は，高温の物体から低温の物体へ移動し， イ 。

問 3 熱機関の効率は， ウ 。

問 4 高温の気体分子は，低温の気体分子と比べて， エ 。

問 5 熱の伝わり方のうち，物体が電磁波の形でエネルギーを放出する現象を オ という。

問 6 圧力一定で気体の温度を上げると，温度に比例して体積が増えることを示すのは カ である。

ア の選択肢

① 常に 0 となる
② 常に正となる
③ 物体の質量に反比例する
④ すべて物体の運動エネルギーとなる
⑤ 物体の内部エネルギーの増加に等しい

イ の選択肢

① やがて低温の物体から高温の物体へ戻る
② 全体のエネルギーは徐々に失われる
③ いかなる操作を加えても低温の物体から高温の物体へ移動することはない
④ 自然に低温の物体から高温の物体へ移動することはない

ウ の選択肢

① 100 % を超えるものもある　② 最高で 100 % である
③ 常に 100 % より小さい　④ 最低でも 50 % である

エ の選択肢

① 平均的には速く運動している　② 平均的には遅く運動している
③ 位置エネルギーが大きい　④ 位置エネルギーが小さい

オ の選択肢

① 対　流　② 伝　導　③ 放　射

カ の選択肢

① ボイルの法則　② シャルルの法則　③ パスカルの法則
④ ドルトンの法則　⑤ ラボアジエの法則

(2) 図1の音の波形A～Fについて答えなさい。

問 1 音の高さが同じなのはどれか。 キ

問 2 音色が同じなのはどれか。 ク

問 3 音の高さが最も高いのはどれか。 ケ

問 4 正弦波はどれか。 コ

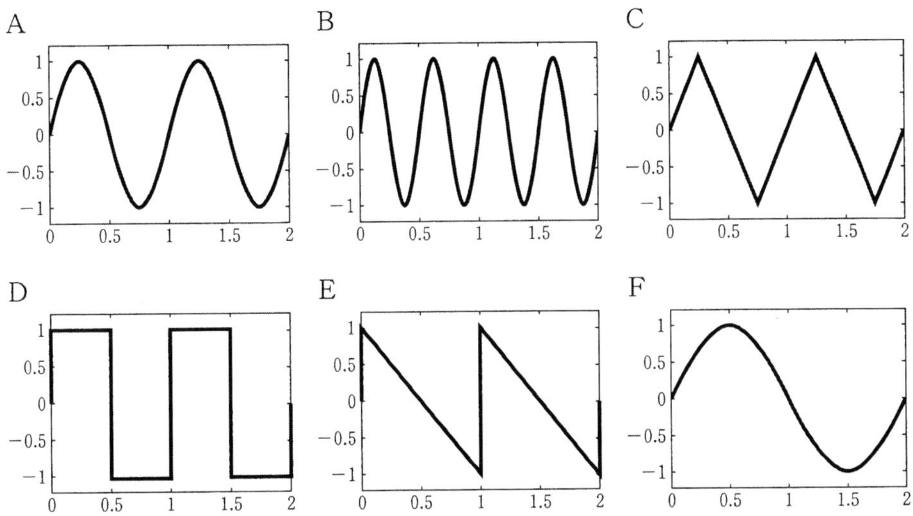

(横軸は時間，縦軸は媒質の圧力変化を表わす)

図1

キ, ク, コ の選択肢 (同じものを繰り返し選択してもよい)

① A, B　② A, C
③ A, F　④ C, D
⑤ C, E　⑥ A, B, F
⑦ A, C, E　⑧ A, C, F
⑨ C, D, E　⓪ A, B, C, F
⊕ A, C, D, E　⊖ A, B, C, D, E, F

ケ の選択肢

① A　② B　③ C
④ D　⑤ E　⑥ F

(3) 空欄に当てはまるものを選びなさい。

問 1 地表からの高度と音速の関係を考える。空気の温度T〔K〕が$C_0 = 273.15$ K に近いときの空気中の音速を，$v_0 + a(T - C_0)$〔m/s〕とし，地表から高度が 1 m 上がるごとに空気の温度はb〔K〕下がるとする(v_0，a，bは正の定数)。地表の空気の温度がT_0〔K〕のとき，高度h〔m〕の点の空気の温度は サ と表わされるので，そこでの音速は シ となり，高度が ス 。

サ の選択肢

① $T_0 - b$　② $T_0 + b$　③ $T_0 - bh$　④ $T_0 + bh$

⑤ $T_0 - \dfrac{b}{h}$　⑥ $T_0 + \dfrac{b}{h}$　⑦ T_0bh　⑧ $-T_0bh$

シ の選択肢

① $v_0 + a(T_0 - b - C_0)$　② $v_0 + a(T_0 + b - C_0)$

③ $v_0 + a(T_0 - bh - C_0)$　④ $v_0 + a(T_0 + bh - C_0)$

⑤ $v_0 + a\left(T_0 - \dfrac{b}{h} - C_0\right)$　⑥ $v_0 + a\left(T_0 + \dfrac{b}{h} - C_0\right)$

⑦ $v_0 + a(T_0bh - C_0)$　⑧ $v_0 + a(-T_0bh - C_0)$

ス の選択肢

① 変わっても変化しない

② 上がるとそれに比例して速くなる

③ 上がるとそれに比例して遅くなる

④ 上がるとそれに反比例して速くなる

⑤ 上がるとそれに反比例して遅くなる

問 2 絶対温度 T のある物質中の音速が，c を正の定数として $c\sqrt{T}$ と表わされるとする。温度の異なる厚さ l のこの物質が図 2 のように n 層連なっているとき，この物質を音が伝わるのに要する時間を考える。ただし，各層内部の温度は一定(図の太線)で，左から j 番目の層の温度は d を正の定数として $d^2j^2(j+1)^2$ ($j=1, 2, \cdots, n$)と近似できるとする。

j 番目の層を伝わる音速は［セ］なので，この層の左端から右端まで音が伝わるのに要する時間は，［ソ］であり，1 番目の層の左端から n 番目の右端までに音が伝わるのに要する時間は，［タ］である。

［セ］，［ソ］，［タ］の選択肢　(同じものを繰り返し選択してもよい)

① $c\sqrt{dj(j+1)}$　② $cdj(j+1)$　③ $cd^2j^2(j+1)^2$

④ $\dfrac{l}{c\sqrt{dj(j+1)}}$　⑤ $\dfrac{l}{cdj(j+1)}$　⑥ $\dfrac{l}{cd^2j^2(j+1)^2}$

⑦ $\dfrac{l}{c\sqrt{d(n+1)}}$　⑧ $\dfrac{l}{(n+1)cd}$　⑨ $\dfrac{l}{n(n+1)^2cd^2}$

⓪ $\dfrac{nl}{c\sqrt{d(n+1)}}$　⊕ $\dfrac{nl}{(n+1)cd}$　⊖ $\dfrac{nl}{(n+1)^2cd^2}$

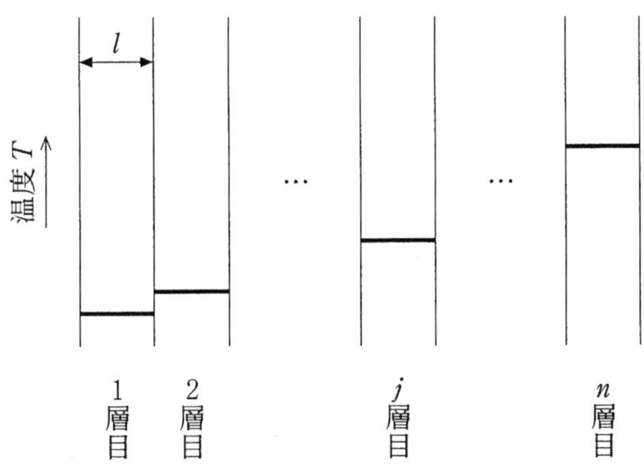

図 2

（4） 波長が 10^{-10} m の X 線をいろいろな角度で結晶面に入射させた。反射の法則を満たす方向に強い回折 X 線が得られた角度のうち，入射 X 線と結晶面とのなす角が最も小さい値を $\frac{\pi}{6}$ rad とする。この結晶の格子面の間隔はいくらか。 チ m

同じ結晶に，波長が 5×10^{-7} m の可視光線を入射させたとき，同様な強い回折光が得られる角度はいくらか。 ツ

真空中で静止している電子を 250 V の電圧で加速し，結晶に入射させて回折現象を観測したい。結晶の格子間隔は何メートル程度が望ましいか。ただし，電子の質量と電気素量をそれぞれ 10^{-30} kg と 2×10^{-19} C，プランク定数を 7×10^{-34} J·s とする。 テ m

チ の選択肢

① 10^{-11}　② 2×10^{-11}　③ 5×10^{-11}　④ 10^{-10}
⑤ 2×10^{-10}　⑥ 5×10^{-10}　⑦ 10^{-9}

ツ の選択肢

① 無 し　② $\frac{\pi}{6}$ rad　③ $\frac{\pi}{4}$ rad　④ $\frac{\pi}{3}$ rad

テ の選択肢

① 10^{-16}　② 10^{-14}　③ 10^{-12}　④ 10^{-10}

(5) 次の三つの用語と関係の深い人物は誰か，最も適切な組み合わせを選びなさい。 ト

光量子仮説 — 人物A
物質波 — 人物B
水素原子モデル — 人物C

ト の選択肢

①	A：アインシュタイン	B：ラザフォード	C：プランク
②	A：アインシュタイン	B：ド・ブロイ	C：ボーア
③	A：プランク	B：ラザフォード	C：ボーア
④	A：プランク	B：アインシュタイン	C：ド・ブロイ

化学

問題

27年度

計算に必要なら次の数値を用いよ。

原子量：H 1，C 12，N 14，O 16，F 19，Na 23，Mg 24，Al 27，Si 28，P 31，S 32，Cl 35.5，K 39，Ca 40，Cr 52，Fe 56，Cu 64，Zn 65，Br 80，Ag 108，I 127，Au 197，Pb 207

アボガドロ定数：6.0×10^{23} /mol　ファラデー定数：9.65×10^{4} C/mol

気体定数：8.3×10^{3} Pa･L/(K･mol) = 8.3 J/(K･mol)

対数：$\log_{10} 2 = 0.30$，$\log_{10} 3 = 0.48$，$\log_{10} 7 = 0.85$

体積の単位リットルの記号には大文字のＬを用いている。

1 各問いに答えよ。

(1) 正しいものを一つ選べ。 ア

① ダイヤモンドは分子結晶である。

② フッ化水素は，周期表第 2 周期の元素の水素化合物のなかで沸点が最も高い。

③ 塩化ナトリウムは非電解質である。

④ ヨウ素は，常温で固体から直接気体になる性質がある。

⑤ 金は常温で液体の金属である。

(2) 正しいものを一つ選べ。 イ

① ハロゲンの最外殻電子の数は 9 個である。

② 希ガスは陰イオンになりやすい。

③ アルカリ金属はイオン化エネルギー(第一イオン化エネルギー)が大きい。

④ フッ素は電気陰性度が最も大きい元素である。

⑤ 二酸化炭素は極性分子である。

(3) 下図は周期表の概略図で，第 1 周期から第 5 周期までを示している。1)～3)に答えよ。

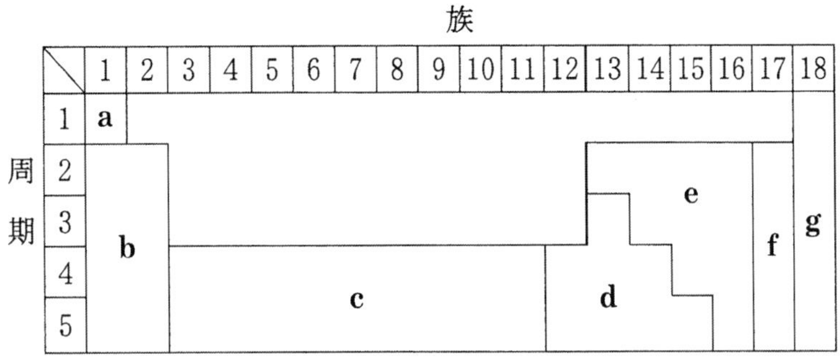

1) 典型元素のうち，金属元素である領域はどれか。次の組合せから適当なものを一つ選べ。**ウ**

① b, c　② b, d　③ c, f　④ b, c, d　⑤ b, c, f

2) ある領域では，すべての元素の単体が単原子分子の気体である。その領域はどれか。一つ選べ。**エ**

① a　② b　③ c　④ d　⑤ e　⑥ f　⑦ g

3) ある金属元素は原子番号と族番号が一致している。この元素はどの領域に含まれるか。一つ選べ。**オ**

① a　② b　③ c　④ d　⑤ e　⑥ f　⑦ g

(4) 次の化学式の下線で示す原子には，その酸化数が互いに等しいものがある。その酸化数はいくらか。**カ** には＋または－を，**キ** には数値を入れよ。　**カ** **キ**

Ca<u>S</u>O_4　H<u>Cl</u>O　KH_2<u>P</u>O_4　K<u>Mn</u>O_4　NH_4<u>N</u>O_3　Na_2<u>C</u>O_3

(5) 水や酸との反応性に基づいて，亜鉛，カルシウム，銀，鉄，白金を並べると次のようになる。

カルシウム　　亜鉛　　鉄　　銀　　白金

単体のスズには次の性質がある。

・水や高温の水蒸気と反応しない。

・塩酸に溶ける。

スズは①～⑥のどの位置に配置されるか。一つ選べ。 ク

	カルシウム		亜鉛		鉄		銀		白金	
↑		↑		↑		↑		↑		↑
①		②		③		④		⑤		⑥

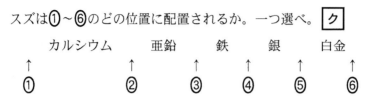

(6) 次の塩について，1)，2)に答えよ。

(a) CH_3COONa　　(b) K_3PO_4　　(c) $NaHSO_4$

(d) NH_4NO_3　　(e) $MgCl(OH)$

1) (a)～(e)のうち，正塩はいくつあるか。 ケ に数値を入れよ。 ケ 個

2) (a)～(d)のうち，塩の加水分解により水溶液が酸性を示すのはどれか。次の①～⓪から正しいものを一つ選べ。 コ

① (a)のみ　② (b)のみ　③ (c)のみ　④ (d)のみ

⑤ (a)と(b)　⑥ (a)と(c)　⑦ (a)と(d)　⑧ (b)と(c)

⑨ (b)と(d)　⓪ (c)と(d)

(7) アルミニウムの小片を希塩酸と反応させて完全に溶解させた。このとき a mol の水素が発生した。この小片と同じ質量のアルミニウムを過剰の酸素中で加熱して完全に反応させたとき，得られる酸化アルミニウム Al_2O_3(モル質量 M g/mol)の質量は何 g か。適するものを一つ選べ。 サ g

① $\frac{1}{2}aM$　② $\frac{1}{3}aM$　③ $\frac{2}{3}aM$

④ $\frac{3}{4}aM$　⑤ aM　⑥ $\frac{4}{3}aM$

⑻ 次のエネルギー図 **a**～**f** について，正しいものを選んだ組合せはどれか。一つ選べ。ただし，物質がもつエネルギーの差と図中の上下の間隔は比例していない。 シ

Na のイオン化エネルギー

a

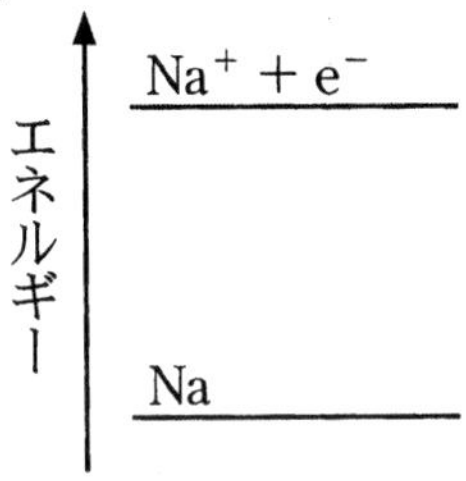

b

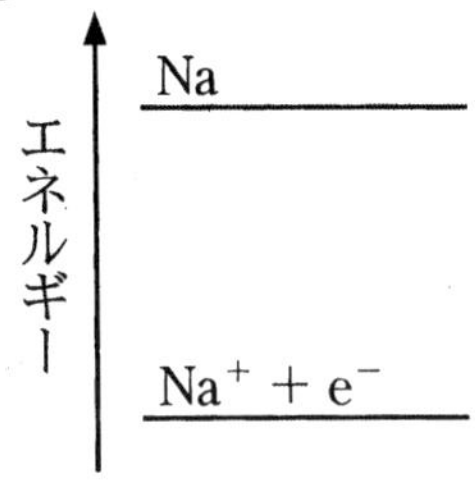

Cl の電子親和力

c

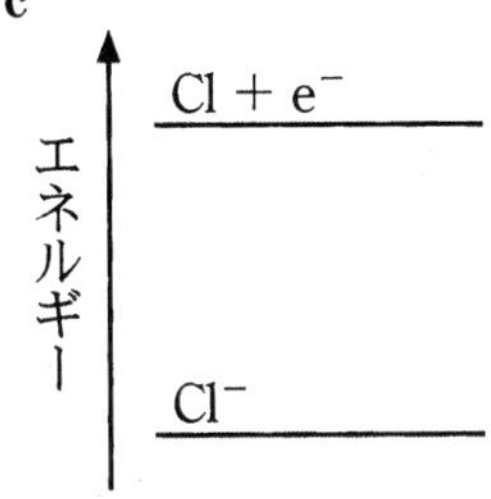

d

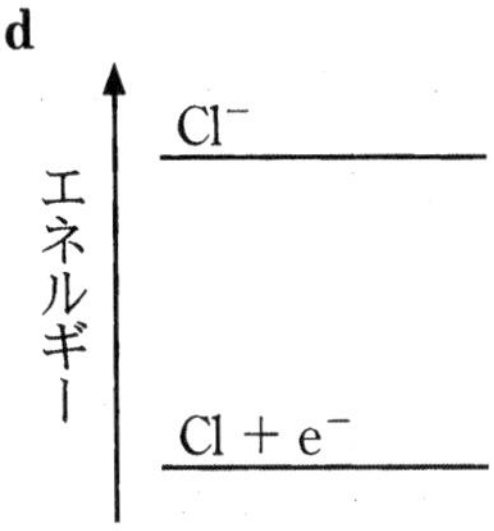

H−H の結合エネルギー

e

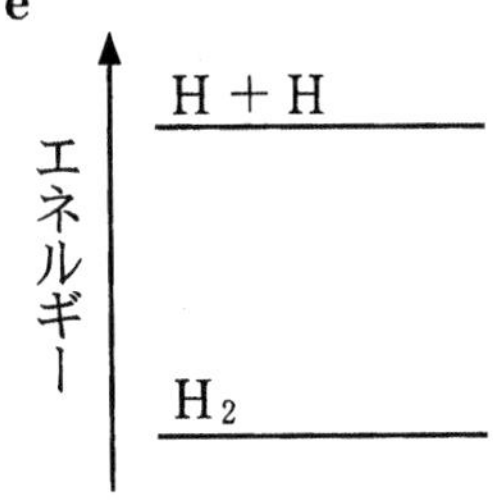

f

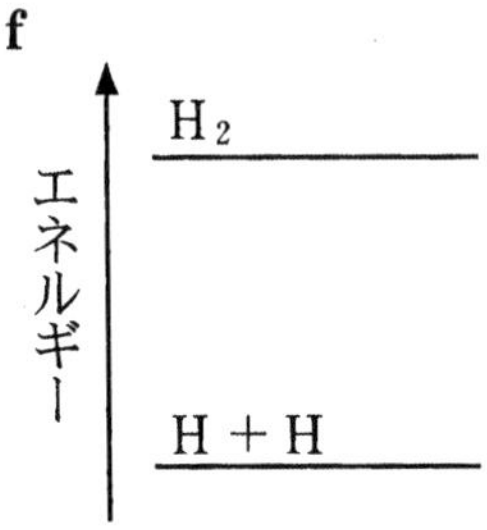

① **a**，**c**，**e**　② **a**，**c**，**f**　③ **a**，**d**，**e**　④ **a**，**d**，**f**

⑤ **b**，**c**，**e**　⑥ **b**，**c**，**f**　⑦ **b**，**d**，**e**　⑧ **b**，**d**，**f**

(9) 図のような装置を使って，実験Ａと実験Ｂを行った。1)，2)に答えよ。

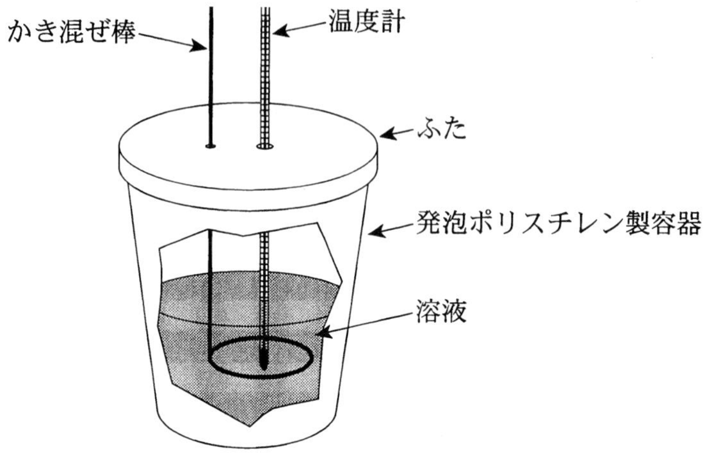

実験Ａ：容器に室温の水 98 g を入れ，固体の水酸化ナトリウム 2.0 g を加えて溶かし，温度変化を観察した。
その結果，水酸化ナトリウムの溶解による温度上昇が 5.0 ℃ であることがわかった。

実験Ｂ：容器に室温の 1.0 mol/L 水酸化ナトリウム水溶液 50 mL を入れた。
それに室温の 1.0 mol/L 塩酸 50 mL を加えて混合し，温度変化を観察した。
その結果，両液の混合による温度上昇が 6.5 ℃ であることがわかった。

1) 実験Aで用いた水酸化ナトリウムの物質量と，実験Bの中和反応で生成した水の物質量はそれぞれいくらか。正しい組合せを一つ選べ。 ス

	実験A NaOH の物質量(mol)	実験B H_2O の物質量(mol)
①	0.050	0.010
②	0.050	0.050
③	0.050	0.10
④	0.050	0.50
⑤	0.50	0.010
⑥	0.50	0.050
⑦	0.50	0.10
⑧	0.50	0.50

2) 実験A，実験Bの結果から，固体の水酸化ナトリウムと希塩酸との反応で水 1 mol が生じるときの反応熱を求め， セ ～ タ に適する数値を入れよ。ただし，四捨五入により，整数で答えよ。また，各水溶液 1 g の温度を 1 ℃上げるのに必要な熱量は 4.2 J とし，溶液の密度は 1.0 g/cm^3 とする。

セ ソ タ kJ

(10) 図のように電解槽AとBを直列につなぎ，電解槽Aには塩化銅(II)水溶液，電解槽Bには硝酸銀水溶液を入れた。電流をある時間通じたところ，電解槽Aの陰極に1.28 gの物質が析出した。1)～3)に答えよ。

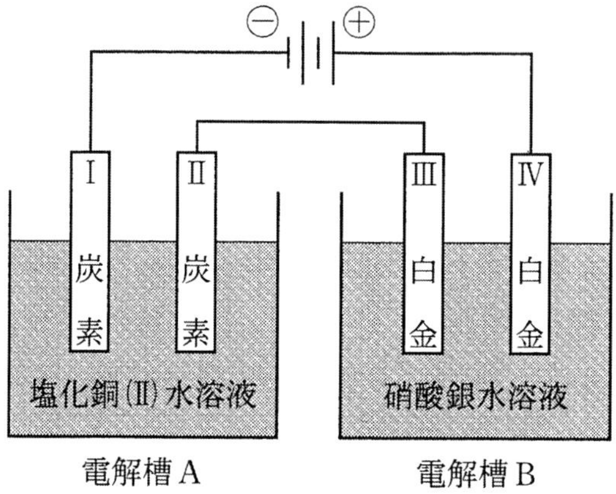

1) 流れた電子の物質量はいくらか。適するものを一つ選べ。 チ mol

① 0.010　② 0.020　③ 0.040　④ 0.080　⑤ 0.160

2) 電解槽Aの陽極から発生する気体の種類とその体積(標準状態)の組合せで正しいものはどれか。一つ選べ。 ツ

① 水素 112 mL	② 水素 224 mL	③ 水素 448 mL
④ 酸素 112 mL	⑤ 酸素 224 mL	⑥ 酸素 448 mL
⑦ 塩素 112 mL	⑧ 塩素 224 mL	⑨ 塩素 448 mL

3) 電解槽Bで起こる変化はどれか。一つ選べ。 テ

① 電極IIIで銀が析出し，電極IVで酸素が発生する。

② 電極IIIで銀が析出し，電極IVで水素が発生する。

③ 電極IIIで酸素が発生し，電極IVで銀が析出する。

④ 電極IIIで酸素が発生し，電極IVで水素が発生する。

⑤ 電極IIIで水素が発生し，電極IVで銀が析出する。

⑥ 電極IIIで水素が発生し，電極IVで酸素が発生する。

2 各問いに答えよ。

(1) 次の文章を読み，1)～4)に答えよ。

硫酸は化学式 ア で表される 2 価の不揮発性の酸であり，質量パーセント濃度が 90 % 以上のものを濃硫酸という。

濃硫酸は吸湿性があり，実験室での乾燥剤に用いられる。また，熱濃硫酸は酸化力が強く， イ を発生しながら銅や銀を溶かす。一方，希硫酸は酸としての性質が強く， ウ を発生しながら亜鉛や鉄を溶かす。

98 % の濃硫酸(密度 1.8 g/cm^3)から 1 mol/L の希硫酸を 100 mL 作るとき，濃硫酸 エ . オ mL を薄めて全量を 100 mL にする。

この時，水に濃硫酸を少しずつ加えなければならない。なぜならば，濃硫酸と水を混ぜると多量の カ が発生するためである。濃硫酸に水を加えた場合，水が急激に沸騰し，硫酸をはね飛ばして危険である。このため，水をかき混ぜながら，濃硫酸を少しずつ加える。

1) ア にあてはまる硫酸の化学式を一つ選べ。 ア

① HNO_3　② HCl　③ H_2SO_3　④ H_2SO_4　⑤ SO_3

2) イ , ウ にあてはまる気体をそれぞれ一つずつ選べ。 イ , ウ

① 二酸化硫黄　② 水　素　③ 一酸化窒素
④ 酸　素　⑤ 二酸化窒素

3) エ , オ に適する数値を入れよ。ただし，四捨五入により，小数第 1 位まで答えよ。 エ . オ mL

4) カ にあてはまる語を一つ選べ。 カ

① 蒸発熱　② 生成熱　③ 中和熱　④ 融解熱　⑤ 溶解熱

(2) 試験管Ⅰ，Ⅱにはそれぞれ次のように2種類の沈殿が含まれている。各試験管に**a**～**c**のいずれかの操作を行って，それぞれ一方の沈殿を溶かしたい。適当な組合せを一つ選べ。 キ

試験管Ⅰ　炭酸ナトリウム水溶液と硫酸ナトリウム水溶液の混合液に塩化バリウム水溶液を加えてできた，炭酸バリウムと硫酸バリウムの沈殿

試験管Ⅱ　硝酸銀水溶液と硝酸鉛(Ⅱ)水溶液の混合液に塩化ナトリウム水溶液を加えてできた，塩化銀と塩化鉛(Ⅱ)の沈殿

操　作

a　アンモニア水を加える

b　希塩酸を加える

c　硫化水素を十分に通じる

	試験管Ⅰ	試験管Ⅱ
①	**a**	**b**
②	**a**	**c**
③	**b**	**a**
④	**b**	**c**
⑤	**c**	**a**
⑥	**c**	**b**

(3) 点火装置付きの密閉できる容器(体積 8.3 L)に 0.26 g のアセチレン C_2H_2 と 0.96 g の酸素 O_2 を封入した。その後火をつけ，完全に燃焼させた。1)～3)に答えよ。ただし，気体はすべて理想気体とする。

1) 燃焼前のアセチレンと酸素の混合気体の圧力は 27 ℃ で何 Pa か。適するものを一つ選べ。[ク] Pa

① 6.0×10^3　② 9.0×10^3　③ 1.2×10^4

④ 1.5×10^4　⑤ 1.8×10^4

2) アセチレンの係数を 1 として，次の燃焼の反応式を完成させよ。[ケ]～[サ]に適する数値を入れよ。

$$C_2H_2 + \frac{[ケ]}{[コ]} O_2 \rightarrow [サ] CO_2 + H_2O$$

3) 燃焼後の容器内に存在する混合気体の圧力は，27 ℃ で何 Pa か。適するものを一つ選べ。ただし，生成した水はすべて液体であり，その体積は無視できるものとする。[シ] Pa

① 6.0×10^3　② 7.5×10^3　③ 9.0×10^3

④ 1.1×10^4　⑤ 1.2×10^4

(4) 分子式が$C_4H_8O_2$のエステル**A**, **B**, **C**, **D**は互いに異性体である。これらのエステルをそれぞれ薄い酸を用いて加水分解したところ，それぞれ次のカルボン酸**E**, **G**, **I**, **K**とアルコール**F**, **H**, **J**, **L**が得られた。

エステル		カルボン酸		アルコール
A	→	**E**	＋	**F**
B	→	**G**	＋	**H**
C	→	**I**	＋	**J**
D	→	**K**	＋	**L**

生成したカルボン酸とアルコールに関する次の記述から，カルボン酸**E**, カルボン酸**K**, アルコール**F**, アルコール**H**が何であるかを推定せよ。それぞれの名称を一つずつ選べ。

・カルボン酸**E**とカルボン酸**G**は同じ化合物で，銀鏡反応を示した。
・カルボン酸**I**とカルボン酸**K**は銀鏡反応を示さなかった。
・アルコール**F**を酸化すると，カルボン酸**K**が生成した。
・アルコール**H**を酸化すると，ケトン**M**が生成した。
・アルコール**J**を酸化すると，カルボン酸**I**が生成した。

カルボン酸**E** [ス]
カルボン酸**K** [セ]

アルコール**F** [ソ]
アルコール**H** [タ]

① ギ 酸	② 酢 酸	③ プロピオン酸
④ メタノール	⑤ エタノール	⑥ 1-プロパノール
⑦ 2-プロパノール	⑧ 1-ブタノール	

⑸ 分子式 C_7H_8O で表される芳香族化合物 **A**，**B**，**C** について，次の情報がある。構造式の組合せとして，正しいものはどれか。一つ選べ。 チ

・塩化鉄(Ⅲ)水溶液による呈色は **C** のみで見られる。

・**A**，**B**，**C** それぞれの沸点を比較すると，**A** の沸点が最も低い。

・それぞれのジエチルエーテル溶液に水酸化ナトリウム水溶液を加えると，**A**，**B** は有機層にとどまり，**C** のみが水層へ移る。

・**B** を酸化すると，$C_7H_6O_2$ になる。

	A	**B**	**C**
①	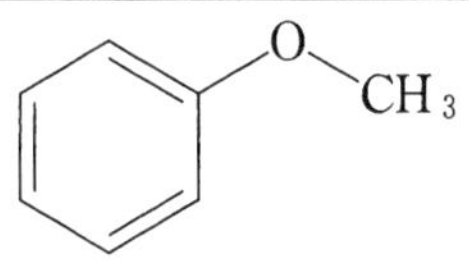	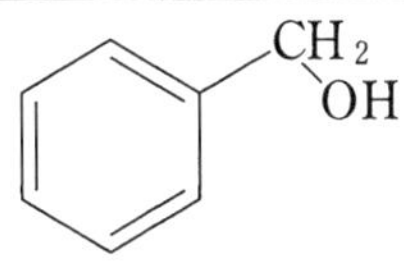	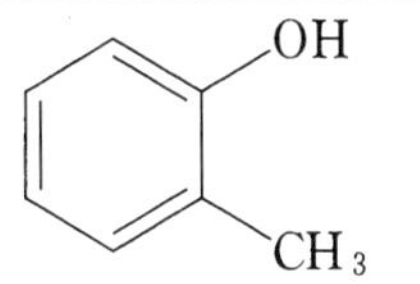
②	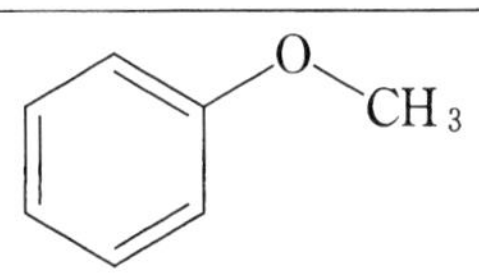	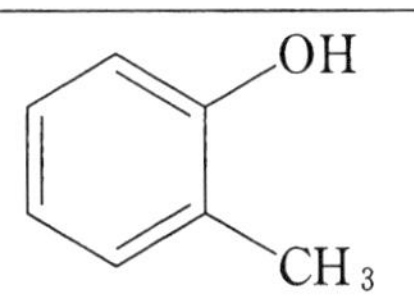	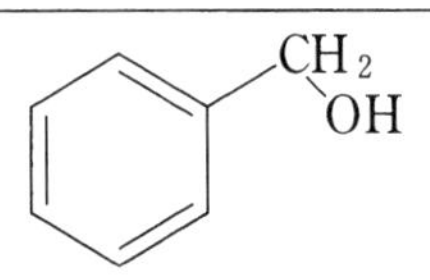
③	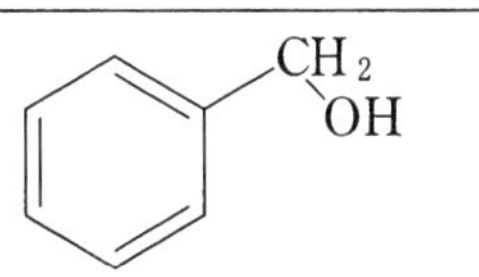	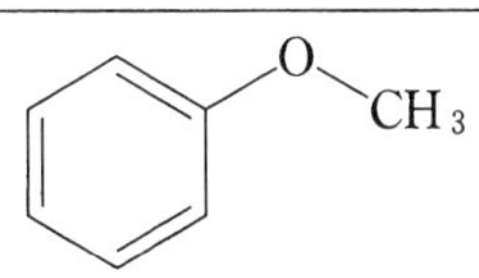	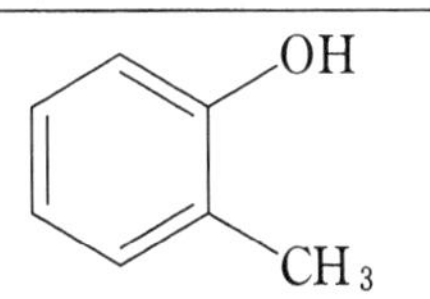
④	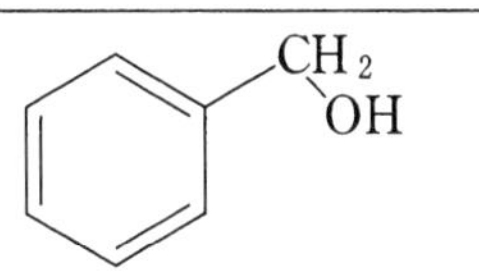	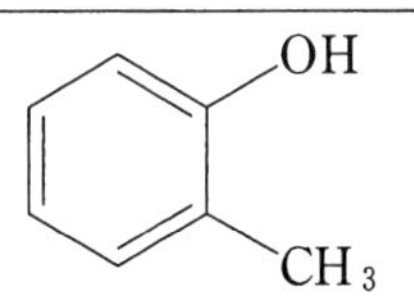	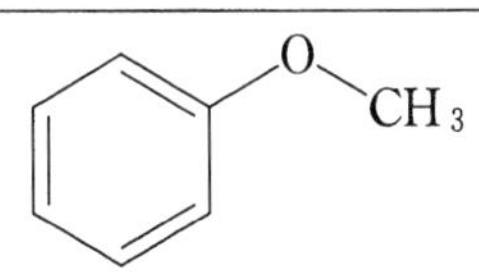
⑤	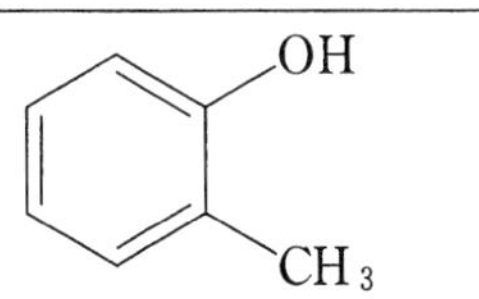	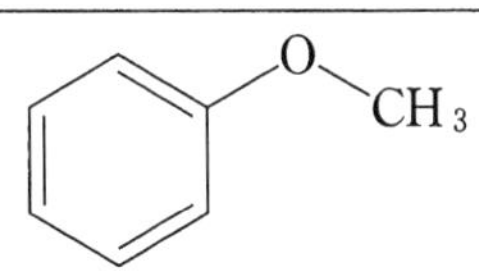	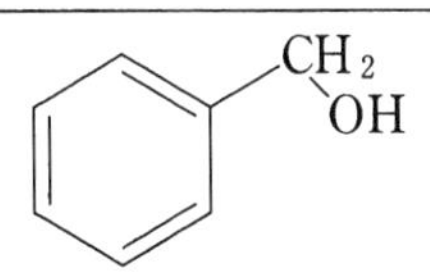
⑥	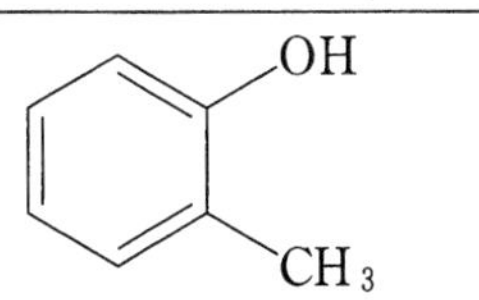	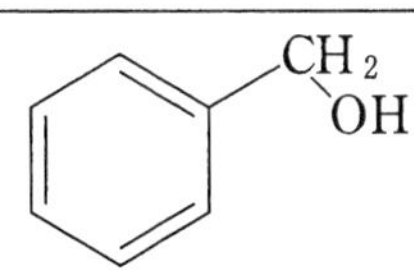	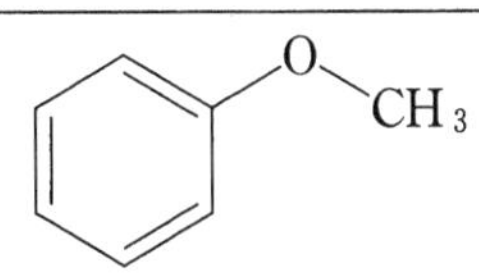

(6) 次の文章を読んで，1)～3)に答えよ。

硫化水素 H_2S は金属イオンの定性分析に用いられる。このとき，H_2S と金属イオンとの反応によって生成する金属硫化物の色や，溶液の pH など沈殿が生じるときの条件の違いを利用している。難溶性塩の溶解度積(solubility product) K_{sp} は沈殿生成に関わる定数である。2価の金属イオン M^{2+} から生じる硫化物 MS の沈殿が生成するかどうかは，溶液中の金属イオン濃度 $[M^{2+}]$ と硫化物イオン濃度 $[S^{2-}]$ の積と溶解度積 K_{sp} の大小関係から判断できる。ここでは，硫化銅(II) CuS，硫化カドミウム CdS および硫化亜鉛 ZnS の沈殿生成について考える。

なお，CuS，CdS および ZnS の溶解度積 K_{sp} として次の値を用いる。

CuS　$6.5 \times 10^{-30}\ \mathrm{mol^2/L^2}$

CdS　$2.1 \times 10^{-20}\ \mathrm{mol^2/L^2}$

ZnS　$2.1 \times 10^{-18}\ \mathrm{mol^2/L^2}$

まず，硫化物イオン濃度 $[S^{2-}]$ について考える。H_2S は2価の弱酸で，水溶液中では次のように2段階に電離している。H^+，H_2S，HS^-，S^{2-} のモル濃度をそれぞれ $[H^+]$，$[H_2S]$，$[HS^-]$，$[S^{2-}]$ で表すと電離定数 K_1，K_2 は次のようになる。

$$H_2S \rightleftarrows H^+ + HS^- \qquad K_1 = \frac{[H^+][HS^-]}{[H_2S]} \quad \cdots\cdots\text{①}$$

$$HS^- \rightleftarrows H^+ + S^{2-} \qquad K_2 = \frac{[H^+][S^{2-}]}{[HS^-]} \quad \cdots\cdots\text{②}$$

①，②式から，

$$[S^{2-}] = \boxed{\text{ツ}}$$

となる。この関係から水溶液の水素イオン濃度 $[H^+]$ すなわち pH を変化させると，$[S^{2-}]$ が変化することがわかる。

常温常圧下で蒸留水にH_2Sを十分通したとき，H_2Sの飽和水溶液のモル濃度$[H_2S]$は0.1 mol/Lである。

ここで$K_1 = 5.7 \times 10^{-8}$ mol/L，$K_2 = 1.2 \times 10^{-15}$ mol/Lとすると，pHが4の水溶液中では

$[S^{2-}] = 6.8 \times 10^{-\boxed{テ}\boxed{ト}}$ mol/L ………③

となる。

そしてpHを4に調整したCu^{2+}，Cd^{2+}，Zn^{2+}の1.0×10^{-3} mol/L溶液に，十分にH_2Sを通じたとき，沈殿が生じるかどうかを考えてみる。このとき，Cu^{2+}とCd^{2+}を含む水溶液では，いずれも

$[M^{2+}][S^{2-}]\ \boxed{ナ}\ K_{sp}$ ………④

の関係になり，それぞれ黒色，黄色の沈殿を生じると判断できる。一方，Zn^{2+}を含む水溶液では沈殿を生じない。pHを5にすると，Zn^{2+}を含む溶液でも，④式の関係が成り立ち，白色の沈殿が生じる。

1) $\boxed{ツ}$にあてはまる文字式はどれか。一つ選べ。$\boxed{ツ}$

① $\dfrac{[H_2S]}{[H^+]}K_1K_2$　② $\dfrac{[H^+]}{[H_2S]K_1K_2}$　③ $\dfrac{[H_2S]}{[H^+]K_1K_2}$

④ $\dfrac{[H^+]^2}{[H_2S]}K_1K_2$　⑤ $\dfrac{[H_2S]}{[H^+]^2}K_1K_2$

2) ③式の$\boxed{テ}\boxed{ト}$にあてはまる数値を入れよ。$\boxed{テ}\boxed{ト}$

3) $\boxed{ナ}$にあてはまる等号，不等号を一つ選べ。$\boxed{ナ}$

① $<$　② $=$　③ $>$

(7) 次の文章を読んで，1)～3)に答えよ。

デンプンは，多数のα-グルコースが縮合重合した高分子化合物である。デンプンに薄い酸を加えて加熱すると，徐々に加水分解され，分子量がデンプンよりやや小さい(**A**)や，二糖類のマルトースを経て，グルコースが得られる。グルコースは水溶液中で環状のα-グルコース，β-グルコースと鎖状のグルコースの 3 種類の異性体が平衡状態で存在している。鎖状のグルコースには(**B**)があり(**C**)性を示すので，グルコースの水溶液にフェーリング液を加えて加熱すると赤色沈殿ⓐが生成する。

1) (**A**)に適する化合物はどれか。一つ選べ。 ニ

① スクロース　② アミロース　③ アミロペクチン
④ グリコーゲン　⑤ デキストリン

2) (**B**)，(**C**)にあてはまる語の組合せで正しいのはどれか。一つ選べ。 ヌ

	B	C
①	ヒドロキシ基	酸 化
②	ヒドロキシ基	還 元
③	カルボキシ基(カルボキシル基)	酸 化
④	カルボキシ基(カルボキシル基)	還 元
⑤	アルデヒド基	酸 化
⑥	アルデヒド基	還 元

3) 下線ⓐの赤色沈殿は何か。一つ選べ。 ネ

① CuO　② Cu_2O　③ $Cu(OH)_2$
④ $CuSO_4$　⑤ $[Cu(NH_3)_4]^{2+}$

生 物

問題

27年度

1　I～Ⅳに答えよ。

I　肝臓について，問1，2に答えよ。

図1は臓器とそれらをつなぐ血管などを示したものである。矢印は血液の流れを示す。

問1　ア～キは何か。最も適当なものを一つずつ選べ。

① 胃	② 肝　臓	③ 甲状腺	④ 十二指腸
⑤ 食　道	⑥ 小　腸	⑦ すい臓	⑧ 大　腸
⑨ 胆のう	⓪ 肺	⊕ 副　腎	⊖ ぼうこう

問2　ク～サは何か。最も適当なものを一つずつ選べ。

① 肝静脈	② 肝動脈	③ 肝門脈	④ 腎静脈
⑤ 腎動脈	⑥ 胆　管	⑦ 肺動脈	⑧ 肺静脈
⑨ 毛細血管	⓪ リンパ管		

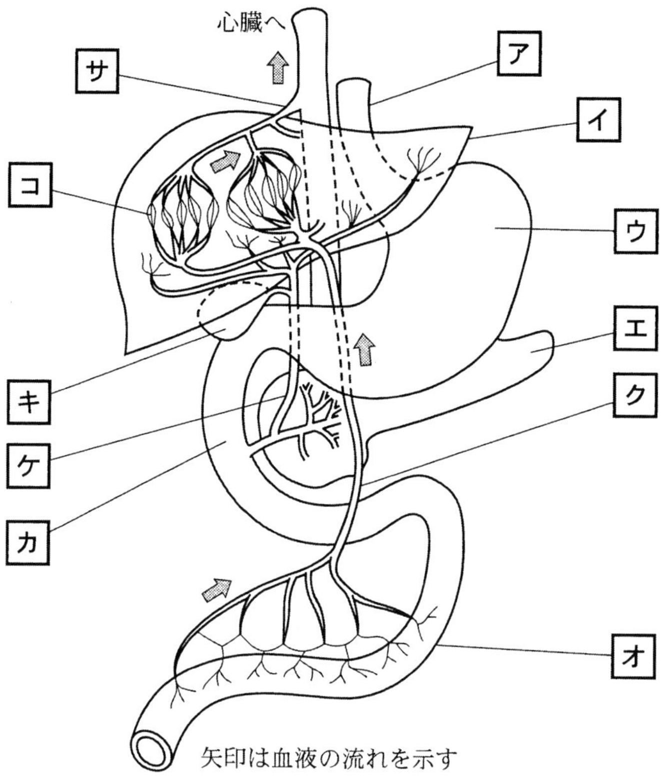

図 1

Ⅱ イモリの眼の発生について，問1， 2に答えよ。

眼の形成過程では，まず[シ]が[ス]に働きかけて，神経管を誘導する。やがて，神経管の前方に[セ]が形成されると，[セ]の左右のふくらみから[ソ]ができ，[ソ]は杯状の[タ]となる。[タ]は，自身が[チ]へ分化すると同時に，接している[ツ]に働きかけて，[テ]を誘導する。さらに，[テ]は[ツ]に働きかけて[ト]を誘導する。[タ]や[テ]のように形態形成を導く能力をもつ組織を[ナ]といい，次々と別の組織や器官が形成されていく現象を誘導の[ニ]という。

問 1 文章中の[シ]～[ニ]にそれぞれの用語欄から最も適当なものを一つずつ選べ。

[シ]～[セ]の用語欄

① 外胚葉	② 中胚葉	③ 内胚葉
④ 前 脳	⑤ 中 脳	⑥ 後 脳

[ソ]～[ニ]の用語欄

① 眼 胞	② 眼 杯	③ 角 膜	④ 網 膜
⑤ 表 皮	⑥ ガラス体	⑦ 形成体	⑧ 水晶体
⑨ 過 程	⓪ 法 則	⊕ 連 鎖	⊖ 連 続

問 2　イモリ初期神経胚の予定運命図を図1に示す。網膜，水晶体，耳，口の予定域は，図中の①～④のどこか。最も適当なものを一つずつ選べ。

網　膜：ヌ　　水晶体：ネ　　耳：ノ　　口：ハ

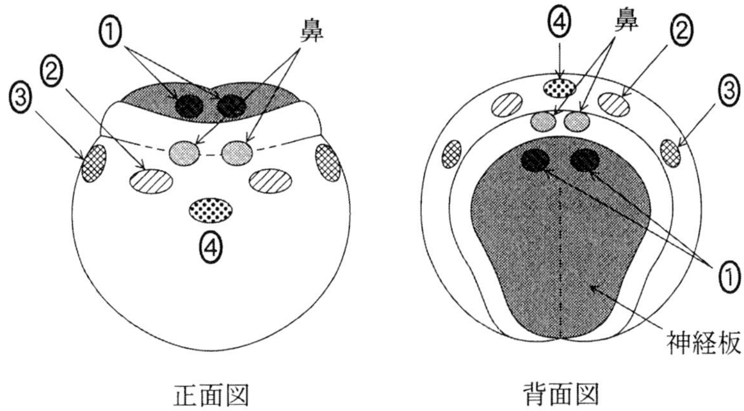

図1

Ⅲ 骨格筋について，問 1 ～ 3 に答えよ。

問 1 文章中の(a)～(c)に当てはまる用語の正しい組み合わせはどれか。最も適当なものを一つ選べ。 ヒ

筋原繊維は，規則正しく並んだ太いフィラメントと細いフィラメントが多数集まってできている。太いフィラメントの主成分はミオシンである。細いフィラメントの主成分はアクチンで，アクチンフィラメントには(a)と(b)が結合している。骨格筋の細胞膜で活動電位が発生すると，筋小胞体から(c)が細胞質基質に放出される。(c)が(a)に結合するとアクチンフィラメントとミオシンフィラメントが互いに滑り込み，その結果，筋原繊維が収縮する。

	a	b	c
①	トロポミオシン	トロポニン	カルシウムイオン
②	トロポミオシン	トロポニン	アセチルコリン
③	トロポミオシン	トロポニン	ノルアドレナリン
④	トロポミオシン	トロポニン	ATP
⑤	トロポニン	トロポミオシン	カルシウムイオン
⑥	トロポニン	トロポミオシン	アセチルコリン
⑦	トロポニン	トロポミオシン	ノルアドレナリン
⑧	トロポニン	トロポミオシン	ATP

問 2 骨格筋のサルコメアをいろいろな長さに固定し，収縮させたときに発生する張力を測定した結果を図 1 に示す。ミオシンフィラメントの長さが 1.6 μm として(1)～(3)に答えよ。

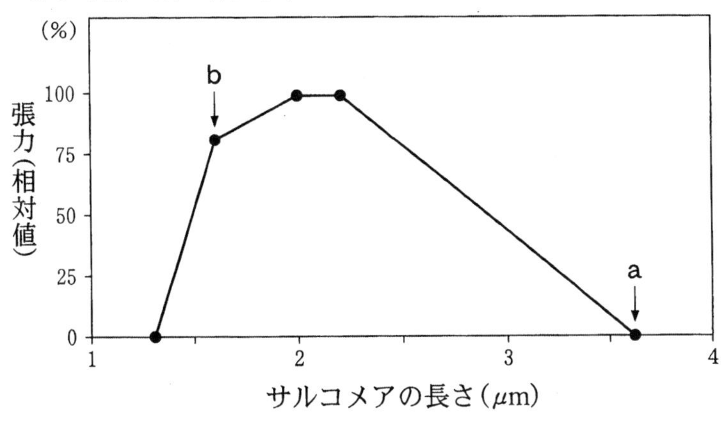

図 1

(1) この骨格筋の暗帯の幅はいくらか。最も適当なものを一つ選べ。

フ μm

① 1.3　② 1.6　③ 2.0
④ 2.3　⑤ 3.2　⑥ 3.6

(2) 図1のaではサルコメアの長さが 3.6 μm であった。このときの明帯の幅はいくらか。最も適当なものを一つ選べ。 ヘ μm

① 1.3　② 1.6　③ 2.0
④ 2.3　⑤ 3.2　⑥ 3.6

(3) 図1のbにおけるミオシンフィラメントとアクチンフィラメントのようすを示すのはどれか。最も適当なものを一つ選べ。 ホ

①
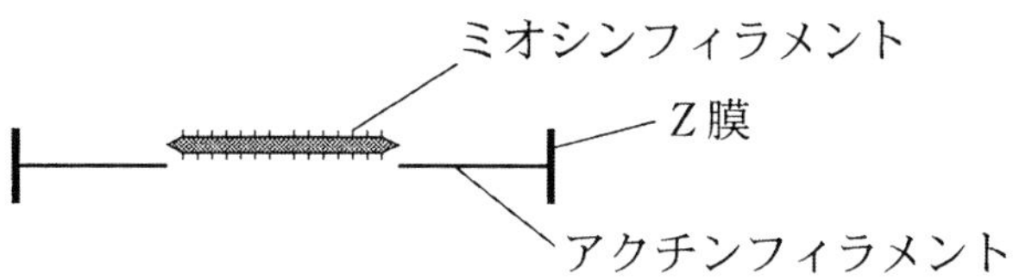

②
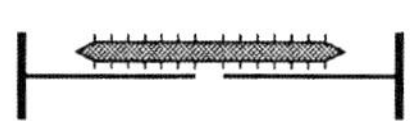

③
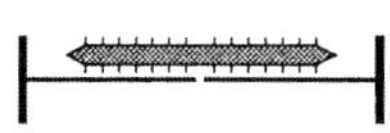

④
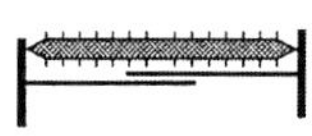

⑤
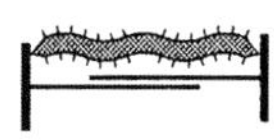

問 3　筋収縮のエネルギー源となる ATP を供給する仕組みを図 2 に示す。a ～ d に当てはまる物質の正しい組み合わせはどれか。最も適当なものを一つ選べ。 マ

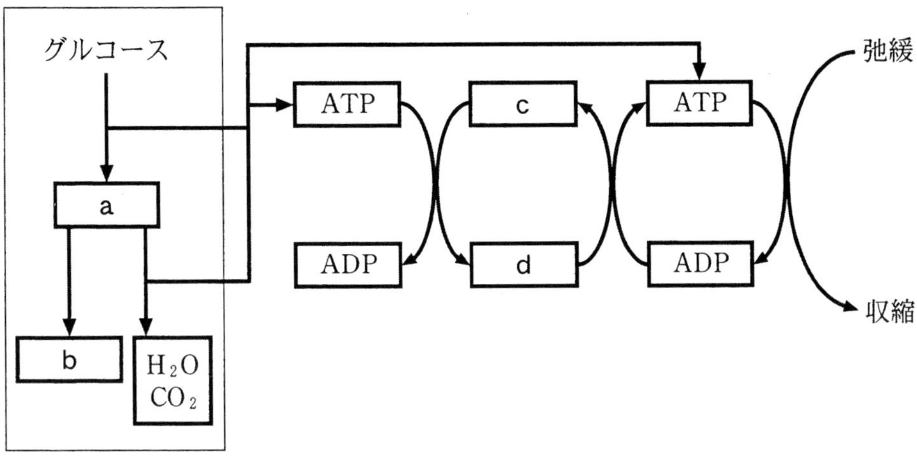

図 2

	a	b	c	d
①	乳　酸	ピルビン酸	クレアチンリン酸	クレアチン
②	乳　酸	ピルビン酸	クレアチン	クレアチンリン酸
③	乳　酸	ピルビン酸	クエン酸	クレアチンリン酸
④	乳　酸	ピルビン酸	クレアチンリン酸	オキサロ酢酸
⑤	ピルビン酸	乳　酸	クレアチンリン酸	クレアチン
⑥	ピルビン酸	乳　酸	クレアチン	クレアチンリン酸
⑦	ピルビン酸	乳　酸	クエン酸	クレアチンリン酸
⑧	ピルビン酸	乳　酸	クレアチンリン酸	オキサロ酢酸

Ⅳ 体内環境の調節について，問 1 ～ 3 に答えよ。

問 1 ヒトの血糖量の調節の仕組みを説明した次の文章の，ミ～ルにそれぞれの用語欄から最も適当なものを一つずつ選べ。

食後などに血糖量が増加すると，血糖量を調節する中枢であるミは，副交感神経を通じてすい臓のムのメ細胞を刺激し，ユの分泌を促す。ユはグルコースの細胞内への取り込みや呼吸による分解を促進するとともに，肝臓におけるヨの合成を促す。その結果，血糖量は減少する。

激しい運動などにより血糖量が減少すると，ミが興奮し交感神経を通じて副腎髄質からラが分泌される。また，すい臓のムのモ細胞からは，交感神経や低血糖の血液などの刺激によってリが分泌される。ラやリが肝臓の細胞に作用し，貯蔵されているヨの分解を促進する。ミはさらに脳下垂体ヤを刺激して副腎皮質刺激ホルモンの分泌を促す。これにより副腎皮質からルが分泌され，グルコース合成が促進されて血糖量が増加する。

ミ～ヤの用語欄

① 小　脳	② タンパク質	③ A	④ 視床下部
⑤ 前　葉	⑥ 後　葉	⑦ B	⑧ 脂　肪
⑨ C	⓪ ランゲルハンス島		

ユ～ルの用語欄

① 糖質コルチコイド	② ノルアドレナリン	③ アドレナリン
④ 鉱質コルチコイド	⑤ パラトルモン	⑥ グルカゴン
⑦ インスリン	⑧ チロキシン	⑨ グリコーゲン
⓪ バソプレシン	⊕ アセチルコリン	⊖ オルニチン

問 2　次の二つのグラフについての記述のうち，正しいのはどれか。最も適当なものを二つ選び，**レ** に二つマークせよ。

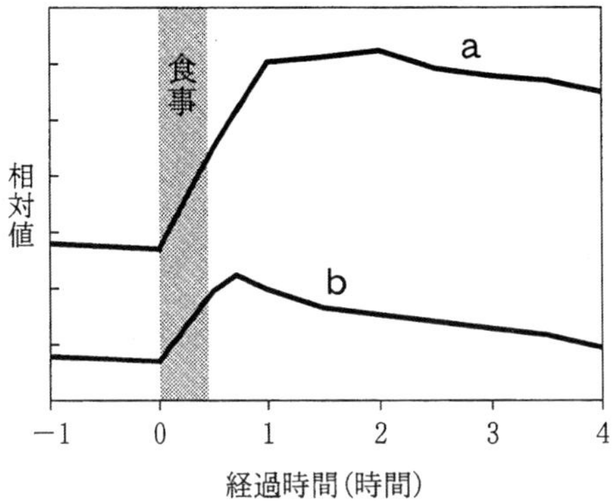

図 1

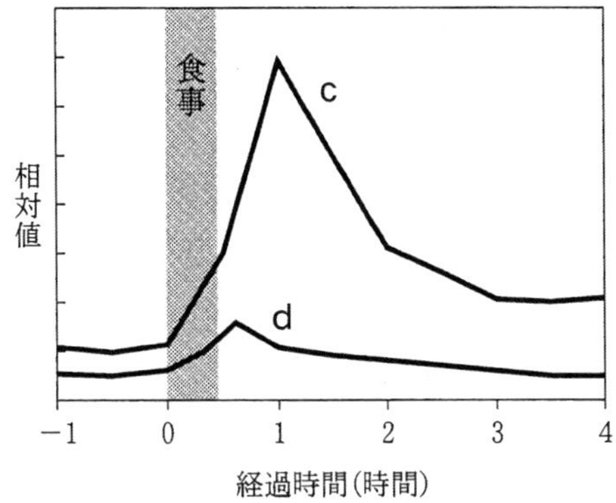

図 2

① 図 1 は血糖量の変化を比較したグラフで，a は健常者，b は糖尿病患者を示す。

② 図 1 は血糖量の変化を比較したグラフで，a は糖尿病患者，b は健常者を示す。

③ 図 1 はインスリン濃度を比較したグラフで，a は健常者，b は糖尿病患者を示す。

④ 図 1 はインスリン濃度を比較したグラフで，a は糖尿病患者，b は健常者を示す。

⑤ 図 2 は血糖量の変化を比較したグラフで，c は健常者，d は糖尿病患者を示す。

⑥ 図 2 は血糖量の変化を比較したグラフで，c は糖尿病患者，d は健常者を示す。

⑦ 図 2 はインスリン濃度を比較したグラフで，c は健常者，d は糖尿病患者を示す。

⑧ 図 2 はインスリン濃度を比較したグラフで，c は糖尿病患者，d は健常者を示す。

問 3 次の文章を読んで，(1)，(2)に答えよ。

ホルモンは[ロ]から血液中に分泌され，特定の組織や器官の働きを調節する。ホルモンが作用するそれぞれ特定の器官のことを[ワ]器官という。

ヒトの[ロ]には，脳下垂体をはじめとして，[あ]・[い]・副腎・すい臓などがある。例えば，脳下垂体[う]から分泌される[か]には腎臓での水の再吸収を促進する働きがあり，[い]から分泌される[き]には血液中のカルシウム量を増加させる働きがある。また，血液中のカルシウム濃度が高くなると，[い]はそれを感じて[き]の分泌を抑え，逆にカルシウム濃度が低くなると[き]を盛んに分泌する。このように，結果が原因にさかのぼって作用する仕組みを[え]という。

これらの[ロ]から分泌されるホルモンは，自律神経系とともに，個体の[お]維持に重要な働きをしている。

(1) 文章中の[ロ]～[お]に当てはまる用語はどれか。最も適当なものを一つずつ選べ。

① 副甲状腺	② 対　合	③ 前　葉
④ 恒常性	⑤ 後　葉	⑥ 外分泌腺
⑦ 内分泌腺	⑧ フィードバック	⑨ 半透性
⓪ 甲状腺	⊕ 二次誘導	⊖ 標　的

(2) 文章中のホルモン[か]，[き]は何か。最も適当なものを一つずつ選べ。

① 糖質コルチコイド	② ノルアドレナリン	③ アドレナリン
④ 鉱質コルチコイド	⑤ パラトルモン	⑥ グルカゴン
⑦ インスリン	⑧ チロキシン	⑨ グリコーゲン
⓪ バソプレシン	⊕ アセチルコリン	⊖ オルニチン

2 I～VIに答えよ。

I 動物の行動について，問1，2に答えよ。

問1 正しい記述の組み合わせはどれか。最も適当なものを一つ選べ。 ア

a 生まれつき備わっている行動で，経験や学習の影響を受けにくい定型的な行動を習得的行動という。

b 動物がある刺激を受けて常に定まった行動を示す場合，この刺激を適刺激という。

c 刷込みが起こるのは，一定の時期に限られている。

d ミミズに光を当てると，光源と反対方向に移動する性質を負の走性という。

e 刷込みは生得的行動である。

f ミツバチは，円形ダンスを行い仲間に餌の場所を伝える。

g カイコガの交尾行動は，雄が分泌する性フェロモンによって引き起こされる。

① a，d，f　② a，d，g　③ a，e，f
④ a，e，g　⑤ b，d，f　⑥ b，d，g
⑦ b，e，f　⑧ b，e，g　⑨ c，d，f
⓪ c，d，g

問2 イトヨ(トゲウオの一種)の雄の行動に関する観察と実験を行った。考察(a～g)の正しい組み合わせはどれか。最も適当なものを一つ選べ。 イ

観察1：雄は，繁殖期になると縄張りの中に巣をつくり，そこへ入ってくる同種の雄を攻撃して追い払う。腹のふくれた雌に対しては，求愛行動をとって巣に誘い，産卵させる。

観察2：雄は繁殖期以外は縄張りを持たず，攻撃性を示さない。

観察3：雄は繁殖期になると，腹側が赤色になる。

観察4：繁殖期の雄は，水中の鏡にうつった自分の像を攻撃する。

実験：雄が，縄張りに侵入した雌雄をどのように識別しているかを調べるために，いろいろな模型(A～E)を縄張りの中に入れて雄の行動を調べた。

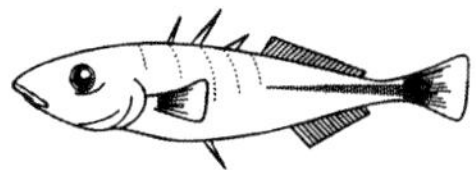

模型A：精巧につくった模型

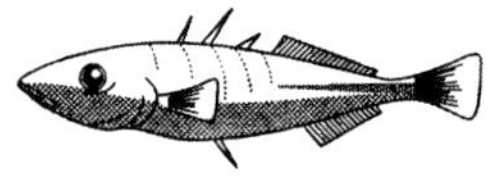

模型B：腹部が赤い精巧につくった模型

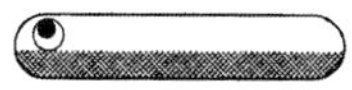

模型C：腹部が赤い模型

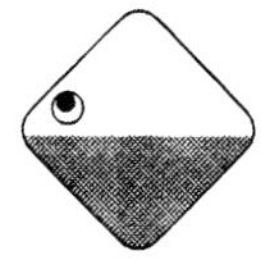

模型D：腹部が赤い模型

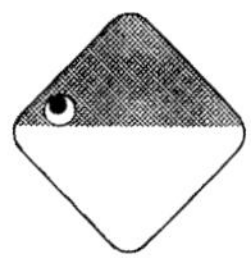

模型E：背部が赤い模型

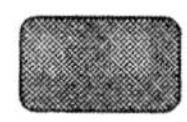

：赤色の部分

結果 1 ：模型Aには攻撃しなかった。
結果 2 ：模型Bには攻撃した。
結果 3 ：模型Cには攻撃した。
結果 4 ：模型Dには攻撃した。
結果 5 ：模型Eには攻撃しなかった。

考察：

a　雄の攻撃行動は，視覚刺激によっては引き起こされない。
b　相手の形は，雄の攻撃行動には無関係である。
c　雄は模型の赤い色に対して必ず攻撃行動をみせる。
d　雄の攻撃行動に相手の腹の色は関係ない。
e　雄の攻撃行動を引き起こす刺激は腹の赤色である。
f　雄は，侵入してきた雄が繁殖期でなければ攻撃しない。
g　雄の攻撃行動を引き起こす刺激は形である。

① a，d，f　② a，d，g　③ a，e，f
④ a，e，g　⑤ b，d，f　⑥ b，d，g
⑦ b，e，f　⑧ b，e，g　⑨ c，d，f
⓪ c，d，g

Ⅱ　生物の集団と環境について，問 1， 2 に答えよ。

北アメリカのスペリオル湖に浮かぶロイヤル島に生息するオオカミとヘラジカの個体数の調査結果を図 1 に示す。横軸の▼印は，冬期にスペリオル湖が凍結し，ロイヤル島とカナダ本土を結ぶ氷の橋が形成された年を示す。

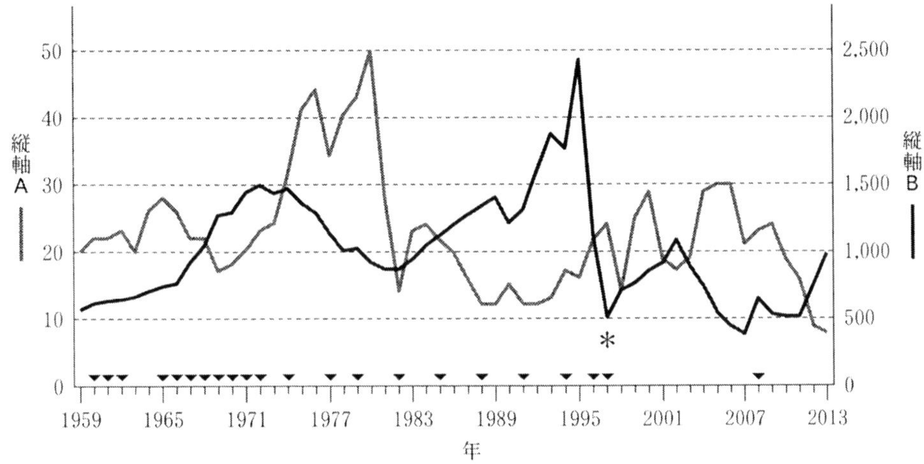

図 1

問 1　縦軸AとBは，それぞれ何の個体数を示すか。正しい組み合わせを一つ選べ。［ウ］

縦軸A　　　　縦軸B

① 被食者：オオカミ ―― 捕食者：ヘラジカ
② 被食者：ヘラジカ ―― 捕食者：オオカミ
③ 捕食者：オオカミ ―― 被食者：ヘラジカ
④ 捕食者：ヘラジカ ―― 被食者：オオカミ

問 2　縦軸Bの個体数が 1997 年（＊印）に激減した理由として，誤っているのはどれか。最も適当なものを一つ選べ。［エ］

① 個体数の増加により餌が減少した。
② イヌのウイルスにオオカミが感染した。
③ ヘラジカに寄生するダニが大発生した。
④ 異常気象（寒波と大雪）により幼若個体が越冬できなかった。

Ⅲ 植物ホルモンと植物の環境応答について，問 1 ～ 8 に答えよ。

問 1 図 1 は植物の一生と植物ホルモン(a ～ d)の関係を示す。(＋)は促進的に，(－)は抑制的に作用していることを示している。a ～ d はそれぞれ何か。最も適当なものを一つずつ選べ。

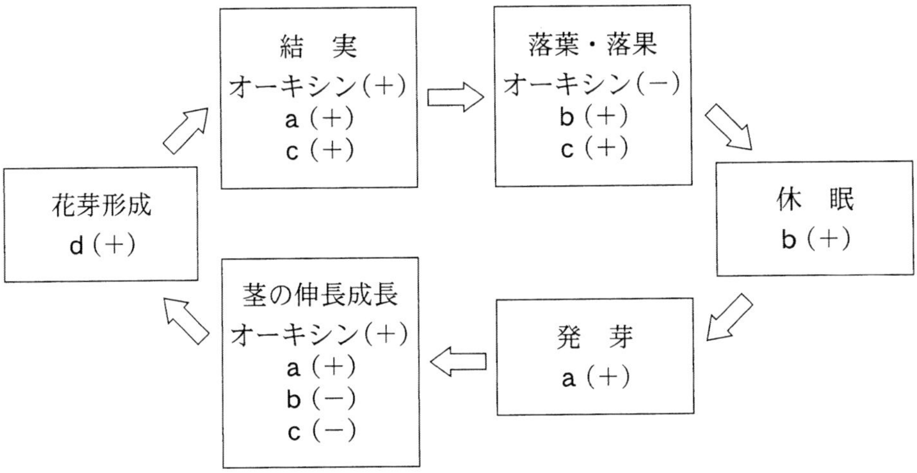

図 1

a : **オ**　　b : **カ**　　c : **キ**　　d : **ク**

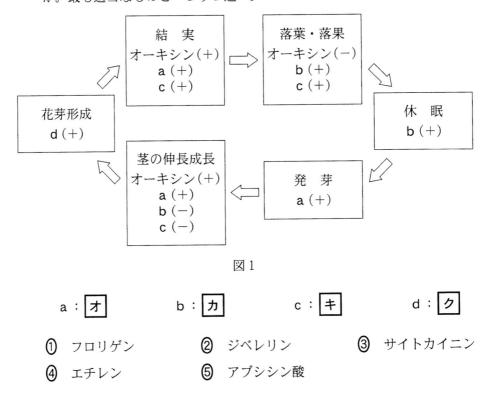

① フロリゲン　② ジベレリン　③ サイトカイニン
④ エチレン　⑤ アブシシン酸

問 2 オーキシンは濃度によって成長調節作用が変化する。最も成長を促進する濃度を最適濃度というが，それは植物の器官によって異なる。最適濃度が低いものから高いものへ示したのはどれか。最も適当なものを一つ選べ。**ケ**

① 根＜芽＜茎　② 根＜茎＜芽　③ 芽＜根＜茎
④ 芽＜茎＜根　⑤ 茎＜根＜芽　⑥ 茎＜芽＜根

問 3　オーキシンについて，正しいのはどれか。最も適当なものを一つ選べ。

コ

① 化学的な実体はインドール酢酸である。

② 基部から先端方向へ移動する。

③ 側芽の成長を促進する。

④ 不定根の形成を抑制する。

⑤ 離層の形成を促進する。

問 4　ツィーシールスキーは，ソラマメの根を用いて，根の重力極性の実験を行い，以下のような結果(a ～ d)を得た(図 2)。

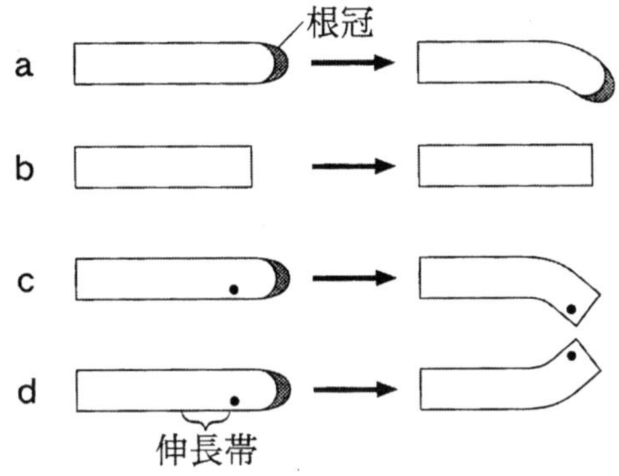

図 2

a：根を横たえておくと重力の方向に曲がった。

b：根冠(先端)を切除してから横たえたものは曲がらなかった。

根冠の付いた根を横たえてしばらく重力刺激を与えてから根冠を取り除くと，

c：もとの下側を下にすれば下に曲がった。

d：もとの下側を上にすれば上に曲がった。

この実験の考察として正しいのはどれか。最も適当なものを二つ選び, サ に二つマークせよ。

① 重力の刺激を感じる部分は根冠にある。
② 重力の刺激を感じる部分は伸長帯にある。
③ 重力の刺激を感じる部分は全体にある。
④ 刺激に反応する部分は根冠である。
⑤ 刺激に反応する部分は伸長帯である。
⑥ 刺激に反応する部分は全体である。

問 5 発芽に際し，植物ホルモンが合成されてから，胚に糖が吸収され吸水が活発になって発芽がはじまるまでの間に，種子内で起こる現象を正しい順に並べたのはどれか。最も適当なものを一つ選べ。 シ

a 植物ホルモンが糊粉層の細胞内受容体と結合する。
b アミラーゼ遺伝子の発現が誘導される。
c デンプンが糖に分解される。
d アミラーゼが胚乳に分泌される。

① a → b → c → d	② a → b → d → c
③ a → c → b → d	④ a → c → d → b
⑤ a → d → b → c	⑥ a → d → c → b
⑦ b → a → c → d	⑧ b → a → d → c
⑨ b → c → a → d	⓪ b → c → d → a
⊕ b → d → a → c	⊖ b → d → c → a

問 6　光発芽種子の発芽が促進されるのはどの光か。最も適当なものを一つ選べ。 ス

① 紫色光　② 青色光　③ 緑色光
④ 赤色光　⑤ 遠赤色光

問 7　暗発芽種子をつくる植物はどれか。最も適当なものを一つ選べ。 セ

① レタス　② カボチャ　③ タバコ
④ マツヨイグサ　⑤ シロイヌナズナ

問 8　気孔の開閉に関与する植物ホルモンはどれか。最も適当なものを二つ選び, ソ に二つマークせよ。

① オーキシン　② ジベレリン　③ サイトカイニン
④ アブシシン酸　⑤ エチレン　⑥ フロリゲン

Ⅳ ヒトの聴覚器について，問１，２に答えよ。

問１ 文章中の（a）～（c）に当てはまる用語の正しい組み合わせはどれか。最も適当なものを一つ選べ。 タ

鼓膜の振動は耳小骨によって増幅された後，（a）から内耳のリンパ液に伝えられる。リンパ液を伝わる振動は，高音はうずまき管の（b）に近い部位の基底膜を振動させ，低音はうずまき管の（c）に近い部位の基底膜を振動させる。

	a	b	c
①	耳 管	入 口	頂 部
②	耳 管	頂 部	入 口
③	聴神経	入 口	頂 部
④	聴神経	頂 部	入 口
⑤	正円窓	入 口	頂 部
⑥	正円窓	頂 部	入 口
⑦	卵円窓	入 口	頂 部
⑧	卵円窓	頂 部	入 口

問 2　うずまき管の断面を図 1 に示す。X, Y, Z の名称の正しい組み合わせはどれか。最も適当なものを一つ選べ。 チ

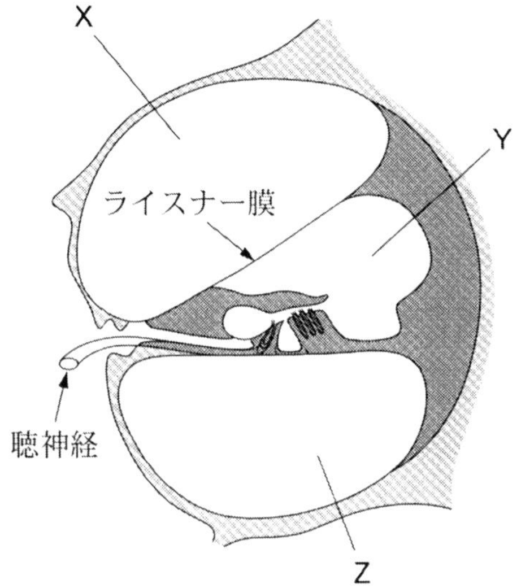

図 1

	X	Y	Z
①	鼓室階	前庭階	うずまき細管
②	鼓室階	うずまき細管	前庭階
③	前庭階	鼓室階	うずまき細管
④	前庭階	うずまき細管	鼓室階
⑤	うずまき細管	前庭階	鼓室階
⑥	うずまき細管	鼓室階	前庭階

V　ヒトの遺伝について，問 1 ～ 3 に答えよ。

ヒトの赤緑色覚異常の原因となる遺伝子は，X 染色体上に存在する。ある相談者の赤緑色覚異常に関する家系図を図 1 に示す。正常色覚の男性と女性を□と○で，赤緑色覚異常を有する男性と女性を■と●で示す。

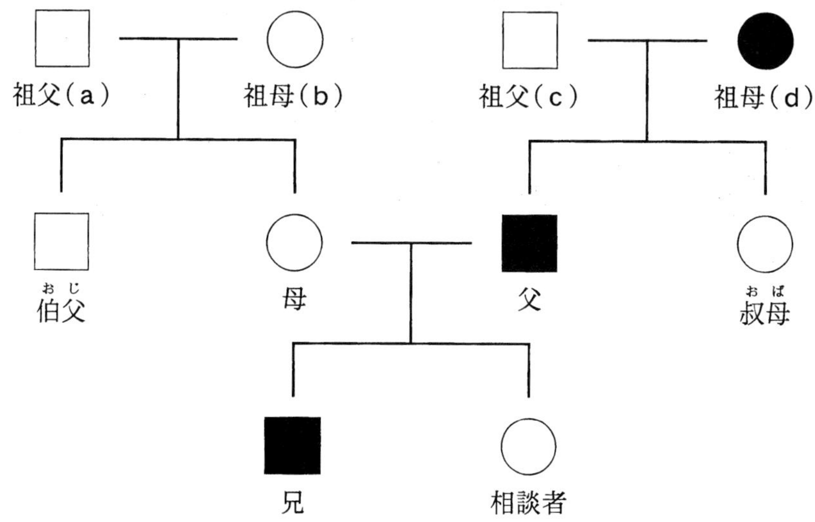

図 1

問 1　兄の赤緑色覚異常の遺伝子は，祖父母(a)～(d)のいずれに由来するか。最も適当なものを一つ選べ。 ツ

① a　② b　③ c　④ d

問 2　相談者と赤緑色覚異常の男性との間に，正常な色覚の子どもが生まれる確率は何％か。最も適当なものを一つ選べ。 テ ％

① 0　② 25　③ 50　④ 75　⑤ 100

問 3　相談者と正常な色覚の男性との間に生まれた男の子が，赤緑色覚異常である確率は何％か。最も適当なものを一つ選べ。 ト ％

① 0　② 25　③ 50　④ 75　⑤ 100

Ⅵ 生物の系統について，問1～4に答えよ。

図1は共通の祖先から哺乳類までの進化を示したものである。

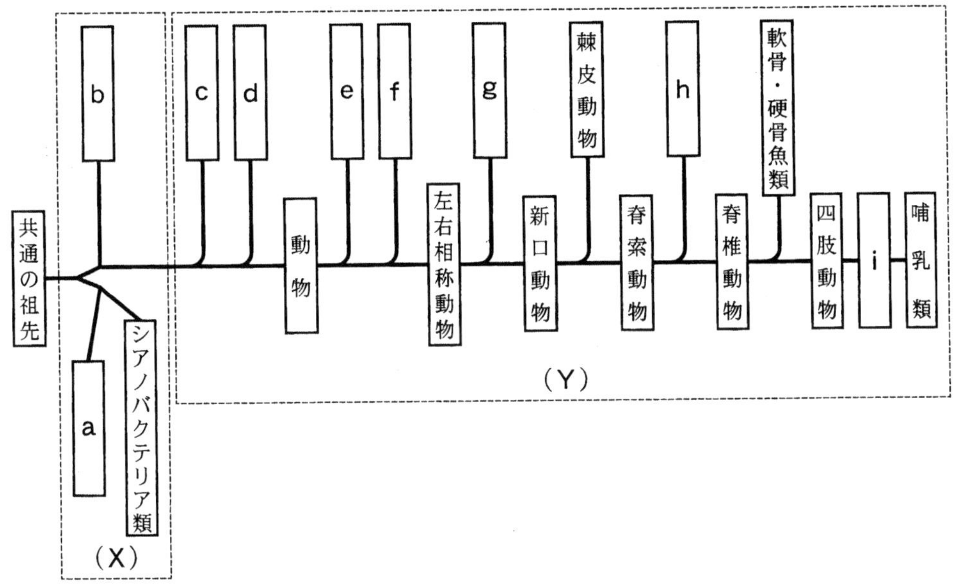

図1

問1 図中のa～dは何か。最も適当なものを一つずつ選べ。

a：ナ　b：ニ　c：ヌ　d：ネ

① 菌 類　② 原核生物　③ 好気性細菌
④ 古細菌　⑤ 植 物　⑥ 真核生物

問2 図中のe～gは何か。最も適当なものを一つずつ選べ。

e：ノ　f：ハ　g：ヒ

① 海綿動物　② 旧口動物　③ 原索動物
④ 刺胞動物　⑤ 羊膜動物

問 3 図中のｈ，ｉは何か。最も適当なものを一つずつ選べ。

ｈ：[フ]　　ｉ：[ヘ]

① 環形動物　② 原索動物　③ 節足動物
④ 軟体動物　⑤ 扁形動物　⑥ 羊膜動物

問 4 図中のＸとＹは何か。最も適当なものを一つずつ選べ。

Ｘ：[ホ]　　Ｙ：[マ]

① 菌　類　② 原核生物　③ 原生生物
④ 光合成生物　⑤ 従属栄養生物　⑥ 植　物
⑦ 真核生物　⑧ 独立栄養生物

英 語

解答

27年度

1

〔解答〕

1. c 2. d 3. a 4. b 5. a
6. a 7. d 8. b 9. c 10. a

〔出題者が求めたポイント〕

1. tap 人 on the shoulder「(人)の肩を叩く」
2. insist on Ving「V すると主張する」
3. be prejudiced against ～「～に偏見を持っている」(「反対」の against)
4. The fire started in the shop. という文の関係詞節化
5. can tell「わかる」(can know とは言わない)
6. at seven o'clock sharp「7 時ちょうどに」(この sharp は副詞)
7. so 形容詞 a(n) 名詞 = such a(n) 形容詞 名詞、の語順
8. so V S「S もまた V する」
9. if it had not been for ～「もし～がなかったら」(仮定法過去完了の条件節)
10. This [Such] being the case「こういう [そういう] 事情なので」(独立分詞構文)

2

〔解答〕

11. c 12. c 13. b

〔出題者が求めたポイント〕

11. (After the disaster people had) the strong belief that nothing is more precious than life.
12. (One way to support patients) is to help them learn ways to adapt to stress.
13. (Haste) in eating makes people unhealthy as well as overweight.

3

〔解答〕

14. c 15. a 16. c 17. b 18. b
19. b 20. d 21. b 22. a

〔出題者が求めたポイント〕

14. 現在完了の「経験」の意味合いが必要
15. observe families「家族を観察する」という能動の関係
16. conduct research「研究を行う」
17. A give way to B「A が B に道を譲る、A が B に取って代わられる」
18. question-asking は不可算名詞なので(-s がついていない)、fewer ではなく less が正解
19. center on ～「～を中心とする、～に集中する」
20. rob A of B「A から B を奪う」(分離・剥離の of)
21. preparing dinner「夕食の支度」(全体で動名詞句であり、continues の主語)
22. a relaxing hour「くつろぎの時間」(relaxing は現在分詞 = 分詞形容詞)

〔全訳〕

夕食時にみんなをおとなしくさせようとしたことのある主婦なら誰でも知っているように、家族での食事は、みんなが一堂に会しているよりもはるかに多くのことがある。社会学者 Michael Lewis は、そのはるかに多くのことを調べるために、50 世帯を観察している。基本的な結論は明らかだ。夕食に関して何を言ったりやったりしたところで、食べ物は夕食の構成要素の中で最も重要性が低い可能性がある。

Lewis と同僚たちが行った実験は、各世帯が自宅で普通の食事をしているところをビデオで撮ることだった。彼らによれば、人数の少ない家族で主人役をつとめる両親は、お互いと、それから子供たちと、積極的に会話する傾向にある。しかし、子供の数が増えるにつれて、会話は、不可避的な雑音を制御しようとする両親の努力にとって代わられる。これは、子供たちに重要な影響を与える可能性がある。「一般的に言って、親が子供に質問をするのが多ければ多いほど、子供の知能指数は高くなります」と Lewis は言う。「そして、子供の数が増えれば増えるほど、子供 1 人 1 人に対する質問は減ります」

さらにこの研究は、真ん中の子供が兄弟姉妹よりも人生で苦労することが多いように思われる理由について手掛かりを与えている。Lewis によれば、子供が 3 人か 4 人の家族では、夕食時の会話は一番上の子(話すことが最も多い)と一番下の子(注意が最も必要)を中心とする傾向にある。「真ん中の子は無視されているのです」と Lewis は言う。「誰かが席を立って、夕食の間歩き回っているのが見えたら、たぶんそれは真ん中の子です」。しかし、すべての会話を停止して、全員の注意を奪う 1 つの大きな平等化装置がある。「テレビがついていると、夕食はもはやイベントではありません」と Lewis は言う。

フェミニズムの動きにもかかわらず、Lewis の研究が示しているように、夕食の支度は女性の仕事と見なされ続けている。たとえ共稼ぎの場合でも、である。一部の男性は実際に助けを申し出ているが、大半の夫にとって、夕食の時間は依然としてくつろぎの時間である。女性が料理して給仕している間、「男性はふんぞり返って食べているのです」と Lewis は言う。

4

〔解答〕

23. b 24. c 25. c 26. b 27. d
28. b 29. c 30. d 31. a 32. a
33. b 34. c 35. a

〔出題者が求めたポイント〕

23. 第 1 段落第 1 文の the self-control demands of everyday life は Everyday life demands self-control「日常生活が自制心を要求する」という文を名詞構文にしたもの。したがって、b「誘惑と戦う」が妥当。
24. 第 1 段落第 3 文

25. 第1段落第4文
26. 第2段落第1文
27. 第2段落第1～2文
28. 第1段落最終文
29. 第2段落最終文
30. 第3段落第3文
31. 第4段落第4文
32. 第5段落第4文
33. 最終段落最終2文
34. 第3段落第1文、第4段落第1～2文
35. over-burdened「負荷が過剰にかかった」≒ tired (最終段落第5文) = exhausted「疲れた」(最終段落最終文)

〔全訳〕

我々はうんざりするほど証拠を目の当たりにしているように、日常生活での自制心の需要(≒負荷)によって、普通の日常的な誘惑(クッキーとかタバコとか)に抵抗するのに必要な意志力が失われることがある。これはもちろん良い知らせではない。しかし、こうした誘惑は我々の個人的な目標を脅かしはするが、大多数の人々が意志力を失った社会の集合的な結果と比べれば大した問題ではない。意志力の枯渇に関する最も悩ましい研究の1つが、この問題の重要性を高めた。その手法は、自制心の「公共財」への指標を用いたもので、「森林ゲーム」と呼ばれる。この経済的シミュレーションにおいて、プレイヤーはゲーム上の25年間、製材会社の所有者となり、最初の1年で500エーカー(約2000平方メートル)の土地を与えられ、森林は毎年10%の比率で成長していくと告げられた。任意のどの年にも、各所有者は100エーカーまで伐採可能であり、プレイヤーが1エーカー伐採するごとに、6ドル支払われる。正確な数学は心配しなくてよいのだが、こうした条件下では、経済的に(言うまでもなく環境的にも)最も意味があるのは、森林を成長させることであり、伐採してすぐに売り払うことではない。しかし、この戦略には、忍耐、そして、他のプレイヤーたちと協力しようとする積極的意志が必要なので、森林全体を伐採して、すぐに金を儲けようとする者はいない。

ゲーム開始前に、プレイヤーの一部のグループは自制心に関する課題を完了していた。この課題は、精神的に気を散らすものを遮断することを要するもので、古典的な意志力減退計画である。彼らがゲームを始める時には、意志力は少し摩耗していたのだ。ゲームでは、このプレイヤーたちは、短期的財務利益のために森林を全滅させ始めた。シミュレーションの10年目までに、森林は500エーカーから62エーカーへと減少していた。15年目までには、森林は完全に破壊されており、シミュレーションを早めに終わらせざるを得なかった。プレイヤーたちは互いに協力しておらず、その代わりに、「他の人が売る前に自分が取れるだけ取る」という戦略に頼っていた。対照的に、気を散らす課題を行っていなかったプレイヤーたちは、シミュレーションが25年目で終了した時点でまだ森林を所有しており、数本の樹木を残しつつ、より多くの金を稼いでいた。

森林ゲームはシミュレーションにすぎないが、ここで我々が想起せざるを得ないのは、イースター島の森林の薄気味悪いほど似通った末路である。何世紀にもわたって、太平洋のこの深い森林に覆われた島は、発達中の文明を支えていた。しかし、人口の成長に伴い、島の住民たちはより多くの土地と木材を求めて森林の伐採を開始した。西暦800年までには、住民たちは森林が再成長可能な速度よりも早く森林を伐採していた。1500年代までには森林は全滅し、それとともに、住民たちが食料を頼っていた多くの種も全滅した。飢餓が蔓延するようになり、1800年代後半までには、住民の97%が死亡するか、または不毛になった島を去っていた。

それ以来、多くの人々が不思議に思ってきた。イースター島の住民たちは、自分たちの心理や社会を破壊している時、何を考えていたのだろうか、と。彼らは自分たちの行為の長期的な結末が見えていなかったのだろうか？我々は自分たちがそのように明らかに短絡的な決断をしているところは想像できないが、それほど自信を持つべきでもない。

人間は手近な利益に集中する生来の性向があり、未来の悲劇を防ぐために方向転換することは、社会の構成員全員の多大なる自制心を要する。これは単に思いやりの問題だけではない。変革には行動が必要なのだ。森林ゲームの研究では、プレイヤー全員が協力、そして長期的利益の保護への願いという同一の価値観を表明していた。意志力の減退したプレイヤーたちは、これらの価値観に基づいて行動しなかったにすぎない。この研究を行った心理学者たちによれば、意志力の減退した人々に、社会のために望ましい決断をすることを頼ることはできない。これは悩ましい主張である。我々の知っていることを考えてみるとよい。いかに意志力を摩耗させるのが簡単か、そして、我々の日常生活のいかに多くの些細な決断が自制心を必要としているか、を。食料品の買い物や気難しい同僚への対処で我々が摩耗してしまうならば、経済成長・医療・人権・気候変動といった国家レベルや地球レベルの危機は解決できないだろう。

我々1人1人が自分の自制心を強化するための措置を講じることができるし、そうすることで我々の個人生活は大きく変わってくるだろう。国家の限られた自制心を強化する方法を知るのはもっと難しいことである。我々が国家として最大の難題に対処するために意志力を伸ばすことを望むよりも、確実に成果が上がるのは、いかなる状況からも自制心を取り出すこと、少なくとも、正しいことを行うという自制心の負荷を減らすことである。行動経済学者 Richard Thaler と法学者 Cass Sunstein は「選択の基本設計概念」を提唱している。これは人々が自分の価値観や目標に一致した望ましい決断をしやすくするシステムである。たとえば、運転免許の更新時や有権者登録の際に臓器提供者になってもらうように要請する。あるいは、健康保険会社に会員の年1回の健康診断の日程を自動的に決めてもらう。これらはほとんどの人がするつもりではありながら先延ばしにしていること

である。なぜならば、もっと緊急の他の要求がとても多くて、気が散っているからだ。

「選択の基本設計概念」は、人々の意思決定を制御するために作られたものであり、賛否両論分かれる提案である。これは個人の自由を制限し、あるいは、個人の責任を無視していると考える人もいる。しかし、何でも自由に選んでよい人間が最も頻繁に選択するのは、長期的利益に反するものである。自制心の限界に関する研究によれば、これは我々が生得的に非合理的だからでもなければ、我々が今日を楽しみ、明日のことは忘れようと意図的に決断しているからでもない。そうではなく、我々は単に疲れすぎていて、自身の最悪の性向に逆らえないだけなのかもしれない。もし我々が自制心を強化したいならば、ひょっとすると我々が考える必要があるのは、最も疲れた自分自身をどうやったら最もうまく支えられるか、なのかもしれず、理想の自分自身が現れて困難から救ってくれることに頼る必要はないかもしれない。

数 学

解答

27年度

1

〔解答〕

(1)

ア	イ
1	0

(2)

ウ	エ	オ
1	3	3

(3)

カ	キ	ク	ケ	コ	サ	シ	ス	セ	ソ	タ	チ
2	1	6	3	1	1	1	3	2	1	6	3

(4)

ツ	テ	ト
4	9	3

(5)

ナ	ニ	ヌ
7	1	2

〔出題者が求めたポイント〕

(1) $g_1(x)+ag_2(x)+bg_3(x)$ で $g_2(\alpha)=g_3(\alpha)=0$ となる α を求める。$(\alpha,\ g_1(\alpha))$

(2) (1)で，$x=\alpha$ となったら，$f(x)$ は $x-\alpha$ という因数をもつ。$f(x)=(x-\alpha)g(x)$

(3) ① $g(x)$ も $x-\alpha$ を因数にもつ。$g(\alpha)$
② $g(x)$ が $(x-c)^2$ で割り切れるなら，$g'(x)$ も，$x-c$ で割り切れる。$g'(x)=0$ の解を β_1，β_2 としたら，$g(\beta_1)=0$，$g(\beta_2)=0$

(4) $g(x)$ が異なる 3 点で x 軸と交わる。
$g'(x)=0$ の解を β_1，β_2 とすると，
$g(\beta_1)\cdot g(\beta_2)<0$

(5) a が 1 ～ 6 のとき，b がいくつなら④の結果を満足させられるのか，数え上げる。

〔解答のプロセス〕

(1) $f(x)=x^4-x^3-3a(x^2-x)+3b(x-1)$
$x-1=0$ より $x=1$
$x=1$ のとき，
$x^4-x^3=0$，$x^2-x=0$，$x-1=0$ で適
従って，(1, 0)

(2) $f(x)=(x-1)(x^3-3ax+3b)$

(3) $f(x)=(x-1)(x^3-12x+3b)$
$g(x)=x^3-12x+3b$ とする。
$g(1)=1-12+3b=3b-11$
$3b-11=0$ 従って，$c=1$ のとき，$b=\dfrac{11}{3}$
$g'(x)=3(x^2-4)=3(x+2)(x-2)$
$g(-2)=-8+24+3b=3b+16$
$3b+16=0$ 従って，$c=-2$ のとき，$b=-\dfrac{16}{3}$
$g(2)=8-24+3b=3b-16$
$3b-16=0$ 従って，$c=2$ のとき，$b=\dfrac{16}{3}$

(4) $g(x)=x^3-3ax+3b$ とする。
$g'(x)=3x^2-3a=3(x+\sqrt{a})(x-\sqrt{a})$
$g(\sqrt{a})=a\sqrt{a}-3a\sqrt{a}+3b=3b-2a\sqrt{a}$
$g(-\sqrt{a})=-a\sqrt{a}+3a\sqrt{a}+3b=3b+2a\sqrt{a}$
よって，$(3b-2a\sqrt{a})(3b+2a\sqrt{a})<0$
$9b^2-4a^3<0$ 従って，$b^2<\dfrac{4}{9}a^3$

(5) $a=1$，$b^2<\dfrac{4}{9}$，b はない。
$a=2$，$b^2<\dfrac{32}{9}$，$b=1$
$a=3$，$b^2<12$，$b=1$，2，3
$a=4$，$b^2<\dfrac{256}{9}$，$b=1$，2，3，4，5
$a=5$，$b^2<\dfrac{500}{9}$，$b=1$，2，3，4，5，6
$a=6$，$b^2<96$，$b=1$，2，3，4，5，6
よって，21 通り。確率は，$\dfrac{21}{36}=\dfrac{7}{12}$

2

〔解答〕

(1)

ア	イ	ウ	エ
1	2	3	2

(2)

オ	カ	キ	ク	ケ	コ	サ	シ	ス	セ	ソ	タ	チ
0	9	0	9	2	5	0	9	2	3	2	9	4

(3)

ツ	テ	ト	ナ
3	5	1	0

(4)

ニ
4

(5)

ヌ	ネ	ノ
3	1	4

〔出題者が求めたポイント〕

(1) $\tan 2\theta=\dfrac{2\tan\theta}{1-\tan^2\theta}=\dfrac{4}{3}$ より直線 k の傾き $\tan\theta$ を求める。通る点を $(x_0,\ y_0)$ とすると，
$y=\tan\theta(x-x_0)+y_0$

(2) A，B，C の座標を求め距離を計算する。

(3) $\angle$ADC $=\angle$ABC(外接円の弧 AC に立つ円周角どうし) $=\angle$CBD(k は角の 2 等分線)
$\sin\alpha=\sin(90^\circ-\beta)=\cos\beta$
$\sin(\alpha-\beta)=\sin\alpha\cos\beta-\sin\beta\cos\alpha$
$\sin\dfrac{\theta}{2}=\sqrt{\dfrac{1-\cos\theta}{2}}$

(4) $\angle$AEB $=\angle R$ より BE $=$ ABcos$\angle$ABE
CE $=$ BC $-$ BE

(5) E は線分 BC を BE : CE に内分する点だから E の座標を求める。C，E から BD(x 軸)に垂線を下し，BD との交点を C′，E′ とすると。C′ は D となる。
$\tan\angle\mathrm{AFB}=\dfrac{\mathrm{CC'}}{\mathrm{C'F}}$，$\tan\angle\mathrm{EFB}=\dfrac{\mathrm{EE'}}{\mathrm{E'F}}$
$\tan(\theta_2-\theta_1)=\dfrac{\tan\theta_2-\tan\theta_1}{1+\tan\theta_1\tan\theta_2}$

〔解答のプロセス〕

(1) 点 B の座標は，$\dfrac{4}{3}x+4=0$ より $x=-3$

よって，B$(-3,\ 0)$

$\tan 2\theta=\dfrac{4}{3}$とすると，$\dfrac{2\tan\theta}{1-\tan^2\theta}=\dfrac{4}{3}$

$2\tan^2\theta+3\tan\theta-2=0$ より

$(2\tan\theta-1)(\tan\theta+2)=0$ で $\tan\theta>0$ より

$\tan\theta=\dfrac{1}{2}$ よって，$y=\dfrac{1}{2}(x+3)=\dfrac{1}{2}x+\dfrac{3}{2}$

(2) 点Aの座標は，$\dfrac{4}{3}x+4=-\dfrac{3}{4}x+9$

$\dfrac{25}{12}x=5$ より $x=\dfrac{12}{5}$，$y=\dfrac{36}{5}$

点Cの座標は，$\dfrac{1}{2}x+\dfrac{3}{2}=-\dfrac{3}{4}x+9$

$\dfrac{5}{4}x=\dfrac{15}{2}$ より $x=6$，$y=\dfrac{9}{2}$

従って，$\mathrm{A}\left(\dfrac{12}{5},\ \dfrac{36}{5}\right)$，$\mathrm{C}\left(6,\ \dfrac{9}{2}\right)$

$\mathrm{AB}=\sqrt{\left(\dfrac{12}{5}+3\right)^2+\left(\dfrac{36}{5}-0\right)^2}=\sqrt{81}=9$

$\mathrm{BC}=\sqrt{(6+3)^2+\left(\dfrac{9}{2}-0\right)^2}=\sqrt{\dfrac{405}{4}}=\dfrac{9}{2}\sqrt{5}$

$\mathrm{CA}=\sqrt{\left(6-\dfrac{12}{5}\right)^2+\left(\dfrac{9}{2}-\dfrac{36}{5}\right)^2}=\sqrt{\dfrac{81}{4}}=\dfrac{9}{2}$

直線lと直線mとの傾きの積は，

$\dfrac{4}{3}\cdot\left(-\dfrac{3}{4}\right)=-1$ より $\angle\mathrm{BAC}=\angle R$

よって，△ABCの外接円の中心は線分BCの中点。

$\left(\dfrac{-3+6}{2},\ \dfrac{1}{2}\left(0+\dfrac{9}{2}\right)\right)=\left(\dfrac{3}{2},\ \dfrac{9}{4}\right)$

(3) 同じ弧ACに対する円周角どうしなので，

$\angle\mathrm{ADC}=\angle\mathrm{ABC}=\angle\mathrm{CBD}$

$\sin\beta=\sin\angle\mathrm{ABC}=\dfrac{\mathrm{CA}}{\mathrm{BC}}=\dfrac{1}{\sqrt{5}}$

また，△ABCの外接円の円周上のDなので，

$\angle\mathrm{CDB}=90^\circ\ (\angle R)$

よって，$\alpha+\beta=\angle\mathrm{BCD}+\angle\mathrm{CBD}=90^\circ\ (\angle \mathrm{R})$

$\sin\alpha=\sin(90^\circ-\beta)=\cos\beta=\sqrt{1-\dfrac{1}{5}}=\dfrac{2}{\sqrt{5}}$

同様に，$\cos\alpha=\sin\beta$

$\sin(\alpha-\beta)=\sin\alpha\cos\beta-\sin\beta\cos\alpha$

$=\dfrac{2}{\sqrt{5}}\dfrac{2}{\sqrt{5}}-\dfrac{1}{\sqrt{5}}\dfrac{1}{\sqrt{5}}=\dfrac{3}{5}$

$\cos(\alpha-\beta)=\sqrt{1-\left(\dfrac{3}{5}\right)^2}=\dfrac{4}{5}$

$1-2\sin^2\left(\dfrac{\alpha-\beta}{2}\right)=\dfrac{4}{5}$ で $\sin\left(\dfrac{\alpha-\beta}{2}\right)>0$

$\sin^2\left(\dfrac{\alpha-\beta}{2}\right)=\dfrac{1}{10}$ より $\sin\left(\dfrac{\alpha-\beta}{2}\right)=\dfrac{1}{\sqrt{10}}$

(4) $\angle\mathrm{BED}=\angle\mathrm{BCD}+\angle\mathrm{ADC}=90^\circ\ (\angle R)$

$\angle\mathrm{AEB}$もまた$\angle R$である。

$\mathrm{BE}=\mathrm{AB}\cos\beta=9\dfrac{2}{\sqrt{5}}=\dfrac{18}{5}\sqrt{5}$

$\mathrm{CE}=\dfrac{9}{2}\sqrt{5}-\dfrac{18}{5}\sqrt{5}=\dfrac{9}{10}\sqrt{5}$

$\dfrac{\mathrm{BE}}{\mathrm{CE}}=\dfrac{18}{5}\sqrt{5}\cdot\dfrac{10}{9\sqrt{5}}=4$

(5) Eは，線分BCを4：1に内分する点だから座標は，

$\mathrm{E}\left(\dfrac{24+(-3)}{5},\ \dfrac{18+0}{5}\right)=\mathrm{E}\left(\dfrac{21}{5},\ \dfrac{18}{5}\right)$

点Fの座標は，$-\dfrac{3}{4}x+9=0$ より $x=12$

F$(12,\ 0)$

$\angle\mathrm{AFB}=\theta_1$，$\angle\mathrm{EFB}=\theta_2$とすると，

$\tan\theta_1=\dfrac{\frac{9}{2}}{12-6}=\dfrac{3}{4}$

$\tan\theta_2=\dfrac{\frac{18}{5}}{12-\frac{21}{5}}=\dfrac{6}{13}$

$\tan\theta=\dfrac{\frac{3}{4}-\frac{6}{13}}{1+\frac{3}{4}\cdot\frac{6}{13}}=\dfrac{3}{14}$

3

〔解答〕

(1) (i)

ア	イ
0	1

(ii)

ウ	エ
1	2

(iii)

オ	カ
2	2

(2) (i)

キ	ク
−	1

(ii)

ケ
2

(iii)

コ
0

(iv)

サ	シ	ス	セ	ソ	タ
1	2	2	3	1	4

(v)

チ	ツ	テ	ト	ナ	ニ
9	4	2	4	5	4

〔出題者が求めたポイント〕

(1) (i) $(t,\ e^t)$として，$D=(t-1)^2+(e^x-0)^2$からD'を求める。

(ii)(iii) $\displaystyle\int f(x)g'(x)dx=f(x)g(x)-\int f'(x)g(x)dx$

(2) (i) 微分する。

(ii) (1)(i)を利用する。

(iii) $f'(x)=g'(x)$となるxで最小値をとる。

(iv) $\displaystyle\int_0^1\sqrt{{r_0}^2-(x-1)^2}dx$ は$x-1=r_0\sin\theta$として置換積分する。

(v) $\displaystyle\int_0^1\pi\{f(x)\}^2dx$を求める。

〔解答のプロセス〕

(1) (i) $x=t$となる点の座標は$(t,\ e^t)$，点$(1,\ 0)$との距離の2乗をDとすると，$D=(t-1)^2+e^{2t}$

$\dfrac{dD}{dt}=2(t-1+e^{2t})=2(t+e^{2t}-1)$

$t>0$ のとき，$e^{2t}>1$ より　$\dfrac{dD}{dt}>0$

$t<0$ のとき，$e^{2t}<1$ より　$\dfrac{dD}{dt}<0$

$t=0$ のとき，$\dfrac{dD}{dt}=2(0+e^0-1)=0$

従って，D は $t=0$ のとき最小となる。

従って，点の座標は，(0, 1)

$D\geqq(0-1)^2+(e^0-0)^2=2$

(ii) $\displaystyle\int xe^{-x}dx=-xe^{-x}+\int e^{-x}dx$

$=-(x+1)e^{-x}+C$

$\displaystyle\int_0^1 xe^{-x}dx=\Big[-(x+1)e^{-x}\Big]_0^1=1-2e^{-1}$

$\displaystyle\int x^2e^{-x}dx=-x^2e^{-x}+\int 2xe^{-x}dx$

$=-x^2e^{-x}+2(-xe^{-x}-e^{-x})+C$

$=-e^{-x}(x^2+2x+2)+C$

(2) (i) $f'(x)-g'(x)$

$=e^{-x}-xe^{-x}-\dfrac{1}{2}\dfrac{-2(x-1)}{\sqrt{r^2-(x-1)^2}}$

$=\dfrac{(1-x)}{\sqrt{r^2-(x-1)^2}}(e^{-x}\sqrt{r^2-(x-1)^2}-1)$

(ii) $e^{-x}\sqrt{r^2-(x-1)^2}\leqq1$ で両辺正より

$r^2-(x-1)^2\leqq e^{2x}$　より　$r^2\leqq e^{2x}+(x-1)^2$

(1)(i)より　${r_0}^2=2$　従って，$r_0=\sqrt{2}$

(iii) $f'(1)-g'(1)=0$

x	$1-r$		1
$f'(x)-g'(x)$		$-$	0
$f(x)-g(x)$		↘	

よって，$f(x)-g(x)$ は $x=1$ のとき最小。

最小値は，$e^{-1}+\sqrt{2}-(\sqrt{2}+e^{-1})=0$

(iv) $\displaystyle\int_0^1\sqrt{2-(x-1)^2}dx$ は，$x-1=\sqrt{2}\sin\theta$ とする。

$\dfrac{dx}{d\theta}=\sqrt{2}\cos\theta$，$x=0\to1$ のとき $\theta=-\dfrac{\pi}{4}\to0$

$\displaystyle\int_0^1\sqrt{2-(x-1)^2}dx=\int_{-\frac{\pi}{4}}^0\sqrt{2}\cos\theta\sqrt{2}\cos\theta d\theta$

$\displaystyle=\int_{-\frac{\pi}{4}}^0(1+\cos2\theta)d\theta=\Big[\theta+\frac{1}{2}\sin2\theta\Big]_{-\frac{\pi}{4}}^0$

$=0-\left\{-\dfrac{\pi}{4}+\dfrac{1}{2}(-1)\right\}=\dfrac{1}{2}+\dfrac{\pi}{4}$

$\displaystyle\int_0^1\{xe^{-x}+\sqrt{2}-\sqrt{2-(x-1)^2}-e^{-1}\}dx$

$\displaystyle=\int_0^1(xe^{-x}+\sqrt{2})dx-\int_0^1\sqrt{2-(x-1)^2}dx-\int_0^1e^{-1}dx$

$=\Big[-(x+1)e^{-x}+\sqrt{2}x\Big]_0^1-\dfrac{1}{2}-\dfrac{\pi}{4}-\Big[e^{-1}x\Big]_0^1$

$=1-2e^{-1}+\sqrt{2}-\dfrac{1}{2}-\dfrac{\pi}{4}-e^{-1}$

$=\dfrac{1}{2}+\sqrt{2}-3e^{-1}-\dfrac{1}{4}\pi$

(v) $\displaystyle\int x^2e^{-2x}dx=-\frac{1}{2}x^2e^{-2x}+\int xe^{-2x}dx$

$\displaystyle=-\frac{1}{2}x^2e^{-2x}-\frac{1}{2}xe^{-2x}+\int\frac{1}{2}e^{-2x}dx$

$=-\dfrac{1}{4}e^{-2x}(2x^2+2x+1)$

$\displaystyle\int_0^1\pi(xe^{-x}+\sqrt{2})^2dx$

$\displaystyle=\pi\left\{\int_0^1(x^2e^{-2x}+2\sqrt{2}xe^{-x}+2)\right\}dx$

$=\pi\left[-\dfrac{2x^2+2x+1}{4}e^{-2x}-2\sqrt{2}(x+1)e^{-x}+2x\right]_0^1$

$=\pi\left\{-\dfrac{5}{4}e^{-2}-4\sqrt{2}e^{-1}+2+\dfrac{1}{4}\cdot1+2\sqrt{2}\cdot1\right\}$

$=\pi\left(\dfrac{9}{4}+2\sqrt{2}-4\sqrt{2}e^{-1}-\dfrac{5}{4}e^{-2}\right)$

物 理

解答

27年度

1

〔解答〕

(1) ア ③ イ ③ ウ ③ エ ⊕

(2) オ ④ カ ⓪ キ ④ ク ⑥

ケ ④ コ ⑤ サ ⑧ シ ⓪

(3) ス ③ セ ⑧ ソ ③ タ ③

チ ② ツ ③ テ ④

〔出題者が求めたポイント〕

波の反射と屈折，床との繰り返し衝突，導体中の自由電子の運動と電流

〔解答のプロセス〕

(1) 問 1 山から谷までの間隔が半波長であるから，媒質 1 での波の波長λ_1は

$\lambda_1 = 2L$ …ア(答)

問 2 波の進行方向は波面に垂直であるから，媒質 1 を進む波の境界面での入射角は$\dfrac{\pi}{2}-\theta_1$となる。入射角と反射角は等しいから，反射角は$\dfrac{\pi}{2}-\theta_1$

…イ(答)

問 3 波が媒質 2 を進行するときの屈折角は$\dfrac{\pi}{2}-\theta_2$であるから，媒質 1 に対する媒質 2 の屈折率をn_{12}とおくと，屈折の法則より

$$\frac{\sin\left(\dfrac{\pi}{2}-\theta_1\right)}{\sin\left(\dfrac{\pi}{2}-\theta_2\right)} = n_{12}$$

$\therefore\ n_{12} = \dfrac{\cos\theta_1}{\cos\theta_2}$ …ウ(答)

問 4 媒質 2 での波の波長をλ_2とすると

$$\frac{\lambda_1}{\lambda_2} = \frac{v_1}{v_2}$$

$\therefore\ \lambda_2 = \lambda_1\dfrac{v_2}{v_1} = 2L\dfrac{v_2}{v_1}$ …エ(答)

(2) 問 1 鉛直方向には，重力加速度gの等加速度運動を行うから

$h_0 = \dfrac{1}{2}g{t_0}^2 \quad \therefore\ t_0 = \sqrt{\dfrac{2h_0}{g}}$ …オ(答)

問 2 水平方向には，vの等速で運動するから

$x_0 = vt_0 = v\sqrt{\dfrac{2h_0}{g}}$ …カ(答)

問 3 床との衝突の直前と直後で，床に垂直な速度成分の大きさはe倍となる。1 回目の衝突直前の鉛直方向の速度成分の大きさv_0は

$v_0 = gt_0 = \sqrt{2gh_0}$

衝突直後の鉛直方向の速さv_1は$v_1 = ev_0$とかける。1 回目の衝突から最高点に達するまでの時間をt_1'とおくと

$v_1 - gt_1' = 0 \quad \therefore\ t_1' = \dfrac{v_1}{g} = \dfrac{ev_0}{g}$

よって，このときの高さh_1は

$h_1 = v_1t_1' - \dfrac{1}{2}g{t_1'}^2 = \dfrac{{v_1}^2}{2g} = \dfrac{e^2{v_0}^2}{2g}$

$= e^2h_0$ …キ(答)

問 4 $t_1 = 2t_1' = \dfrac{2v_1}{g} = \dfrac{2ev_0}{g} = \dfrac{2e\cdot gt_0}{g}$

$= 2et_0$ …ク(答)

問 5 2 回目の衝突直前の鉛直方向の速さはv_1であり，衝突直後は$v_2 = ev_1$となる。問 3 と同様にして，最高点に達するまでの時間t_2'は$t_2' = \dfrac{ev_1}{g}$で，高さh_2は

$h_2 = e^2h_1$ …ケ(答)

問 6 $t_2 = 2t_2' = \dfrac{2ev_1}{g} = et_1$ …コ(答)

問 7 床に 1 回衝突すると高さはe^2倍となるから

$h_n = e^{2n}h_0$ …サ(答)

問 8 k回目の衝突から$k+1$回目の衝突までの時間をt_kとおくと，小球を投げ出してからn回目の衝突までに小球が水平方向に進んだ距離Xは

$X = v(t_0 + t_1 + t_2 + \cdots + t_{n-1})$

ここで，問 4 ～問 6 の結果から

$t_k = et_{k-1} = 2e^kt_0$

とかけるから

$X = vt_0(1 + 2e + 2e^2 + \cdots + 2e^{n-1})$

$= vt_0\left\{1 + \dfrac{2e(1-e^{n-1})}{1-e}\right\}$

$= v\sqrt{\dfrac{2h_0}{g}}\cdot\dfrac{1+e-2e^n}{1-e}$ …シ(答)

(3) ス 導体の体積はlSであるから，導体内の自由電子数Nは$N = nlS$ …(答)

セ $eN = enlS$ …(答)

ソ 導体の長さvtの部分に含まれる自由電子が時間tにある断面を通過するから，電気量の大きさは

$Q = envtS$ …(答)

タ 単位時間当たり通過する電気量が電流だから

$I = \dfrac{Q}{t}$ …(答)

チ $I = \dfrac{Q}{t} = envS$ …(答)

ツ 電流は断面積に比例するからm倍になる。…(答)

テ このとき抵抗は$\dfrac{1}{m}$倍。 …(答)

2

〔解答〕

(1) ア ⑤　イ ④　ウ ③　エ ①　オ ③　カ ②
(2) キ ⊕　ク ⑥　ケ ②　コ ⑥
(3) サ ③　シ ③　ス ③　セ ②　ソ ⑤　タ ⊕
(4) チ ④　ツ ①　テ ④
(5) ト ②

〔出題者が求めたポイント〕

熱力学，音波の波形と音色・高さ，温度が異なる空気層を伝わる音波，ブラッグ反射，粒子性と波動性

〔解答のプロセス〕

(1) 問 1 熱力学第 1 法則より，物体に与えられた熱量と，物体になされた仕事の和は，物体の内部エネルギーの増加に等しい。 …ア(答)

問 2 熱は自然に低温の物体から高温の物体へ移動することはない。 …イ(答)

問 3 熱効率は，外から与えられた熱量に対する気体がした仕事の割合で表され，常に 100%より小さい。 …ウ(答)

問 4 絶対温度は気体分子の平均運動エネルギーに比例し，高温の気体分子のほうが低温の気体分子より，平均的には速く運動している。 …エ(答)

問 5 物体が電磁波の形でエネルギーを放出する現象は「放射」である。 …オ(答)

問 6 圧力一定の状態で，体積と温度の関係を示すのは「シャルルの法則」である。 …カ(答)

(2) 問 1 音の高さは周期(または振動数)で決まる。周期が同じものは，A，C，D，E …キ(答)

問 2 音色は波形で決まる。波形は同じものは，A，B，F …ク(答)

問 3 振動数が最も大きい，すなわち周期が最も短いものである。よって，B …ケ(答)

問 4 A，B，F …コ(答)

(3) 問 1 h [m]上がると空気の温度は bh[K]下がる。よって，高度 h での空気の温度 T は

$T=T_0-bh$ …サ(答)

よって，高度 h での音速 v は

$v=v_0+a(T_0-bh-C_0)$ …シ(答)

したがって，高度が上がるにつれて音速は遅くなる。 …ス(答)

問 2 温度が $T_j=d^2j^2(j+1)^2$ のとき，音速 v_j は

$v_j=c\sqrt{T_j}=cdj(j+1)$ …セ(答)

この層の左端から右端まで音が伝わるのに要する時間 t_j は

$$t_j=\frac{l}{v_j}=\frac{l}{cdj(j+1)}$$ …ソ(答)

1 番目の層の左端から n 番目の層の右端までに音が伝わるのに要する時間 τ は

$$\tau=\sum_{j=1}^{n}t_j=\sum_{j=1}^{n}\frac{l}{cd}\left(\frac{1}{j}-\frac{1}{j+1}\right)$$
$$=\frac{l}{cd}\left(1-\frac{1}{n+1}\right)=\frac{nl}{(n+1)cd}$$

…タ(答)

(4) チ 格子面の間隔が d の結晶面に角度 θ で入射した X 線が干渉して強めあう条件は，波長を λ として

$2d\sin\theta=n\lambda$ $(n=1,\ 2,\ 3,\ \cdots)$ ……①

とかける。$\theta=\dfrac{\pi}{6}$ のとき $n=1$ の回折 X 線が得られるから

$2d\sin\dfrac{\pi}{6}=\lambda$ ∴ $d=\lambda=10^{-10}$[m] …(答)

ツ ①の条件式より

$$\sin\theta=\frac{n\lambda}{2d}=n\times\frac{5\times10^{-7}}{2\times10^{-10}}=n\times2.5\times10^3>1$$

これを満たす角度 θ は存在しないから，強い回折光が得られる角度は無し。 …(答)

テ 電圧 V で加速した電子のエネルギー E は

$E=eV$

電子の運動量 p は $E=\dfrac{p^2}{2m}$ より

$p=\sqrt{2meV}$

よって，電子波の波長 λ_e は

$$\lambda_e=\frac{h}{p}=\frac{h}{\sqrt{2meV}}$$
$$=\frac{7\times10^{-34}}{\sqrt{2\times10^{-30}\times2\times10^{-19}\times250}}$$
$$=7\times10^{-11}[\mathrm{m}]$$

回折しやすいのは波長と同程度の格子間隔のときだから，望ましい間隔はおよそ 10^{-10}m …(答)

(5) ト 光量子仮説は 1905 年にアインシュタインが提唱した光を粒子とする仮説。光のエネルギー E がプランク定数 h，振動数 ν を用いて $E=h\nu$ と表されるとし，光電効果により金属表面から飛び出してくる電子のエネルギーを正しく説明した。

物質波は，粒子の波動性に伴う波で，1924 年にド・ブロイによって導入された。運動量 p の粒子の物質波の波長 λ は，$\lambda=\dfrac{h}{p}$ で表される。

水素原子モデルでは，$+e$ の電荷を持った陽子のまわりを電荷 $-e$ の電子が等速円運動していると考える。古典電磁気学によると，このようなモデルでは電子は電磁波を放出してエネルギーを失い，陽子に引き寄せられてしまうはずだが，ボーアは量子条件を満たす飛び飛びの円軌道だけが許され，その軌道上にあるときは安定であると考えた。このモデルによって，水素原子が発する光の波長が説明された。

化 学

解答

27年度

1

〔解答〕

(1) 4 (2) 4 (3) 1) 2 2) 7 3) 4
(4) $+5$ (5) 4 (6) 1) 3 2) 4
(7) 2 (8) 1 (9) 1) 2 2) 097
(10) 1) 3 2) 9 3) 1

〔出題者が求めたポイント〕

化学総合
特に難しいポイントはない。いかに早く解くかがカギとなる。

〔解答のプロセス〕

(1) ②フッ化水素も沸点は高い(水素結合を形成するため)が，水(H_2O)がより高い。
正解は④

(2) ③イオン化エネルギーは陽イオンへのなりにくさであり，アルカリ金属が最低。
正解は④

(3) 2) 単原子分子の気体＝希ガスである。ゆえに g
3) 原子番号と族番号が一致しているのは第3周期の Al(13)～Ar(18)。この中で金属元素は Al なので Al を含む d をえらぶ。

(4) $Ca\underline{S}O_4$…＋6　$H\underline{Cl}O$…＋1
$KH_2\underline{P}O_4$…＋5　$K\underline{Mn}O_4$
$NH_4\underline{N}O_3$…＋5　$Na_2\underline{C}O_3$…＋4

(5) イオン化傾向を暗記していれば即解答できるが
・水や高温の水蒸気と反応しない⇒鉄より右
・塩酸にとける⇒銀より左
なので，④の位置。

(6) 1) 正塩は CH_3COONa, K_3PO_4, NH_4NO_3 の3つ。
2) 液性が酸性になるのは
・酸性塩の正塩…$NaHSO_4$
・強酸＋弱塩基の塩…NH_4NO_3

(7) $2Al + 6HCl \longrightarrow 2AlCl_3 + 3H_2$
H_2 a mol 発生したので，反応した Al は$\dfrac{2}{3}a$ mol
$2Al + 3O_2 \longrightarrow Al_2O_3$
$\dfrac{2}{3}a$ mol の Al を完全燃焼させると，
$\dfrac{1}{3}a$ mol の Al_2O_3 が生成する。
よって，$\dfrac{1}{3}aM$ g …(答)

(8) イオン化エネルギー…陽イオンになるのに必要なエネルギー
→イオンが上
電子親和力…陰イオンになるときに放出されるエネルギー
→原子が上
結合エネルギー…結合を切断して，孤文原子にするのに必要なエネルギー
→分子が下

(9) 1) 水酸化ナトリウム　2.0 g ⟶ $\dfrac{2.0}{40} = 0.05$ mol
1.0 mol/L の水酸化ナトリウム　50 mL
$\Rightarrow 1.0 \times \dfrac{50}{1000} = 0.05$ mol
よって，②

2) 実験 A の熱化学方程式は
NaOH(固体)＋aq＝NaOHaq＋Q_1 kJ ……①
発生した熱量は
$4.2 J/(g \cdot K) \times 100 g \times 5.0 (K) = 2100 J$
反応した量から$\dfrac{2100}{0.05} = 42$ kJ/mol …(答)
同様に実験 B では
NaOHaq＋HClaq
＝NaClaq＋H_2O＋Q_2 kJ ……②
発生した熱量は
$4.2 J/(g \cdot K) \times 100 g \times 6.5 (K) = 2730 J$
反応した量から，$\dfrac{2730}{0.05} = 54.6$ kJ/mol …(答)
必要な熱化学方程式は
NaOH(固)＋HClaq＝NaClaq＋H_2O＋Q_3 kJ
この形にするには①＋②にすればよく，
$Q_3 = 42 + 54.6 = 96.6$
整数にして，97 kJ …(答)

(10) 電解槽 A での反応は
(陽極) $2Cl^- \longrightarrow Cl_2 + 2e^-$
(陰極) $Cu^{2+} + 2e^- \longrightarrow Cu$
陰極に生成した物質は Cu で，1.28 g は 0.02 mol に相当する。
ゆえに，流れた電子は 0.04 mol …1)(答)
ここから，陽極で発生する塩素は
0.02 mol ⟶ 448 mL …(答)
一方，電解槽 B では，
(陽極) $2H_2O \longrightarrow O_2 + 4H^+ + 4e^-$
(陰極) $Ag^+ + e^- \longrightarrow Ag$
問題では，Ⅳが陽極でⅢが陰極になっている。
よって①

2

〔解答〕

(1) 1) 4 2) イ 1 ウ 2
3) 5.6 (mL) 4) 5
(3) 1) 3
2) $C_2H_2 + \dfrac{5}{2}O_2 \longrightarrow 2CO_2 + H_2O$
3) 2
(4) E 1 K 3

F 6 H 7

(5) 1

(6) 1) 5 2) 6.8×10^{-16} 3) 3

(7) 1) 5 2) 6 3) 2

〔出題者が求めたポイント〕

(1) 無機化学

接触法による硫酸の製法と濃度の計算は頻出なのでしっかり覚えておきたい。

(2) 沈殿反応

その反応で何の沈殿が出来るか，どういった違いがあるか，などを考える。

(3) 化学反応式

計算に状態方程式が登場するが，易問。

(4) エステルの加水分解

よくある問題，易しいつくり。

(5) 芳香族化合物

フェノール類，及びアルコールの反応の違い。易問。

(6) 溶解度積

教科書レベルの内容であり，難しい計算もない。

(7) 天然高分子化合物

糖の問題としてはひねりもなく，易問。

〔解答のプロセス〕

(1) 硫酸(H_2SO_4)は，主に 3 つの作用をもっている。

① 酸としてはたらく(希硫酸)
＝金属と反応して水素を発生

② 脱水作用(濃硫酸)
＝吸湿剤，乾燥剤

③ 酸化作用(熱濃硫酸)
＝銅や銀と SO_2 を発生させる。

1 mol/L の H_2SO_4 100 mL には 0.1 mol＝9.8 g の H_2SO_4 がとけているので，98%の硫酸では

$$1.8\times x\ (\mathrm{mL})\times\frac{98}{100}=9.8$$

$x=5.555\cdots$ ∴ 5.6 mL …(答)

濃硫酸に水を加えると，発生する溶解熱が水滴に集中して突沸する可能性があり，危険である。

そのため，水に濃硫酸を加えてうすめる。

(2) 試験管 I

$BaCO_3$ と $BaSO_4$ はいずれも沈殿するが，$BaCO_3$ は強酸にとける。(弱酸の遊離)

$$BaCO_3+2HCl \longrightarrow BaCl_2+H_2O+CO_2$$

試験管 II

AgCl と $PbCl_2$ は両者とも白色沈殿として観察されるが，AgCl はアンモニア水に錯体を形成して溶ける。また，出題はされていないが，$PbCl_2$ は熱水にとけるので，そちらでも分離できる。

(3) アセチレンと O_2 と反応は

$$C_2H_2 + \frac{5}{2}O_2 \rightarrow 2CO_2 + H_2O$$

	C_2H_2	O_2	CO_2	H_2O	
最初	0.01	0.03	0	0	(単位：mol)
反応した	−0.01	−0.025	＋0.02	＋0.01	
反応後	0	0.005	0.02	0.01	

1) 混合気体の mol 数は 0.04 mol なので

$p\times8.3=0.04\times8.3\times10^3\times300$

$p=1.2\times10^4$ (Pa)

3) H_2O がすべて液体であれば，気体部分は 0.025 mol

$p\times8.3=0.025\times8.3\times10^3\times300$

$p=7.5\times10^3$ (Pa)

(4) E と G は銀鏡反応を示しているので，ギ酸である。同時に F と H は炭素数 3 のプロパノールと考えられる。

F は酸化してカルボン酸 K を生じるので，第一級アルコールの 1−プロパノールとわかる。同時に，生成する K はプロピオン酸である。

A: $HCOOCH_2CH_2CH_3$ → E: $HCOOH$ ＋ F: $CH_3CH_2CH_2OH$

B: $HCOOCH(CH_3)-CH_3$ → G: $HCOOH$ ＋ H: $CH_3CH(OH)CH_3$

C: $CH_3COOCH_2CH_3$ → I: CH_3COOH ＋ J: CH_3CH_2OH

D: $CH_3CH_2COOCH_3$ → K: CH_3CH_2COOH ＋ L: CH_3OH

(5) 情報からわかることとして

・塩化鉄(Ⅲ)で C のみ呈色⇒C はフェノール類

・A と B では A の方が沸点が低い⇒B は水素結合を作るアルコール，A はエーテル

これに合致するのは 1 である。

(6) ①，②式を変形して

$$[HS^-]=\frac{[H_2S]}{[H^+]}K_2 \quad \cdots③,$$

$$[S^{2-}]=\frac{[HS^-]}{[H^+]}K_1 \quad \cdots④$$

④に③を代入して，

$$[S^{2-}]=\frac{[H_2S]}{[H^+]^2}K_1K_2 \quad \cdots1)\ (答)$$

pH4 では，$[H^{2+}]=1.0\times10^{-4}$ なので，

$$[S^{2-}]=\frac{0.1}{(1.0\times10^{-4})^2}\times5.7\times10^{-8}\times1.2\times10^{-15}$$

$$=6.84\times10^{-16} \quad \cdots2)\ (答)$$

※本来，式中の$[H_2S]$は「溶けてはいるが，電離していない分子状 H_2S」なので水溶液濃度 0.1 (mol/L)を代入するのは正しくないが，pH4 の溶液なので「ほぼ電離していない」と見なす。

この値を用いると，

$$[M^{2+}][S^{2-}]=6.8\times10^{-19}\ (\mathrm{mol/L})^2$$

CuS と CdS の K_{sp} はこの値より小さいので，Cu^{2+} と Cd^{2+} は沈殿を生じるが，ZnS の K_{sp} は大きいので沈殿しない。

(7) 1) 多糖類の中でも，α−グルコースの数が少ないものをデキストリンという。

2) 鎖状のグルコースはアルデヒド基の構造をもち還元性を示す。

3) フェーリング液は Cu^{2+} のイオン(青色)が Cu_2O

の赤色沈殿となることで物質の還元性を確認できる。

生 物

解答

27年度

1

〔解答〕

Ⅰ

問1　[ア]⑤　[イ]②　[ウ]①　[エ]⑦　[オ]⑥　[カ]④　[キ]⑨

問2　[ク]③　[ケ]⑥　[コ]⑨　[サ]①

Ⅱ

問1　[シ]②　[ス]①　[セ]④　[ソ]①　[タ]②　[チ]④　[ツ]⑤
　[テ]⑧　[ト]③　[ナ]⑦　[ニ]⊕

問2　[ヌ]①　[ネ]②　[ノ]③④

Ⅲ

問1 [ヒ]⑤

問2(1)[フ]②　(2)[ヘ]③　(3)[ホ]④　問3[マ]⑥

Ⅳ

問1　[ミ]④　[ム]⓪　[メ]⑦　[モ]③　[ヤ]⑤　[ユ]⑦　[ヨ]⑨
　[ラ]③　[リ]⑥　[ル]①

問2　[レ]②・⑦

問3　(1)[ロ]⑦[ワ]⊖　[あ]⓪　[い]①　[う]⑤　[え]⑧
　[お]④　[か]⓪　[き]⑤

〔出題者が求めたポイント〕

Ⅰ

肝臓に関する問題である。血管などのつながりをかなり幅広く問われている。学習の際，図とともに理解するようにしていれば難しくない。

Ⅱ

イモリの眼の形成に関する問題である。問1は以前からよく問われてきた頻出事項である。問2は知識というよりも頭部のそれぞれの器官の位置関係から考えれば良い。

Ⅲ

問1　筋収縮がどのようなしくみで起こるのかは知っておく必要がある。

問2 サルコメアの長さと張力の関係の図を読み取る問題である。

(1)暗帯の幅は，ミオシンフィラメントの長さに相当する。

(2)図のaの長さで張力が0となっていることから，この状態はちょうど(3)の①の状態に相当する。サルコメアの長さから暗帯の長さを引いた値が明帯の長さである。

(3)bは最大の張力に比べて1/4程度低下するサルコメアの長さである。最大の張力を生ずるのは②～③の状態であると考えると，bはそれより短くなった④であると考えられる。

問3 筋収縮必要なエネルギーをどのように得ているかという問題である。頻出事項である。

Ⅳ

血糖量の調節とホルモンによる調節のしくみに関する問題。いずれも頻出事項であるので確実に答えられるようにしておく必要がある。

2

〔解答〕

Ⅰ

問1 [ア]⑨　問2 [イ]⑦

Ⅱ

問1 [ウ]③　問2 [エ]②

Ⅲ

問1 [オ]② [カ]⑤ [キ]④ [ク]①　問2[ケ]①　問3[コ]①
　問4 [サ]①・⑤　問5 [シ]②　問6 [ス]④

問7 [セ]②　問8 [ソ]③・④

Ⅳ

問1 [タ]⑦　問9 [チ]④

Ⅴ

問1 [ツ]②　問2 [テ]③　問3 [ト]③

Ⅵ

問1 [ナ]③　[ニ]④　[ヌ]⑤　[ネ]①

問2 [ノ]①　[ハ]④　[ヒ]②　問3 [フ]②　[ヘ]⑥

問4 [ホ]②　[マ]⑦

〔出題者が求めたポイント〕

Ⅰ

問1　a ×習得的行動 ─→ ○生得的行動，b×適刺激 ─→ かぎ刺激，c，d○，e刷込みは，ふ化後の一時期だけおこる学習行動であるので×。fはミツバチは円形ダンスでも餌場が近いことを伝えているので○，g×雄が分泌する ─→ ○雌が分泌する。

問2　イトヨの繁殖期に見られる攻撃行動に関する出題。頻出事項である。観察及び実験の結果から容易に解答にたどり着ける。

Ⅱ

問1 被食者のヘラジカと捕食者のオオカミの個体数変動に関する問題。縦軸AとBの個体数を比較すると，多いBが被食者，少ないAが捕食者である。一般に，被食者の個体数増加 ─→ 捕食者の個体数増加 ─→ 被食者の個体数減少 ─→ 捕食者の個体数減少という周期的変動を示す。

問2 被食者の個体数減少の原因として，①餌不足による餓死，③寄生ダニの大発生による衰弱死や感染症による大量死，④幼若個体が越冬できない場合は大量死は考えられる。②「イヌのウイルスがオオカミに感染」した場合，ウイルスにもよるがオオカミの個体数は増えないまたは個体数減少が見込まれるが，直接的にヘラジカの個体数の激減の理由とはあたらない。

Ⅲ

問1 植物の一生と植物ホルモンの関係関する問題。細かいところにとらわれず，特徴的な働きを考えるようにすると良い。dは花芽形成＋とあるのでフロリゲン，bは休眠＋とあるのでアブシシン酸，cは結実と落葉，落果＋であるのでエチレン，aは発芽や結実＋とあるのでジベレリンとなる。

問2 オーキシンに対する感度が植物の部位よって異なっていることを表したグラフを思い出せば難しくない。

問3 オーキシンに関する基本的な問題。

問4 根冠を切除したものは屈曲しないことから，重力刺激を感じるのは根冠，実際に伸長しているのは伸長帯である。

問5 ジベレリンによる種子発芽の際のアミラーゼ合成誘導に関する問題。頻出事項である。

問6 光発芽種子には，フィトクロームが関係をしている。発芽は赤色光により促進される。

問8 アブシシン酸は気孔の閉鎖に，サイトカイニンは開口に関係する。

Ⅳ

聴覚に関する問題である。聴覚の伝わり方を，構造と関連付けて理解する必要がある。

Ⅴ

問1　赤緑色覚異常の遺伝子は，X染色体にある。兄のX染色体は母に由来する。母の赤緑色覚異常遺伝子のあるX染色体は，祖父が正常な色覚であることから，祖母bに由来する。

問2 相談者は，赤緑色覚異常遺伝子のあるX染色体を1個持つ保因者である。赤緑色覚異常遺伝子のあるX染色体をⓍと表すと，XⓍ—ⓍYとなるので，正常な色覚の子が生まれる確率は 男女それぞれ1/2なのdである。

問3　XⓍ—XY

となるので，男の子が赤緑色覚異常となるのは1/2である。

Ⅵ

生物の系統関する問題である。3ドメイン説と五界説について整理できていれば図の描き方で分かりにくくなっているが，問われている内容は難しくない。

平成26年度

問　題　と　解　答

英 語

問題

26年度

I 問1～問5について，(　　　)に入れるべき最も適切な語をⓐ～ⓓの中から1つずつ選びなさい。

問 1 The accident deprived him (　　　) his sight.

ⓐ of　　ⓑ for　　ⓒ with　　ⓓ at

問 2 She is beautiful, clever and, what is (　　　) of all, kind to everyone.

ⓐ best　　ⓑ better　　ⓒ less　　ⓓ least

問 3 There is no (　　　) whatever for this service.

ⓐ fare　　ⓑ price　　ⓒ charge　　ⓓ cash

問 4 His cooperation will (　　　) me to finish the work sooner.

ⓐ make　　ⓑ leave　　ⓒ enable　　ⓓ contribute

問 5 Don't sit with your legs (　　　).

ⓐ cross　　ⓑ across　　ⓒ crossed　　ⓓ crossing

Ⅱ 問 6 ～問 13 について，次の英文の空所（ 6 ）～（ 13 ）に入れるべき最も適切なものをⓐ～ⓓの中から 1 つずつ選びなさい。

When a doctor tells people that they have a terminal illness, their feelings about time become intense. Suddenly they fear there's not enough of it. Here's another of life's contradictions: moving from abstract to real, you see your time as limited for the first time. But does any doctor really know when someone has six months? No matter (6) we know about the average length of survival, you cannot know when you will die. You have to struggle with the reality of not knowing. Sometimes the lesson becomes clear. (7) at the edge of life, you want to know how much time you have left, but you realize that you have never known. In looking at the lives and deaths of others we often say that people died (8) their time. We feel their lives were incomplete, but there are only two requirements for a complete life: birth and death. In fact, we rarely pronounce a life complete (9) the person lived to be ninety-five years old and had a great life. Otherwise, we proclaim the death premature.

Beethoven was "only" fifty-seven when he died, yet his accomplishments were tremendous. Joan of Arc was not even twenty when her life was taken, yet she is remembered and respected today. John F. Kennedy Jr. (10) with his wife and sister-in-law at age thirty-eight. He never held an elected office, yet he was more loved than many of our presidents. Were any of these lives incomplete? This question takes us back to the wristwatch concept of life, (11) everything is measured and judged artificially. But we don't know what lessons others are supposed to learn, we don't know who they were supposed to be or how much time they were supposed to have. As hard as it may be to accept, the (12) is that we don't die before our time. When we die, it is our time.

Our challenge is to fully experience this moment, to know that this instant contains all the possibilities for happiness and love, and not to lose these possibilities in expectation of what the future should look like. (13) putting aside our sense of anticipation, we can live in the sacred space of what is happening now.

問 6 ⓐ why ⓑ how
ⓒ what ⓓ where

問 7 ⓐ To stand ⓑ Standing
ⓒ Being stood ⓓ To have stood

問 8 ⓐ after ⓑ at
ⓒ with ⓓ before

問 9 ⓐ unless ⓑ when
ⓒ since ⓓ after

問10 ⓐ dead ⓑ died
ⓒ had died ⓓ has died

問11 ⓐ at which ⓑ what
ⓒ by which ⓓ when

問12 ⓐ illusion ⓑ knowledge
ⓒ image ⓓ reality

問13 ⓐ Without ⓑ Under
ⓒ In ⓓ Over

Ⅲ 問 14～問 35 について，次の英文を読んで答えなさい。

As we consider how to deal with the issue of stress, we need to begin by examining what it is that turns a challenge into a stress. Obviously some challenges are delightful, they motivate us, inspire us, lead us to do good works and to feel good in return. Yet some challenges can be really stressful. What makes the difference? Why is it that on some occasions it seems that challenges are left unresolved, or we can find no appropriate response to them and so become locked (14) stress? Why are we unable to accept these particular challenges, and why is it that we are unable to accept our responses to them as being satisfactory and reasonable? Why do we get stressed?

[A] Challenges can be positive or negative in nature. Many challenges we accept as opportunities to use our skills and talents, to extend ourselves, to create, to assist — to be positive. These are the challenges that add to and enhance our lives. It may well (15)(produce / that / degree / be / do / a / they) of inner tension, but frequently this is a creative, positive, non-harmful, healthy tension.

So, what is the factor that makes a challenge appear negative and, in so doing, creates stress? I contend that there is one basic problem — fear.

Fear is a painful emotion caused by approaching danger, a state of alarm. In the natural flow of events, fear stimulates an instinctive response within us. This is known as the fight or flight response. (16)It is intended to protect us from danger and it involves a rapid series of events which prepares our body to either run away or defend itself. During the fight or flight response our whole body (17) changes — the heart rate goes up, our breathing rate increases, hormonal levels change, and blood flows change.

[B] Normally what happens next is that we either fight it out or run away — the fight or flight response. After this appropriate level of high physical activity, the danger is over, and we can relax again. However, if we do not relax, if we have the sense that (18) the danger is still present, if the alarm bells keeping sounding, we begin to experience the destructive effects of stress.

In days gone by, the causes of fear were immediate, obvious and physical. In current times they are *1chronic, subtle and complex. Often the challenges we face do not have a clear end-point. We get wound up by the fear, by the fight or flight response, then fail to let it go, to relax.

[C] This we can do admirably. On a mental level, knowledge drives away fear, while on an emotional level, love works every time. While love is a very common word these days, do not be fooled by the simplicity of this. Love is the appropriate response to fear each and every time it occurs. It works, one hundred percent, every time.

Now from my observations, children are incredibly adaptable. They will (19) almost any difficulty. Their native love of life and eagerness to experience it will carry them on — that is, until they strike rejection or the lack of love. If this is accompanied by a major crisis, their whole world can be threatened. While suicide is one of the highest forms of teenage death in Australia and America, most children do manage to adapt. Others become anti-social, difficult people. The cancer types, however, try to win affection, to do things that make them worthy (20) love.

As adults, some children carry with them the fear of rejection as a deep-seated cause of anxiety. It can (21) their relationships, limiting their range of emotions with family and friends. They are always looking for something, seeking the thing they sense is missing from their lives. Frequently, it will be displaced to form new fears, as their self-esteem can only be gained through the approval of others. Status may become important, whether it be as a successful owner of material wealth, as a provider or a parent.

With this deep inner tension (30) always present, if mostly controlled, a major crisis can produce overwhelming stress. A change in life circumstances can lead to their worst fear being realized. For when the means of handling this seemingly lifelong pain of a fear of rejection is taken away, what hope is left? With no apparent solution to the problem, the will to live (31) fades away.

[D] Now, there is no physical reason why a person in such a state should die. But as the mind gives up, the body follows suit. The effect the mind can play in this way is demonstrated by the Australian *2Aborigines. If a member of a tribe, which is always a close-knit unit, breaks a major tribal law, he may be subjected (22) the ultimate punishment — pointing the bone. Among his peers the offender is told what he has done, how his action makes him worthless in the eyes of the tribe and why he should die. Then a commanding elder of the tribe symbolically points the bone at him. The effect is electric. A man who saw it happen described it to me. The offender was a young man in perfect health. As soon as the bone was pointed at him, however, his whole body began to become rigid. No amount of the white man's aid could reverse the process. He developed a faraway, hopeless look and refused all food. Within a few days this apparently healthy man had collapsed and died.

Notes : *1chronic 慢性的な

*2Aborigine アボリジニ，オーストラリア先住民

問14 空所(14)に入れるのに最も適切な語をⓐ～ⓓの中から１つ選びなさい。

ⓐ from　ⓑ at　ⓒ off　ⓓ into

問15 下線部(15)の語を並べかえて意味の通る文にする場合に，(　　)内で４番目に来る語をⓐ～ⓓの中から１つ選びなさい。

ⓐ degree　ⓑ do　ⓒ they　ⓓ produce

問16 下線部(16)の it が示すものをⓐ～ⓓの中から1つ選びなさい。

ⓐ stress　ⓑ danger

ⓒ the natural flow of events　ⓓ an instinctive response

問17 空所(17)に入れるのに最も適切な語をⓐ～ⓓの中から1つ選びなさい。

ⓐ chemistry　ⓑ blood　ⓒ pulse　ⓓ structure

問18 下線部(18)と文法的に同じ使い方の that を含む文をⓐ～ⓓの中から1つ選びなさい。

ⓐ It was Nancy that called me up last night.

ⓑ Nobody that knows him will ever hate him.

ⓒ He was such a fast walker that I could hardly follow him.

ⓓ There is a rumor that she is getting married.

問19 空所(19)に入れるのに最も適切な語をⓐ～ⓓの中から1つ選びなさい。

ⓐ forget　ⓑ avoid　ⓒ find　ⓓ accept

問20 空所(20)に入れるのに最も適切な語をⓐ～ⓓの中から1つ選びなさい。

ⓐ for　ⓑ of　ⓒ in　ⓓ by

問21 空所(21)に入れるのに最も適切な語をⓐ～ⓓの中から1つ選びなさい。

ⓐ form　ⓑ cut　ⓒ harm　ⓓ develop

問22 空所(22)に入れるのに最も適切な語をⓐ～ⓓの中から1つ選びなさい。

ⓐ over　ⓑ below　ⓒ under　ⓓ to

問23 本文中の[A]～[D]のいずれかに，英文 So, to treat stress at its root, we need to consider treating fear. を入れるのに最も適切なものをⓐ～ⓓの中から1つ選びなさい。

ⓐ [A]
ⓑ [B]
ⓒ [C]
ⓓ [D]

問24～問35について，本文の内容に一致する最も適切なものをⓐ～ⓓの中から1つずつ選びなさい。

問24 How does the author basically regard challenges?

ⓐ as things that only make our life richer
ⓑ as things that come from fear
ⓒ as things that have both good and bad aspects
ⓓ as things that only give us stress

問25 How do humans naturally deal with fear?

ⓐ by breathing deeply
ⓑ by getting protection from others
ⓒ by creating a rapid series of events
ⓓ by either running away or facing it

問26 How can modern fear be different from that of older times?

ⓐ It winds us up and lets us down.
ⓑ It has no clear ending.
ⓒ It has a fight or flight response.
ⓓ It lets us down easily.

問27 How can we make fear vanish?

ⓐ with knowledge and love

ⓑ with a fight or flight

ⓒ by avoiding fear

ⓓ by adapting to fear

問28 From the author's experience, how do children react in dealing with fear?

ⓐ by being stubborn

ⓑ by being flexible

ⓒ by carrying burdens well

ⓓ by loving events and experiences

問29 What can change a child's response to difficulties?

ⓐ A sense of rejection or a lack of love can.

ⓑ The degree of the crisis can.

ⓒ Cancer can.

ⓓ Being threatened can.

問30 What is "this deep inner tension" referred to in this article?

ⓐ a sense of rejection

ⓑ a sense of approval

ⓒ a sense of status

ⓓ a sense of relationship

問31 According to the author, when does "the will to live" fade away?

ⓐ when there is a change in life circumstances

ⓑ when the problem of lifelong pain can be solved

ⓒ when the problem of rejection cannot be solved

ⓓ when no joy is left

問32 What is the author's intention in bringing up the example of the Aborigines?

ⓐ to show the power of a pointed bone

ⓑ to show the power of punishing

ⓒ to show the power of the tribe over the individual

ⓓ to show the power of the mind over the body

問33 Among the Aborigines, what action deserves the ultimate punishment?

ⓐ Pointing a bone does.

ⓑ Tearing apart the close-knit group does.

ⓒ Doing something worthless does.

ⓓ Breaking a tribal law does.

問34 In the example of the Aborigine tribe, what was the most powerful force?

ⓐ to point the bone at someone symbolically

ⓑ to be punished by leaders

ⓒ to be thrown out of the tribe

ⓓ to lose one's status in the tribe

問35 If we do not manage stress and fear of rejection, what could happen in our lives according to this article?

ⓐ We could lose our status.

ⓑ We could suffer spiritually and physically.

ⓒ We could consult a medical professional.

ⓓ We could find strength through peer support.

数 学

問題

26年度

解答を始めるまえに，つぎの**解答上の注意のつづき**を読みなさい。

解答上の注意のつづき

（i） **分数の形の解答枠に，整数の解答をしたいときは，分母が 1 の分数の形になるように答えなさい。**たとえば，$\dfrac{\boxed{ヤ}}{\boxed{ユ}}$ の解答枠に 2 と答えたいときは，$\dfrac{2}{1}$ と答えなさい。

（ii） 解答枠 $\boxed{}$ に，**解答枠のけた数より少ないけた数の整数を解答したいときは，数字が右づめで，その前を 0 でうめるような形で答えなさい。**たとえば，$\boxed{ヨワ}$ の解答枠に 2 と答えたいときは，0 2 と答えなさい。**ヨの 0 をマークしないままにしておくと，間違いになります！**

（解答上の注意終）

1 a を正の定数として，AB = CD = 1，BC = DA = a である長方形 ABCD がある。また，点 P は辺 AB 上に，点 Q は辺 BC 上に，点 R は辺 DA 上にあり，三角形 PQR は正三角形であるとする。∠PRA = θ とし，正三角形 PQR の一辺の長さを l とする。

（1） $\theta + \angle\mathrm{PQB} = \boxed{アイ}^{\circ}$ である。

（2） $l = \dfrac{\boxed{ウ}}{\sin\theta + \sqrt{\boxed{エ}}\cos\theta}$ である。

（3） $\mathrm{AR} = \dfrac{\boxed{オ}}{\sqrt{\boxed{カ}} + \tan\theta}$ である。

(4) $a=1$ とする。このとき，θ の取り得る値の範囲は

$$\boxed{キク}^\circ \leqq \theta \leqq \boxed{ケコ}^\circ$$

である。

$\theta=\boxed{サシ}^\circ$ のとき l は最小となり最小値 $\boxed{ス}$ をとる。また，$\theta=\boxed{セソ}^\circ$ または $\theta=\boxed{タチ}^\circ$ のとき，l は最大となり最大値 $\sqrt{\boxed{ツ}}-\sqrt{\boxed{テ}}$ をとる。ここで，$\boxed{セソ}<\boxed{タチ}$ である。

(5) $a=2$ とする。このとき，θ の取り得る値の範囲は

$$\boxed{ト}^\circ \leqq \theta \leqq \boxed{ナニ}^\circ$$

である。

正三角形 PQR の面積を S とする。$\theta=\boxed{ヌネ}^\circ$ のとき S は最小となり最小値 $\dfrac{\sqrt{\boxed{ノ}}}{\boxed{ハ}}$ をとる。また，$\theta=\boxed{ヒ}^\circ$ または $\theta=\boxed{フヘ}^\circ$ のとき S は最大となり最大値 $\dfrac{\sqrt{\boxed{ホ}}}{\boxed{マ}}$ をとる。ここで，$\boxed{ヒ}<\boxed{フヘ}$ である。

2 四面体 OABC において

$$|\overrightarrow{OA}|=\sqrt{2},\quad |\overrightarrow{OB}|=2,\quad |\overrightarrow{OC}|=4,$$

$$\overrightarrow{AB}\cdot\overrightarrow{BC}=-\sqrt{6},\quad \overrightarrow{BC}\cdot\overrightarrow{OB}=0,\quad \overrightarrow{OB}\cdot\overrightarrow{AB}=2$$

とする。

(1) $\overrightarrow{OA}\cdot\overrightarrow{OB}=$ [ア], $\overrightarrow{OB}\cdot\overrightarrow{OC}=$ [イ],

$\overrightarrow{OC}\cdot\overrightarrow{OA}=$ [ウ] $+\sqrt{\text{[エ]}}$,

$\overrightarrow{AB}\cdot\overrightarrow{OC}=$ [オ] $-\sqrt{\text{[カ]}}$,

$\overrightarrow{BC}\cdot\overrightarrow{OA}=\sqrt{\text{[キ]}}$ である。

(2) $\angle AOB=$ [クケ]°, $\angle BOC=$ [コサ]°, $\angle ABC=$ [シス]°,

$\angle OBC=$ [セソ]° である。

(3) 線分 OB 上に点 P をとり,

$$\overrightarrow{OP}=t\cdot\overrightarrow{OB}\quad (0<t<1)$$

とする。$|\overrightarrow{PA}|+|\overrightarrow{PC}|$ が最小になるのは

$$t=\frac{\text{[タ]}}{\text{[チツ]}}+\frac{\text{[テ]}}{\text{[トナ]}}\sqrt{\text{[ニ]}}$$

のときである。また, $\overrightarrow{PA}\cdot\overrightarrow{PC}$ が最小になるのは

$$t=\frac{\text{[ヌ]}}{\text{[ネ]}}$$

のときである。

3 a を実数とし，座標平面上の4点 $\mathrm{A}\left(a,\ \dfrac{1}{2}\right)$，$\mathrm{B}\left(a+1,\ \dfrac{1}{2}\right)$，$\mathrm{C}\left(a+1,\ \dfrac{3}{2}\right)$，$\mathrm{D}\left(a,\ \dfrac{3}{2}\right)$ を頂点とする正方形 ABCD を考える。正方形 ABCD の内部のうち，$y \leqq e^x$ の範囲の面積を $S(a)$ とする。ただし，e は自然対数の底で，$e = 2.718\cdots$ である。

（1） $y = e^x$ のグラフが辺 AB と辺 BC の両方と共有点をもつような a の値の範囲は

$$-\boxed{\text{ア}} - \log\boxed{\text{イ}} \leqq a \leqq -\log\boxed{\text{ウ}}$$

であり，この範囲における $S(a)$ の最大値を M_1 とするとき，

$$M_1 = \frac{\boxed{\text{エ}}}{\boxed{\text{オ}}}e - \boxed{\text{カ}}$$

である。

（2） $y = e^x$ のグラフが辺 BC と辺 DA の両方と共有点をもつような a の値の範囲は

$$-\log\boxed{\text{キ}} \leqq a \leqq -\boxed{\text{ク}} - \log\boxed{\text{ケ}} + \log\boxed{\text{コ}}$$

であり，この範囲における $S(a)$ の最大値を M_2 とするとき，

$$M_2 = \boxed{\text{サ}} - \frac{\boxed{\text{シ}}}{\boxed{\text{ス}}}e^{-1}$$

である。

（3） $y = e^x$ のグラフが辺 CD と辺 DA の両方と共有点をもつような a の値の範囲は

$$-\boxed{\text{セ}} - \log\boxed{\text{ソ}} + \log\boxed{\text{タ}}$$
$$\leqq a \leqq -\log\boxed{\text{チ}} + \log\boxed{\text{ツ}}$$

である。

(4) (1)で求めた M_1，(2)で求めた M_2 および，$\frac{1}{3}$，$\frac{1}{2}$ の4つの値のうち，最も小さい値は [テ] であり，最も大きい値は [ト] である。ここで，[テ] と [ト] は，M_1，M_2，$\frac{1}{3}$，$\frac{1}{2}$ のいずれかであり，

M_1 が入る場合は解答欄の ① を，
M_2 が入る場合は解答欄の ② を，
$\frac{1}{3}$ が入る場合は解答欄の ③ を，
$\frac{1}{2}$ が入る場合は解答欄の ④ を

マークしなさい。

(5) $S(a)=\frac{2}{5}$ のとき

$$a=\log \boxed{ナ}-\log \boxed{ニヌ}-\log\left(e-\boxed{ネ}\right)$$

である。

物　理

問題

26年度

1 次の問いに対して，最も適切なものを選択肢の中から一つ選びなさい。

（1） 質量m_1，m_2の２つの天体１，２が，互いの万有引力により，図１のように平面上でＣ点を中心として角速度ωの等速円運動をしている。万有引力定数をG，Ｃ点から天体１，２までの距離をそれぞれr_1，r_2，天体間の距離を$R = r_1 + r_2$とする。

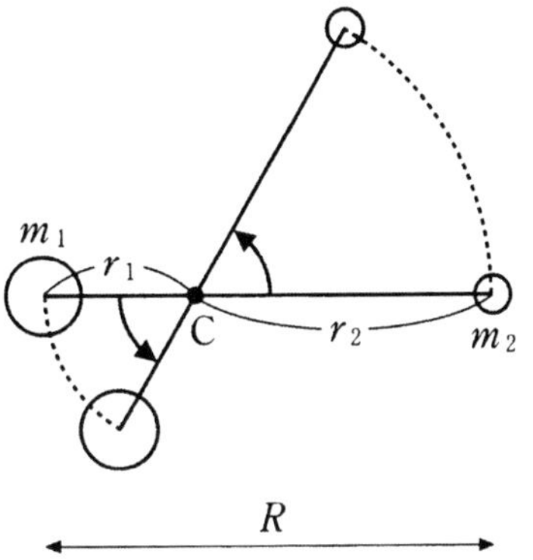

図１

円運動の向心力Fは，$F =$ ア なので，天体１，２の運動方程式はそれぞれ，$F =$ イ ，$F =$ ウ と書け，これらから エ が得られるので，r_2をRで表わすと，$r_2 =$ オ となる。ωとRの関係は，$\omega^2 =$ カ となり，円運動の周期Tは$T =$ キ となる。

ア の選択肢

① $G\dfrac{m_1 + m_2}{R}$　② $G\dfrac{m_1 + m_2}{R^2}$　③ $G\dfrac{m_1 m_2}{R}$

④ $G\dfrac{m_1 m_2}{R^2}$　⑤ $G(m_1 + m_2)R$　⑥ $G(m_1 + m_2)R^2$

⑦ $Gm_1 m_2 R$　⑧ $Gm_1 m_2 R^2$

イ の選択肢

① $r_1\omega$　② $m_1 r_1$　③ $r_1^2\omega$　④ $m_1 r_1 \omega$

⑤ $m_1 r_1 \omega^2$　⑥ $m_1 r_1^2 \omega$　⑦ $m_1^2 r_1 \omega$　⑧ $m_1^2 r_1^2 \omega^2$

ウ の選択肢

① $r_2\omega$　② $m_2 r_2$　③ $r_2^2\omega$　④ $m_2 r_2 \omega$

⑤ $m_2 r_2 \omega^2$　⑥ $m_2 r_2^2 \omega$　⑦ $m_2^2 r_2 \omega$　⑧ $m_2^2 r_2^2 \omega^2$

エ の選択肢

① $r_1 = r_2$　② $m_1 r_1 = m_2 r_2$　③ $m_2 r_1 = m_1 r_2$　④ $r_1^2 = r_2^2$

⑤ $m_1 r_1^2 = m_2 r_2^2$　⑥ $m_1^2 r_1 = m_2^2 r_2$　⑦ $m_2 r_1^2 = m_1 r_2^2$　⑧ $m_1^2 r_1^2 = m_2^2 r_2^2$

オ の選択肢

① $\dfrac{1}{2}R$　② $\dfrac{m_1}{m_1+m_2}R$　③ $\dfrac{m_2}{m_1+m_2}R$

④ $\dfrac{\sqrt{m_1}}{\sqrt{m_1}+\sqrt{m_2}}R$　⑤ $\dfrac{\sqrt{m_2}}{\sqrt{m_1}+\sqrt{m_2}}R$　⑥ $\dfrac{m_1^2}{m_1^2+m_2^2}R$

⑦ $\dfrac{m_2^2}{m_1^2+m_2^2}R$

カ の選択肢

① $G\dfrac{m_1+m_2}{R^3}$　② $G\dfrac{m_1+m_2}{R^3}m_1$　③ $G\dfrac{m_1+m_2}{R^3}m_2$

④ $G\dfrac{m_1+m_2}{m_1R^3}$　⑤ $G\dfrac{m_1+m_2}{m_2R^3}$　⑥ $\left(G\dfrac{m_1+m_2}{R^3}\right)^2$

⑦ $\left(G\dfrac{m_1+m_2}{R^3}m_1\right)^2$　⑧ $\left(G\dfrac{m_1+m_2}{R^3}m_2\right)^2$

キ の選択肢

① $2\pi\sqrt{\dfrac{R^3}{G(m_1+m_2)}}$　② $2\pi\sqrt{\dfrac{R^3}{G(m_1+m_2)m_1}}$

③ $2\pi\sqrt{\dfrac{R^3}{G(m_1+m_2)m_2}}$　④ $2\pi\sqrt{\dfrac{m_1R^3}{G(m_1+m_2)}}$

⑤ $2\pi\sqrt{\dfrac{m_2R^3}{G(m_1+m_2)}}$　⑥ $\dfrac{2\pi R^3}{G(m_1+m_2)}$

⑦ $\dfrac{2\pi R^3}{G(m_1+m_2)m_1}$　⑧ $\dfrac{2\pi R^3}{G(m_1+m_2)m_2}$

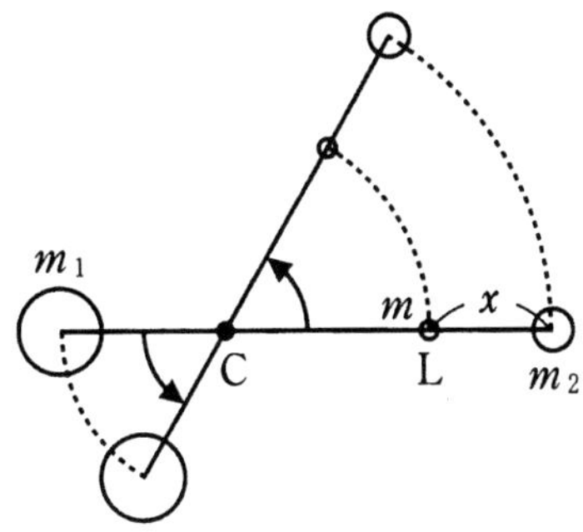

図 2

天体 1 と 2 の間の L 点で，質量 m の人工衛星に適切な初速を与えたところ，人工衛星は，図 2 のように 2 つの天体との相対位置が変わらないような等速円運動を始めた。m は m_1，m_2 と比べて非常に小さく，人工衛星が天体の運動に与える影響は無視できるものとして，L 点の満たすべき条件を考える。

L 点と天体 2 との間の距離を x とすると，天体 1，2 と人工衛星との間にはたらく万有引力 F_1，F_2 はそれぞれ $F_1 =$ [ク]，$F_2 =$ [ケ] で，人工衛星にはたらく遠心力 F は $F =$ [コ] なので，力のつりあいの式を整理すると，[サ] が得られる。

[ク] の選択肢

① $G\dfrac{m_1+m}{r_1}$　② $G\dfrac{m_1+m}{r_1^2}$　③ $G\dfrac{m_1m}{r_1}$　④ $G\dfrac{m_1m}{r_1^2}$

⑤ $G\dfrac{m_1+m}{r_1-x}$　⑥ $G\dfrac{m_1+m}{(r_1-x)^2}$　⑦ $G\dfrac{m_1m}{r_1-x}$　⑧ $G\dfrac{m_1m}{(r_1-x)^2}$

⑨ $G\dfrac{m_1+m}{R-x}$　⓪ $G\dfrac{m_1+m}{(R-x)^2}$　⊕ $G\dfrac{m_1m}{R-x}$　⊖ $G\dfrac{m_1m}{(R-x)^2}$

[ケ] の選択肢

① $G\dfrac{m_2+m}{r_2}$　② $G\dfrac{m_2+m}{r_2^2}$　③ $G\dfrac{m_2m}{r_2}$　④ $G\dfrac{m_2m}{r_2^2}$

⑤ $G\dfrac{m_2+m}{(r_2-x)}$　⑥ $G\dfrac{m_2+m}{(r_2-x)^2}$　⑦ $G\dfrac{m_2m}{(r_2-x)}$　⑧ $G\dfrac{m_2m}{(r_2-x)^2}$

⑨ $G\dfrac{m_2+m}{x}$　⓪ $G\dfrac{m_2+m}{x^2}$　⊕ $G\dfrac{m_2m}{x}$　⊖ $G\dfrac{m_2m}{x^2}$

コ の選択肢

① $mxG\dfrac{m_1+m_2}{R^3}$

② $mx\left(G\dfrac{m_1+m_2}{R^3}\right)^2$

③ $mRG\dfrac{m_1+m_2}{R^3}$

④ $mR\left(G\dfrac{m_1+m_2}{R^3}\right)^2$

⑤ $m\left(\dfrac{m_1}{m_1+m_2}R-x\right)G\dfrac{m_1+m_2}{R^3}$

⑥ $m\left(\dfrac{m_1}{m_1+m_2}R-x\right)\left(G\dfrac{m_1+m_2}{R^3}\right)^2$

⑦ $m\left(\dfrac{m_2}{m_1+m_2}R-x\right)G\dfrac{m_1+m_2}{R^3}$

⑧ $m\left(\dfrac{m_2}{m_1+m_2}R-x\right)\left(G\dfrac{m_1+m_2}{R^3}\right)^2$

⑨ $m\left(\dfrac{m_1^2}{m_1^2+m_2^2}R-x\right)G\dfrac{m_1+m_2}{R^3}$

⓪ $m\left(\dfrac{m_1^2}{m_1^2+m_2^2}R-x\right)\left(G\dfrac{m_1+m_2}{R^3}\right)^2$

⊕ $m\left(\dfrac{m_2^2}{m_1^2+m_2^2}R-x\right)G\dfrac{m_1+m_2}{R^3}$

⊖ $m\left(\dfrac{m_2^2}{m_1^2+m_2^2}R-x\right)\left(G\dfrac{m_1+m_2}{R^3}\right)^2$

サ の選択肢

① $\dfrac{m_1}{r_1^2}=\dfrac{m_2}{r_2^2}+\dfrac{m_1+m_2}{R^2}$

② $\dfrac{m_1}{(R-x)^2}=\dfrac{m_2}{x^2}+\dfrac{m_1+m_2}{R^2}$

③ $\dfrac{m_1}{(r_1-x)^2}=\dfrac{m_2}{(r_2-x)^2}+\dfrac{m_1+m_2}{R^2}$

④ $\dfrac{m_1}{r_1^2}=\dfrac{m_2}{r_2^2}+\left(\dfrac{m_1}{m_1+m_2}R-x\right)\dfrac{m_1+m_2}{R^3}$

⑤ $\dfrac{m_1}{(R-x)^2}=\dfrac{m_2}{x^2}+\left(\dfrac{m_1}{m_1+m_2}R-x\right)\dfrac{m_1+m_2}{R^3}$

⑥ $\dfrac{m_1}{(r_1-x)^2}=\dfrac{m_2}{(r_2-x)^2}+\left(\dfrac{m_1}{m_1+m_2}R-x\right)\dfrac{m_1+m_2}{R^3}$

⑦ $\dfrac{m_1}{r_1^2}=\dfrac{m_2}{r_2^2}+\left(\dfrac{m_2}{m_1+m_2}R-x\right)\dfrac{m_1+m_2}{R^3}$

⑧ $\dfrac{m_1}{(R-x)^2}=\dfrac{m_2}{x^2}+\left(\dfrac{m_2}{m_1+m_2}R-x\right)\dfrac{m_1+m_2}{R^3}$

⑨ $\dfrac{m_1}{(r_1-x)^2}=\dfrac{m_2}{(r_2-x)^2}+\left(\dfrac{m_2}{m_1+m_2}R-x\right)\dfrac{m_1+m_2}{R^3}$

(2)

問 1 滑らかな水平面上に台車が置かれており，台車はばね定数 k のばねにつながれ，ばねの他端は固定されている。台車には音源が乗せてあり，周波数 f の音波を発生している。音源と台車を合わせた全体の質量は m で，音速は V とする。

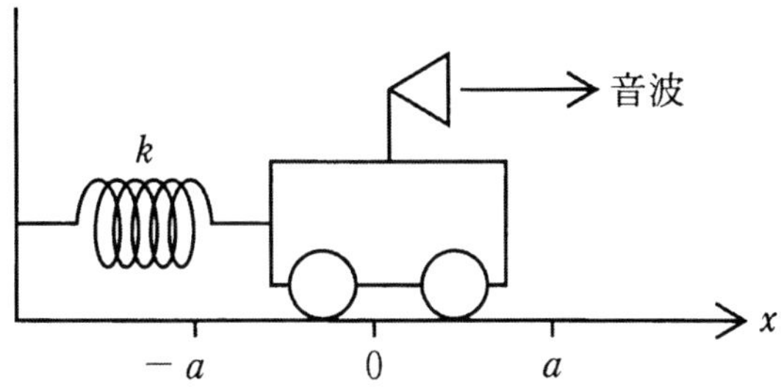

図 3

ばねをつり合いの位置から引き伸ばして台車を静かに離すと，台車は振幅 a の単振動をした。ばねが伸びる向きに x 軸の正方向を取り，ばねがつり合いの状態にあるときの音源の位置を $x = 0$ とする。

台車の前方の x 軸上には静止した観測者がおり，音源から伝わる音が，最高音と最低音を周期 T で繰り返すのを観測していた。

(a) 周期 T はいくらか。 シ

シ の選択肢

① $\sqrt{\frac{k}{m}}$　② $\sqrt{\frac{m}{k}}$　③ $2\pi\sqrt{\frac{k}{m}}$

④ $2\pi\sqrt{\frac{m}{k}}$　⑤ $\frac{1}{2\pi}\sqrt{\frac{k}{m}}$　⑥ $\frac{1}{2\pi}\sqrt{\frac{m}{k}}$

(b) 観測者が観測する最高音の周波数は ス ，最低音の周波数は セ である。ただし，台車の単振動の角振動数を ω とする。

ス ， セ の選択肢

① $\frac{V + a\omega}{V}f$　② $\frac{V - a\omega}{V}f$　③ $\frac{V}{V + a\omega}f$

④ $\frac{V}{V - a\omega}f$　⑤ $\frac{V + a\omega}{V - a\omega}f$　⑥ $\frac{V - a\omega}{V + a\omega}f$

(c) 最高音と最低音の周波数の差を Δf として，台車の単振動の振幅 a を，m，k，V，f，Δf を用いて表しなさい。ただし，Δf は f に比べて十分に小さいとし，計算では次の近似式を使いなさい。z が 1 に比べて十分に小さいとき，$(1+z)^n \fallingdotseq 1+nz$ 　[ソ]

[ソ] の選択肢

① $\dfrac{1}{2}\sqrt{\dfrac{k}{m}}\,V\dfrac{\Delta f}{f}$　② $\dfrac{1}{2}\sqrt{\dfrac{m}{k}}\,V\dfrac{\Delta f}{f}$　③ $2\pi\sqrt{\dfrac{k}{m}}\,V\dfrac{\Delta f}{f}$

④ $2\pi\sqrt{\dfrac{m}{k}}\,V\dfrac{\Delta f}{f}$　⑤ $\dfrac{1}{2}\sqrt{\dfrac{k}{m}}\dfrac{\Delta f}{Vf}$　⑥ $\dfrac{1}{2}\sqrt{\dfrac{m}{k}}\dfrac{\Delta f}{Vf}$

⑦ $2\pi\sqrt{\dfrac{k}{m}}\dfrac{\Delta f}{Vf}$　⑧ $2\pi\sqrt{\dfrac{m}{k}}\dfrac{\Delta f}{Vf}$

問 2 x 軸上の $x = 10$ cm に波源Aがあり，$x = -10$ cm に波源Bがある。波源Aから波源Bに向かって，波源Bからは波源Aに向かって波長 2 cm，振幅 1 cm，周期 4 s の等しい進行波を，図 4 のように同位相で発生させるものとする。波の発生を開始した時刻を $t = 0$ s とする。

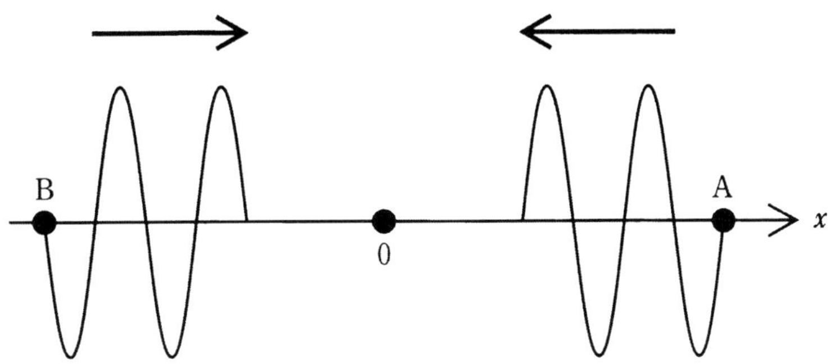

図 4

（a） 波の進む速さは [タ] cm/s である。

[タ] の選択肢

① 0.5　② 1　③ 2　④ 4
⑤ 8　⑥ 10　⑦ 20

（b） $t = 20$ s と $t = 25$ s での波の変位は，次の x 軸上の 3 地点でいくらになるか。

（i） $t = 20$ s のとき，$x = 0$ cm で [チ] cm，$x = 1$ cm で [ツ] cm，$x = 5$ cm で [テ] cm である。

（ii） $t = 25$ s のとき，$x = 0$ cm で [ト] cm，$x = 1$ cm で [ナ] cm，$x = 5$ cm で [ニ] cm である。

[チ]，[ツ]，[テ]，[ト]，[ナ]，[ニ] の選択肢（同じものを繰り返し選択してもよい）

① −2　② −1.5　③ −1　④ −0.5　⑤ 0
⑥ 0.5　⑦ 1　⑧ 1.5　⑨ 2

2 次の問いに対して，最も適切なものを選択肢の中から一つ選びなさい。

(1) 図1のように距離Lだけ離れた陰極と陽極の間に強さEの一様な電界がy軸の負の方向に形成されている。陰極から初速度0で放出された電子(質量m，電気素量e)は電界で加速され，スリットを通過した後，磁束密度Bの一様な磁界に入射した。なお，図中の破線矢印は，電界中およびスリット通過直後の電子の進行方向を表している。

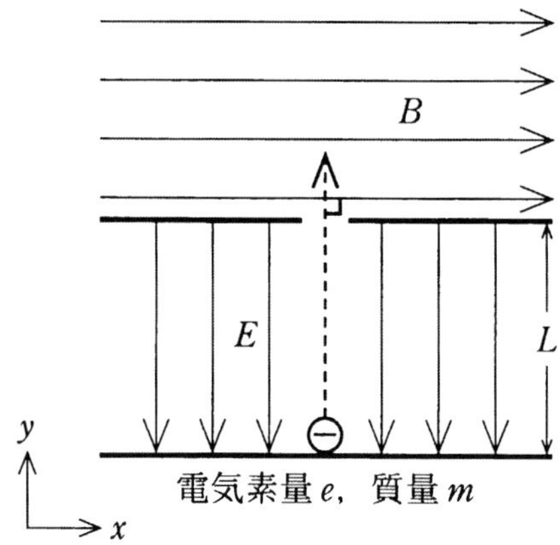

図1

問1 磁界の向きが，図1に示すように，x軸の正の方向のとき，次の問いに答えなさい。

(a) 電子が陰極を出てから陽極に到達するまでの時間はいくらか。 **ア**

(b) 磁界領域に入射したときの電子の速さはいくらか。 **イ**

ア，**イ** の選択肢 (同じものを繰り返し選択してもよい)

① $\dfrac{L}{e}$　② $\dfrac{L}{eE}$　③ $\sqrt{\dfrac{2L}{E}}$　④ $\sqrt{\dfrac{2mL}{E}}$

⑤ $\sqrt{\dfrac{2mL}{eE}}$　⑥ $\sqrt{\dfrac{2L}{eE}}$　⑦ e　⑧ eE

⑨ $\sqrt{2EL}$　⓪ $\sqrt{\dfrac{2EL}{m}}$　⊕ $\sqrt{\dfrac{2eEL}{m}}$　⊖ $\sqrt{2eEL}$

（c） 電子が磁界から受ける力の大きさはいくらか。 ウ

ウ の選択肢

① eB ② eBL ③ e^2EB

④ e^2EBL ⑤ $eB\sqrt{2EL}$ ⑥ $eB\sqrt{\dfrac{2EL}{m}}$

⑦ $eB\sqrt{\dfrac{2eEL}{m}}$ ⑧ $eB\sqrt{2eEL}$

（d） 磁界領域で電子が描く円軌道の半径 r はいくらか。 エ

エ の選択肢

① $\dfrac{m}{eB}$ ② $\dfrac{2E}{B}$ ③ $\dfrac{2EL}{B}$

④ $\dfrac{m}{eB}\sqrt{2EL}$ ⑤ $\dfrac{m}{B}\sqrt{\dfrac{2EL}{e}}$ ⑥ $\dfrac{1}{B}\sqrt{\dfrac{2mEL}{e}}$

⑦ $\dfrac{1}{eB}\sqrt{2mEL}$ ⑧ $\dfrac{1}{eB}\sqrt{2EL}$

（e） 円軌道の半径 r を用いて比電荷を表しなさい。 オ

オ の選択肢

① Br ② $\dfrac{1}{Br}$ ③ $\dfrac{Br}{\sqrt{2EL}}$

④ $\dfrac{\sqrt{2EL}}{Br}$ ⑤ $\dfrac{B^2r^2}{2EL}$ ⑥ $\dfrac{2EL}{B^2r^2}$

(f) 電子が円軌道を一周するのに要する時間 T はいくらか。

カ

カ の選択肢

① $\dfrac{2\pi m}{BL}$ ② $\dfrac{2\pi m}{eB}$ ③ $\dfrac{2\pi}{B}\sqrt{\dfrac{2Em}{eL}}$

④ $\dfrac{2\pi}{B}\sqrt{\dfrac{2ELm}{e}}$ ⑤ $\dfrac{\pi m}{BL}$ ⑥ $\dfrac{\pi m}{eB}$

⑦ $\dfrac{\pi}{B}\sqrt{\dfrac{2Em}{eL}}$ ⑧ $\dfrac{\pi}{B}\sqrt{\dfrac{2ELm}{e}}$

(g) 電界の強さと磁束密度をどちらもはじめの値の 2 倍に強めたとする。

(i) 円軌道の半径は r の何倍になるか。 キ

(ii) 電子が円軌道を一周するのに要する時間は T の何倍になるか。

ク

キ, ク の選択肢 (同じものを繰り返し選択してもよい)

① 4 ② 2 ③ 1

④ $\dfrac{1}{\sqrt{2}}$ ⑤ $\dfrac{1}{2}$ ⑥ $\dfrac{1}{4}$

問 2 磁界の向きが，図 2 に示すように，x 軸から y 軸へ向けて θ の方向のとき，磁界方向から電子を見ると，電子は等速円運動をしていた。その円運動の半径を r'，周期を T' として次の問いに答えなさい。

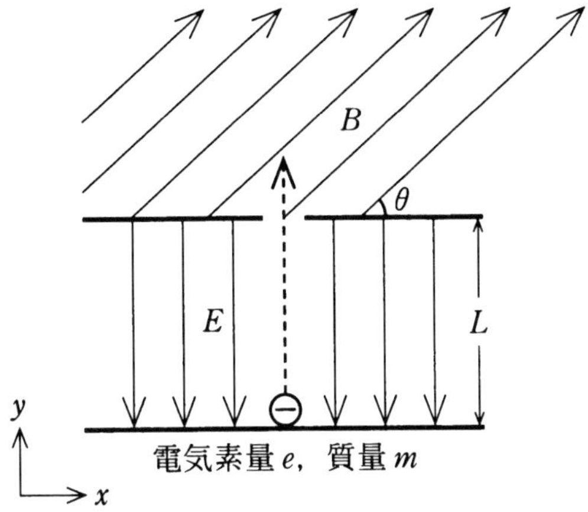

図 2

（a） r' はいくらか。 ケ

ケ の選択肢

① $\dfrac{m\sin\theta}{B}\sqrt{\dfrac{2EL}{e}}$　② $\dfrac{\sin\theta}{B}\sqrt{\dfrac{2mEL}{e}}$

③ $\dfrac{\sin\theta}{eB}\sqrt{2mEL}$　④ $\dfrac{\sin\theta}{eB}\sqrt{2EL}$

⑤ $\dfrac{m\cos\theta}{B}\sqrt{\dfrac{2EL}{e}}$　⑥ $\dfrac{\cos\theta}{B}\sqrt{\dfrac{2mEL}{e}}$

⑦ $\dfrac{\cos\theta}{eB}\sqrt{2mEL}$　⑧ $\dfrac{\cos\theta}{eB}\sqrt{2EL}$

⑨ $\dfrac{m}{eB}$　⓪ $\dfrac{2E}{B}$

⊕ $\dfrac{2EL}{B}$　⊖ $\dfrac{m}{eB}\sqrt{2EL}$

（b） T' は T の何倍になるか。 コ

コ の選択肢

① 2　② 1　③ $\dfrac{1}{2}$

④ $\sin\theta$　⑤ $\sin^2\theta$　⑥ $\sqrt{\sin\theta}$

⑦ $\cos\theta$　⑧ $\cos^2\theta$　⑨ $\sqrt{\cos\theta}$

(2) 図3のように奥行と高さが同じで横幅の違う直方体が n 個接着してある。側面の面積は S で，j 番目の直方体の中心の x 座標を x_j，横幅を l_j，密度を ρ_j とする。重力加速度を g とすると，j 番目の直方体の体積 V_j は [サ]，質量 m_j は [シ]，重さは [ス] である。

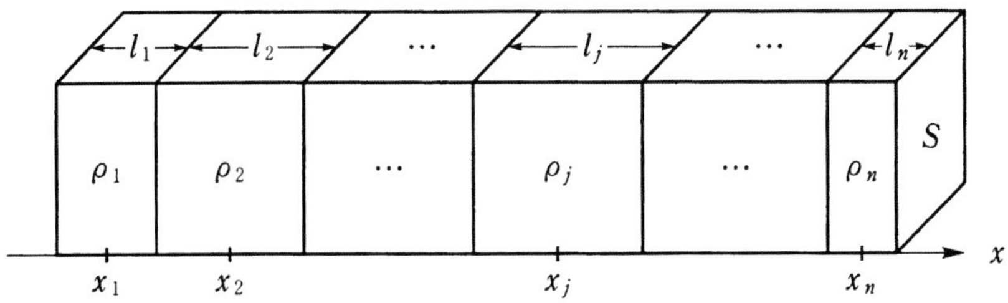

図 3

[サ], [シ], [ス]の選択肢 (同じものを繰り返し選択してもよい)

① Sl_j	② $S\rho_j$	③ $l_j\rho_j$	④ x_jm_j
⑤ $Sl_j\rho_j$	⑥ Sl_jm_j	⑦ $S\rho_jm_j$	⑧ $S\rho_jx_j$
⑨ $Sl_j\rho_jg$	⓪ Sl_jm_jg	⊕ $S\rho_jm_jg$	⊖ $S\rho_jx_jg$

n 個全体の質量を M，全体の重心の x 座標を x_c とすると，M は，$M=\sum_{j=1}^{n} m_j=$ [セ] である。直方体全体を図4のように $x=x_c$ で支えるとき，x_c のまわりの重力による力のモーメントの和は，[ソ] で，これが 0 なので，$x_cM=$ [タ] となる。M に対する j 番目の直方体の質量 m_j の割合 $f_j=\dfrac{m_j}{M}=$ [チ] を使うと，x_c は，$x_c=$ [ツ] と書ける。

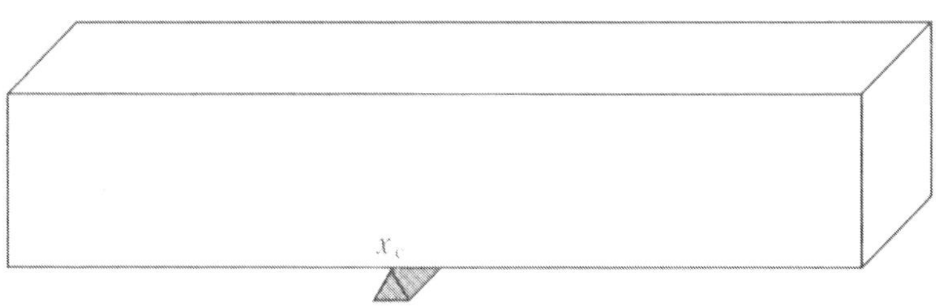

図 4

セ, ソ, タ, チ の選択肢 (同じものを繰り返し選択してもよい)

① $\sum_{j=1}^{n} Sl_j$　② $\sum_{j=1}^{n} S\rho_j$　③ $\sum_{j=1}^{n} Sl_j\rho_j$

④ $\sum_{j=1}^{n} Sm_jg$　⑤ $\sum_{j=1}^{n} x_jm_j$　⑥ $\sum_{j=1}^{n} x_jm_jg$

⑦ $\sum_{j=1}^{n} (x_c + x_j)m_jg$　⑧ $\sum_{j=1}^{n} (x_c - x_j)m_jg$　⑨ $\dfrac{l_j}{\sum_{j=1}^{n} l_j}$

⓪ $\dfrac{\rho_j}{\sum_{j=1}^{n} \rho_j}$　⊕ $\dfrac{l_j\rho_j}{\sum_{j=1}^{n} l_j\rho_j}$　⊖ $\dfrac{m_j}{\sum_{j=1}^{n} l_j\rho_j}$

ツ の選択肢

① $\sum_{j=1}^{n} l_jf_j$　② $\sum_{j=1}^{n} \rho_jf_j$　③ $\sum_{j=1}^{n} x_cf_j$　④ $\sum_{j=1}^{n} x_jf_j$

⑤ $\sum_{j=1}^{n} m_jf_j$　⑥ $\sum_{j=1}^{n} S\rho_jf_j$　⑦ $\sum_{j=1}^{n} x_cm_jf_j$　⑧ $\sum_{j=1}^{n} x_jm_jf_j$

化 学

問題

26年度

計算に必要なら次の数値を用いよ。

原子量：H 1，C 12，N 14，O 16，F 19，Na 23，Mg 24，Al 27，
Si 28，P 31，S 32，Cl 35.5，K 39，Ca 40，Cr 52，Fe 56，
Cu 64，Zn 65，Br 80，Ag 108，I 127，Ba 137，Au 197

アボガドロ定数：6.0×10^{23} /mol　　ファラデー定数：9.65×10^{4} C/mol

気体定数：8.3×10^{3} Pa・L/(K・mol) = 8.3 J/(K・mol)

対数：$\log_{10} 2 = 0.30$，$\log_{10} 3 = 0.48$，$\log_{10} 7 = 0.85$

体積の単位リットルの記号には大文字の L を用いている。

1 (1)～(12)の各問いに答えよ。

(1) 原子が次の電子配置をとる元素 **A** について正しいのはどれか。一つ選べ。ただし，中心の◯は原子核，周囲の●は電子を表している。 ア

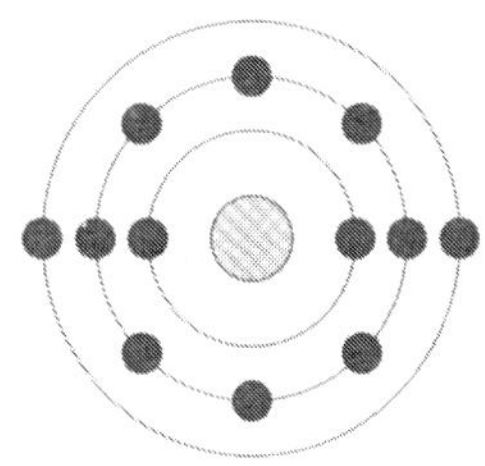

① アルカリ土類金属である。
② 2 価の陰イオンになりやすい。
③ 単体は常温で水と激しく反応して水素を発生する。
④ 単体を湿った空気中に放置すると酸化されて緑青を生じる。
⑤ 塩化物に含まれる **A** 原子と塩素原子の物質量の比は 1 ： 2 である。

(2) 窒素原子の酸化数が最も大きい物質はどれか。一つ選べ。 イ

① NO　② NO_2　③ HNO_3
④ NH_3　⑤ N_2

(3) 標準状態で，同体積のエタンとアセチレンを混合した。この混合気体 A L をとり，完全燃焼させたところ，0.90 g の水が生成した。

1) 水 0.90 g 中に水素原子は何個存在するか。有効数字 1 桁で記せ。
[ウ] ~ [オ] に数値を入れよ。 [ウ] × $10^{[エ][オ]}$ 個

2) 完全燃焼により消費された酸素の体積(標準状態)は，混合気体の体積の何倍か。適するものを一つ選べ。 [カ]

① 1 倍	② 2 倍	③ 3 倍
④ 4 倍	⑤ 5 倍	⑥ 6 倍

3) A の値として適するものを一つ選べ。 [キ]

① 0.28	② 0.42	③ 0.56
④ 0.84	⑤ 1.12	⑥ 2.24

(4) メタン CH_4, 黒鉛 C, 水素 H_2 の燃焼熱はそれぞれ 890 kJ/mol, 394 kJ/mol, 286 kJ/mol である。正しいエネルギー図を一つ選べ。ただし, 図では物質の状態を省略している。また, 物質がもつエネルギーの差と, 図中の上下の間隔は比例していない。 ク

①
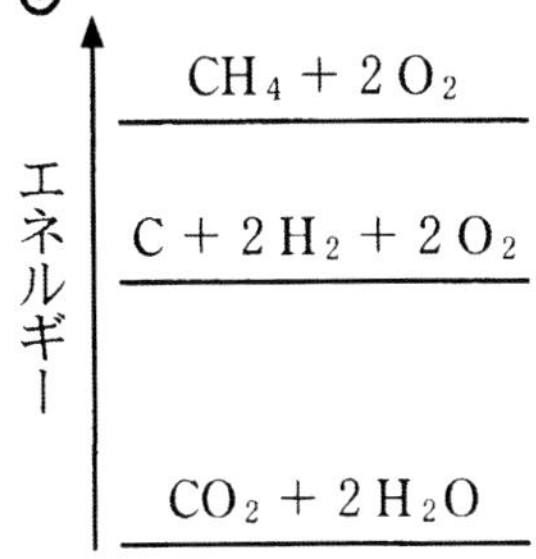

②
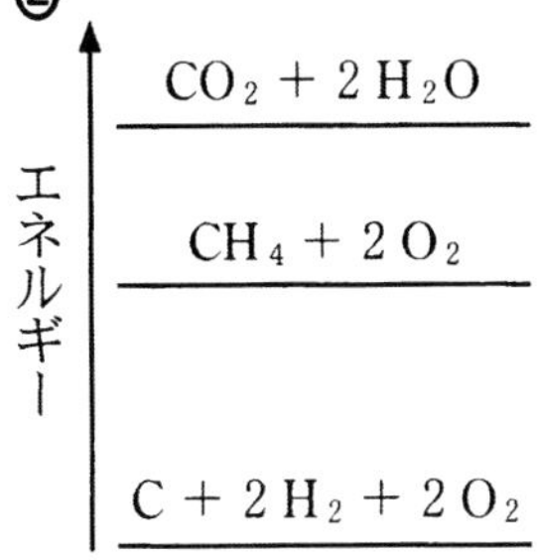

③
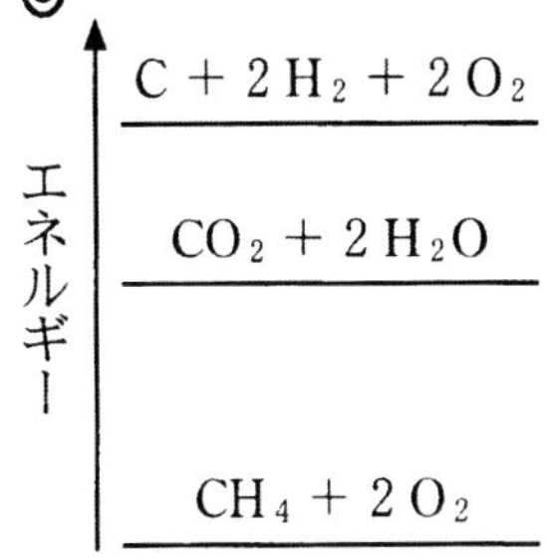

④
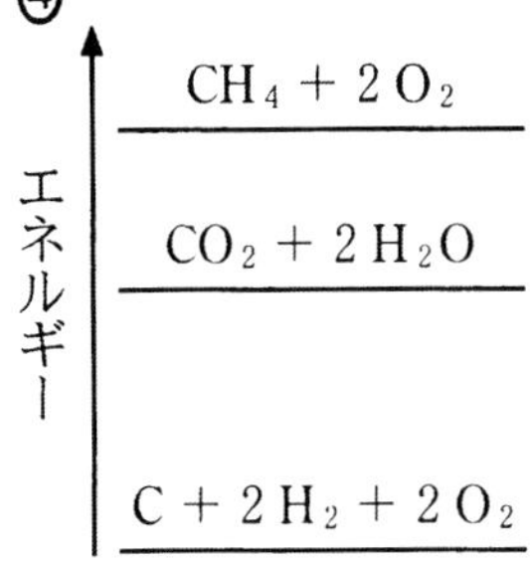

⑤
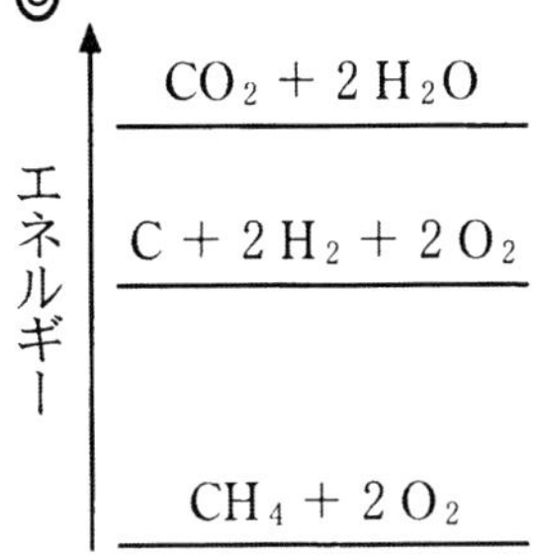

⑥
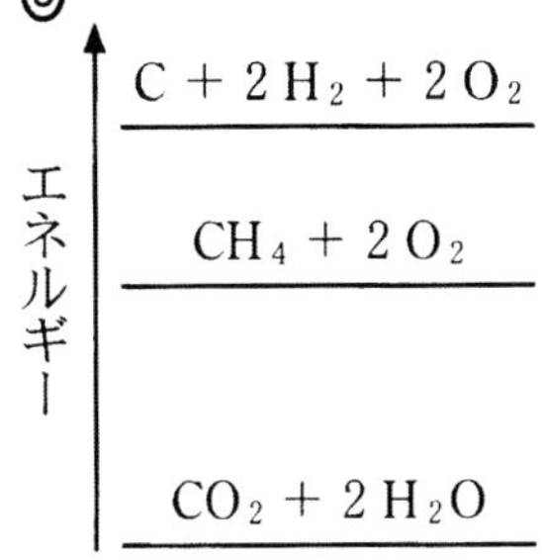

(5) 酸の水溶液に関する記述**a**～**c**について，正誤の組み合わせとして正しいものを一つ選べ。ただし，強酸は完全に電離しているものとする。 ケ

a 2×10^{-3} mol/L の希硫酸の pH は 3.3 である。

b pH が 1.0 の塩酸の水素イオン濃度は，pH が 3.0 の酢酸水溶液の水素イオン濃度の 100 倍である。

c 0.1 mol/L 塩酸の pH の値は，0.1 mol/L 塩酸と 0.1 mol/L 酢酸水溶液を 10 mL ずつ混合した溶液の pH の値よりも大きい。

	a	**b**	**c**
①	正	正	正
②	正	正	誤
③	正	誤	正
④	正	誤	誤
⑤	誤	正	正
⑥	誤	正	誤
⑦	誤	誤	正
⑧	誤	誤	誤

(6) 操作**a**～**d**の中には，酸化還元反応によって気体が発生する操作が一つある。その操作で発生する気体はどれか。一つ選べ。 コ

操作**a** 硫化鉄(Ⅱ)に塩酸を加える。

操作**b** 亜硫酸ナトリウムに希硫酸を加える。

操作**c** 塩化ナトリウムに濃硫酸を加えて加熱する。

操作**d** 酸化マンガン(Ⅳ)に濃塩酸を加えて加熱する。

① 塩化水素　② 塩　素　③ 酸　素

④ 二酸化硫黄　⑤ 二酸化炭素　⑥ 硫化水素

(7) 炭素数が 7 の化合物①～⑤のうちで，分子式が C_7H_{12} であるのはどれか。一つ選べ。 **サ**

① 三重結合が一つあり，環状構造を一つもつ環式化合物

② 三重結合が一つあり，枝分かれのある鎖式化合物

③ 二重結合が二つあり，環状構造を一つもつ環式化合物

④ 二重結合が一つあり，枝分かれのない鎖式化合物

⑤ 単結合のみからなり，環状構造を一つもつ環式化合物

(8) 次の図は， 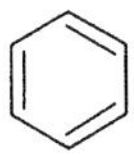 と $CH_3-CH=CH_2$ から，化合物 **A**，**B** を経て **C** と **D** を合成する経路を示している。**C** の水溶液に塩化鉄(Ⅲ)水溶液を加えると，紫色に呈色する。

B にあてはまる化合物の構造式を一つ選べ。 **シ**

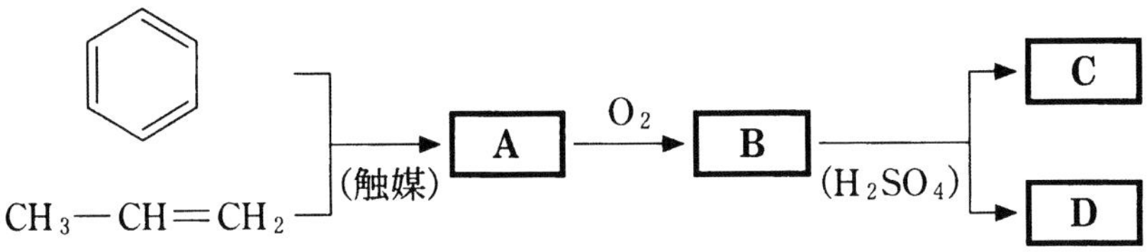

①
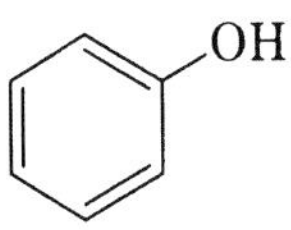

②
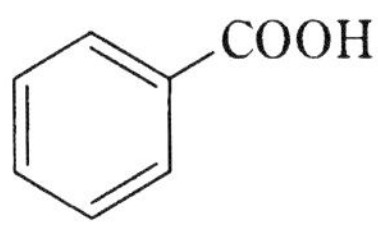

③
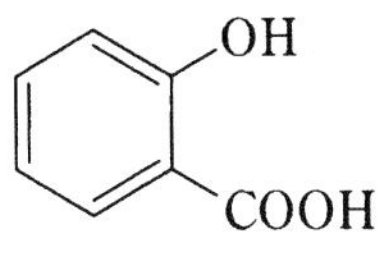

④
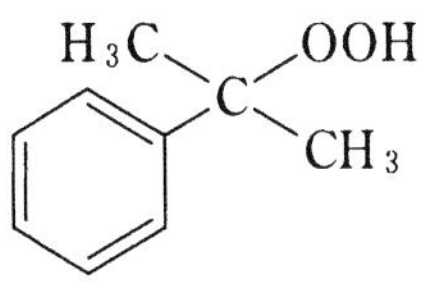

⑤
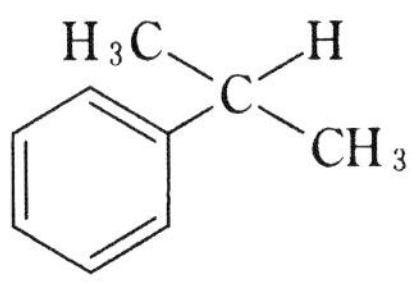

⑥
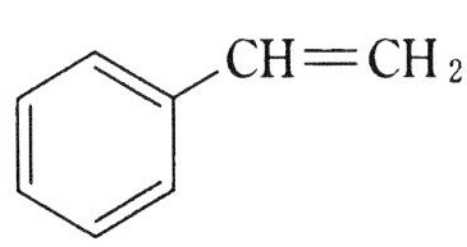

(9) 図は 2 種の物質 **A**, **B** の蒸気圧曲線である。問い **a** ～ **c** の答えについて，正しい組み合わせはどれか。一つ選べ。 ス

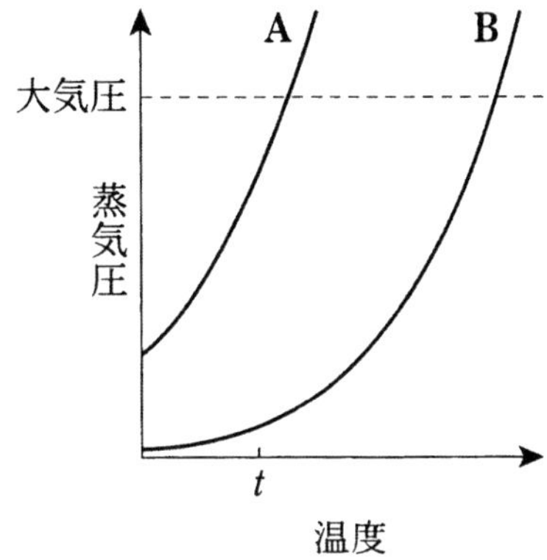

a 大気圧の下で，沸点が低いのは **A** と **B** のどちらか。

b 液体状態において，分子間力が強いのは **A** と **B** のどちらか。

c 温度 t において，液体 **A** と **B** をそれぞれ異なる容器に入れ，空気を除いて密封したところ，どちらも一部が液体として容器中に残った。このとき内部の圧力が高いのは **A** と **B** のどちらを入れた容器か。

	a	b	c
①	A	A	A
②	A	A	B
③	A	B	A
④	A	B	B
⑤	B	A	A
⑥	B	A	B
⑦	B	B	A
⑧	B	B	B

(10) Na_2CO_3 と $NaHCO_3$ が溶けた pH 10.0 の水溶液では，HCO_3^-，H^+，CO_3^{2-} の濃度の関係は次式の平衡とその平衡定数から考えることができる。

$$HCO_3^- \rightleftarrows H^+ + CO_3^{2-}$$

$$\text{平衡定数} \quad \frac{[H^+][CO_3^{2-}]}{[HCO_3^-]} = 1.4 \times 10^{-10}\ \text{mol/L}$$

この pH 10.0 の水溶液中で，$[HCO_3^-]$ と $[CO_3^{2-}]$ の合計に占める $[HCO_3^-]$ の割合は何％か。 セ ， ソ に数値を入れよ。 セ ソ ％

(11) 単純タンパク質を構成する元素に含まれないのはどれか。二つ選び，[タ]，[チ]に一つずつマークせよ。ただし，解答の順序は問わない。[タ]，[チ]

① 水　素　② 炭　素　③ 窒　素　④ 酸　素
⑤ フッ素　⑥ リ　ン　⑦ 硫　黄

(12) 文中の[ツ]～[ヌ]に適する語をそれぞれ一つずつ選べ。

アミノ酸はその分子内に塩基性の[ツ]基と酸性の[テ]基をもつ。アミノ酸の[ツ]基は，別のアミノ酸の[テ]基との間で[ト]結合をつくる。タンパク質は多数のアミノ酸が[ナ]した高分子化合物である。

卵白を加熱すると凝固する。このとき卵白中のタンパク質分子の立体構造を維持している[ニ]結合が切れるなどして，分子の形状が変化し性質が変わる。これをタンパク質の[ヌ]という。

[ツ]，[テ]，[ト]，[ニ]の選択肢

① 水　素　② 金　属　③ エーテル　④ エステル
⑤ アミノ　⑥ ペプチド　⑦ カルボキシル　⑧ ヒドロキシ

[ナ]，[ヌ]の選択肢

① 透　析　② 凝　析　③ 塩　析　④ 変　性
⑤ 開環重合　⑥ 縮合重合　⑦ 付加重合

2 (1)〜(12)の各問いに答えよ。

(1) 人名と業績の組み合わせが正しいものはどれか。一つ選べ。 ア

	人　名	業　績
①	ヘ　ス	6,6 - ナイロンの発明
②	アボガドロ	分　子　説
③	ボ イ ル	周　期　表
④	ボ ル タ	アンモニアの工業的合成
⑤	アレニウス	電 池 の 発 明

(2) 液体の状態で，分子間に水素結合を生じないものはどれか。二つ選び，イ，ウ に一つずつマークせよ。ただし，解答の順序は問わない。 イ，ウ

① アンモニア　② 水　素　③ フッ化水素
④ 水　⑤ メタン

(3) 誤っているものを二つ選び，エ，オ に一つずつマークせよ。ただし，解答の順序は問わない。 エ，オ

① セシウムはアルカリ金属である。
② ラジウムはアルカリ土類金属である。
③ 炭酸水素ナトリウムに塩酸を加えると二酸化炭素が発生する。
④ 炭酸ナトリウムは水にほとんど溶けない。
⑤ 硫酸バリウムは水によく溶ける。
⑥ 水酸化カルシウムは消石灰ともいわれる。
⑦ ナトリウムはヒトの血液中でイオンとして存在する。

(4) 銅の単体 2.88 g を硫黄と反応させたところ，硫黄との化合物が 3.68 g 得られた。この結果から化合物の組成式 Cu_xS_y を求め，x，y の値を一桁の整数で答えよ。［カ］，［キ］に数値を入れよ。$x =$［カ］，$y =$［キ］

(5) 塩化ナトリウム（式量 a）を m g 含む水溶液が 100 mL ある。この水溶液と同じ濃度の Cl^- を含む塩化バリウム（式量 b）の水溶液を 250 mL つくるには，塩化バリウムは何 g 必要か。適するものを一つ選べ。ただし，塩化ナトリウムと塩化バリウムはともに十分に溶解する範囲内の量とする。［ク］g

① $\dfrac{am}{5b}$　② $\dfrac{4am}{5b}$　③ $\dfrac{am}{20b}$

④ $\dfrac{5bm}{a}$　⑤ $\dfrac{5bm}{2a}$　⑥ $\dfrac{5bm}{4a}$

(6) ある化合物 **A** と化合物 **B** から化合物 **C** が生じる反応を，次の熱化学方程式で示す。この熱化学方程式からわかることはどれか。適するものを一つ選べ。ただし，係数はいずれも 1 とする。［ケ］

$$\mathbf{A} + \mathbf{B} = \mathbf{C} + X\,\text{kJ} \quad (X > 0)$$

① **B** の燃焼熱は $-X$ kJ/mol である。

② この反応は発熱反応である。

③ この反応の活性化エネルギーは X kJ/mol である。

④ 0.5 mol の **C** を **A** と **B** に分解するとき，少なくとも $2X$ kJ の熱を必要とする。

⑤ **C** の生成熱は $-X$ kJ/mol である。

(7) 次の文を読み，問いに答えよ。

濃度がわからない水酸化ナトリウム水溶液と過マンガン酸カリウム水溶液(硫酸酸性)がある。0.100 mol/L に調製したシュウ酸水溶液を用いて，中和滴定により水酸化ナトリウム水溶液の濃度を，酸化還元滴定により過マンガン酸カリウム水溶液の濃度を決定したい。

それぞれの滴定を行った結果，シュウ酸水溶液 2.00 mL に対して，過不足なく反応した水酸化ナトリウム水溶液は 3.88 mL，過マンガン酸カリウム水溶液は 2.65 mL であった。

酸化還元反応では，シュウ酸および過マンガン酸イオンのイオン反応式は次のように表される。

シュウ酸　　$H_2C_2O_4 \rightarrow 2\,CO_2 + 2\,H^+ + 2\,e^-$

過マンガン酸イオン　　$MnO_4^- + 8\,H^+ + 5\,e^- \rightarrow Mn^{2+} + 4\,H_2O$

1) 水酸化ナトリウム水溶液の濃度は何 mol/L か。適するものを一つ選べ。
[コ] mol/L

① 0.0515　② 0.0755　③ 0.103
④ 0.151　⑤ 0.258

2) 過マンガン酸カリウム水溶液の濃度は何 mol/L か。適するものを一つ選べ。[サ] mol/L

① 0.0206　② 0.0302　③ 0.0755
④ 0.0943　⑤ 0.189

(8) 鉄とアルミニウムに共通するのはどれか。一つ選べ。[シ]

① 遷移元素に分類される。
② 酸化物の粉末は白色である。
③ イオンを含む溶液にチオシアン酸カリウム(KSCN)を加えると，溶液の色が血赤色になる。
④ 単体は濃硝酸に対して不動態をつくる。
⑤ 水酸化物に過剰のアンモニア水を加えると，錯イオンを形成し溶ける。

(9) 化合物**A**は，分子量が74で，炭素，水素，酸素のみからなる1価アルコールである。化合物**A**は，不飽和結合，環状構造のいずれももたない。この化合物**A**にはいくつかの構造異性体が考えられる。そのうち酸化するとカルボン酸になるものは何個あるか。数値をいれよ。 ス 個

(10) アセチルサリチル酸(アスピリン)はどれか。一つ選べ。 セ

①
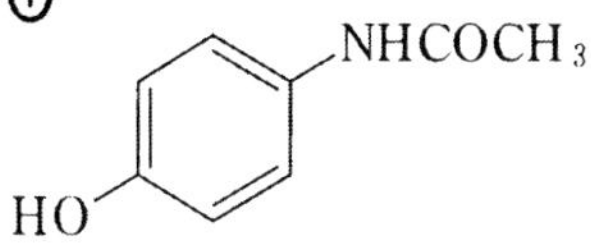

②
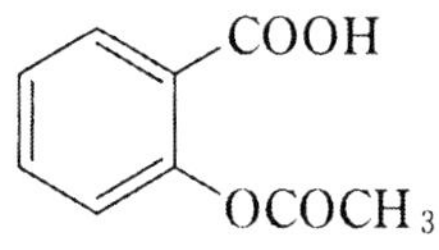

③
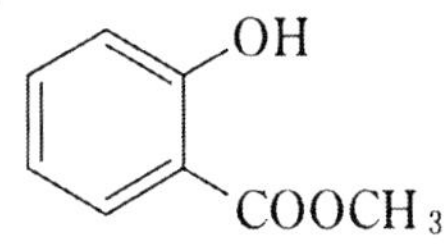

④
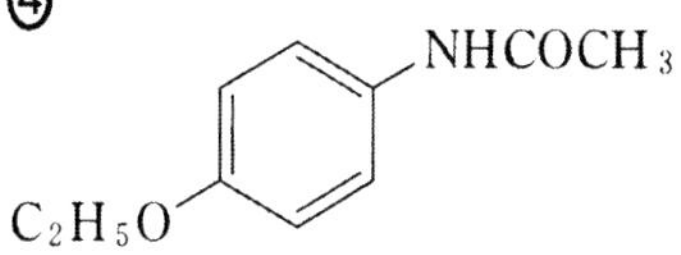

⑤
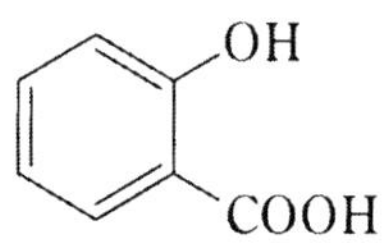

⑥
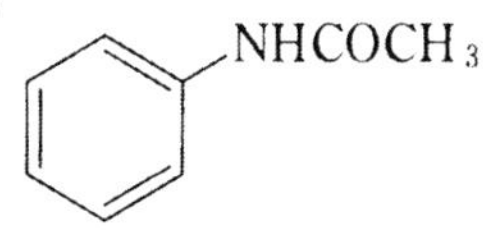

⑾ 次の文を読み，問いに答えよ。

図のような容積が 2.0 L の球 **A** と，8.0 L の球 **B** が連結した装置がある。連結部分の途中にはコックがあり自由に開閉することができる。連結部分の容積は無視できるものとする。

コックを閉めた状態で球 **A** に窒素を 4.0×10^5 Pa，球 **B** にアルゴンを 2.0×10^5 Pa の圧力で注入した。

温度を一定に保った状態でコックを開け，２つの気体を混合した。

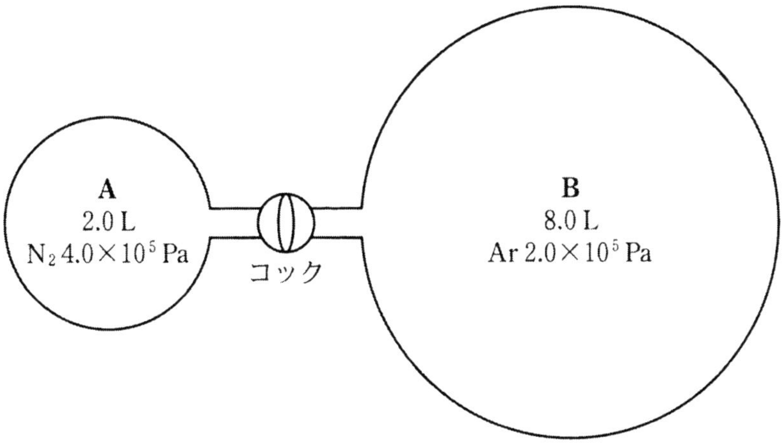

1) 混合気体における窒素の分圧を求めよ。適するものを一つ選べ。 ソ Pa

① 0.4×10^5　② 0.5×10^5　③ 0.8×10^5
④ 1.0×10^5　⑤ 8.0×10^5

2) 混合気体の全圧を求めよ。適するものを一つ選べ。 タ Pa

① 0.2×10^5　② 0.8×10^5　③ 1.6×10^5
④ 2.4×10^5　⑤ 9.6×10^5

⑿ 次の文章を読み，下線部1）～4）に関する問いに答えよ。

油脂はグリセリンに3分子の脂肪酸が1）結合したものである。この脂肪酸には，1分子中の炭素原子数が12個のラウリン酸，16個のパルミチン酸，2）18個のステアリン酸，オレイン酸，リノール酸，リノレン酸などがある。脂肪酸の融点は，分子中の炭素数が同じであれば，分子中に含まれる炭素原子間の二重結合の数が多いほど低い。また，油脂の融点は，油脂を構成する脂肪酸の融点の影響を受け，分子中に含まれる二重結合が多いほど低くなる。ラウリン酸，パルミチン酸，ステアリン酸は炭素原子間に二重結合をもたない飽和脂肪酸である。不飽和脂肪酸における炭素原子間の二重結合の数は，オレイン酸では1，リノール酸では2，リノレン酸では3である。なお，これらの脂肪酸に含まれる炭素原子間の二重結合はシス形である。

上記の脂肪酸のうち，複数の二重結合をもつ脂肪酸は，ヒトの体内で合成できないため，食物からの摂取が必要であり，それらは3）必須脂肪酸と呼ばれる。

動植物の油脂に含まれる脂肪酸の組成は，それらの生育環境によって大きく異なる。パーム油は，気温の高いインドネシアやマレーシアで多く栽培されているヤシ科の植物から得られる油脂である。その構成脂肪酸の約半分は飽和脂肪酸であり，日本の冬季のような低温になると固まってしまう。4）大豆油やコーン油は，北米など冬季に寒冷な気候になる地域でも栽培されるダイズやトウモロコシから得られる油脂である。これらは，リノール酸など複数の二重結合をもつ不飽和脂肪酸を多く含み，室温では固まりにくい。

ウシやブタの食肉部分に含まれる油脂のほとんどは飽和脂肪酸からなる。牛肉を食べた後，食器に残った油脂が固まっているのが観察されるのはこのためである。一方，サバの油脂は不飽和脂肪酸を多く含むため，室温では固まりにくい。

1）この結合は何か。一つ選べ。 チ

① エステル結合　② ペプチド結合　③ エーテル結合
④ アミド結合　⑤ グリコシド結合

2）ステアリン酸，オレイン酸，リノール酸，リノレン酸に関する記述で正しいのはどれか。一つ選べ。 ツ

① リノール酸を多く含む油脂の融点は約 50 ℃ である。
② 4 種の脂肪酸を比較するとリノレン酸の融点が最も低い。
③ オレイン酸では，炭素原子間の二重結合はトランス形である。
④ ステアリン酸は，サバの油脂を構成する脂肪酸の大半を占める。
⑤ ステアリン酸とオレイン酸の 1 分子中に含まれる水素原子の数は等しい。

3）次の油脂のうちで，必須脂肪酸を最も多く含むのはどれか。一つ選べ。 テ

① 牛　脂　② 大豆油　③ パーム油　④ 豚　脂

4）大豆油やコーン油に，水素を人工的に付加して利用することがある。このことに関して正しいのはどれか。一つ選べ。 ト

① 水素を付加すると融点が低くなる。
② 水素を付加するとセッケンが得られる。
③ 付加される水素に比例して炭素の数が増える。
④ 水素を付加するとき，ニッケルなどの触媒を用いる。
⑤ 水素の付加に伴い，分子内の二重結合の数が増える。

生 物

問題

26年度

1 Ⅰ～Ⅶに答えよ。

Ⅰ 生物の体のしくみや生命現象について，問 1 に答えよ。

問 1 次の ア ～ ケ はそれぞれ何について述べたものか。用語欄から最も適当なものを一つずつ選べ。

ア 細胞どうしが集団をつくり，一つの個体のようにみえる。

イ 細胞内を葉緑体が一定方向に動いている。

ウ 赤色花と白色花の純系どうしを交雑すると，F_1 はすべて桃色花になる。

エ 低温になることで花芽形成が促進される。

オ 局所生体染色法により，胚の各部がどのような器官に分化するかが明らかになる。

カ 黄体色どうしの交配では，子は常に黄体色：黒体色＝2：1になり，黒体色どうしの交配では，黒体色の子だけが生まれる。

キ 雄は雌の分泌するにおいに引き寄せられる。

ク ふつうの染色体の約 200 倍の大きさがある。

ケ 食物となる小動物や外敵の接近に反応して放電を行う。

ア ～ ケ の用語欄

① 光周性	② 不完全優性	③ 春　化	④ 原形質流動
⑤ 傾　性	⑥ 細胞群体	⑦ だ腺染色体	⑧ 効果器
⑨ 走　性	⓪ 致死遺伝	⊕ 予定運命図	

Ⅱ 減数分裂と配偶子形成について，問１～４に答えよ。

問１ 減数分裂において，事象Ａ～Ｃとそれらが観察される時期の組み合わせとして正しいのはどれか。最も適当なものを一つ選べ。 コ

事象Ａ：相同染色体が対合する。

事象Ｂ：染色体が複製される。

事象Ｃ：二価染色体が対合面で二つに分かれる。

	事象Ａ	事象Ｂ	事象Ｃ
①	第一分裂の前期	第一分裂前の間期と第二分裂前の間期	第一分裂の後期
②	第一分裂の前期	第一分裂前の間期と第二分裂前の間期	第二分裂の後期
③	第一分裂の前期	第一分裂前の間期のみ	第一分裂の後期
④	第一分裂の前期	第一分裂前の間期のみ	第二分裂の後期
⑤	第一分裂の中期	第一分裂前の間期と第二分裂前の間期	第一分裂の後期
⑥	第一分裂の中期	第一分裂前の間期と第二分裂前の間期	第二分裂の後期
⑦	第一分裂の中期	第一分裂前の間期のみ	第一分裂の後期
⑧	第一分裂の中期	第一分裂前の間期のみ	第二分裂の後期

問２ 遺伝子型がQqの個体が卵を形成するとき，第一極体の遺伝子型がＱであった場合，生じる卵の遺伝子型はどのようになるか。最も適当なものを一つ選べ。 サ

① Q：q＝1：1　② Q：q＝2：1　③ Q：q＝3：1

④ Q：q＝1：2　⑤ Q：q＝1：3　⑥ Qのみ

⑦ qのみ

問 3 精子が形成される過程で生じる一次精母細胞，二次精母細胞，精細胞，精子の核相について，正しい組み合わせはどれか。最も適当なものを一つ選べ。 シ

	一次精母細胞	二次精母細胞	精細胞	精　子
①	4 n	2 n	2 n	n
②	4 n	2 n	n	n
③	2 n	2 n	2 n	n
④	2 n	2 n	n	n
⑤	2 n	n	2 n	n
⑥	2 n	n	n	n

問 4 ヒトの精子の構造を図 1 に示す。A～Cの部分について述べた文のうち，正しいのはどれか。最も適当なものを一つ選べ。 ス

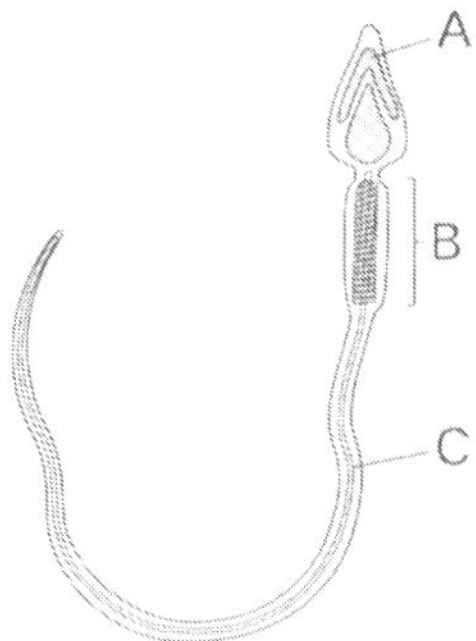

図 1

① Aは先体で，精細胞の中心体が集まったものであり，べん毛運動に必要なエネルギーをつくる。
② Aは先体で，精細胞のゴルジ体が変化してできる。
③ Bは中片で，ミトコンドリアが集まっており，繊毛運動に必要なエネルギーをつくる。
④ Bは中片で，精細胞の中心体に由来し，受精の際に精核と卵核の融合を促進する。
⑤ Cはべん毛で，ミトコンドリアが変化してできる。
⑥ Cは繊毛で，中心体から形成され，先体のミトコンドリアからエネルギーが供給される。

Ⅲ　心臓について，問 1 ～ 3 に答えよ。

問 1　ヒトの心臓の断面を図 1 に示す。文中の(　X　)と(　Y　)に当てはまる記号と用語の正しい組み合わせはどれか。最も適当なものを一つ選べ。 セ

肺に送り出される血液が流れるのは，図の血管(　X　)であり，酸素を多く含んだ血液があるのは(　Y　)である。

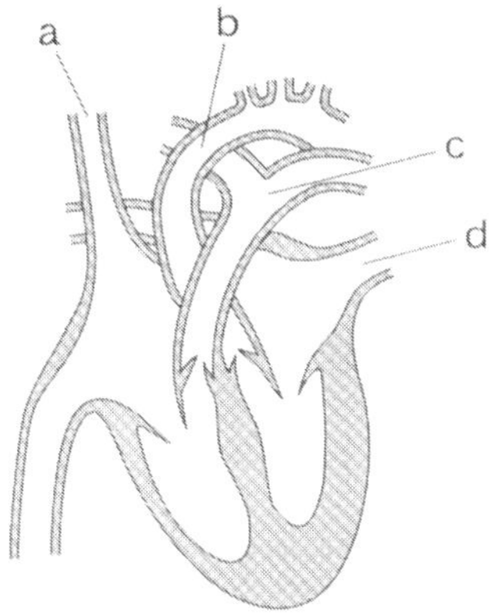

図 1

	①	②	③	④
(　X　)	a	a	b	b
(　Y　)	左心室	右心室	左心室	右心室

	⑤	⑥	⑦	⑧
(　X　)	c	c	d	d
(　Y　)	左心室	右心室	左心室	右心室

問 2　心臓の拍動リズムを調節している自律神経と，その末端から放出される化学物質，その物質による心臓の拍動への作用の組み合わせで正しいのはどれか。最も適当なものを二つ選び，ソに二つマークせよ。

	自律神経	化学物質	心臓の拍動への作用
①	交感神経	アセチルコリン	抑　制
②	交感神経	アセチルコリン	促　進
③	交感神経	ノルアドレナリン	抑　制
④	交感神経	ノルアドレナリン	促　進
⑤	副交感神経	アセチルコリン	抑　制
⑥	副交感神経	アセチルコリン	促　進
⑦	副交感神経	ノルアドレナリン	抑　制
⑧	副交感神経	ノルアドレナリン	促　進

問 3　カエルの心臓を用いて，自律神経の末端から分泌された化学物質が心臓の拍動を調節することを明らかにしたのはだれか。最も適当なものを一つ選べ。タ

① フレミング　② レーウィ　③ ホジキン
④ フォークト　⑤ ハクスリー　⑥ カハール
⑦ ゴルジ　⑧ シュペーマン

Ⅳ DNA の複製について，問 1 ～ 4 に答えよ。

大腸菌は，糖のほかに窒素源として塩化アンモニウム(NH_4Cl)を与えることで培養できる。窒素の同位体 ^{15}N はふつうの窒素 ^{14}N よりも質量が大きいので，質量の違いによって区別することができる。

遠心管に塩化セシウム(CsCl)溶液を入れ，高速回転による遠心力を加えると，遠心管の底に向かって塩化セシウムの密度勾配ができる(図 1)。DNA 分子を塩化セシウム溶液中で長時間遠心分離すると，DNA 分子は塩化セシウム溶液にできる密度勾配の中で同じ密度になる部分に集まり，バンドができる(密度勾配遠心法)。

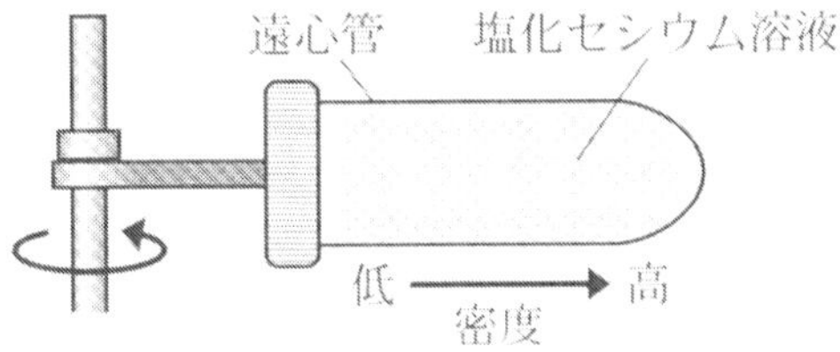

図 1

実験 1 ：大腸菌を ^{14}N を含む培地(^{14}N 培地)で何世代も培養したのち，DNA を抽出し密度勾配遠心法によりその比重を調べた。

実験 2 ：大腸菌を ^{15}N を含む培地(^{15}N 培地)で何世代も培養したのち，DNA を抽出し密度勾配遠心法によりその比重を調べた。

実験 3 ：実験 2 で何世代も培養した大腸菌を，^{14}N 培地に移して増殖させた。一回分裂後の大腸菌から DNA を抽出し，密度勾配遠心法によりその比重を調べた。

実験 4 ：実験 2 で何世代も培養した大腸菌を，^{14}N 培地に移して増殖させた。二回分裂後の大腸菌から DNA を抽出し，密度勾配遠心法によりその比重を調べた。

実験 5 ：実験 2 で何世代も培養した大腸菌を，^{14}N 培地に移して増殖させた。5 回分裂後の大腸菌から DNA を抽出し，密度勾配遠心法によりその比重を調べた。

結果 1 ：実験 1 の結果，(X)の位置にのみバンドが観察された(図 2 の a)。

結果 2 ：実験 2 の結果，(Z)の位置にのみバンドが観察された(図 2 の b)。

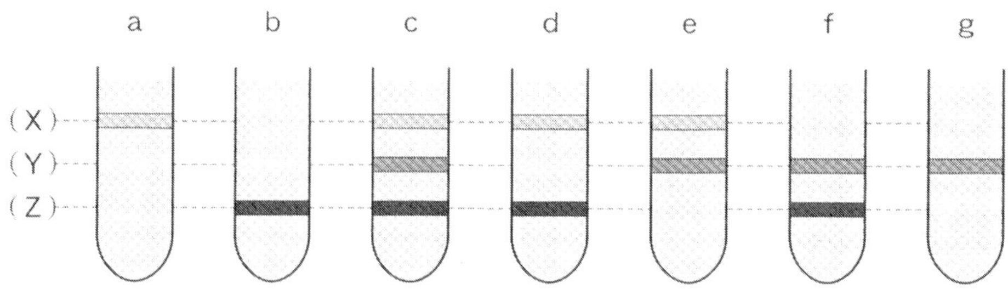

図 2

問 1　実験 3 の結果を示すものはどれか。最も適当なものを一つ選べ。 チ

① a　② b　③ c　④ d
⑤ e　⑥ f　⑦ g

問 2　実験 4 の結果を示すものはどれか。最も適当なものを一つ選べ。 ツ

① a　② b　③ c　④ d
⑤ e　⑥ f　⑦ g

問 3　実験 5 の結果，二つのバンドが観察された。この二つのバンドに含まれる DNA 分子数の比はどれか。最も適当なものを一つ選べ。 テ

	X : Y : Z		X : Y : Z		X : Y : Z
①	0 : 1 : 3	②	0 : 1 : 7	③	0 : 1 : 15
④	1 : 3 : 0	⑤	1 : 7 : 0	⑥	1 : 15 : 0
⑦	3 : 0 : 1	⑧	3 : 1 : 0	⑨	7 : 0 : 1
⓪	7 : 1 : 0	⊕	15 : 0 : 1	⊖	15 : 1 : 0

問 4　このような実験を行い，1958 年に DNA の複製様式を明らかにしたのはだれか。最も適当なものを二つ選び， ト に二つマークせよ。

① アベリー　② チェイス　③ ハーシー
④ ワトソン　⑤ メセルソン　⑥ クリック
⑦ スタール　⑧ シャルガフ　⑨ グリフィス

V　遺伝子の発現とホルモンについて，問 1 に答えよ。

　ショウジョウバエの幼虫にエクジソンを注射すると，だ腺染色体の特定の部分にパフが出現する。パフの部分では，遺伝子が活発に発現していて伝令 RNA が盛んに合成されている。エクジソンは前胸腺から分泌されるホルモンで，幼虫からさなぎへの変態を促進する。エクジソンとパフの出現の関係を調べるため実験 1 ～ 3 を行った。図 1 ～ 3 はそれぞれの実験結果を示す。

実験 1 ：ショウジョウバエの幼虫から取り出しただ腺にエクジソンを投与し，パフの出現と消失のパターンを観察した。パフ A はエクジソンを投与する前から見られていた。パフ B はエクジソン投与後数分以内に現れ，パフ C は投与後 5 時間ころから出現した。観察中は，エクジソン濃度を一定に保った(図 1)。

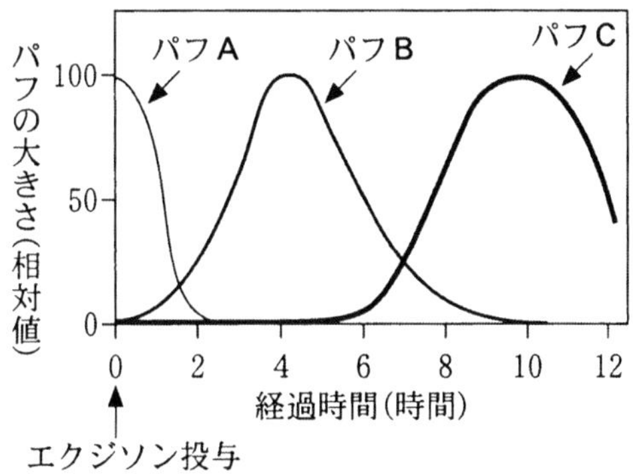

図 1

実験 2 ：タンパク質の合成を妨げる薬品(タンパク質合成阻害剤)とエクジソンを同時に投与した。この条件では，パフ B の大きさは元に戻らず，パフ C は出現しなかった(図 2)。

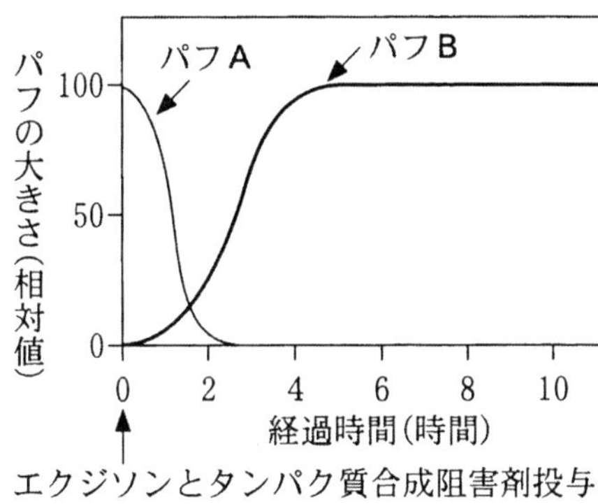

図 2

実験3：エクジソンを2時間投与した後，洗い流した。この条件では，パフBはすみやかに元の大きさに戻り，パフCの出現が早まった（図3）。

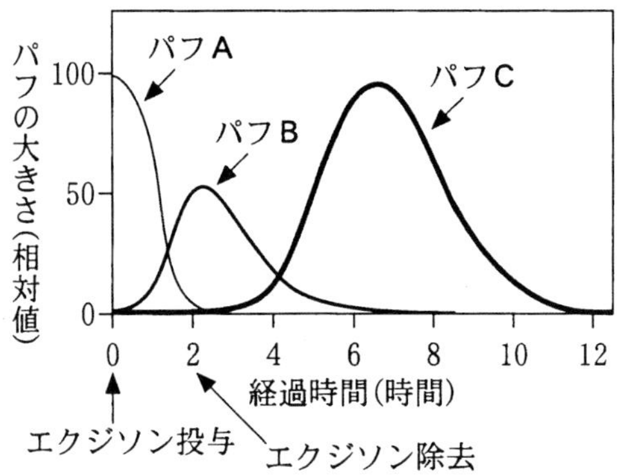

図3

問1　実験2と実験3の考察として正しいのはどれか。最も適当な組み合わせを一つ選べ。ナ

実験2の考察

a：パフAの領域にある遺伝子の転写は，タンパク質合成阻害剤の影響を受ける。

b：パフBの領域にある遺伝子がコードするタンパク質が，パフCの出現に関係している。

c：パフCを形成するには，新たなタンパク質の合成は必要ない。

実験3の考察

d：エクジソンは，パフBの領域にある遺伝子の発現を維持するのに必要である。

e：エクジソンがあると，パフBの領域にある遺伝子の発現は抑制される。

f：エクジソンには，パフCの出現を早める作用がある。

① aとd	② aとe	③ aとf
④ bとd	⑤ bとe	⑥ bとf
⑦ cとd	⑧ cとe	⑨ cとf

Ⅵ 分類について，問 1 ～ 3 に答えよ。

問 1 後生動物の系統とその特徴と動物名の組み合わせで誤っているものはどれか。最も適当なものを一つ選べ。 ニ

① 旧口動物 ―― 原体腔 ―― センチュウ
② 旧口動物 ―― 原体腔 ―― プラナリア
③ 旧口動物 ―― 真体腔 ―― イカ
④ 旧口動物 ―― 真体腔 ―― バッタ
⑤ 新口動物 ―― 真体腔 ―― ミミズ
⑥ 新口動物 ―― 真体腔 ―― ナメクジウオ
⑦ 新口動物 ―― 真体腔 ―― ウニ

問 2 植物の繁殖方法と植物名とその特徴の組み合わせで誤っているものはどれか。最も適当なものを一つ選べ。 ヌ

① 胞子で繁殖 ―― ワラビ ―― 仮道管あり
② 胞子で繁殖 ―― ツノゴケ ―― 維管束なし
③ 胞子で繁殖 ―― ゼニゴケ ―― 維管束なし
④ 種子で繁殖 ―― ヒカゲノカズラ ―― 仮道管あり
⑤ 種子で繁殖 ―― ホウセンカ ―― 道管あり
⑥ 種子で繁殖 ―― マツ ―― 道管あり
⑦ 種子で繁殖 ―― ユリ ―― 道管あり

問 3 藻類とそれが含む光合成色素の組み合わせで正しいものはどれか。最も適当なものを一つ選べ。 ネ

① ユーグレナ藻 ―― クロロフィル a のみ
② ユーグレナ藻 ―― クロロフィル a と b
③ ユーグレナ藻 ―― クロロフィル c のみ
④ ケイ藻 ―― クロロフィル a のみ
⑤ ケイ藻 ―― クロロフィル a と b
⑥ ケイ藻 ―― クロロフィル b と c
⑦ シャジクモ藻 ―― クロロフィル a のみ
⑧ シャジクモ藻 ―― クロロフィル a と c
⑨ シャジクモ藻 ―― クロロフィル b のみ
⓪ 褐藻 ―― クロロフィル a のみ
⊕ 褐藻 ―― クロロフィル a と b
⊖ 褐藻 ―― クロロフィル c のみ

Ⅶ 個体群について，問 1 ～ 3 に答えよ。

問 1　3 種類の動物の生存曲線(A，B，C)を図 1 に示す。動物名と生存曲線の正しい組み合わせはどれか。最も適当なものを一つ選べ。 ノ

	A	B	C
①	オオカミ	トカゲ	ウニ
②	オオカミ	ウニ	トカゲ
③	トカゲ	ウニ	オオカミ
④	トカゲ	オオカミ	ウニ
⑤	ウニ	トカゲ	オオカミ
⑥	ウニ	オオカミ	トカゲ

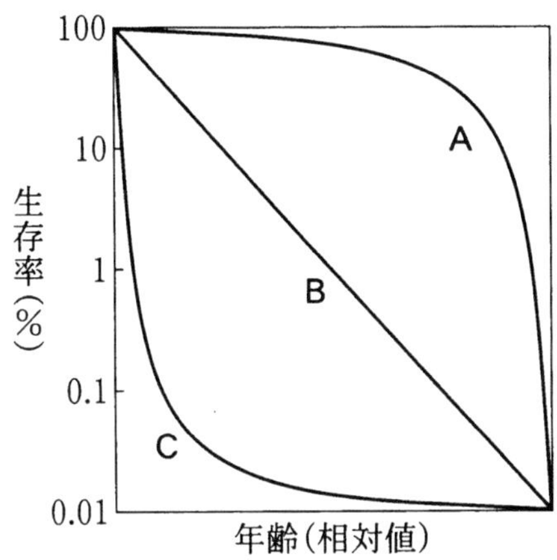

図 1

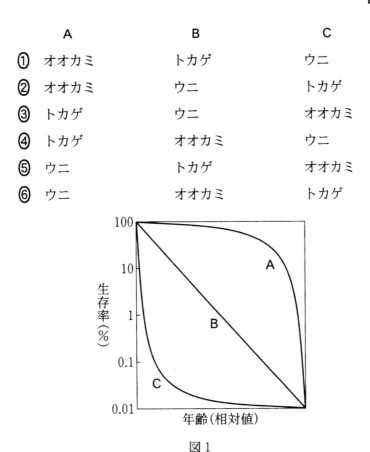

問 2　老齢型を示す齢ピラミッドはどれか。最も適当なものを一つ選べ。 ハ

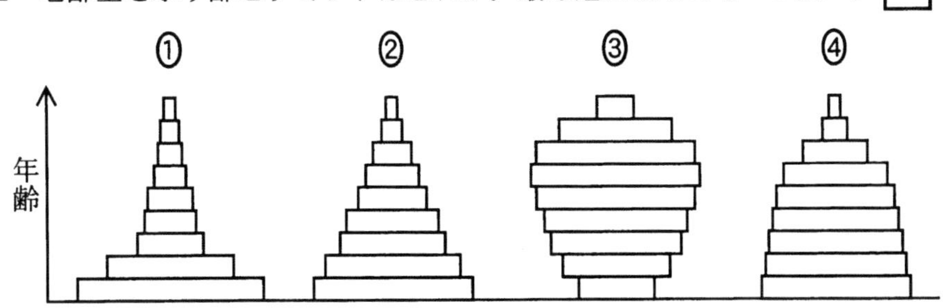

問 3　動物個体群の成長を抑制する要因がない場合の個体数の変化を示す図はどれか。最も適当なものを一つ選べ。 ヒ

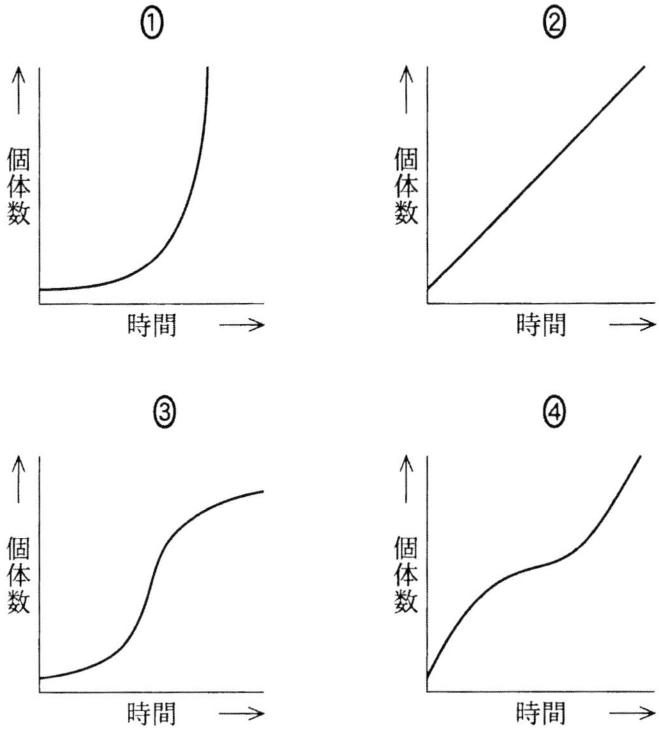

2 Ⅰ～Ⅴに答えよ。

Ⅰ DNAの抽出について，問1に答えよ。

問1 冷凍したニワトリの肝臓からDNAを抽出するために，a～hの手順で実験を行った。(1)，(2)に答えよ。

a：冷凍したニワトリの肝臓(20 g)をすりおろす。

b：トリプシン液を約30 mℓ加えて，乳鉢中で肝臓をすりつぶす。

c：食塩水を約40 mℓ加えて軽く混ぜる。

d：ビーカーに移して100 ℃で5分間煮沸する。

e：ガーゼを4枚重ねたものでろ過し，ろ液をよく冷却する。

f：冷エタノールを静かに加え，ガラス棒でかき混ぜる。

g：ガラス棒に巻きついたものが粗DNAなので，それを別のビーカーにとる。

h：粗DNAをガラス棒で押さえながらビーカーを傾け，エタノールを取り除く。

(1) a～dおよびfの操作の目的として正しいのはどれか。最も適当なものを一つずつ選べ。

a：[ア] b：[イ] c：[ウ] d：[エ] f：[オ]

① 細胞を破壊する。
② DNAを繊維状にする。
③ DNAを溶かす。
④ DNAを沈殿させる。
⑤ タンパク質を分解する。
⑥ タンパク質を凝固させる。

(2) DNAを精製するためには，a～hのうちどこからどこまでの操作をくり返す必要があるか。最も適当なものを一つずつ選び，**カ**に二つマークせよ。

① a　② b　③ c　④ d
⑤ e　⑥ f　⑦ g　⑧ h

Ⅱ　細胞の構造について，問1，2に答えよ。同じものを何度選んでもよい。

問1　細胞呼吸に関係する酵素が働く場所はどこか。用語欄から最も適当なものを二つ選び，**キ**に二つマークせよ。

問2　細菌に一般に存在する構造はどれか。用語欄から最も適当なものを二つ選び，**ク**に二つマークせよ。

キと**ク**の用語欄

① 核　② 細胞壁　③ 中心体　④ 細胞質基質
⑤ ミトコンドリア　⑥ 葉緑体　⑦ 液　胞　⑧ ゴルジ体

Ⅲ 遺伝について，問 1 に答えよ。

ある家系における病気の遺伝を図 1 に示す。第一世代の個体 1 と第二世代の個体 1 と 6 は，この病気の原因となる遺伝子をもっていない(保因者ではない)ことがわかっている。

問 1 この家系図から，(1)病気の原因となる遺伝子は優性か，劣性か，また，(2)原因となる遺伝子は常染色体上にあるか，あるいは X 染色体上にあるかについて，正しい組み合わせはどれか。最も適当なものを一つ選べ。 ケ

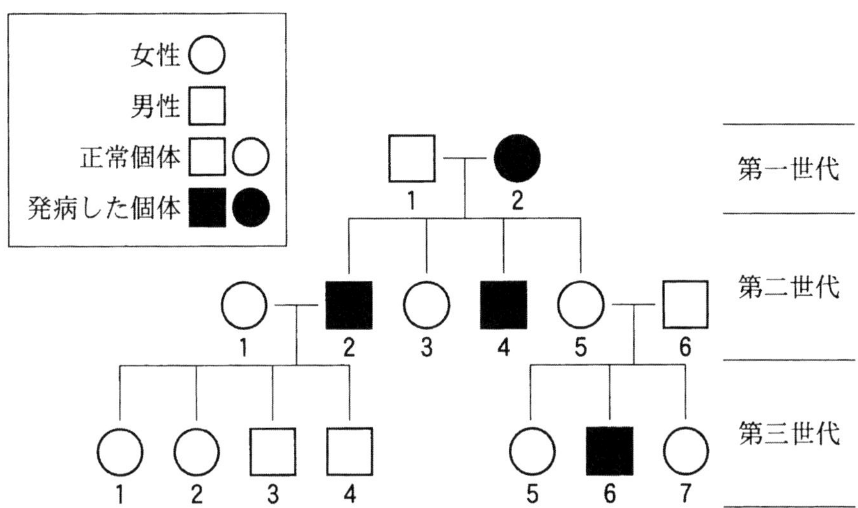

図 1

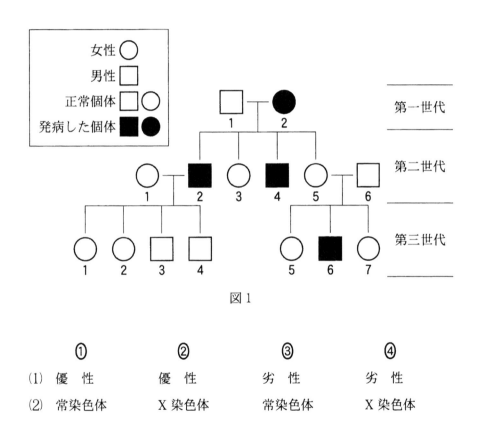

	①	②	③	④
(1)	優 性	優 性	劣 性	劣 性
(2)	常染色体	X 染色体	常染色体	X 染色体

Ⅳ 酵素反応について，問 1 ～ 5 に答えよ。

酵素反応について以下の実験を行った。この実験では，酵素および無機触媒の活性はどの温度条件下でも安定とする。

手順 1 ：A，B，C，D，E，F，G，H，I，J の 10 本の試験管を用意して，試験管 A ～ F，H ～ J には 3 % 過酸化水素水 5 mℓ，試験管 G には 3 % 食塩水 5 mℓ を入れた。

手順 2 ：試験管 A と H には酸化マンガン(Ⅳ) 1.0 g，試験管 B，G，I にはブタの肝臓片 1.0 g，試験管 C にはブタの肝臓片 2.0 g，試験管 D には石英砂 1.0 g，試験管 E には煮沸した酸化マンガン(Ⅳ) 1.0 g，試験管 F には煮沸したブタの肝臓片 1.0 g をそれぞれ加えた。試験管 J には何も加えなかった。

手順 3 ：試験管 A ～ G は 25 ℃，試験管 H ～ J は 4 ℃ に保ち，それぞれの温度条件下で各試験管内の気泡の発生を観察した。

問 1 試験管 A では気泡の発生が見られた。この気泡は何か。また，このときの化学反応式はどれか。それぞれ最も適当なものを一つ選べ。

気泡：コ

① H_2　② CO_2　③ O_2　④ N_2　⑤ H_2O

化学反応式：サ

① $H_2O_2 \rightarrow H_2O + O_2$

② $H_2O_2 + MnO_2 \rightarrow Mn(OH)_2 + O_2$

③ $H_2O_2 + MnCO_3 \rightarrow Mn(OH)_2 + CO_2$

④ $2H_2O_2 \rightarrow 2H_2O + O_2$

⑤ $2H_2O_2 \rightarrow 2H_2 + 2O_2$

⑥ $H_2O_2 + MnN_2 \rightarrow N_2 + MnO_2 + H_2$

問 2　試験管 I と J では気泡の発生が見られなかった。これら以外に気泡の発生が見られない試験管は何本か。最も適当なものを一つ選べ。 シ 本

① 1　② 2　③ 3　④ 4
⑤ 5　⑥ 6　⑦ 7　⑧ 8

問 3　温度が酵素のはたらきに影響することを調べるためには，どの試験管を比べたらよいか。最も適当なものを一つ選べ。 ス

① A と H　② A と I　③ B と F
④ B と H　⑤ B と I

問 4　酵素の基質特異性を調べるためには，どの試験管を比べたらよいか。最も適当なものを一つ選べ。 セ

① B と G　② B と J　③ D と H
④ E と I　⑤ F と I

問 5　図 1 は試験管 A と B の試験管内の反応の，反応時間と発生した気体の量の関係を示したものである。(1)，(2) に答えよ。

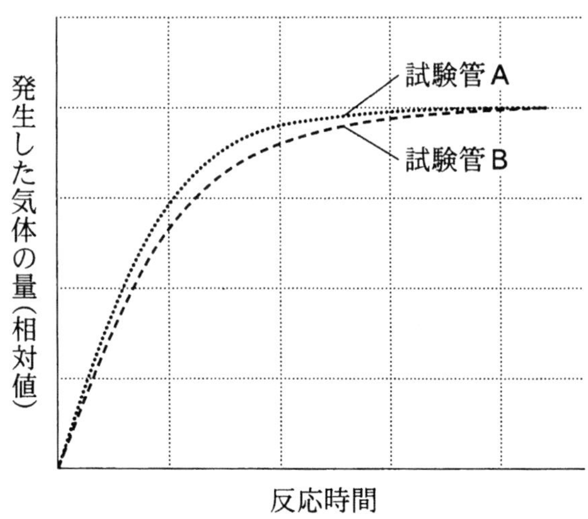

図 1

(1) 図 1 に試験管 C の反応を書き加えた図として最も適当なものを一つ選べ。 ソ

①

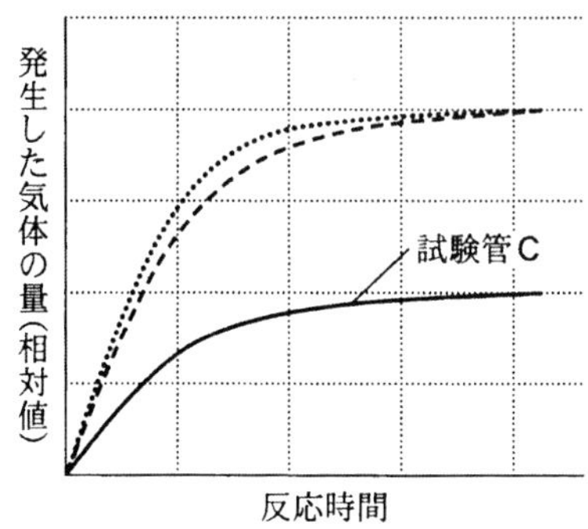

②

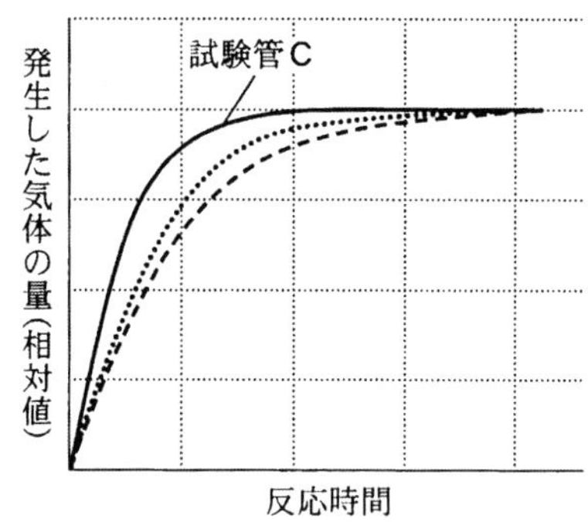

③

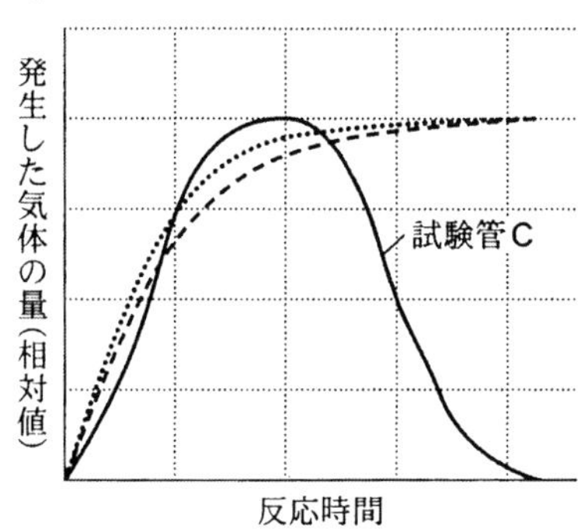

④

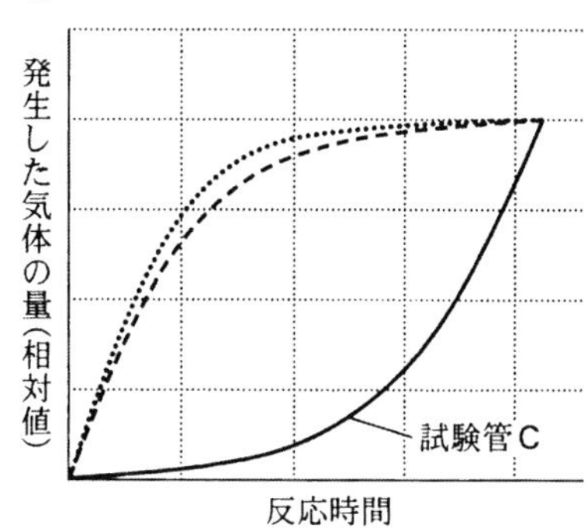

⑤

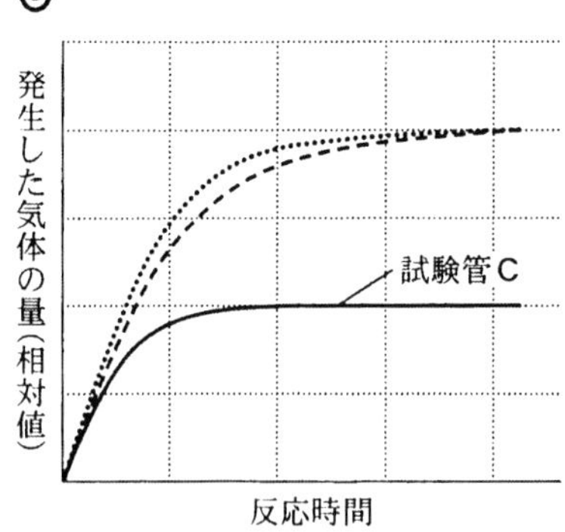

(2) 図 1 の試験管 B の反応における，酵素−基質複合体の濃度変化を表したグラフとして最も適当なものを一つ選べ。 **タ**

①

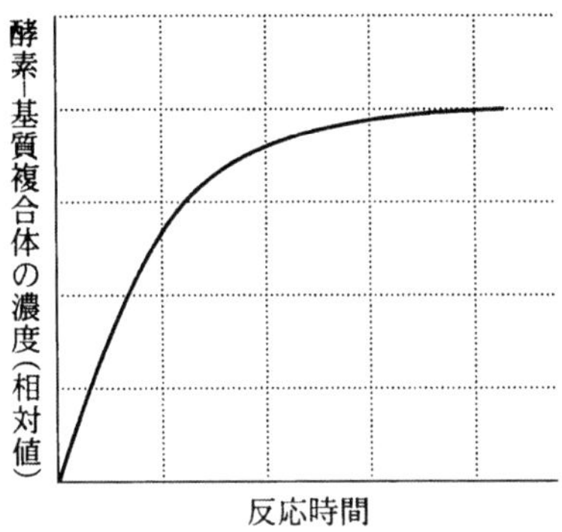

②

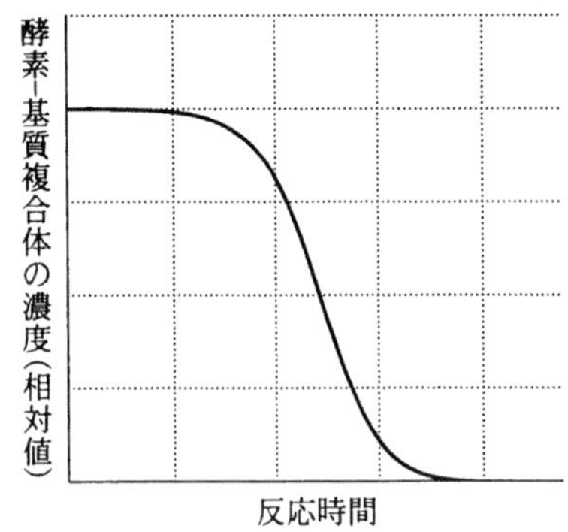

③

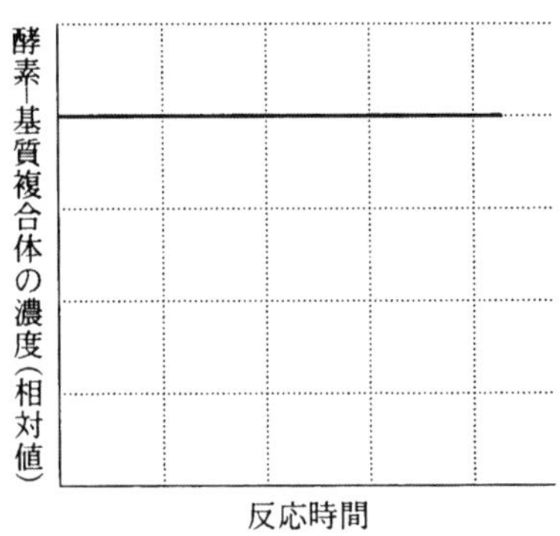

④

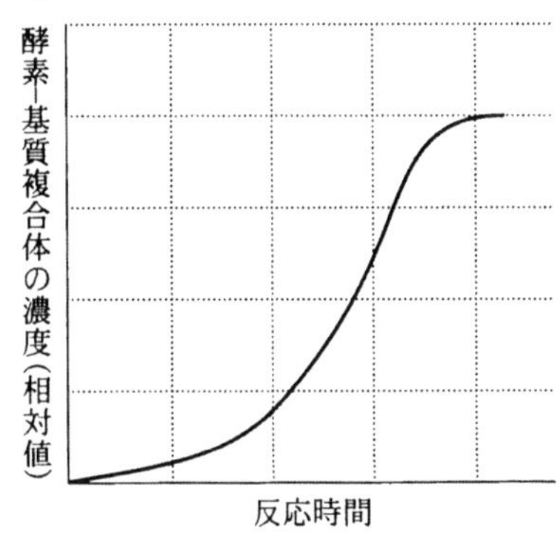

⑤

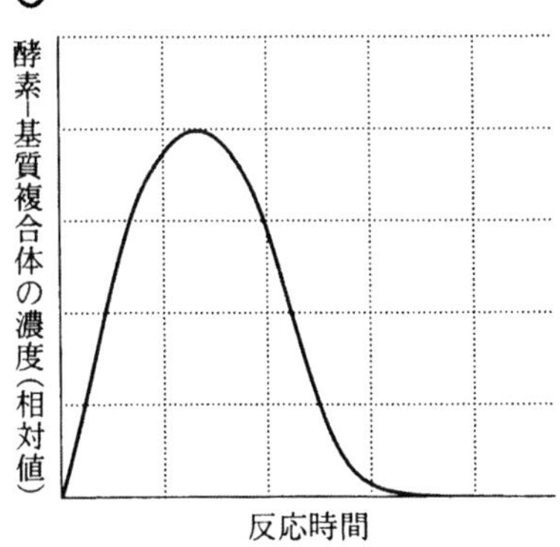

V 生態系について，問 1 ～ 7 に答えよ。

問 1 生態系を流れるエネルギーの主な源はどれか。最も適当なものを一つ選べ。 チ

① 化学エネルギー ② 熱エネルギー ③ 光エネルギー
④ 運動エネルギー ⑤ 電気エネルギー

問 2 二酸化炭素(CO_2)は，体積で大気の約何％を占めるか。最も適当なものを一つ選べ。 ツ

① 0.001 ％ ② 0.004 ％ ③ 0.01 ％ ④ 0.04 ％
⑤ 0.1 ％ ⑥ 0.4 ％ ⑦ 1 ％ ⑧ 4 ％

問 3 次の化合物のうち窒素を<u>含まない</u>ものはどれか。最も適当なものを一つ選べ。 テ

① アスパラギン酸 ② DNA ③ ピルビン酸
④ クロロフィル ⑤ ATP ⑥ ヘモグロビン
⑦ ヒストン

問 4 食物連鎖の流れとして<u>誤っている</u>ものはどれか。最も適当なものを一つ選べ。 ト

① 草本 → バッタ → クモ → 小型の鳥類 → タカ
② 草本 → 捕食性のダニ → 吸汁性のダニ → 小型の鳥類 → タカ
③ ケイ藻類 → 小型の甲殻類 → 小型の魚類 → イルカ
④ ベン毛藻類 → 小型の甲殻類 → 小型の魚類 → シャチ
⑤ 腐植物 → ミミズ → モグラ → フクロウ

問 5　植物群落の遷移について誤っているものはどれか。最も適当なものを一つ選べ。 ナ

① 一次遷移が起きる基盤は水を保つ力が弱い。

② 一次遷移の際，反作用によって土壌ができる。

③ 崩壊地や土砂の堆積地は一次遷移の出発点となる。

④ 鉱山の廃土の堆積地は二次遷移の出発点となる。

⑤ 二次遷移の進行速度は一次遷移のものよりも大きい。

問 6　植物群落の群系とその分布地域の正しい組み合わせはどれか。最も適当なものを一つ選べ。 ニ

① 雨緑樹林 ――― 多雨の温帯南部

② 硬葉樹林 ――― 夏に乾燥する温帯

③ 照葉樹林 ――― 乾期のある熱帯や亜熱帯

④ 夏緑樹林 ――― 多雨の熱帯

⑤ 針葉樹林 ――― 多雨の温帯北部

問 7　二つの湖(AとB)で夏期に水深別の溶存酸素量を測定し，図1の結果を得た。この結果から二つの湖の特徴を正しく表したものの組み合わせはどれか。最も適当なものを一つ選べ。 ヌ

a　透明度はA湖がB湖より高い。

b　透明度はA湖がB湖より低い。

c　単位容積当たりの一次生産力はA湖がB湖より高い。

d　単位容積当たりの一次生産力はA湖がB湖より低い。

e　単位容積当たりの水中のリンや窒素の総量はA湖がB湖より多い。

f　単位容積当たりの水中のリンや窒素の総量はA湖がB湖より少ない。

① a，c，e　② a，c，f　③ a，d，e
④ a，d，f　⑤ b，c，e　⑥ b，c，f
⑦ b，d，e　⑧ b，d，f

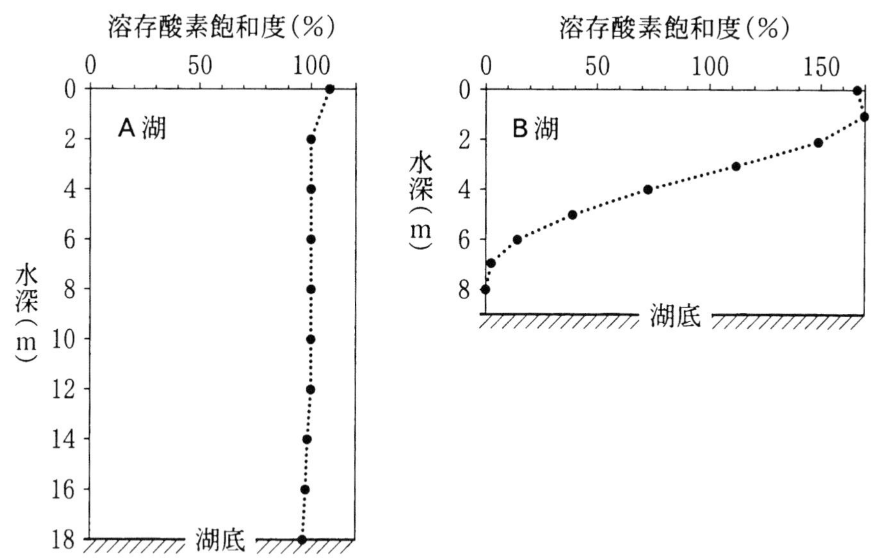

図1

英 語

解答

26年度

I

(1) a (2) a (3) c (4) c (5) c

〔出題者が求めたポイント〕

［英文の意味と解法のヒント］

問 1. その事故は彼から視力を奪った。
deprive (人) of ～:「(人)から～を奪う」

問 2. 彼女は美しくて賢くて、とりわけいいことに、誰にでも優しい。
what is ～:挿入節を導いて「～であることに」

問 3. このサービスには全く料金がかかりません。
サービスの「料金」は charge

問 4. 彼の協力があれば、もっと早く仕事を終えることができるだろう。
enable (人) to do:「(人)に～することを可能にさせる」

問 5. 足を組んで座ってはいけません。
「足を組んで」は with one's legs crossed

II

〔解答〕

(6) c (7) b (8) d (9) a
(10) b (11) c (12) d (13) c

〔全訳〕

医師が人に末期の病気であることを告げるとき、その人の時間についての感情は激しいものになる。突然、人は、命が十分にないことを恐れる。ここにもうひとつの命の矛盾がある。抽象から現実に移って初めて、あなたは自分の時間が限られているとわかるのである。だが、医師は、ある人が余命6ヶ月だといつ本当にわかるのだろうか。平均寿命についてあなたが(6)何を知っていようと、いつ死ぬのかを知ることはできない。あなたは知らないという現実と格闘しなければならない。時々教訓が明らかになることがある。人生の淵に(7)立つと、あなたはどのくらいの時間が残っているのか知りたいと思うだろうが、それは決して知ることはないことに気づく。私たちは他の人たちの生死を見て、人々が天寿を(8)全うせずに死んだと言うことがよくある。私たちは彼らの人生が未完成だと感じるのだが、完全な人生の要件はふたつしかない。それは、誕生と死である。実際、人が95歳まで生きて偉大な人生を送ったの(9)でなければ、私たちが人生を完全であると断言することはめったにない。それ以外では、私たちは死を早すぎると宣言する。

ベートーヴェンは死んだとき「たったの」57歳だったが、彼の業績はとてつもないものだった。ジャンヌダルクは命が奪われたとき、20歳にさえなっていなかったが、今日でも思い出され尊敬される。ジョン・F・ケネディ・Jr.は、彼の妻も義理の妹も同じく、(10)死んだのは38歳のときだった。彼は選挙オフィスを持つことは決してなかったが、多くのアメリカ大統領以上に愛された。これらの命は未完だったのだろうか。この疑問は私たちを、人生の腕時計の概念へと連れ戻す。(11)この時計によってすべてが人工的に計測し判断されるのである。だが、私たちには、他の人たちがどんな教訓を学ぶことになるのかはわからないし、どんな人になるのか、どれくらいの時間を持つことになっているのかわからない。受け入れるのは難しいことなのかもしれないが、(12)現実は、私たちは寿命の前に死ぬのではないということである。私たちが死ぬとき、それが寿命なのである。

私たちの課題は今この時を十分に経験すること、この瞬間が幸せと愛に生きる可能性をすべて含んでいることを知ることであり、未来の姿を期待してこの可能性を失うことではない。期待の感覚をわきにどけること(13)によって、私たちは今起こっていることの聖なる空間に生きることができるのである。

III

〔解答〕

(14) d (15) b (16) d (17) a (18) d
(19) d (20) b (21) c (22) d (23) c
(24) c (25) d (26) b (27) a (28) d
(29) a (30) a (31) c (32) d (33) d
(34) a (35) b

〔出題者が求めたポイント〕

［選択肢の意味と解法のヒント］

問 14. be locked into ～で「～に陥る」という意味

問 15. 完成した英文は It may well (be that they do produce a degree) of inner tension….

問 18. (a)は強調構文の that 、(b)は関係代名詞、(c)は such ～ that …の構文、(d)は同格の that なので、(d)が正解

問 24. 筆者は基本的に課題をどうとらえているのか。
(a) 私たちの生活を豊かにするだけのもの
(b) 不安から来るもの
(c) 良い面もあれば悪い面もあるもの
(d) 私たちにストレスを与えるだけのもの

問 25. 本来人間はストレスにどう対処するのか。
(a) 深く呼吸することによって
(b) 他の人たちから保護を受けることによって
(c) 一連の行動をすばやく作り出すことによって
(d) それから逃げるかそれに立ち向かうかすることによって

問 26. 現代の不安は昔の不安とどのように違うのか。
(a) それは私たちを緊張させて失望させる。
(b) それには明らかな終わりがない。
(c) それには闘争－逃走反応がある。
(d) それは私たちを簡単に失望させる。

問 27. どのようにして不安を消すことができるか。
(a) 知識と愛で。
(b) 闘争か逃走で。
(c) 不安を避けることで。
(d) 不安に適応することで。
問 28. 筆者の経験から言うと、子どもたちは不安に対処してどのように反応するか。
(a) 頑なになることによって。
(b) 柔軟になることによって。
(c) 重荷をうまく担うことによって。
(d) 起こることや経験を愛することによって。
問 29. 何が、子どもたちの困難に対する反応を変える可能性があるのか。
(a) 拒絶された感覚や愛の欠如。
(b) 危機的状況の程度。
(c) 癌。
(d) 脅されること。
問 30. この論文で言及されている「このような心の奥深くの緊張」とは何か。
(a) 拒絶されているという感覚。
(b) 承認されているという感覚。
(c) ステイタスの感覚。
(d) つながりの感覚
問 31. 筆者によると、「生きる意志」はどのようなときに衰えるのか。
(a) 生活状況に変化があるとき。
(b) 一生続く痛みの問題が解決できるとき。
(c) 拒絶の問題が解決できないとき。
(d) 何の喜びも残されていないとき。
問 32. アボリジニの例を持ち出したときの筆者の意図は何か。
(a) 呪いの力を示すため。
(b) 罰の力を示すため。
(c) 個人をしのぐ部族の力を示すため。
(d) 肉体をしのぐ精神の力を示すため。
問 33. アボリジニの間では、どんな行動が究極の罰に値するのか。
(a) 呪いをかけること。
(b) 密接な結びつきの集団を裂くこと。
(c) 価値のないことをすること。
(d) 部族の掟を破ること。
問 34. アボリジニ部族の例では、何が最も強力な力だったのか。
(a) 誰かに象徴的に呪いをかけること。
(b) リーダーによって罰せられること。
(c) 部族から追い出されること。
(d) 部族での地位を失うこと。
問 35. この論文によれば、私たちがストレスと拒絶される不安をなんともできないとき、私たちの生活に何が起こるだろうか。
(a) 私たちはステイタスを失うかもしれない。
(b) 私たちは精神的肉体的に苦しむかもしれない。
(c) 私たちは医療専門家に相談できるだろう。
(d) 私たちは仲間の支えによって強さを見つけられるだろう。

〔全訳〕

ストレスという問題にどう対処するのかを考えるときには、ある課題をストレスに変えるのが何なのかを検討することから始めなければならない。明らかに喜ばしい課題もあって、私たちにやりがいを感じさせ、私たちを励まし、いい仕事をしていい気分になるように導いてくれる。だが、本当に大きなストレスになる課題もある。この違いはどこから来るのだろうか。課題が解決されないままに残されている、あるいは、適切な対処法が見つけられなくてストレス(14)にがっちりはまってしまっていると思われる場合があるのはなぜか。私たちがある特定の課題を受け入れることができないのはなぜか。そして、私たちが課題に対する自分の反応を満足すべきもの、理に叶うものとして受け入れることができないのはなぜか。私たちはなぜ、ストレスに陥るのだろうか。

[A] 課題は本来、肯定的なものもあれば否定的なものもある。私たちは多くの課題を、自分の技能や才能を使うための、自分を伸ばすための、創造するための、支えるための、つまり前向きになるためのチャンスとして受け入れる。これらは私たちの生活にプラスになり、生活を高めるような課題である。これらは(15)確かに、ある程度内面の緊張を作り出すかもしれないが、ほとんどの場合、創造的で前向きで無害で健康的な緊張である。

それでは、課題を否定的に思わせ、そうすることでストレスを生じさせるものは何か。私はそこにはひとつの基本的な問題があると思う。それは不安である。

不安は迫り来る危険によって引き起こされる苦痛の感情、警告の状況である。出来事の自然な流れの中で、不安は、私たちの内部にある本能的な反応を刺激する。これは闘争－逃走反応として知られている。(16)これは私たちを危険から守るものであり、私たちの体に逃げ出す準備か防戦の準備をさせる、一連のすばやい反応のひとつである。闘争－逃走反応のとき、私たちの体の(17)「化学作用」は変化する。心拍数が上がり、呼吸が早くなり、ホルモンレベルが変わり、血流が変わる。

[B] 通常、次に起こることは、私たちが戦い抜くか逃げ出すか、つまり闘争－逃走反応である。適切なレベルの高度な身体活動の後、危険は去り、私たちは再びリラックスすることができる。しかし、もし私たちがリラックスしなければ、もし危険はまだ存在している(18)という感覚を持てば、もし警告のベルが鳴り続けるならば、私たちはストレスの破壊的な影響を経験し始める。

昔は、不安の原因は目前にあって明白で身体的なものだった。今日では、それは慢性的で微妙で複雑である。私たちが直面する課題には明確な到達点がない。私たちは不安によって、闘争－逃走反応によって緊張させられ、その後、それをなくすこと、リラックスすることに失敗する。

[C] よって、私たちが根本的にストレスに対処するためには、不安に対処することを考えることが必要であ

る。これを私たちは見事にやってのけることができる。理性的なレベルでは、知識が不安を追い払う一方、感情的なレベルでは、いつも愛が機能する。愛というのは最近非常にありふれた言葉になっているが、これの単純さにだまされてはいけない。不安が起きる時にはいつも、愛が不安に対する適切な反応なのだ。愛は、100%、毎回、うまく作用する。

さて私の観察から言うと、子どもたちは信じられないほど適応力がある。彼らはほとんどどんな困難でも(19)受け入れる。彼らが本来持つ生に対する愛と、それを経験したいという熱意が、彼らを前に進ませる。ただし、彼らが拒絶あるいは愛の欠如にぶち当たるまでの話である。ここに大きな危機的状況が伴うならば、彼らの世界全体が脅かされることがある。自殺がオーストラリアとアメリカで最も多い十代の死の形のひとつであるが、ほとんどの子どもたちは、なんとかうまく適応している。反社会的で気難しい人間になる者もいる。だが、癌の子どもたちの場合は、愛情を勝ち取ろうとし、自分を(20)愛される価値のある人間にしてくれるようなことをやろうとする。

大人になった子どもたちの中には、心配の奥底にいすわる原因として、拒絶される不安をかかえる者たちがいる。これは彼らの関係づくりを(21)損ない、家族や友人に対する彼らの感情の広さを狭めるかもしれない。彼らはいつも何かを探し、自分の生活から抜け落ちていると感じるものを求める。彼らの自尊心は他人の承認を通じて得られるにすぎないので、しばしば不安は置き換えられて、また新しい不安になってしまう。成功した物質的富の所有者とか、稼ぎ手とか、親とかいうような、ステイタスというものが大切になるのかもしれない。

(30)このような心の奥深くの緊張がたえず存在していて、ほとんど抑圧されていれば、大きな危機的状況が途方もないストレスを生み出すことがある。生活状態の変化が最悪の不安を起こしてしまうことがある。というのは、この一生続くように思われる拒絶の不安の痛みに対処する手段が奪われているとき、どんな希望が残されているというのだろうか。問題が解決されることが明らかにわかっていなければ、(31)生きる意志は衰えていく。

[D] さて、そのような状態にある人が死ぬべき身体的理由はない。しかし、心が諦めてしまうので、体はそれに倣う。このようにして心が及ぼす影響は、オーストラリアのアボリジニによって示されている。部族は常に密接に結びついた単位であるが、そのメンバーが部族の主要な掟を破れば、その人は究極の罰(22)を受ける。それは呪いをかけるというものである。同胞たちの間で、その違反者は、何をやったのか、部族の目から見て彼の行動がいかに彼を無価値な人間にしているのか、そして彼がなぜ死ぬべきなのかを言われる。それから部族の偉い長老が象徴的に彼に呪いをかける。結果は強烈である。その現場を見た人が、私に語ってくれた。違反者は完璧に健康体の若者だった。しかし呪いが彼に向けられるやいなや、彼の全身が硬直し始めた。その白人がどんなに助けようとしても、経過を反転させることはできなかった。若者は遠くを見るような絶望的な様子を見せ始め、すべての食べ物を拒絶した。数日で、この見たところ健康な若者は衰弱し、そして死んだ。

数 学

解答

26年度

1

〔解答〕

(1)

ア	イ
6	0

(2)

ウ	エ
2	3

(3)

オ	カ
2	3

(4)

キ	ク	ケ	コ	サ	シ	ス	セ	ソ	タ
1	5	4	5	3	0	1	1	5	4

チ	ツ	テ
5	6	2

(5)

ト	ナ	ニ	ヌ	ネ	ノ	ハ	ヒ	フ	ヘ
0	6	0	3	0	3	4	0	6	0

ホ	マ
3	3

〔出題者が求めたポイント〕

三角比，加法定理。正方形，長方形に接しながら正三角形を回転させる

〔解答のプロセス〕

(1) $\angle PQB=\alpha$とおくと

$(90^\circ-\theta)+60^\circ+(90^\circ-\alpha)=180^\circ$

$\theta+\alpha=60^\circ$

よって，$\theta+\angle PQR=60^\circ$ ……(ア，イの答)

(2)

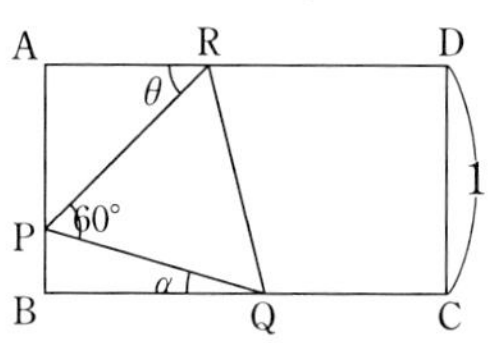

$AP=l\sin\theta,\ BP=l\sin\alpha=l\sin(60^\circ-\theta)$

$1=AP+BP=l\sin\theta+l\sin(60^\circ-\theta)$

$=l\sin\theta+l\left(\dfrac{\sqrt{3}}{2}\cos\theta-\dfrac{1}{2}\sin\theta\right)$

$=\dfrac{1}{2}l\left(\sin\theta+\sqrt{3}\cos\theta\right)$

$\therefore\ l=\dfrac{2}{\sin\theta+\sqrt{3}\cos\theta}$ ……(ウ，エの答)

(3) $AR=l\cos\theta=\dfrac{2\cos\theta}{\sin\theta+\sqrt{3}\cos\theta}=\dfrac{2}{\dfrac{\sin\theta}{\cos\theta}+\sqrt{3}}$

$=\dfrac{2}{\sqrt{3}+\tan\theta}$ ……(オ，カの答)

(4) 1辺が1の正方形に内接する正三角形は次図のように動く

よって，$15^\circ\leqq\theta\leqq45^\circ$ ……(キ～コの答)

次に，$l=\dfrac{2}{\sin\theta+\sqrt{3}\cos\theta}=\dfrac{2}{2\sin(\theta+60^\circ)}$

$=\dfrac{1}{\sin(\theta+60^\circ)}$

$75^\circ\leqq\theta+60^\circ\leqq105^\circ$

$\theta+60^\circ=90^\circ$，$\theta=30^\circ$のときlは最小値1 ……(サ～スの答)

$\theta+60^\circ=75^\circ$，または，$\theta+60^\circ=105^\circ$のとき

即 $\theta=15^\circ, 45^\circ$のとき$l$は最大となる…(セ～チの答)

$\sin75^\circ=\sin75^\circ=\dfrac{\sqrt{6}+\sqrt{2}}{4}$を利用して

$l=\dfrac{4}{\sqrt{6}+\sqrt{2}}=\sqrt{6}-\sqrt{2}$ ……(ツ，テの答)

(5)

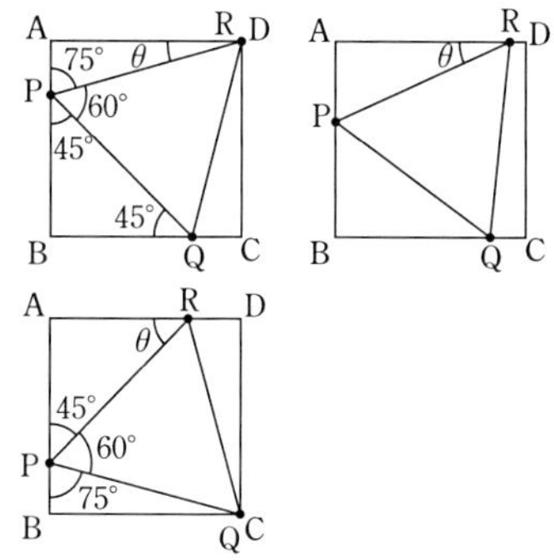

下図の正三角形を利用して

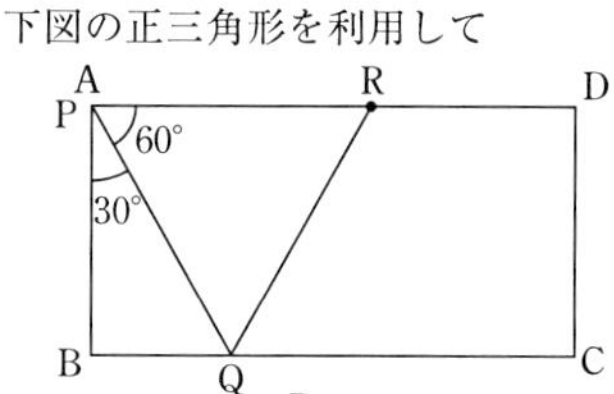

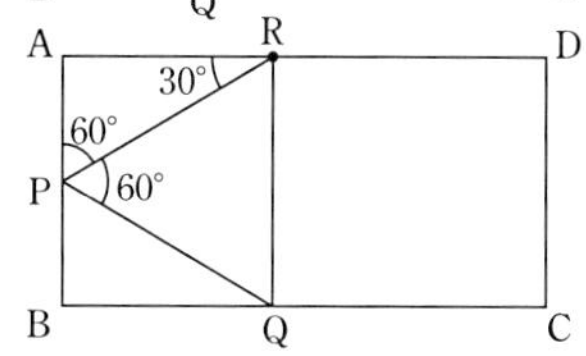

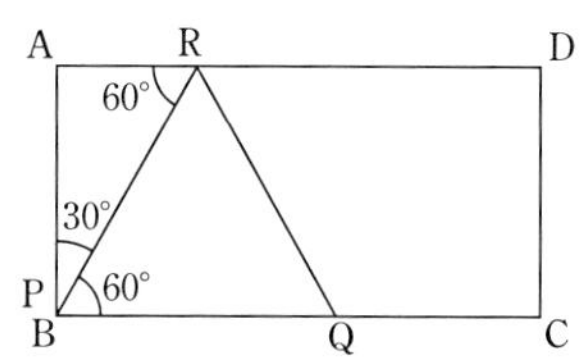

$0^\circ\leqq\theta\leqq60^\circ$ ……(ト～ニの答)

正三角形の面積の最小値，最大値は辺の長さが最小，最大のときだから，

$\theta=30^\circ$のとき面積は最小となる。このとき辺の長さは1，よって，$S=\dfrac{\sqrt{3}}{4}$ ……(ヌ～ハの答)

$\theta=0^\circ$または60°のとき面積は最大となる。このとき辺の長さは$\dfrac{2}{\sqrt{3}}$よって$S=\dfrac{\sqrt{3}}{4}\left(\dfrac{2}{\sqrt{3}}\right)^2=\dfrac{\sqrt{3}}{3}$

……(ヒ～マの答)

2

〔解答〕

(1)

ア	イ	ウ	エ	オ	カ	キ
2	4	2	6	2	6	6

(2)

ク	ケ	コ	サ	シ	ス	セ	ソ
4	5	6	0	6	0	9	0

(3)

タ	チ	ツ	テ	ト	ナ	ニ	ヌ	ネ
5	1	1	1	1	1	3	3	4

〔出題者が求めたポイント〕

空間ベクトルの内積の計算，三角形の面積，

$\sin 75^\circ = \dfrac{\sqrt{6}+\sqrt{2}}{4}$ などの活用力が求められる。

〔解答のプロセス〕

(1) $2 = \overrightarrow{OB}\cdot\overrightarrow{AB} = \overrightarrow{OB}\cdot(\overrightarrow{OB}-\overrightarrow{OA})$

$= |\overrightarrow{OB}|^2 - \overrightarrow{OA}\cdot\overrightarrow{OB}$

$|\overrightarrow{OB}|^2 = 4$ より，$\overrightarrow{OA}\cdot\overrightarrow{OB} = 4-2 = 2$ ……(アの答)

$0 = \overrightarrow{BC}\cdot\overrightarrow{OB} = (\overrightarrow{OC}-\overrightarrow{OB})\cdot\overrightarrow{OB} = \overrightarrow{OC}\cdot\overrightarrow{OB} - |\overrightarrow{OB}|^2$

よって $\overrightarrow{OB}\cdot\overrightarrow{OC} = 4$ ……(イの答)

$-\sqrt{6} = \overrightarrow{AB}\cdot\overrightarrow{BC} = (\overrightarrow{OB}-\overrightarrow{OA})\cdot(\overrightarrow{OC}-\overrightarrow{OB})$

$= \overrightarrow{OB}\cdot\overrightarrow{OC} - |\overrightarrow{OB}|^2 - \overrightarrow{OA}\cdot\overrightarrow{OC} + \overrightarrow{OA}\cdot\overrightarrow{OB}$

$= 4 - 4 - \overrightarrow{OA}\cdot\overrightarrow{OC} + 2$ より

$\overrightarrow{OC}\cdot\overrightarrow{OA} = 2+\sqrt{6}$ ……(ウ，エの答)

$\overrightarrow{AB}\cdot\overrightarrow{OC} = (\overrightarrow{OB}-\overrightarrow{OA})\cdot\overrightarrow{OC} = \overrightarrow{OB}\cdot\overrightarrow{OC} - \overrightarrow{OA}\cdot\overrightarrow{OC}$

$= 4-(2+\sqrt{6}) = 2-\sqrt{6}$ ……(オ，カの答)

$\overrightarrow{BC}\cdot\overrightarrow{OA} = (\overrightarrow{OC}-\overrightarrow{OB})\cdot\overrightarrow{OA} = \overrightarrow{OC}\cdot\overrightarrow{OA} - \overrightarrow{OB}\cdot\overrightarrow{OA}$

$= 2+\sqrt{6}-2 = \sqrt{6}$ ……(キの答)

(2) $\angle AOB = \theta_1$，$\angle BOC = \theta_2$，$\angle ABC = \theta_3$

$\angle OBC = \theta_4$ とおく $0^\circ < \theta_1$，θ_2，θ_3，$\theta_4 < 180^\circ$

$2 = \overrightarrow{OA}\cdot\overrightarrow{OB} = |\overrightarrow{OA}||\overrightarrow{OB}|\cdot\cos\theta_1$，$2 = \sqrt{2}\times 2\cos\theta_1$

$\cos\theta_1 = \dfrac{1}{\sqrt{2}}$，$\theta_1 = 45^\circ$ ……(ク，ケの答)

$4 = \overrightarrow{OB}\cdot\overrightarrow{OC} = |\overrightarrow{OB}||\overrightarrow{OC}|\cos\theta_2$，$4 = 2\times 4\cos\theta_2$

$\cos\theta_2 = \dfrac{1}{2}$，$\theta_2 = 60^\circ$ ……(コ，サの答)

次に，$|\overrightarrow{BC}|^2 = |\overrightarrow{OC}-\overrightarrow{OB}|^2$

$= |\overrightarrow{OC}|^2 - 2\overrightarrow{OC}\cdot\overrightarrow{OB} + |\overrightarrow{OB}|^2$

$= 16 - 2\times 4 + 4 = 12$，

$|\overrightarrow{BC}| > 0$ より $|\overrightarrow{BC}| = 2\sqrt{3}$

$|\overrightarrow{BA}|^2 = |\overrightarrow{OA}-\overrightarrow{OB}|^2 = |\overrightarrow{OA}|^2 - 2\overrightarrow{OA}\cdot\overrightarrow{OB} + |\overrightarrow{OB}|^2$

$= 2-4+4 = 2$，

$|\overrightarrow{BA}| > 0$ より $|\overrightarrow{BA}| = \sqrt{2}$

$\overrightarrow{BA}\cdot\overrightarrow{BC} = (\overrightarrow{OA}-\overrightarrow{OB})(\overrightarrow{OC}-\overrightarrow{OB})$

$= \overrightarrow{OA}\cdot\overrightarrow{OC} - \overrightarrow{OA}\cdot\overrightarrow{OB} - \overrightarrow{OB}\cdot\overrightarrow{OC} + |\overrightarrow{OB}|^2$

$= 2+\sqrt{6}-2-4+4 = \sqrt{6}$

すると，

$\overrightarrow{BA}\cdot\overrightarrow{BC} = |\overrightarrow{BA}||\overrightarrow{BC}|\cos\theta_3$ より

$\sqrt{6} = \sqrt{2}\times 2\sqrt{3}\cos\theta_3$，$\cos\theta_3 = \dfrac{1}{2}$，$\theta_3 = 60^\circ$

$0 = \overrightarrow{BC}\cdot\overrightarrow{OB} = -\overrightarrow{BC}\cdot\overrightarrow{BO}$ より $\overrightarrow{BC}\perp\overrightarrow{BO}$

よって $\theta_4 = 90^\circ$ ……(セ，ソの答)

(3) $|\overrightarrow{PA}| + |\overrightarrow{PC}|$ が最小となるのは△OAB と△OBC を同一平面上に移動したときで線分 AC となるとき。

OP : PB $= t : (1-t)$ より，△OAC，△ABC の面積をそれぞれ S_1，S_2 とおくと

$S_1 : S_2 = t : (1-t)$

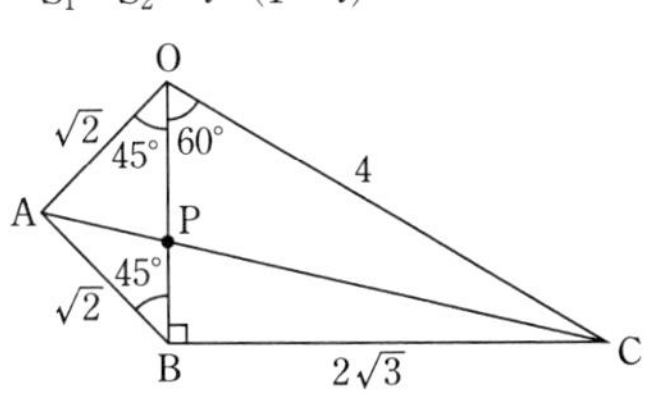

$S_1 = \dfrac{1}{2}\sqrt{2}\times 4\times\sin 105^\circ$

$= \dfrac{1}{2}\sqrt{2}\times 4\times\dfrac{\sqrt{6}+\sqrt{2}}{4} = \sqrt{3}+1$

$S_2 = \dfrac{1}{2}\sqrt{2}\times 2\sqrt{3}\sin 135^\circ = \dfrac{1}{2}\sqrt{2}\times 2\sqrt{3}\times\dfrac{\sqrt{2}}{2}$

$= \sqrt{3}$

よって，$(\sqrt{3}+1) : \sqrt{3} = t : (1-t)$

$(\sqrt{3}+1)(1-t) = \sqrt{3}t$ より $t = \dfrac{5+\sqrt{3}}{11}$

……(タ～ニの答)

$\overrightarrow{PA}\cdot\overrightarrow{PC} = (\overrightarrow{OA}-\overrightarrow{OP})(\overrightarrow{OC}-\overrightarrow{OP})$

$= (\overrightarrow{OA}-t\overrightarrow{OB})(\overrightarrow{OC}-t\overrightarrow{OB})$

$= \overrightarrow{OA}\cdot\overrightarrow{OC} - (\overrightarrow{OB}\cdot\overrightarrow{OC}+\overrightarrow{OA}\cdot\overrightarrow{OB})t + t^2|\overrightarrow{OB}|^2$

$= 4t^2 - 6t + 2 + \sqrt{6} = 4\left(t-\dfrac{3}{4}\right)^2 - \dfrac{1}{4} + \sqrt{6}$

この値を最小にするのは $t = \dfrac{3}{4}$ ……(ヌ，ネの答)

3

〔解答〕

(1)

ア	イ	ウ	エ	オ	カ
1	2	2	1	2	1

(2)

キ	ク	ケ	コ	サ	シ	ス
2	1	2	3	1	3	2

(3)

セ	ソ	タ	チ	ツ
1	2	3	2	3

(4)

テ	ト
③	④

(5)

ナ	ニ	ヌ	ネ
9	1	0	1

〔出題者が求めたポイント〕

対数不等式，対数関数の基本的知識と図形的な理解を問うている。

〔解答のプロセス〕

(1)

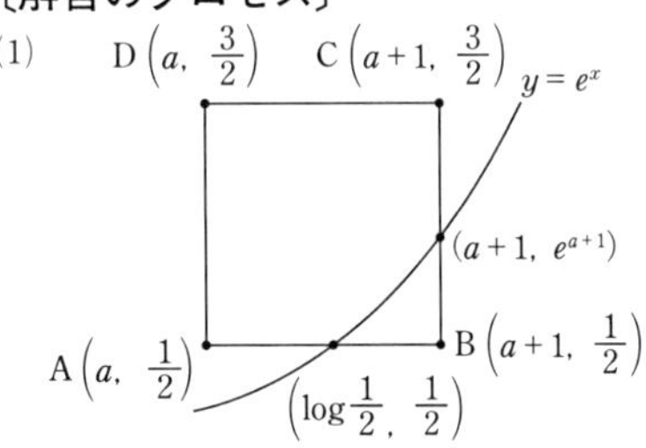

条件より $\begin{cases} a \leqq \log\dfrac{1}{2} \leqq a+1 & \text{——①} \\ \dfrac{1}{2} \leqq e^{a+1} \leqq \dfrac{3}{2} & \text{——②} \end{cases}$

①より $a \leqq \log\dfrac{1}{2}$，$-1+\log\dfrac{1}{2} \leqq a$

②より $\log\dfrac{1}{2} \leqq a+1 \leqq \log\dfrac{3}{2}$，

$-1+\log\dfrac{1}{2} \leqq a \leqq -1+\log\dfrac{3}{2}$

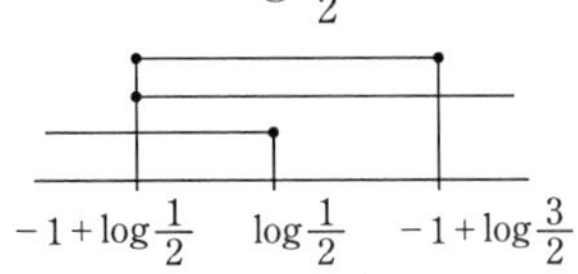

よって，$-1+\log\dfrac{1}{2} \leqq a \leqq \log\dfrac{1}{2}$

∴ $-1-\log 2 \leqq a \leqq -\log 2$ ……(ア～ウの答)

次に $f(x) = e^x$ が点 $A\left(a,\ \dfrac{1}{2}\right)$ を通るとき辺 BC の交

点は，BとCの間にあることを示す

$f(a)=e^a=\frac{1}{2}$，$\therefore a=\log\frac{1}{2}$

このとき，$a+1=1+\log\frac{1}{2}=\log\frac{e}{2}$

$f(a+1)=e^{a+1}=e^{\log\frac{e}{2}}=\frac{e}{2}<\frac{3}{2}$，$\frac{1}{2}<\frac{e}{2}$

よって，$a=\log\frac{1}{2}$のときS(a)は最大となる

$$\mathrm{S}(a)=\int_a^{a+1}\left(e^x-\frac{1}{2}\right)dx=\left[e^x-\frac{1}{2}x\right]_a^{a+1}$$

$$=e^{a+1}-e^a-\frac{1}{2}$$

よって，$\mathrm{M}_1=\mathrm{S}\left(\log\frac{1}{2}\right)=e^{1+\log\frac{1}{2}}-e^{\log\frac{1}{2}}-\frac{1}{2}$

$=\frac{1}{2}e-1$ ……(エ～カの答)

(2)

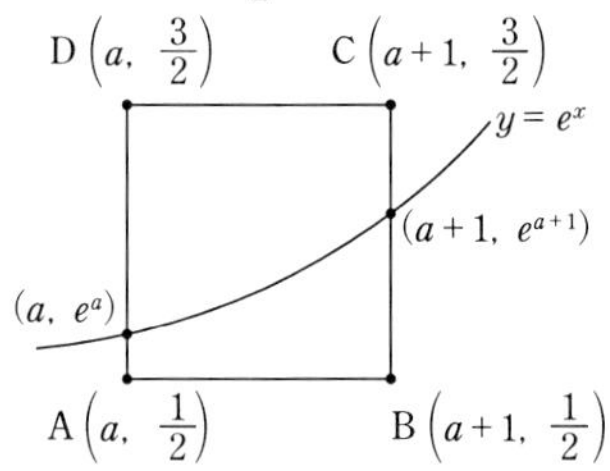

条件より $\begin{cases}\frac{1}{2}\leqq e^a\leqq\frac{3}{2} & \text{——③}\\ \frac{1}{2}\leqq e^{a+1}\leqq\frac{3}{2} & \text{——④}\end{cases}$

よって，$\log\frac{1}{2}\leqq a\leqq\log\frac{3}{2}$，

$\log\frac{1}{2}\leqq a+1\leqq\log\frac{3}{2}$

$\Leftrightarrow\ -1+\log\frac{1}{2}\leqq a\leqq -1+\log\frac{3}{2}$

よって，

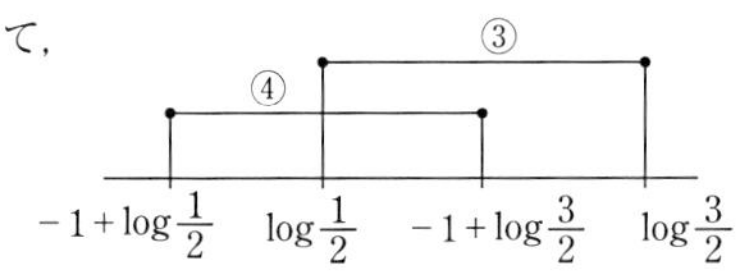

$\log\frac{1}{2}\leqq a\leqq -1+\log\frac{3}{2}$，

$-\log 2\leqq a\leqq -1-\log 2+\log 3$ …(キ～コの答)

次に$f(x)=e^x$が点Cを通るとき辺ADとの交点はBとCの間にあることを示す

$f(a+1)=e^{a+1}=\frac{3}{2}$，$a+1=\log\frac{3}{2}$

より $a=-1+\log\frac{3}{2}=\log\frac{3}{2e}$

$f(a)=e^{\log\frac{3}{2e}}=\frac{3}{2e}>\frac{1}{2}$，$\frac{3}{2e}<\frac{3}{2}$

よって，$a=\log\frac{3}{2e}$のときS(a)は最大となる

$\mathrm{M}_2=\mathrm{S}\left(\log\frac{3}{2e}\right)=e^{\log\frac{3}{2e}+1}-e^{\log\frac{3}{2e}}-\frac{1}{2}=1-\frac{3}{2e}$

$=1-\frac{3}{2}e^{-1}$ ……(サ～スの答)

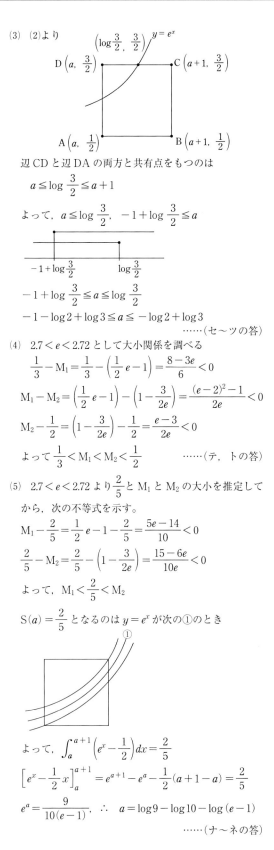

(3) (2)より

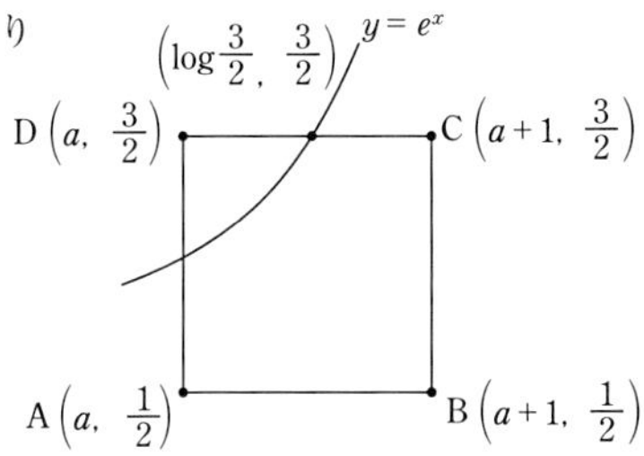

辺CDと辺DAの両方と共有点をもつのは

$a\leqq\log\frac{3}{2}\leqq a+1$

よって，$a\leqq\log\frac{3}{2}$，$-1+\log\frac{3}{2}\leqq a$

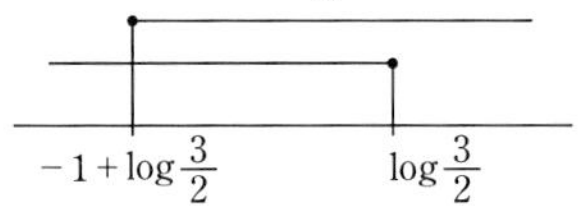

$-1+\log\frac{3}{2}\leqq a\leqq\log\frac{3}{2}$

$-1-\log 2+\log 3\leqq a\leqq -\log 2+\log 3$

……(セ～ツの答)

(4) $2.7<e<2.72$として大小関係を調べる

$\frac{1}{3}-\mathrm{M}_1=\frac{1}{3}-\left(\frac{1}{2}e-1\right)=\frac{8-3e}{6}<0$

$\mathrm{M}_1-\mathrm{M}_2=\left(\frac{1}{2}e-1\right)-\left(1-\frac{3}{2e}\right)=\frac{(e-2)^2-1}{2e}<0$

$\mathrm{M}_2-\frac{1}{2}=\left(1-\frac{3}{2e}\right)-\frac{1}{2}=\frac{e-3}{2e}<0$

よって$\frac{1}{3}<\mathrm{M}_1<\mathrm{M}_2<\frac{1}{2}$ ……(テ，トの答)

(5) $2.7<e<2.72$より$\frac{2}{5}$とM_1とM_2の大小を推定してから，次の不等式を示す。

$\mathrm{M}_1-\frac{2}{5}=\frac{1}{2}e-1-\frac{2}{5}=\frac{5e-14}{10}<0$

$\frac{2}{5}-\mathrm{M}_2=\frac{2}{5}-\left(1-\frac{3}{2e}\right)=\frac{15-6e}{10e}<0$

よって，$\mathrm{M}_1<\frac{2}{5}<\mathrm{M}_2$

$\mathrm{S}(a)=\frac{2}{5}$となるのは$y=e^x$が次の①のとき

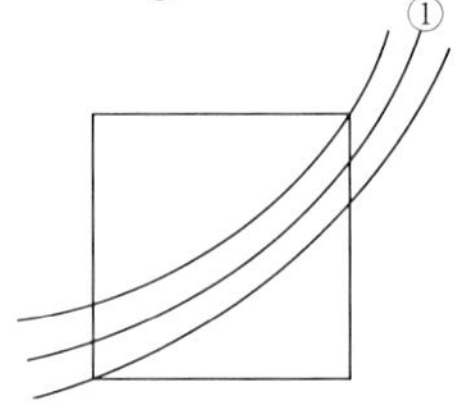

よって，$\int_a^{a+1}\left(e^x-\frac{1}{2}\right)dx=\frac{2}{5}$

$\left[e^x-\frac{1}{2}x\right]_a^{a+1}=e^{a+1}-e^a-\frac{1}{2}(a+1-a)=\frac{2}{5}$

$e^a=\frac{9}{10(e-1)}$，$\therefore\ a=\log 9-\log 10-\log(e-1)$

……(ナ～ネの答)

物 理

解答

26年度

1

〔解答〕

ア ④	イ ⑤	ウ ⑤	エ ②	オ ②
カ ①	キ ①	ク ―	ケ ―	コ ⑤
サ ⑤	シ ④	ス ④	セ ③	ソ ②
タ ①	チ ⑤	ツ ⑤	テ ⑤	ト ⑨
ナ ①	ニ ③			

〔出題者が求めたポイント〕

万有引力は2連星間の距離，遠心力は回転中心からの距離で決まる.

〔解答のプロセス〕

(1) ア 向心力は天体間の万有引力である.

オ $m_1r_1=m_2r_2$ に $r_1=R-r_2$ を代入する.

カ $F=G\dfrac{m_1m_2}{R^2}=m_2r_2\omega^2$ にアの r_2 の値を入れる.

キ $T=\dfrac{2\pi}{\omega}$ を用いる.

コ 遠心力は $m(r_2-x)\omega^2$ であり，r_2 と ω^2 を代入する.

サ つり合いの式は $F_1=F_2+$遠心力

(2)(b)速さの最大値は $x=0$ を通るときで $a\omega$

(c) $\varDelta f=\dfrac{2a\omega Vf}{V^2-a^2\omega^2}$ より

$(V^2-a^2\omega^2)\varDelta f=2a\omega Vf$ …＊

$\dfrac{1}{2}ka^2=\dfrac{1}{2}m(a\omega)^2$ より $k=m\omega^2$

$\therefore\ \omega=\sqrt{\dfrac{k}{m}}$

＊式に ω の値を代入して

$\left(V^2-\dfrac{k}{m}a^2\right)\varDelta f=2aV\sqrt{\dfrac{k}{m}}f$

これを整理して

$\dfrac{k\varDelta f}{m}a^2+2fV\sqrt{\dfrac{k}{m}}-V^2\varDelta f=0$

$$\therefore\ a=\frac{-2fV\sqrt{\dfrac{k}{m}}+\sqrt{\dfrac{4kV^2f^2}{m}+\dfrac{4kV^2}{m}(\varDelta f)^2}}{\dfrac{2k\varDelta f}{m}}$$

分子の第2項は

$2V\sqrt{\dfrac{k}{m}}\times\sqrt{f^2+(\varDelta f)^2}$

$=2Vf\sqrt{\dfrac{k}{m}}\times\sqrt{1+\left(\dfrac{\varDelta f}{f}\right)^2}$

$=2Vf\sqrt{\dfrac{k}{m}}\times\left(1+\left(\dfrac{\varDelta f}{f}\right)^2\right)^{\frac{1}{2}}$

ここで $\left(\dfrac{\varDelta f}{f}\right)^2\ll 1$ より近似を用いると

$2fV\sqrt{\dfrac{k}{m}}\times\left\{1+\dfrac{1}{2}\left(\dfrac{\varDelta f}{f}\right)^2\right\}$ となる.

よって $a=\dfrac{1}{2}\sqrt{\dfrac{k}{m}}Vf\dfrac{\varDelta f}{f}$

問2(a) $v=\dfrac{\lambda}{T}=\dfrac{2}{4}=0.5$

(b)(i) $t=20$ s のとき波はともに $x=0$ に到達した. $x=0$ の変位は 0 cm である.

(ii) $-2.5\leqq x\leqq 2.5$ で波は干渉している.

2

〔解答〕

ア ⑤	イ ＋	ウ ⑦	エ ⑥	オ ⑥
カ ②	キ ④	ク ⑤	ケ ⑥	コ ②
サ ①	シ ⑤	ス ⑨	セ ③	ソ ⑧
タ ⑤	チ ＋	ツ ④		

〔出題者が求めたポイント〕

(2)連結した物体の重心. 題意に沿って考える.

〔解答のプロセス〕

(1)問1(a) $a=\dfrac{eE}{m}$ を $L=\dfrac{1}{2}at^2$ に代入する.

$t=\sqrt{\dfrac{2mL}{eE}}$

(b) $eEL=\dfrac{1}{2}mv^2$ $\quad v==\sqrt{\dfrac{2eEL}{m}}$

(c) evB に v を代入する.

(d) $evB=\dfrac{mv^2}{r}$ より $r=\dfrac{mv}{eB}$

(e) $r=\dfrac{1}{B}\sqrt{\dfrac{2mEL}{e}}$ より $\dfrac{e}{m}=\dfrac{2EL}{B^2r^2}$

(f) $T=\dfrac{2\pi r}{v}=\dfrac{2\pi m}{eB}$

(g)(i)(d)より $\dfrac{\sqrt{2}}{2}=\dfrac{1}{\sqrt{2}}$ (ii)(f)より $\dfrac{1}{2}$倍

問2(a)磁場に垂直な速度成分は $v\cos\theta$

(b) T は v に関係しない

(2)ソ 左回りのモーメントはプラス，右回りのモーメントはマイナスである.

タ $\displaystyle\sum_{j=1}^{n}(x_c-x_j)m_jg=0$

$\sum x_cm_j=x_cMi=\sum x_jm_j$

チ $f_j=\dfrac{Sl_j\rho_j}{\sum Sl_j\rho_j}=\dfrac{l_j\rho_j}{\sum l_j\rho_j}$

ツ $f_j=\dfrac{m_j}{M}$ $\quad x_c=\dfrac{\sum x_jm_j}{M}=\sum x_jf_j$

化 学

解答

26年度

1

〔解答〕

(1) ⑤　(2) ③　(3) 1) 6×10^{22}　2) ③　3) ③
(4) ⑥　(5) ⑥　(6) ②　(7) ②　(8) ④　(9) ③
(10) 42　(11) ⑤, ⑥
(12) ツ—⑤, テ—⑦, ト—⑥, ナ—⑥, ニ—①, ヌ—④

〔出題者が求めたポイント〕

小問 12 題

〔解答のプロセス〕

(1) 元素 A は Mg(K−2, L−8, M−2)
⑤塩化物の化学式は $MgCl_2$ である。
Mg : Cl = 1 : 2(物質量比)

(2) ③ $HNO_3 (+1) + x + (-2)\times3 = 0,\ x = +5$

(3) 1)水の物質量は, 0.90/18 = 0.050 mol
この中の水素原子は,
$0.050\times2\times6.0\times10^{23} = 6.0\times10^{22} \fallingdotseq 6\times10^{22}$ 個

2)同体積を混合しているので, 物質量が等しい。

$$C_2H_6 + \frac{7}{2}O_2 \rightarrow 2CO_2 + 3H_2O$$

$$C_2H_2 + \frac{5}{2}O_2 \rightarrow 2CO_2 + H_2O$$

n(mol)ずつ反応させたとすると, 消費される O_2 は,

$$\frac{7}{2}n + \frac{5}{2}n = 6n\,(\text{mol})$$

したがって, O_2 の体積は混合気体の体積の
$6n/2n = 3$ 倍

3)燃焼で生じた水は,
$3n + n = 4n,\ 4n = 0.050\quad\therefore\ n = 0.0125$ mol
したがって, A = 0.0125 × 2 × 22.4 = 0.56 L

(4) 燃焼熱が与えられているので,

$C + O_2 = CO_2 + 394\ \text{kJ}$ …①

$H_2 + \frac{1}{2}O_2 = H_2O + 286\ \text{kJ}$ …②

$CH_4 + 2O_2 = CO_2 + 2H_2O + 890\ \text{kJ}$ …③

[①+②×2−③]を計算すると,

$C + 2H_2 = CH_4 + 76\ \text{kJ}$ …④

燃焼熱は発熱で, その分だけエネルギーが低下する。
④は CH_4 の生成熱で, 発熱である。
以上から, 正しいエネルギー図は, ⑥である。

(5) (a)$[H^+] = 2\times10^{-3}\times2 = 2^2\times10^{-3}$ mol/L
$pH = -\log2^2\times10^{-3} = 3 - 2\log2 = 2.4$
∴ 誤り

(b)塩酸の$[H^+]$は, 1.0×10^{-1} mol/L
酢酸水溶液の$[H^+]$は 1.0×10^{-3} mol/L

したがって, $\dfrac{1.0\times10^{-1}}{1.0\times10^{-3}} = 100$ 倍

∴ 正しい

(c) 0.1 mol/L − HCl の pH は,
$pH = -\log1\times10^{-1} = 1$
混合した溶液の pH は, 酢酸の影響を無視できるので

$$[H+] = 0.10\times\frac{1}{2} = 5\times10^{-2}$$

∴ $pH = -\log5\times10^{-2} = 2 - \log5 = 1.3$
∴ 誤り

(6) 操作 d

$$\underset{+4}{\underline{Mn}}O_2 + 4H\underset{-1}{\underline{Cl}} \rightarrow \underset{+2}{\underline{Mn}}Cl_2 + 2H_2O + \underset{0}{\underline{Cl_2}}$$

塩素を発生する

(7) ② $H-C\equiv C-\underset{\displaystyle CH_3}{\underset{|}{CH}}-CH_2-CH_2-CH_3$
分子式は C_7H_{12}

(8) この反応系統図は, クメン法によるフェノールとアセトンの合成法である。

A : 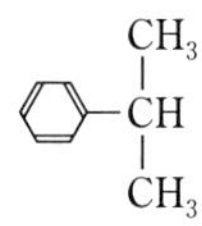
(クメン)

B : 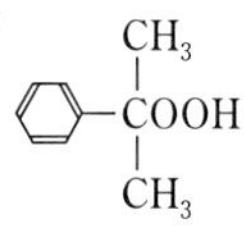
(クメンペルオキシド)

C : 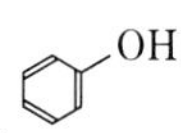
(フェノール)

D : CH_3COCH_3
(アセトン)

(9) ある温度で, 縦に線を引いて比較すると分かりやすい。
蒸気圧が,
A—高い—蒸発しやすい—分子間力が弱い
B—低い—蒸発しにくい—分子間力が強い
蒸気圧が大気圧に等しくなると沸騰が始まる。A の方が沸点は低い。

(10) $K = \dfrac{[H^+][CO_3{}^{2-}]}{[HCO_3{}^-]} = 1.4\times10^{-10}$

ここで, $[H^+] = 1.0\times10^{-10}$ を代入すると,

$$\frac{[CO_3{}^{2-}]}{[HCO_3{}^-]} = 1.4$$

したがって,

$$\frac{[HCO_3{}^-]}{[HCO_3{}^-]+[CO_3{}^{2-}]}\times100 = \frac{1.0}{2.4}\times100$$
$$= 41.7 \fallingdotseq 42\%$$

(11) 単純タンパク質はアミノ酸のみが縮合重合したポリペプチドである。
アミノ酸を構成する元素は C, H, O, N, S である。

(12) アミノ酸の一般式は, $RCH(NH_2)COOH$
2つのアミノ酸から水が取れ, ジペプチドを形成し, 次々に縮合重合をくり返すとポリペプチドすなわちタンパク質ができる。

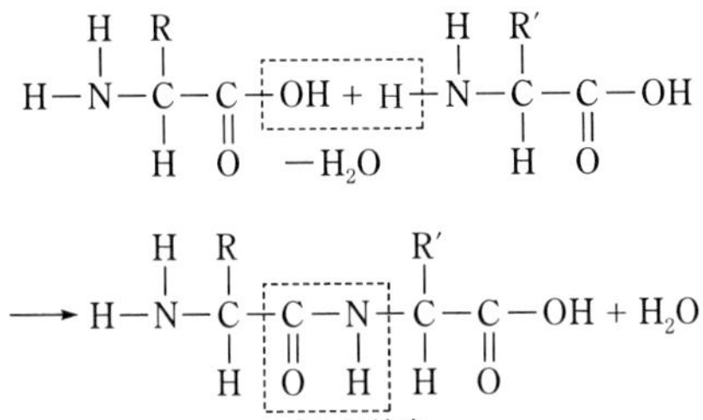

ペプチド結合

2

〔解答〕

(1) ②　(2) ②，⑤　(3) ④，⑤　(4) $x=9$，$y=5$
(5) ⑥　(6) ②　(7) 1) ③　2) ②　(8) ④　(9) 2
(10) ②　(11) 1) ③　2) ④　(12) 1) ①　2) ②
3) ②　4) ④

〔出題者が求めたポイント〕

小問 12

〔解答のプロセス〕

(1) ②アボガドロの分子説により，気体反応の法則を矛盾なく説明できるようになった。

(2) H_2 と CH_4 は弱い分子間力しか動かない。

(3) ④ Na_2CO_3 は水によく溶け，塩基性を示す。
⑤ $BaSO_4$ は水に溶けにくい。

(4) 反応した Cu は，$2.88/64=0.045$ mol

反応した S は，$\dfrac{3.68-2.88}{32}=0.025$ mol

原子数比は，Cu：S＝0.045：0.025＝9：5

組成式は，Cu_9S_5 と表せる。

(5) 塩化ナトリウムの濃度は，$\dfrac{m}{a}\Big/0.10=\dfrac{10m}{a}$(mol/L)

必要な塩化バリウムの質量を x(g) とすると，

$$\frac{\frac{x}{b}}{0.250}\times 2=\frac{10m}{a}$$ が成り立つ。

これより $x=\dfrac{5bm}{4a}$

それぞれの化学式は，NaCl，$BaCl_2$

(6) ③活性化エネルギーは，化学反応式では表せない。
⑤生成熱は，C の構成元素の単体から生じるときの反応熱である。

(7) 1) 中和の公式から，$2\times0.100\times2.00=1\times x\times3.88$

$\therefore\ x\fallingdotseq0.103$ mol/L

2) この酸化還元反応は，

$$2KMnO_4+5H_2C_2O_4+3H_2SO_4 \rightarrow K_2SO_4+2MnSO_4+8H_2O+10CO_2$$

$KMnO_4aq$ の濃度を y(mol/L) とする。

$$y\times\frac{2.65}{1000}:0.100\times\frac{2.00}{1000}=2:5$$

$\therefore y\fallingdotseq0.0302$ mol/L

(8) 鉄は遷移元素，アルミニウムは典型元素である。
濃硝酸により金属表面に，ち密な酸化物皮膜が形成され，反応が進行しない。鉄の表面には，Fe_3O_4(いわゆる黒さび)が形成されている。

(9) アルコールの一般式を $C_nH_{2n+1}-OH$ とする。

$14n+18=74$　$\therefore$　$n=4$

示性式は，C_4H_9OH と表される。

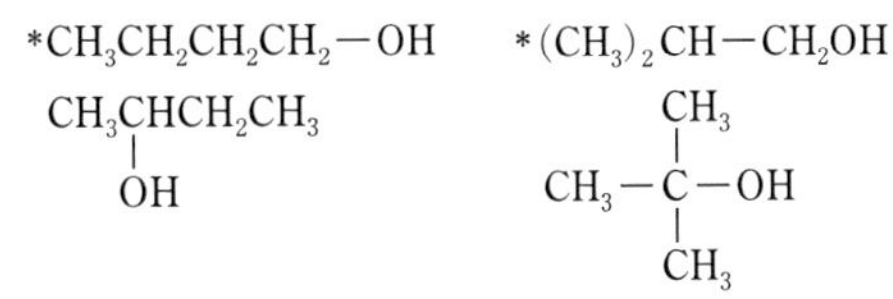

以上 4 種類

酸化するとカルボン酸になるのは第一級アルコール。
したがって，2 種類(＊印をつけてある)。

(10) 代表的な医薬品である。解熱剤などとして利用。

(11) ボイルの法則を適用する。

1) N_2 の分圧 P(Pa) は，$4.0\times10^5\times2.0=P\times10.0$

$\therefore P=0.8\times10^5$ Pa

2) Ar の分圧 P′(Pa) は，

$2.0\times10^5\times8.0=P'\times10.0$　$\therefore P'=1.6\times10^5$ Pa

全圧は，$0.8\times10^5+1.6\times10^5=2.4\times10^5$ Pa

(12) 油脂の構造式は，高級脂肪酸を R－COOH とすると，

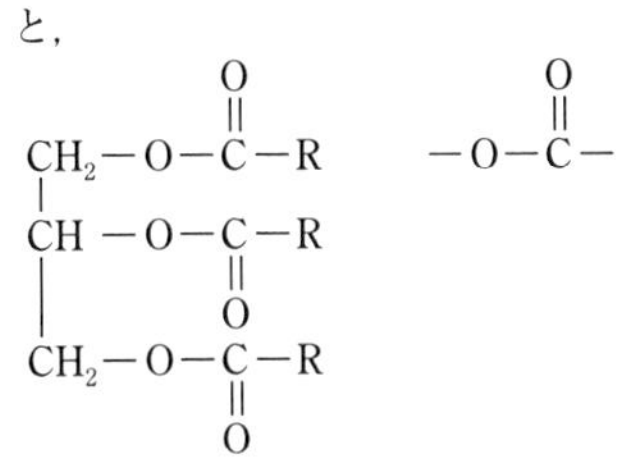

がエステル結合

2)

	＜示性式＞	$>C=C<$ の数
ステアリン酸	$C_{17}H_{35}COOH$	0
オレイン酸	$C_{17}H_{33}COOH$	1
リノール酸	$C_{17}H_{31}COOH$	2
リノレン酸	$C_{17}H_{29}COOH$	3

②リノレン酸は $>C=C<$ を 3 つもつので，融点が最も低い。
③不飽和脂肪酸はすべてシス形である。

3) 必須脂肪酸は，
リノール酸，γ－リノレン酸，アラキドン酸
後者の 2 つは，生体内でリノール酸から合成できるので，狭義の必須脂肪酸は，リノール酸である。
リノール酸の全脂肪酸に対する割合は，

サンフラワー油	70%
大豆油	60
ひまわり油	50 ～ 70 などが多い油脂

牛脂(ヘッド)や豚脂(ラード)，パーム油などは少な

い。

4) 大豆油は不飽和脂肪酸が多く，常温で液体である。

Ni 触媒を用いて

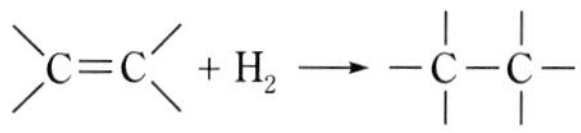

付加反応により，飽和脂肪酸が増えていく。

この結果，常温で固体になる。故に，硬化油という。

生 物

解答

26年度

1

〔解答〕

Ⅰ

問1 (ア) ⑥ (イ) ④ (ウ) ② (エ) ③ (オ) ⊕ (カ) ⓪
(キ) ⑨ (ク) ⑦ (ケ) ⑧

Ⅱ

問1 ③
問2 ⑦
問3 ⑥
問4 ②

Ⅲ

問1 ⑤
問2 ④・⑤
問3 ②

Ⅳ

問1 ⑦
問2 ⑤
問3 ⊖
問4 ⑤・⑦

Ⅴ

問1 ④

Ⅵ

問1 ⑤
問2 ④
問3 ②

Ⅶ

問1 ①
問2 ③
問3 ①

〔出題者が求めたポイント〕

Ⅰ 問1 基本的な生物用語を問う問題である。

Ⅱ 問1 体細胞分裂と減数分裂の際の染色体の挙動に関する問題である。理解が不確かだと誤りやすいので注意が必要である。相同染色体が対合して，二価染色体が形成されるのは減数分裂第一分裂前期である。染色体の複製は，体細胞分裂，減数分裂とも間期の DNA 合成期に行われる。二価染色体が対合面から分離するのは，減数分裂第一分裂後期である。

問2 配偶子形成の際，減数分裂第一分裂では第一極体と二次卵母細胞が形成される。第一極体がＱを遺伝子として持っていたら，二次卵母細胞はＱを持つ。卵は二次卵母細胞からできるので，卵はｑのみを持つ。

問3 一次精母細胞から，二次精母細胞ができるときに減数分裂が起こる。そのため，二次精母細胞以降がｎとなる。

問4 精子の構造に関する問題である。Ａは先体，Ｂは中片である。

Ⅲ 問1 心臓の構造，血液循環はよく問われる。確実に理解しておきたい。酸素を多く含む血液が流入するのは，左心房→左心室である。

問2 心拍を促進するのは末端からノルアドレナリンを分泌する交感神経であり，抑制するのは末端からアセチルコリンを分泌する副交感神経である。

問3 カエルの心臓を連結して神経伝達物質のはたらきを明らかにしたのはレーウィである。

Ⅳ メーセルソンとスタールが行ったDNA の半保存的複製を明らかにした実験に関する実験の非常に出題頻度が高い問題である。

問1 1回分裂するとすべて中間の重さになる。

問2 2回分裂すると，軽い DNA: 中間の DNA＝1：1になる。

問3 3回の分裂で軽い : 中間＝３：１，4回で７：１，5回で 15：１になる。

Ⅴ エクジソンとパフの出現の関係に関する実験考察問題である。結果を落ち着いて読み取ることが大切である。

問1 実験２では，タンパク質合成阻害剤を処理するとパフＢは元に戻らず，パフＣが出現していないことは，ｂのパフＢの領域のタンパク質がパフＣの出現に関係していることが分かる。実験３では，エクジソンを洗い流すとパフＢは元の大きさに戻り，パフＣの出現が早まったことから，ｄのエクジソンがパフＢの領域にある遺伝子の発現を維持するのに必要であることが分かる。

Ⅵ 問1 動物の系統に関する問題である。落ち着いて考えれば，環形動物であるミミズは，旧口動物であることは分かる。

問2 植物の系統に関する問題である。ヒカゲノカズラはシダ植物である。

問3 藻類の系統に関する問題である。ユーグレナ藻（ミドリムシの仲間）はクロロフィルａとｂを持つ。

Ⅶ 個体群に関する問題である。

問1 生存曲線の３つの型に関する典型的な問題。親の保護の度合いなどから考える。

問2 年齢ピラミッドに関する基本的な問題。

問3 個体群の成長に関する問題。抑制する要因がない場合は，指数的に増加する。

2

〔解答〕

Ⅰ 問1 (1) ａ－① ｂ－⑤ ｃ－③ ｄ－⑥ ｆ－④
(2) ③・⑧

Ⅱ 問1 ④・⑤
問2 ②・④

Ⅲ 問1 ④

Ⅳ 問1 コ：③ サ：④
問2 ④
問3 ⑤
問4 ①

問5 (1) ② (2) ②

V 問1 ③

問2 ④

問3 ③

問4 ②

問5 ③

問6 ②

問7 ④

〔出題者が求めたポイント〕

Ⅰ DNAの抽出実験に関する問題である。実験を実際に行なったことがあれば，難しい問題ではないが，そうでないと解答に悩むことがあるかもしれない。

問1 (1) 細胞の核の中にあるDNAを取り出すために，細胞を物理的に破壊する。

b：トリプシンはタンパク質分解酵素である。

c：DNAは食塩水に溶解する。

d：タンパク質を熱変性させる。

e：DNAは溶けているので，ろ過して変性させたタンパク質などの固形物を取り除く。

f：エタノールを加えると，食塩水との境界面にDNAが析出する。静かに加えることにより，繊維状となって出る。という目的で操作を行っている。

(2) DNAの精製のためには，もう一度DNAを食塩水に溶解して，同様の操作を行えば良い。

Ⅱ 問1 細胞呼吸は，解糖系が細胞質基質，クエン酸回路と電子伝達系がミトコンドリアで行われる。

問2 細菌には核膜に包まれた核は存在しない。また，多くの細胞小器官は存在しない。しかし，細胞壁は存在する。

Ⅲ 問1 家系図から遺伝子の特徴を判断する問題である。優性か劣性かは，この病気の遺伝子が優性であれば第二世代の5と6の両方の親が発病していないにも関わらず，第三世代の6で発病することはないので，劣性である。第二世代2，4の男性が発病するのは，この病気の遺伝子がX染色体上にあり，母親の第一世代1から受け継がれたと考えれば説明できる。第三世代6が発病するのも母親(第二世代5)が，保因者であると考えれば説明できる。以上のことから，この病気の遺伝子は，X染色体上の劣性遺伝子とするのが妥当である。

Ⅳ カタラーゼの実験に関する問題である。様々な条件を組み合わせてあるので，間違えないようにしたい。まとめてみると，

A	MnO_2	H_2O_2	25℃
B	1g 肝臓片	H_2O_2	25℃
C	2g 肝臓片	H_2O_2	25℃
D	石英砂	H_2O2_2	25℃
E	煮沸 MnO_2	H_2O_2	25℃
F	煮沸肝臓片	H_2O_2	25℃
G	1g 肝臓片	食塩水	25℃
H	MnO_2	H_2O_2	4℃
I	1g 肝臓片	H_2O_2	4℃
J		H_2O_2	4℃

問1 カタラーゼに関する基本的な知識である。

問2 酵素が無いD，酵素が失活したF，基質が無いGは反応が見られない。さらに，酵素は4℃で反応は起こらなかったことから，無機触媒でも同様に4℃では反応がみられないと考えられるため，Hを加えた4本となる。

問3 温度だけ条件を変えたものを選ぶ。

問4 基質特異性についてであるので，過酸化水素に対してははたらき，食塩水にははたらかないというものを選ぶ。

問5 (1) 酵素反応のグラフに関する問題である。生成物と反応時間の関係のグラフは，その傾きは反応速度に相当する。Cは酵素が2倍になったので最終生成物の量は変わらないが，反応速度が大きくなっている②が該当する。

(2) 酵素反応は，

基質＋酵素→酵素－基質複合体→酵素＋生成物
　　　　←

の関係にある。反応開始時に酵素はすべて基質と結合し，その濃度は最大であるが，すべて生成物になると，濃度は0になる。

V

問1 エネルギーの源は，太陽の光エネルギーである。

問2 大気中のCO_2濃度は知っておきたい。

問3 有機酸であるピルビン酸以外は，Nを含んでいる。

問4 捕食性のダニは，他のダニを捕食する。

問5 ③一次遷移でなく，二次遷移が正しい。

問6 ①熱帯，③・④温帯，⑤寒帯

問7 A湖の溶存酸素量が高いのは，貧栄養のためで，B湖に比べて一次生産力は低く，透明度は高くなっていることを示している。

平成25年度

問　題　と　解　答

英 語

問題

25年度

I 問 1 ～問 5 について，(　　　)に入れるべき最も適切なものをⓐ～ⓓの中から 1 つずつ選びなさい。

問 1 We take it for (　　　) that it is cold in winter.

ⓐ ever　　ⓑ all　　ⓒ granted　　ⓓ granting

問 2 We don't know how (　　　) the new medicine will be in treating heart disease.

ⓐ effective　　ⓑ efficient　　ⓒ affected　　ⓓ affective

問 3 (　　　) is often the case with him, he went abroad without the knowledge of his parents.

ⓐ Since　　ⓑ So　　ⓒ As　　ⓓ For

問 4 The children presented the volunteer with flowers (　　　) gratitude for his deeds.

ⓐ out of　　ⓑ owing to　　ⓒ because of　　ⓓ from

問 5 The Japanese are a tirelessly (　　　) nation.

ⓐ industries　　ⓑ industrious

ⓒ industrial　　ⓓ industrialized

Ⅱ 問6～問13について，次の英文の空所(6)～(13)に入れるべき最も適切なものをⓐ～ⓓの中から1つずつ選びなさい。

I recently (6) a tour of cancer clinics in Tijuana. About twenty of us boarded a bus in Pasadena, California, and headed toward the Mexican border, (7) to pick up more people in San Diego. As I spoke to my fellow passengers, most of whom were women, I learned that they were well-educated professionals with financial resources. (8) by cancer, they were looking for alternative treatments that might save them.

Sally, a lawyer in her early fifties, was hoping to find a cure for her *1 uterine cancer. Despite surgery, the cancer had spread, and she was not expected to live. A thick file containing copies of her laboratory test results was stuffed into her purse.

John, 36, had melanoma, a cancer which began as a spot that changed colors. His doctor (9) at it and told him not to worry. Several months later another doctor noticed it, performed a *2 biopsy, and discovered that it was *3 malignant. The delay in treatment had given the cancer time (10). When I asked, "What brings you on this trip?" he answered simply, "Hope."

We saw eight clinics during our day in Tijuana, each one (11) alternative treatments based on *4 laetrile, shark cartilage, colonics, and diet. All of the clinics offered hope, the one thing that these people were not getting from their own doctors.

Our lives are based on hope. It is also the primary way in which we try to control death. We try to control the "when" of death with the hope for a cure. When we lose that, we hope to control how, where, and with whom we die. We hope that we won't lose control over our lives as we move into our last months or days. We hope that it won't hurt too much. We hope that our (12) ones will be able to get along without us. We hope that we won't be alone at the end.

Hope and fear grip everyone who struggles with a life-challenging illness. The two emotions are as inevitable as they are constant, right up to the moment of death. If we (13) away someone's hope, we will leave them with nothing but fear.

Notes : *[1]uterine 子宮の *[2]biopsy 生体組織検査
*[3]malignant 悪性の
*[4]laetrile レアトリル(効果が証明されぬまま投与された制がん剤)

問 6 ⓐ went ⓑ gave
ⓒ took ⓓ recommended

問 7 ⓐ were stopped ⓑ stopped
ⓒ had stopped ⓓ stopping

問 8 ⓐ Challenged ⓑ Challenging
ⓒ Having challenged ⓓ To challenge

問 9 ⓐ was looked ⓑ had looked
ⓒ had been looked ⓓ has looked

問10 ⓐ be spread ⓑ spreading
ⓒ spread ⓓ to spread

問11 ⓐ offering ⓑ offered
ⓒ to offer ⓓ had offered

問12 ⓐ love ⓑ loving
ⓒ loved ⓓ lover

問13 ⓐ take ⓑ will take
ⓒ has been taken ⓓ are taken

III 問 14〜問 35 について，次の英文を読んで答えなさい。

By the time Ray Fearing was first informed of his rare *1kidney disease back in 2000, the damage that had already been done was such that a transplant would eventually be his only option. "By then, they (the doctors) had noticed there was a lot of protein" leaking (14) his kidneys, said Fearing, 27 at the time. "I think I was at about 20 percent kidney function when they examined tissue, and it(15) worsened to 13 percent within a year or two." Fearing was diagnosed with focal segmental glomerulosclerosis, (16)or FSGS, a disease that causes *2scars on the kidney and (17)(to / it / filter / waste / properly / unable / makes) in the blood. The illness is mostly found in young adults, and about 5, 400 people are diagnosed with it each year.

After years of drug therapy to delay the symptoms of his disease, Fearing finally underwent a transplant last June with a kidney that was donated by his sister Cera, 21. Unfortunately for Fearing, the operation did not (18) as planned. A few days after the transplant, "I started to experience internal bleeding. And they were going to have to take it out," he said. [A]

When rejection occurs, the donated kidney is usually discarded, which (19) about 9 percent of kidney transplants. But thanks to an experimental procedure, Fearing was given the option to donate the organ to another candidate. He took that option immediately.

The reuse of Fearing's kidney is regarded by medical experts (20) the first successful removal and implantation of a kidney into a second recipient after it had failed in the first, which appears to disprove previous notions that an organ could only be transplanted once, experts say. The medical findings in Fearing's case were published in the April 26 issue of *The New England Journal of Medicine*. Fearing donated the organ to a (21) surgeon and father of five. "When they said there was a chance that I would be able to donate it to somebody else, really the other option didn't seem to be acceptable," he said. [B]

Dr. Lorenzo Gallon, the medical director of the kidney transplant program, said it wasn't easy to decide to reuse the kidney. One major concern was exactly how the kidney would react in a new host after sustaining damage during the time it was implanted in Fearing. "I was not comfortable when I made that decision. I was actually very nervous," Gallon said. "If the kidney in the second recipient did not (22), the patient might not be able to accept another kidney transplant in the future." Gallon said once the kidney was implanted in the second recipient, it began to repair itself, becoming fully functional within a few weeks.

One of the major challenges of retransplantation involved coming up with a "plan of attack"(32) to address the limited length of the organ's *3 blood vessels as a result of the kidney being removed twice, the transplant surgeon Dr. Joseph Leventhal said. "We knew that we were going to have to reconstruct the blood vessels," said Leventhal, who took part in the procedure. "We took advantage of the fact that from deceased donor organs, we obtain on a regular basis blood-type *4 compatible blood vessels that we can use for reconstruction, and we were able to use these blood vessels to reconstruct ones that had been removed (23) Mr. Fearing."

Dr. Niraj Desai, the director of the kidney transplant program, said the retransplantation of Fearing's kidney not only helped save a life but could mark a significant step toward better understanding the nature of FSGS. "Showing that this disease process can be reversed if the environment is correct is important," Desai said. "Not only were they able to help another patient by giving them a kidney that would have otherwise been discarded, but, also, it could be argued that if treatments are adequately done for patients who have FSGS, and you can make the correct environment(33) in that patient, the damage that occurs is reversible." [C]

Gallon said he hopes that with the success of the procedure, kidneys that would have otherwise been thought to be no longer any good to transplant might become available for the more than 90,000 Americans awaiting a new kidney. "In this day and age, we cannot make a kidney. We cannot make a heart or a liver. We have to rely on a donor to save somebody else's life," Gallon said. "If it doesn't make a difference on a large scale, that's OK, but I think it's quite important to do this sort of approach so that we don't waste even one organ."

Though he was forced to go back on *5dialysis because his body rejected the kidney, Fearing hopes another chance for a new kidney will come in time. For now, he said, he's content (24) the idea that his trial might one day lead to advancements in the treatment of his disease. "The one thing that makes me happy is that this is considered a breakthrough that they learned about my disease and kidneys in general from this experience," Fearing said. "Being a part of that lessens the difficulties that I went through because I now know that what I went through will mean something to so many other people."
[D]

Notes： *1kidney　腎臓　　*2scar　疵痕(きずあと)
*3blood vessel　血管　　*4compatible　適合性のある
*5dialysis　透析

問14　空所(14)に入れるのに最も適切な語をⓐ～ⓓの中から1つ選びなさい。

ⓐ on　ⓑ from　ⓒ for　ⓓ with

問15　下線部⒂の it が示すものをⓐ～ⓓの中から1つ選びなさい。

ⓐ the first biopsy of the kidney
ⓑ the action of the kidney
ⓒ protein in the kidney
ⓓ Fearing's disease of the kidney

問16 下線部(16)と文法的に同じ使い方の or を含む文をⓐ～ⓓの中から 1 つ選びなさい。

ⓐ His wife, or his better half, does all of the cooking.

ⓑ He is wrong or I am.

ⓒ Put your coat on, or you'll catch cold.

ⓓ Rain or shine, I'll go.

問17 下線部(17)の語を並べかえて意味の通る文にする場合に，4 番目に来る語をⓐ～ⓓの中から 1 つ選びなさい。

ⓐ filter ⓑ unable ⓒ it ⓓ to

問18 空所(18)に入れるのに最も適切なものをⓐ～ⓓの中から 1 つ選びなさい。

ⓐ back up ⓑ act out ⓒ turn out ⓓ line up

問19 空所(19)に入れるのに最も適切なものをⓐ～ⓓの中から 1 つ選びなさい。

ⓐ falls back on ⓑ puts off

ⓒ drops in on ⓓ takes place in

問20 空所(20)に入れるのに最も適切な語をⓐ～ⓓの中から 1 つ選びなさい。

ⓐ with ⓑ for ⓒ as ⓓ on

問21 空所(21)に入れるのに最も適切なものをⓐ～ⓓの中から 1 つ選びなさい。

ⓐ 67 year-old ⓑ 67-years-old

ⓒ 67-years old ⓓ 67-year-old

問22 空所(22)に入れるのに最も適切な語をⓐ～ⓓの中から1つ選びなさい。

ⓐ move ⓑ work ⓒ transplant ⓓ remove

問23 空所(23)に入れるのに最も適切な語をⓐ～ⓓの中から1つ選びなさい。

ⓐ from ⓑ on ⓒ away ⓓ with

問24 空所(24)に入れるのに最も適切な語をⓐ～ⓓの中から1つ選びなさい。

ⓐ at ⓑ for ⓒ by ⓓ with

問25 本文中の[A]～[D]のいずれかに，英文 He continued that he didn't want this to be wasted and it was just not an option to throw it out. を入れるのに最も適切なものをⓐ～ⓓの中から1つ選びなさい。

ⓐ [A]

ⓑ [B]

ⓒ [C]

ⓓ [D]

問26～問35について，本文の内容に一致する最も適切なものをⓐ～ⓓの中から1つずつ選びなさい。

問26 In what condition was Fearing when he was first told of his illness?

ⓐ He had so many choices to treat his condition.

ⓑ He had no choice except a transplant.

ⓒ He needed to begin drug therapy.

ⓓ He was put on a list for a transplant.

問27 Who gave Fearing a kidney?

ⓐ the staff coordinating organs

ⓑ his younger sister

ⓒ an unfamiliar person

ⓓ his elder sister

問28 What percentage of Fearing's kidney function was lost in one or two years?

ⓐ 27 %

ⓑ 20 %

ⓒ 13 %

ⓓ 7 %

問29 What did Fearing decide to do after the rejection of his transplanted organ?

ⓐ He decided to wait for his kidney's recovery.

ⓑ He decided to have a second operation to repair his kidney.

ⓒ He decided to donate his new kidney to another.

ⓓ He decided to publish his case in a medical journal.

問30 Who was the last recipient of Fearing's kidney?

ⓐ a young surgeon

ⓑ a man who had five children

ⓒ a medical expert who retired

ⓓ his sister

問31 What was the most important point of Fearing's case?

ⓐ One recipient could be alive.

ⓑ It changed the idea that a transplanted organ was not acceptable for reuse.

ⓒ It indicated that dialysis would not be an option after surgery.

ⓓ FSGS was no longer a serious disease.

問32 What was Dr. Gallon's "plan of attack"?

ⓐ to limit the length of the organ's blood vessels

ⓑ to reconstruct blood vessels from deceased organ donors

ⓒ to have more doctors take part in the procedure

ⓓ to remove blood vessels from Mr. Fearing

問33 In this article, what does "the correct environment" mean?

ⓐ retransplantation

ⓑ a clean hospital

ⓒ blood-type compatible blood vessels

ⓓ a properly functioning body

問34 How did Fearing feel after his experience?

ⓐ He felt disappointed to have to return to dialysis.

ⓑ He felt satisfied to be able to have contributed to medical progress.

ⓒ He felt disturbed that his disease would gradually get worse.

ⓓ He felt delighted that the organ was not immediately discarded.

問35 If you give a title to this article, which is the most suitable?

ⓐ The Third Chance for One Kidney

ⓑ The Difficulties of a Transplant

ⓒ A Marvelous Surgery on a Kidney

ⓓ A Miracle of the Kidney

数 学

問題

25年度

解答を始めるまえに，つぎの**解答上の注意のつづき**を読みなさい。

解答上の注意のつづき

(i) **分数の形の解答枠に，整数の解答をしたいときは，分母が 1 の分数の形になるように答えなさい。**たとえば，$\dfrac{\boxed{ヤ}}{\boxed{ユ}}$ の解答枠に 2 と答えたいときは，$\dfrac{2}{1}$ と答えなさい。

(ii) 解答枠 $\boxed{}$ に，**解答枠の けた数 より少ない けた数 の整数を解答したいときは，数字が右づめで，その前を 0 でうめるような形で答えなさい。**たとえば，$\boxed{ヨワ}$ の解答枠に 2 と答えたいときは，0 2 と答えなさい。**ヨ**の 0 をマークしないままにしておくと，間違いになります！

(解答上の注意終)

$\boxed{1}$

(1) 次の規則により，点 P が x 軸上を動くゲームがある。

最初，原点に点 P があり，点 P は各ステップ毎に，$\dfrac{2}{3}$ の確率で x 軸上を $+1$ 進み，$\dfrac{1}{3}$ の確率で x 軸上を -1 進む。最初から n ステップ後の点 P の x 座標を x_n とし，初めて $|x_n| = 2$ となったときにゲームは終了する。

また，$x_n = 0$ となる確率を p_n，初めて $|x_n| = 2$ となる確率を q_n とする。

(i) $p_2 = \dfrac{\boxed{ア}}{\boxed{イ}}$，$p_3 = \boxed{ウ}$，$p_4 = \dfrac{\boxed{エオ}}{\boxed{カキ}}$ である。

(ii) $q_2 = \dfrac{\boxed{ク}}{\boxed{ケ}}$，$q_3 = \boxed{コ}$，$q_4 = \dfrac{\boxed{サシ}}{\boxed{スセ}}$ である。

(iii) 3 以上の任意の整数 n について，

$$p_n = \frac{\boxed{ソ}}{\boxed{タ}} p_{n-2}, \quad q_n = \frac{\boxed{チ}}{\boxed{ツ}} p_{n-2}$$

が成り立つ。

(iv) 最初から 6 ステップまでにゲームが終了する確率は $\dfrac{\boxed{テトナ}}{\boxed{ニヌネ}}$ である。

(2) △OAB の辺 OB の中点を M とし，線分 AM 上に点 K を AK：KM = 3：2 となるようにとる。辺 OA 上に点 P，辺 OB 上に点 Q があり，線分 PQ 上に点 K があるとする。また，$x > 0$，$y > 0$ とし，

$$\mathrm{OP}:\mathrm{PA} = x : 1 - x, \quad \mathrm{OQ}:\mathrm{QB} = y : 1 - y$$

とする。このとき，

$$xy - \frac{\boxed{ノハ}}{\boxed{ヒフ}}x - \frac{\boxed{ヘ}}{\boxed{ホ}}y = \boxed{マ}$$

が成り立つ。また，△OPQ の面積は $x = \dfrac{\boxed{ミ}}{\boxed{ム}}$，$y = \dfrac{\boxed{メ}}{\boxed{モ}}$ のとき最小となる。

2 関数 $f(x)$ を

$$f(x) = \frac{-x^2 + 3x - 5}{x - 1}$$

とする。$y = f(x)$ のグラフを C とする。

(1) $f(x)$ は

$$f(x) = -x \boxed{ア} \boxed{イ} \boxed{ウ} \frac{\boxed{エ}}{x \boxed{オ} \boxed{カ}}$$

と表すことができる。ここで，$\boxed{ア}$，$\boxed{ウ}$，$\boxed{オ}$ は，それぞれ，符号 ＋，－ のいずれかである。

(2) $f(x)$ は，

$x = \boxed{キ} \boxed{ク} \sqrt{\boxed{ケ}}$ で

極小値 $\boxed{コ} \boxed{サ} \boxed{シ} \sqrt{\boxed{ス}}$ をとり，

$x = \boxed{セ} \boxed{ソ} \sqrt{\boxed{タ}}$ で

極大値 $\boxed{チ} \boxed{ツ} \boxed{テ} \sqrt{\boxed{ト}}$ をとる。

ここで，$\boxed{ク}$，$\boxed{サ}$，$\boxed{ソ}$，$\boxed{ツ}$ は，それぞれ，符号 ＋，－ のいずれかである。

(3) a を定数とする。方程式

$$-x^2 + 3x - 5 = a(x - 1)$$

が異なる2個の実数解をもつのは，定数 a が

$a < \boxed{ナ} \boxed{ニ} \boxed{ヌ} \sqrt{\boxed{ネ}}$

または $a > \boxed{ノ} \boxed{ハ} \boxed{ヒ} \sqrt{\boxed{フ}}$

を満たすときである。ここで，$\boxed{ニ}$ と $\boxed{ハ}$ は，それぞれ，符号 ＋，－ のいずれかである。

(4) C と直線 $y = x + 7$ で囲まれた図形上の点 (x, y) に対して，$-2x + y$ の最大値は [ヘ] で，$-2x + y$ の最小値は [ホ] である。

3 $f(x) = e^x\left(\dfrac{\sqrt{2}}{2} - \cos x\right)$ とする。

（1） $a_0 = 0$ とする。また，$f(x) = 0$ の負の解のうち，絶対値の最も小さい解を a_1，次に小さい解を a_2 とする。

（i） $a_1 = -\dfrac{\boxed{\text{ア}}}{\boxed{\text{イ}}}\pi$, $\quad a_2 = -\dfrac{\boxed{\text{ウ}}}{\boxed{\text{エ}}}\pi$ である。

（ii） $\displaystyle\int e^x \cos x\, dx = \frac{\boxed{\text{オ}}}{\boxed{\text{カ}}}\, e^x\left(\sin x \;\boxed{\text{キ}}\; \cos x\right) + C$

が成り立つ。ただし，C は積分定数である。ここで，$\boxed{\text{キ}}$ は符号 ＋，－ のいずれかである。

（iii） A, B, D, E を定数として，

$$\int_{a_1}^{a_0} |f(x)|\, dx = \frac{1}{2}\left(A - \sqrt{B} + \sqrt{D}\, e^{E\pi}\right)$$

と表すとき，

$A = \boxed{\text{ク}}$, $B = \boxed{\text{ケ}}$, $D = \boxed{\text{コ}}$, $E = -\dfrac{\boxed{\text{サ}}}{\boxed{\text{シ}}}$

である。

また，F, G を定数として，$\displaystyle\int_{a_2}^{a_1} |f(x)|\, dx = Fe^{G\pi}$ と表すとき，

$$F = \frac{\sqrt{\boxed{\text{ス}}}}{2}, \quad G = -\frac{\boxed{\text{セ}}}{\boxed{\text{ソ}}}$$

である。

(2) $f'(x)=0$ を満たす負の x を，絶対値の小さい順に b_1, b_2, …

とするとき，

$$b_1=-\frac{\boxed{タチ}}{\boxed{ツテ}}\pi,\quad b_2=-\frac{\boxed{トナ}}{\boxed{ニヌ}}\pi$$

である。また，$f(x)$ は n が偶数のとき $x=b_n$ で $\boxed{ネ}$ をとり，n が奇数のとき $x=b_n$ で $\boxed{ノ}$ をとる。ここで，$\boxed{ネ}$，$\boxed{ノ}$ は，それぞれ，極大値，極小値のいずれかであり，

極大値である場合は，解答欄の⑧を，

極小値である場合は，解答欄の⑨を

マークしなさい。

物 理

問題

25年度

1 次の問いに対して，最も適切なものを選択肢の中から一つ選びなさい。

(1) 図1のように xy 平面内にばねがつながった金属棒，内部抵抗の無視できる起電力 E の電池，抵抗値 R の抵抗，スイッチで成り立っている回路がある。ばねのばね定数は k で，金属棒の中心につながっているとする。導線 ab と導線 cd は x 軸に平行で距離 l だけ離れて設置されている。また，金属棒はその導線の上に y 軸に平行に置かれている。磁束密度 B の磁界が紙面に垂直に表から裏に向けてかけられているとして，次の問いに答えなさい。なお，金属棒と導線には抵抗はなく，金属棒と導線の間の摩擦も無視できるものとする。さらに，回路を流れる電流が作る磁界も無視できるものとする。

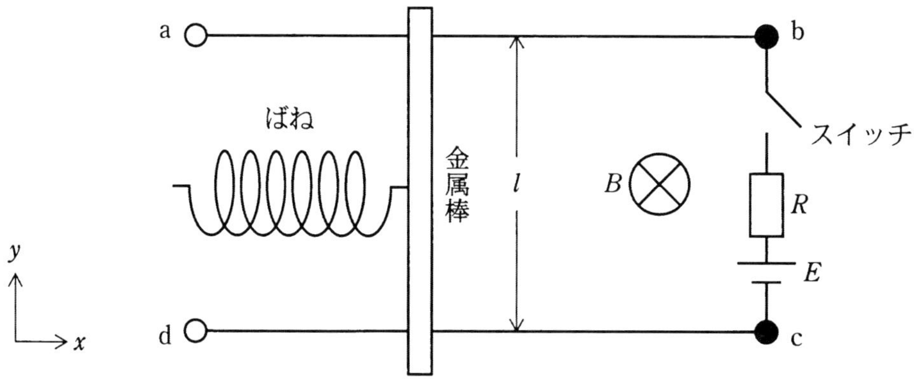

図 1

問 1 金属棒につながれていない方のばねの端を自然長で固定する。この状態で回路のスイッチを入れると，金属棒が移動したのち静止した。

(a) 静止した金属棒に流れる電流はいくらか。 **ア**

ア の選択肢

① 0 ② Bl ③ $\dfrac{Bl}{R}$ ④ $\dfrac{R}{Bl}$ ⑤ BlR ⑥ $\dfrac{E}{R}$ ⑦ ER

(b) 金属棒が移動した方向は，x 軸の正方向か，それとも負方向か。また，金属棒が移動した距離はいくらか。 イ

イ の選択肢

① x 軸の正方向に $\dfrac{Bl}{k}$ 移動
② x 軸の負方向に $\dfrac{Bl}{k}$ 移動
③ x 軸の正方向に $\dfrac{Bl}{kR}$ 移動
④ x 軸の負方向に $\dfrac{Bl}{kR}$ 移動
⑤ x 軸の正方向に $\dfrac{EBl}{kR}$ 移動
⑥ x 軸の負方向に $\dfrac{EBl}{kR}$ 移動
⑦ x 軸の正方向に $\dfrac{EBR}{k}$ 移動
⑧ x 軸の負方向に $\dfrac{EBR}{k}$ 移動

問 2 問 1 の状態でばねの固定を外し，この端に x 軸の負方向の外力を加えたところ，金属棒は一定の速さ v で x 軸方向に運動するようになった。ただし，一定の速さで運動している間，ばねの長さは一定に保たれていた。

(a) この運動により，回路を貫く磁束が単位時間当たり ウ だけ変化するため，回路に大きさが エ で向きが y 軸の オ 方向の誘導起電力が発生する。その結果，金属棒には，大きさ カ の電流が流れる。

ウ， エ， オ， カ の選択肢(同じものを繰り返し選択してもよい)

① 0
② $\dfrac{E}{R}$
③ $\dfrac{EBl}{R}$
④ $\dfrac{vBl}{R}$
⑤ $\dfrac{E+vBl}{R}$
⑥ $\dfrac{E-vBl}{R}$
⑦ B
⑧ Bl
⑨ vB
⓪ vBl
⊕ 正
⊖ 負

(b) ばねの伸びはいくらか。 キ

キ の選択肢

① 0
② $\dfrac{E}{kR}$
③ $\dfrac{EBl}{kR}$
④ $\dfrac{vBl}{kR}$
⑤ $\dfrac{vB^2l^2}{kR}$
⑥ $\dfrac{v^2B^2l^2}{kR}$
⑦ $\dfrac{Bl(E+vBl)}{kR}$
⑧ $\dfrac{Bl(E-vBl)}{kR}$

(c) 電池の消費電力はいくらか。 [ク]

(d) 金属棒が等速運動をしているとき，外力の仕事率はいくらか。 [ケ]

(e) 抵抗から発生する単位時間あたりのジュール熱はいくらか。 [コ]

[ク]，[ケ]，[コ]の選択肢(同じものを繰り返し選択してもよい)

① 0	② $\dfrac{E^2}{R}$	③ $\dfrac{EvBl}{R}$
④ $\dfrac{E(E+vBl)}{R}$	⑤ $\dfrac{E(E-vBl)}{R}$	⑥ $\dfrac{v^2B^2l^2}{R}$
⑦ $\dfrac{vBl(E+vBl)}{R}$	⑧ $\dfrac{vBl(E-vBl)}{R}$	⑨ $\dfrac{Bl(E+vBl)}{R}$
⓪ $\dfrac{Bl(E-vBl)}{R}$	⊕ $\dfrac{(E+vBl)^2}{R}$	⊖ $\dfrac{(E-vBl)^2}{R}$

(2)

問 1 真空中で速さ c，波長 λ の光が屈折率 n の物質に入ったとき，物質中の波長は[サ]，振動数は[シ]となる。

問 2 水の屈折率を n とする。水中の深さ h の点にある物体を真上付近から見ると，光が水面で[ス]するため，物体は深さが[セ]の点にあるように見える。ただし角度 θ が小さいとき，$\sin\theta \fallingdotseq \tan\theta$ とする。物体の真上の水面上の点から，水面に沿ってだんだん離れていくと，真上の点からの距離が[ソ]の点で物体は見えなくなる。これは，水面で光が[タ]するためである。

問 3 水中のレンズの焦点距離は，空気中と比べて[チ]。ただし，空気，水，レンズの材質の屈折率を，それぞれ 1，1.3，1.5 とする。

問 4 凸レンズの形は変えず，材質を屈折率の大きいものに変えると，焦点距離は［ツ］。

［サ］，［シ］の選択肢(同じものを繰り返し選択してもよい)

① $n\lambda$　② $\frac{\lambda}{n}$　③ $\frac{n}{\lambda}$　④ nc

⑤ $\frac{c}{n}$　⑥ $\frac{n}{c}$　⑦ $\frac{\lambda}{c}$　⑧ $\frac{c}{\lambda}$

［ス］，［タ］の選択肢(同じものを繰り返し選択してもよい)

① 回 折　② 分 散　③ 屈 折　④ 偏 光

⑤ 全反射　⑥ 透 過　⑦ 散 乱　⑧ 直 進

［セ］，［ソ］の選択肢(同じものを繰り返し選択してもよい)

① nh　② $\frac{h}{n}$　③ $\frac{n}{h}$　④ h

⑤ $h\sqrt{n^2-1}$　⑥ $\frac{h}{\sqrt{n^2-1}}$　⑦ $\frac{\sqrt{n^2-1}}{h}$　⑧ $\sqrt{n^2+h^2}$

［チ］，［ツ］の選択肢(同じものを繰り返し選択してもよい)

① 短くなる　② 変化しない　③ 長くなる

問 5 赤，黄，緑，青，紫の光を同じレンズに入射させたとき，焦点距離は [テ]。

問 6 焦点距離fの凸レンズで，物体の像の倍率を 1 とするためには，レンズから物体までの距離を [ト] とすればよい。

[テ] の選択肢

① 赤が最も短い　② 黄が最も短い　③ 緑が最も短い
④ 青が最も短い　⑤ 紫が最も短い　⑥ どの色も等しい

[ト] の選択肢

① f　② $\frac{1}{f}$　③ $2f$　④ $\frac{f}{2}$
⑤ $\frac{2}{f}$　⑥ f^2　⑦ $\sqrt{f}$

問 7 格子定数 d の回折格子に，波長 λ の光を垂直に入射させると，後方のスクリーンに明暗の縞(しま)模様ができた。中央の最も明るい明線の隣の明線を1次の明線，その次の明線を2次の明線とする。光の入射方向と，1次，2次の明線方向とのなす角をそれぞれ θ_1，θ_2 とすると(図2)，$\dfrac{\sin\theta_2}{\sin\theta_1}$ ＝ ナ となる。

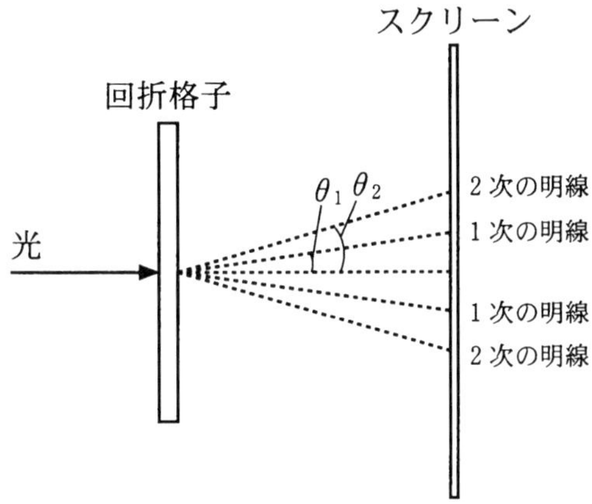

図 2

ナ の選択肢

① 2　② 2λ　③ $\dfrac{2\lambda}{d}$　④ $\dfrac{2d}{\lambda}$

⑤ $\dfrac{1}{2}$　⑥ $\dfrac{\lambda}{2}$　⑦ $\dfrac{d}{2\lambda}$　⑧ $\dfrac{\lambda}{2d}$

2 次の問いに対して，最も適切なものを選択肢の中から一つ選びなさい。

(1) 質量 m の物体が，x 軸上を正の方向に進む直線運動を考える。物体の進む先に，微小な幅 Δx を有する特別な区間が n か所あり，物体が通過する順にそれぞれ区間 1，区間 2，… ，区間 n とする。物体には，各区間を通過する間のみ，x 軸の方向に一定の力 F_1，F_2，… ，F_n がかかり，それ以外の場所では物体に力は働かないものとする。

区間 1 に進入する前の物体の速度が v_0 のとき，区間 1 を通過した直後の物体の速度 v_1 は，$v_1 =$ **ア** で，区間 1 を通過するのにかかる時間 Δt_1 は，$\Delta t_1 =$ **イ** である。同様に，区間 k に進入する前の物体の速度が v_{k-1} のとき，区間 k を通過した直後の物体の速度 v_k は，$v_k =$ **ウ** で，区間 k を通過するのにかかる時間 Δt_k は，$\Delta t_k =$ **エ** である。また，$v_k^2 - v_{k-1}^2 =$ **オ** なので，$\Delta t_k =$ **カ** と表すこともできる。

$F_1 = F_2 = \cdots = F_n > 0$ のとき，$1 \leqq i < j \leqq n$ であれば，v_i **キ** v_j なので，Δt_i **ク** Δt_j となる。区間 k を通過した時の，物体の運動量と運動エネルギーの変化をそれぞれ，ΔP_k，ΔE_k とすると，$\Delta P_k =$ **ケ**，$\Delta E_k =$ **コ** と書けるので，ΔP_i **サ** ΔP_j，ΔE_i **シ** ΔE_j である。

ア の選択肢

① $v_0 + \dfrac{F_1 \Delta x}{m v_0}$　　② $v_0 + \dfrac{F_1}{2m}\left(\dfrac{\Delta x}{v_0}\right)^2$

③ $v_0 + 2\dfrac{F_1}{m}\Delta x$　　④ $-\sqrt{-v_0^2 + 2\dfrac{F_1}{m}\Delta x}$

⑤ $\sqrt{v_0^2 + 2\dfrac{F_1}{m}\Delta x}$　　⑥ $\Delta x + \dfrac{F_1}{2m}\left(\dfrac{\Delta x}{v_0}\right)^2$

イ の選択肢

① $\dfrac{\Delta x}{v_0}$　　② $\sqrt{\dfrac{2m}{F_1}\Delta x}$　　③ $\dfrac{m}{F_1}\left(-v_0 + \sqrt{v_0^2 + 2\dfrac{F_1}{m}\Delta x}\right)$

④ $\dfrac{\Delta x}{v_1}$　　⑤ $\dfrac{1}{2}\left(\dfrac{\Delta x}{v_0}\right)^2$　　⑥ $\dfrac{m}{F_1}\left(v_0 - \sqrt{-v_0^2 + 2\dfrac{F_1}{m}\Delta x}\right)$

ウ の選択肢

① $v_{k-1}+\dfrac{F_k\Delta x}{mv_{k-1}}$　　② $v_{k-1}+\dfrac{F_k}{2m}\left(\dfrac{\Delta x}{v_{k-1}}\right)^2$

③ $v_{k-1}+2\dfrac{F_k}{m}\Delta x$　　④ $-\sqrt{-v_{k-1}^2+2\dfrac{F_k}{m}\Delta x}$

⑤ $\sqrt{v_{k-1}^2+2\dfrac{F_k}{m}\Delta x}$　　⑥ $\Delta x+\dfrac{F_k}{2m}\left(\dfrac{\Delta x}{v_{k-1}}\right)^2$

エ の選択肢

① $\dfrac{\Delta x}{v_{k-1}}$　　② $\sqrt{\dfrac{2m}{F_k}\Delta x}$

③ $\dfrac{m}{F_k}\left(-v_{k-1}+\sqrt{v_{k-1}^2+2\dfrac{F_k}{m}\Delta x}\right)$

④ $\dfrac{\Delta x}{v_k}$　　⑤ $\dfrac{1}{2}\left(\dfrac{\Delta x}{v_{k-1}}\right)^2$

⑥ $\dfrac{m}{F_k}\left(v_{k-1}-\sqrt{-v_{k-1}^2+2\dfrac{F_k}{m}\Delta x}\right)$

オ の選択肢

① $2\dfrac{F_k}{m}\Delta x$　　② $2\dfrac{m}{F_k}\Delta x$　　③ $\dfrac{m}{2F_k}\Delta x$

④ $\dfrac{2}{m}$　　⑤ $\dfrac{m}{2}$　　⑥ $\left(\dfrac{F_k\Delta x}{m}\right)^2$

カ の選択肢

① $\dfrac{2\Delta x}{v_k+v_{k-1}}$　　② $\dfrac{\Delta x}{2(v_k+v_{k-1})}$

③ $2\left(\dfrac{m}{F_k}\right)^2\dfrac{\Delta x}{v_k+v_{k-1}}$　　④ $\left(\dfrac{m}{F_k}\right)^2\dfrac{\Delta x}{2(v_k+v_{k-1})}$

⑤ $\dfrac{F_k\Delta x^2}{m(v_k+v_{k-1})}$　　⑥ $\dfrac{F_k\Delta x^2}{2m(v_k+v_{k-1})}$

キ, ク, サ, シ の選択肢(同じものを繰り返し選択してもよい)

① $<$　　② $=$　　③ $>$

ケ, **コ** の選択肢(同じものを繰り返し選択してもよい)

① mv_k ② $\frac{1}{2}mv_k^2$ ③ $F_k\Delta t_k$

④ $(F_k - F_{k-1})\Delta t_k$ ⑤ $F_k\Delta x$ ⑥ $(F_k - F_{k-1})\Delta x$

⑦ $\frac{F_k}{m}\Delta t_k$ ⑧ $\frac{F_k}{m}\Delta x$

(2)

問 1 極板面積 S, 極板間隔 d の平行平板コンデンサーがある。2 枚の極板の電気量はそれぞれ $+Q$, $-Q$ である。極板間の以下の量を答えなさい。ただし, 極板間には一様な電界ができているとし, クーロンの法則の比例定数を k とする。

(a) 電気力線の本数 **ス**

ス の選択肢

① Q ② $4\pi Q$ ③ $4\pi kQ$ ④ $\frac{4\pi kQ}{d}$

⑤ $\frac{4\pi kQS}{d}$ ⑥ $\frac{4\pi kQ}{S}$ ⑦ $\frac{4\pi kQd}{S}$

(b) 電界の強さ **セ**

セ の選択肢

① $\frac{Q}{d}$ ② $\frac{4\pi Q}{d}$ ③ $\frac{4\pi SQ}{d}$ ④ $\frac{4\pi kSQ}{d}$

⑤ $\frac{4\pi Q}{S}$ ⑥ $\frac{4\pi kQ}{S}$ ⑦ $\frac{4\pi kQ}{Sd}$

(c) 電圧 **ソ**

ソ の選択肢

① Qd ② $4\pi Q$ ③ $4\pi kQ$ ④ $4\pi kQSd$

⑤ $\frac{Qd}{S}$ ⑥ $\frac{4\pi kQ}{S}$ ⑦ $\frac{4\pi kQd}{S}$

(d) 電気容量 [タ]

[タ]の選択肢

① $\dfrac{S}{4\pi}$　② $\dfrac{S}{4\pi d}$　③ $\dfrac{S}{4\pi kd}$　④ $\dfrac{kS}{d}$

⑤ $\dfrac{Sd}{4\pi}$　⑥ $\dfrac{4\pi kS}{d}$　⑦ $\dfrac{kSd}{4\pi}$

問 2 電気量Q_1の2個の正電荷が距離$2a$を隔てて位置Aと位置Bに置かれている。直線ABの中点から，直線に垂直に距離bだけ離れた位置Cに電気量Q_2の正電荷を図1のように置く。クーロンの法則の比例定数をkとして，次の問いに答えなさい。

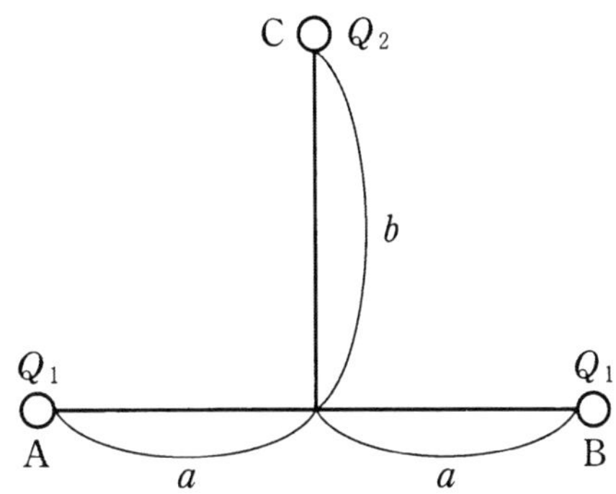

図 1

(a) 電気量Q_2の電荷に働く静電気力の大きさはいくらか。 [チ]

[チ]の選択肢

① $\dfrac{kQ_1Q_2}{\sqrt{a^2+b^2}}$　② $\dfrac{2kQ_1Q_2}{\sqrt{a^2+b^2}}$

③ $\dfrac{kQ_1Q_2}{\sqrt{(a^2+b^2)^3}}$　④ $\dfrac{2kQ_1Q_2}{\sqrt{(a^2+b^2)^3}}$

⑤ $\dfrac{2kaQ_1Q_2}{\sqrt{(a^2+b^2)^3}}$　⑥ $\dfrac{2kbQ_1Q_2}{\sqrt{(a^2+b^2)^3}}$

⑦ $\dfrac{2kabQ_1Q_2}{\sqrt{(a^2+b^2)^3}}$

(b) 次に，$a = b = r$，$Q_1 = Q_2 = Q$ とすると，位置Aにおかれた電荷に働く静電気力の大きさはいくらになるか。 ツ

ツ の選択肢

① $\dfrac{kQ^2}{4r^2}$　② $\dfrac{\sqrt{2}\,kQ^2}{4r^2}$

③ $\dfrac{\sqrt{3}\,kQ^2}{4r^2}$　④ $\dfrac{\sqrt{5}\,kQ^2}{4r^2}$

⑤ $\dfrac{(\sqrt{2}+\sqrt{3})kQ^2}{4r^2}$　⑥ $\dfrac{(\sqrt{2}+\sqrt{5})kQ^2}{4r^2}$

⑦ $\dfrac{(\sqrt{3}+\sqrt{5})kQ^2}{4r^2}$　⑧ $\dfrac{kQ^2}{4r^2}\sqrt{3+2\sqrt{2}}$

⑨ $\dfrac{kQ^2}{4r^2}\sqrt{5+2\sqrt{2}}$　⓪ $\dfrac{kQ^2}{4r^2}\sqrt{2+2\sqrt{3}}$

⊕ $\dfrac{kQ^2}{4r^2}\sqrt{5+2\sqrt{3}}$　⊖ $\dfrac{kQ^2}{4r^2}\sqrt{2+2\sqrt{5}}$

問 3 起電力が E_1，E_2，E_3 の 3 個の電池がある。

(a) 電池の内部抵抗を各々 r_1，r_2，r_3 とする。これらの電池を図 2 の様に並列につなぎ，外部抵抗 R と接続する。外部抵抗 R に流れる電流はいくらか。 テ

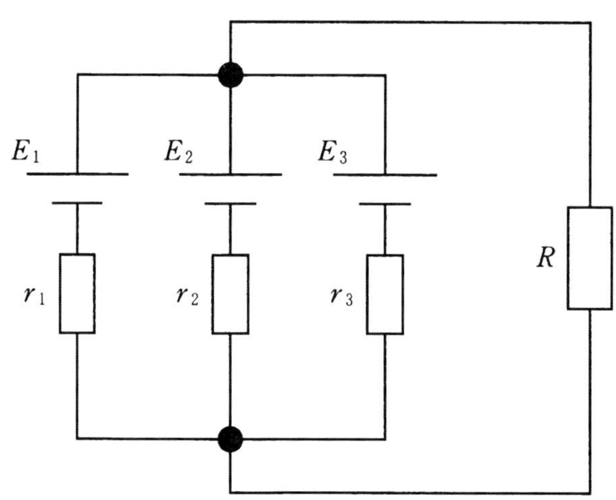

図 2

テ の選択肢

① $\dfrac{r_2r_3E_1 + r_3r_1E_2 + r_1r_2E_3}{(r_1r_2 + r_2r_3 + r_3r_1)R + r_1r_2r_3}$

② $\dfrac{(E_1 + E_2 + E_3)r_1r_2r_3}{(r_1^2r_2 + r_2^2r_3 + r_3^2r_1 + r_1r_2r_3)R}$

③ $\dfrac{r_1^2E_1 + r_2^2E_2 + r_3^2E_3}{(r_1r_2 + r_2r_3 + r_3r_1)R + r_1r_2r_3}$

④ $\dfrac{r_2^2r_3E_1 + r_3^2r_1E_2 + r_1^2r_2E_3}{(r_1^2r_2 + r_2^2r_3 + r_3^2r_1 + r_1r_2r_3)R}$

⑤ $\dfrac{(E_1 + E_2 + E_3)r_1r_2r_3}{(r_1r_2 + r_2r_3 + r_3r_1)R^2}$

⑥ $\dfrac{r_2r_3E_1 + r_3r_1E_2 + r_1r_2E_3}{(r_1^2r_2 + r_2^2r_3 + r_3^2r_1 + R^2)R}$

⑦ $\dfrac{(E_1 + E_2 + E_3)r_1r_2r_3}{(r_1r_2 + r_2r_3 + r_3r_1)R + r_1r_2r_3}$

(b) 内部抵抗が互いに等しく $r_1 = r_2 = r_3 = r$ としたとき，外部抵抗 R に流れる電流を I_p とする。次に，3 個の電池を直列接続した場合に外部抵抗 R に流れる電流を I_S とすると，両者の比 I_S / I_p はいくらになるか。 ト

ト の選択肢

① 1　② $\dfrac{r}{R}$　③ $\dfrac{R}{r}$

④ $\dfrac{3R + r}{R + 3r}$　⑤ $\dfrac{R + 3r}{3R + r}$　⑥ $\dfrac{rR + r^2}{R^2 + rR}$

⑦ $\dfrac{R^2 + rR}{rR + r^2}$

化学

問題

25年度

計算に必要なら次の数値を用いよ。

原子量：H 1，C 12，N 14，O 16，F 19，Na 23，Mg 24，Al 27，Si 28，P 31，S 32，Cl 35.5，K 39，Ca 40，Cr 52，Fe 56，Cu 63.5，Zn 65.4，Br 80，Ag 108，I 127，Au 197，Pb 207

アボガドロ定数：6.0×10^{23} /mol　　ファラデー定数：9.65×10^{4} C/mol

気体定数：8.3×10^{3} Pa・L/(K・mol) = 8.3 J/(K・mol)

対数：$\log_{10} 2 = 0.30$，$\log_{10} 3 = 0.48$，$\log_{10} 7 = 0.85$

体積の単位リットルの記号には大文字のＬを用いている。

1 各問いに答えよ。

(1) 下線部が単体の意味で用いられているのはどれか。一つ選べ。 ア

① 火山地帯の温泉には硫黄の臭いがするところがある。

② 金魚は水中の酸素を鰓(えら)から血液に取り入れている。

③ 肥料の中にはカリウムを含むものがある。

④ 骨にはカルシウムが含まれている。

⑤ 水の質量の約 11 % が水素である。

(2) **a** ～ **c** のそれぞれについて，含まれる電子の総数が多い順に並んでいるのはどれか。一つ選べ。 イ

【電子の総数の例】 1.0 mol のヘリウムに含まれる電子の総数は 1.2×10^{24} 個である。

a 3.6 g の水

b 標準状態で 4.48 L の水素

c 0.1 mol のナトリウムイオン

① **a** > **b** > **c**　② **a** > **c** > **b**　③ **b** > **a** > **c**

④ **b** > **c** > **a**　⑤ **c** > **a** > **b**　⑥ **c** > **b** > **a**

(3) ある金属Mの酸化物 w〔g〕中に，Mが m〔g〕含まれている。Mの原子量を求めるとき，w と m 以外に，次の値や式のうち必要なのはどれか。正しい組合せを一つ選べ。 ウ

	アボガドロ定数	酸素の原子量	酸化物の組成式
①	必　要	必　要	必　要
②	必　要	必　要	不　要
③	必　要	不　要	必　要
④	必　要	不　要	不　要
⑤	不　要	必　要	必　要
⑥	不　要	必　要	不　要
⑦	不　要	不　要	必　要
⑧	不　要	不　要	不　要

(4) 次の熱化学方程式から，エチレンの生成熱(kJ/mol)を求めよ。 エ には＋または－の符号を， オ ～ キ には数値を入れよ。 エ オ カ キ kJ/mol

$$C(黒鉛) + O_2(気) = CO_2(気) + 394\,kJ$$

$$H_2(気) + \frac{1}{2}O_2(気) = H_2O(液) + 286\,kJ$$

$$C_2H_4(気) + 3O_2(気) = 2CO_2(気) + 2H_2O(液) + 1411\,kJ$$

(5) 反応により，下線部の原子の酸化数が減少しているのはどれか。一つ選べ。 ク

① $K_2\underline{Cr}_2O_7 + 2KOH \rightarrow 2K_2\underline{Cr}O_4 + H_2O$

② $2KMnO_4 + 5\underline{S}O_2 + 2H_2O \rightarrow 2MnSO_4 + K_2\underline{S}O_4 + 2H_2SO_4$

③ $Cu + 4H\underline{N}O_3 \rightarrow Cu(\underline{N}O_3)_2 + 2NO_2 + 2H_2O$

④ $K_2\underline{Cr}_2O_7 + 3H_2O_2 + 4H_2SO_4 \rightarrow \underline{Cr}_2(SO_4)_3 + 3O_2 + 7H_2O + K_2SO_4$

⑤ $2H_2\underline{O}_2 \rightarrow 2H_2O + \underline{O}_2$

⑥ $2K\underline{I} + Cl_2 \rightarrow 2KCl + \underline{I}_2$

(6) [　　] には「酸」または「塩基」の語が入る。[A]，[B] および [C] に入る語の組合せで正しいのはどれか。一つ選べ。[ケ]

ブレンステッド・ローリーの定義によると，[　　] とは水素イオンを相手に与える物質のことをいい，[A] とは水素イオンを受け取る物質のことをいう。この定義によると，水はアンモニアと反応するとき，[B] として働く。

また，弱酸の塩または弱塩基の塩を水に溶解すると，塩が電離して生じたイオンが水分子と反応して，水溶液中に水酸化物イオンまたは水素イオンが増える。たとえば，塩化アンモニウムの水溶液では，電離で生じたアンモニウムイオンの一部が水と反応するので，水溶液は弱い [C] 性を示す。

	A	B	C
①	塩　基	塩　基	塩　基
②	塩　基	塩　基	酸
③	塩　基	酸	塩　基
④	塩　基	酸	酸
⑤	酸	塩　基	塩　基
⑥	酸	塩　基	酸
⑦	酸	酸	塩　基
⑧	酸	酸	酸

(7) 硝酸銅(Ⅱ)と硝酸銀(Ⅰ)の両方が溶けた水溶液がある。銅(Ⅱ)イオンと銀(Ⅰ)イオンの一方のみを沈殿物にする操作はどれか。一つ選べ。[コ]

① 過剰量の塩酸を加える。

② 過剰量のアンモニア水を加える。

③ 溶液を塩基性にして硫化水素を通じる。

④ 溶液を酸性にして硫化水素を通じる。

⑤ 過剰量の水酸化ナトリウム水溶液を加える。

(8) 次の文を読み，問いに答えよ。

鉛蓄電池は負極に鉛，正極に酸化鉛(Ⅳ)，電解液に希硫酸を用いた二次電池である。放電時には，負極，正極のそれぞれで次の反応が起きている。

負極：$Pb + SO_4^{2-} \rightarrow PbSO_4 + 2e^-$

正極：$PbO_2 + SO_4^{2-} + 4H^+ + 2e^- \rightarrow PbSO_4 + 2H_2O$

鉛蓄電池を放電させ，2Aの電流を1時間20分25秒間流した。

1) 放電により生じた硫酸鉛(Ⅱ)(モル質量 303 g/mol)の質量は，両極あわせて何gか。数値を入れよ。[サ][シ]g

2) 放電により，電解液の密度とpHはそれぞれどのようになるか。正しい組合せを一つ選べ。[ス]

	電解液の密度	電解液の pH
①	増加する	増加する
②	増加する	変化しない
③	増加する	減少する
④	変化しない	増加する
⑤	変化しない	変化しない
⑥	変化しない	減少する
⑦	減少する	増加する
⑧	減少する	変化しない
⑨	減少する	減少する

(9) 誤っているのはどれか。一つ選べ。 セ

① 2－ブテンにはシス－トランス異性体がある。

② アセチレンは三重結合を一つもつ直線状の分子である。

③ アルカンには枝分かれした構造をもつものがある。

④ アルケンとシクロアルカンの一般式はともに C_nH_{2n} で表される。

⑤ メタンに塩素を反応させてクロロメタンが生成する反応は付加反応である。

(10) 次の文を読み，問いに答えよ。

芳香族化合物 A と B は炭素，水素，酸素原子からなり，互いに構造異性体の関係にある。

A と B の元素分析値は質量パーセントで炭素 77.8 %，水素 7.4 % であり，分子量は 100 から 140 の間であった。

A と B はともにナトリウムと反応して水素を発生した。

A と B が溶けているジエチルエーテル溶液に水酸化ナトリウム水溶液を加えて抽出操作を行った。エーテル層からは A が得られ，塩基性の水層からは B が得られた。

1) 化合物 A と B の分子式はどれか。一つ選べ。 ソ

① C_7H_6O　② $C_7H_6O_2$　③ $C_7H_6O_3$

④ C_7H_8O　⑤ $C_8H_8O_2$

2) 化合物Aの構造式はどれか。一つ選べ。 **タ**

① 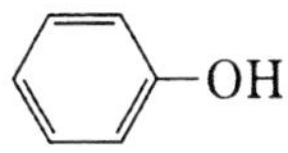

② 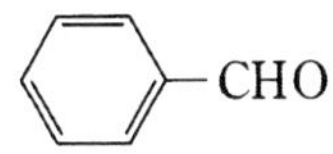

③ 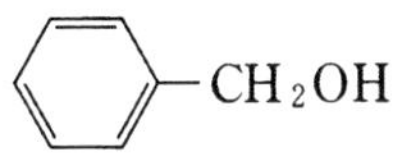

④ 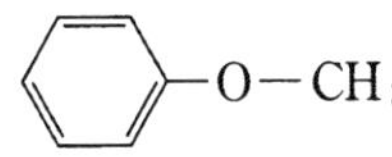

⑤ 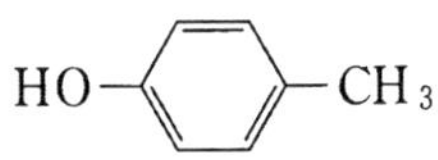

⑥ 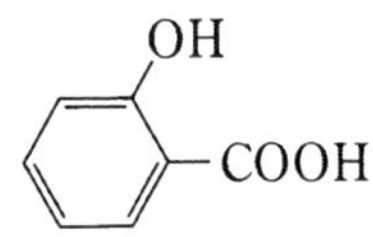

⑦ 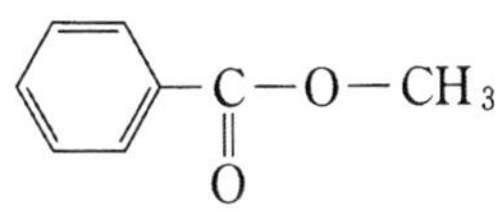

⑧ 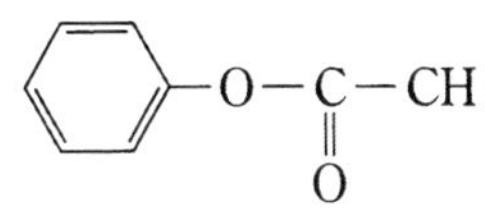

3) 化合物AとBのそれぞれに塩化鉄(Ⅲ)水溶液を加えたとき，呈色反応が見られるのはどれか。また，*o*−，*m*−，*p*−の構造異性体をもつ化合物はどれか。正しい組合せを一つ選べ。 **チ**

	塩化鉄(Ⅲ)水溶液を加えると呈色反応が見られる	*o*−，*m*−，*p*−の構造異性体をもつ
①	Aのみ	Aのみ
②	Aのみ	AとB
③	AとB	Aのみ
④	AとB	Bのみ
⑤	Bのみ	AとB
⑥	Bのみ	Bのみ

(11) 次のグラフの縦軸と横軸の関係が，理想気体の状態方程式 $PV = nRT$ を正しく表しているのはどれか。一つ選べ。ただしグラフに記載のない変数は一定とし，P は圧力，V は体積，n は物質量，R は気体定数，T は絶対温度を表すものとする。 ツ

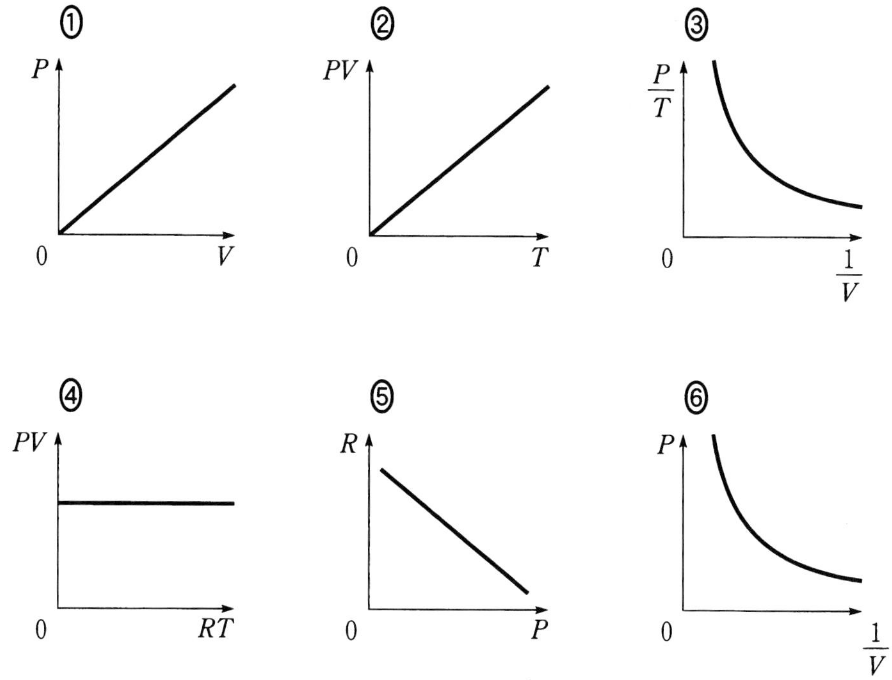

(12) [テ]～[ニ]に，最も適切なものを一つずつ選べ。

化合物Xは[テ]，化合物Yは[ト]である。これらが[ナ]結合で重合してできた高分子化合物を[ニ]という。

$HO-(CH_2)_2-OH$

化合物X

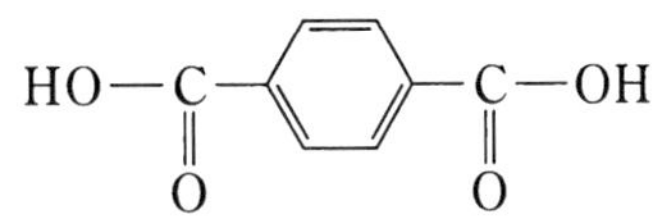

化合物Y

[テ]，[ト]の選択肢

① 酢酸エチル　② サリチル酸　③ テレフタル酸
④ クレゾール　⑤ 酢酸ビニル　⑥ アジピン酸
⑦ エチレングリコール

[ナ]の選択肢

① アミド　② イオン　③ エステル
④ エーテル　⑤ ペプチド

[ニ]の選択肢

① ビニロン　② ポリエチレンテレフタラート
③ 絹　④ アセテート
⑤ ナイロン 66

⒀ 次の物質のうち，4種類以上の元素を含む物質はどれか。二つ選び，ヌ に二つマークせよ。ヌ

① アデノシン三リン酸
② デンプン
③ ナイロン6
④ ポリ塩化ビニル
⑤ リボース

2 各問いに答えよ。

(1) アルカリ金属元素とハロゲン元素からなる物質はどれか。一つ選べ。 ア

① MgO　② Na_2O　③ KBr

④ $CaCl_2$　⑤ AgBr　⑥ $AlCl_3$

(2) 二つの原子が同位体の関係にあることを示す記述として正しいのはどれか。二つ選び, イ に二つマークせよ。 イ

① 陽子の数は等しいが, 質量数は異なる。
② 陽子の数は異なるが, 質量数は等しい。
③ 原子番号は等しいが, 中性子の数は異なる。
④ 原子番号は異なるが, 中性子の数は等しい。
⑤ 原子番号は等しいが, 電子の数は異なる。
⑥ 原子番号は異なるが, 電子の数は等しい。
⑦ 陽子の数と中性子の数の和が等しい。

(3) 金(原子量 197)は海水 1 L 中に, 2×10^{-10} g 含まれている。このとき, 金原子は 1 cm^3 に ウ $\times 10^{\boxed{エ}\boxed{オ}}$ 個の割合で存在することになる。 ウ ～ オ に数値を入れよ。ただし, 金は海水中に一様に存在しているものとする。

(4) 標準状態において, メタンとプロパンの混合気体が 11.2 L ある。この混合気体を完全燃焼させると, 51.2 g の酸素が反応した。混合気体中のメタンとプロパンの物質量比を最も単純な整数で表せ。 カ , キ に数値を入れよ。

メタン：プロパン＝ カ ： キ

(5) 水酸化ナトリウム(モル質量 40 g/mol) a〔g〕を水に溶かして全量を 1 L にした水溶液がある。この水溶液で 7 g の硫酸(モル質量 98 g/mol)を中和した。用いた水酸化ナトリウム水溶液の体積(L)を求めよ。次の **クケ** および **コ** の部分には約分した結果の数値を入れて式を完成せよ。

$$必要な水酸化ナトリウム水溶液の体積 = \frac{\boxed{ク}\boxed{ケ}}{\boxed{コ}} \cdot \frac{1}{a} 〔L〕$$

(6) 次の文を読み，問いに答えよ。

図のように，塩化アンモニウムと水酸化カルシウムの混合物を試験管に入れ，加熱して発生した気体を集めた。ただし，気体の乾燥および捕集を行う部分については省略して描いている。

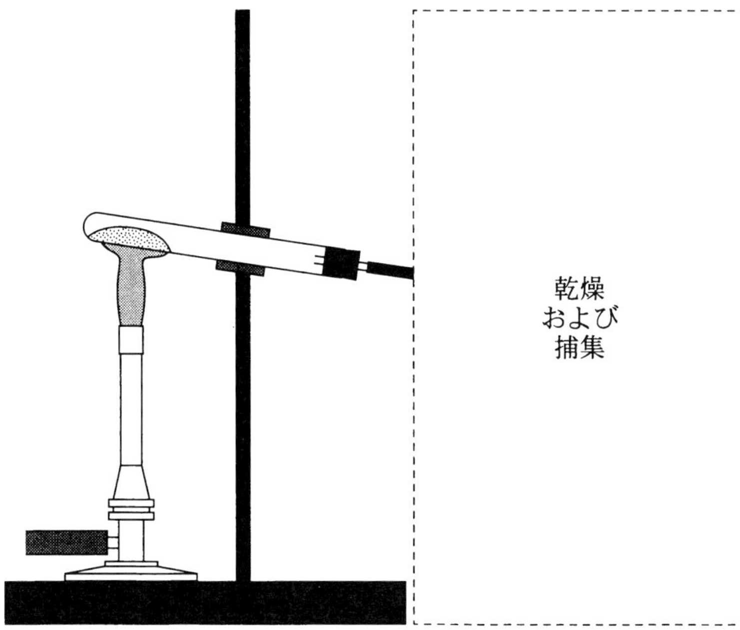

1) 試験管の口を下げているのはなぜか。一つ選べ。 サ

① 急激な加熱を防ぐため
② 混合物の反応効率を高めるため
③ 生じた水滴が加熱部分に流れるのを防ぐため
④ 発生した気体を効率よく試験管の外に出すため

2) 発生した気体の乾燥には何を用いるか。一つ選べ。 シ

① 塩化カルシウム ② 十酸化四リン ③ ソーダ石灰
④ 炭酸カルシウム ⑤ 濃硫酸

3) 誤っているのはどれか。二つ選び，ス に二つマークせよ。 ス

① 発生した気体は無臭である。
② 発生した気体は無色である。
③ 発生した気体は下方置換で捕集する。
④ 発生した気体を水に溶かすと，アルカリ性を示す。
⑤ 発生した気体に濃塩酸をつけたガラス棒を近づけると，白煙が生じる。

4) この気体の工業的製法はどれか。一つ選べ。 セ

① ハーバー・ボッシュ法 ② オストワルト法
③ アンモニアソーダ法 ④ クメン法
⑤ 隔膜法

(7) 分子式 $C_5H_{12}O$ で表される次のアルコールについて，問いに答えよ。

① $CH_3-CH_2-CH_2-CH_2-CH_2-OH$

②
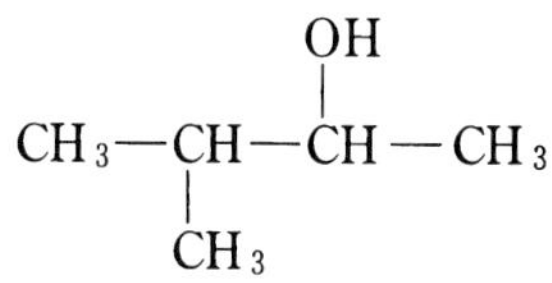

③
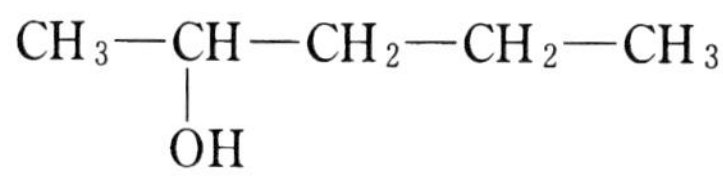

④
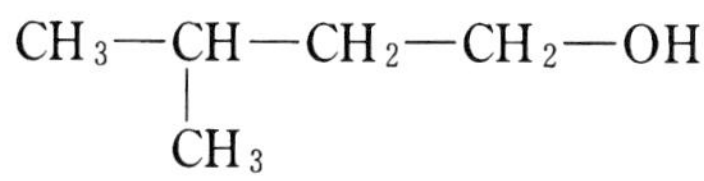

⑤
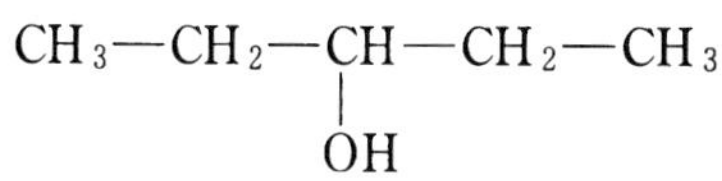

⑥
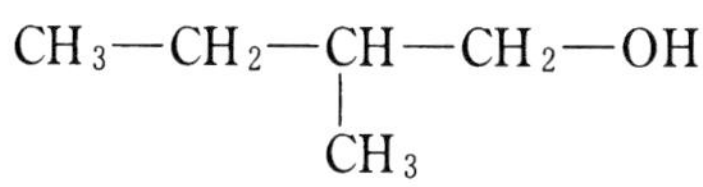

⑦
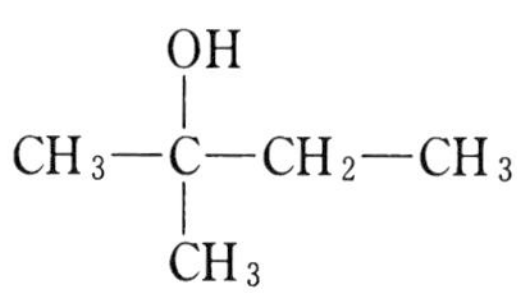

⑧
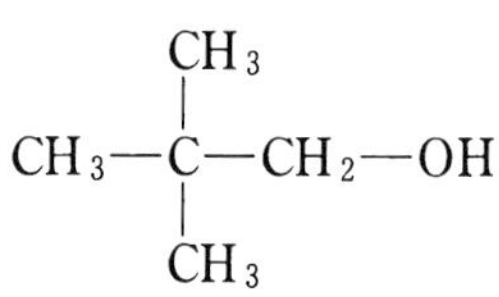

1) 不斉炭素原子をもつのはどれか。三つ選び，[ソ]に三つマークせよ。[ソ]

2) 分子内の脱水反応が起きないのはどれか。一つ選べ。[タ]

3) 第三級アルコールはどれか。一つ選べ。[チ]

(8) ツ ～ ヌ に，最も適切なものを一つずつ選べ。

エタノール分子は極性のある ツ 基と極性のない テ 基をもつ。 ツ 基は ト であり，この部分で水分子と ナ 結合をつくる。一方， テ 基のように水和されにくい基を ニ という。この テ 基の炭素数が多いアルコールでは水への溶解度は低下する。

ヨウ素は極性をもたない分子であり，水に入れても水和が起こらないために溶解しないが， ヌ などの無極性溶媒に溶けやすい。

ツ ， テ の選択肢

① ヒドロキシ　② ビニル　③ カルボキシル
④ アルデヒド　⑤ ケトン　⑥ アルキル

ト ， ナ ， ニ の選択肢

① 水　素　② イオン　③ 共　有
④ エステル　⑤ エーテル　⑥ 親水基
⑦ 疎水基

ヌ の選択肢

① エタノール　② ベンゼン
③ 塩化水素　④ 酢　酸

(9) 次の文を読み，問いに答えよ。

体積1Lの容器に水素H_2とヨウ素I_2をそれぞれ濃度1.0×10^{-2} mol/L になるように容器に入れて，ある温度に保ったところ，時間t_e経過後は式ⓐの反応が平衡状態になっていた。

$$H_2(\text{気}) + I_2(\text{気}) \rightleftarrows 2HI(\text{気}) \qquad ⓐ$$

図は平衡状態に達するまでのH_2，I_2およびHIの濃度変化を示している。

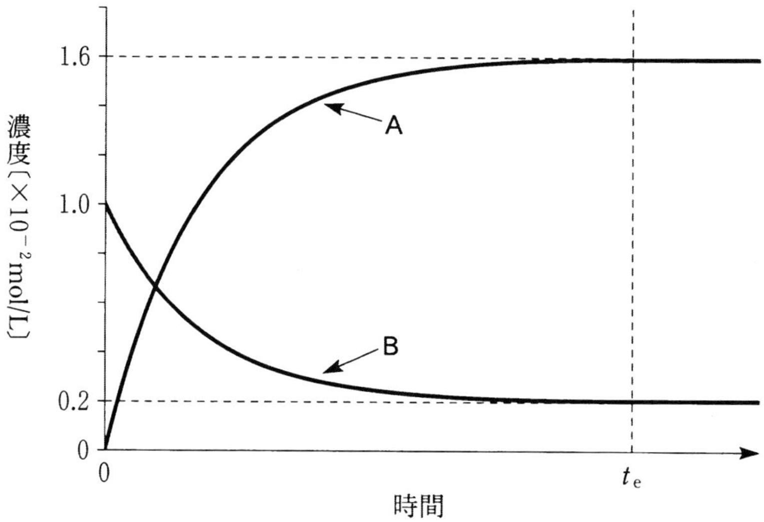

1) H_2，I_2およびHIの濃度変化は曲線AまたはBのどちらか。正しい組合せを一つ選べ。 ネ

	H_2の濃度変化	I_2の濃度変化	HIの濃度変化
①	A	A	A
②	A	A	B
③	A	B	A
④	A	B	B
⑤	B	A	A
⑥	B	A	B
⑦	B	B	A
⑧	B	B	B

2) 式ⓐにおいて，正反応の反応速度(単位時間に生成する HI の分子数)を v_1，逆反応の反応速度(単位時間に分解する HI の分子数)を v_2 としたとき，反応速度についての記述として正しいのはどれか。二つ選び，ノ に二つマークせよ。 ノ

① v_1 は最初が最も大きい。

② v_2 は最初が最も大きい。

③ 時間 t_e において v_1 は 0 である。

④ 時間 t_e において v_2 は 0 である。

⑤ 時間 t_e において $v_1 = v_2$ である。

⑥ 時間 t_e において v_1 は v_2 の 2 倍である。

⑦ 時間 t_e において v_2 は v_1 の 2 倍である。

(10) 次の文を読み，問いに答えよ。

酸化マンガン(Ⅳ)に過酸化水素水を加えて酸素を発生させ，水上置換により捕集したところ，27 ℃ で，830 mL の気体が得られた。このとき，捕集瓶の内と外の水面は一致していた。ただし，大気圧は 1.013×10^5 Pa，27 ℃ における水の蒸気圧は 3.6×10^3 Pa とする。

1) 酸素の分圧は何 Pa か。最も近い値を一つ選べ。 ハ Pa

① 9.41×10^4　② 9.77×10^4　③ 1.05×10^5

④ 1.09×10^5　⑤ 1.11×10^5

2) 捕集した気体に含まれる酸素の質量は何 g か。最も近い値を一つ選べ。

ヒ g

① 0.52　② 1.04　③ 1.56　④ 3.12　⑤ 6.24

(11) マルトース水溶液50 mLにマルターゼを加えて完全に加水分解した。これに過剰のフェーリング液を加えて加熱したところ，酸化銅(Ⅰ)(モル質量143 g/mol)の赤色沈殿0.715 gを得た。もとのマルトース水溶液の濃度は何mol/Lか。最も近い値を一つ選べ。ただし，アルデヒド基を一つもつ単糖にフェーリング液を加えて加熱すると，単糖1 molに対して1 molのCu_2Oが生成する。 フ mol/L

① 2.5×10^{-3}　② 5.0×10^{-3}　③ 1.0×10^{-2}
④ 2.0×10^{-2}　⑤ 3.0×10^{-2}　⑥ 5.0×10^{-2}

生 物

問題

25年度

1 Ⅰ～Ⅳに答えよ。

Ⅰ 代謝について，問 1， 2 に答えよ。

問 1 生物のエネルギー代謝に関する反応 a ～ g について，(1)～(5)に答えよ。ただし，[H]は反応しやすい状態の水素を表している。

a ： $6\,CO_2 + 24[H] \rightarrow (C_6H_{12}O_6) + 6\,H_2O$

b ：$C_6H_{12}O_6 \rightarrow 2\,C_2H_6O + 2\,CO_2$

c ：$C_6H_{12}O_6 \rightarrow 2\,C_3H_4O_3 + 4\,[H]$

d ： $2\,H_2O \rightarrow 4\,[H] + O_2$

e ： $2\,C_3H_4O_3 + 6\,H_2O \rightarrow 6\,CO_2 + 20[H]$

f ：$C_6H_{12}O_6 \rightarrow 2\,C_3H_6O_3$

g ：$24[H] + 6\,O_2 \rightarrow 12\,H_2O$

(1) [ア]～[エ]に答えよ。

[ア] 筋肉で急激な収縮が起こり，酸素の供給が間に合わなくなったときに高まる反応はどれか。最も適当なものを一つ選べ。

[イ] ミトコンドリアの内膜で起こる反応はどれか。最も適当なものを一つ選べ。

[ウ]，[エ] エネルギー吸収反応はどれか。最も適当なものを二つ選べ。ただし，解答の順序は問わない。

① a　② b　③ c　④ d

⑤ e　⑥ f　⑦ g

(2) b と f の反応経路に共通する反応はどれか。最も適当なものを一つ選べ。[オ]

① a　② c　③ d

④ e　⑤ g

(3) 反応 e はどこで行われるか。最も適当なものを一つ選べ。 カ

① ゴルジ体　② ミトコンドリア　③ 小胞体
④ 細胞質基質　⑤ 葉緑体　⑥ リソソーム
⑦ 細胞膜　⑧ 核

(4) 反応 a ～ g において，ATP を消費する反応はいくつあるか。 キ に数字をマークせよ。

(5) 次の反応式において， X ， Y ， Z に当てはまる数字の組み合わせで正しいのはどれか。最も適当なものを一つ選べ。 ク

$C_6H_{12}O_6$ ＋ X O_2 ＋ 6 H_2O →
　　Y CO_2 ＋ Z H_2O ＋ エネルギー

	X	Y	Z
①	6	6	12
②	6	12	12
③	12	12	12
④	12	6	6
⑤	6	6	38
⑥	6	12	38
⑦	12	12	38
⑧	12	26	38

問 2　酵母菌は酸素の多い条件下では好気呼吸を行い，酸素が不足している条件下ではアルコール発酵も行う。いま，グルコースを含む溶液中に酵母菌を加え培養したところ，1 時間あたりの O_2 吸収量は 134.4 mℓ，CO_2 発生量は 313.6 mℓ であった。(1)～(3)に答えよ。ただし，気体 1 モルの体積は 22.4 ℓ として計算せよ。原子量は H ＝ 1，C ＝ 12，O ＝ 16 とする。

(1) 好気呼吸とアルコール発酵で生じた CO_2 はそれぞれ何 mℓ か。最も適当なものを一つずつ選べ。

好気呼吸： ケ mℓ

アルコール発酵： コ mℓ

① 0.13　② 0.18　③ 0.26　④ 0.36
⑤ 134　⑥ 179　⑦ 269　⑧ 358
⑨ 1350　⓪ 1800　⊕ 2690　⊖ 3580

⑵ 好気呼吸とアルコール発酵で消費されたグルコースはそれぞれ何 mg か。最も適当なものを一つずつ選べ。

好気呼吸：[サ]mg

アルコール発酵：[シ]mg

① 0.18	② 0.36	③ 0.72	④ 18
⑤ 36	⑥ 72	⑦ 144	⑧ 180
⑨ 360	⓪ 720	⊕ 1440	⊖ 2880

⑶ エタノールは何 mg 生じたか。[ス]～[ソ]に数字をマークせよ。小数点以下の数字が出た場合は四捨五入により整数にせよ。

エタノールの生成量：[ス][セ][ソ]mg

Ⅱ 生殖と発生について，問 1 ～ 4 に答えよ。

一般に，有性生殖では性の異なる 2 個の（ a ）が合体する。（ a ）は，減数分裂[1]によってつくられる細胞で大きさや形に違いがある場合，大きくて運動する能力がない方を（ b ），小さくて運動能力がある方を（ c ）という。動物の受精卵では，細胞分裂によって細胞数が増え[2]，やがて三胚葉が分化する[3]。

問 1 文章中の（ a ）～（ c ）に当てはまる用語として正しい組み合わせはどれか。最も適当なものを一つ選べ。[タ]

	（ a ）	（ b ）	（ c ）
①	配偶子	接合子	精　子
②	配偶子	卵	精　子
③	配偶子	胞　子	精　子
④	接合子	卵	精　子
⑤	接合子	配偶子	精　子
⑥	接合子	卵	配偶子

問 2　下線部 1 に関して，正しいのはどれか。最も適当なものを一つ選べ。

チ

① 減数分裂では連続した 2 回の核分裂と 4 回の細胞質分裂が起こり，4 個の細胞が生じる。

② 減数分裂では核分裂が 2 回起こり，DNA は減数分裂の始まる前の間期に一度だけ複製される。

③ 減数分裂により生じた 4 つの細胞は，一倍体で相同染色体を一対もつ。

④ 減数分裂では親の遺伝情報が混ぜ合わされるので，減数分裂によって生じる一倍体の細胞は，それぞれ全く同じ遺伝子の組み合わせをもつようになる。

⑤ 減数分裂の第二分裂中期で父方と母方の相同染色体が交叉によって混ぜ合わされ，全く新しい遺伝子の組み合わせが生じる。

⑥ 減数分裂の第二分裂後期で二価染色体が分離し，2 つの細胞に分配される。

問 3　下線部**2**に関して，盛んに細胞分裂を行っている発生初期の胚における，細胞 1 個あたりの DNA 量の変化を示すグラフはどれか。最も適当なものを一つ選べ。なお，グラフの縦軸は受精卵の DNA 量を 2 とした相対値を示し，横軸の矢印は 1 回ごとの細胞質分裂が完了した時点を示している。 ツ

①

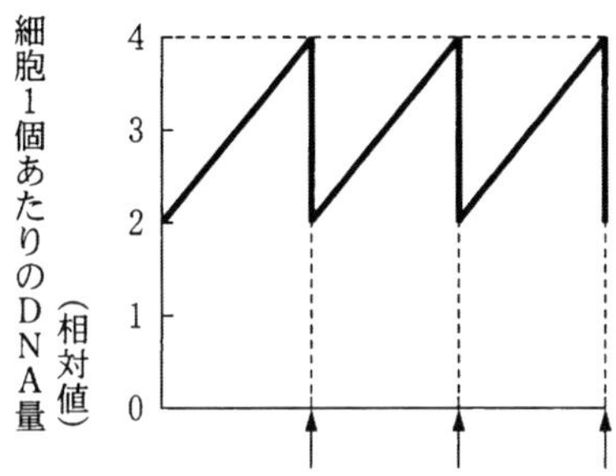

②

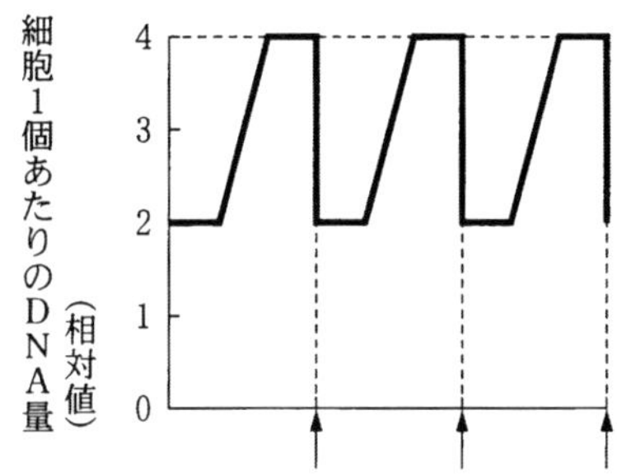

③

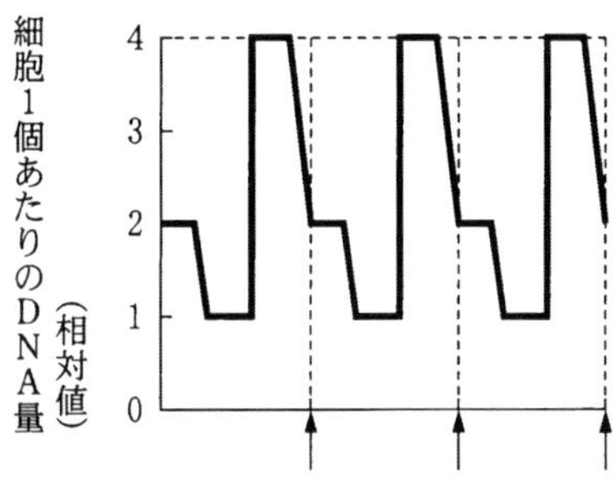

④

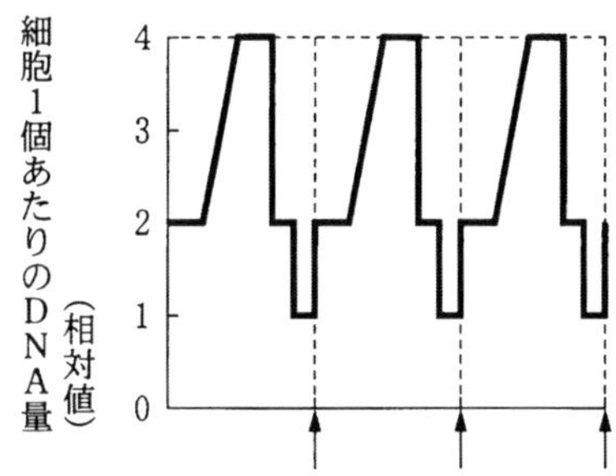

⑤

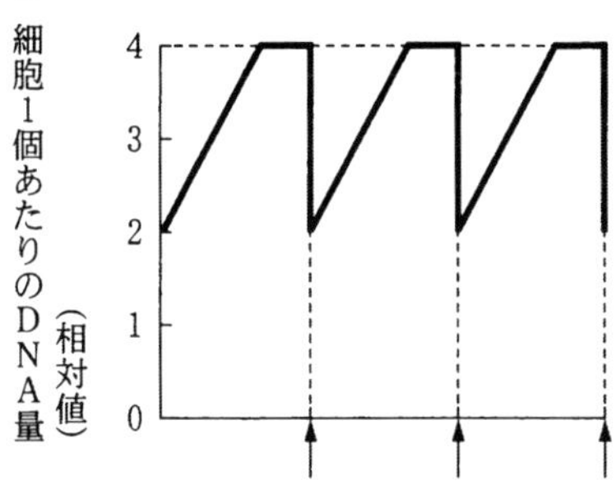

⑥

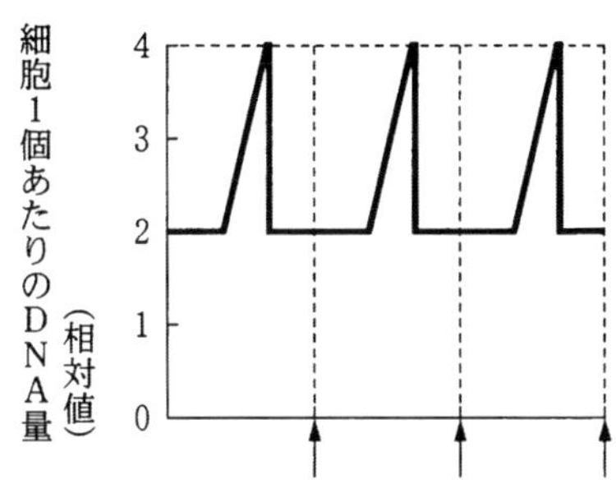

問 4　下線部3に関して，(1)，(2)に答えよ。

(1)　脊椎動物の器官形成について正しいのはどれか。最も適当なものを一つ選べ。［テ］

① 皮膚は，外胚葉由来の真皮と中胚葉由来の表皮が一緒になって形成される。

② 乳腺や汗腺は，表皮外胚葉から分化する。

③ 皮膚内部には，中胚葉由来の神経が分布する。

④ 消化管は，側板内胚葉に由来する組織が中胚葉に由来する上皮のまわりを取り囲むことにより形成される。

⑤ すい臓や肝臓は，消化管外胚葉の一部が膨らみ出すことにより形成される。

(2)　脊椎動物の尾芽胚の断面図を，模式的に図1に示す。図中のAとBに関して正しいのはどれか。最も適当なものを一つずつ選べ。

A：［ト］　　B：［ナ］

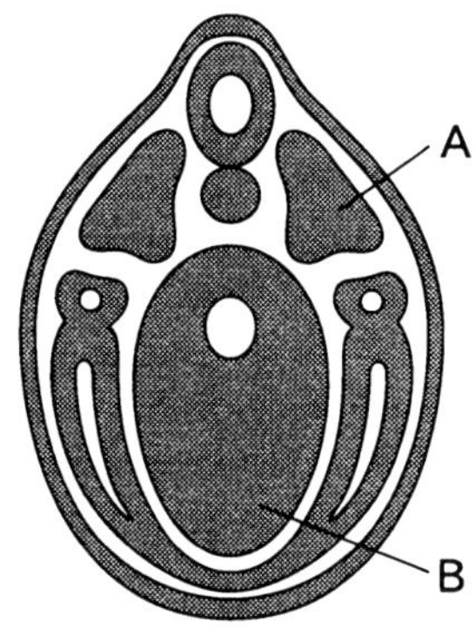

図1

① 外胚葉に属し，この部分から水晶体が形成される。

② 外胚葉に属し，この部分から網膜が形成される。

③ 外胚葉に属し，この部分から脊椎骨が形成される。

④ 中胚葉に属し，この部分は多くの脊椎動物ではやがて退化する。

⑤ 中胚葉に属し，この部分から骨格筋が形成される。

⑥ 中胚葉に属し，この部分から腎臓が形成される。

⑦ 中胚葉に属し，この部分から心臓が形成される。

⑧ 内胚葉に属し，この部分から腸管の上皮が形成される。

⑨ 内胚葉に属し，この部分から腸管の平滑筋が形成される。

⓪ 内胚葉に属し，この部分から腸管の結合組織が形成される。

Ⅲ 遺伝について，問1，2に答えよ。

問1 文章中の X ， Y に当てはまる用語として正しい組み合わせはどれか。最も適当なものを一つ選べ。 ニ

ヒトのABO式血液型は，赤血球の表面に存在する物質の違いによって生じ，A型，B型，O型およびAB型の4通りの X がある。ABO式血液型を表す遺伝子にはA，B，Oの3種類がある。遺伝子AとBはいずれも遺伝子Oに対して優性で，AとBの間には優劣関係はない。このように一つの形質に3つ以上の対立遺伝子があるとき，これらの遺伝子を Y という。

	X	Y
①	表現型	抑制遺伝子
②	表現型	複対立遺伝子
③	表現型	不完全遺伝子
④	遺伝子型	複対立遺伝子
⑤	遺伝子型	不完全遺伝子
⑥	遺伝子型	同義遺伝子

問2 ある大学生の家族について，ABO式血液型を調べたところ，大学生はAB型，父親はA型，母親はAB型，そして父方の祖父はB型であった。(1)~(3)に答えよ。

(1) 大学生の父方の祖母の推定される血液型の遺伝子型として最も適当なものを一つ選べ。 ヌ

① AO
② AB
③ AA
④ AOまたはBO
⑤ AOまたはAA
⑥ AOまたはAB
⑦ AAまたはAB
⑧ ABまたはBO
⑨ AOまたはAAまたはBO
⓪ AOまたはAAまたはAB
⊕ AAまたはABまたはOO
⊖ AOまたはABまたはBO

(2) 大学生の妹の血液型がB型である確率は何%か。最も適当なものを一つ選べ。 ネ %

① 0　② 10　③ 25
④ 30　⑤ 50　⑥ 75

(3) ある遺伝的な疾患があり，それには軽症と重症がある。この疾患は異常遺伝子がホモ接合の場合は重症になり，ヘテロ接合の場合は軽症になる。正常なヒトは正常遺伝子のホモ接合体である。この遺伝子がABO式血液型を表す遺伝子と連鎖しているとする。いま，この大学生の父方の祖母がAB型で正常，父方の祖父が重症であり，かつ母親も重症であるとした場合，大学生の疾患に関する表現型はどれか。最も適当なものを一つ選べ。ただし，組換えは起こらないものとする。 ノ

① 正　常　② 軽　症　③ 重　症

Ⅳ 進化について，問1～4に答えよ。

約38億年前に誕生した生命体[1]は多様な生物へ進化した。生物の進化の過程[2]は，化石や現存する生物，遺伝子などを用いて研究されている。化石は過去の生物の形態[3]や生きていた年代を知る証拠となる。また，過去に繁栄した生物の子孫で，その特徴を現在ももつ生物[4]は，進化の過程の研究に役立っている。

問1 下線部1について，生命体の初期段階では，高分子化合物に水が吸着し，それらが多数集まって球状の粒子ができたと考えられている。これを何というか。最も適当なものを一つ選べ。 ハ

① フズリナ　② ストロマトライト　③ チラコイド
④ ツパイ　⑤ コアセルベート

問 2　下線部 2 について，「アフリカ奥地は乾燥していて草が生えず，このためキリンは木の葉を食べ，絶えず木の葉に届くように努力しなければならなかった。これが昔から持続された結果として，キリンの首は 6 m の高さに達するほど伸びた。」という説を提唱したのはだれか。最も適当なものを一つ選べ。 ヒ

① ド　フリース　② 木村資生　③ ダーウィン
④ ラマルク　⑤ ワグナー

問 3　下線部 3 について，ヒトの腕とツバメの翼の関係を表す用語として最も適当なものを一つ選べ。 フ

① 相同器官　② 相似器官
③ 痕跡器官　④ 収束進化

問 4　下線部 4 に当てはまらないのはどれか。最も適当なものを一つ選べ。
ヘ

① イチョウ　② メタセコイア
③ シーラカンス　④ カブトガニ
⑤ アウストラロピテクス

2 Ⅰ～Ⅳに答えよ。

Ⅰ 腎臓について，問 1 ～ 3 に答えよ。

ヒトの腎臓には ア とよばれる，尿を生成する単位構造がある。 ア は イ とこれに続く細尿管からできており， イ は毛細血管が密集した糸球体とこれを包む ウ からなっている。たくさんの細尿管が集まり エ となって オ に開口している。

血液が糸球体内を通るとき，血しょう中のタンパク質以外の成分は ウ にこしだされ原尿となる。原尿が細尿管を流れる間に糖のほぼ全部と，無機塩類・水などの大部分が，細尿管を取りまく毛細血管内に再吸収される。<u>再吸収は，血液の成分や濃度の状態に応じてホルモンによって調節されている</u>[1]。再吸収された残りが尿となって オ に集まり， カ を経て キ にたまり，尿道から排出される。

腎臓が血しょう中にある物質を取り除く速度を，その物質についてのクリアランスという。ある物質の血しょう中の濃度を P(mg/mℓ)，尿中の濃度を U(mg/mℓ)，1 分間あたりにできる尿の量を V(mℓ/分)とすると，クリアランス C(mℓ/分)は，

$$C = \frac{U \times V}{P}$$

と表わされる。

問 1 文章中の ア ～ キ に当てはまる用語はどれか。最も適当なものを一つずつ選べ。

① 腎小体　② 輸尿管　③ ネフロン
④ 尿　膜　⑤ ボーマンのう　⑥ 腎　う
⑦ ぼうこう　⑧ 集合管　⑨ 腎　管
⓪ 腎動脈

問 2 表 1 に関して，(1)，(2)に答えよ。

表 1

	血しょう中の濃度 (mg/100 mℓ)	尿中の濃度 (mg/100 mℓ)
物質 X	1	170
物質 Y	3	50
物質 Z	30	2000

(1) 表 1 はヒトの血しょうと尿中に含まれる物質 X，Y，Z の濃度を示す。腎臓における排出が最も効率的に行われている物質はどれか。最も適当なものを一つ選べ。 **ク**

① 物質 X　② 物質 Y　③ 物質 Z

(2) 1 分間あたり 1 mℓ の尿がつくられる場合，表 1 のそれぞれの物質のクリアランス(mℓ/分)はいくらか。最も適当なものを一つずつ選べ。

物質 X： **ケ**　物質 Y： **コ**　物質 Z： **サ**

① 0.15　② 0.67　③ 1.63　④ 6.45
⑤ 16.7　⑥ 66.7　⑦ 165　⑧ 170

問 3 下線部 1 に関して，(1)，(2)に答えよ。

(1) 塩分を多く摂取して体液の浸透圧が上昇すると分泌されるホルモンはどれか。最も適当なものを一つ選べ。 **シ**

① 成長ホルモン　② パラトルモン
③ 糖質コルチコイド　④ バソプレシン
⑤ チロキシン　⑥ 甲状腺刺激ホルモン
⑦ アドレナリン

(2) このホルモンに関するａ～ｅの記述のうち，正しい組み合わせはどれか。最も適当なものを一つ選べ。 ス

a 脳下垂体後葉の内分泌腺で合成される。

b 視床下部にあるニューロンの細胞体で合成される。

c 脳下垂体前葉から分泌される。

d 集合管での水の再吸収を促進する。

e 集合管での水の再吸収を抑制する。

① aとc ② aとd ③ aとe ④ bとc

⑤ bとd ⑥ bとe ⑦ cとd ⑧ cとe

Ⅱ 浸透圧について，問１～３に答えよ。

問１ 図１のＡ～Ｆは，ほ乳類・両生類・淡水産硬骨魚類・海水産硬骨魚類・海水産軟骨魚類・海水産無脊椎動物のいずれかの体液の浸透圧を示したものである。Ｂの斜線部は物質Ｘによる浸透圧であり，物質ＸはＥやＦ(成体)の尿中に存在する。淡水産硬骨魚類の体液の浸透圧は海水産硬骨魚類のものよりも低い。また，Ｅの赤血球は核をもたない。(1)～(4)に答えよ。

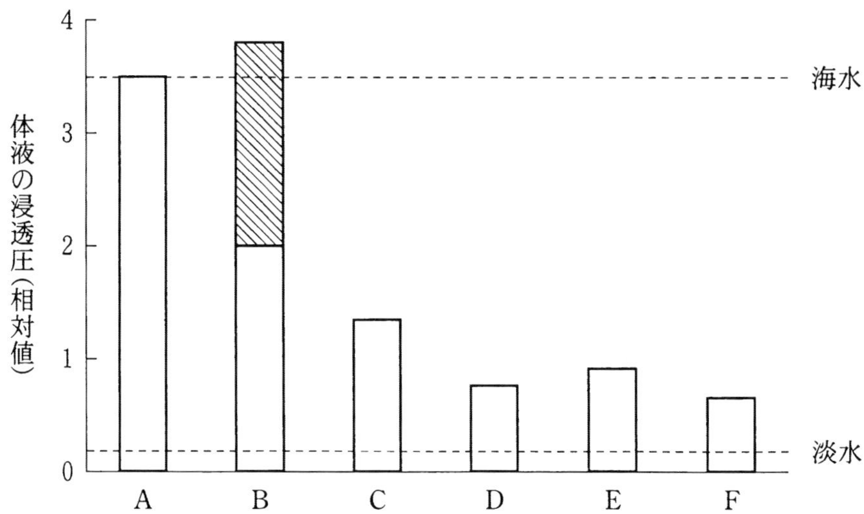

図１

(1) 体液の浸透圧を調節するしくみをもたないのはどれか。 セ

また，海水産硬骨魚類はどれか。 ソ

最も適当なものを一つずつ選べ。

① A ② B ③ C

④ D ⑤ E ⑥ F

(2) Bの斜線部の物質Xは何か。最も適当なものを一つ選べ。 タ

① アンモニア ② 尿 素 ③ 尿 酸

④ タンパク質 ⑤ グルコース

(3) 淡水産硬骨魚類の体液の浸透圧調節に関して誤っているのはどれか。最も適当なものを一つ選べ。 チ

① 水をほとんど飲まない。

② えらから塩類を積極的に排出する。

③ 腎臓で塩類を再吸収する。

④ 体液より低張な尿を多量に排出する。

⑤ 川と海を往復する種類は，成長の過程で腎臓やえらの機能を切りかえる。

(4) 硬骨魚類において塩類を調節する塩類細胞はどこにあるか。最も適当なものを一つ選べ。 ツ

① 口 ② え ら ③ 腸

④ 腎 臓 ⑤ 塩類腺

問 2　淡水に生息するゾウリムシの体内の浸透圧は外液に対して高張であり，体内に浸透する水分は収縮胞で排出されている。塩化ニッケル水溶液で繊毛の動きを止めたゾウリムシを用いて，外液の濃度を変化させて一定時間あたりの収縮胞の収縮回数を測定した。結果は図 2 の a ～ d のうちのどれか。最も適当なものを一つ選べ。 テ

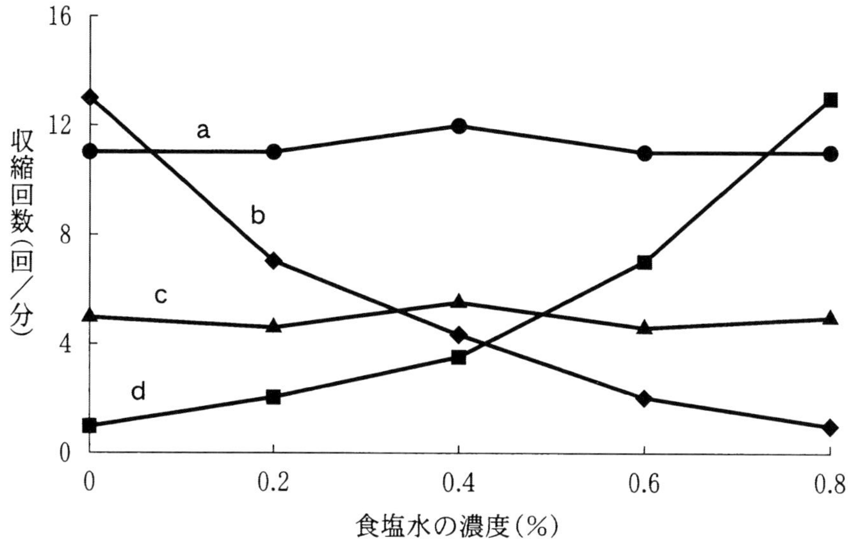

図 2

① a　　② b　　③ c　　④ d

問 3　図 3 は，2 種類のカニ(a と b)の体液の浸透圧と外液の浸透圧の関係を示したものである。何も溶けていない水の浸透圧を 0 とし，線分の存在する範囲でのみカニは適応し生存した。ト～ヌの記述で，カニ a についてならば①を，カニ b についてならば②を，両者についてならば③を，<u>どちらでもない</u>ならば④をマークせよ。

ト　体液の浸透圧は外液の浸透圧とほぼ等しい。
ナ　淡水から海水まで広い範囲での浸透圧調節能力をもつ。
ニ　淡水中では浸透圧調節が行えず生存できない。
ヌ　海水中で生存できる。

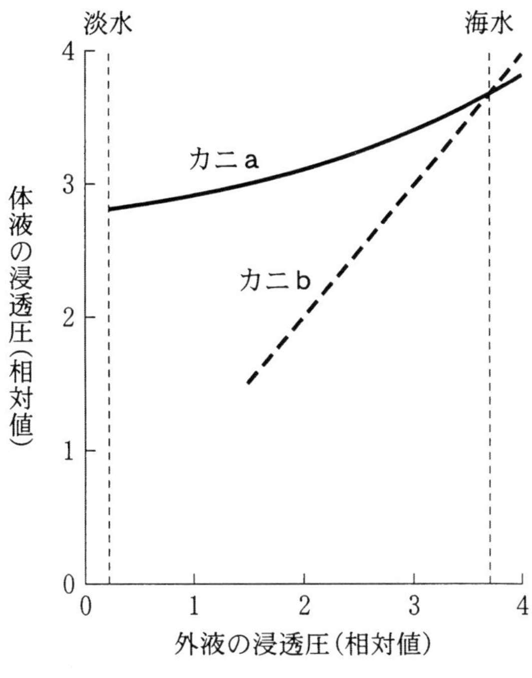

図 3

Ⅲ 遺伝子組換えについて，問1～4に答えよ。

ヒトのインスリン遺伝子をクローニングする目的で，大腸菌に組換えプラスミドを導入する実験を以下の手順で行った。

$\underline{\text{プラスミド}}_1$(図1 A)には，アンピシリン耐性遺伝子(*ampr*)と*lacZ*遺伝子(*lacZ*)があるものを使用した。アンピシリン耐性遺伝子はアンピシリンを無毒化する酵素の遺伝子であり，*lacZ*遺伝子はラクトースを分解する酵素(βガラクトシダーゼ)の遺伝子である。

手順1

ヒトDNA(図1 B)を$\underline{\text{制限酵素}}_2$で切断し，インスリン遺伝子を含むDNA断片(図1 C)を得た。プラスミドも同じ制限酵素で切断した(図1 D)。

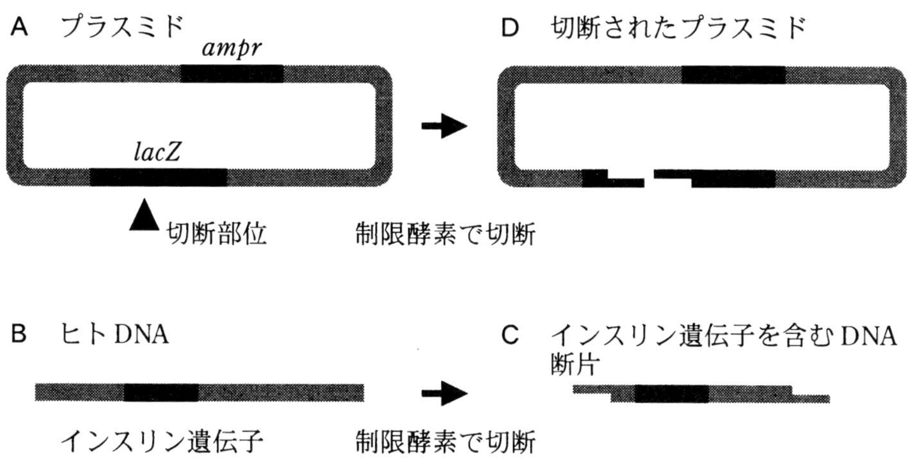

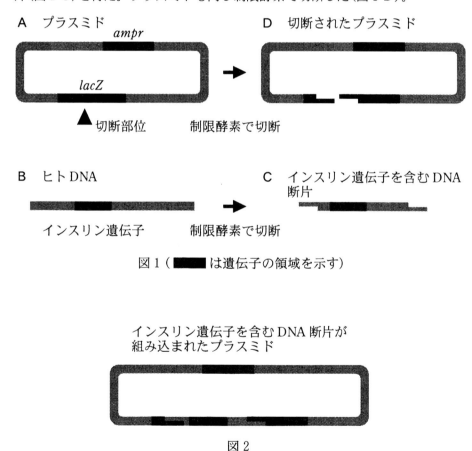

図1（■は遺伝子の領域を示す）

インスリン遺伝子を含むDNA断片が
組み込まれたプラスミド

図2

手順 2

両者(図 1 C と図 1 D)を混ぜ合わせ，さらに DNA リガーゼを加えて反応させた混合液を作製した。インスリン遺伝子を含む DNA 断片は *lacZ* 遺伝子の中の切断部位(図 1 A の▲)に組み込まれる。この DNA 断片が *lacZ* 遺伝子の中に組み込まれると(図 2)，*lacZ* 遺伝子は分断されて正常な β ガラクトシダーゼを合成できなくなる。

手順 2 を終えた混合液中には，図 2 で示すインスリン遺伝子を含む DNA 断片が組み込まれたプラスミドと，DNA 断片が組み込まれなかったプラスミドと，その他の DNA 断片が混在する。

手順 3

手順 2 でできた混合液を，大腸菌を含む培養液に加えた。手順 3 を終えた培養液中にはプラスミドを取り込んだ大腸菌と取り込まなかった大腸菌が混在する。

手順 4

手順 3 でできた大腸菌を含む培養液を，アンピシリンと X-gal を含む寒天培地上にまいて，培養した(結果 1，図 3)。また，手順 3 でできた大腸菌を含む培養液を，アンピシリンは含まないが X-gal は含む寒天培地上にまいて，培養した(結果 2)。アンピシリンは殺菌作用をもつ抗生物質であり，アンピシリンを含む培地ではアンピシリン耐性遺伝子があるプラスミドをもたない大腸菌は増殖できない。

X-gal は β ガラクトシダーゼの基質であり，β ガラクトシダーゼが作用すると青色物質に変化する。この X-gal の性質により，正常な β ガラクトシダーゼを合成できる大腸菌は X-gal を含む培地で増殖すると青色コロニーを形成し，正常な β ガラクトシダーゼを合成できない大腸菌は白色コロニーを形成する。

結果 1

培地上には多数の青色コロニーと白色コロニーが観察された（図 3）。

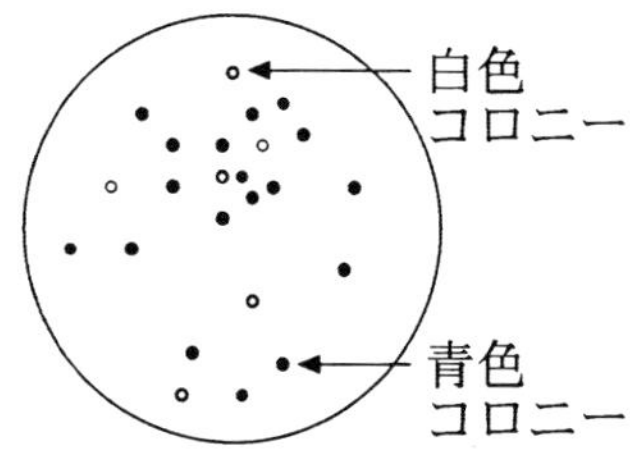

図 3

結果 2 X

問 1 下線部 1 のプラスミドは，遺伝子組換えの実験において外来遺伝子の「運び屋」として利用される。この「運び屋」を何というか。最も適当なものを一つ選べ。 ネ

① カルス　　② ベクター

③ セントラルドグマ　　④ ゲノム

⑤ ファージ　　⑥ オペレーター

問 2 下線部 2 の制限酵素は DNA 中の 6 塩基（GAATTC）の配列を認識し，その部分で DNA の 2 本鎖を切断する。(1)，(2)に答えよ。

(1) 図 4 は図 2 の一部分の拡大図で，制限酵素による切断部位の塩基配列を示す。 a ～ f の塩基配列として最も適当なものを一つ選べ。 ノ

図 4（■は遺伝子の領域を示す）

	a	b	c	d	e	f
①	A	C	C	G	G	T
②	A	G	G	C	C	T
③	C	A	A	T	T	G
④	C	T	T	A	A	G
⑤	C	U	U	A	A	G
⑥	G	A	A	T	T	C
⑦	G	A	A	U	U	C
⑧	G	T	T	A	A	C
⑨	T	C	C	G	G	A
⓪	T	G	G	C	C	A

(2) この制限酵素の認識配列は，何塩基あたりに一回現れると考えられるか。ただし，DNA の塩基配列は無秩序だとする。[ハ]～[ヘ]には数字をマークせよ。

[ハ][ヒ][フ][ヘ]塩基あたりに一回

問 3 結果 1 の青色コロニーを形成する大腸菌はどれか。最も適当なものを一つ選べ。[ホ]

① インスリン遺伝子が組み込まれたプラスミドを取り込んだ大腸菌

② インスリン遺伝子が組み込まれなかったプラスミドを取り込んだ大腸菌

③ プラスミドは取り込まなかったが，インスリン遺伝子を含む DNA 断片を取り込んだ大腸菌

④ プラスミドもインスリン遺伝子を含む DNA 断片も取り込まなかった大腸菌

問 4 結果 2 の[X]で観察される青色と白色コロニーの数は，結果 1 と比較するとどのようになると考えられるか。最も適当なものを一つ選べ。[マ]

① 青色と白色コロニーに変化はない。

② 青色と白色コロニーの両方が増える。

③ 青色と白色コロニーの両方が減る。

④ 青色コロニーのみ増える。

⑤ 青色コロニーのみ減る。

⑥ 白色コロニーのみ増える。

⑦ 白色コロニーのみ減る。

Ⅳ 遺伝について，問 1 ～ 3 に答えよ。

ある昆虫のさなぎの色は白色または黄色で，これらは独立した二つの遺伝子の相互作用によって決まる。二つの遺伝子の優性遺伝子を A と B，劣性遺伝子を a と b とする。遺伝子型が AaBb で白色のさなぎの成体と aaBb で黄色のさなぎの成体を交雑して生じた個体は，さなぎの白色と黄色の比率が 5 ： 3 であった。

問 1 遺伝子型 AaBb と AaBb の個体を交雑すると，生じる個体のさなぎの色はどのような比率になるか。[ミ]～[モ]には数字をマークせよ。

白色：黄色 ＝ [ミ][ム]：[メ][モ]

問 2 白色のさなぎの成体どうし(X と Y)を交雑したところ，生じた個体のさなぎの色の比率が白色：黄色 ＝ 7 ： 1 であった。X と Y の遺伝子型として最も適当なものを選び，[ヤ]に二つマークせよ。

① AABB	② AABb	③ AAbb
④ AaBB	⑤ AaBb	⑥ Aabb
⑦ aaBB	⑧ aaBb	⑨ aabb

問 3 どのような個体と交雑しても白色のさなぎのみが生じる個体の遺伝子型は何種類あるか。[ユ]には数字をマークせよ。

[ユ]種類

英 語

解答

25年度

Ⅰ 出題者が求めたポイント

[英文の意味と解法のヒント]

問1. 冬寒いのは当たり前のことだ。

take it for granted that ～：「～を当然だと思う」

問2. その新しい薬が心臓病の治療にどのくらい効果があるのか、私たちにはわからない。

問3. 彼にはよくあることだが、両親が知らないうちに外国に行った。

As is often the case with ～：「～によくあることだが、」

問4. 子どもたちはそのボランティアに、やってもらったことの恩返しに花を贈った。

out of gratitude：「恩返しに」

問5. 日本人は疲れを知らぬ勤勉な国民だ。

industrious：「勤勉な」 industrial：「産業の」

[解答]

(1) c (2) a (3) c (4) a (5) b

Ⅱ 出題者が求めたポイント

[全訳]

私は最近ティフアナのがんクリニックをめぐるツァーに(6)行った。私たち約20人の一行は、カリフォルニアのパサデナでバスに乗ってメキシコ国境を目指し、サンディエゴで(7)止まってさらに人を拾った。連れになった乗客のほとんどは女性だったが、話してみると、経済力のある教育程度の高い専門職の人たちだとわかった。彼女らはがんに(8)かかり、命を救ってくれるかもしれない別の治療を探していた。

50代前半の弁護士であるサリーは、彼女の子宮がんを治す治療法見つけたいと思っていた。手術は受けたが、彼女のがんはひろがっていて、生き延びないと思われていた。検査結果のコピーを含む分厚いファイルが、彼女のハンドバッグにぎっしりと詰め込まれていた。

ジョンは36歳で、色の変わる染みから始まった黒色腫だった。彼のかかっていた医師はそれを(9)目にしていたが、心配ないと彼に言った。数ヵ月後に別の医師がそれに気づき、生体組織検査を行い、それが悪性であることを発見した。治療の遅れががんに(10)広がる時間を与えてしまった。私が彼に「なんでこのツァーに来る気になったの？」と尋ねると、彼は一言「希望」と答えた。

私たちはティフアナにいる間に8つのクリニックを見た。それぞれのクリニックが、レアトリル、サメの軟骨、浣腸、食事などを基本にした代替治療を提供していた。これらのすべてのクリニックが希望を(11)提供していたのだが、これは、ツァーに来た人々が自分の医師からもらっていないただひとつのことだった。

私たちの人生は希望を基にしている。希望はまた、私たちが死を支配するときの第一の手段である。私たちは治る希望を持ちながら、死の「時」を支配しようとする。時の支配ができなくなると、私たちは死に方、死ぬ場所、誰と一緒にいるかを支配したいと希望する。私たちは最後の数か月あるいは数日へと向かいながら、自分の人生を支配するのをやめたくないと希望する。私たちはあまり痛くないようにと希望し、(12)愛する者たちが、私たちがいなくてもやっていけるようにと希望する。私たちは最後にひとりではないことを希望する。

希望と怖れは、生死に関わる病気と闘うだれをも捉える。このふたつの感情はまさに死の瞬間まで持続するのと同様に避けがたいものでもある。もしだれかの希望を(13)奪ってしまうと、その人はただ怖れと共に取り残されるだけだろう。

[解答]

(6) c (7) d (8) a (9) b (10) d

(11) a (12) c (13) a

Ⅲ 出題者が求めたポイント

[全訳]

去る2000年にレイ・フィアリングが初めて珍しい腎臓病のことを知らされた時、体がすでに受けていたダメージは、ついには移植が唯一の選択なるだろうというほどのものだった。「その頃には彼ら(医師たち)は、たくさんのタンパク質」が彼の腎臓(14)から出ていることに気づいていたと、その時27歳だったフィアリングは言った。「医師たちが組織を検査したときには、私は腎臓機能がおよそ20パーセントだったと思いますが、(15)それは1、2年の内に13パーセントにまで悪化しました。」フィアリングが診断された巣状分節状糸球体硬化症、(16)別名FSGSは、腎臓に疵痕を残して血液中の(17)老廃物を適切に濾過することをできなくさせる病気である。この病気はたいていは若い成人に見られ、年間約5400人がこれと診断されている。

フィアリングは病気の症状が出るのを遅らすために数年間薬物療法を受けたが、ついに去年の6月、21歳の妹セアラから提供された腎臓で腎臓移植を行なった。フィアリングには運悪く、手術は予定していた(18)ようには行かなかった。移植の数日後、「内出血が始まりました。医師たちはそれを外に出さなければならなくなったのです。」と彼は言った。[A]

拒絶反応が始まると、提供された腎臓は普通は廃棄される。腎臓移植のおよそ9パーセントでこれが(19)起こる。だが、実験的な試みのおかげで、フィアリングはこの臓器を他の移植待ちの患者に提供してもいいという選択を与えられた。彼は即座にその選択をすることにした。

フィアリングの腎臓の再利用は、医学の専門家によって、最初の移植が失敗した後で腎臓を取り出して次のレシピエントに移植した、最初の成功例(20)と見なされている。そしてこれは、臓器は一度だけしか移植できないとしていた以前の見解に、異議を唱えるもののようだと専門家は言っている。フィアリングのケースでの医学的発見は、The New England Journal of Medicineの4月26日号で発表された。フィアリングはこの臓器を、(21) 67歳で5人の子どもを持つ外科医に提供した。「臓器を他の誰かに提供できる可能性があることを聞かされたとき、心底別の選択肢は受け入れ難いように思われました。」と彼は言った。[B]

腎臓移植プログラムの医学主任のロレンツォ・ガロン博士は、腎臓を再利用する決断を下すのは簡単なことではないと言った。ひとつの大きな懸念は、フィアリングに移植されていた間ダメージに持ちこたえていた腎臓が、その後新しい体に入って正確にどんな反応を示すのかというものだった。「その決断をした時、私は心穏やかではいられませんでした。私は実は非常に不安だったのです。」とガロン博士は言った。「もし2番目のレシピエントの腎臓がうまく(22)働かなければ、その患者は将来別の腎臓移植も受け入れることができないでしょう。」ガロン博士が言うには、腎臓はいったん2番目のレシピエントに移植されると自己修復し始め、数週間で完全に機能するようになったということだ。

再移植の大きな課題のひとつには、2度取り出された結果として短くなってしまったこの臓器の血管に対処するための(32)「攻撃のプラン」を、発案することが含まれていたと、移殖医のジョセフ・レーベンタール博士は言った。「私たちは血管を再建しなければならないだろうとわかっていました。」と、この手術に参加したレーベンタールは言った。「私たちは、死亡したドナーの臓器から、再建に使える血液型適合の血管が日常的に得られるという事実を利用して、この血管を、フィアリング(23)から取り出されていた血管を再建するために使うことができました。」

腎臓移植プログラム主任のニラジ・デサイ博士は、フィアリングの腎臓の再移植は命を救うのに役立つだけでなく、FSGSの特質の理解に向けての重要な一歩を進めることができると言った。「環境が正しく整えばこの病気の経過を戻すことができると示すことは、重要なのです。」とデサイは言った。「彼らは捨てられたであろう腎臓を別の患者に提供することでその命を救うことができただけでなく、もしFSGSの患者に治療が適切になされて、その患者の中に(33)正しい環境を整えることができれば、起きたダメージは元に戻せると主張することができました。」[C]

ガロンは、この手術の成功で、もう移殖には向かないと今まで考えられていた腎臓が、新しい腎臓を待っている90000人以上のアメリカ人に使えるようになるかもしれないと、期待していると言った。「今日、この時代、私たちは腎臓を作ることはできません。私たちは心臓や肝臓を作ることはできません。誰か他の人の命を救うためにはドナーに頼らなければならないのです。」とガロンは言った。「大きい規模での違いが生じなければそれでいいのですが、私たちがひとつの臓器もむだにしないためには、このような手立てを講じることは極めて重要なことだと、私は思います。」

フィアリングは、体が腎臓を拒絶したので、透析に戻ることを余儀なくされたけれども、やがてまた新しい腎臓が来るチャンがあることに希望を持っている。今のところは、と彼は言ったが、彼の試みがいつの日か彼の病気の治療の前進につながっていくだろうという(24)ことに満足している。「私が嬉しく思うことのひとつは、これが、病気や腎臓一般について彼らが経験を通じて学んだ突破口と思われていることです。」とフィアリングは言った。「この一部に連なることが、私が味わった困難を軽減してくれます。なぜなら、自分の経験したことが多くの人たちにとって何か意味のあるものだと、私には今わかるからです。」[D]

[設問と選択肢の意味]

問15.(a)腎臓の最初の生体組織検査
(b)腎臓の機能
(c)腎臓の中のタンパク質
(d)フィアリングの腎臓の病気

問16.(a)彼の妻すなわち彼のベターハーフは、料理を全部やる。
(b)彼か私が間違っている。
(c)コートを着なさい。でないと風邪を引きますよ。
(d)雨だろうと天気だろうと私は行く。

問25.入れる英文の意味は「これをむだにしてほしくなかった、これを投げ捨てることは全く選択肢にないことだったと、彼は続けて言った。」

問26.フィアリングは初めて病気のことを言われたとき、どんな状態だったか。
(a)病気を治すのにたくさんの選択肢があった。
(b)移植以外に選択肢はなかった。
(c)薬物療法を始める必要があった。
(d)移植のリストに載せられた。

問27.誰がフィアリングに腎臓を提供したか。
(a)臓器を調整するスタッフ。
(b)彼の妹。
(c)よく知らない人。
(d)彼の姉。

問28.フィアリングの腎臓機能は1、2年でどれくらいの割合が失われたのか。
(20パーセントから13パーセントになった。)

問29.フィアリングは移植された臓器の拒絶反応が起こった後、何をしようと決意したのか。
(a)彼は腎臓の回復を待とうと決意した。
(b)彼は腎臓を修復するために2度目の手術を受ける決心をした。
(c)彼は彼の新しい腎臓を別の人に提供しようと決意した。
(d)彼は医学雑誌に彼のケースを公表しようと決意した。

問30.フィアリングの腎臓の最後のレシピエントは誰か。
(a)若い外科医。

(b)5人の子持ちの男性。
(c)引退した医学専門家。
(d)彼の妹。
問31. フィアリングのケースのもっとも重要なポイントは何だったのか。
(a)ひとりのレシピエントが生きることができた。
(b)移植された臓器は再利用には受け入れられないという考え方を変えた。
(c)手術の後は透析は選択できないことを示した。
(d)FSGSはもう深刻な病気ではなかった。
問32. ガロン博士の「攻撃のプラン」とは何か。
(a)臓器の血管の長さを制限すること。
(b)死亡した臓器提供者から血管を再建すること。
(c)もっと多くの医師に手術に参加してもらうこと。
(d)フィアリングから血管を取り除くこと。
問33. この英文で「正しい環境」とは何を意味するのか。
(a)再移植
(b)きれいな病院
(c)血液型の適合する血管
(d)正常に機能している体
問34. この経験の後でフィアリングはどう感じたか。
(a)彼は透析に戻らなければならなくなったのを残念に思った。
(b)彼は医学の進歩に貢献することができて満足感を覚えた。
(c)彼の病気が次第に悪くなっていくだろうと不安だった。
(d)彼は臓器が直ぐに捨てられるのではないことに喜んだ。
問35. この英文にタイトルをつけるとすれば次のどれがもっとも適切か。
(a)ひとつの腎臓に3回目のチャンス
(b)移植の難しさ
(c)腎臓に対する素晴らしい手術
(d)腎臓の奇跡

[解答]

(14) b (15) b (16) a (17) d (18) c
(19) d (20) c (21) d (22) b (23) a
(24) d (25) b (26) b (27) b (28) d
(29) c (30) b (31) b (32) b (33) d
(34) b (35) a

数 学

解答

25年度

1 出題者が求めたポイント

(数学A・確率, 数学Ⅱ・図形と方程式, 数学B・ベクトル)

(1) (ⅰ) $x_2=0$となるのは＋－, または, －＋ のとき

$P_2=\frac{2}{3}\times\frac{1}{3}\times2=\frac{4}{9}$ ……………………((ア, イ)の答)

$x_3=0$はない $P_3=0$ …………………………(ウの答)

$x_4=0$は次の4通り ＋－＋－, ＋－－＋, －＋－＋, －＋＋－

$P_4=4\times\left(\frac{2}{3}\right)^2\left(\frac{1}{3}\right)^2=\frac{16}{81}$ …………………(エ～キの答)

(ⅱ) 初めての$|x_2|=2$となるのは ＋＋, または, －－

$q_2=\left(\frac{2}{3}\right)^2+\left(\frac{1}{3}\right)^2=\frac{5}{9}$ ……………………(ク～ケの答)

初めて$|x_3|=2$はない。$q_3=0$……………………(コの答)

初めて$|x_4|=2$となるのは 次の4通り

＋－＋＋, ＋－－－, －＋＋＋, －＋－－

$q_4=2\times\left(\frac{2}{3}\right)^3\times\frac{1}{3}+2\times\frac{2}{3}\times\left(\frac{1}{3}\right)^3=\frac{20}{81}$…(サ～セの答)

(ⅲ) $n-2$ステップ後に$x_{n-2}=0$にあり, その後の2ステップを＋－, または－＋のときだから

$Pn=\left(\frac{2}{3}\times\frac{1}{3}+\frac{1}{3}\times\frac{2}{3}\right)Pn_{-2}=\frac{4}{9}Pn_{-2}$…… (ソ, タの答)

q_nはその後の2ステップが ＋＋, または, －－のときだから,

$q_n=\left\{\left(\frac{2}{3}\right)^2+\left(\frac{1}{3}\right)^2\right\}P_{n-2}=\frac{5}{9}P_{n-2}$………(チ, ツの答)

(ⅳ) 求める確率Pは

$P=q_2+q_4+q_6=\frac{5}{9}+\frac{20}{81}+\frac{5}{9}P_4$

$=\frac{5}{9}+\frac{20}{81}+\frac{5}{9}\times\frac{16}{81}=\frac{665}{729}$ …………(テ～ネの答)

(2) $\overrightarrow{OA}=\overrightarrow{a}$, $\overrightarrow{OB}=\overrightarrow{b}$

$PK:KQ=t:1-t\,(0<t<1)$とおく。

$\overrightarrow{OK}$を2通りの方法で表わす

$\overrightarrow{OK}=\frac{2\overrightarrow{OA}+3\overrightarrow{OM}}{3+2}$

$=\frac{1}{5}\left(2\overrightarrow{a}+3\times\frac{1}{2}\overrightarrow{b}\right)$

$=\frac{2}{5}\overrightarrow{a}+\frac{3}{10}\overrightarrow{b}$

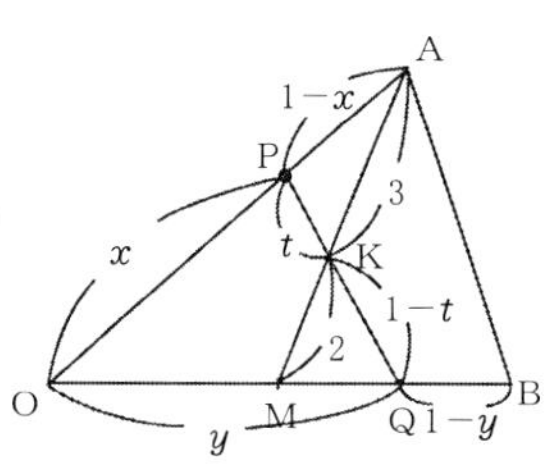

$\overrightarrow{OK}=(1-t)\overrightarrow{OP}+t\overrightarrow{OQ}$

$=(1-t)x\overrightarrow{a}+ty\overrightarrow{b}$

$\overrightarrow{a}$と$\overrightarrow{b}$は$\overrightarrow{O}$でもなく, 平行でもないので, 各係数は一致する。

$$\begin{cases}(1-t)x=\frac{2}{5}\cdots\cdots①\\ ty=\frac{3}{10}\cdots\cdots②\end{cases}$$

②より$t=\frac{3}{10y}$を①へ代入して整理すると

$10xy-3x-4y=0$……①, $xy-\frac{3}{10}x-\frac{2}{5}y=0$

………………(ノ～マの答)

$\angle AOB=\theta$とおくと$\triangle PQR$の面積は

$S=\frac{1}{2}x|\overrightarrow{a}|y|\overrightarrow{b}|\cdot\sin\theta=\frac{1}{2}|\overrightarrow{a}||\overrightarrow{b}|\cdot\sin\theta\times xy$

Sが最小となるのはxyが最小となるときなので

①と$xy=k$が共有点を持つときのkの値の範囲を求める。

$xy=k$ と $y=\frac{k}{x}$を①へ代入して整理すると

$3x^2-10kx+4k=0$

xは実数だから, 判別式をDとして

$D=\frac{1}{4}(5k)^2-3\cdot4k=k(25k-12)$

よって, $D\geqq0$かつ, $0<x<1$となる$k>0$の値の範囲を求める

$k\leqq0,\ \frac{12}{25}\leqq k$

$k=\frac{12}{25}$のとき $3x^2-10\times\frac{12}{25}x+4\times\frac{12}{25}=0$

$x^2-\frac{8}{5}x+\frac{16}{25}=0$ $\left(x-\frac{4}{5}\right)^2=0$ $\therefore x=\frac{4}{5}$…(ミ, ムの答)

$y=\frac{12}{25}\times\frac{5}{4}=\frac{3}{5}$ ………………(メ, モの答)

2 出題者が求めたポイント

(数学Ⅱ・図形と方程式)

〔解答〕

(1) $-x^2+3x-5=(x-1)(x-2)-3$ より

$f(x)=-x+2-\frac{3}{x-1}$ ………………(ア～カの答)

(2) $f(x)=-(x-1)-\frac{3}{x-1}+1$ より

$g(x)=-(x-1)-\frac{3}{x-1}$とおくと, この$g(x)$は

$h_1(x)=-(x-1)$と$h_2(x)=-\frac{3}{x-1}$との

和となるので$y=g(x)$のグラフは右図のようになる

①$x-1>0$のとき

相加平均, 相乗平均の関係から

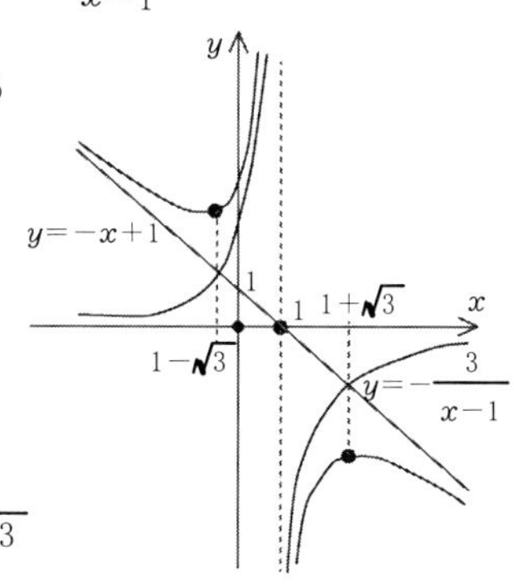

$x-1+\frac{3}{x-1}\geqq2\sqrt{3}$

両辺に－1をかける

$-(x-1)-\frac{3}{x-1}\leqq-2\sqrt{3}$

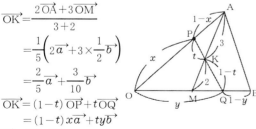

等号が成り立つのは, $x-1=\frac{3}{x-1}$, $(x-1)^2=3$

$x-1=\pm\sqrt{3}$　$x-1>0$ より　$x=1+\sqrt{3}$

$f(1+\sqrt{3})=(1+\sqrt{3}-1)-\dfrac{3}{1+\sqrt{3}-1}+1=1-2\sqrt{3}$

②$x-1<0$のとき相加平均, 相乗平均の関係から

$-(x-1)-\dfrac{3}{x-1}\geqq 2\sqrt{3}$

等号が成り立つのは $x-1=\dfrac{3}{x-1}$, $(x-1)^2=3$

$x-1=\pm\sqrt{3}$, $x<1$ より　$x=1-\sqrt{3}$

$f(1-\sqrt{3})=-(1-\sqrt{3}-1)-\dfrac{3}{1-\sqrt{3}-1}+1=1+2\sqrt{3}$

上記の①, ②より

$x=1-\sqrt{3}$ のとき極小値　$1+2\sqrt{3}$
$x=1+\sqrt{3}$ のとき極大値　$1-2\sqrt{3}$ ……(キ～トの答)

(3) $x=1$はこの方程式の解ではないので

$\dfrac{-x^2+3x-5}{x-1}=a$

$y=\dfrac{-x^2+3x-5}{x-1}$ と $y=a$ との共有点が解だから, 異なる2つの実数解を持つのは(1)より

$a<1-2\sqrt{3}$, $a>1+2\sqrt{3}$

…………((ナ～フ)の答)

(4) $y=f(x)$ と $y=x+7$との共有点の座標を求める

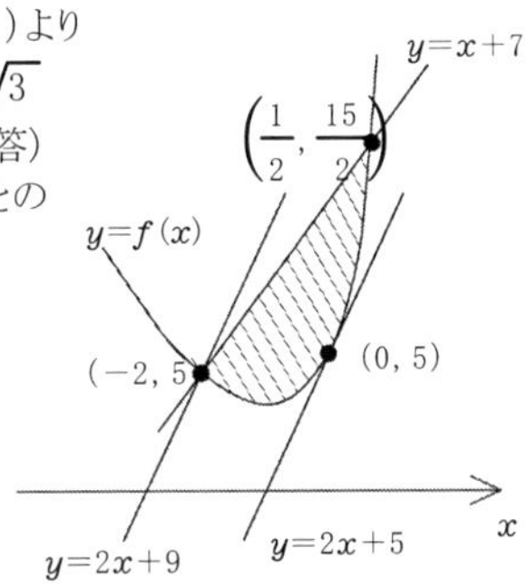

$x+7=\dfrac{-x^2+3x-5}{x-1}$

$(x+2)(2x-1)=0$

$x=-2,\ \dfrac{1}{2}$

$(-2,\ 5)$, $\left(\dfrac{1}{2},\ \dfrac{15}{2}\right)$

$y=f(x)$ と $y=2x+t$ が接するときの接点の座標を求める

$2x+t=\dfrac{-x^2+3x-5}{x-1}$, $3x^2+(t-5)x+5-t=0$

接するとき判別式D＝0となるから

$D=(t-5)^2-4\times3(5-t)$
$=(t-5)(t+7)=0$　$\therefore t=5,\ -7$

題意より $t=5$

このとき$3x^2=0$ より $x=0$ 接点は$(0,\ 5)$

以上から直線$y=2x+t$が

点$(-2,\ 5)$を通るとき最大値9 ………………(への答)

点$(0,\ 5)$を通るとき最小値5 ………………(ホの答)

3 出題者が求めたポイント(数学Ⅲ・微分積分)

〔解答〕

(1) (ⅰ) $\cos x=\dfrac{\sqrt{2}}{2}$, $x=\dfrac{\pi}{4}\pm2n\pi$, $-\dfrac{\pi}{4}\pm2n\pi$

(nは整数)からグラフの概形をかくと右図のようになる。

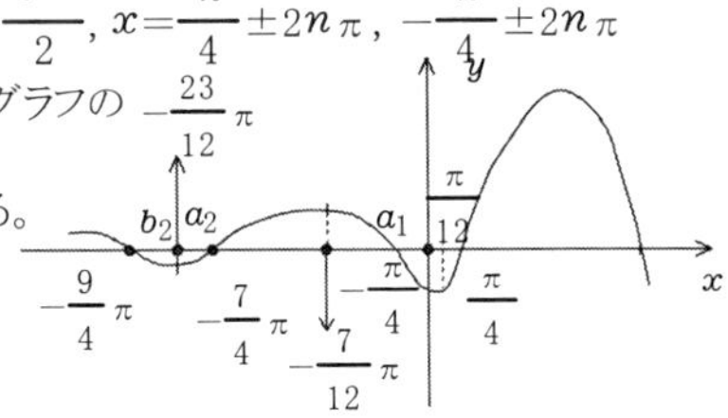

$a_1=-\dfrac{\pi}{4}$, $a_2=-\dfrac{7}{4}\pi$ ……………(ア～エの答)

(ⅱ) $I=\int e^x\cos x dx=e^x\cos x+\int e^x\sin x dx$

$=e^x\cos x+e^x\sin x-\int e^x\cos x dx$

$2I=e^x(\sin x+\cos x)+c$

$I=\dfrac{1}{2}e^x(\sin x+\cos x)+c$ ………………(オ～キの答)

(ⅲ) 与式$=\displaystyle\int_{-\frac{\pi}{4}}^{0}e^x\left(\cos x-\frac{\sqrt{2}}{2}\right)dx$

$=\left[\dfrac{1}{2}e^x(\sin x+\cos x)-\dfrac{\sqrt{2}}{2}e^x\right]_{-\frac{\pi}{4}}^{0}$

$=\dfrac{1}{2}\left(1-\sqrt{2}+\sqrt{2}e^{-\frac{\pi}{4}}\right)$ ………………(ク～シの答)

また, 与式$=\displaystyle\int_{-\frac{7}{4}\pi}^{-\frac{\pi}{4}}e^x\left(\frac{\sqrt{2}}{2}-\cos x\right)dx$

$=\left[\dfrac{\sqrt{2}}{2}e^x-\dfrac{1}{2}e^x(\sin x+\cos x)\right]_{-\frac{7}{4}\pi}^{-\frac{\pi}{4}}$

$=\dfrac{\sqrt{2}}{2}e^{-\frac{\pi}{4}}$ ………………………………(ス～ソの答)

(2) $f'(x)=e^x\left(\dfrac{\sqrt{2}}{2}-\cos x\right)+e^x(0+\sin x)$

$=e^x\left(\sin x-\cos x+\dfrac{\sqrt{2}}{2}\right)=\sqrt{2}e^x\left\{\sin\left(x-\dfrac{\pi}{4}\right)+\dfrac{1}{2}\right\}$

$f'(x)=0$より　$\sin\left(x-\dfrac{\pi}{4}\right)=-\dfrac{1}{2}$

$x-\dfrac{\pi}{4}=\dfrac{7}{6}\pi\pm2n\pi$, $\dfrac{11}{6}\pi\pm2n\pi$ (nは整数)

よって, $b_1=-\dfrac{7}{12}\pi$, $b_2=-\dfrac{23}{12}\pi$

また, nが偶数のとき, $x=b_n$で極小値 ⑨………(ネの答)

nが奇数のとき, $x=b_n$で極大値 ⑧ ……………(ノの答)

物 理

解答

25年度

1 【出題者が求めたポイント】

金属棒に流れる電流の向き エネルギー的な考察

【解答】

(1)問1 (a)$I=\dfrac{E}{R}$ [ア] ⑥…(答)

(b)$IB\ell=kx$ より $x=\dfrac{EB\ell}{kR}$ 金属棒に流れる電流の向きより移動はx軸の正の向き [イ] ⑤…(答)

問2 (a) $\Delta\Phi=vB\ell$ [ウ] ⓪…(答)

$V=\dfrac{\Delta\Phi}{\Delta t}=vB\ell$ [エ] ⓪…(答)

金属棒の速さは一定だから力はつりあっている。外力の向きはx軸負の向きだから、磁場からの力は正の向きである。このため金属棒にはy軸負方向の電流が流れている。

[オ] ⊖…(答)

$I'=\dfrac{E+vB\ell}{R}$ [カ] ⑤…(答)

(b)$I'B\ell=kx'$ より

$x'=\dfrac{I'B\ell}{kR}=\dfrac{B\ell(E+vB\ell)}{kR}$ [キ] ⑦…(答)

(c)$EI'=\dfrac{E(E+vB\ell)}{R}$ [ク] ④…(答)

(d)$F=I'B\ell=\dfrac{B\ell(E+vB\ell)}{R}$ だから

$P=Fv=\dfrac{vB\ell(E+vB\ell)}{R}$ [ケ] ⑦…(答)

(e)$I'^2R=\dfrac{(E+vB\ell)^2}{R}$ [コ] ⊕…(答)

エネルギーの保存が成り立っているので、電池のする仕事率EI'＋外力のする仕事率Fv＝抵抗の消費電力I'^2Rから求めることもできる。

(2)問1 波長は$\dfrac{1}{n}$倍、振動数は変わらないので

$f=\dfrac{c}{\lambda}$ [サ] ② [シ] ⑧…(答)

問2 [ス] ③ [セ] ② …(答) 見えなくなる点で光は全反射を起こす。 [ソ] ⑥ [タ] ⑤…(答)

問3 レンズの屈折率と比べて水の屈折率は空気の屈折率ほど違いが無いので、屈折は弱まり、焦点距離は長くなる [チ] ③…(答)

問4 レンズから出る光の屈折は大きくなる。[ツ] ①…(答)

問5 紫色の光の屈折率が最も大きい。 [テ] ⑤…(答)

問6 $\dfrac{1}{a}+\dfrac{1}{b}=\dfrac{1}{f}$ $\dfrac{b}{a}=1$ より $a=2f$ [ト] ③…(答)

問7 $d\sin\theta_1=\lambda$ $d\sin\theta_2=2\lambda$ より

$\dfrac{\sin\theta_2}{\sin\theta_1}=2$ [ナ] ①…(答)

2 【出題者が求めたポイント】

運動量と力積 仕事と運動エネルギーキルヒホッフの法則

【解答】

(1)

[ア] $v_1^2-v_0^2=2\dfrac{F_1}{m}\Delta x$より v_1を求める。 ⑤…(答)

[イ] $v_1=v_0+\dfrac{F_1}{m}\Delta t_1$より Δt_1を求める。 ③…(答)

[ウ] [ア]の式で、$v_1\to v_k$、$v_0\to v_{k-1}$、$F_1\to F_k$とする。 ⑤…(答)

[エ] [イ]の式で、 $\Delta t_1\to\Delta t_k$、$v_0\to v_{k-1}$、$F_1\to F_k$とする。 ③…(答)

[オ] [ウ]のv_kの式の両辺を2乗する。 ①…(答)

[カ] [エ]のΔt_kの式に[オ]の式を用いて$\dfrac{m}{F_k}$と$2\dfrac{F_k}{m}\Delta x$を消去する。 ①…(答)

[キ] ① [ク] ③ …(答)

[ケ] $mv_{k-1}+F_k\Delta t_k=mv_k$

$\Delta P_k=mv_k-mv_k=F_k\Delta t_k$ ③…(答)

[コ] $\dfrac{1}{2}mv_{k-1}^2+F_k\Delta x=\dfrac{1}{2}mv_k^2$

$\Delta E_k=\dfrac{1}{2}mv_k^2-\dfrac{1}{2}mv_{k-1}^2=F_k\Delta x$ ⑤…(答)

[サ] [ク] の結果より ③…(答)

[シ] Δxは一定だから ②…(答)

(2)問1(a)[ス] ガウスの法則より $N=4\pi kQ$ ③…(答)

[セ] ガウスの法則より $ES=4\pi kQ$ ⑥ …(答)

[ソ] $V=Ed$ ⑦ …(答)

[タ] $C=\dfrac{Q}{V}$ ③…(答)

問2 (a)[チ] $F=k\dfrac{Q_1Q_2}{\left(\sqrt{a^2+b^2}\right)^2}\times\cos\theta\times 2$ に

$\cos\theta=\dfrac{b}{\sqrt{a^2+b^2}}$ を代入する ⑥…(答)

(b)[ツ] Bの電荷からAに働く左向きの力 $F_B=k\dfrac{Q^2}{(2r)^2}$

Cの電荷からAに働くC→A方向の力 $F_C=k\dfrac{Q^2}{(\sqrt{2}r)^2}$

F_Cを分解した左向きの力と下向きの力は大きさが等しく$\dfrac{F_C}{\sqrt{2}}$である。Aに働く合力の大きさは $F_B+\dfrac{F_C}{\sqrt{2}}$ とF_Cを2辺とする直角3角形の斜辺の長さに等しい。 ⑨…(答)

問3 (a) テ r_1、r_2、r_3を流れる電流を上向きを正として、i_1、i_2、i_3とする。Rを下向きに流れる電流 I は、$I=i_1+i_2+i_3$である。キルヒホッフの法則より

$E_1=r_1i_1+RI$ $E_2=r_2i_2+RI$ $E_3=r_3i_3+RI$ が成り立つ。

これより $i_1=\dfrac{E_1-RI}{r_1}$ $i_2=\dfrac{E_2-RI}{r_2}$ $i_3=\dfrac{E_3-RI}{r_3}$となって辺々を足し算すれば

$$I=i_1++i_2+i_3=\frac{E_1-RI}{r_1}+\frac{E_2-RI}{r_2}+\frac{E_3-RI}{r_3}$$

である。これをIについて解けばよい。 ①…(答)

(b) ト $I_p=\dfrac{E_1+E_2+E_3}{r+3R}$ $I_S=\dfrac{E_1+E_2+E_3}{3r+R}$

よって $\dfrac{I_S}{I_P}=\dfrac{3R+r}{R+3r}$ ④…(答)

化 学

解答　　25年度

1　出題者が求めたポイント……小問13題

(1)　単体と元素の区別

②O_2で単体名である。

③～⑤はいずれも元素名である。

①は誤った表現になっている。この臭いはH_2Sで硫黄ではない。したがってここで用いられている硫黄は単体ではない。

(2)　物質量と電子の数

a.　$\frac{3.6}{18}$ (mol) × 10 = 2.0 (mol)　　大小関係は，a > c > b

b.　$\frac{4.48}{22.4}$ (mol)) × 2 = 0.40 (mol)

c.　0.1 (mol) × 10 = 1.0 (mol)

それぞれの物質量に6.0×10^{23}（アボガドロ数）を掛ければ電子の総数が得られる。

(3)　金属酸化物と原子量

金属酸化物をM_xO_y（組成式）で表わすとする。

原子量をMとすると，次式が成り立つ。

$$\frac{M \times x}{M \times x + 16 \times y} \times w = m$$

したがって，wとm以外に，

酸化物の組成式と酸素の原子量がわかれば，Mを求められる。

(4)　熱化学方程式と生成熱

C（黒鉛）+ O_2 = CO_2 + 394 kJ　……①

$H_2 + \frac{1}{2}O_2$ = H_2O（液）+ 286 kJ　……②

$C_2H_4 + 3O_2$ = $2CO_2 + 2H_2O$（液）+ 1411 kJ　……③

[①×2＋②×2－③]を計算すると，

2C（黒鉛）+ $2H_2$ = C_2H_4 − 51 kJ

生成熱－51[kJ/mol]

(5)　酸化還元反応と酸化数

①＋6→＋6　②＋4→＋6　③＋5→＋5

④＋6→＋3　⑤－1→0　⑥－1→0

したがって④

(6)　酸・塩基の定義

$NH_3 + H_2O \rightarrow NH_4^+ + OH^-$

NH_3はH^+を受け取っているので塩基

H_2OはH^+を与えているので酸

NH_4Clの水溶液では，

$NH_4^+ + H_2O \rightarrow NH_3 + H_3O^+$（加水分解）

この結果，弱い酸性を示す。

(7)　金属イオンの反応

①塩酸を加えると，

$Ag^+ + Cl^- \rightarrow AgCl\downarrow$（白色沈殿）

Cu^{2+}は沈殿しない。

②どちらもアンモニア錯イオンを形成し溶ける。

③，④　どちらも硫化物の沈殿を生じる。

⑤どちらも過剰に加えても溶解しない。

(8)　鉛蓄電池

1)　流れた電子は，

$$\frac{2 \times (80 \times 60 + 25)}{9.65 \times 10^4} = 0.100\ (mol)$$

鉛蓄電池を放電させると，

$Pb + PbO_2 + 2H_2SO_4 \rightarrow 2PbSO_4 + 2H_2O$

2 molの電子が流れると，2 molの$PbSO_4$が電極に生じる。

したがって，

0.100 × 303 = 30.3 ≒ 30 (g)

2)　放電により，H_2SO_4が減少するので，電解液の密度は減少する。このとき，水が生成するので，硫酸濃度は低くなっていく。したがって，pHは増加する。

(9)　正誤問題

⑤誤　$CH_4 + Cl_2 \rightarrow CH_3Cl + HCl$　この反応は置換反応である。

(10)　元素分析，芳香族化合物の推定

1)元素分析より，原子数比は

$$C : H : O = \frac{77.8}{12} : \frac{7.4}{1.0} : \frac{14.8}{16}$$

$$= 6.5 : 7.4 : 0.925 = 7 : 8 : 1$$

組成式は，C_7H_8O

この式量が100～140　の間にあるので，分子式と一致する。

2)　A，BともにNaと反応し，H_2を発生することから，ともに-OHの構造をもつ。

AはNaOH水溶液と反応しないが，Bは反応することから，Bはフェノール性ヒドロキシ基をもつことがわかる。

Aは，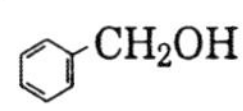

ベンジルアルコール

3)　Bはフェノール性ヒドロキシ基をもつので，$FeCl_3$水溶液を加えると呈色反応が見られる。

Bは，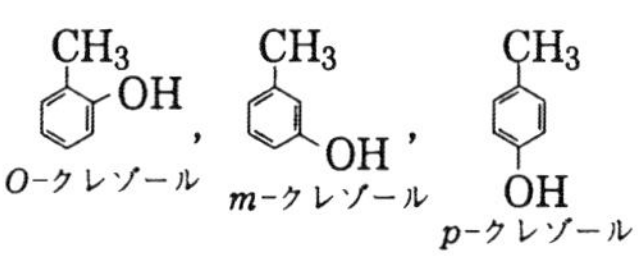

の構造異性体をもつ。

(11)　理想気体とグラフ

PV = nRT　において，n，Rは定数である。

したがって，PV ∝ Tの関係を表している。

②のグラフがこの関係を表している。

(12)高分子化合物

重合反応は，

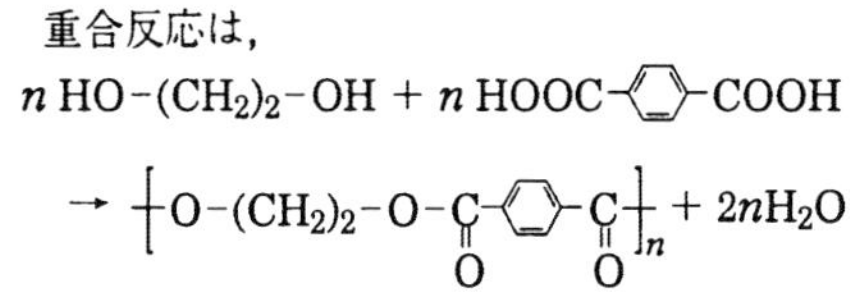

縮合重合によるポリエステルの合成である。

(13)　有機化合物と構成元素

①ATP，$C_{10}H_{16}N_5O_{13}P_3$　5種類の元素を含む。

③ 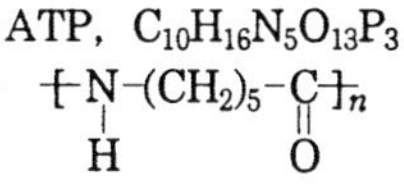

4種類の元素を含む。

⑤リボースはアルデヒド型のペントース。
$C_5H_{10}O_5$なる分子式で表される。

[解答]

(1)② (2)② (3)⑤ (4) − 51 [kJ/mol] (5)④ (6)④
(7)① (8) 1) 30 [g] 2)⑦ (9)⑤
(10) 1)④, 2)③, 3)⑥ (11)②
(12)テ-⑦, ト-③, ナ-③, ニ-②
(13)①, ③

2 出題者が求めたポイント……小問11題

(1) 無機化合物の組成式
③KBr 臭化カリウム

(2) 同位体
原子番号が同じで，質量数が異なる原子を互いに同位体という。[質量数＝陽子数＋中性子数]と表されるので互いに中性子数が異なる。

(3) 海水1 cm^3に含まれる金の物質量は，

$$\frac{2 \times 10^{-10} \times \frac{1}{1000}}{197} = 1.0 \times 10^{-15} \text{(mol)}$$

その個数は，
$1.0 \times 10^{-15} \times 6.0 \times 10^{23} = 6.0 \times 10^8$個

(4) 化学反応の量的関係
各気体の燃焼式は，
$CH_4 + 2O_2 \rightarrow CO_2 + 2H_2O$
$C_3H_8 + 5O_2 \rightarrow 3CO_2 + 4H_2O$
混合気体中に，CH_4 x (mol)，C_3H_8 y (mol)含まれているとする。条件より，

$$x + y = \frac{11.2}{22.4} = 0.50$$

$(2x + 5y) \times 32 = 51.2$
2式より，$x = 0.30$, $y = 0.20$
物質量比は，
$x : y = 0.30 : 0.20 = 3 : 2$

(5) 中和滴定
中和反応は，$H_2SO_4 + 2NaOH \rightarrow Na_2SO_4 + 2H_2O$
NaOH水溶液の濃度は，$\frac{a}{40}$ (mol/L)
中和に要したNaOH水溶液の体積をV (L)とすると，

$$\frac{7}{98} : \frac{a}{40} \times V = 1 : 2,\ V = \frac{40}{7} \cdot \frac{1}{a} \text{(L)}$$

(6) アンモニアの製法
1) $Ca(OH)_2 + 2NH_4Cl \rightarrow CaCl_2 + 2H_2O + 2NH_3$
この反応で生じた水が冷え，液体になる。これが加熱部分に流れると試験管が割れてしまう。
2) ①$CaCl_2$は，付加化合物を作ってしまうので用いることができない。塩基性の③ソーダ石灰を用いる。これは，CaOとNaOHの混合物である。
3) 刺激臭をもつ。水によく溶け，空気より軽いので上方置換で捕集する。
④$NH_3 + H_2O \rightleftarrows NH_4^+ + OH^-$ の反応
⑤$NH_3 + HCl \rightarrow NH_4Cl$ の反応
4) ハーバー・ボッシュ法
触媒として$Fe-K_2O-Al_2O_3$(二重促進鉄という)を用い，高温・高圧下で合成する方法である。触媒は，鉄を主成分とした触媒という言い方もする。

(7) アルコールの分類と反応
1)②(右から2番目の炭素)
③(左から2番目の炭素)
⑥(左から3番目の炭素)
2)脱水反応は，右の構造があれば起こる。

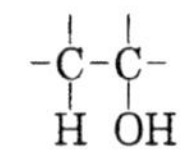

⑧は，−OHが結合しているCの隣のCにHがない。
3)⑦のように，−OHが結合しているCにHがないアルコールである。

(8) アルコールの構造と溶解性
アルコールの一般式をR−OHと示す。Rはアルキル基で疎水性である。炭素数が少ない低級アルコールは，親水性のヒドロキシ基があるため水和し、よく溶ける。I_2のように無極性分子は，ベンゼンのような無極性溶媒によく溶ける。「似たものどうしは溶け合う」と言う。

(9) 可逆反応と反応速度
1)反応が進むと，H_2とI_2の濃度は減少し，HIの濃度は増大する。H_2とI_2の初濃度が同じなので減り方は同じである。
2)①反応開始時の濃度が最大なので，v_1は最大になる。
⑤$v_1 = v_2$のとき平衡状態になったという。この時，濃度が一定になる。

(10) 気体の状態方程式，分圧
1)酸素の分圧をP_{O_2}とすると，次式が成り立つ。
$P_{O_2} + 3.6 \times 10^3 = 1.013 \times 10^5$
$\therefore P_{O_2} = 9.77 \times 10^4$ (Pa)
2)捕集したO_2の物質量は，
$9.77 \times 10^4 \times 0.830 = n \times 8.31 \times 10^3 \times (273 + 27)$
$n = 3.26 \times 10^{-2}$ (mol)
その質量は，
$3.26 \times 10^{-2} \times 32.0 = 1.04$ (g)

(11) 化学反応の量的関係，モル濃度
フェーリング液と反応したグルコースは，

$$\frac{0.715}{143} = 5.0 \times 10^{-3} \text{(mol)}$$

マルトースの加水分解は，
$C_{12}H_{22}O_{11} + H_2O \rightarrow 2C_6H_{12}O_6$
したがって，はじめに溶けていたマルトースは，

$$5.0 \times 10^{-3} \times \frac{1}{2} \text{(mol)}$$

その濃度は，

$$\frac{5.0 \times 10^{-3} \times \frac{1}{2}}{50/1000} = 5.0 \times 10^{-2} \text{(mol/L)}$$

[解答]

(1)③ (2)①,③ (3)ウ−6, エ−0, オ−8 (4)カ−3, キ−2
(5)ク−4, ケ−0, コ−7 (6) 1)③ 2)③ 3)①,③ 4)①
(7) 1)②,③,⑥ 2)⑧ 3)⑦
(8)ツ−①, テ−⑥, ト−⑥, ナ−①, ニ−⑦, ヌ−②
(9) 1)⑦ 2)①,⑤ (10) 1)② 2)② (11)⑥

生 物

解答 25年度

■1 出題者が求めたポイント(Ⅱ代謝 Ⅰ生殖・発生・遺伝 Ⅱ進化)

Ⅰ問1(ア)解糖の反応により乳酸ができる。

(イ)電子伝達系の反応を示す。

(ウ)エネルギー吸収反応は、光合成のうち水の分解反応(d)とカルビン・ベンソン反応(a)である。

(2) b(アルコール発酵)とf(乳酸発酵)に共通する反応は、c(解糖系)に相当する部分である。

(3) eはクエン酸回路を示している。

(4) a、b、c、fの反応でATPを消費する反応がある。

問2(1) 好気呼吸によるO_2吸収量＝CO_2発生量＝134.4 ml、アルコール発酵により発生したCO_2発生量＝313.6 − 134.4 = 179.2 mlである。

(2)好気呼吸により消費されたグルコース量は、

$\frac{134.4}{22400} \times \frac{1}{6} \times 180 \times 1000 = 180$ mgとなる。

アルコール発酵により消費されたグルコース量は、

$\frac{179.2}{22400} \times \frac{1}{2} \times 180 \times 1000 = 720$ mgとなる。

(3)エタノール量は、

$\frac{179.2}{22400} \times 46 \times 1000 = 368$ mgとなる。

Ⅱ問1 基本事項

問2・3 減数分裂のしくみを正確に理解しておく必要がある。

問3 発生初期では間期がなく、連続して発生が行われていく。

問4 (1) 乳腺や汗腺などの外分泌腺は表皮外胚葉に由来する。

(2) Aは体節、Bは内胚葉を示す。

Ⅲ

問1 基本事項である。

問2 図示すると次のようになる。

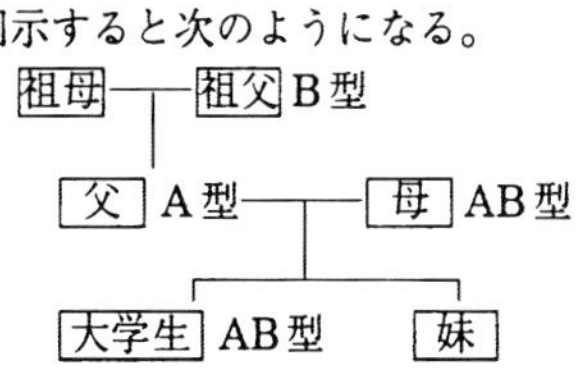

(1)祖父の遺伝子型はBO、父の遺伝子型はAOであるので、祖母はA遺伝子を持っていることが分かる。もう一つはどの遺伝子でも良い。

(2)父母の遺伝子型はAO、ABであるので、B型になるのは25％となる。

(3)母が重症なのは母のAB両遺伝子にこの疾病の遺伝子が連鎖しているからである。父は軽症である。その理由は祖父のO遺伝子にこの疾患の遺伝子が連鎖しているからである。大学生は、母から来るB遺伝子にはこの疾病遺伝子があるが、父から来るA遺伝子にはこの遺伝子がないので軽症となる。

Ⅳ問1 それぞれの選択肢が表している内容を理解しておきたい。

問2 ラマルクの用不用説とダーウィンの自然選択説の比較は進化説でよく扱われる。

問3 相同器官、相似器官の違いを例を含めて学習しておきたい。

問4 アウストラロピテクスは化石人類である。

【解答】

Ⅰ問1 (ア)⑥ (イ)⑦ (ウ)・(エ)①・④ (2) (オ)② (3) (カ)② (4) (キ)④ (5) (ク)①

問2 (1) (ケ)⑤ (コ)⑥ (2) (サ)⑧ (シ) ⓪ (3) (ス)③ (セ)⑥ (ソ)⑧

Ⅱ問1 (タ)② 問2 (チ)② 問3 (ツ)⑤ 問4(1) (テ)② (2) (ト)⑤ (ナ)⑧

Ⅲ問1 (ニ)② 問2(1) (ヌ)⓪ (2) (ネ)③ (3) (ノ)②

Ⅳ問1 (ハ)⑤ 問2 (ヒ)④ 問3 (フ)① 問4 (ヘ)⑤

■2 出題者が求めたポイント(Ⅰ腎臓 浸透圧調節 Ⅱ遺伝子組換え Ⅳ遺伝)

Ⅰ問1 腎臓の構造に関する基本事項である。

問2 最も排出が効率よく行われているのは、血しょう中に比べ、尿中の濃度が最も高まっている物質である。

物質X $= \frac{170}{1} = 170$ ml/分、物質Y $= \frac{50}{3} = 16.66\cdot\cdot$ ml/分、物質Z $= \frac{2000}{30} = 66.66\cdots$ ml/分

問3 水の再吸収が促進されると浸透圧が減少する。これはバソプレシンのはたらきである。このホルモンは脳下垂体後葉から分泌されるが、視床下部の神経分泌細胞でつくられる物質であることや、水の再吸収が集合管から行われることなどはよく扱われる。

Ⅱ問1(1) 調節するしくみを持たないものは、海産無脊椎動物のAである。また海水産硬骨魚類はCである。問題文に淡水産の方が低いとあることに注意する。

(2)海水産軟骨魚類は尿素で浸透圧を海水とほぼ同じにしている。

(3)淡水産硬骨魚類はえらから塩類を排出しない。

(4)塩類細胞はえらに存在する。

問2 収縮胞は体内に浸透した水を排出する。外液(食塩水)の濃度を高めていくことにより、体内に浸透する水の量は減少するので、収縮胞の収縮回数は減少する。

問3 (ト)外液と浸透圧が等しいのはb、(ナ)調節能力を持つのはa、(ニ) bは淡水中では生育できな、(ヌ)海水中では両者とも生存できる。

Ⅲ問2(1) 制限酵素の切断部分の塩基の対応についての設問である。GAATTCに対応する塩基を答える。

(2) 塩基の種類が4種類あるので、この塩基配列は46 = 4096塩基に1回確率的に現れることになる。

問3 アンピシリン入りの培地で育てると、*ampr*を含んでいるプラスミドが入っていないコロニーは形成さ

れない。さらに、インスリン遺伝子を含むDNA断片が組み込まれていないと、βガラクトシダーゼが合成されて、X-galにはたらき青色物質が形成される。また、*lacZ*が分断されてインスリン遺伝子が組み込まれると、βガラクトシダーゼが合成できなくなるため、青色物質は形成されず、白いコロニーになる。つまり青いコロニーを形成するのは、インスリン遺伝子が組み込まれなかったプラスミドを取り込んだ大腸菌である。

問4 アンピシリンが含まないが、X-galを含む培地で培養すると、プラスミドを取り込まなかった大腸菌も生育することができるので、βガラクトシダーゼを合成できない大腸菌が増加する。

Ⅳ問1 AaBb(白)とaaBb(黄)の交雑により白：黄＝5：3の割合になったことから、[aB]のみ黄色となり、[AB]、[Ab]、[ab]は白となる遺伝であると考えれば説明できることが分かる。AaBbどうしの交雑では、白：黄＝13：3となる。はじめからカイコの繭の抑制遺伝子を想定しても良いが、交雑の結果から遺伝のしくみを考えていくことは大切である。

問2 白：黄＝7：1より、一方の遺伝子型は4種類の配偶子をつくるAaBb、もう一方は2種類の配偶子をつくるもののうちA遺伝子を持たず、B遺伝子を持つaaBbであると考えられる。

問3 どのような個体と交雑しても白のみが生ずるのは、aをもつ配偶子ができないもの、つまりAAを遺伝子にもつAABB、AABb、AAbbを考えれば良い。

【解答】

Ⅰ問1 (ア)③ (イ)① (ウ)⑤ (エ)⑧ (オ)⑥ (カ)② (キ)⑦
問2(1)① (2)(ケ)⑧ (コ)⑤ (サ)⑥
問3(1)(シ)④ (ス)⑤
Ⅱ問1(1) (セ)① (ソ)③ (2) (タ)② (3) (チ)② (4) (ツ)②
問2(テ)② 問3(ト)② (ナ)① (ニ)② (ヌ)③
Ⅲ問1(ネ)②
問2(1)(ノ)④ (2)(ハ)④ (ヒ)⓪ (フ)⑨ (ヘ)⑥
問3(ホ)② 問4(マ)⑥
Ⅳ問1(ミ)① (ム)③ (メ)⓪ (モ)③
問2(ヤ)⑤・⑥ 問3(ユ)③

平成24年度

問　題　と　解　答

英 語

問題

24年度

I 問 1 ～問 10 について，(　　　)に入れるべき最も適切なものをⓐ～ⓓの中から 1 つずつ選びなさい。

問 1 To my (　　　), she has not left yet.

ⓐ suggestion　ⓑ guessing　ⓒ knowledge　ⓓ feeling

問 2 She is such a calm, elegant lady that I can't possibly imagine her (　　　) such foul language.

ⓐ use　ⓑ using　ⓒ used　ⓓ being used

問 3 I have nothing to complain (　　　).

ⓐ on　ⓑ with　ⓒ at　ⓓ of

問 4 If we are to get our recycling project (　　　) by manufacturing companies, we need to get many people to take part in our campaign.

ⓐ accept　ⓑ accepted
ⓒ to accept　ⓓ be accepted

問 5 He previously served a term (　　　) jail.

ⓐ of　ⓑ in　ⓒ on　ⓓ for

問 6 I feel pity for the kids I see on the street who are suffering extreme poverty. I wonder (　　　) they've got to look forward to in the future.

ⓐ how　ⓑ why　ⓒ what　ⓓ when

問 7 She beat her hands (　　　) the pillows like a child.

ⓐ for　ⓑ with　ⓒ toward　ⓓ against

問 8 We have never really (　　　) it off well with her.

ⓐ got　ⓑ taken　ⓒ hit　ⓓ caught

問 9 In the event of a big earthquake, be sure to turn off the gas immediately and don't leave the building (　　　) you are otherwise instructed.

ⓐ so　　ⓑ unless　　ⓒ if　　ⓓ as

問10 She changed her mind at the (　　　) hour and caused us a great deal of trouble.

ⓐ thirteenth　　ⓑ seventh

ⓒ eleventh　　ⓓ twenty-fourth

Ⅱ 問 11～問 15 について，下線部ⓐ～ⓓに誤りがある場合は，その記号を選びなさい。また，誤りがない場合は，解答欄のⓔにマークしなさい。

問11 Further research <u>on</u>ⓐ the development of <u>a valid measurement instrument</u>ⓑ for emotional intelligence will be <u>of</u>ⓒ equal <u>important</u>ⓓ.

問12 He <u>has drawn</u>ⓐ the world's attention to the danger of global warming with his documentary <u>on</u>ⓑ climate change <u>entitled</u>ⓒ *An Inconvenient Truth*, which won the Oscar for the best documentary <u>films</u>ⓓ of 2006.

問13 No matter <u>what</u>ⓐ abundant natural resources may <u>seem</u>ⓑ, they are limited and <u>bound to</u>ⓒ be exhausted, so why don't we utilize them <u>sensibly</u>ⓓ?

問14 I have two infants <u>to look after</u>ⓐ. I change their diapers and wipe off <u>spilled</u>ⓑ food all day long, day after day. It's so <u>tired</u>ⓒ that you need <u>infinite patience</u>ⓓ.

問15 "It was thoughtful <u>of</u>ⓐ you to send me the money. You <u>saved</u>ⓑ my life. I'm much obliged." "Don't mention <u>it</u>ⓒ. It was <u>the least</u>ⓓ I could do."

Ⅲ 問 16～問 23 について，次の英文の空所(16)～(23)に入れるべき最も適切なものをⓐ～ⓓの中から 1 つずつ選びなさい。

An ancient Chinese legend says that there was once a village famous for the longevity of its residents. The villagers had a song about their secret for longevity, which went something like this: If you want to live a long life, drink broth made from ginger after getting up in the morning, and drink the broth of a Japanese radish before going to sleep at night. Practice moderation in eating meat and fish, eat a lot of vegetables, keep early hours, and go out for a good long walk and get plenty of exercise every day.

The villagers put the ideas of the song into practice. Why did they recommend a Japanese radish at night and ginger in the morning? After going to bed, there is no need to keep the stomach in action; the easily (16) Japanese radish lightens the burden on the stomach. In the morning, one needs enough energy to start the day; ginger moderately warms and stimulates the stomach, increasing the appetite and promoting good digestion and absorption of nutrients. Ancient Chinese people instinctually knew the (17) of these two vegetables — without the benefit of scientific evidence.

In traditional Chinese medicine, ginger is considered the best home remedy for colds. We Japanese also have a long-established custom of drinking hot ginger juice when we have a cold. In fact, we make (18) of many vegetables and plants as folk remedies for improving our health. But because such usage is based (19) tradition, the safety and effectiveness of these natural remedies have not always been proven. However, in recent years, interest in the effectiveness of natural foods and herbal medicines has (20), leading to greater scientific attention to the (21) use of plants. Studies from around the world now show that plants are useful for treating disease and improving health, often without any significant side effects.

These days, media attention to particular foods or food groups has led to the belief that eating them can prevent or cure specific diseases or conditions. Because their advantages are often exaggerated, some see them as health "miracles." But if these "fad" diets are nutritionally unbalanced and unconfirmed by scientific studies, they may have the opposite of the (22) effects.

Longevity, health, happiness. A nutrient-rich diet can help us (23) these benefits, giving us increased energy and stronger bodies and immune systems. Why not take the ancient Chinese song as inspiration and try a healthful diet, relaxation, and exercise?

問16 ⓐ digestible ⓑ available
ⓒ cooperative ⓓ coordinative

問17 ⓐ benefit ⓑ demerit ⓒ harm ⓓ charity

問18 ⓐ a mess ⓑ a choice ⓒ fun ⓓ use

問19 ⓐ for ⓑ on ⓒ to ⓓ with

問20 ⓐ increased ⓑ decreased ⓒ changed ⓓ inspired

問21 ⓐ medicinal ⓑ commercial
ⓒ physical ⓓ mental

問22 ⓐ disregarded ⓑ intended
ⓒ fallen ⓓ changed

問23 ⓐ cast ⓑ wrap ⓒ attain ⓓ lose

Ⅳ 問 24〜問 37 について，次の英文を読んで答えなさい。

We all need to feel useful to others. It's an indispensable nourishment for the soul. When this need isn't satisfied it leads to pain <u>that</u>(24) is all the more *1searing if death is near. A large part of what is called the fear of death comes from a fear that our life hasn't had any meaning, that we have lived (25), that our existence hasn't made any difference to anyone or anything. [A]

One day I was called in to see Joe, a young man covered with tattoos who had a long history of alcoholism, drugs and violence. He'd become *2unhinged when he was told he had brain cancer and had started to break everything in his room. The terrified nurses wouldn't go near him. He seemed like <u>a caged</u>(26)

lion when I introduced myself to him as a psychiatrist. But he agreed to talk to me. I sat down next to him and said, "I've heard the news that you've just been given. (27) I know you are very upset. I imagine that it can be quite frightening." He launched into a long *3 diatribe, but after twenty minutes he started to cry. His father was an alcoholic, his mother withdrawn and emotionally absent. He had no friends and his fellow *4 barflies were surely going to turn their backs on (28) him. He was lost. I said, "I don't know what I'm going to be able to do for you. But I can promise to see you every week as long as that (29) helps." [B]

During those meetings I didn't have much to say, but I listened. He had worked a bit as an electrician. For years he hadn't held down a job and had lived on welfare. He wasn't speaking to his parents. He spent his days watching TV. He was terribly alone. It soon became clear that (30) (was / what / intolerable / death / made / his) the fact that he hadn't done anything with his life. I asked if, in the time remaining to him, he could do something that would be useful to someone. He had never thought about it. He considered it for a while. Then he answered, "There's a church in my neighborhood. I think I could do something for them. They need an air-conditioning system. I know how to do that." I encouraged him to go and see the minister, who was delighted with the offer.

Joe got up every morning to go to his rooftop job installing air conditioning for the church. His work moved slowly. Because of his large brain tumor he had trouble concentrating. But there wasn't any hurry. The *5 parishioners got used to seeing him up there on their roof. They spoke to him, brought him a sandwich and coffee at lunchtime. He was tearful when he talked about it. For the first time in his life he was doing something that really (31) others. He turned into a different person and never again exploded in anger. In reality, underneath his rough appearance he had a big heart. [C]

One day, Joe couldn't go to work. His *6 oncologist doctor called me to say that he was in the hospital, the end was near and he was going into hospice care. I went to his room in the hospital and found it flooded with sunshine. He lay there very calmly, almost asleep. They had removed all his

*7intravenous drips. I sat down on his bed to say goodbye and he opened his eyes. He tried to speak to me but he didn't have the strength. Lifting a weak hand, he signaled for me to come closer. I brought my ear right next to his lips and heard him murmur, (32)"God bless you for saving my life."

I still carry with me the lesson he taught me: on the threshold of death, one can still save one's life. That gave me enough confidence to take on the task I had to carry out for myself, to be ready when the time came. In a certain way, Joe too saved my life. [D]

Notes： *1searing 耐えがたい　*2unhinged 錯乱した
*3diatribe 痛烈な非難　*4barfly 飲み仲間
*5parishioner 小教区民　*6oncologist 腫瘍学者
*7intravenous 静脈注射の

問24 下線部(24)と文法的に同じ使い方の that を含む文をⓐ～ⓓの中から1つ選びなさい。

ⓐ That the earth is round is true.
ⓑ I have the idea that he is still living somewhere.
ⓒ The man that came in your absence yesterday is now at the door.
ⓓ The dog that you keep often barks at strangers.

問25 空所(25)に入れるのに最も適切なものをⓐ～ⓓの中から1つ選びなさい。

ⓐ happily　ⓑ successfully
ⓒ without cause　ⓓ in vain

問26 下線部(26)の意味として最も適切なものをⓐ～ⓓの中から1つ選びなさい。

ⓐ a person who cannot do anything
ⓑ a person whose face is quite similar to that of a lion
ⓒ a person who can eat anything quickly
ⓓ a person who is arrogant and short-tempered

問27 下線部(27)とほぼ同じ意味をあらわす英文をⓐ～ⓓの中から1つ選びなさい。

ⓐ the news that his life hasn't had any meaning

ⓑ the news that his existence hasn't made any difference to anyone

ⓒ the news that he has a long history of drugs

ⓓ the news that he has brain cancer

問28 下線部(28)とほぼ同じ意味をあらわす語をⓐ～ⓓの中から１つ選びなさい。

ⓐ desert　ⓑ respect　ⓒ strike　ⓓ burn

問29 下線部(29)の意味として最も適切なものをⓐ～ⓓの中から１つ選びなさい。

ⓐ the writer's advice　ⓑ the writer's visit

ⓒ the writer's talk　ⓓ the writer's prayer

問30 下線部(30)の語を並べかえて意味の通る文にする場合に５番目に来る語をⓐ～ⓓの中から１つ選びなさい。

ⓐ what　ⓑ was　ⓒ intolerable　ⓓ death

問31 空所（ 31 ）に入れるのに最も適切なものをⓐ～ⓓの中から１つ選びなさい。

ⓐ disappointed　ⓑ gave away

ⓒ experienced　ⓓ mattered to

問32 下線部(32)とほぼ同じ意味をあらわす英文をⓐ～ⓓの中から１つ選びなさい。

ⓐ I am sorry to leave you without saying goodbye.

ⓑ I am happy to meet you in my room.

ⓒ I regret never doing anything useful in society.

ⓓ I really appreciate your helping me.

問33 本文中の[A]～[D]のいずれかに，英文 He calmed down and came to see me every week for six months until he died. を入れるのに最も適切なものをⓐ～ⓓの中から１つ選びなさい。

ⓐ [A]

ⓑ [B]

ⓒ [C]

ⓓ [D]

問 34～問 37 について，本文の内容に一致する最も適切なものをⓐ～ⓓの中から 1 つずつ選びなさい。

問34 How did Joe receive his reality just after he knew his physical condition?

ⓐ He ignored it.

ⓑ He regretted it.

ⓒ He was overwhelmed by it.

ⓓ He was ready for it.

問35 What was his previous life?

ⓐ He had lived happily with his parents.

ⓑ He had led a lonesome life.

ⓒ He had earned his living by himself.

ⓓ He had got into a good company.

問36 What does the second to the last line, 'when the time came', mean?

ⓐ the writer's death

ⓑ Joe's death

ⓒ a man's death

ⓓ none of the above

問37 Why did the writer think, 'Joe too saved my life' in the last line?

ⓐ Because he thought that Joe died without pain.

ⓑ Because he felt that he was given consolation from Joe's words.

ⓒ Because he could believe that Joe prayed for him.

ⓓ Because he could come to know the meaning of his career.

数 学

問題

24年度

解答を始めるまえに，つぎの**解答上の注意のつづき**を読みなさい。

解答上の注意のつづき

（i） **分数の形の解答枠に，整数の解答をしたいときは，分母が 1 の分数の形になるように答えなさい。**たとえば，$\dfrac{\boxed{ヤ}}{\boxed{ユ}}$ の解答枠に 2 と答えたいときは，$\dfrac{2}{1}$ と答えなさい。

（ii） 解答枠 $\boxed{}$ に，**解答枠の けた数 より少ない けた数 の整数を解答したいときは，数字が右づめで，その前を 0 でうめるような形で答えなさい。**たとえば，$\boxed{ヨワ}$ の解答枠に 2 と答えたいときは，0 2 と答えなさい。**ヨ**の 0 をマークしないままにしておくと，間違いになります！

（解答上の注意終）

1 四面体 OABC を考える。$0 < l < 1$，$0 < m < 1$，$0 < n < 1$ とする。線分 OA を $l : (1-l)$ に内分する点を P とし，線分 OB を $m : (1-m)$ に内分する点を Q とし，線分 OC を $n : (1-n)$ に内分する点を R とする。三角形 ABC の重心を G とする。直線 OG と，3 点 P，Q，R の定める平面の交点を T とする。
$\vec{a} = \overrightarrow{OA}$，$\vec{b} = \overrightarrow{OB}$，$\vec{c} = \overrightarrow{OC}$ とする。

（1） $\overrightarrow{PQ}$ と $\overrightarrow{PR}$ を $\vec{a}$，$\vec{b}$，$\vec{c}$ を用いて

$$\overrightarrow{PQ} = q_1 l\vec{a} + q_2 m\vec{b} + q_3 n\vec{c}$$
$$\overrightarrow{PR} = r_1 l\vec{a} + r_2 m\vec{b} + r_3 n\vec{c}$$

と表すとき，係数 q_1，q_2，q_3，r_1，r_2，r_3 は

$$q_1 = -\boxed{ア}，q_2 = \boxed{イ}，q_3 = \boxed{ウ}，$$
$$r_1 = -\boxed{エ}，r_2 = \boxed{オ}，r_3 = \boxed{カ}$$

である。

$t = \dfrac{OT}{OG}$ とするとき，

$$\frac{1}{t} = \frac{1}{\boxed{キ}\,l} + \frac{1}{\boxed{ク}\,m} + \frac{1}{\boxed{ケ}\,n}$$

である。

（2） $OB = 1$，$\angle OBA = 60^\circ$，$\angle OCA = 60^\circ$，$AB = 1$，$BC = \sqrt{2}$，$\angle ABC = 45^\circ$，$l = \dfrac{1}{2}$，$m = \dfrac{1}{3}$，$n = \dfrac{1}{4}$ とする。

（i） $|\vec{a}| = \boxed{コ}$，$|\vec{b}| = \boxed{サ}$，$|\vec{c}| = \boxed{シ}$

$\vec{a}\cdot\vec{b} = \dfrac{1}{\boxed{ス}}$，$\vec{b}\cdot\vec{c} = \boxed{セ}$，$\vec{c}\cdot\vec{a} = \dfrac{1}{\boxed{ソ}}$

である。

（ii） $|\overrightarrow{OT}| = \dfrac{\boxed{タ}}{\boxed{チ}}\sqrt{\boxed{ツ}}$，$|\overrightarrow{TA}| = \dfrac{\boxed{テ}}{\boxed{ト}}\sqrt{\boxed{ナ}}$，

$|\overrightarrow{TB}| = \dfrac{\boxed{ニ}}{\boxed{ヌ}}\sqrt{\boxed{ネノ}}$，$\overrightarrow{TA}\cdot\overrightarrow{TB} = \dfrac{\boxed{ハヒ}}{\boxed{フヘ}}$ である。

三角形 TAB の面積は $\dfrac{1}{\boxed{ホマ}}\sqrt{\boxed{ミム}}$ である。

2 確率 $\dfrac{1}{4}$ で当たるくじがある。点 A，B は，はじめは，ともに座標平面の原点にあり，くじを 1 回引くたびに次のルールで移動する。

くじに当たると点 A は右に 2，点 B は下に 1 移動する。

くじにはずれると点 A は左に 1，点 B は上に 2 移動する。

このくじを独立に n 回引いて，点 A が移動した地点を A_n，点 B が移動した地点を B_n とする。

各自然数 n について，線分 A_nB_n の長さの取り得る値のうち，異なる値の個数を r_n とする。さらに，線分 A_nB_n の長さの取り得る値の最小値を l_n，最大値を L_n とする。

（1） $r_3 = \boxed{ア}$，$l_3 = \boxed{イ}$，$L_3 = \boxed{ウ}\sqrt{\boxed{エ}}$ であり，線分 A_3B_3 の長さが l_3 に等しい確率は $\dfrac{\boxed{オ}}{\boxed{カキ}}$，$L_3$ に等しい確率は $\dfrac{\boxed{ク}}{\boxed{ケコ}}$ である。

（2） $r_4 = \boxed{サ}$，$l_4 = \boxed{シ}\sqrt{2}$，$L_4 = \boxed{ス}\sqrt{\boxed{セ}}$ であり，

線分 A_4B_4 の長さが l_4 に等しい確率は $\dfrac{\boxed{ソタ}}{\boxed{チツテ}}$, L_4 に等しい確率は $\dfrac{\boxed{トナ}}{\boxed{ニヌネ}}$ である。

(3) $L_n \geqq 100$ となる確率が正であるような最小の n は $\boxed{ノハ}$ である。

(4) $l_n \leqq 100$ となる確率が正であるような最大の n は $\boxed{ヒフヘ}$ である。

3 n を自然数, α_n を実数とし, $f_n(x) = e^{-x+\alpha_n}$ とする。曲線 $y = f_n(x)$ 上の点 $(x,\ f_n(x))$ と原点 $(0,\ 0)$ を結ぶ線分の長さが $x = \dfrac{1}{n}$ で最小であるとし, 原点 $(0,\ 0)$ と点 $\left(\dfrac{1}{n},\ f_n\left(\dfrac{1}{n}\right)\right)$ との距離を l_n とする。ただし, 対数は自然対数であり, 自然対数の底 e の値は約 2.718 である。

(1) $\alpha_1 = \boxed{ア}$, $\alpha_2 = \dfrac{1}{\boxed{イ}} - \dfrac{1}{2}\log\boxed{ウ}$,

$\alpha_3 = \dfrac{1}{\boxed{エ}} - \dfrac{1}{2}\log\boxed{オ}$ である。

(2) ${l_1}^2 = \boxed{カ}$, ${l_2}^2 = \dfrac{\boxed{キ}}{\boxed{ク}}$, ${l_3}^2 = \dfrac{\boxed{ケ}}{\boxed{コ}}$ である。

(3) $\displaystyle\lim_{n\to\infty} f_n(0) = \boxed{サ}$, $\displaystyle\lim_{n\to\infty} l_n = \boxed{シ}$ である。

(4) $\alpha_n < 0$ となる最小の n は $\boxed{ス}$ であり, $\alpha_n < -1$ となる最小の n は $\boxed{セソ}$ である。ただし, 必要ならば $\log 2$, $\log 3$, $\log 5$, $\log 7$ の近似値として, それぞれ, 0.693, 1.099, 1.609, 1.946 を用いよ。

(5) $S_n = \displaystyle\int_0^{\frac{1}{n}} f_n(x)\,dx$ とし, β を実数とする。数列 $\{n^\beta S_n\}$ が $n \to \infty$ のとき正の値に収束するとき, $\beta = \dfrac{\boxed{タ}}{\boxed{チ}}$, $\displaystyle\lim_{n\to\infty} n^\beta S_n = \boxed{ツ}$ である。

物 理

問題

24年度

1 次の問いに対して，最も適切なものを選択肢の中から一つ選びなさい。

（1） 摩擦の無視できるなめらかで水平な床がある。高さ h から，この床に小球を衝突させる。床と小球とのはねかえり係数を $e(0<e<1)$，重力加速度を g として，次の問いに答えなさい。

問 1 図1のように，小球を初速度0で真下へ落下させた。

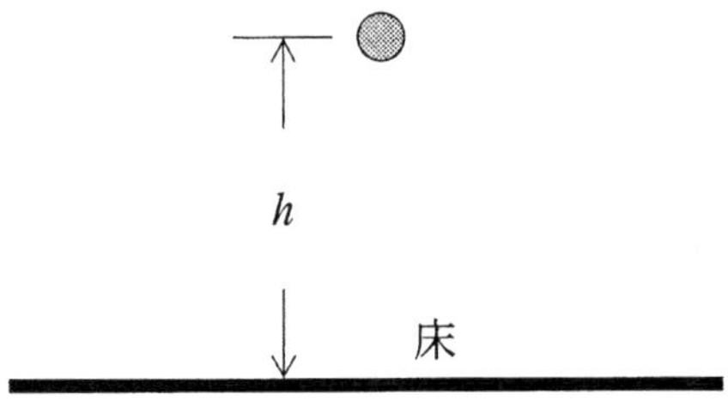

図 1

（a） 床に衝突する直前の小球の速さはいくらか。 ア

（b） 床に衝突直後の小球の速さはいくらか。 イ

ア，イの選択肢（同じものを繰り返し選択してもよい）

① $\sqrt{gh}$　② $\sqrt{mgh}$　③ $\sqrt{2gh}$
④ $\sqrt{2mgh}$　⑤ $e\sqrt{gh}$　⑥ $e\sqrt{mgh}$
⑦ $e\sqrt{2gh}$　⑧ $e\sqrt{2mgh}$　⑨ 0

（c） 衝突後の小球の力学的エネルギーを衝突前と比較すると，正しい関係はどれか。 ウ

ウの選択肢

① 衝突前と同じ。　② 衝突前より減る。　③ 衝突前より増える。

問 2 図2のように，鉛直に対し角度 θ の方向に初速度 v_0 で小球を投げおろした。この小球が，床に衝突する直前の入射角を θ'，衝突直後の反射角を θ'' とする（図3）。

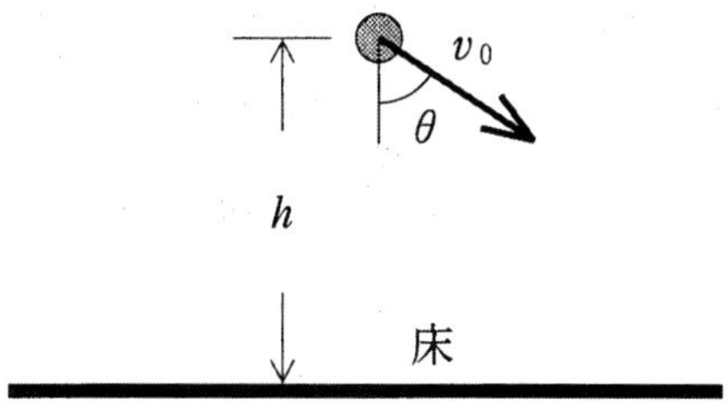

図 2

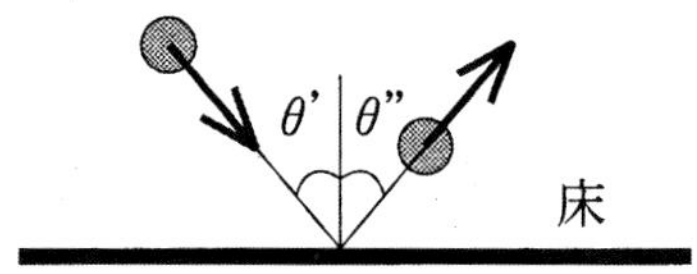

図 3

(a) $\tan\theta'$はいくらか。 エ

エの選択肢

① $\tan\theta$　② $\dfrac{v_0\sin\theta}{\sqrt{2gh+v_0^2\cos^2\theta}}$

③ $\dfrac{\sqrt{2gh+v_0^2\cos^2\theta}}{v_0\sin\theta}$　④ $\dfrac{v_0\sin\theta}{\sqrt{gh+v_0^2\cos^2\theta}}$

⑤ $\dfrac{\sqrt{gh+v_0^2\cos^2\theta}}{v_0\sin\theta}$　⑥ $\dfrac{\sqrt{2gh}}{v_0\sin\theta}$

(b) 衝突後の速さはいくらか。 オ

オの選択肢

① ev_0　② $e\sqrt{v_0^2+2gh}$　③ $e\sqrt{v_0^2+gh}$

④ $\sqrt{v_0^2\sin^2\theta+2e^2gh+e^2v_0^2\cos^2\theta}$

⑤ $\sqrt{v_0^2\sin^2\theta+e^2gh+e^2v_0^2\cos^2\theta}$

(c) $\tan\theta''$はいくらか。 カ

カの選択肢

① $\tan\theta$　② $\dfrac{v_0\sin\theta}{e\sqrt{2gh+v_0^2\cos^2\theta}}$

③ $\dfrac{e\sqrt{2gh+v_0^2\cos^2\theta}}{v_0\sin\theta}$　④ $\dfrac{v_0\sin\theta}{e\sqrt{gh+v_0^2\cos^2\theta}}$

⑤ $\dfrac{e\sqrt{gh+v_0^2\cos^2\theta}}{v_0\sin\theta}$　⑥ $\dfrac{e\sqrt{2gh}}{v_0\sin\theta}$

(d) 衝突後の小球が到達する最高点の高さはいくらか。 キ

キ の選択肢

① h　② e^2h　③ $\dfrac{e^2h}{2}$

④ $\dfrac{e^2(gh+v_0^2\cos^2\theta)}{2g}$　⑤ $\dfrac{e^2(2gh+v_0^2\cos^2\theta)}{2g}$

⑥ $\dfrac{e^2(gh+v_0^2)}{2g}$　⑦ $\dfrac{e^2(2gh+v_0^2)}{2g}$

(2) 電気抵抗，電池および電流計からなる図 4 のような回路がある。ただし，電池および電流計の内部抵抗は無視できるものとする。

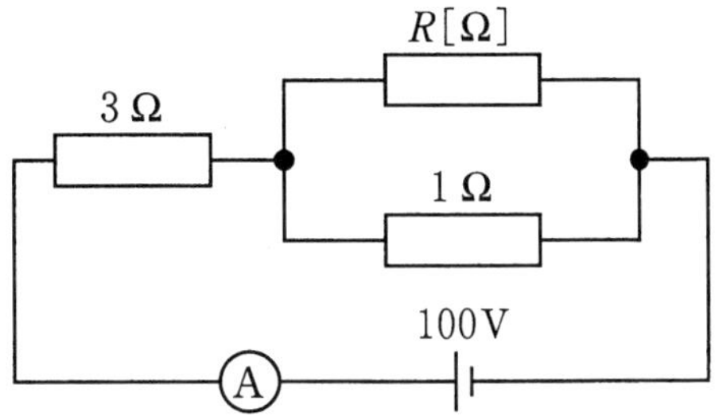

図 4

問 1 回路の合成抵抗は **ク** [Ω] である。

ク の選択肢

① $4+R$　② $\dfrac{1+4R}{R}$　③ $\dfrac{3+4R}{3R}$　④ $\dfrac{3+4R}{1+R}$

⑤ $\dfrac{R}{1+4R}$　⑥ $\dfrac{3R}{3+4R}$　⑦ $\dfrac{1+R}{3+4R}$

問 2 電流計の値を 30 A とするには，R の値は **ケ** Ω でなければならない。

ケ の選択肢

① 0.3　② 0.5　③ 0.7　④ 1　⑤ 1.5

⑥ 3　⑦ 5　⑧ 7　⑨ 10　⓪ 15

問 3 問 2 で求めた R の抵抗値を直径 2 mm のニクロム線で作ることにすると，ニクロム線の長さは **コ** m となる。ただし，ニクロム線の抵抗率は 1.0×10^{-6} Ω·m とし，この値は温度によって変化しないものとする。

コ の選択肢

① 0.9　② 1.6　③ 2.2　④ 3.1　⑤ 3.8

⑥ 4.7　⑦ 6.3　⑧ 8.8　⑨ 13　⓪ 19

問 4 電池から電流 30 A を 1 分間流したとすると，問 3 で作ったニクロム線の抵抗で発生するジュール熱は **サ** J となる。

サ の選択肢

① 1.0×10^2　② 1.4×10^2　③ 2.0×10^2
④ 3.3×10^2　⑤ 4.0×10^3　⑥ 6.0×10^3
⑦ 9.0×10^3　⑧ 1.2×10^4　⑨ 2.0×10^4

(3)

問 1 質量 m[kg]，運動量 p [kg m/s]の粒子のド・ブロイ波長は，$\lambda =$ **シ** [m]である。ここで h は **ス** 定数で，その単位は **セ** である。**ス** 定数は 10^{-33} 程度の値なので，質量 10^{-30} kg，速さ 10^6m/s の粒子のド・ブロイ波長は，およそ **ソ** nm である。

シ の選択肢

① $\frac{1}{2}hp$　② hp　③ $\frac{h}{2p}$　④ $\frac{h}{p}$　⑤ $\frac{hp^2}{2m}$　⑥ $\frac{hp}{m}$

ス の選択肢

① アインシュタイン　② ニュートン　③ ミリカン
④ リュードベリ　⑤ プランク　⑥ ボーア
⑦ ド・ブロイ　⑧ ラザフォード

セ の選択肢

① s/kg　② J s　③ m/J
④ s　⑤ kg m/s　⑥ J

ソ の選択肢

① 0.001　② 0.01　③ 0.1　④ 1
⑤ 10　⑥ 100　⑦ 1000

問 2 半導体における電流のにない手を **タ** といい，n 型半導体の **タ** は **チ** で，p 型半導体の **タ** は **ツ** である。また，半導体を利用すると，例えば発光ダイオードでは，**テ** 変えることができ，太陽電池では **ト** 変えることができる。

タ，**チ**，**ツ** の選択肢(同じものを繰り返し選択してもよい)

① アクセプタ　② キャリア　③ ドナー　④ エミッタ
⑤ コレクタ　⑥ 電　子　⑦ ホール　⑧ α粒子

テ, **ト** の選択肢(同じものを繰り返し選択してもよい)

① 電気エネルギーを音に　② 電気エネルギーを磁気に
③ 電気エネルギーを光に　④ 音エネルギーを電気に
⑤ 磁気エネルギーを電気に　⑥ 光エネルギーを電気に

2 次の問いに対して，最も適切なものを選択肢の中から一つ選びなさい。

(1) 時刻 $t=0$ に原点Oを出発し，x 軸上を正の方向に進む物体の運動を考える。物体が動き始めてからの時間 t と，物体の加速度 a との関係が図1のようになっているとき，物体の速度 v を表すグラフの形は **ア** のようになる。ただし，縦軸の目盛りは省略してある。v は，$1<t<2$ のとき **イ**，$2<t<3$ のとき **ウ**，$8<t<9$ のとき **エ** となる。また，物体の位置 x は，$1<t<2$ のとき **オ**，$2<t<3$ のとき **カ**，$8<t<9$ のとき **キ** と表される。

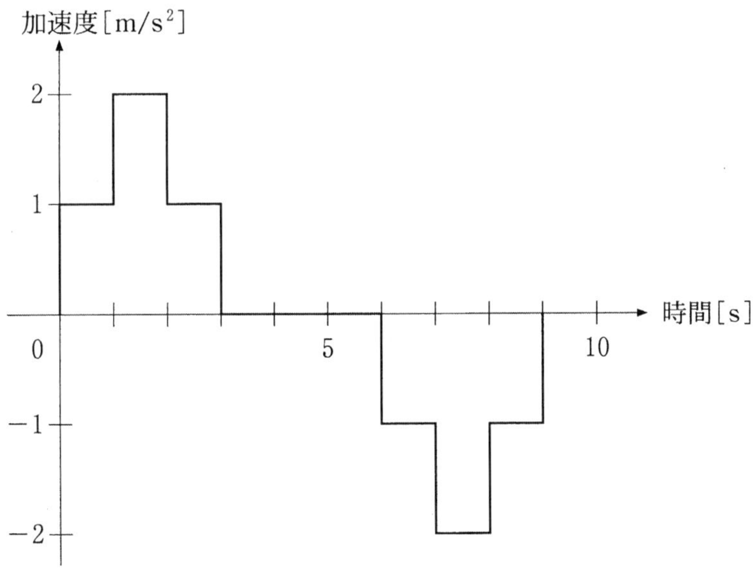

図1

ア の選択肢

①
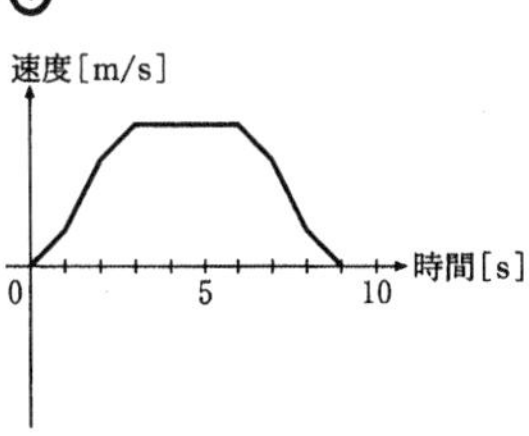

②
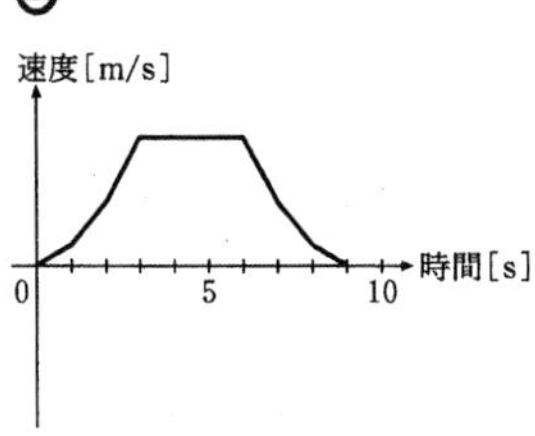

③
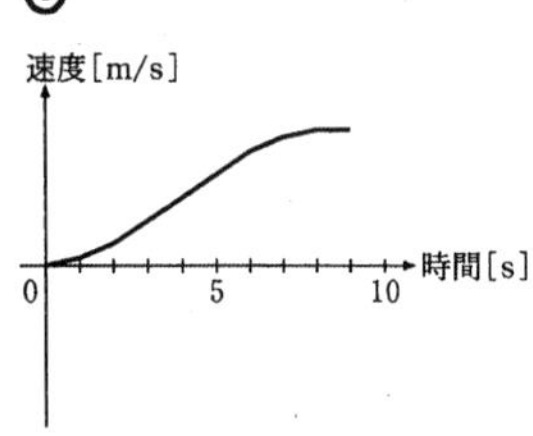

④

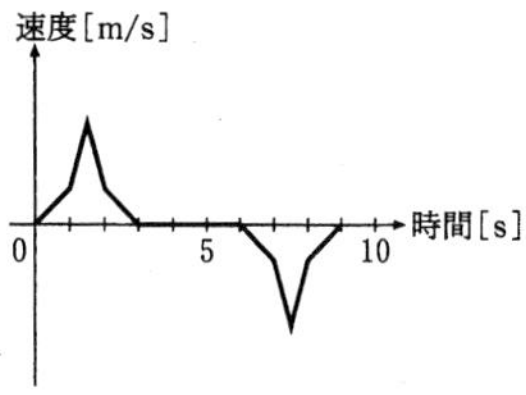

⑤

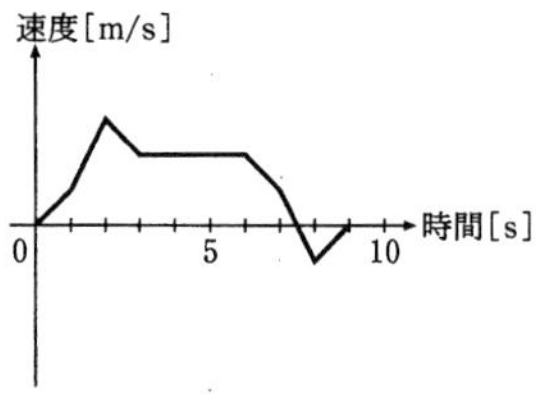

⑥

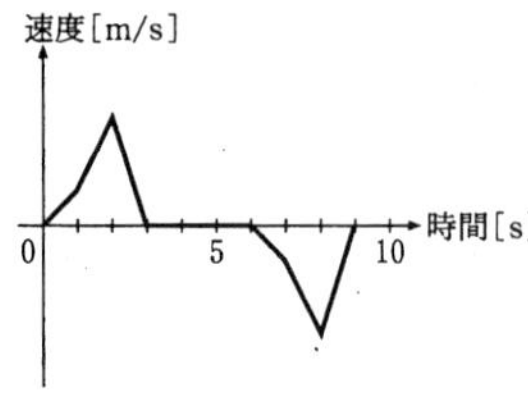

[イ], [ウ], [エ]の選択肢(同じものを繰り返し選択してもよい)

① $v = t$　② $v = t + 1$　③ $v = t - 1$

④ $v = 2t + 1$　⑤ $v = 2t - 1$　⑥ $v = t - 9$

⑦ $v = t + 9$　⑧ $v = -t + 9$　⑨ $v = -t - 9$

⓪ $v = 2t - 18$　⊕ $v = -2t + 18$　⊖ $v = 8$

[オ], [カ], [キ]の選択肢(同じものを繰り返し選択してもよい)

① $x = \frac{1}{2}t^2$　② $x = t^2 + 1$

③ $x = t^2 - t + \frac{1}{2}$　④ $x = \frac{1}{2}t^2 + t - \frac{3}{2}$

⑤ $x = -\frac{1}{2}t^2 + 9t - \frac{33}{2}$　⑥ $x = t^2 + t - \frac{1}{2}$

⑦ $x = t^2 + 2t + 1$　⑧ $x = -t^2 + t - \frac{1}{2}$

⑨ $x = 2t^2 + 18t - 33$　⓪ $x = 2t^2 + 9t + 17$

⊕ $x = -\frac{1}{2}t^2 + 18t + \frac{17}{2}$　⊖ $x = \frac{1}{2}t^2 - 9t + 18$

(2) 雨の中, 平らな地面に底面の面積が $S\,\mathrm{cm}^2$ の直方体容器を設置し, 容器にたまった水の量を測定する。ただし, 測定地の周辺で, 雨は場所に依らず一様に降るものとし, 水の密度を $1\,\mathrm{g/cm}^3$ とする。$1\,\mathrm{m}^2$ あたり 1 L(リットル)の雨が降るとき, 容器にたまる水の深さ d は [ク] mm となる。また, $d = 50\,\mathrm{mm}$ のとき, 容器にたまった水の体積は, [ケ] cm^3 で, $1\,\mathrm{m}^2$ あたりに降った雨の質量は, [コ] kg である。

この容器にたまる水の深さを 1 時間毎に測定し, 10 時間の間の雨量の変化を調べたところ, 図 2 に示すように, ある日には観測 A のような結果が得られ, 別の日には観測 B のような結果が得られた。それぞれの日に降った雨の様子をグラフから読み取ると, 観測開始後 1 時間の比較的短期的な平均雨量は，観測 A が サ L/(m^2 h)，観測 B が シ L/(m^2 h) であるが，全観測期間中の平均雨量は，観測 A が ス L/(m^2 h)，観測 B が セ L/(m^2 h) となる。

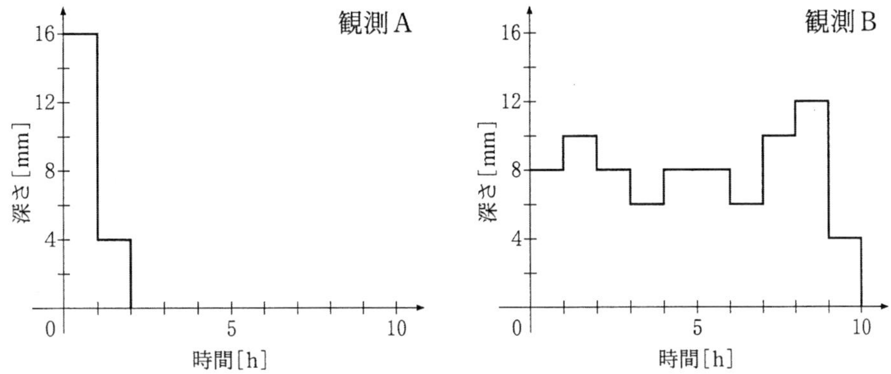

図 2

ク の選択肢

① $\frac{0.1}{S}$　② 0.1　③ $0.1S$　④ $\frac{1}{S}$　⑤ 1　⑥ S

⑦ $\frac{10}{S}$　⑧ 10　⑨ $10S$　⓪ $\frac{100}{S}$　⊕ 100　⊖ $100S$

ケ の選択肢

① $\frac{0.5}{S}$　② 0.5　③ $0.5S$　④ $\frac{5}{S}$　⑤ 5　⑥ $5S$

⑦ $\frac{50}{S}$　⑧ 50　⑨ $50S$　⓪ $\frac{500}{S}$　⊕ 500　⊖ $500S$

コ の選択肢

① $\frac{50}{S}$　② 50　③ $50S$　④ $\frac{500}{S}$

⑤ 500　⑥ $500S$　⑦ $\frac{5000}{S}$　⑧ 5000

⑨ $5000S$　⓪ $\frac{50000}{S}$　⊕ 50000　⊖ $50000S$

サ, シ, ス, セ の選択肢(同じものを繰り返し選択してもよい)

① 0.8　② 1.6　③ 3.2　④ 2　⑤ 4　⑥ 8

⑦ 10　⑧ 16　⑨ 32　⓪ 80　⊕ 100　⊖ 160

(3) 図3のように，直列につながれた容量が C_1, C_2, $\cdots$ C_n の n 個のコンデンサーと電圧 V の電池が接続されている。

各コンデンサーに蓄えられる電荷を Q_1, Q_2, $\cdots$ Q_n, コンデンサーの極板間電圧を V_1, V_2, $\cdots$ V_n とする。電池の電圧と各コンデンサーの極板間電圧との関係は［ソ］，各コンデンサーに蓄えられる電荷は［タ］とあらわされる。［ソ］と［タ］の関係から，［チ］が導き出される。一方，回路全体に蓄えられる電荷を Q とすると，各コンデンサーに蓄えられる電荷との関係は，［ツ］となる。よって，［チ］は［テ］と書き直すことができる。直列接続されたコンデンサーの合成容量を C とおくと，電圧 V は［ト］となるので，［テ］と［ト］を比較することにより，合成容量 C は［ナ］となる。

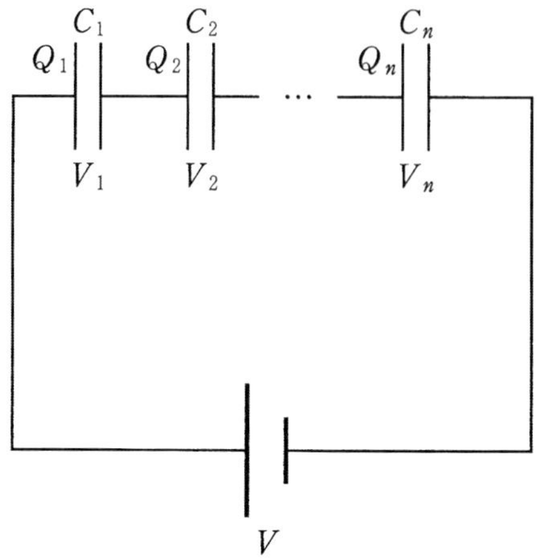

図3

［ソ］の選択肢

① $V = V_1 = V_2 = \cdots = V_n$　② $V = V_1 + V_2 + \cdots + V_n$

③ $\dfrac{1}{V} = \dfrac{1}{V_1} + \dfrac{1}{V_2} + \cdots + \dfrac{1}{V_n}$　④ $\dfrac{1}{V} = V_1 + V_2 + \cdots + V_n$

⑤ $V = \dfrac{1}{V_1} + \dfrac{1}{V_2} + \cdots + \dfrac{1}{V_n}$

［タ］の選択肢

① $Q_1 = C_1$,　$Q_2 = C_2$,　$\cdots$,　$Q_n = C_n$

② $Q_1 = C_1V_1$,　$Q_2 = C_2V_2$,　$\cdots$,　$Q_n = C_nV_n$

③ $Q_1 = \dfrac{C_1}{V_1}$,　$Q_2 = \dfrac{C_2}{V_2}$,　$\cdots$,　$Q_n = \dfrac{C_n}{V_n}$

④ $Q_1 = \dfrac{V_1}{C_1}$,　$Q_2 = \dfrac{V_2}{C_2}$,　$\cdots$,　$Q_n = \dfrac{V_n}{C_n}$

［チ］の選択肢

① $V = \dfrac{Q_1}{C_1} = \dfrac{Q_2}{C_2} = \cdots = \dfrac{Q_n}{C_n}$　② $V = \dfrac{Q_1}{C_1} + \dfrac{Q_2}{C_2} + \cdots + \dfrac{Q_n}{C_n}$

③ $V = \dfrac{C_1}{Q_1} = \dfrac{C_2}{Q_2} = \cdots = \dfrac{C_n}{Q_n}$　④ $V = \dfrac{C_1}{Q_1} + \dfrac{C_2}{Q_2} + \cdots + \dfrac{C_n}{Q_n}$

⑤ $V = C_1Q_1 + C_2Q_2 + \cdots + C_nQ_n$

ツ の選択肢

① $Q = Q_1 = Q_2 = \cdots = Q_n$

② $Q = Q_1 + Q_2 + \cdots + Q_n$

③ $\dfrac{1}{Q} = \dfrac{1}{Q_1} + \dfrac{1}{Q_2} + \cdots + \dfrac{1}{Q_n}$

④ $\dfrac{1}{Q} = Q_1 + Q_2 + \cdots + Q_n$

⑤ $Q = \dfrac{1}{Q_1} + \dfrac{1}{Q_2} + \cdots + \dfrac{1}{Q_n}$

テ の選択肢

① $V = \dfrac{Q}{C_1} = \dfrac{Q}{C_2} = \cdots = \dfrac{Q}{C_n}$

② $V = Q\left(\dfrac{1}{C_1} + \dfrac{1}{C_2} + \cdots + \dfrac{1}{C_n}\right)$

③ $V = \dfrac{C_1}{Q} = \dfrac{C_2}{Q} = \cdots = \dfrac{C_n}{Q}$

④ $V = \dfrac{1}{Q}(C_1 + C_2 + \cdots + C_n)$

⑤ $V = Q(C_1 + C_2 + \cdots + C_n)$

ト の選択肢

① $V = \dfrac{Q}{C}$

② $V = \dfrac{C}{Q}$

③ $V = CQ$

ナ の選択肢

① $C = C_1 = C_2 = \cdots = C_n$

② $C = C_1 + C_2 + \cdots + C_n$

③ $\dfrac{1}{C} = \dfrac{1}{C_1} + \dfrac{1}{C_2} + \cdots + \dfrac{1}{C_n}$

④ $\dfrac{1}{C} = C_1 + C_2 + \cdots + C_n$

⑤ $C = \dfrac{1}{C_1} + \dfrac{1}{C_2} + \cdots + \dfrac{1}{C_n}$

化 学

問題　24年度

計算に必要なら次の数値を用いよ。

原子量：H 1，C 12，N 14，O 16，F 19，Na 23，Mg 24，Al 27，
Si 28，P 31，S 32，Cl 35.5，K 39，Ca 40，Cr 52，
Fe 56，Cu 63.5，Zn 65.4，Br 80，Ag 108，I 127

アボガドロ定数：6.0×10^{23}/mol　　ファラデー定数：9.65×10^{4} C/mol

気体定数：8.3×10^{3} Pa・L/(K・mol) = 8.3 J/(K・mol) = 0.082 atm・L/(K・mol)

標準大気圧：1.01×10^{5} Pa

対数：$\log_{10} 2 = 0.30$，$\log_{10} 3 = 0.48$，$\log_{10} 7 = 0.85$

体積の単位リットルの記号は大文字の L を用いている。

1 各問いに答えよ。

(1) 1)，2)に当てはまるものを，それぞれ二つずつ選び，ア，イ に二つずつマークせよ。

1) 単体であるもの　ア

2) 混合物であるもの　イ

① 塩　酸　　② 海　水

③ 黒　鉛　　④ 水酸化ナトリウム

⑤ ダイヤモンド　　⑥ 硫酸銅(Ⅱ)五水和物

(2) アデノシン三リン酸(ATP)に関して正しいのはどれか。二つ選び，ウ に二つマークせよ。

① 糖を含む。

② アミノ酸を含む。

③ 脂肪酸を含む。

④ ビタミンを含む。

⑤ 金属を含む。

⑥ 塩基を含む。

(3) 質量パーセント濃度が A % の過酸化水素水 B g に酸化マンガン(Ⅳ)を加えたとき，発生する気体の体積は，標準状態で何 L か。一つ選べ。ただし，反応は完全に進行するものとする。 エ L

① $\dfrac{17}{50AB}$　② $\dfrac{17}{1600AB}$　③ $\dfrac{17}{112AB}$　④ $\dfrac{112AB}{17}$

⑤ $\dfrac{2}{425AB}$　⑥ $\dfrac{2AB}{425}$　⑦ $\dfrac{4}{425AB}$　⑧ $\dfrac{4AB}{425}$

⑨ $\dfrac{7AB}{2125}$　⓪ $\dfrac{119}{AB}$

(4) 次のエネルギー図に関して誤っているのはどれか。一つ選べ。 オ

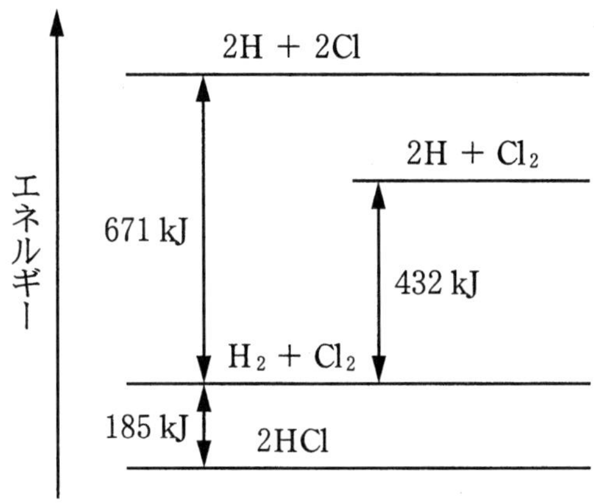

① 塩化水素の生成熱は 92.5 kJ/mol である。

② H−Cl の結合エネルギーは 428 kJ/mol である。

③ H−H の結合を一つ切断すると 7.2×10^{-19} J のエネルギーが放出される。

④ Cl_2 の結合を切断して塩素原子 1.0 mol を得るには 119.5 kJ のエネルギーが必要である。

⑤ H_2 と Cl_2 を反応させて塩化水素 1.46 g を生成させると 3.7 kJ のエネルギーが放出される。

(5) 水に溶けている酸素 O_2 の量を測定する次の方法を読み，1)〜3)に答えよ。

試料水に，硫酸マンガン(Ⅱ) $MnSO_4$ 水溶液と水酸化ナトリウム水溶液を加えると，水酸化マンガン(Ⅱ) $Mn(OH)_2$ の沈殿が生じる(式(a))。

$$MnSO_4 + 2NaOH \rightarrow Mn(OH)_2 + Na_2SO_4 \qquad \text{(a)}$$

水酸化マンガン(Ⅱ)は，水中の酸素に対応する量だけが酸化され，$MnO(OH)_2$ が沈殿する(式(b))。

$$2Mn(OH)_2 + O_2 \rightarrow 2MnO(OH)_2 \qquad \text{(b)}$$

この $MnO(OH)_2$ の沈殿は，酸性条件下でヨウ化物イオンと反応してヨウ素 I_2 を生じる(式(c))。

$$MnO(OH)_2 + 2I^- + 4H^+ \rightarrow Mn^{2+} + I_2 + 3H_2O \qquad (c)$$

式(c)で生じたヨウ素を，濃度のわかっているチオ硫酸ナトリウム水溶液で滴定することで，試料水に溶けていた酸素の量を求めることができる。このとき，ヨウ素とチオ硫酸ナトリウムは式(d)のように反応する。

$$I_2 + 2S_2O_3^{2-} \rightarrow 2I^- + S_4O_6^{2-} \qquad (d)$$

1) 式(b)で生じる $MnO(OH)_2$ において，マンガン原子の酸化数はいくらか。
[カ]には⊕または⊖を，[キ]には数値を入れよ。[カ][キ]

2) 式(c)で生じるヨウ素 I_2 の物質量は，試料水中に存在した酸素 O_2 の物質量の何倍か。一つ選べ。[ク]倍

① $\frac{1}{4}$　② $\frac{1}{3}$　③ $\frac{1}{2}$　④ 1
⑤ 2　⑥ 3　⑦ 4

3) ヨウ素の量を求める滴定に0.025 mol/L チオ硫酸ナトリウム水溶液を用いた場合，その1 mLは試料水中の酸素 O_2 何 mg に相当するか。四捨五入により小数第2位まで求め，数値を入れよ。

[ケ].[コ][サ]mg

(6) 3種類の同族元素を原子番号の小さい順に示している。[シ]～[セ]の元素の説明として最も適するものを，それぞれ一つずつ選べ。

C — [シ] — Ge　　[ス] — Ag — Au　　Mg — Ca — [セ]

① 水素化合物の水溶液は石英やガラスなどを溶かす。
② 単体はダニエル電池の正極板に使われる。
③ 陽イオンはHeと同じ電子配置をもつ。
④ 酸化物は無色，刺激臭で，人体に有害な気体である。
⑤ 酸化物は酸とも塩基とも反応して塩を生じる。
⑥ 単体は半導体の材料として用いられる。
⑦ 硫酸塩はセッコウの成分である。
⑧ 炎色反応の色は赤(紅)色である。

⑨ 炎色反応の色は黄色である。

(7) 正しいのはどれか。一つ選べ。 ソ

① アルカリ金属は遷移元素である。

② 鉄，銅，マグネシウムは，いずれも遷移元素である。

③ 遷移元素を含む化合物は全て無色である。

④ 水銀は亜鉛よりもイオン化傾向が小さい。

⑤ 遷移元素の原子の酸化数は＋５以上にならない。

(8) 問いに答えよ。

濃硫酸は無色でねばりけのある液体で，吸湿性が強く乾燥剤に用いられる。加熱した濃硫酸(熱濃硫酸)は強い タ 作用を示す。この作用によって，銅や銀を溶かして チ を発生する。濃硫酸には濃塩酸のような強い刺激臭がない。これは濃硫酸が ツ 性ⓐ だからである。希硫酸ⓑ は水素よりイオン化傾向の大きい金属を溶かす。

硫酸の工業的製法では，まず硫黄を燃焼させて テ をつくる。次に テ を触媒存在下で空気と反応させて ト を得る。得られた ト を水と反応させて硫酸にする。この製法ⓒ を ナ 法という。

1) タ ～ ト には【A群】から， ナ には【B群】から最も適するものを一つずつ選べ。重複して選んでよい。

【A群】

① 水　素	② 二酸化硫黄	③ 三酸化硫黄	④ 硫化水素
⑤ 揮　発	⑥ 不揮発	⑦ 強　酸	⑧ 脱　水
⑨ 酸　化	⓪ 還　元		

【B群】

① オストワルト	② ソルベー	③ ハーバー・ボッシュ
④ 触　媒	⑤ 接　触	⑥ 蒸　留

2) ⓐの性質によって起こる反応はどれか。最も適当なものを一つ選べ。 ニ

① $C_{12}H_{22}O_{11} \xrightarrow{H_2SO_4} 12C + 11H_2O$

② $NaCl + H_2SO_4 \longrightarrow NaHSO_4 + HCl$

③ $Zn + H_2SO_4 \longrightarrow ZnSO_4 + H_2$

④ $2NaOH + H_2SO_4 \longrightarrow Na_2SO_4 + 2H_2O$

⑤ $FeS + H_2SO_4 \longrightarrow FeSO_4 + H_2S$

3) ⓑの希硫酸を濃硫酸からつくるときの操作の組合せとして正しいのはどれか。一つ選べ。 ヌ

a 濃硫酸に水を加えて希釈する。

b 水に濃硫酸を加えて希釈する。

c 冷却しながら希釈する。

d 加温しながら希釈する。

e 攪拌しながら希釈する

f 攪拌せずに静置して希釈する。

① **a, c, e** ② **a, c, f** ③ **a, d, e** ④ **a, d, f**

⑤ **b, c, e** ⑥ **b, c, f** ⑦ **b, d, e** ⑧ **b, d, f**

4) ⓒの方法で 1.6 kg の硫黄をすべて硫酸にしたとすると 96 % 硫酸は何 kg できるか。四捨五入により小数第 1 位まで求め，数値を入れよ。

ネ . ノ kg

(9) 正しいのはどれか。一つ選べ。 ハ

① エタノールに濃硫酸を加え 170 ℃ で熱するとジエチルエーテルが生じる。

② アニリンはアルカリ性水溶液によく溶ける。

③ 第一級アルコールを酸化するとケトンが生じる。

④ エチルメチルエーテルは 2-プロパノールの構造異性体である。

⑤ ジエチルエーテル溶液中のフェノールとトルエンは酸性水溶液を加えて分離できる。

(10) 下線部が<u>誤っている</u>のはどれか。一つ選べ。 ヒ

① デンプンではグルコースが<u>α型で結合している</u>。

② セルロースを完全に加水分解すると<u>セロビオースが得られる</u>。

③ スクロースは<u>銀鏡反応を示さない</u>。

④ 油脂を構成する高級脂肪酸には，<u>炭素原子間の二重結合を複数もつものが</u>

ある。

⑤ 加水分解すると3種類の脂肪酸を生じる油脂の分子には，不斉炭素原子が存在する。

⑥ 一定質量の油脂をけん化するために必要な水酸化ナトリウムの質量は，油脂の分子量に反比例する。

(11) 次の物質 **a** ～ **c** のそれぞれ1gを水に溶かして1Lにした。それぞれの水溶液の浸透圧が大きい順に並んでいるのはどれか。一つ選べ。 フ

a グルコース(分子量 180)

b 塩化カルシウム(式量 111)

c 硝酸カリウム(式量 101)

① **a** ＞ **b** ＞ **c**	② **a** ＞ **c** ＞ **b**	③ **b** ＞ **a** ＞ **c**
④ **b** ＞ **c** ＞ **a**	⑤ **c** ＞ **a** ＞ **b**	⑥ **c** ＞ **b** ＞ **a**

(12) 化学式が C_nH_{2n} であるアルケン 7.0g に臭素を完全に反応させたところ，化合物 $C_nH_{2n}Br_2$ が 47.0g 生成した。このアルケンの炭素の数 n はいくつか。数値を入れよ。n = ヘ

2 各問いに答えよ。

(1) 電気的に中性な原子において，常に原子番号と等しいのはどれか。二つ選び， ア に二つマークせよ。

① 原子量	② 最外殻電子の数	③ 陽子の数
④ 中性子の数	⑤ 電子の数	⑥ 質量数

(2) 正しいのはどれか。一つ選べ。 イ

① 最も原子番号が小さいアルカリ土類金属元素はベリリウムである。

② アルミニウムは塩酸と反応して溶けるが，水酸化ナトリウム水溶液とは反応しない。

③ マグネシウムは熱湯と反応して水素を発生する。

④ ハロゲンと水素との化合物のうちで，水溶液が最も強い酸性を示すのはフッ化水素である。

⑤ 一酸化炭素と二酸化炭素は互いに同素体の関係にある。

(3) 誤っているのはどれか。一つ選べ。 ウ

① イオン結晶では，陽イオンと陰イオンが静電気力で引き合っている。

② 2原子間の結合では，電気陰性度の大きい原子に負の電荷が少し偏っている。

③ 分子結晶では，構成分子間にファンデルワールス力がはたらいている。

④ 水素結合による引力は，ファンデルワールス力による引力より強い。

⑤ HClに比べてHFの沸点が高いのは，HFで強いファンデルワールス力がはたらいているためである。

⑥ 金属では，自由電子が正の電荷を帯びた金属原子を結びつけている。

(4) 図は原子番号とイオン化エネルギーの関係を示している。図中の元素A，B，Cのすべてに当てはまる記述の組合せはどれか。一つ選べ。 エ

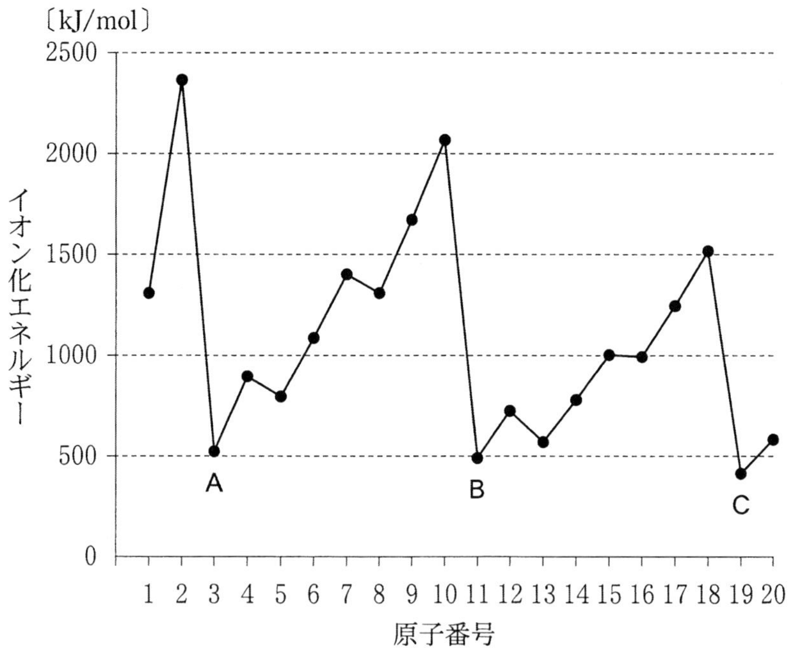

a 金属元素である。

b 非金属元素である。

c 原子では価電子の数が0である。

d 原子では最外殻電子の数が1個である。

e 陽イオンよりも陰イオンになりやすい。

① a と c	② a と d	③ a と e
④ b と c	⑤ b と d	⑥ b と e

(5) オ ～ キ には【A群】から，ク には【B群】から，ケ，コ には【C群】から適するものを一つずつ選べ。

図のような電解槽を用いて，塩化ナトリウム水溶液に電極を入れ，電気分解を行うと，陽極に オ，陰極に カ が生成し，陰極付近の水溶液中では Na^+ と キ の濃度が大きくなる。オ と カ は，9.65×10^4 クーロンの電気量によって，ともに ク mol が生成する。A アンペアの電流を T 分間通じたときの電気量は ケ クーロンであり，生成する オ と カ の体積は，標準状態でそれぞれ コ リットルである。

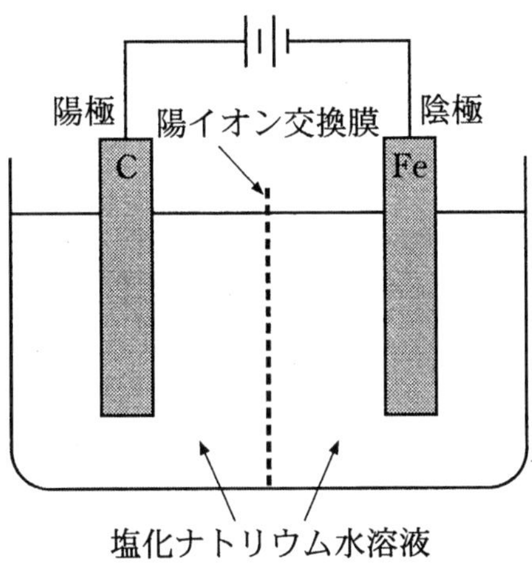

【A群】

① OH^-　② Cl^-　③ O_2　④ Cl_2　⑤ H_2

【B群】

① 0.25　② 0.5　③ 1　④ 2　⑤ 4

【C群】

① $3.5 \times 10^{-3} AT$	② $7.0 \times 10^{-3} AT$	③ $1.4 \times 10^{-2} AT$
④ $60 AT$	⑤ $160 AT$	⑥ $360 AT$
⑦ $\dfrac{9.0 \times 10^3}{AT}$	⑧ $\dfrac{1.8 \times 10^4}{AT}$	⑨ $\dfrac{3.6 \times 10^4}{AT}$

(6) 正しいのはどれか。一つ選べ。ただし，溶液の温度は 25 ℃ とする。サ

① 0.1 mol/L の酢酸水溶液の pH が 3.0 のとき，この酢酸の電離度は 0.1 である。

② 2×10^{-4} mol/L の希硫酸の pH は 4.3 である。

③ pH が 13 の水酸化ナトリウム水溶液を水で 100 倍に希釈した水溶液の pH は 10 である。

④ pH が 5 の酢酸水溶液 1 L と 0.01 mol/L の塩酸 1 mL は同数の水素イオンを含む。

⑤ 0.1 mol/L の硫酸 16.0 mL に，0.1 mol/L の水酸化ナトリウム水溶液 34.0 mL を混合した溶液の pH は 9.6 である。

(7) 不斉炭素原子をもつ鎖式飽和炭化水素の分子式を C_xH_y とするとき，y の最小値はいくらか。数値を入れよ。$y=$ [シ][ス]

(8) 反応の種類と反応の組合せで誤っているのはどれか。一つ選べ。[セ]

① 還　　元： ニトロベンゼン ⟶ アニリン

② エステル化： アニリン ⟶ アセトアニリド

③ 分子内脱水： フタル酸 ⟶ 無水フタル酸

④ 置　　換： フェノール ⟶ 2,4,6-トリブロモフェノール

⑤ 付　　加： アセチレン ⟶ 塩化ビニル

(9) 分子式 C_2H_6O の化合物 2.3 g と標準状態で 4.48 L の酸素を 20.0 L の真空の容器に入れ，完全燃焼させた。[ソ]～[ト]に適する数値を入れよ。ただし，解答は四捨五入により有効数字 2 桁で求めよ。

1) 燃焼後，容器内に残っている酸素は何 g か。[ソ].[タ] g

2) 燃焼後に容器内の温度を 127 ℃ に保った。全体の圧力は何 Pa か。ただし，127 ℃ における飽和水蒸気圧は，2.5×10^{5} Pa である。

[チ].[ツ] × 10^[テ][ト] Pa

(10) [ナ]～[ネ]に適する数値を入れよ。ただし，解答は四捨五入により，整数で求めよ。

ある化合物 X の水に対する溶解度(水 100 g に溶けることができる溶質の質量(g)の数値)は 90 ℃ で 70，20 ℃ で 37 である。この化合物の 20 ℃ における

飽和水溶液の質量パーセント濃度は[ナ][ニ]%である。この飽和水溶液 100 g を 90 ℃まで加熱すると，さらに[ヌ][ネ]g を溶解させることができる。

(11) 珊瑚礁の炭酸カルシウムは，サンゴ虫などの生物が海水中のカルシウムイオンを固定してつくったものである。この炭酸カルシウムは，ほぼ中性である海水中で，大気中から溶け込んだ二酸化炭素，水に溶けているカルシウムイオン，炭酸水素イオンなどの間で次の平衡状態になっている。

$$CaCO_3 + H_2O + CO_2 \rightleftarrows Ca^{2+} + 2\,HCO_3^-$$

この平衡に関する記述 **a** ～ **c** の下線部について，正誤の組合せが正しいのはどれか。一つ選べ。[ノ]

a 大気中の二酸化炭素が海水中に溶け込むと，カルシウムイオンから<u>炭酸カルシウムが生成する</u>。

b 海水中のカルシウムイオンが炭酸カルシウムとして固定されると，<u>二酸化炭素が生成する</u>。

c 海中の植物などの光合成によって二酸化炭素が消費されると，<u>炭酸カルシウムが生成する</u>。

	a	b	c
①	正	正	正
②	正	正	誤
③	正	誤	正
④	正	誤	誤
⑤	誤	正	正
⑥	誤	正	誤
⑦	誤	誤	正
⑧	誤	誤	誤

(12) 問いに答えよ。

1) [ハ]～[フ]に最も適するものを一つずつ選べ。重複して選んでよい。

タンパク質を加水分解したとき，アミノ酸だけが得られるタンパク質を[ハ]タンパク質という。これに対して，アミノ酸以外の物質，たとえば糖質や脂質，色素なども同時に生じるタンパク質を[ヒ]タンパク質という。赤血球に存在するヘモグロビンは[フ]タンパク質の一つである。

① 陽 性	② 陰 性	③ 中 性	④ 変 性
⑤ 同 種	⑥ 異 種	⑦ 単 純	⑧ 複 合

2) [ヘ], [マ]には【A群】から, [ホ], [ミ]には【B群】から, 最も適するものを一つずつ選べ。

タンパク質を構成するアミノ酸は[ヘ]種類知られている。これらのアミノ酸にはグリシンを除いて, [ホ]炭素に[マ]種類の異なる原子や原子団が結合しているので, [ミ]異性体が存在する。

【A群】

① 1	② 2	③ 3	④ 4	⑤ 5
⑥ 6	⑦ 10	⑧ 20	⑨ 30	⓪ 40

【B群】

① α−	② β−	③ γ−
④ 幾 何	⑤ 光 学	⑥ 構 造

3) [ム], [ヤ]には【A群】から, [メ], [モ], [ユ]には【B群】から最も適するものを一つずつ選べ。重複して選んでよい。

グリシンを含む水溶液のpHを, 酸やアルカリを加えてグリシンの等電点に一致させると, ほとんどのグリシンは[ム]の構造を持つ[メ]になっている。このとき, グリシン分子の正味の電荷は[モ]である。pHが等電点に一致しているグリシン水溶液に, 塩酸を加えてpHを2にすると, ほとんどのグリシンは[ヤ]の構造を持つ[ユ]になる。

【A群】

① $H_3N^+-CH_2-COOH$	② H_2N-CH_2-COOH
③ $H_2N-CH_2-COO^-$	④ $H_3N^+-CH_2-COO^-$

【B群】

① 正	② 負	③ 0
④ 陽イオン	⑤ 陰イオン	⑥ 双性イオン
⑦ 塩基性アミノ酸	⑧ 酸性アミノ酸	

生 物

問題

24年度

1 Ⅰ～Ⅵに答えよ。

Ⅰ ヒトの心臓について問１～３に答えよ。

心臓の拍動は，ア にあるペースメーカーが起点となり，ペースメーカーで発生した興奮が心室と心房を規則的に収縮させることによって起こる。拍動を調節する中枢は イ にある。血液中の二酸化炭素濃度が低くなると，イ から［ A ］を経て神経伝達物質により心臓へ情報が伝えられ，心拍数が［ B ］する。

問１ 文章中の ア ，イ にそれぞれの用語欄から最も適当なものを一つずつ選べ。

ア の用語欄

① 左心房　② 右心房　③ 左心室　④ 右心室

イ の用語欄

① 大脳皮質　② 視 床　③ 視床下部　④ 中 脳
⑤ 小 脳　⑥ 延 髄　⑦ 脊 髄

問２ 文章中の［ A ］，［ B ］に当てはまる用語として正しい組み合わせはどれか。最も適当なものを一つ選べ。ウ

	［ A ］	［ B ］		［ A ］	［ B ］
①	運動神経	増 加	②	運動神経	減 少
③	感覚神経	増 加	④	感覚神経	減 少
⑤	交感神経	増 加	⑥	交感神経	減 少
⑦	副交感神経	増 加	⑧	副交感神経	減 少

問３ 神経伝達物質の一つであるアセチルコリンの作用として誤っているのはどれか。最も適当なものを一つ選べ。エ

① 瞳孔が縮小する。
② 排尿が促進される。
③ 気管支が収縮する。
④ 腸のぜん動運動が促進される。
⑤ 立毛筋が収縮する。

Ⅱ シダ植物に関する問1～3に答えよ。

問1 a～eの記述のうち誤っているものが二つある。どれか。最も適当な組み合わせを一つ選べ。 オ

a 受精卵が成長すると胞子体になる。

b 配偶体に茎や葉，根の分化がみられる。

c 配偶体に造卵器と造精器ができる。

d 胞子体は配偶体に依存した状態で生活する。

e 胞子体は維管束をもつ。

① aとb ② aとc ③ aとd ④ aとe
⑤ bとc ⑥ bとd ⑦ bとe ⑧ cとd
⑨ cとe ⓪ dとe

問2 胞子の発芽を出発点として，生活環に従ってA～Dの用語を正しい順に並べたのはどれか。最も適当なものを一つ選べ。 カ

A 前葉体 B 減数分裂 C 受 精 D 胞子体

① A→B→C→D ② A→B→D→C ③ A→C→B→D
④ A→C→D→B ⑤ D→B→C→A ⑥ D→B→A→C
⑦ D→C→A→B ⑧ D→C→B→A

問3 あるシダ植物の胞子体の細胞が，図1に示すように2対の染色体をもつものとして(1)～(3)に答えよ。ただし，図中のA～D，a～dは4対の対立遺伝子を示し，大文字は優性遺伝子，小文字は劣性遺伝子を表す。

(1) このシダ植物の連鎖群はいくつあるか。 キ に連鎖群の数に該当する数字をマークせよ。

(2) 各連鎖群に属する遺伝子は完全に連鎖していて組換えは起こらないとすると，このシダ植物から生じる前葉体の遺伝子型の比率はどれか。最も適当なものを一つ選べ。

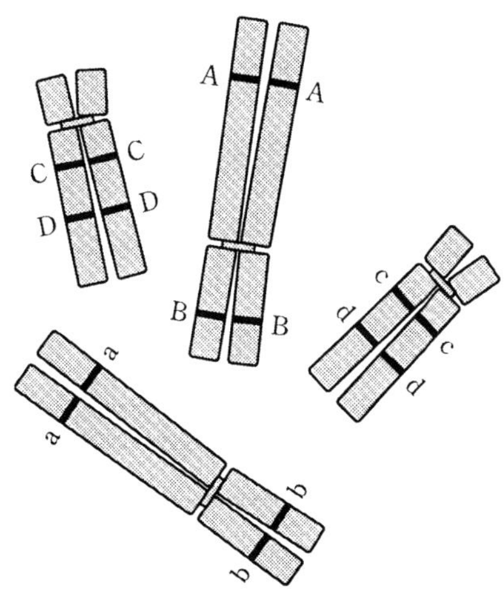

図1

ABCD : ABcd : abCD : abcd = ク

① 1 : 1 : 1 : 1 ② 2 : 0 : 0 : 2

③ 2：1：1：2　　④ 1：2：2：1

⑤ 3：1：1：3

(3) 胞子形成のときの組換え価が，遺伝子 A—B 間で 20 %，C—D 間では 0 % とすると，生じる精子の遺伝子型の比率はどれか。最も適当なものを一つ選べ。

ABCD：ABcd：abCD：abcd：AbCD：Abcd：aBCD：aBcd＝ ケ

① 6：6：6：6：1：1：1：1

② 5：5：5：5：1：1：1：1

③ 4：4：4：4：1：1：1：1

④ 2：2：2：2：1：1：1：1

⑤ 5：2：2：5：2：2：2：2

⑥ 4：1：4：1：4：1：1：1

⑦ 2：3：3：2：1：1：1：1

⑧ 3：1：1：3：3：1：1：1

Ⅲ 遺伝子の発現と遺伝暗号について問 1，2 に答えよ。

問 1 図 1 は真核細胞の細胞質からとった伝令 RNA とその伝令 RNA に対応する遺伝子部分の DNA を混合して，相補的な塩基間で結合させたものの電子顕微鏡像の模式図である。(1)，(2)に答えよ。

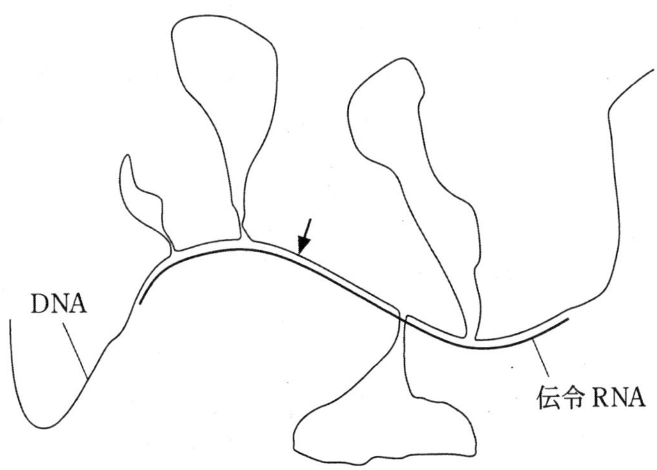

図 1

(1) この遺伝子にはイントロンはいくつあるか。 コ に数字をマークせよ。

(2) この遺伝子をもつほかの個体において，図1の矢印で示したDNA部位に塩基置換が生じて，正常ではトリプトファンになるコドンが終止コドンに変化した場合にどのようになるか。最も適当なものを一つ選べ。

サ

① 遺伝子内に変異が生じるために，転写されない。

② 遺伝子内に変異が生じるために，伝令RNAは翻訳されない。

③ 塩基は変化してもアミノ酸は変化しないために，正常な機能をもつタンパク質ができる。

④ 塩基が変化してほかのアミノ酸になるために，正常な機能をもつタンパク質ができる。

⑤ 遺伝子内の塩基が変化するために，伝令RNAは核内にとどまる。

⑥ 翻訳されるポリペプチド鎖は短くなるために，タンパク質は正常な機能を失う。

問 2 遺伝暗号を解読するため，実験1と2を行った。(1)，(2)に答えよ。

実験1：アデニン-シトシンの塩基配列を繰り返す伝令RNAを合成して，その伝令RNAからポリペプチド鎖を合成した。合成されたポリペプチド鎖は，トレオニンとヒスチジンの二つのアミノ酸のみで構成されていた。

実験2：アデニン-アデニン-シトシンの塩基配列を繰り返す伝令RNAを合成して，その伝令RNAからポリペプチド鎖を合成した。合成されたポリペプチド鎖は，アスパラギンのみで構成されたもの，グルタミンのみで構成されたもの，トレオニンのみで構成されたものの3種類であった。

(1) トレオニンのコドンはどれか。最も適当なものを一つ選べ。ただし，Aはアデニン，Cはシトシン，Uはウラシル，Gはグアニンを表す。

シ

① AAC	② ACA	③ CAA	④ CAC
⑤ UUG	⑥ UGU	⑦ GUU	⑧ GUG

(2) トレオニンのほかにコドンが明らかになるアミノ酸はどれか。最も適当なものを一つ選べ。 ス

① グルタミンのみ

② アスパラギンのみ

③ ヒスチジンのみ

④ グルタミンとアスパラギン

⑤ グルタミンとヒスチジン

⑥ アスパラギンとヒスチジン

⑦ グルタミンとアスパラギンとヒスチジン

⑧ 明らかになるアミノ酸はない

Ⅳ 動物細胞の分裂について問 1， 2 に答えよ。

問 1 動物細胞を培養すると，図 1 に示すような細胞周期を繰り返しながら細胞数が増える。M 期は分裂を行っている時期で，分裂期ともいい，染色体の構造の変化や細胞内の位置の違いで，前期・中期・後期・終期に分けられる。分裂期が終わってから次の分裂が始まるまでの間を間期という。間期の途中には染色体が複製され DNA 量が 2 倍に合成される S 期(合成期)がある。S 期の前後に細胞の体積の成長期である G_1 期と G_2 期がある。

図 2 は盛んに細胞が増えている培地から 8000 個の細胞を取り出して，細胞 1 個当たりの DNA 量を測定した結果である。(1)～(5)に答えよ。

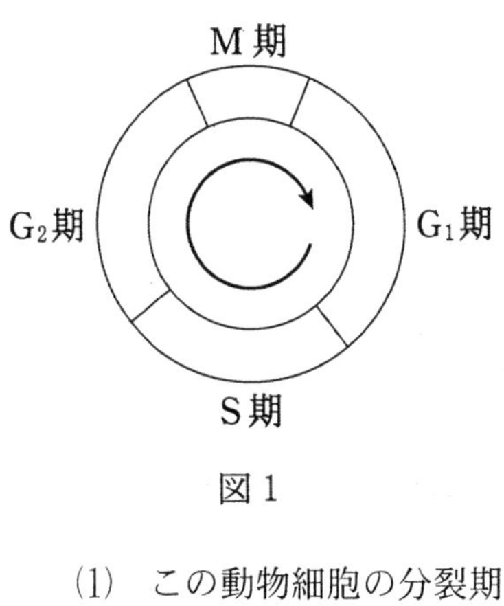

図 1

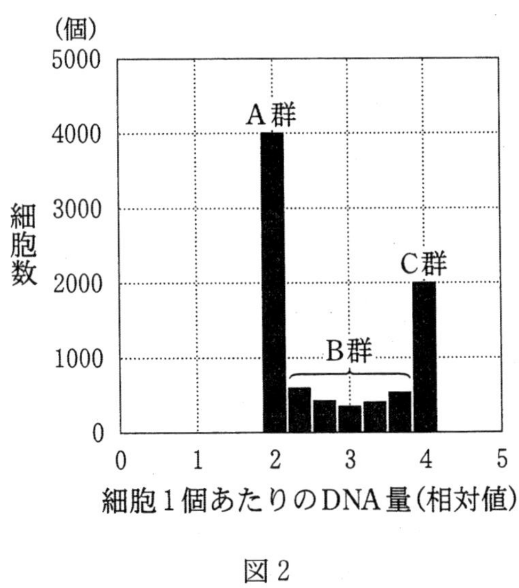

図 2

(1) この動物細胞の分裂期において，次の セ ～ ツ の現象は何期で観察されるか。最も適当なものを一つずつ選べ。同じものを何度選んでもよい。

セ 核膜や核小体が出現する。
ソ 各染色体は紡錘体の中央横断面に並ぶ。
タ 染色体は両極に移動する。
チ 紡錘糸が伸びて染色体に結びつく。
ツ 染色体がほぐれて長い糸状になる。

① 前 期 ② 中 期 ③ 後 期 ④ 終 期

(2) 図 2 の A 群は何期の細胞か。最も適当なものを一つ選べ。 テ

① G_1 期 ② S 期 ③ G_2 期 ④ M 期

(3) 図 2 の B 群は何期の細胞か。最も適当なものを一つ選べ。 ト

① G_1 期 ② S 期 ③ G_2 期 ④ M 期

(4) 放射性チミジンはチミジンとほとんど同じ化学的性質をもつが，チミジンと異なり放射線を出す。この性質を利用して，DNA の材料であるチミジンのかわりに放射性チミジンを含む培地で短時間培養し，S 期の細胞のみを標識した場合，8000 個の細胞のうち，何個の細胞が標識されることになるか。最も適当なものを一つ選べ。 ナ

① 200 ② 300 ③ 400 ④ 500
⑤ 1000 ⑥ 2000 ⑦ 4000 ⑧ 8000

(5) 培地から取り出した 8000 個の細胞のうち，分裂期の細胞は 400 個であった。次の各期に要する時間はどれか。最も適当なものを一つずつ選べ。ただし，細胞周期の一回りの時間は 20 時間とする。

G_1 期： ニ S 期： ヌ G_2 期： ネ M 期： ノ

① 1 時間 ② 2 時間 ③ 3 時間
④ 4 時間 ⑤ 5 時間 ⑥ 6 時間
⑦ 7 時間 ⑧ 8 時間 ⑨ 10 時間
⓪ 12 時間 ⊕ 14 時間 ⊖ 16 時間

問 2 ある動物の培養細胞を放射性チミジンを含む培養液で長時間培養し，すべての DNA 鎖を標識した。図 3 は核分裂中期の染色体を示しており，放射性チミジンで標識された DNA 鎖を含む部分を黒塗り(■)で示してい

る。その後培養液を入れ換えて放射性チミジンのない状態で培養した。培養液を入れ換えたときにG_1期であった細胞がその後3回分裂したとする。3回目の分裂のときに出現しうる染色体の標識パターンはどのようになるか。図4のA～Eの最も適当な組み合わせを一つ選べ。ただし，染色体の白抜き部分(□)は放射性チミジンのない状態を示している。なお，細胞分裂は正常に進行したものとする。[ハ]

図3

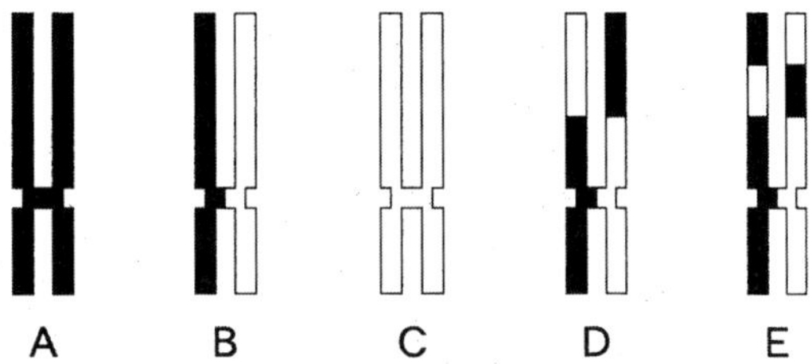

図4

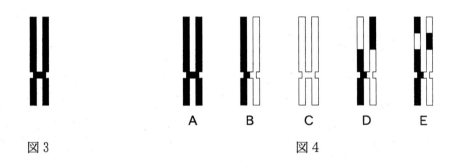

① A，B	② A，B，C	③ A，B，C，D
④ A，B，C，D，E	⑤ B，C	⑥ B，C，D
⑦ B，C，D，E	⑧ A，C	⑨ A，C，D
⓪ A，C，D，E	⊕ B，D	⊖ B，D，E

V　窒素循環について問1～6に答えよ。

大気中の窒素は，工業的な窒素肥料の合成や空中放電によるNO_3^-の生成，1ある種の細菌によるNH_4^+の生成により，生物体内に取り込まれるかたちの無機窒素化合物になる。細菌が窒素からNH_4^+を生成する現象は窒素[ヒ]といわれる。植物は，土中から吸収したNO_3^-を還元してNH_4^+にし，これを使ってアミノ酸やタンパク質，ATP，核酸など生体に必須な有機窒素化合物を合成する。この過程を窒素[フ]という。生物の構成成分となっている有機窒素化合物は，生物の生活や寿命に伴って落葉や排出物，遺体などになり土中にもどる。2これらの有機窒素化合物は土中の生物によってNH_4^+に変換される。このNH_4^+の一部は，再び植物に直接に取り込まれ，あるいは細菌の働きによって窒素となって大気中にもどる。しかし，NH_4^+の多くは土中の細菌によって3NO_2^-になり，NO_2^-からNO_3^-になる。このNO_3^-がその後植物に取り込まれる。このような窒素を含む種々の分子が相互に関連しながら生物と無機的環境との間を循環していく現象を窒素循環という。

問 1 [ヒ], [フ]に最も適当なものを一つずつ選べ。

① 放 出 ② 酸 化 ③ 分 解 ④ 固 定 ⑤ 異 化
⑥ 還 元 ⑦ 合 成 ⑧ 吸 収 ⑨ 同 化

問 2 下線1のはたらきをもち，マメ科に共生する細菌はどれか。最も適当なものを一つ選べ。[ヘ]

① 光合成細菌 ② シアノバクテリア ③ 根粒菌
④ 硫黄細菌 ⑤ メタン細菌 ⑥ アゾトバクター
⑦ 酵母菌

問 3 図1は高等植物がアミノ酸を合成するときの反応である。(1)，(2)に答えよ。

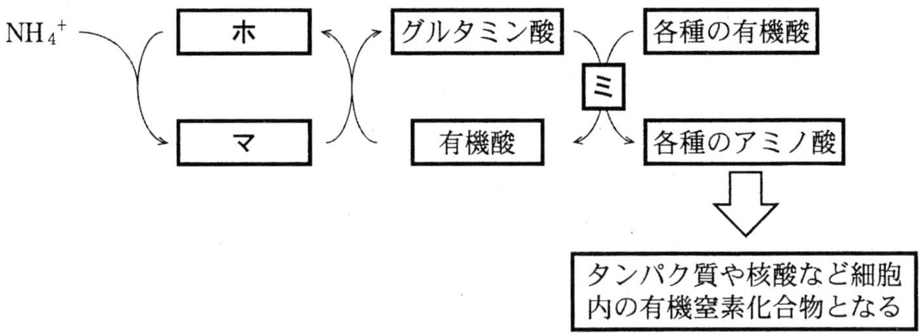

図 1

(1) [ホ], [マ]はどれか。最も適当なものを一つずつ選べ。

① アルギニン ② グルタミン ③ リジン
④ アラニン ⑤ アスパラギン ⑥ グルタミン酸
⑦ 乳 酸 ⑧ アスパラギン酸 ⑨ グアニン
⓪ アデニン ⊕ 酢 酸

(2) 反応[ミ]を触媒する酵素はどれか。最も適当なものを一つ選べ。

① アミノ基転移酵素 ② グルタミン酸酸化酵素
③ グルタミン酸脱水素酵素 ④ グルタミン酸合成酵素
⑤ 脱炭酸酵素

問 4　下線 2 のはたらきをする生物は何とよばれているか。最も適当なものを一つ選べ。 ム

① 被捕食者　② 生産者　③ 捕食者
④ 一次消費者　⑤ 二次消費者　⑥ 分解者

問 5　下線 3 のはたらきをする生物はどれか。最も適当なものを一つ選べ。 メ

① 硫黄細菌　② 光合成細菌　③ 硝化細菌
④ 水素細菌　⑤ 鉄細菌

問 6　下線 3 のはたらきをする生物について，誤っているのはどれか。最も適当なものを一つ選べ。 モ

① 化学合成細菌である。
② 従属栄養生物である。
③ 炭酸同化を行う。
④ ATP を合成する。
⑤ 還元型補酵素 X を合成する。

VI　図 1 は，ある動物の横断面の模式図である。問 1 ～ 3 に答えよ。

問 1　図 1 はどの動物か。最も適当なものを一つ選べ。 ヤ

① 袋形動物
② 扁形動物
③ きょく皮動物
④ 環形動物
⑤ 原索動物
⑥ 節足動物

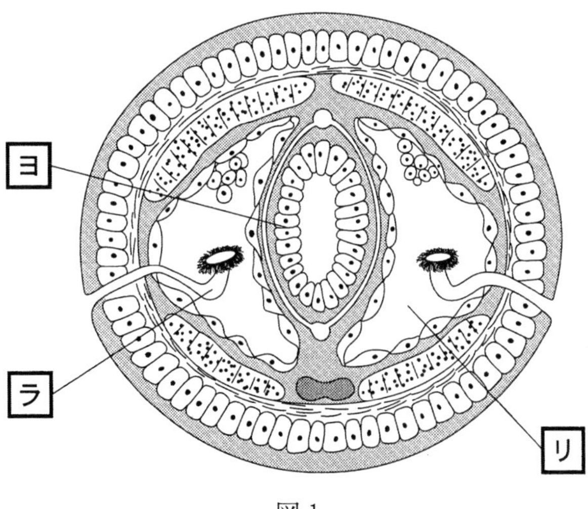

図 1

問 2　図 1 に示した動物に関する記述として，a ～ e のうち正しい組み合わせはどれか。最も適当なものを一つ選べ。 ユ

a　中胚葉で囲まれた体腔をもつ。
b　胞胚腔がそのまま体腔になる。

c　口は原口の反対側にできる。

d　閉鎖血管系をもつ。

e　水管系をもつ。

①　aとb　②　aとc　③　aとd　④　aとe
⑤　bとc　⑥　bとd　⑦　bとe　⑧　cとd
⑨　cとe　⓪　dとe

問3　図1の[ヨ]～[リ]は何か。最も適当なものを一つずつ選べ。

①　腸　管　②　縦走筋　③　腎　管　④　原腎管
⑤　マルピーギ管　⑥　表　皮　⑦　体　節　⑧　脊　索
⑨　体　腔　⓪　神　経

[2]　Ⅰ～Ⅵに答えよ。

Ⅰ　刺激の受容と反応について問1～3に答えよ。

ヒトは，さまざまな刺激を受容器で受容し，受容した情報を神経系で処理し筋肉などの効果器に伝え，刺激に応じた反応を起こす。

ヒトの耳は内耳・中耳・外耳に分けられ，音波を受容する聴細胞は[ア]にある。音波は耳殻で集められ，鼓膜を振動させる。鼓膜の振動は，[イ]で増幅されて，うずまき管のリンパ液を振動させる。この振動が[ウ]を振動させ，聴細胞の感覚毛が[エ]に触れることで聴細胞が興奮する。聴細胞の興奮は聴神経によって大脳へ伝えられて音として知覚される。

ヒトは体を動かすために骨格筋を効果器として使う。骨格筋の随意運動を支配する中枢は大脳にある。骨格筋が中枢からの刺激を受けると，[オ]を取り囲む筋小胞体から[カ]が放出される。放出された[カ]が引きがねになって[キ]の頭部にある酵素の活性を促進して[ク]を分解する。このはたらきにより放出されるエネルギーを使って筋収縮が起こる。

問1　文章中の[ア]～[ク]にそれぞれの用語欄から最も適当なものを一つずつ選べ。

[ア]の用語欄

①　内　耳　②　中　耳　③　外　耳
④　内耳と中耳　⑤　内耳と外耳　⑥　中耳と外耳
⑦　内耳と中耳と外耳

[イ]～[エ]の用語欄

① 耳小骨　② 前　庭　③ 聴神経　④ 半規管
⑤ 耳　石　⑥ 基底膜　⑦ おおい膜

オ, キ の用語欄

① 伸　筋　② 屈　筋　③ 核　④ 筋繊維
⑤ 筋原繊維　⑥ アクチン　⑦ ミオシン　⑧ Z 膜

カ, ク の用語欄

① クレアチン　② クレアチンリン酸　③ ATP
④ ADP　⑤ Na^+　⑥ K^+
⑦ Ca^{2+}　⑧ Cl^-

問 2　図 1 はヒトの内耳の模式図である。A の部位のはたらきとして正しいのはどれか。最も適当なものを一つ選べ。 ケ

① 体の回転をリンパ液の動きとして受容する。
② 体の回転を耳石の動きとして受容する。
③ 体の傾きをリンパ液の動きとして受容する。
④ 体の傾きを耳石の動きとして受容する。

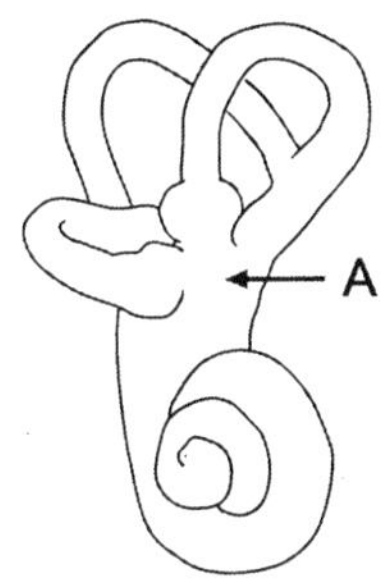

図 1

問 3　図 2 は脳・脊髄の模式図，図 3 は図 2 の B 部分の断面の模式図である。(1), (2)に答えよ。

(1) 聴細胞の興奮は大脳の①～⑤のどこに伝わるか。 コ
また，随意運動の中枢は①～⑤のどこか。 サ
最も適当なものを一つずつ選べ。

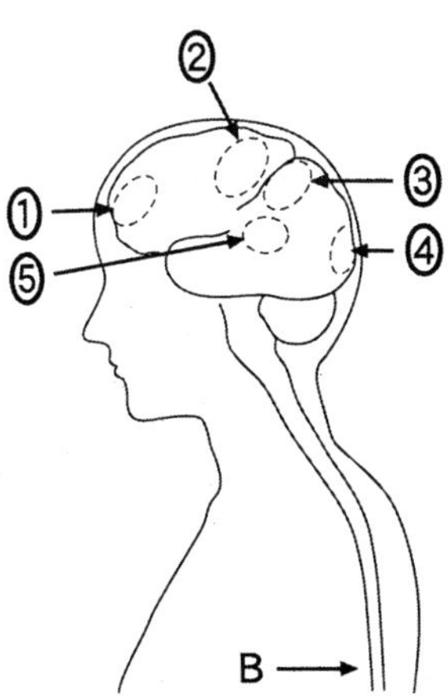

図 2

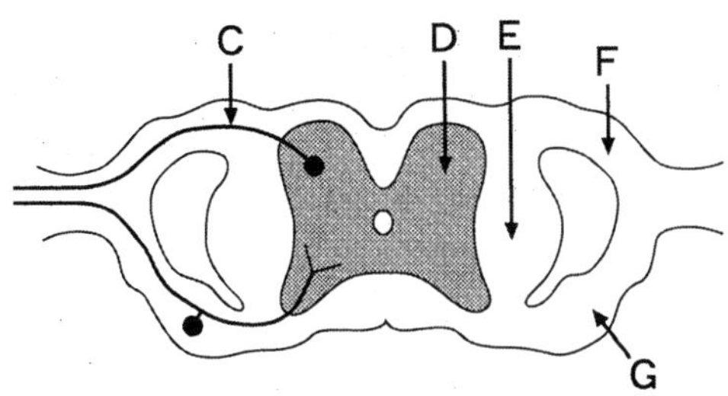

図 3

(2) 図3について正しいのはどれか。最も適当なものを一つ選べ。 シ

① Cの神経細胞は感覚神経である。

② D部分は白質である。

③ E部分は末梢神経である。

④ F部分には交感神経が通っている。

⑤ Gは腹根である。

Ⅱ　突然変異について問1～3に答えよ。

問1　ビードルとテータムはアカパンカビの野生型と突然変異体(栄養要求株)のアルギニン合成経路についての解析から，アルギニンは前駆物質より酵素1・酵素2・酵素3によって図1の経路で合成されることをみつけた。いま，遺伝子2の塩基配列に変化が生じたために，酵素2の機能が失われた栄養要求株がある。この栄養要求株を3種類のアミノ酸のいろいろな組み合わせを最少培地に加えて培養した。正常に生育しないのはどれか。最も適当なものを一つ選べ。 ス

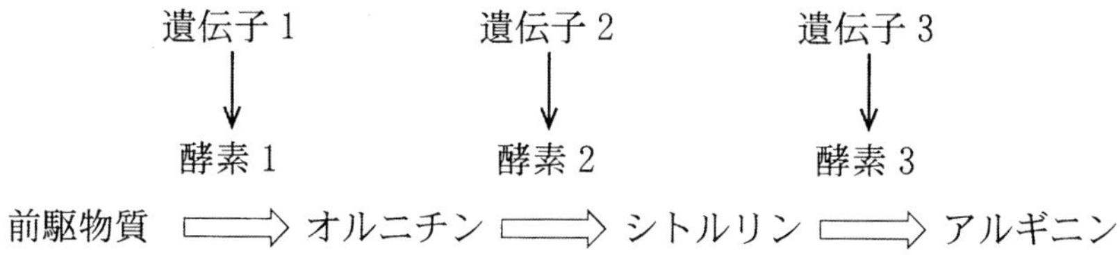

図1

① オルニチンのみ　　② シトルリンのみ

③ アルギニンのみ　　④ オルニチンとシトルリン

⑤ オルニチンとアルギニン　　⑥ シトルリンとアルギニン

⑦ オルニチンとシトルリンとアルギニン

問2　セ～ツについて，遺伝子突然変異ならば①を，染色体突然変異ならば②をマークせよ。

セ　ヒトのフェニルケトン尿症

ソ　ヒトのダウン症

タ　ショウジョウバエの褐色（かっしょく）眼

チ　ショウジョウバエの棒眼

ツ アフリカツメガエルの白化現象

問 3 鎌状赤血球貧血症はどのタンパク質の遺伝子の変化によるか。最も適当なものを一つ選べ。 テ

① RNA ポリメラーゼ ② セクレチン ③ フィブリン
④ ヘモグロビン ⑤ カタラーゼ ⑥ リゾチーム
⑦ トリプシン

Ⅲ 問 1 ～ 3 に答えよ。

問 1 真核生物の染色体の DNA が巻きついているタンパク質はどれか。最も適当なものを一つ選べ。 ト

① リガーゼ ② リボソームタンパク質
③ インターロイキン ④ チャネルタンパク質
⑤ ヒストン ⑥ チューブリン
⑦ ダイニン ⑧ カドヘリン

問 2 分化した細胞とその細胞に特有なタンパク質との組み合わせで誤っているのはどれか。最も適当なものを一つ選べ。 ナ

① だ腺細胞 ―――― アミラーゼ
② すい臓のベータ細胞 ―― インスリン
③ 骨細胞 ―――― クリスタリン
④ 筋細胞 ―――― ミオシン
⑤ 免疫細胞 ―――― グロブリン
⑥ 肝細胞 ―――― アルブミン

問 3 ショウジョウバエのだ腺染色体に観察されるパフについて，誤っているのはどれか。最も適当なものを一つ選べ。 ニ

① パフの部分では染色体構造がほどけている。
② パフの部分にある遺伝子が選択的に転写されている。
③ どのパフも大きさが一定である。
④ 複数のパフが現れる場合がある。
⑤ 変態にともなってパフの出現状態が変化する。
⑥ 幼虫にエクジソンを注射すると特定の部位にパフが出現する。
⑦ 正常な幼虫では，パフの出現パターンは同一である。

Ⅳ 集団の遺伝子頻度に関する次の文章の ヌ ～ フ に最も適当な数値を一つずつ選べ。

ある島に500個体からなる二倍体の植物の集団があり，この植物には花の色に関して対立遺伝子R(花色を赤色にする遺伝子)とr(花色を白色にする遺伝子)がある。遺伝子Rのホモ接合体(RR)は赤い花を，遺伝子rのホモ接合体(rr)は白い花をもち，ヘテロ接合体(Rr)は桃色の花をもつ。

この植物集団では，320個体が赤花，160個体が桃色花，20個体が白花であった。この場合，この集団の花色に関する対立遺伝子の総数は ヌ で，遺伝子Rの遺伝子頻度は ネ ，遺伝子rの遺伝子頻度は ノ となる。

この植物集団がハーディ・ワインベルグの法則の成立条件を満たし，集団内で任意に交配が起こる場合，次世代では遺伝子型RRの頻度は ハ ，Rrの頻度は ヒ ，rrの頻度は フ となる。

ヌ ～ フ の選択肢

① 0.04	② 0.2	③ 0.32	④ 0.4
⑤ 0.64	⑥ 0.8	⑦ 1	⑧ 320
⑨ 480	⓪ 500	⊕ 1000	⊖ 2000

Ⅴ 個体群について問1，2に答えよ。

問1 ある池に生息するフナの個体数を調べるために，投網を使って50個体を捕獲した。これらのフナに標識をつけたのち，すべて池に戻した。5日後に再び40個体を捕獲したところ，5個体に標識が認められた。この池全体では，何個体のフナが生息していると推定されるか。 へ ～ マ に数字をマークせよ。

へ ホ マ 個体

問2 個体群密度に関する(1)～(3)に答えよ。

(1) 個体群密度が影響して，個体の形態や行動などが変化することを何というか。最も適当なものを一つ選べ。 ミ

① 種内競争	② 自然選択	③ 進　化	④ 相変異
⑤ 縄張り	⑥ 順位制	⑦ 種分化	

(2) ワタリバッタは，幼虫期の個体群密度が高くなると大集団をつくって長距離を移動することが知られている。このように変化したワタリバッ

タの特徴でないのはどれか。最も適当なものを一つ選べ。 ム

① はねが長い。

② あしが長い。

③ 産卵数が少ない。

④ 集合性がある。

⑤ 前胸背が平らである。

(3) アブラムシは個体群密度が高くなると，有翅型が出現してくる。A 種，B 種，C 種の 3 種のアブラムシを用いて，有翅型の出現に関連した実験 1 〜 3 を行った。

実験 1：それぞれについて，過密集団から産まれた直後の子虫を取りだして，単独で飼育したのち，有翅型に成長した個体数を数えた。

実験 2：それぞれについて，過密集団から産まれた直後の子虫をそのまま過密集団において飼育したのち，有翅型に成長した個体数を数えた。

実験 3：それぞれについて，単独で飼育した雌虫から産まれた子虫を，産まれた直後に取りだして過密集団に移して飼育したのち，有翅型に成長した個体数を数えた。

実験 1 〜 3 の結果を表 1 に示した。3 種のアブラムシの有翅型は，それぞれどのような条件のときに出現すると考えられるか。最も適当なものを一つずつ選べ。

表 1　10 個体のうち有翅型に成長した個体数

	実験 1	実験 2	実験 3
A 種	0	10	10
B 種	0	10	0
C 種	10	10	0

A 種： メ　　B 種： モ　　C 種： ヤ

① 過密集団の中で子虫が産まれると，有翅型になる。

② 過密集団の中で子虫が成長すると，有翅型になる。

③ 過密集団の中で子虫が産まれ，かつ過密集団の中で成長すると，有翅型になる。

VI 生物の変遷について問 1 ～ 3 に答えよ。

地球に最古の岩石が形成されてから現在までを地質時代という。地質時代は主に動物界の変遷にもとづいて分けられる。最初の生命は約 38 億年前に生まれたと考えられている。そして，5 億数千万年前には，生物の多様化が進み現存する動物のすべての門が出現していたことが，多数の化石の発見から明らかにされた。この時期の多様な生物を［ユ］動物群という。脊椎動物では，古生代の［ヨ］紀に両生類が出現して陸上に進出するきっかけを作り，［ラ］紀に<u>は虫類が出現して陸生化を達成した</u>(1)。中生代では虫類はしだいにさまざまな環境に合わせて多様化し，隆盛を極めた。この間には虫類が進化してほ乳類や鳥類が出現した。新生代には鳥類とほ乳類が繁栄し，<u>人類も出現</u>(2)した。

問 1 文章中の［ユ］～［ラ］に最も適当なものを一つずつ選べ。

① カンブリア　② エディアカラ　③ 二 畳
④ アノマロカリス　⑤ オルドビス　⑥ シルル
⑦ 白 亜　⑧ 石 炭　⑨ デボン
⓪ ジュラ　⊕ バージェス　⊖ 第 三

問 2 下線 1 について，は虫類が獲得した特徴として<u>誤っている</u>のはどれか。最も適当なものを一つ選べ。［リ］

① 肺が発達した。
② 体外受精から体内受精となった。
③ 体表がうろこでおおわれ乾燥に強くなった。
④ 排出する窒素老廃物がアンモニアから尿酸になった。
⑤ 気温が大きく変化しても体温を一定に保つようになった。
⑥ 卵殻や胚膜に包まれた状態で発生が進むようになり乾燥に強くなった。

問 3 下線 2 について，チンパンジーとヒトを比較した場合のヒトの特徴として<u>誤っている</u>のはどれか。最も適当なものを一つ選べ。［ル］

① 頭蓋(がい)の容積が大きい。　② 犬歯が小さい。
③ 四肢が長い。　④ 骨盤が横に広がっている。
⑤ 土踏まずが発達している。

英 語

解答

24年度

I 出題者が求めたポイント

[全訳]

問1.私の知る限り、彼女はまだ出発していない。
問2.彼女はとても静かでエレガントな女性なので、彼女がそんな汚い言葉を使うなんて私には想像もできない。
問3.私には何も文句はない。
問4.私たちのリサイクルの企画を製造会社に受け入れてほしければ、私たちのキャンペーンに多くの人を参加させる必要がある。
問5.彼は以前刑期を勤めたことがある。
問6.私は、ストリートで会ったひどい貧困に苦しんでいる子どもたちを、かわいそうに思う。彼らには将来期待できるものが何かあるのだろうか。
問7.彼女は子どものように手で枕をたたいた。
問8.私たちは今まで彼女と本当に仲良くなったことはない。
問9.大きな地震が起こったら、必ずすぐにガスを消し、指示がない限り建物を離れないようにしなさい。
問10. 彼女は土壇場で気を変えて、私たちに大変な迷惑をかけた。

[解答]

(1) c　(2) b　(3) d　(4) b　(5) b
(6) c　(7) c　(8) a　(9) b　(10) c

II 出題者が求めたポイント

[訂正内容]

問11. important → importance
(of＋名詞で形容詞の意味を持つ)
問12. films → film
(映画という意味では単数形はfilm)
問13. what → how
(後ろに形容詞abundantがあるので)
問14. tired → tiring
(主語はitで、[人] ではない)
問15. 訂正なし

[解答]

(11) d　(12) d　(13) a　(14) c　(15) e

III 出題者が求めたポイント

[全訳]

古代中国のお話に、昔、住民が長寿で有名な村がありました、というのがある。村人たちには長生きの秘訣についての歌があって、それは次のようなものだった。あなたが長生きしたいと思うなら、朝起きた後に生姜で作ったスープを飲みなさい。そして、夜眠る前に大根のスープを飲みなさい。肉や魚を食べるのはほどほどにして、野菜をたくさん食べ、早寝早起きをし、長い散歩に出かけ、毎日たくさん運動をしなさい。

村人たちは歌の思いを実行した。なぜ彼らは、夜に大根、朝に生姜を勧めたのだろう。ベッドに入った後は胃を活動させておく必要はない。(16)消化の良い大根は胃の負担を軽くする。朝は、一日を始めるための十分なエネルギーが必要となる。生姜は穏やかに胃を暖めて刺激し、食欲を増進させ、消化と栄養の吸収を促進する。古代中国の人々はこの2つの野菜の(17)恩恵を、科学的証拠の恩恵なくして、直感的にわかっていた。

伝統的な中国の医療において、生姜は風邪の一番良い家庭療法と考えられている。私たち日本人にも、風邪を引いたときに熱い生姜汁を飲むという昔から確立された習慣がある。実は私たちは、健康を増進させるための民間療法として、多くの野菜や植物を(18)利用している。しかし、そのような利用法は伝統(19)に基づいているために、これら自然療法の安全性と効果は常に証明されているとは限らない。だが最近になって、自然食品と漢方への関心が(20)高まり、そのせいで、植物の(21)医学的利用にもっと科学的注目が注がれるようになった。今や世界中の研究が、植物は重大な副作用をあまり起こすことなく、病気の治療や健康の増進に役立つことを示している。

現在、特定の食品や食品群に対するメディアの注目によって、それらを食べることで、ある病気や症状を予防したり治療したりできると信じられるようになってきている。それらの効用はしばしば誇張され、中にはそれらを「奇跡の健康食」と見る人たちも出てきた。しかし、これらの「流行の」食品が栄養的にアンバランスだったり、科学的研究によって裏づけされていなかったら、それらは(22)意図された効果とは反対の効果を持つだろう。

長寿、健康、幸福。栄養豊かな食事は、私たちがこれらの恩恵を(23)手に入れる助けとなり、私たちにより大きなエネルギーとより強い体と免疫システムを与えてくれる。古代中国の歌を啓示と取り、健康的な食事とリラックス法と運動を試してみてはいかがだろうか。

[解答]

(16) a　(17) a　(18) d　(19) b
(20) a　(21) a　(22) b　(23) c

IV 出題者が求めたポイント

[全訳]

私たちはみんな、他の人の役に立っていると感じることが必要である。これは心の欠かすべからざる栄養である。この必要が満たされないと、死が近い時にはよりいっそう、耐え難いほどの苦痛となる。死への恐れと呼ばれるもの大部分は、自分の生が何の意味もなかった、(25)無駄に生きてきた、自分の存在は他の誰か、あるいは他の何かと、何の違いもなかったとのではないかという恐れから来ている。[A]

ある日、私は全身タトゥーの若者、ジョーを診てくれと呼ばれた。彼はアルコール依存、薬物中毒、暴力の長い経歴の持ち主だった。彼は脳に癌があると言われたとき、錯乱して、部屋のすべてのものを壊し始めたのだった。恐怖を覚えた看護師たちは彼に近寄ろうとしなかった。私が彼に自分を精神科医と紹介した時、彼はまるで(26)檻に入れられたライオンのようだった。だが、彼は私と話すことを承諾した。私は彼のそばに座って言った。「(27)きみが病気になった知らせを受けたよ。とても動転しているだろうね。とても怖いことかも知れないと想像するよ。」彼はひどい非難の言葉をずっと撒き散らしていたが、20分経つと泣き始めた。彼の父親はアルコール依存で、母親は内にこもって、感情的にはいないも同然だった。彼には友だちもなく、飲み仲間は決まって彼(28)に背を向けるのだった。彼はどうしようもなくなっていた。私は言った。「きみに何をしてあげられるかはわからない。でも、毎週会うと約束はできるよ。(29)それがなにかの助けになるんだったら。」[B]「彼は落ち着き、亡くなるまでの6か月、毎週私に会いにやって来た。」

そうやって会うとき、私には話すことはあまりなかったが、耳を傾けた。彼はちょっと電気技師として働いたことがあった。何年もの間、同じ職に留まることなく福祉で生活してきた。両親と話すことはなかった。テレビを見て日々を過ごした。彼は恐ろしく一人ぼっちだった。(30)彼の死を耐え難いものにしているのは、彼が人生で何もして来なかったという事実だということが、やがて明らかになった。彼に残された時間の中で、私は尋ねた。誰かの役に立つことが何かできないかと。彼はそんなことは考えたことがなかった。彼はしばらく考え、そして答えた。「俺の近くに教会があるんだ。そこのためにできることがあると思う。エアコンが必要なんだけど、取り付け方を知ってるんで。」私は、彼を励まして牧師さんに会いに行かせたが、牧師さんはこの申し出を喜んでくれた。

ジョーは毎朝起きて、教会のためにエアコンを取り付ける屋根の上の仕事に出かけた。彼の仕事は時間がかかった。大きい脳腫瘍のために、集中するのが大変だったのだ。しかし急ぐ必要はなかった。教区の人たちは、屋根の上にいる彼を見るのに慣れた。彼らは彼に話しかけ、昼時にはサンドイッチとコーヒーを持ってきてくれた。そのことを話すとき彼は涙した。人生で初めて、彼は人(31)にとって大事な何かをしていたのだ。彼は違う人間になり、二度と再び怒りで爆発することはなかった。本当は、荒れた外見の下に彼は大きな心を持っていた。[C]

ある日、ジョーは仕事に行くことができなかった。彼の腫瘍学の先生は私に電話で告げた。彼は入院していて、最期の時が近く、ホスピスケアに行くことになるだろうと。私が病院の彼の部屋に行くと、そこは日の光にあふれていた。彼はそこに静かに静かに横たわり、ほとんど眠っているようであった。彼の点滴は全部外されていた。私がさよならを言うために彼のベッドに座ると、彼は目を開けた。彼は私に話しかけようとしたけれども、もうその力がなかった。弱々しい手を挙げて、私にもっと近くに寄るように合図した。私は耳を彼の唇のすぐそばに近づけて、彼がささやくように言うのを聞いた。「俺の命を救ってくれてありがとう。」

私はいまだに彼が私に教えてくれた教訓を心に留めている。死の淵にあってもなお、人は自分の命を救うことができる。このことは、自分で担わなければならない仕事を引き受けるのに十分な自信を、私に与えてくれた。やがて来るその時に備えるという仕事のことだ。ある意味で、ジョーもまた、私の命を救ってくれたのである。[D]

問24. (24)のthatは主格の関係代名詞

問26. a. 何もできない人
　b. 顔がライオンによく似ている人
　c. 何でもすばやく食べられる人
　d. 威張っていて短気な人

問27. a. 彼の人生が何の意味もなかったという知らせ
　b. 彼の存在は誰にとってもたいしたことではないという知らせ
　c. 彼に薬物中毒の長い経歴があるという知らせ
　d. 彼に脳の癌があるという知らせ

問32. a. さよならも言わないで行くなんてごめんなさい。
　b. 自分の部屋であなたに会えて嬉しい。
　c. 社会に役立つことを何もやれなくて残念だ。
　d. 私を助けてくれたことに感謝している。

問33. 英文の意味は
「彼は落ち着き、亡くなるまでの6か月、毎週私に会いにやって来た。」

問34. ジョーは体の状態を知った後、その現実をどのように受け止めたか。
a. 彼は無視した。
b. 彼は残念に思った。
c. 彼はそれに打ちのめされた。
d. 彼はそれに備えた。

問35. 彼のそれまでの生活はどうだったか。
a. 彼は両親と幸せに暮らしていた。
b. 彼は孤独な生活を送っていた。
c. 彼は自分で生計を支えていた。
d. 彼はいい会社に入っていた。

問36. 最後の行の「時が来たら」とはどういう意味か。
a. 著者の死
b. ジョーの死
c. 人の死
d. 上記のどれでもない。

問37. 最後の行で、著者はなぜ「ジョーもまた、私の命を救ってくれた。」と考えたのか。
a. 彼はジョーが痛みもなく死んだと思ったので。
b. 彼はジョーの言葉で慰めを与えられたと感じたので。
c. 彼はジョーが彼のために祈ったと信じることができたので。
d. 自分の人生の意味を知ることができたので。

[解答]

(24) c (25) d (26) d (27) d (28) a
(29) b (30) c (31) d (32) d (33) b
(34) c (35) b (36) a (37) d

数 学

解答 24年度

1 出題者が求めたポイント (数学B・ベクトル)

〔解答〕

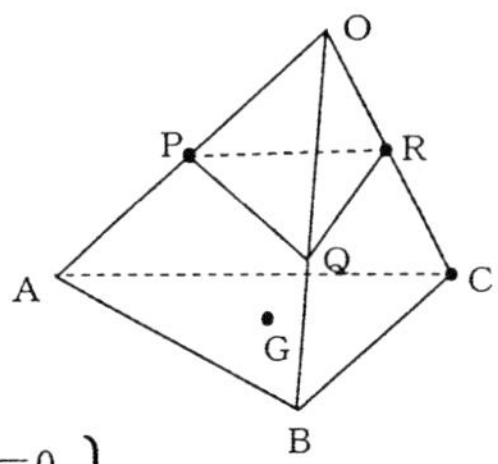

(1) $\overrightarrow{OP}=\ell\vec{a}$, $\overrightarrow{OQ}=m\vec{b}$

$\overrightarrow{OR}=n\vec{c}$ とおける。

すると

$\overrightarrow{PQ}=-\ell\vec{a}+m\vec{b}$

$\overrightarrow{PR}=-\ell\vec{a}+n\vec{c}$

よって, $\left.\begin{array}{l} q_1=-1,\ q_2=1,\ q_3=0 \\ r_1=-1,\ r_2=0,\ r_3=1 \end{array}\right\}$ (ア～カの答)

また, $\overrightarrow{OT}$, $\overrightarrow{OG}$は実数x, y, z, tを用いて, それぞれ次のように表わせる。

$\overrightarrow{OT}=x\ell\vec{a}+ym\vec{b}+zn\vec{c}$, $x+y+z=1$

$\overrightarrow{OG}=\dfrac{1}{3}(\vec{a}+\vec{b}+\vec{c})$

また, 3点O, T, Gは一直線上にあるから

$\overrightarrow{OT}=t\overrightarrow{OG}$となる実数$t$が存在する。

$\vec{a}$, $\vec{b}$, $\vec{c}$はどれも平行でなく $\vec{0}$でもないので,

$x\ell=ym=zn=\dfrac{1}{3}t$

よって, $x=\dfrac{t}{3\ell}$, $y=\dfrac{t}{3m}$, $z=\dfrac{t}{3n}$

$1=x+y+z=\dfrac{t}{3}\left(\dfrac{1}{\ell}+\dfrac{1}{m}+\dfrac{1}{n}\right)$

$\dfrac{1}{t}=\dfrac{1}{3\ell}+\dfrac{1}{3m}+\dfrac{1}{3n}$ ∴3, 3, 3…(キ～ケの答)

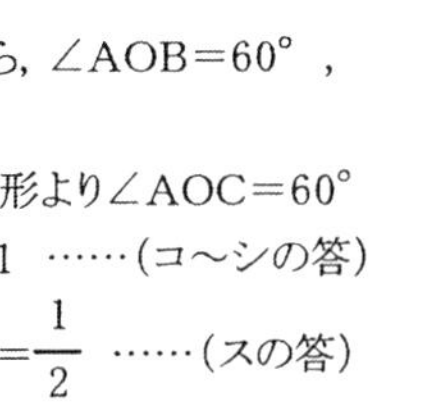

(2)(i) △OABは正三角形なので, OA=1

△ABCに余弦定理を使って

$AC^2=AB^2+BC^2-2AB\times B\cos 45°$

$=1^2+(\sqrt{2})^2-2\times1\times\sqrt{2}\dfrac{1}{\sqrt{2}}$

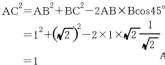

$=1$

AC>0よりAC=1

△OACはOA=AC=1,

∠OCA=60° より正三角形になる。

よって OC=1

また, ∠OABは正三角形となるから, ∠AOB=60°,

OB:OC:BC=1:1:$\sqrt{2}$ より

∠BOC=90°, △OACは正三角形より∠AOC=60°

よって $|\vec{a}|=1$, $|\vec{b}|=1$, $|\vec{c}|=1$ ……(コ～シの答)

また, $\vec{a}\cdot\vec{b}=|\vec{a}||\vec{b}|\cos 60°=\dfrac{1}{2}$ ……(スの答)

$\vec{b}\cdot\vec{c}=|\vec{b}||\vec{c}|\cos 90°=0$ ……(セの答)

$\vec{c}\cdot\vec{a}=|\vec{c}||\vec{a}|\cos 60°=\dfrac{1}{2}$ ……(ソの答)

(ii)(i)より $\dfrac{1}{t}=\dfrac{1}{3\times\frac{1}{2}}+\dfrac{1}{3\times\frac{1}{3}}+\dfrac{1}{3\times\frac{1}{4}}$

より $t=\dfrac{1}{3}$

すると $\overrightarrow{OT}=\dfrac{1}{3}\overrightarrow{OG}$, $\overrightarrow{OG}=\dfrac{1}{3}(\vec{a}+\vec{b}+\vec{c})$

ここで, $|\overrightarrow{OG}|^2=\dfrac{1}{9}\{|\vec{a}|^2+|\vec{b}|^2+|\vec{c}|^2$

$+2(\vec{a}\cdot\vec{b}+\vec{b}\cdot\vec{c}+\vec{c}\cdot\vec{a})\}$

$=\dfrac{1}{9}\left\{1^2+1^2+1^2+2\left(\dfrac{1}{2}+0+\dfrac{1}{2}\right)\right\}=\dfrac{5}{9}$ ∴$|\overrightarrow{OG}|=\dfrac{\sqrt{5}}{3}$

よって, $|\overrightarrow{OT}|=\dfrac{1}{3}|\overrightarrow{OG}|=\dfrac{1}{9}\sqrt{5}$ ………(タ～ツの答)

次に, $\overrightarrow{TA}=\overrightarrow{OA}-\overrightarrow{OT}=\vec{a}-\dfrac{1}{9}(\vec{a}+\vec{b}+\vec{c})$

$=\dfrac{8}{9}\vec{a}-\dfrac{1}{9}\vec{b}-\dfrac{1}{9}\vec{c}$

$|\overrightarrow{TA}|^2=\dfrac{1}{81}\{64|\vec{a}|^2+|\vec{b}|^2+|\vec{c}|-2\cdot8\vec{a}\cdot\vec{b}+2\vec{b}\cdot\vec{c}-2\times8\vec{c}\cdot\vec{a}\}$

$=\dfrac{1}{81}(64+1+1-8+0\cdot8)=\dfrac{50}{81}$

∴$|\overrightarrow{TA}|=\dfrac{5\sqrt{2}}{9}$ …………(テ～チの答)

次に, $\overrightarrow{TB}=\overrightarrow{OB}-\overrightarrow{OT}=\vec{b}-\dfrac{1}{9}(\vec{a}+\vec{b}+\vec{c})$

$=-\dfrac{1}{9}\vec{a}+\dfrac{8}{9}\vec{b}-\dfrac{1}{9}\vec{c}$

$|\overrightarrow{TB}|^2=\dfrac{1}{81}(|\vec{a}|^2+64|\vec{b}|^2+|\vec{c}|^2-2\times8\vec{a}\cdot\vec{b}-2\times8\vec{b}\cdot\vec{c}+2\vec{c}\cdot\vec{a})$

$=\dfrac{1}{81}(1+64+1-8-0+1)=\dfrac{59}{81}$

∴$|\overrightarrow{TB}|=\dfrac{\sqrt{59}}{9}$ ………(ニ～ノの答)

次に, $\overrightarrow{TA}\cdot\overrightarrow{TB}=\dfrac{1}{81}(8\vec{a}-\vec{b}-\vec{c})(-\vec{a}+8\vec{b}-\vec{c})$

$=\dfrac{1}{81}(-8|\vec{a}|^2+64\vec{a}\cdot\vec{b}-8\vec{a}\cdot\vec{c}+\vec{a}\cdot\vec{b}$

$-8|\vec{b}|^2+\vec{b}\cdot\vec{c}+\vec{a}\cdot\vec{c}-8\vec{b}\cdot\vec{c}+|\vec{c}|^2)$

$=\dfrac{1}{81}\left(-8+64\times\dfrac{1}{2}-8\times\dfrac{1}{2}+\dfrac{1}{2}-8\times1+0\right.$

$\left.+\dfrac{1}{2}-0+1\right)=\dfrac{14}{81}$ …………(ハ～への答)

また, $\overrightarrow{TA}\cdot\overrightarrow{TB}=|\overrightarrow{TA}||\overrightarrow{TB}|\cos\theta$

$\dfrac{14}{81}=\dfrac{5\sqrt{2}}{9}\times\dfrac{\sqrt{59}}{9}\cos\theta$ ∴$\cos\theta=\dfrac{14}{5\sqrt{2}\sqrt{59}}$

$\sin^2\theta=1-\cos^2\theta=1-\dfrac{14^2}{25\times2\times59}=\dfrac{17\times81}{25\times59}$

$\sin\theta>0$ より $\sin\theta=\dfrac{9\sqrt{17}}{5\sqrt{59}}$

すると $S=\frac{1}{2}|\overrightarrow{TA}||\overrightarrow{TB}|\sin\theta$

$=\frac{1}{2}\times\frac{5\sqrt{2}}{9}\times\frac{\sqrt{59}}{9}\times\frac{9\sqrt{17}}{5\sqrt{59}}$

$=\frac{\sqrt{34}}{18}$ ………(ホ～ムの答)

2 出題者が求めたポイント(数学A・確率)

〈解答〉

(1) 当たりを○, はずれを×で表わす。

○のときAは$(+2, 0)$, Bは$(0, -1)$

×のときAは$(-1, 0)$, Bは$(0, 2)$

次の4つの場合を考える。

(ア) ○○○ $P=\left(\frac{1}{4}\right)^3=\frac{1}{64}$ $A(6, 0)$, $B(0, -3)$

(イ) ○○× $P={}_3C_2\left(\frac{1}{4}\right)^2\left(\frac{3}{4}\right)=\frac{9}{64}$ $A(3, 0)$, $B(0,0)$

(ウ) ○×× $P={}_3C_1\left(\frac{1}{4}\right)\left(\frac{3}{4}\right)^2=\frac{27}{64}$ $A(0, 0)$, $B(0, 3)$

(エ) ××× $P=\left(\frac{3}{4}\right)^3=\frac{27}{64}$ $A(-3, 0)$, $B(0, 6)$

よって, $r_3=2$, $\ell_3=3$, $L_3=3\sqrt{5}$ ………(ア～エの答)

$\overline{A_3B_3}=\ell_3$となるのは, 上記の(イ)と(ウ)のとき

よって求める確率は

$\frac{9}{64}+\frac{27}{64}=\frac{9}{16}$

…(オ～キの答)

$A_3B_3=L_3$となるのは上記(ア)と(エ)のとき

よって求める確率は

$\frac{1}{64}+\frac{27}{64}=\frac{7}{16}$

………(ク～コの答)

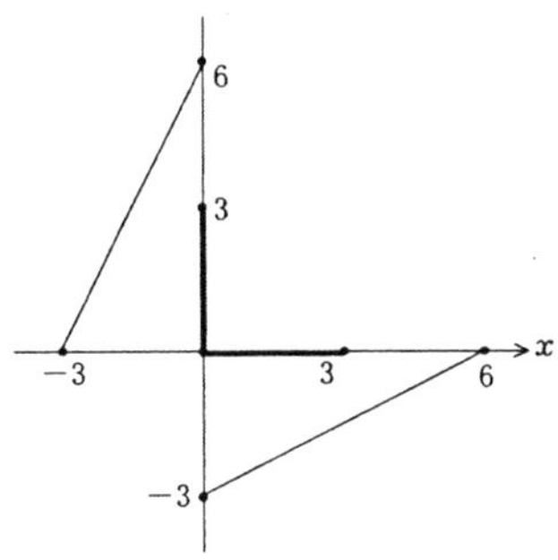

(2) 次の5つの場合を考える。

(オ) ○○○○ $P=\left(\frac{1}{4}\right)^4=\frac{1}{256}$ $A(8, 0)$, $B(0,-4)$

(カ) ○○○× $P={}_4C_3\left(\frac{1}{4}\right)^3\left(\frac{3}{4}\right)=\frac{12}{256}$ $A(5, 0)$, $B(0, -1)$

(キ) ○○×× $P={}_4C_2\left(\frac{1}{4}\right)^2\left(\frac{3}{4}\right)^2=\frac{54}{256}$ $A(2, 0)$, $B(0, 2)$

(ク) ○××× $P={}_4C_1\left(\frac{1}{4}\right)\left(\frac{3}{4}\right)^3=\frac{108}{256}$ $A(-1, 0)$, $B(0, 5)$

(ケ) ×××× $P=\left(\frac{3}{4}\right)^4=\frac{81}{256}$ $A(-4, 0)$, $B(0,8)$

よって, $r_4=3$

$\ell_4=2\sqrt{2}$

$L_4=4\sqrt{5}$

…(サ～セの答)

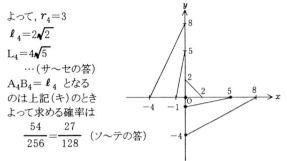

$A_4B_4=\ell_4$ となるのは上記(キ)のとき

よって求める確率は

$\frac{54}{256}=\frac{27}{128}$ (ソ～テの答)

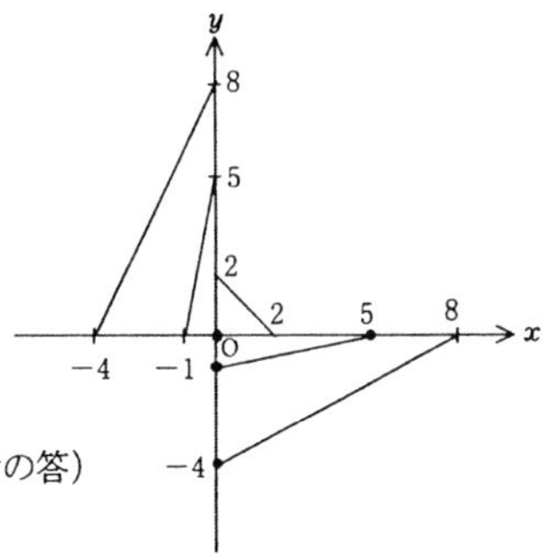

$A_4B_4=L_4$ となるのは上記(オ)と(ケ)のとき

よって求める確率は

$\frac{1}{256}+\frac{81}{256}=\frac{41}{128}$ ………(ト～ネの答)

(3) これらの確率は全て正となるから n回全て表, または, 全て裏のときなので

$A_n(2n, 0)$, $B(0, -n)$ または

$A_n(-n, 0)$, $B_n(0, 2n)$ のとき

このとき $L_n=\overline{A_nB_n}=\sqrt{4n^2+n^2}=\sqrt{5}\,n\geqq 100$

$n\geqq\frac{100}{\sqrt{5}}=20\sqrt{5}>44$

よって, 求めるnは $n=45$ ………(ノ, ハの答)

(4) n回中にk回当たり, $n-k$回はずれるとき

$A_n(3k-n, 0.)$, $B_n(0, 2n-3k)$

$(A_nB_n)^2=(3k-n)^2+(2n-3k)^2$

$=18\left(k-\frac{n}{2}\right)^2+\frac{n^2}{2}$

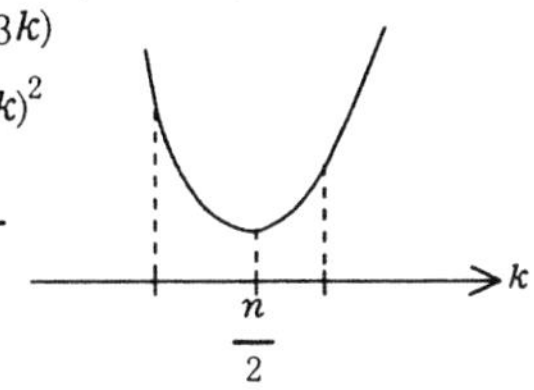

(ア) nが偶数のとき, $n=2k$, 即 $k=\frac{n}{2}$のとき最小となる。

このとき条件より

$\ell_n^2=\left(\frac{3}{2}n-n\right)^2+\left(2n-\frac{3}{2}n\right)^2=\frac{1}{2}n^2\leqq 100^2$

$n\leqq 100\sqrt{2}<142$

nは偶数だから条件を満たす$n=140$

(イ) nが奇数のとき, $n=2k-1$, $k=\frac{n+1}{2}$

$\ell_n^2=\left\{\frac{3}{2}(n+1)-n\right\}^2+\left\{2n-\frac{3}{2}(n+1)\right\}^2$

$=\frac{n^2+9}{2}\leqq 100^2$

$n^2\leqq 2\times 100^2-9<2\times 100^2$

$n\leqq 100\sqrt{2}<142$

nは奇数だから条件を満たすのは $n=141$

(ア) (イ) より最大のnは $n=141$ ………(ヒ～ヘの答)

3 出題者が求めたポイント(数学Ⅱ・指数対数, 数学Ⅲ・極限値)

〔解答〕

(1) $O(0, 0)$, $A_n\left(\frac{1}{n}, f_n\left(\frac{1}{n}\right)\right)$, $f_n'(x)=-e^{-x+\alpha_n}$

条件より $x=\frac{1}{n}$における接線の傾きと線分OA_nの傾きは垂直になるから

$n=1$のとき

$\left(-e^{-1+\alpha_1}\right)e^{-1+\alpha_1}=-1 \quad \left(e^{-1+\alpha_1}\right)^2=1$

$e^{-1+\alpha_1}>0$ より $e^{-1+\alpha_1}=1 \quad \therefore \alpha_1=1$…(アの答)

$n=2$のとき

$\left(-e^{-\frac{1}{2}+\alpha_2}\right)2\left(e^{-\frac{1}{2}+\alpha_2}\right)=-1$

$\left(e^{-\frac{1}{2}+\alpha_2}\right)^2=\frac{1}{2},\ e^{-\frac{1}{2}+\alpha_2}>0$ より $e^{-\frac{1}{2}+\alpha_2}=\frac{1}{\sqrt{2}}$

$-\frac{1}{2}+\alpha_2=\log\frac{1}{\sqrt{2}} \qquad \therefore \alpha_2=\frac{1}{2}-\frac{1}{2}\log 2$

………(イ, ウの答)

$n=3$のとき

$\left(-e^{-\frac{1}{3}+\alpha_3}\right)3e^{-\frac{1}{3}+\alpha_3}=-1$

$\left(e^{-\frac{1}{3}+\alpha_3}\right)^2=\frac{1}{3},\ e^{-\frac{1}{3}+\alpha_3}>0$ より

$e^{-\frac{1}{3}+\alpha_3}=\frac{1}{\sqrt{3}} \qquad \therefore \alpha_3=\frac{1}{3}-\frac{1}{2}\log 3$

………(エ, オの答)

(2) $A_1(1,\ e^{-1+\alpha_1})$ より (1)を利用して

$\ell_1^2=1^2+1^2=1+1=2$ ………(カの答)

$A_2\left(\frac{1}{2},\ e^{-\frac{1}{2}+\alpha_2}\right)$ より

$\ell_2^2=\left(\frac{1}{2}\right)^2+\left(e^{-\frac{1}{2}+\alpha_2}\right)^2=\frac{1}{4}+\frac{1}{2}=\frac{3}{4}$…(キ, クの答)

$A_3\left(\frac{1}{3},\ e^{-\frac{1}{3}+\alpha_3}\right)$ より

$\ell_3^2=\left(\frac{1}{3}\right)^2+\left(e^{-\frac{1}{3}+\alpha_3}\right)^2=\frac{1}{9}+\frac{1}{3}=\frac{4}{9}$…(ケ, コの答)

(3) $f_n(0)=e^{\alpha_n},\ \alpha_n=\frac{1}{n}-\frac{1}{2}\log n$ より

$\lim_{n\to\infty}\alpha_n=-\infty \quad \therefore \lim_{n\to\infty}f_n(0)=0$ ………(サの答)

$\ell_n^2=\left(\frac{1}{n}\right)^2+\left(e^{-\frac{1}{n}+\alpha_n}\right)^2=\frac{1}{n^2}+e^{\log\frac{1}{\sqrt{n}}}$

$\therefore \lim_{n\to\infty}\ell_n=0+0=0$ ………………(シの答)

(4) $x=\frac{1}{n}$における接線の傾きと線OA_nの傾きは垂直になるから

$\left(-e^{-\frac{1}{n}+\alpha_n}\right)ne^{-\frac{1}{n}+\alpha_n}=-1$

$\left(e^{-\frac{1}{n}+\alpha_n}\right)^2=\frac{1}{n},\ e^{-\frac{1}{n}+\alpha_n}>0$ より

$e^{-\frac{1}{n}+\alpha_n}=\frac{1}{\sqrt{n}} \qquad \therefore \alpha_n=\frac{1}{n}-\frac{1}{2}\log n$

$\alpha_n<0$ より $\frac{2}{n}<\log n$

$n=2$ のとき $\frac{2}{2}>\log 2\fallingdotseq 0.6993$

$n=3$ のとき $\frac{2}{3}<\log 3\fallingdotseq 1.099$

よって求める最小値は $n=3$ …………(スの答)

$\alpha_n<-1$ より $2+\frac{2}{n}<\log n$

ここで, $\log 10=\log 2+\log 5=2.302,\quad \log 9=2\log 3\fallingdotseq 2.198$

$n=9$ のとき $2.2\fallingdotseq 2+\frac{2}{9}>\log 9\fallingdotseq 2.198$

$n=10$ のとき $2.2=\frac{2}{10}+2<\log 10\fallingdotseq 2.302$

よって求める最小値は $n=10$ ……………(答)

(5) $S_n=\int_0^{\frac{1}{n}}f(x)_n dx=\int_0^{\frac{1}{n}}(e^{-x+\alpha_n})\,dx$

$=e^{\alpha_n}\int_0^{\frac{1}{n}}e^{-x}dx$

$=e^{\alpha_n}\left[-e^{-x}\right]_0^{\frac{1}{n}}=e^{\alpha_n}(-e^{-\frac{1}{n}}+1)$

ここで, $\alpha_n=\frac{1}{n}-\frac{1}{2}\log n$ より $e^{\alpha_n}=\frac{1}{\sqrt{n}}e^{\frac{1}{n}}$

よって $n^\beta S_n=n^\beta\frac{1}{\sqrt{n}}e^{\frac{1}{n}}\left(1-e^{-\frac{1}{n}}\right)=\frac{n^\beta}{\sqrt{n}}\left(e^{\frac{1}{n}}-1\right)$

$=An$

ここで $g(x)=e^x$ とおくと

$An=\frac{n^\beta}{\sqrt{n}}\cdot\frac{1}{n}\cdot\frac{g\left(0+\frac{1}{n}\right)-g(0)}{\frac{1}{n}}$

ここで $\lim_{n\to\infty}\frac{g\left(0+\frac{1}{n}\right)-g(0)}{\frac{1}{n}}=g'(0)=1$

よって, $\beta=\frac{3}{2}$のとき $\lim_{n\to\infty}An=1\times 1$

$\beta=\frac{3}{2}$のとき ……………………(タ, チの答)

このとき極限値は 1 ……………………………(ツの答)

物　理

解答　　24年度

1 出題者が求めたポイント

斜め衝突、直流回路、ドブロイ波の問題

【解答】

問1 (1)

(a) $mgh=\frac{1}{2}mv^2$より $v=\sqrt{2gh}$ ア ③…(答)

(b) $-ev=-e\sqrt{2gh}$ イ ⑦ …(答)

(c) ウ ②…(答)

問2

(a) 水平方向の速度は変わらず $v_0\sin\theta$

衝突直前の鉛直方向の速度成分vは

$v^2-(v_0\cos\theta)^2=2gh$ より $v=\sqrt{2gh-v_0^2\cos^2\theta}$

$\therefore \tan\theta'=\frac{v_0\sin\theta}{v}=\frac{v_0\sin\theta}{\sqrt{2gh+v_0^2\cos^2\theta}}$ エ ② …(答)

(b) 鉛直方向の速度v'は $v'=e\sqrt{2gh-v_0^2\cos^2\theta}$

$\therefore \sqrt{v'^2+(v_0\sin\theta)^2}=\sqrt{v_0^2\sin^2\theta+2e^2gh+e^2v_0^2\cos^2\theta}$

オ ④ …(答)

(c) $\tan\theta''=\frac{v_0\sin\theta}{v'}=\frac{v_0\theta}{e\sqrt{2gh+v_0^2\cos^2\theta}}$

カ ② …(答)

(d) $\frac{v'^2}{2g}=\frac{e^2(2gh+v_0^2\cos^2\theta)}{2g}$ キ ⑤ …(答)

(2) 問1 $3+\left(\frac{1}{R}+1\right)^{-1}=\frac{3+4R}{1+R}$ ク ④…(答)

問2 オームの法則より $100=30\times\frac{3+4R}{1+R}$

$\therefore R=0.5$ ケ ② …(答)

問3 $R=\rho\frac{\ell}{S}$ より$0.5=1.0\times10^{-6}\times\frac{\ell}{3.14\times(1\times10^{-3})^2}$

$\therefore \ell=1.57$ コ ② …(答)

問4 Rを流れる電流は $30\times\frac{1}{0.5+1}=20A$

$I^2Rt=20^2\times0.5\times60=1.2\times10^4$ サ ⑧ …(答)

(3) 問1 $P=\frac{h}{\lambda}$ より $\lambda=\frac{h}{P}$ シ ④ …(答)

ス ⑤…(答)

セ $h=P\lambda$より $[Kgm/s]\times[m]=[Kgm^2/s^2][s]$
$=[J][s]$ ②…(答)

ソ $\lambda=\frac{h}{mv}=\frac{10^{-33}}{10^{-30}\times10^6}=10^{-9}m$

$1nm=10^9m$ より ④…(答)

問2 タ ② チ ⑥ ツ ⑦ テ ③ ト ⑥

2 出題者が求めたポイント

グラフの読み方やグラフの書き換えが、公式をもとに出来るか。コンデンサーの直列の合成容量の導出。

【解答】

ア $v=v_0+at$を用いて$a-t$グラフから$v-t$グラフを作る。

$t=1s$ $v=0+1\times1=1m/s$
$t=2s$ $v=1+1\times2=3m/s$
$t=3s$ $v=3+1\times1=4m/s$
$t=3\sim6s$ $v=4m/s$
$t=7s$ $v=4+(-1)\times1=3m/s$
$t=8s$ $v=3+(-2)\times1=1m/s$
$t=9s$ $v=1+(-1)\times1=0m/s$ 以上より ①…(答)

イ $v=1+2\times(t-1)=2t-1$ ⑤…(答)

ウ $v=3+1\times(t-2)=t+1$ ②…(答)

エ $v=1+(-1)\times(t-8)=-t+9$ ⑧…(答)

オ $t=1s$における位置x_1は、$x_1=\frac{1}{2}at^2=\frac{1}{2}\times1\times1^2=\frac{1}{2}$

$t=1\sim ts$における位置x_2は、$x_2=vt+\frac{1}{2}at^2$

$=1\times(t-1)+\frac{1}{2}\times2\times(t-1)^2=t^2-t$

$\therefore x_1+x_2=t^2-t+\frac{1}{2}$ ③…(答)

カ $t=2s$における位置x_3は、$x_3=2^2-2+\frac{1}{2}=\frac{5}{2}$

$t=2\sim ts$における位置x_4は、

$x_4=3\times(t-2)+\frac{1}{2}\times1\times(t-2)^2=\frac{1}{2}t^2+t-4$

$\therefore x_3+x_4=\frac{1}{2}t^2+t-\frac{3}{2}$ ④…(答)

キ $t=8s$までの位置x_5は、$x_5=23\frac{1}{2}$

$t=8\sim ts$における位置x_6は、

$x_6=1\times(t-8)+\frac{1}{2}\times(-1)\times(t-8)^2=-\frac{1}{2}t^2+9t-40$

$\therefore x_5+x_6=-\frac{1}{2}t^2+9t-\frac{33}{2}$ ⑤…(答)

(2) ク $1L=10^3cm^3$ で$1m^2=10^4cm^2$である。

$10^4\times d=10^3$ $\therefore d=10^{-1}cm=1mm$ ⑤…(答)

ケ $d=5cm$ $Sd=5Scm^3$ ⑥…(答)

コ $10^4cm^2\times5cm=5\times10^4cm^3$ 5×10^4gは$50Kg$

②…(答)

サ クより$1L/m^2$で$d=1mm$だから$16L/m^2h$ ⑧…(答)

シ ⑥…(答)

ス $\frac{16+4}{10}=2.0$ ④…(答)

セ グラフの面積は$80mmh$ $\therefore\frac{80}{10}=8$ ⑥…(答)

(3) 直列だから ソ② タ ② チ ② ツ ① テ ②
ト ① ナ ③

化 学

解答　　24年度

1 出題者が求めたポイント……集合問題、小問12題

(1) 1) 単体は1種類の元素から成る物質である。③と⑤は同素体の関係にある。

2) 混合物は2種類以上の物質が混じり合ったものである。
①塩化水素の水溶液であるから混合物。
②多種類の物質が混じり合っている。
⑥は混合物でない。

(2) ATPは，アデニン，リボース，リン酸が結合したものである。アデニンは塩基，リボースは糖の1種。

(3) 過酸化水素水Bgに含まれる過酸化水素の物質量は，$H_2O_2 = 34$として，

$$\frac{B \times \frac{A}{100}}{34} \ (\mathrm{mol})$$

MnO_2を触媒として加えると，
$2H_2O_2 \rightarrow 2H_2O + O_2$
O_2を発生する。その体積は，

$$\frac{AB}{34 \times 100} \times \frac{1}{2} \times 22.4 = \frac{7AB}{2125} (\mathrm{L})$$

(4) ① $H_2 + Cl_2 = 2HCl + 185\mathrm{kJ}$，HCl 1 mol当たり92.5 kJ/mol
② H−Clの結合エネルギーをx(kJ/mol)とすると，
$2x - (432 + 239) = 185$，$x = 428$ kJ/mol
③結合を切断するためにはエネルギーを吸収しなければならない。誤りである。
④ $Cl_2 = 2Cl - 239\mathrm{kJ}$　この変化では，2 molの塩素原子が生じている。原子1.0molを得るには，
$\frac{239}{2} = 119.5$ kJ
のネルギーが必要。
⑤ $H_2 + Cl_2 = 2HCl + 185\mathrm{kJ}$
HCl　1.46 gの物質量は，　$\frac{1.46(\mathrm{g})}{36.5(\mathrm{g/mol})} = 0.040$ mol
したがって，$185 \times \frac{1}{2} \times 0.040 = 3.7$ kJ　発生する。

(5) 1) Mnの酸化数をxとする。
$x + (-2) + (-1) \times 2 = 0$，$x = +4$
Mnは，$+2 \rightarrow +4$と変化しているので酸化されたことがわかる。

2) (b)式から，O_2 1 molが　$MnO(OH)_2$ 2 mol　に変化していることがわかる。
(c)式から$MnO(OH)_2$ 1 molが反応して，I_2 1 molを生じていることがわかる。
したがって，I_2の物質量は，O_2の物質量の2倍。

3) $Na_2S_2O_3$水溶液1 mL中の$Na_2S_2O_3$は，
$0.025(\mathrm{mol/L}) \times \frac{1}{1000}(\mathrm{L}) = 2.5 \times 10^{-5}$ (mol)
これと反応するI_2は，(d)式より，　$\frac{2.5 \times 10^{-5}}{2}$(mol)
O_2は，$\left(\frac{2.5 \times 10^{-5}}{2}\right) \times \frac{1}{2}$ mol反応する。
その質量は，
$\frac{2.5}{4} \times 10^{-5} \times 32 = 2.0 \times 10^{-4}$ g
mgに直すと，0.20 mg

(6) シ＝Si，ス＝Cu，セ＝Sr
Si，ケイ素；半導体の材料
Cu，銅；ダニエル電池は，
(−)Zn|$ZnSO_4$aq|$CuSO_4$aq|Cu(＋)
Sr，スロトンチウム；炎色反応の色は，赤(紅)色。
①HFaq　③Li^+　④SO_2　⑤Al_2O_3　⑦$CaSO_4$
⑨ナトリウムの炎色

(7) ①典型元素　②マグネシウムは典型元素　③有色が多い　⑤$KMnO_4$中のMnは＋7

(8) 1) 熱濃硫酸は酸化作用を示す。
$Cu + 2H_2SO_4 \rightarrow CuSO_4 + 2H_2O + SO_2$　二酸化硫黄の発生。
硫酸の工業的製法を接触法といい，触媒としてV_2O_5を用いる。
$S + O_2 \rightarrow SO_2$，$2SO_2 + O_2 \rightarrow 2SO_3$
$SO_3 + H_2O \rightarrow H_2SO_4$

2) ② $NaCl + H_2SO_4 \rightarrow NaHSO_4 + HCl$
不揮発性の濃硫酸を加え加熱すると，揮発性の塩化水素が発生する。HClの実験室的製法。

3) b. 一般の酸の薄め方と異なる。逆にすると，水が沸騰し，飛び出す危険性がある。
c. 発熱が大きいので冷却する。
e. 攪拌するとすぐ均一になり，発熱による水温の急上昇を防げる。

4) 1)に示したように進行するので，S 1 molからH_2SO_4 1 molを生じる。
生成するH_2SO_4の質量は，
32(g)：98(g)＝1.6(kg)：x(kg)，$x = 4.9$(kg)
96%硫酸は，
$\frac{4.9}{0.96} = 5.1$kg

(9) ①主にエチレン$CH_2{=}CH_2$　を生じる。
②塩酸によく溶ける。
③アルデヒドを生じる。第二級アルコールを酸化するとケトンになる。
④$C_2H_5OCH_3$と$CH_3CH(OH)CH_3$は同じ分子式。
正しい。
⑤NaOHaqを加えるとフェノールを水層に移せる。

(10) ②セルロースを希酸を使って完全に加水分解すると，グルコースになる。誤りである。
④リノール酸やリノレン酸は　$\rangle$C=C$\langle$を複数をもつ。これを含む油脂は沢山ある。
⑤油脂の一般式を次図に示す。

CH_2-OCOR
$C^*H-OCOR'$
CH_2-OCOR''

R, R', R''がすべて異なっていれば，C*が不斉炭素原子になる。

⑥$C_3H_5(OCOR)_3 + 3NaOH$
$\rightarrow C_3H_5(OH)_3 + 3RCOONa$

油脂a(g)をけん化すると，必要なNaOHの質量は，

$\dfrac{a}{M} \times 3 \times 40\,(g)$　したがって，油脂の分子量Mに反比例する。

(11) 水溶液中の粒子(溶質分子，イオン)の総物質量は，

a. $\dfrac{1}{180}(mol)$　b. $\dfrac{1}{111} \times 3\,(mol)$　c. $\dfrac{1}{101} \times 2(mol)$

これが大きいほど浸透圧が大きくなる。したがって，b＞c＞a

(12) アルケン7.0 gに付加したBr_2は，

$47.0 - 7.0 = 40.0\,(g)$

この物質量は，

$$\frac{40.0(g)}{80 \times 2(g/mol)} = 0.25\,mol$$

したがって，アルケンの分子量は，

$$\frac{7.0}{0.25} = 28$$

故に，n＝2　のエチレンである。

[解答]

(1) 1) 3, 5　2) 1, 2　(2) 1, 6　(3) 9　(4) 3

(5) 1) ＋4　2) 5　3) 0.20

(6) シ―6，ス―2，セ―8　(7) 4

(8) 1) タ―9，チ―2，ツ―6，テ―2，ト―3，ナ―5
2) 2　3) 5　4) 5.1

(9) 4　(10) 2　(11) 4　(12) 2

2 出題者が求めたポイント……集合問題，小問12題

(1) 原子番号＝陽子数＝電子数，の関係がある。

(2) ①BeとMgはアルカリ土類金属元素に含まれない。

②水酸化ナトリウム水溶液とも反応し，H_2を発生。両性元素である。

③正しい。$Mg + 2H_2O \rightarrow Mg(OH)_2 + H_2$　と反応する。

④HF水溶液のみ弱酸性。

⑤同素体は単体どうしの関係である。

(3) ②X：Yの分子があるとする。Yの電気陰性度がXより大きいと，共有電子対がYの方に引きつけられ，$X^{\delta\oplus}$：$Y^{\delta\ominus}$　のように分極する。

⑤HFには水素結合が存在し，分子間にかなり強い引力が働くため沸点が高くなる。この記述は誤り。

⑥これが金属結合である。

(4) A，B，Cは，Li，Na，Kに対応する。アルカリ金属元素である。価電子は1，つまり最外殻電子の数が1である。

(5) 各電極での反応は，

陽極；$2Cl^- \rightarrow Cl_2 + 2e^-$

陰極；$2H_2O + 2e^- \rightarrow H_2 + 2OH^-$

陰極の周辺には，NaOH　が生成する。

Aアンペアの電流をT分間通じたときの電気量は

$A \times 60T(C)$

流れた電子は，

$$\frac{60AT}{9.65 \times 10^4}(mol)$$

生成した気体の体積は，

$$\frac{60AT}{9.65 \times 10^4} \times \frac{1}{2} \times 22.4 = 6.96 \times 10^{-3}AT$$
$$≒ 7.0 \times 10^{-3}\,AT$$

(6) ①$[H^+] = 0.1 \times \alpha = 1 \times 10^{-3}$　$\therefore \alpha = 0.01$

②$[H^+] = 2 \times 10^{-4} \times 2 = 4 \times 10^{-4}$

$\therefore pH = -\log 4 \times 10^{-4} = 4 - 2\log 2 = 3.4$

③100倍に希釈すると，pH13→11　になる。

④酢酸水溶液；$[H^+] = 1 \times 10^{-5}(mol/L)$

塩酸；$[H^+] = 0.01 \times \dfrac{1}{1000} = 1 \times 10^{-5}(mol/L)$

したがって，同数のH^+を含む。正しい。

⑤H_2SO_4の物質量は，

$$0.1 \times \frac{16.0}{1000} = 1.6 \times 10^{-3}mol$$

NaOHの物質量は，

$$0.1 \times \frac{34.0}{1000} = 3.4 \times 10^{-3}\,mol$$

混合後，

NaOH　$3.4 \times 10^{-3} - 1.6 \times 10^{-3} \times 2 = 0.2 \times 10^{-3}$
$= 2.0 \times 10^{-4}\,mol$

残っている。　その濃度は，

$$\frac{2.0 \times 10^{-4}}{50/1000} = 4 \times 10^{-3}\,(mol/L)$$

したがって，

$$[H^+] = \frac{1 \times 10^{-14}}{4 \times 10^{-3}} = \frac{1}{4} \times 10^{-11}$$

$$pH = -\log 2^{-2} \times 10^{-11}$$
$$= 11.6$$

(7) 条件に合う炭化水素は，

$CH_3-C(H)(C_2H_5)-C_3H_7$　分子式は，C_7H_{16}

(8) ②
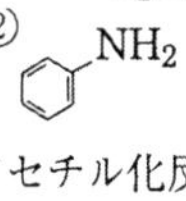
$+ (CH_3CO)_2O$

アセチル化反応で，エステル結合はない。

(9) 1) 用いた化合物の物質量は，

$$\frac{2.3(g)}{46(g/mol)} = 0.050\,mol$$

燃焼式；$C_2H_6O + 3O_2 \rightarrow 2CO_2 + 3H_2O$

はじめに存在したO_2は，

$$\frac{4.48\,(L)}{22.4(L/mol)} = 0.20\,mol$$

反応後，残っているO_2は，

$0.20 - 0.050 \times 3 = 0.050\,mol$

この質量は，

0.050 (mol) × 32(g/mol) = 1.6 g

2) 燃焼後存在する物質は，

CO_2 ; 0.05 × 2 = 0.10 mol

H_2O ; 0.05 × 3 = 0.15 mol

O_2 ; 0.050 mol

水がすべて気体として存在すると，

$P \times 20.0 = 0.15 \times 8.3 \times 10^3 \times (273 + 127)$

$P = 2.5 \times 10^4$ Pa

127 ℃における飽和水蒸気圧 2.5×10^5 Pa より小さいので，すべて水蒸気として存在する。

全圧を P(Pa) とすると，

$P \times 20.0 = (0.10 + 0.15 + 0.050) \times 8.3 \times 10^3 \times (273 + 127)$

$P = 4.98 \times 10^4 \fallingdotseq 5.0 \times 10^4$ Pa

(10) 20 ℃における飽和水溶液の質量パーセント濃度は，

$$\frac{37}{100 + 37} \times 100 = 27\%$$

飽和水溶液100gに，化合物Xは，100 × 0.27 = 27(g) 溶けているので，水は，　100 − 27 = 73 (g)　ある。

90 ℃で，化合物Xは，水73(g)に何g溶けるかを求めると，

100 : 70 = 73 : x，x = 51.1 g

したがって，

51.1 − 27 = 24.1 ≒ 24 (g)

さらに溶かすことができる。

(11) $CaCO_3 + H_2O + CO_2 \rightleftarrows Ca^{2+} + 2HCO_3^-$

a. CO_2が溶けると右向きに平衡が移動する。
したがって，$CaCO_3$が減少する。

b. Ca^{2+}が固定されると平衡は左に移動する。
そのとき，CO_2を生成する。

c. CO_2が減少するので，平衡は左に移動する。
その結果，$CaCO_3$を生成する。

(12) 1) ヘモグロビンは，グロビン(タンパク質)とヘム(色素)から成る色素タンパク質である。

2) アミノ酸の一般式は，右図のように示される。R=Hがグリシンで，これ以外は，α-炭素に結合している原子または原子団がすべて異なる。この炭素を不斉炭素原子という。

```
    H
    |
R - C - COOH
    |
    NH2
```

3) 等電点では，アミノ酸の陽イオン，双性イオン，陰イオンの共存する平衡混合物の電荷が全体で0となっている。ほとんどのアミノ酸は電気的に中性な双性イオンの状態になっている。溶液中にわずかに残っている陽イオンと陰イオンの濃度も必ず等しくなっている。等電点に一致しているグリシン水溶液に塩酸を加え，pH 2にすると，

$H_3\overset{+}{N} - CH_2 - COO^- + H^+ \rightarrow H_3\overset{+}{N} - CH_2 - COOH$

と反応し陽イオンになる。

[解答]

(1) 3, 5　(2) 3　(3) 5　(4) 2

(5) オ—4，カ—5，キ—1，ク—2，ケ—4，コ—2

(6) 4　(7) 16　(8) 2

(9) 1) 1.6　2) 5.0×10^4

(10) ナニ ; 27　ヌネ ; 24　　(11) 5

(12) 1) ハ—7，ヒ—8，フ—8

2) ヘ—8，ホ—1，マ—4，ミ—5

3) ム—4，メ—6，モ—3，ヤ—1，ユ—4

生 物

解答 24 年度

1 出題者が求めたポイント(Ⅰ・Ⅱ 心臓・生活環・遺伝子の形質発現・細胞分裂・窒素循環・生物の系統)

Ⅰ 心臓の拍動に関する問題。

問2. 二酸化炭素濃度の低下は、心拍を低下させる方向にはたらく。

問3. は副交感神経のはたらきを答える。

Ⅱ 問1. シダ植物の配偶体(前葉体)は独立して生活している。また、茎葉根の分化は見られない。

問2. 胞子→前葉体→受精卵→胞子体－(減数分裂)→胞子の順に進行する。生活環をイメージして解答する。

問3. (1) 図より染色体数は2n＝4なので、連鎖群の数は2である。(2) 組換えが起こらないのでAB(ab)、CD(cd)の組み合わせは変わらない。(3)A－B間だけ組換えが起こる結果、AB：Ab：aB：ab＝4：1：1：4の割合で配偶子ができる。C－D間では組換えが起こらないことから、それぞれにCDとcdをもつものが同じ割合でできる。

Ⅲ問1. (1)DNAの塩基配列に対応するmRNAが存在していない部分がイントロンである。(2)DNAの↓の部分に塩基の置換が生じた場合、リボソームで終止コドン以降の翻訳が行われなくなるので、ポリペプチド鎖が短くなる。

問2. 実験1からACAとCACはトレオニンかヒスチジンである。実験2からAACかACAかCAAがアルギニンかグルタミンかトレオニンである。このことからACAがトレオニンであることが決まり、実験1よりCACがヒスチジンとなる。AACとCAAのどちらがアルギニン、グルタミンであるかはこの実験からだけでは分からない。

Ⅳ問1. (1)体細胞分裂の各時期に起こっていることを理解している必要がある。(2)～(4)A群はG_1期、B群はS期、C群はG_2期＋M期に相当する。(4)M期が400個であることよりG_2期の細胞数は1600個となる。各時期の占める割合は、G_1期＝50％、S期＝25％、G_2期＝20％、M期＝5％となる。

問2. 1回目の分裂では、一方の染色分体が標識されたものが出現する。2回目、3回目では一方の染色分体が標識されたものと、ともに標識されていないものの二通りが出現する。

Ⅴ問1·2. 窒素の循環に関する基本的な出題。

問3. 植物の窒素同化におけるアミノ酸生成に関する問題である。確実に理解しておきたい。

問5·6. 亜硝酸菌と硝酸菌が硝化細菌に相当する。硝化細菌は化学合成細菌で、化学反応により発生したエネルギーを用いて有機物を合成する独立栄養生物である。

Ⅵ あまり見慣れない図で一瞬戸惑った受験生も多かったかもしれない。しかし選択肢を対応させると図は環形動物の横断面であることが分かる。

問2. 環形動物は先口動物に属し、真体腔を持ち、閉鎖血管系である。水管系は棘皮動物の特徴である。

【解答】

Ⅰ問1. (ア)② (イ)⑥ 問2. (ウ)⑧ 問3. (エ)⑤

Ⅱ問1. (カ)⑥ 問2. (カ)④ 問3. (キ)② (ク)① (ケ)③

Ⅲ問1. (コ)④ (サ)⑥ 問2. (シ)② (ス)③

Ⅳ問1. (1)(セ)④ (ソ)② (タ)③ (チ)① (ツ)④
(2)(テ) ① (3)(ト) ② (4)(ナ) ⑥
(5)(ニ)⑨ (ヌ)⑤ (ネ)④ (ノ)① 問2. (ハ) ⑤

Ⅴ問1. (ヒ)④ (フ)⑨ 問2. (ヘ)③ 問3. (1)(ホ)⑥ (ヘ)②
(2)(ミ)① 問4. (ム)⑥ 問5. (メ)③ 問6. (モ)②

Ⅵ問1. (ヤ)④ 問2. (ユ)③ 問3. (ヨ)① (ラ)③ (リ)⑨

2 出題者が求めたポイント(Ⅰ・Ⅱ 刺激と受容と反応・突然変異・染色体・集団遺伝・個体群・進化)

Ⅰ問1. 聴覚器の構造と働き、筋収縮のしくみに関する基本的出題である。

問2. 傾きは前庭で、回転は半規管で受容する。

問3. (1)大脳の働きに関する出題。大脳皮質のどの部分にそれぞれの機能が対応するかを理解しておきたい。(2)脊髄の背根から感覚神経が入り、腹根から運動神経が出る。図の上が腹、下が背となる。また脊髄の皮質は白質、髄質が灰白質である。交感神経は腹根から出る。

Ⅱ問1. 酵素2の機能が失われるとシトルリンが合成できない。そのため培地にシトルリン又はアルギニンが含まれていれば生育できる。

問2. ダウン症のヒトには21番染色体が3本ある。またショウジョウバエの棒眼は重複により起こる。

問3. 鎌状赤血球貧血症はヘモグロビン遺伝子の突然変異により起こる。

Ⅲ問1. (ト) DNAの巻きついているタンパク質がヒストンであることは易しいが、選択肢の他のタンパク質の機能についても理解しておくと良い。

問2. クリスタリンは水晶体に存在するタンパク質である。

問3パフは遺伝子が働き、転写が盛んに行われている場所で形成である。

Ⅳ 集団遺伝に関する問題である。RRとrr、Rrの割合がそれぞれ0.64、0.04、0.32であることから、Rとrの遺伝子頻度はそれぞれ0.8、0.2である。それぞれの個体は2個ずつ遺伝子を持っているので対立遺伝子の総数は1000となる。

Ⅴ 問1. 標識再捕法に関する問題である。この池のフナの個体数は$40\times\frac{50}{5}=400$個体となる。

問2. 相変異の問題である。(2)長距離移動に適した形態を考える。

問3 実験条件と結果を比較して答える。

Ⅵ 生物の進化に関する基本的な問題である。

【解答】

Ⅰ 問1. (ア)① (イ)① (ウ)⑥ (エ)⑦ (オ)⑤ (カ)⑦ (キ)⑦ (ク)③

問2. (ケ)④ 問3. (1) (コ)⑤ (サ)② (2) (シ)④

Ⅱ 問1. (ス)① 問2. (セ)① (ソ)② (タ)① (チ)② (ツ)①

問3. (テ)④

Ⅲ 問1. (ト)⑤ (ナ)③ (ニ)③

Ⅳ (ヌ)⊕ (ネ)⑥ (ノ)② (ハ)⑤ (ヒ)③ (フ)①

Ⅴ 問1. (ヘ)④ (ホ)⓪ (マ)⓪

問2. (1) (ミ)④ (2) (ム)② (3) (メ)② (モ)③ (ヤ)①

Ⅵ 問1. (ユ)⊕ (ヨ)⑨ (ラ)⑧

問2. (リ)⑤ 問3. (ル)③

平成23年度

問　題　と　解　答

英 語

問題

23 年度

I 問 1 ～問 5 について，(　　　)に入れるべき最も適切なものをⓐ～ⓓの中から1つずつ選びなさい。

問 1 She led a blind man (　　　) the hand across the street.

ⓐ with　　ⓑ for　　ⓒ by　　ⓓ in

問 2 By the way, does anybody know what's become (　　　) Jim?

ⓐ with　　ⓑ of　　ⓒ at　　ⓓ on

問 3 The remedy cured me (　　　) my fatigue.

ⓐ from　　ⓑ out　　ⓒ of　　ⓓ against

問 4 When he heard his name, he jumped (　　　) his feet.

ⓐ to　　ⓑ into　　ⓒ with　　ⓓ on

問 5 For relaxation nothing compares (　　　) a day on the beach.

ⓐ to　　ⓑ on　　ⓒ about　　ⓓ with

II 問 6 ～問10 について，(　　　)に入れるべき最も適切なものをⓐ～ⓓの中から1つずつ選びなさい。

問 6 I would feel scared to drive in this (　　　) traffic.

ⓐ constant　　ⓑ heavy　　ⓒ smooth　　ⓓ frequent

問 7 How come you (　　　) your tongue all the while during the meeting?

ⓐ held　　ⓑ kept　　ⓒ saved　　ⓓ got

問 8 She has to study (　　　) three years before she graduates.

ⓐ more　　ⓑ much　　ⓒ other　　ⓓ another

問 9 Female whales do not (　　　) eggs but give birth to babies and feed them breast milk.

ⓐ grow　　ⓑ plant　　ⓒ sow　　ⓓ lay

問10 I know I have to catch up with the others, but on the other hand, I can barely (　　　) myself to study.

ⓐ lift　　ⓑ carry　　ⓒ bring　　ⓓ rise

Ⅲ 問 11〜問 15 について, [　　　]内に与えられた語を並べ替えて英文を完成し, (あ)と(い)にくるものの正しい組み合わせをⓐ〜ⓓの中から1つずつ選びなさい。

問11 I'm (　　　) (　　　) (あ) (　　　) (　　　) (い) (　　　) (　　　) eyes.

[your / to / favor / sorry / in / find / fail / I]

ⓐ あ : (favor)　い : (sorry)　ⓑ あ : (find)　い : (fail)

ⓒ あ : (fail)　い : (favor)　ⓓ あ : (sorry)　い : (in)

問12 She (　　　) (　　　) (あ), (　　　) (　　　) (い) (　　　).

[drives / too / crazy / which / talks / everybody / much]

ⓐ あ : (everybody)　い : (crazy)

ⓑ あ : (drives)　い : (much)

ⓒ あ : (which)　い : (drives)

ⓓ あ : (much)　い : (everybody)

問13 I (　　　) just (　　　) a (あ) (　　　) (　　　) (　　　) to (い) (　　　) my (　　　) (　　　) pains.

[and / different / with / was / order / aches / given / cope / medicine / in]

ⓐ あ : (different)　い : (cope)

ⓑ あ : (order)　い : (given)

ⓒ あ : (medicine)　い : (and)

ⓓ あ : (given)　い : (aches)

問14 She (　　) (　　) the (あ) (　　) (　　) (い) (　　).

[goodwill / gave / disinterested / out / me / of / advice]

ⓐ あ：(disinterested)　　い：(out)

ⓒ あ：(goodwill)　　い：(me)

ⓓ あ：(advice)　　い：(disinterested)

問15 The death (　　) (　　) (あ) (　　) (　　) (　　) (い) (　　).

[should / smoking / to / up / rate / you / give / encourage]

ⓑ あ：(encourage)　　い：(up)

ⓒ あ：(give)　　い：(you)

ⓓ あ：(should)　　い：(smoking)

Ⅳ 問16～問20について，次の英文の(　　)に入れるべき最も適切なものをⓐ～ⓓの中から1つずつ選びなさい。

A *1diabetic man named Bryan was hospitalized for an *2infection in his right leg. The fifty-year-old businessman was wild with fear and filled (問16) anger because the doctors told him that his leg would have to be cut off.

Bryan first needed permission to fully feel everything, then to let all those things out. When he had done that, I asked, "Can you give yourself up to the situation as it is?"

(問17) first, Bryan saw nothing helpful in this idea; he was angry that I had even brought it up. I continued, however, saying, "The terrible possibility that you may lose your leg is constantly on your mind, it's occupying your thoughts. Why not think about it for a while, be with it, then let it be? Thinking about it or pretending that you are not thinking about it, isn't going to make it happen or not happen."

"So if I make peace (問18) losing my leg, if I completely give up, will it be saved?" I reminded him that deep spiritual work is deep spiritual work. We can't bargain with it. We can't say, "If I'm spiritual enough, I will get the prize."

The idea of losing his leg was so terrifying that he couldn't think about it right away. But when he was finally able to look at the situation with his feelings and wonder, he said, "I might lose my leg. What would it be (問19) if I did?" Bryan realized that he would get an artificial leg and life would continue. Once he got through, he found some peace.

He relaxed into the situation, helping his body heal and move in whatever direction he was supposed to. Luckily, his leg responded well to treatment and was saved. Looking back, though, Bryan says that the most amazing part of the (問20) situation was that when he finally gave in to the worst possible result, he found peace.

Notes: *[1]diabetic 糖尿病の *[2]infection 感染

問16	ⓐ of	ⓑ in	ⓒ at	ⓓ with
問17	ⓐ For	ⓑ At	ⓒ With	ⓓ By
問18	ⓐ against	ⓑ about	ⓒ with	ⓓ on
問19	ⓐ like	ⓑ as	ⓒ so	ⓓ away
問20	ⓐ useless	ⓑ pleasant	ⓒ foolish	ⓓ horrible

V 問21～問31について，次の英文を読み，本文の内容に一致する最も適切なものをⓐ～ⓓの中から1つずつ選びなさい。

You have a degree and you know how to fly a jet. You've endured years of preparation and training, completed thousands of hours of flight time and even survived NASA's terrifying weightlessness test. Now you're up in space for the very first time, floating around the shuttle's cabin, and as you look out of the window, you realize something: you're hungry. What are you going to eat?

Initial voyages into space introduced questions scientists had never before considered. Could an astronaut swallow food in zero gravity? Would he choke? Would pieces of food float into the shuttle's instruments and break something? To keep things simple, astronauts on the Project Mercury and Gemini missions ate *[1]pureed foods squeezed out of tubes. "It was like serving them baby food in a toothpaste container," explains Vickie Kloeris, NASA's Space Food Systems Laboratory manager. John Glenn was the first person to eat in space; in 1962 he ate applesauce and reported relatively easy digestion. But these early tube meals were far from delicious, and astronauts dropped too many pounds. "We know that astronauts have lost weight in every American and Russian manned flight," wrote NASA scientists Malcolm Smith and Charles Berry in a 1969 *Nutrition Today* article. "We don't know why." Feeding people in space was not as easy as it looked.

Floating around in space isn't as relaxing as it might sound. Astronauts expend a lot of energy and endure extreme stresses on their bodies. Their dietary requirements are therefore different from those of their gravity-bound counterparts on Earth. For example, they need extra calcium to compensate for bone loss. (Bones tend to *[2]regenerate slower in space, and the loss of bone thickness begins almost immediately after takeoff). A low-*[3]sodium diet helps slow the process, but according to Kloeris, that's easier said than done. "There are no refrigerators in space, and salt is often used to help preserve foods," she says. "We have to be very careful of that."

By the Apollo missions, NASA had developed a nutritionally balanced menu with a wide variety of options ranging from tuna salad to corn chowder. Of course, all the items were freeze-dried, *[4]dehydrated or "thermo-stabilized" (heat-treated to kill bacteria), and they didn't look like regular food. Meals were *[5]rehydrated and served in a bag, allowing them to be eaten with a spoon. The Apollo 8 crew celebrated Christmas Day 1968 by eating thermo-stabilized turkey, gravy sauce and cranberry sauce. Neil Armstrong and Buzz Aldrin became the first men to eat on the moon when they consumed ham-salad sandwiches, rehydratable beverages and fruit strips during their lunar excursion. The Apollo 11 astronauts actually ate four meals on the moon's surface.

Today, the most elaborate outer-space meals are consumed in the International Space Station (ISS), where astronauts enjoy everything from steak to chocolate cake. They even have a small beverage refrigerator that can serve cold drinks. The ISS is a joint venture between the U.S. and Russia, and diplomatic guidelines dictate the percentage of food an astronaut must eat from each country. NASA's food laboratory has 185 different menu items; Russia offers around 100, and when Japan sent up its first crew member in 2008, about 30 dishes came with him. Kloeris says that the freeze-dried shrimp cocktail, served with powdered sauce, is the most popular dish. Due to dietary restrictions and storage issues, astronauts still can't eat whatever they want whenever they feel like it. The space station operates on a 16-day menu cycle, and each astronaut is given two cases to fill with any type of *6 non-perishable goods, such as potato chips or chocolate candy. Sometimes NASA sends up a bonus item, like a birthday cake.

In 1965, Gemini 3 astronaut John Young surprised his crew members when he pulled out a corned-beef-on-rye sandwich purchased from a Florida food shop. Pizza Hut "delivered" a vacuum-sealed pizza to the Mir space station in 2001, and ISS member Peggy Whitson requested a nut pie in 2002. A Mexican food called tortillas has been on every mission since 1985, when Mexican scientist Rodolfo Neri Vela brought them onboard a space-shuttle mission. In fact, NASA now provides astronauts with their own partially dehydrated tortillas made by the same company that supplies Taco Bell. In 2008, NASA astronaut and ISS crew member Sandra Magnus became the first person to try to cook a meal in space. It took her over an hour to cook onions and garlic in the space station's food warmer, but she managed to create a truly delicious dish: grilled tuna in a lemon-garlic-ginger marinade — eaten from a bag, of course.

Most of the dishes served on the original Apollo flights have been improved, altered or not cooked at all in favor of new items. The famous freeze-dried ice cream was created on request for an Apollo 7 crew member, but the astronauts disliked it so much that it has never been used again. A few years ago, NASA tried to resolve complaints about fish-based dishes smelling too fishy, but their solution, thermo-stabilized *7 swordfish in tomato sauce, tasted so bad that some astronauts refused to eat it. But despite all the problems and unappealing meals, there is still one food item that has made it onto every menu and that every astronaut seems to enjoy: a drink called Tang.

Notes： *1 pureed　煮て裏ごしした　　*2 regenerate　再生する
*3 sodium　ナトリウム　　*4 dehydrated　乾燥させた
*5 rehydrated　水を加えて元に戻した
*6 non-perishable　長期保存に耐える
*7 swordfish　メカジキ

問21　How long have researchers been developing space food?

ⓐ Probably less than thirty years.
ⓑ Probably between thirty and forty years.
ⓒ Probably between forty and fifty years.
ⓓ Probably more than fifty years.

問22　What type of food was the first to be eaten in space?

ⓐ Meat was the first type of food eaten in space.
ⓑ Seafood was the first type of food eaten in space.
ⓒ Vegetables were the first type of food eaten in space.
ⓓ Fruit was the first type of food eaten in space.

問23　What was one problem for astronauts on the first space flights?

ⓐ Their weight decreased.
ⓑ They choked on their food.
ⓒ They could not swallow their food easily.

ⓓ Floating pieces of food damaged the shuttle's instruments.

問24 Why do astronauts in space have a different diet to people on earth?

ⓐ Because astronauts need more sodium.

ⓑ Because astronauts need pureed food.

ⓒ Because space and earth are different environments.

ⓓ Because space food is dehydrated.

問25 What does thermo-stabilizing do?

ⓐ It makes food safe to eat.

ⓑ It makes food more appetizing.

ⓒ It increases the nutritional balance of food.

ⓓ It decreases the "fishy" taste in food.

問26 What was the first type of meat eaten on the moon?

ⓐ Steak.

ⓑ Ham.

ⓒ Tuna.

ⓓ Turkey.

問27 How different were the Japanese and US astronauts' menu in 2008?

ⓐ Japanese astronauts had twice as much food to choose from than the US.

ⓑ Japanese astronauts had more than six times more food to choose from than the US.

ⓒ US astronauts had twice as much food to choose from than the Japanese.

ⓓ US astronauts had more than six times more food to choose from than the Japanese.

問28 How long have tortillas been on the astronaut's menu?

ⓐ For less than two years.

ⓑ For about ten years.

ⓒ For about fifteen years.

ⓓ For over twenty five years.

問29 How long ago was the first meal prepared in space?

ⓐ More than fifty years ago.

ⓑ About thirty years ago.

ⓒ About fifteen years ago.

ⓓ Less than five years ago.

問30 What particular thing was hated most by astronauts?

ⓐ Tang.

ⓑ Ice cream.

ⓒ Apple sauce.

ⓓ Tuna.

問31 How has space food changed over time?

ⓐ It has become higher in salt.

ⓑ It is more "fishy" than before.

ⓒ There is more food on the menu now.

ⓓ Astronauts bring all of their own food now.

数 学

問題

23 年度

1 $0 \leqq u < 1$ とする。座標平面上に点 A$(u,\ 1)$，点 B$(2-u,\ 1)$，点 C$(2,\ 0)$がある。点 P は原点 O を出発し，線分 OA 上を点 A に向かって速さ 3 で進み，次に点 A から点 B に向かって線分 AB 上を速さ 5 で進み，さらに点 B から点 C に向かって線分 BC 上を速さ 3 で進む。点 P が点 C に達するまでの所要時間を $f(u)$ とする。

(1) $f(u) = \dfrac{\boxed{\text{ア}}}{\boxed{\text{イ}}}\sqrt{u^2 + \boxed{\text{ウ}}} + \dfrac{\boxed{\text{エ}} - 2u}{\boxed{\text{オ}}}$ である。

(2) $f(u)$ を u で微分すると

$$f'(u) = \frac{\boxed{\text{カ}}}{\boxed{\text{キ}}}\,\frac{u}{\sqrt{u^2 + \boxed{\text{ク}}}} - \frac{\boxed{\text{ケ}}}{\boxed{\text{コ}}}$$

となる。

(3) $f(u)$ が最小となる u の値は $u = \dfrac{\boxed{\text{サ}}}{\boxed{\text{シ}}}$ で，このとき，$f(u)$ の値は

$$f(u) = \frac{\boxed{\text{スセ}}}{\boxed{\text{ソタ}}}$$

となる。

2 $x > 0$ で定義された 2 つの関数 $f(x)$ と $g(x)$ の導関数 $f'(x)$ と $g'(x)$ が次の (a), (b) を満たすとする。

(a) $f'(x) + g'(x) = \dfrac{5}{x}$ (b) $2f'(x) - 3g'(x) = 5x$

(1) $f'(x) = x + \dfrac{\boxed{\text{ア}}}{x}$, $g'(x) = -x + \dfrac{\boxed{\text{イ}}}{x}$ である。

(2) $\alpha > 0$ とし，曲線 $y = f(x)$ 上の点 $(\alpha, f(\alpha))$ における接線を l_1，曲線 $y = g(x)$ 上の点 $(\alpha, g(\alpha))$ における接線を l_2 とする。また，直線 l_1 の傾きを $\tan\theta_1$，直線 l_2 の傾きを $\tan\theta_2$ とする。ただし，$-\dfrac{\pi}{2} < \theta_1 < \dfrac{\pi}{2}$，$-\dfrac{\pi}{2} < \theta_2 < \dfrac{\pi}{2}$ とする。

(i) 直線 l_1 が直線 l_2 に垂直であるとき，$\alpha^2 = \sqrt{\boxed{\text{ウ}}}$ である。

(ii) 直線 l_1 が直線 l_2 に垂直でないとする。このとき，$\tan(\theta_1 - \theta_2)$ を α を用いて表すと

$$\tan(\theta_1 - \theta_2) = \frac{\boxed{\text{エ}}\,\alpha^3 + \alpha}{-\alpha^4 + \boxed{\text{オ}}}$$

であり，

$$\lim_{\alpha \to 0} \frac{\theta_1 - \theta_2}{\pi} = \boxed{\text{カ}} \qquad \lim_{\alpha \to \infty} \frac{\theta_1 - \theta_2}{\pi} = \boxed{\text{キ}}$$

が成り立つ。

(3) 関数 $f(x)$，$g(x)$ がさらに次の (c)，(d) を満たすとする。

(c) $f(e) - g(e) = e^2$ (d) $f(2e) + g(2e) = 5\log 2$

ただし，e は自然対数の底であり，log は自然対数を表す。

(i)

$$f(x) = \frac{\boxed{\text{ク}}}{\boxed{\text{ケ}}}x^2 + \boxed{\text{コ}}\log x - \boxed{\text{サ}},$$

$$g(x) = -\frac{\boxed{\text{シ}}}{\boxed{\text{ス}}}x^2 + \boxed{\text{セ}}\log x - \boxed{\text{ソ}}$$ が成り立つ。

(ii) 2つの曲線 $y = f(x)$，$y = g(x)$ および 2 つの直線 $x = e$，$x = 2e$ で囲まれた部分の面積は

$$\frac{\boxed{\text{タ}}}{\boxed{\text{チ}}}e^3 + \left(\boxed{\text{ツ}}\log 2 - \boxed{\text{テ}}\right)e$$

である。

3

(1) 赤球 4 個, 白球 5 個が入った箱の中から 2 個の球を同時に取り出す。取り出した球のうち赤球の個数を X とする。

(i) $X = 0$ である確率は $\dfrac{\boxed{ア}}{\boxed{イウ}}$ である。

(ii) $X = 1$ である確率は $\dfrac{\boxed{エ}}{\boxed{オ}}$ である。

(2) 赤球が m 個, 白球が n 個入っている箱の中から 2 個の球を同時に取り出す。取り出した球のうち赤球の個数を X とする。ただし, $m \geqq 2$, $n \geqq 2$ とする。

(i) $X = 1$ となる確率は

$$\frac{\boxed{カ}\,mn}{\left(m \boxed{キ} n\right)\left(m \boxed{ク} n \boxed{ケ} 1\right)}$$

である。ここで, $\boxed{キ}$, $\boxed{ク}$, $\boxed{ケ}$ は, それぞれ, 符号 $+$, $-$ のいずれかである。

(ii) X の期待値は

$$\frac{\boxed{コ}\,m}{m \boxed{サ} n}$$

である。ここで, $\boxed{サ}$ は, 符号 $+$, $-$ のいずれかである。

とくに, X の期待値が $\dfrac{8}{7}$ であるとき,

$$\frac{m}{n} = \frac{\boxed{シ}}{\boxed{ス}}$$

である。

(iii) $X = 1$ となる確率が $\dfrac{1}{2}$ であるとき, m, n の値は

$$m = \boxed{セソ},\quad n = \boxed{タチ}$$

である。ただし, $30 \leqq m + n \leqq 40$, $m \geqq n$ とする。

物 理

問題

23年度

1 次の問いに対して，最も適切なものを選択肢の中から一つ選びなさい。

(1) 伸び縮みしない糸でつながれた物体A，物体Bが糸が張った状態のままで摩擦のある水平な床面上に置かれている。

物体Aの質量は M で物体Bの質量は m であり，重力加速度は g とする。最初，物体Aおよび物体Bは静止している。物体Bを右方向に力 F で引っ張ると，二つの物体は図1のように加速度 a で右に動いた。図1には，それぞれの物体に作用する力も矢印で示している。これらの力だけを考えて，次の問いに答えなさい。

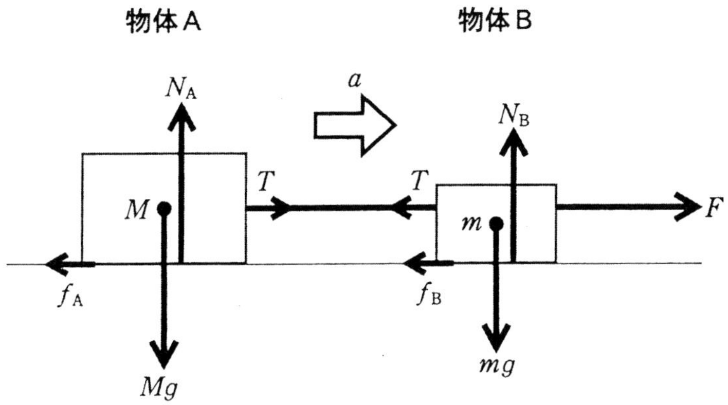

図1

問1 次の力の名称を答えなさい。

(a) N_A [ア]

(b) f_A [イ]

(c) T [ウ]

[ア], [イ], [ウ] の選択肢(同じものを繰り返し選択してもよい)

① 重 力　② 遠心力　③ 垂直抗力　④ 浮 力

⑤ 向心力　⑥ 摩擦力　⑦ 慣性力　⑧ 張 力

問2 次の各物体の運動方程式を答えなさい。

(a) 物体A [エ]

(b) 物体B [オ]

（c） 物体 A，B を一体とみなしたもの [カ]

[エ]，[オ]，[カ]の選択肢（同じものを繰り返し選択してもよい）

① $T = Ma$　② $T - f_A = Ma$　③ $f_A = Ma$

④ $F = ma$　⑤ $F - f_B = ma$　⑥ $f_B = ma$

⑦ $F - T - f_B = ma$　⑧ $F - T = ma$　⑨ $F = (M + m)a$

⓪ $F - T = (M + m)a$　⊕ $F - (f_A + f_B) = (M + m)a$

⊖ $F - 2T - (f_A + f_B) = (M + m)a$

問 3 二つの物体が図 1 のように右に動いている途中で物体 A と物体 B をつなぐ糸を切った。物体 A および物体 B はどのような運動をするか。

（a） 物体 A [キ]

（b） 物体 B [ク]

[キ]，[ク]の選択肢（同じものを繰り返し選択してもよい）

① 右向きに等速直線運動をする。

② 糸を切る前と同じ加速度で右向きに運動し続ける。

③ 糸を切る前より大きな加速度で右向きに運動し続ける。

④ 次第に減速し静止する。

⑤ 右向きの運動が左向きの運動に変わり，加速度の大きさは，糸を切る前と同じである。

⑥ 右向きの運動が左向きの運動に変わり，加速度の大きさは，糸を切る前よりも大きい。

⑦ 糸を切った瞬間に静止する。

（2） 真空中に 2 本の長い直線導線 A，B を間隔 d で平行に張り，それぞれの導線に I_A，I_B の電流を流したとき，電流 I_A が導線 B のところにつくる磁界の強さ H_A は，$H_A =$ [ケ] である。ただし，真空の透磁率を μ_0 とする。磁束密度は，$B_A =$ [コ] なので，導線 B の長さ l の部分が磁界から受ける力の大きさは F は，$F =$ [サ] となる。

$I_A = I_B = I$ [A]，$d = 1$ m，$l = 1$ m，$F = \dfrac{\mu_0}{2\pi}$ [N] のとき，電流の大きさ I は [シ] アンペアであり，1 秒間に [シ] アンペアの電流が運ぶ電荷（電気量）が [ス] クーロンである。

ケ, コ の選択肢(同じものを繰り返し選択してもよい)

① $\frac{I_A}{2\pi d}$　② $\frac{\mu_0 I_A}{2\pi d}$　③ $\frac{I_A}{2\pi\mu_0 d}$

④ $\frac{I_A}{2\pi d^2}$　⑤ $\frac{\mu_0 I_A}{2\pi d^2}$　⑥ $\frac{I_A}{2\pi\mu_0 d^2}$

サ の選択肢

① $\frac{I_A I_B l}{2\pi d}$　② $\frac{\mu_0 I_A I_B l}{2\pi d^2}$　③ $\frac{I_A I_B l}{2\pi\mu_0 d^2}$　④ $\frac{\mu_0 I_A I_B l^2}{2\pi d}$

⑤ $\frac{I_A I_B l^2}{2\pi\mu_0 d}$　⑥ $\frac{\mu_0 I_A I_B l}{2\pi d}$　⑦ $\frac{I_A I_B l}{2\pi\mu_0 d}$　⑧ $\frac{I_A I_B}{2\pi\mu_0 dl}$

シ, ス の選択肢(同じものを繰り返し選択してもよい)

① $\frac{\mu_0}{2\pi}$　② $\sqrt{\frac{\mu_0}{2\pi}}$　③ $\left(\frac{\mu_0}{2\pi}\right)^2$　④ 1

⑤ 0.1　⑥ 0.01　⑦ 0.001

(3) 問1 静止衛星とは，地上からみると静止して見える人工衛星である。

(a) 静止衛星の公転周期 T は セ 秒である。

(b) 静止衛星の角速度 ω は ソ rad/s である。

(c) 質量 m の静止衛星の軌道半径 r は， タ 。

セ の選択肢

① 0　② 1　③ 24

④ 365　⑤ 86400　⑥ 3.15×10^7

ソ の選択肢

① 0　② 7.3×10^{-5}　③ 1

④ 6.3　⑤ 360　⑥ 5.4×10^5

タ の選択肢

① m^2 に比例する　② m に比例する　③ $\sqrt{m}$ に比例する

④ m に依存しない　⑤ m に反比例する　⑥ $\sqrt[3]{m}$ に比例する

問2 地球を半径 R の球体とし，自転の角速度を ω とする。

(a) 北緯 θ の地点に置かれている質量 m の物体にはたらく遠心力は，

チ である。

（b） 重力加速度が最も小さいのは ツ である。

チ の選択肢

① $\dfrac{m\omega^2}{R}$　② $\dfrac{m\omega^2 \sin\theta}{R}$　③ $\dfrac{m\omega^2 \cos\theta}{R}$

④ $\dfrac{m\omega^2}{R\sin\theta}$　⑤ $\dfrac{m\omega^2}{R\cos\theta}$　⑥ $m\omega^2 R\sin\theta$

⑦ $m\omega^2 R\cos\theta$　⑧ $\dfrac{m\omega^2 R}{\sin\theta}$　⑨ $\dfrac{m\omega^2 R}{\cos\theta}$

ツ の選択肢

① 北極点　② 南極点　③ 北極点と南極点

④ 赤道上　⑤ 北極点，南極点と赤道上

2 次の問いに対して，最も適切なものを選択肢の中から一つ選びなさい。

（1） 長いガラス管の中の水を上下させて気柱の長さを変え，おんさの振動数を測定する実験を行った。おんさを振動させて管口に近づけ，水面を管口近くからゆっくり下げていくと，共鳴して音が大きくなる。この実験で使用するおんさは温度によって振動数は変化しないものとする。以下の問いに答えなさい。

問 1 空気中を伝わる音は縦波か横波か。 ア

ア の選択肢

① 縦 波　② 横 波　③ 縦波の場合と横波の場合がある

問 2 室温 14 ℃ で，おんさ A を使用して実験を行うと，共鳴したときの水面の位置は，最初が上から 14.0 cm，次が 46.0 cm であった。このときの音速は，340 m/s とする。

（a） おんさ A の振動数はいくらか。 イ Hz

イ の選択肢

① 261　② 294　③ 330　④ 349

⑤ 440　⑥ 493　⑦ 523　⑧ 531

(b) 水面をゆっくり下げていき，46.0 cm の次に共鳴が起こるところはどこか。[ウ]cm

[ウ]の選択肢

① 60.0　② 62.0　③ 74.0
④ 78.0　⑤ 92.0　⑥ 110.0

問 3　室温 4 ℃ のとき，別のおんさ B を使用して実験を行うと，共鳴したときの水面の位置は，室温 14 ℃ のときにおんさ A が共鳴した位置と同じであった。

(a) おんさ A の振動数とおんさ B の振動数の関係として正しいのはどれか。[エ]

[エ]の選択肢

① 二つのおんさの振動数は，等しい。
② おんさ A の振動数は，おんさ B の振動数より大きい。
③ おんさ A の振動数は，おんさ B の振動数より小さい。
④ 振動数の大小はこの実験だけでは断定できない。

(b) 室温 14 ℃ のとき，おんさ B を使って同じ実験をすると，共鳴したときの水面の位置はどうなるか。[オ]

[オ]の選択肢

① 最初が 14.0 cm，次が 46.0 cm。
② 最初が 14.0 cm よりも上で，次も 46.0 cm よりも上。
③ 最初が 14.0 cm よりも上で，次が 46.0 cm よりも下。
④ 最初が 14.0 cm よりも下で，次が 46.0 cm よりも上。
⑤ 最初が 14.0 cm よりも下で，次も 46.0 cm よりも下。

(2) 焦点距離 f の凸レンズの光軸上にあり，レンズの中心からの距離 a の点光源 A からでた光が，レンズを通過後，反対側の光軸上で集まる点を B とし，レンズの中心から点 B までの距離を b とする。

問 1　$f = 50\,\text{mm}$, $a = 15\,\text{cm}$ のとき，$b =$ **カ** cm となる。

問 2　A が無限遠にあるとき，光源からレンズに入る光は，光軸と平行に進むと考えられるので，$b =$ **キ** となる。

問 3　a が焦点距離の **ク** 程度になると，b と f との差は f の約 1 % となる。

問 4　レンズの焦点距離について正しい文を選びなさい。 **ケ**

カ の選択肢

① 1　② 2.5　③ 7.5　④ 15　⑤ 21　⑥ 35

キ の選択肢

① 0　② $\frac{f}{2}$　③ $\frac{1}{f}$　④ f　⑤ $2f$　⑥ a

ク の選択肢

① 半　分　② 2 倍　③ 10 倍
④ $\frac{1}{10}$　⑤ 100 倍　⑥ $\frac{1}{100}$

ケ の選択肢

① レンズの焦点距離が短いほど，$b \fallingdotseq f$ となる a の範囲が広い。
② レンズの焦点距離が長いほど，$b \fallingdotseq f$ となる a の範囲が広い。
③ $b \fallingdotseq f$ となる a の範囲は，レンズの焦点距離に依存しない。

(3)　すべての抵抗が 1 Ω である図 1 のような回路がある。

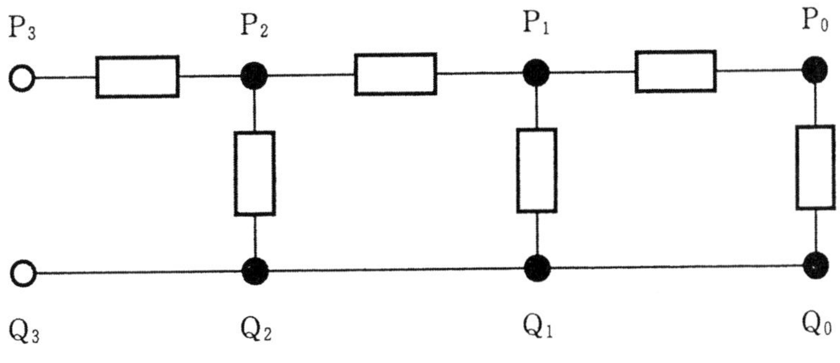

図 1

問1 （a） P_1Q_1 間の合成抵抗は［コ］Ωである。
（この場合だけ P_1P_2 間は切断されていると見なして求めなさい。）

（b） P_2Q_2 間の合成抵抗は［サ］Ωである。

（c） P_3Q_3 間の合成抵抗は［シ］Ωである。

［コ］［サ］［シ］の選択肢（同じものを繰り返し選択してもよい）

① 1　② $\frac{3}{2}$　③ $\frac{2}{3}$　④ $\frac{5}{3}$　⑤ $\frac{8}{3}$

⑥ $\frac{8}{5}$　⑦ $\frac{13}{5}$　⑧ $\frac{5}{8}$　⑨ $\frac{13}{8}$　⓪ $\frac{15}{8}$

（d） 図1の回路は，図2に示した2個の抵抗から成る回路を最小単位として，その最小単位を連続的にはしご状に接続して構成されていると見なせる。もし，P_3Q_3 から左側にこの最小単位の回路がさらに非常に多数接続されたとき，はしご状回路の左端の P_nQ_n（$n \gg 1$）間の合成抵抗を求めたい。P_nQ_n 間の合成抵抗は，最小単位の回路の個数が非常に大きいため，回路の左端にある最小単位の回路を1個取り除いてできる回路の $P_{n-1}Q_{n-1}$ 間の合成抵抗と等しいとみなせる。この様子を図で示したのが図3である。ただし図では，上記の $P_{n-1}Q_{n-1}$ 間の合成抵抗を R_{n-1} と示している。このとき，P_nQ_n 間の合成抵抗は［ス］Ωとなる。

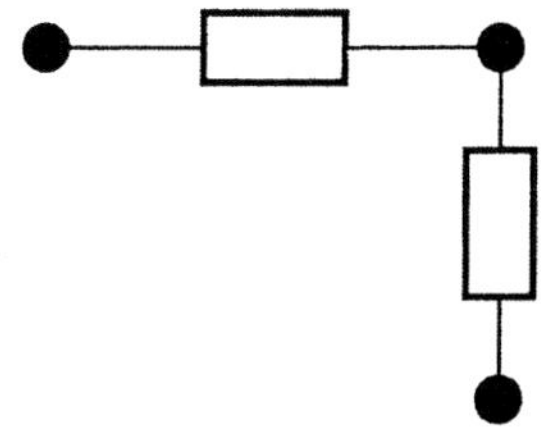

図2

［ス］の選択肢

① $\frac{1}{2}$　② $\frac{3}{2}$

③ $\frac{5}{2}$　④ $\frac{1+\sqrt{3}}{2}$

⑤ $\frac{2+\sqrt{3}}{2}$　⑥ $\frac{1+\sqrt{5}}{2}$

⑦ $\frac{2+\sqrt{5}}{2}$　⑧ $\frac{3+\sqrt{5}}{2}$

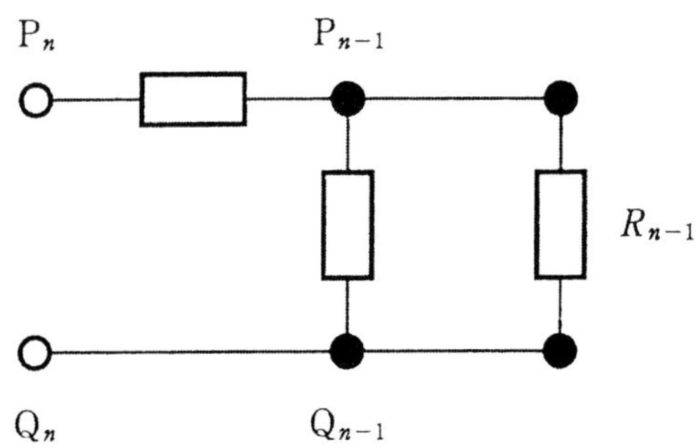

図3

問 2 内部抵抗の無視できる起電力 1 V の電池を図 4 の様に P_3Q_3 間に接続した。

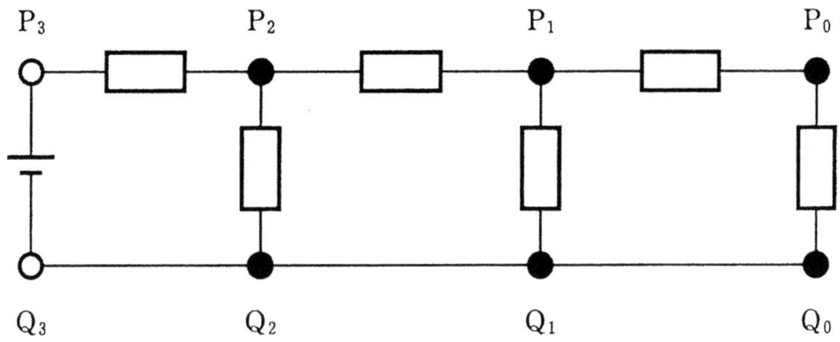

図 4

（a） P_3P_2 間を流れる電流は［セ］A である。

（b） P_2Q_2 間を流れる電流の総和は［ソ］A である。

（c） P_1Q_1 間を流れる電流の総和は［タ］A である。

（d） P_0Q_0 間を流れる電流は［チ］A である。

［セ］［ソ］［タ］［チ］の選択肢（同じものを繰り返し選択してもよい）

① $\frac{3}{2}$	② $\frac{2}{3}$	③ $\frac{5}{3}$	④ $\frac{8}{3}$
⑤ $\frac{3}{8}$	⑥ $\frac{5}{8}$	⑦ $\frac{13}{8}$	⑧ $\frac{15}{8}$
⑨ $\frac{1}{13}$	⓪ $\frac{3}{13}$	⊕ $\frac{5}{13}$	⊖ $\frac{8}{13}$

化 学

問題

23 年度

計算に必要なら次の数値を用いよ。

原子量：H 1，C 12，N 14，O 16，F 19，Na 23，Mg 24，
Al 27，Si 28，P 31，S 32，Cl 35.5，K 39，
Ca 40，Cr 52，Fe 56，Cu 63.5，Zn 65.4，Br 80，
Ag 108，I 127

アボガドロ定数：6.0×10^{23}/mol　　ファラデー定数：96,500 C/mol

気体定数：0.082 atm・ℓ/(K・mol) = 8.3 J/(K・mol) = 8.3×10^3 Pa・ℓ/(K・mol)

1 気圧 = 760 mmHg = 1.01×10^5 Pa

1 端数が出る場合，解答枠□の最小桁の次の桁で四捨五入した値を記せ。

(1) 混合物の分離法で誤りはどれか。ア

① ナフタレンと硫酸銅の混合物からナフタレンを分離する ―― 昇華させる

② トルエンとベンゼンの混合液からトルエンを回収する
―― 蒸留で先に出てくる部分を集める

③ 炭酸カルシウムが混じった塩化ナトリウムから炭酸カルシウムを除く
―― 水を加えよくかき混ぜてろ過する

④ 大豆粉から油脂を取り出す ―― エーテルを加え抽出する

⑤ 少量のアンモニアを含む空気からアンモニアを除く
―― 活性炭に吸着させる

(2) 各問に答えよ。

1) 非共有電子対を最も多くもつ分子はどれか。イ

① NH_3　② HCl　③ CO_2　④ N_2　⑤ H_2O

2) 3 つの原子またはイオンの電子配置がすべて同じものはどれか。ウ

① Ar，Cl^-，Na^+　② Al^{3+}，Na^+，F　③ K^+，Br^-，S^{2-}

④ O^{2-}，F^-，Mg^{2+}　⑤ Ca^{2+}，Ne，Cl^-

3) 原子 A が A^{3+} になったときの電子の数は，原子 ^m_nB が B^- になったときの電子の数より 5 だけ大きい。A の原子番号はどれか。エ

① n + 1　② m + 3　③ n + 3

④ n + 5　⑤ m + 7　⑥ n + 9

(3) 次の【実験】に関する問に答えよ。

【実験Ⅰ】

A 適量の砂糖と酸化銅(Ⅱ)を混合して試験管に入れた後，右図のように加熱し，発生した気体を石灰水に通すと白濁した。

B 反応によって生成した液体が試験管の口にたまった。これを硫酸銅(Ⅱ)無水物に滴下すると色が変化した。

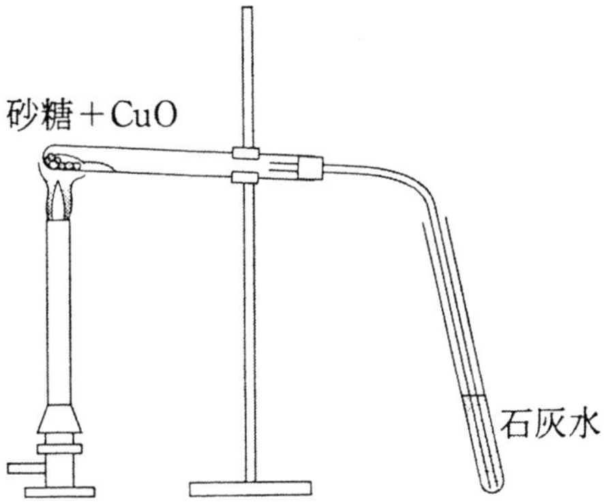

【実験Ⅱ】

C 試験管に固体の水酸化ナトリウムを2粒とり，卵白水溶液を加えて加熱し，試験管の口にリトマス紙を近づけた。

D 反応液が冷めたら酢酸酸性にし，酢酸鉛(Ⅱ)水溶液を数滴加えた。

1) Aで発生した気体はどれか。 **オ**

① 酸 素　② 水 素　③ 一酸化炭素
④ 二酸化炭素　⑤ 一酸化窒素

2) Bで硫酸銅(Ⅱ)無水物は何色に変わったか。 **カ**

① 赤 色　② 白 色　③ 青 色
④ 黄 色　⑤ 茶 色　⑥ 紫 色

3) Cでリトマス紙の色の変化はどれか。 **キ**

① 赤 ⟶ 青　② 青 ⟶ 赤

4) Cで発生した気体はどれか。 **ク**

① SO_2　② CO_2　③ NH_3
④ NO　⑤ NO_2　⑥ CO

5) Dの生成物の色はどれか。 **ケ**

① 白 色　② 黄 色　③ 赤 色
④ 黒 色　⑤ 茶 色　⑥ 青 色

(4) ベンゼンについて誤りはどれか。 **コ**

① すべての原子は同一平面上にある。

② 付加反応よりも置換反応が起こりやすい。

③ 炭素原子間の結合距離はすべて等しい。

④ 空気中で燃やすと多量の すす を出す。

⑤ 過マンガン酸カリウムで容易に酸化される。

(5) 5種類の金属イオンA～Eを含む水溶液がある。各イオンを分離・確認するため以下の操作を行った。 サ ～ セ に適するものを選べ。

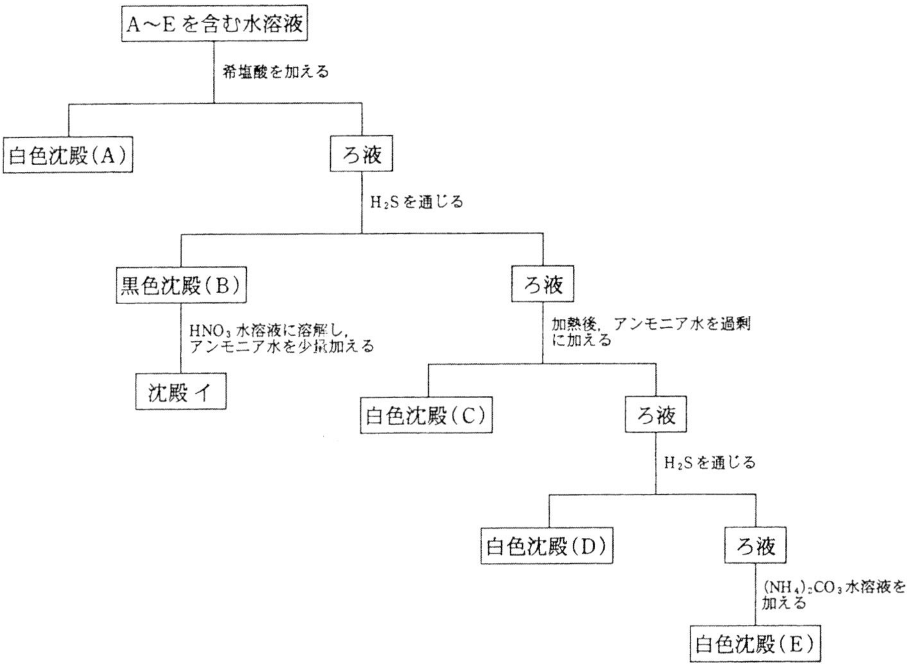

【a】 希塩酸を加えるとAのみ白色沈殿した。この沈殿をろ過し，ろ液にH_2Sを通じるとBが黒色沈殿した。この沈殿物をHNO_3水溶液に溶解し，少量のアンモニア水を加えると沈殿イを生じた。

【b】 ろ液を加熱後，アンモニア水を過剰に加えるとCが白色沈殿した。この沈殿をろ過し，ろ液にH_2Sを通じると，Dが白色沈殿した。

【c】 この沈殿をろ過し，ろ液に$(NH_4)_2CO_3$水溶液を加えると，Eが白色沈殿した。

1) AとBはそれぞれどれか。 サ

① Ag^+, Zn^{2+}　② Ca^{2+}, Fe^{3+}　③ K^+, Pb^{2+}

④ Ag^+, Cu^{2+}　⑤ Ba^{2+}, Fe^{2+}

2) 沈殿物イは何色か。 シ

① 無　色　② 白　色　③ 黒　色

④ 褐　色　⑤ 淡青色

3) C と D はそれぞれどれか。[ス]

① Na^{+}, Zn^{2+}　② Al^{3+}, Zn^{2+}　③ Ag^{+}, Pb^{2+}

④ Pb^{2+}, Fe^{3+}　⑤ K^{+}, Ca^{2+}

4) E の炎色反応は何色か。[セ]

① 黄　色　② 青緑色　③ 橙赤色

④ 赤紫色　⑤ 青　色

(6) 次の【実験】に関して[ソ]～[チ]には適するものを選び，[ツ]，[テ]には適する数値を入れよ。

【実験】 酢酸 0.9 mol とエタノール 0.9 mol の混合溶液に少量の濃硫酸を加えておだやかに加熱し，エステル A を得た。

1) エステル A について誤りはどれか。[ソ]

① 果物のような香りがする。

② 水に良く溶解する。

③ アルカリでケン化される。

④ 揮発性が高い。

⑤ 有機溶媒として用いられる。

2) 実験の中で濃硫酸はどのような働きをしているか。[タ]

① 酸化剤　② 還元剤　③ スルホン化剤

④ 触媒作用　⑤ 吸湿作用

3) エステル A はどれか。[チ]

① $H-C(=O)-O-C_2H_5$　② $CH_3-C(=O)-O-CH_3$

③ $CH_3-C(=O)-O-C_2H_5$　④ $CH_3-C(=O)-O-C(=O)-CH_3$

⑤ $C_2H_5-C(=O)-O-CH_3$　⑥ $CH_3-O-C(=O)-O-C_2H_5$

4) 【実験】の反応溶液を 25 ℃ に保つと平衡状態に達した。このときの反応溶液中のエステル A の物質量は[ツ].[テ]mol である。ただし，平衡定数は 4.0 とする。

(7) [ト]～[ノ]と[ヒ]～[ヘ]には適する数値を入れ，[ハ]には適するものを選べ。

右図のように，内容積 5 ℓ の容器 A と，3 ℓ の容器 B がコックで連結されている。容器 B には着火装置がついている。この装置を用いて，以下の操作を行った。

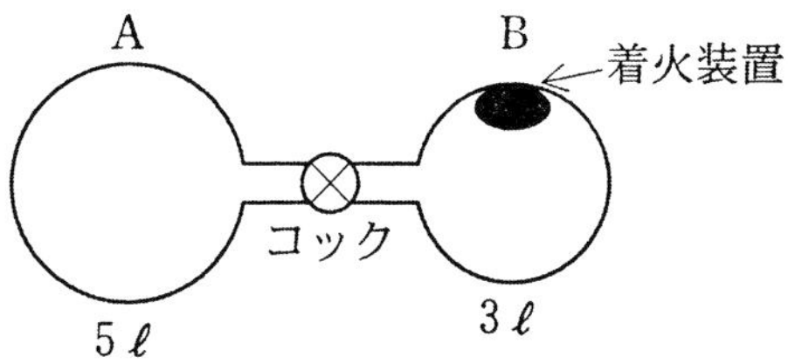

【操作 1】 27 ℃ で，コックを閉じた状態で，容器 A にプロパン 0.06 mol，容器 B に酸素 0.45 mol をそれぞれ封入した。

【操作 2】 コックを開いて容器内の圧力が均一になるまで放置した。

【操作 3】 着火装置を使用し，容器内のプロパンを完全燃焼させた後，容器 A と B を 27 ℃ に保つと器壁に水滴が見られた。

次の問に答えよ。ただし，コックのついた細管の容積と水の体積は無視し，27 ℃ の水の蒸気圧は 3.8×10^3 Pa とする。

1) 操作 2 で，容器内の全圧とプロパンの分圧はいくらか。

全圧：[ト].[ナ] × 10^[ニ] Pa

プロパンの分圧：[ヌ].[ネ] × 10^[ノ] Pa

2) 操作 3 の終了後，この容器内に残っている酸素は [ハ] mol である。

① 0.05　② 0.10　③ 0.15　④ 0.20　⑤ 0.25

3) 操作 3 の終了後，容器内の全圧は [ヒ].[フ] × 10^[ヘ] Pa である。

(8) [ホ]，[マ] に適するものを選べ。

物質 X の十水和物 ($X \cdot 10H_2O$) を A g とり，水 B g に溶解した。この水溶液の密度を C g/cm^3 とし，物質 X の式量を M とする。この水溶液中の物質 X の質量パーセント濃度は [ホ] % となり，モル濃度は [マ] mol/ℓ となる。

① $\dfrac{100A}{180M(A+B)}$　② $\dfrac{100A}{(M+180)(A+B)}$

③ $\dfrac{100AM}{(M+180)(A+B)}$　④ $\dfrac{100A}{M(M+180)(A+B)}$

⑤ $\dfrac{1000A}{CM(A+B)}$　⑥ $\dfrac{1000AC}{(M+180)(A+B)}$

⑦ $\dfrac{1000\,ACM}{(M+180)(A+B)}$　　⑧ $\dfrac{1000\,A}{C(M+180)(A+B)}$

⑨ $\dfrac{1000\,AM}{C(M+180)(A+B)}$

(9) ミ～ル に適するものを選べ。重複して選んでもよい。

1) 酢酸水溶液中では次の電離平衡が成立している。

$$CH_3COOH \rightleftarrows CH_3COO^- + H^+ \quad \text{(a)}$$

酢酸の電離度は小さいから，水溶液中の ミ の濃度は大きい。この水溶液に酢酸ナトリウムを加えると，酢酸ナトリウムはほとんど完全に電離する。その結果 ム の濃度は，酢酸が単独に溶けている場合よりも大きくなるので，(a)式の平衡は メ へ移動して[H^+]が モ し，水溶液の pH は酢酸だけが溶けている場合より ヤ する。

2) 水に強酸や強塩基を少量加えるとその pH は大きく変化するが，上記の混合水溶液に少量の強酸や強塩基を混入しても，水溶液の pH はほとんど変わらない。すなわち，強酸から与えられる ユ が水溶液中に存在する ヨ と反応して，新たな ラ が生じる。その結果，[H^+]はほとんど変化しない。また，この混合水溶液に少量の強塩基を加えた場合，その塩基は リ と反応するため，(a)式の平衡が ル に移動し，[H^+]はほとんど変化せず，水溶液の pH はほぼ一定に保たれる。このような水溶液の働きを緩衝作用という。

① CH_3COOH　② CH_3COONa　③ Na^+
④ CH_3COO^-　⑤ H^+　⑥ OH^-
⑦ 右　⑧ 左　⑨ 低下
⓪ 上昇

2 端数が出る場合，解答枠 □ の最小桁の次の桁で四捨五入した値を記せ。

(1) 正しいのはどれか。 ア

① CaF_2 はアルカリ金属元素とハロゲンからなる化合物である。
② ハロゲンのうちで，電気陰性度が最も小さいのはフッ素である。
③ ハロゲン化水素酸の中で，フッ化水素酸が最も強い酸性を示す。
④ フッ素が水と反応すると，水素が発生する。
⑤ フッ素より塩素の方が融点は高い。

(2) イ, ウ に適する数値を入れよ。

酸化カルシウム CaO を不純物として含む塩化ナトリウム 10 g をとって 1 ℓ の水に溶かした。これを中和するのに必要な 0.5 mol/ℓ の塩酸は 60 mℓ であった。この塩化ナトリウムの純度は イ ウ % である。

(3) エ, オ に適するものを選べ。

金属アルミニウム $^{27}_{13}Al$ の結晶は，下図のような面心立方格子からなる。次の問に答えよ。ただし，単位格子の一辺の長さを a cm，アボガドロ数を N とする。

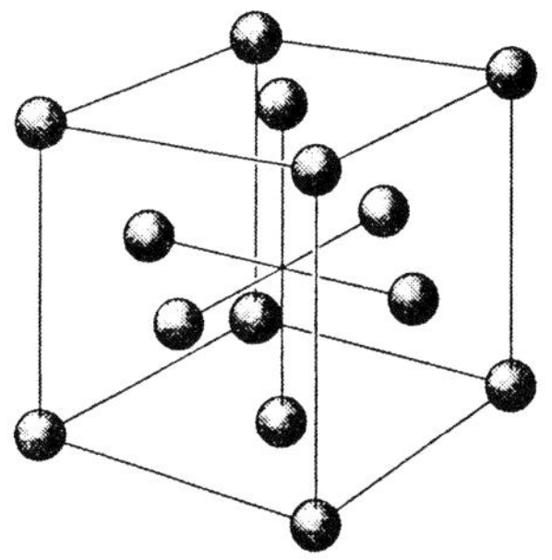

1) アルミニウムの密度はどれか。 エ g/cm³

① $\frac{27\,N}{a^3}$　② $\frac{54\,N}{a^3}$　③ $\frac{108\,N}{a^3}$

④ $\frac{27}{a^3N}$　⑤ $\frac{54}{a^3N}$　⑥ $\frac{108}{a^3N}$

2) 単位格子中に含まれる中性子の数はどれか。 オ 個

① 26　② 28　③ 52　④ 54

⑤ 56　⑥ 65　⑦ 70　⑧ 108

(4) 誤りはどれか。 カ

① 金属は高い融点・沸点を有するものが多い。

② 金属は特有の光沢をもち，高い電気伝導性を有するものが多い。

③ 金属原子は電子を放出し陽イオンになりやすい。

④ 金属をたたいて薄く広げられる性質を延性という。

⑤ 金属の単体は自由電子と金属イオンからなっている。

(5) 図は物質AとBの飽和蒸気圧曲線を示している。[キ]〜[サ]には【A群】から，[シ]には【B群】から適するものを選べ。

1) 物質AとBを比べると，より揮発しやすいのは[キ]である。分子間力がより強く働いているのは[ク]である。

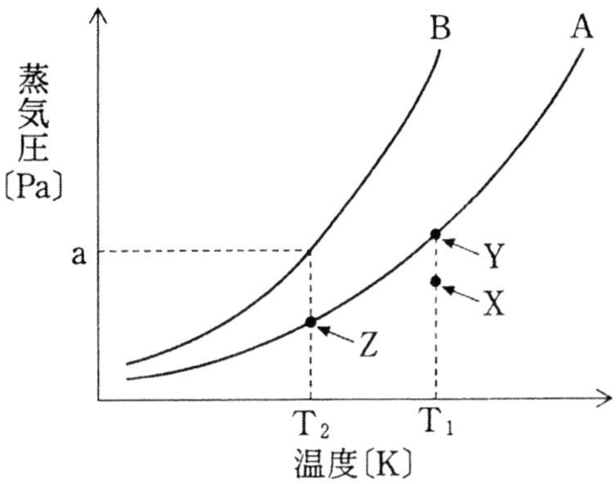

2) 真空の容器内に液体の物質Aを適量入れて温度T_1で放置した。容器内の空間が点Xの状態にあるとき，物質Aは[ケ]が続いて，最終的に点Yの状態になる。点Yでは[ケ]する分子と[コ]する分子の数が等しく，見かけ上，[ケ]が止まっているようにみえる。このような状態を[サ]という。点Yの状態から容器の温度をT_2まで下げると[コ]する分子の数が[ケ]する分子の数より増え，点Zに達して新たな[サ]の状態になる。

3) 10 ℓの真空の容器の中に10 gの液体の物質Bを入れ温度T_2に保ったところ，一部が液体のまま容器内に残った。この時の容器内の圧力をa Paとすると，液体状態の物質Bは[シ]g存在する。物質Bの分子量はM，気体定数はRとし，液体の体積は無視して求めよ。

【A群】

① 物質A　② 物質B　③ 凝　縮　④ 融　解
⑤ 凝　固　⑥ 蒸　発　⑦ 昇　華　⑧ 溶解平衡
⑨ 気液平衡　⓪ 蒸気圧降下

【B群】

① $\dfrac{10\,aM}{RT_2}$　② $10-\dfrac{10\,aM}{RT_2}$　③ $\dfrac{10\,aM}{RT_2}-10$

④ $\dfrac{MRT_2}{10\,a}$　⑤ $10-\dfrac{MRT_2}{10\,a}$　⑥ $\dfrac{MRT_2}{10\,a}-10$

(6) コロイド溶液に関して[ス]〜[タ]に適するものを選べ。

1) 硫黄のコロイド溶液に少量の電解質を加えるとコロイド粒子が集まり沈殿した(a)。また，このコロイド溶液に2枚の電極を浸し，直流の電圧をかけると，コロイド粒子が陽極側に移動した(b)。

a 下線部(a)の現象は[ス]，(b)の現象は[セ]である。

① ブラウン運動　② 電気泳動　③ ゾル化
④ ゲル化　⑤ チンダル現象　⑥ 凝　析
⑦ 塩　析　⑧ 透　析　⑨ 吸　着

b 下の電解質の水溶液のうち，最も低いモル濃度で(a)の現象が見られるのはどれか。[ソ]

① KCl　② $CaCl_2$　③ $AlCl_3$
④ Na_2SO_4　⑤ $NaNO_3$

2) デンプン溶液のようなコロイド溶液を沈殿させるためには多量の電解質を加える必要がある。この理由として正しいのはどれか。[タ]

① コロイド粒子間の反発を大きくするため。
② コロイド粒子の運動が抑制されるため。
③ コロイド粒子表面の多数の水分子を取り除くため。
④ コロイド粒子表面に電解質を吸着させるため。

(7) 芳香族化合物の反応を示している。[チ]～[ト]には【A欄】から化合物名を，[ナ]～[ハ]には【B欄】から操作を選べ。

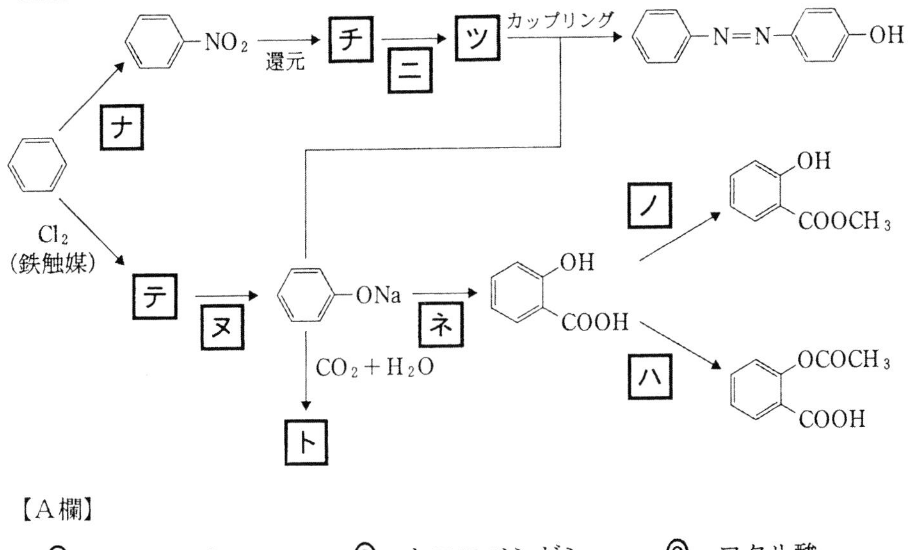

【A欄】

① フェノール　② クロロベンゼン　③ フタル酸
④ 無水フタル酸　⑤ アニリン　⑥ サリチル酸
⑦ 安息香酸　⑧ クレゾール
⑨ 塩化ベンゼンジアゾニウム

【B欄】

① 加熱する。

② 無水酢酸を作用させる。

③ 濃硫酸を加えて加熱する。

④ 濃硝酸と濃硫酸の混合物と反応させる。

⑤ メタノールと少量の濃硫酸を加えて反応させる。

⑥ 高温高圧下で水酸化ナトリウム水溶液と反応させる。

⑦ 希塩酸溶液中，低温で亜硝酸ナトリウムと反応させる。

⑧ 塩基性の過マンガン酸カリウム水溶液とともに加熱する。

⑨ 高温高圧下で二酸化炭素と反応させたのち，酸を作用させる。

(8) [ヒ]～[ミ]に適するものを選べ。

1) 油脂 100 g に付加しうるヨウ素の質量(g)をヨウ素価という。この値が大きいと[ヒ]を多く含み，常温で[フ]になる。ヨウ素価が大きく，空気中で固まりやすい油脂を[ヘ]という。油脂に水素を付加させたものが[ホ]で，マーガリンやセッケンの原料になる。

① エステル結合　② 二重結合　③ 液　体　④ 固　体

⑤ 乾性油　⑥ 不乾性油　⑦ 硬化油　⑧ 軟化油

2) グリセリンと不飽和脂肪酸からなる油脂(分子量 882)のヨウ素価が 115 であった。

a この油脂の 1 分子に含まれる二重結合数はどれか。[マ]個

① 2　② 3　③ 4　④ 5　⑤ 6

b この油脂の 1 分子に含まれる不飽和脂肪酸の組み合わせはどれか。[ミ]

オレイン酸の分子式　$C_{18}H_{34}O_2$　リノール酸の分子式　$C_{18}H_{32}O_2$

リノレン酸の分子式　$C_{18}H_{30}O_2$

① 3 個のオレイン酸

② 2 個のオレイン酸と 1 個のリノール酸

③ 1 個のオレイン酸と 2 個のリノール酸

④ 2 個のオレイン酸と 1 個のリノレン酸

⑤ 2 個のリノール酸と 1 個のリノレン酸

⑥ 1 個のリノール酸と 2 個のリノレン酸

生 物

問題 23年度

1 Ⅰ，Ⅱについて答えよ。

Ⅰ 種子植物の光合成に関する問１～６について答えよ。

問１ 図１は，葉緑体内で行われる光合成の反応経路の概略図を示す。(1)～(9)に答えよ。

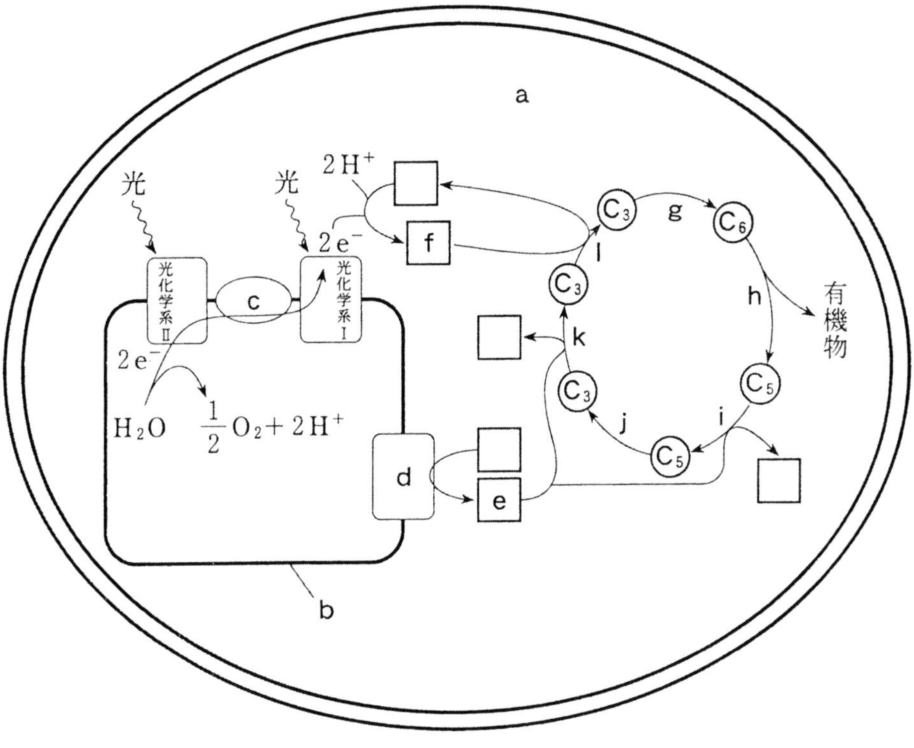

図１

(1) 図１のａとｂの部位は何か。最も適当なものを１つずつ選べ。

a：ア　b：イ

① 細胞質基質　② クリステ　③ ストロマ

④ マトリックス　⑤ 核 膜　⑥ 内 膜

⑦ 外 膜　⑧ チラコイド膜

(2) 図１のｃとｄは何か。最も適当なものを１つずつ選べ。

c：ウ　d：エ

① 解糖系　② 炭素循環　③ 窒素循環

④ 尿素回路　⑤ クエン酸回路　⑥ シトクロム
⑦ 脱水素酵素　⑧ 脱炭酸酵素　⑨ 電子伝達系
⓪ ATP合成酵素　⊕ ナトリウムポンプ
⊖ カルビン・ベンソン回路

(3) 図1の分子eとfは何か。最も適当なものを1つずつ選べ。
e：オ　f：カ
① ADP　② ATP　③ CO_2　④ H_2O　⑤ O_2
⑥ 還元型補酵素X　⑦ クエン酸　⑧ グルコース
⑨ ピルビン酸　⓪ 補酵素X

(4) 図1の反応経路(g→h……→l→g)は何か。最も適当なものを1つ選べ。キ
① 解糖系　② 炭素循環　③ 窒素循環
④ 尿素回路　⑤ クエン酸回路　⑥ 電子伝達系
⑦ カルビン・ベンソン回路

(5) CO_2が反応に取り込まれるのは図1のg～lのどれか。最も適当なものを1つ選べ。ク
① g　② h　③ i
④ j　⑤ k　⑥ l

(6) 取り込まれたCO_2から最初に合成される分子は何か。最も適当なものを1つ選べ。ケ
① グルコース　② フルクトース　③ リンゴ酸
④ クエン酸　⑤ ピルビン酸　⑥ オキサロ酢酸
⑦ クレアチンリン酸　⑧ ホスホグリセリン酸

(7) 選択肢①～⑥の物質C_3とC_5は，CO_2が取り込まれる反応の生成物と基質である。光を十分に照射した状態から暗黒の状態にして，その間のC_3とC_5の量を測定した。C_3とC_5の量はどのように変化するか。最も適当なものを1つ選べ。コ

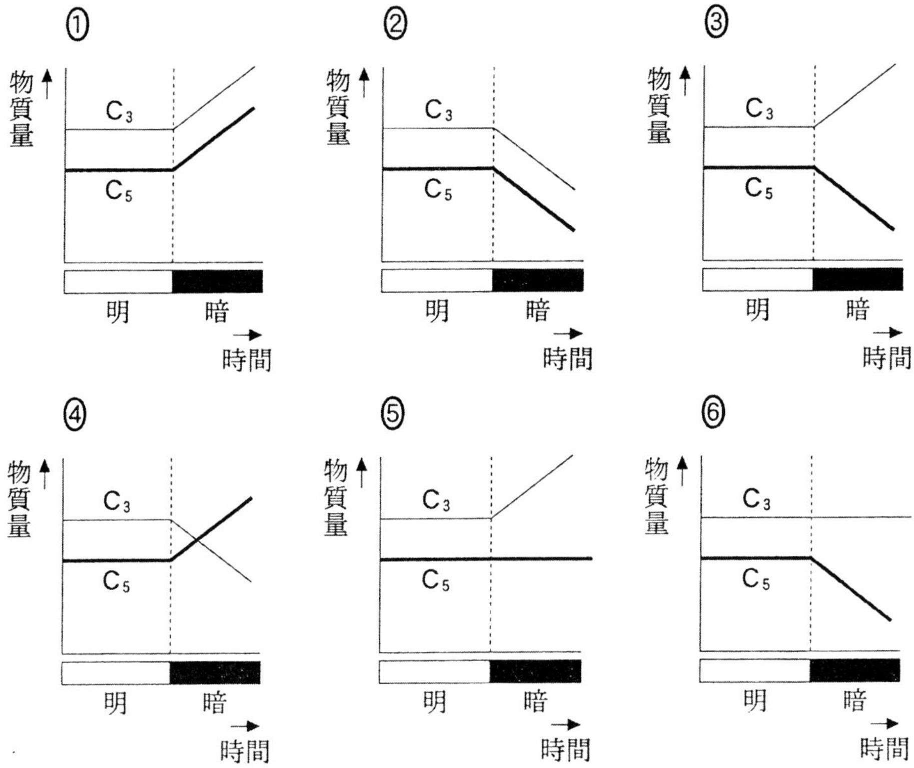

(8) 光合成の産物として葉緑体に一時的に蓄えられる有機物は何か。最も適当なものを1つ選べ。 サ

① スクロース　② マルトース　③ ラクトース
④ グルコース　⑤ フルクトース　⑥ リンゴ酸
⑦ 同化デンプン　⑧ 貯蔵デンプン　⑨ ADP
⓪ ATP

(9) 光合成の産物として葉緑体で合成された有機物が塊根や塊茎に運ばれるとき，おもにどの分子として移動するか。最も適当なものを1つ選べ。 シ

① スクロース　② マルトース　③ ラクトース
④ グルコース　⑤ フルクトース　⑥ リンゴ酸
⑦ 同化デンプン　⑧ 貯蔵デンプン　⑨ ADP
⓪ ATP

問 2 水が外界から葉緑体を含む細胞へいたるまでの経路はどれか。最も適当なものを1つ選べ。 ス

① 根の表皮→柔組織→師管
② 根の表皮→柔組織→道管
③ 根の表皮→師管→道管
④ 根の表皮→道管→師管
⑤ 葉の表皮→柔組織→師管
⑥ 葉の表皮→柔組織→道管
⑦ 葉の表皮→師管→道管
⑧ 葉の表皮→道管→師管

問 3　光合成反応で発生するO_2は，吸収されるCO_2に由来するのではなくH_2Oに由来することを最初に示したのはだれか。最も適当なものを1つ選べ。［セ］

① ヒ　ル
② マイヤーホフ
③ クレブス
④ リップマン
⑤ ポーリング
⑥ ワトソンとクリック
⑦ ミラー
⑧ メセルソンとスタール
⑨ ブフナー
⓪ オパーリン

問 4　光化学系Ⅰ，光化学系Ⅱについて(1)～(3)に答えよ。

(1)　光のエネルギーを吸収する分子は何か。最も適当なものを1つ選べ。［ソ］

① ヘ　ム
② グラナ
③ チラコイド
④ ロドプシン
⑤ クロロフィル
⑥ 酢酸カーミン
⑦ ヤヌスグリーン

(2)　［ソ］の分子に含まれる金属元素は何か。最も適当なものを1つ選べ。［タ］

① Co
② Cu
③ Fe
④ Mg
⑤ Mn
⑥ Na
⑦ Zn

(3)　［ソ］の分子がよく吸収する光はどれか。最も適当なものを1つ選べ。［チ］

① 赤色光
② 緑色光
③ 青紫色光
④ 赤色光と緑色光
⑤ 赤色光と青紫色光
⑥ 緑色光と青紫色光
⑦ 赤色光と緑色光と青紫色光

問 5 植物にいろいろな波長の光を照射して光合成量を測定し，横軸に光の波長を，縦軸に光合成量を示してグラフにしたものを何というか。最も適当なものを 1 つ選べ。 ツ

① 2 次元ペーパークロマトグラフィー

② 作用スペクトル

③ 吸収スペクトル

④ エマーソン効果

⑤ 光－光合成曲線

⑥ 成長曲線

問 6 ある種子植物の葉をガラス容器に入れて，強光条件での単位時間当たりの CO_2 の吸収量と，暗黒中での単位時間当たりの CO_2 の排出量を，それぞれ温度を変化させて測定し，その結果をグラフに示した(図 2)。このグラフの説明として正しいのはどれか。最も適当なものを 1 つ選べ。 テ

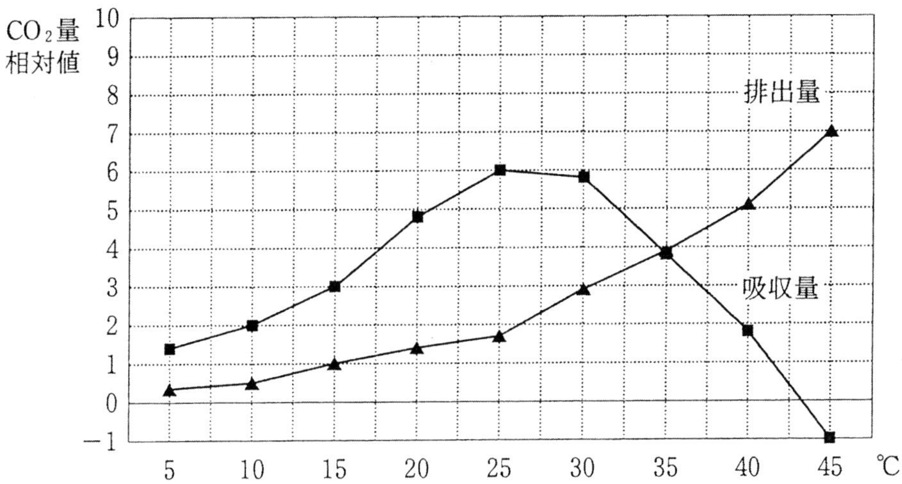

図 2

① 光合成量が最大になるのは 25 ℃ である。

② 25 ℃ と 35 ℃ では，光合成量がほぼ等しい。

③ 光合成量がみかけの光合成量の 2 倍になるのは 15 ℃ である。

④ 光合成量がみかけの光合成量の 2 倍になるのは 30 ℃ である。

⑤ 光合成量と呼吸量は 30 ℃ でほぼ等しい。

⑥ この植物の重量は 5 ℃ では減少する。

II 問1～3について答えよ。

問1 骨格筋を0℃の50％グリセリン溶液に数日間浸すとグリセリン筋が得られる。グリセリン筋の説明として誤っているのはどれか。最も適当なものを1つ選べ。［ト］

① 細胞膜を失っている。
② 細胞質内のATPを失っている。
③ 筋原繊維が残っている。
④ 電気刺激を加えると収縮する。
⑤ ATP溶液を加えると収縮する。
⑥ 水溶性のタンパク質を失っている。

問2 図1は，ある動物の雄と雌の体細胞の染色体を光学顕微鏡を用いてスケッチしたものである。(1)～(3)に答えよ。

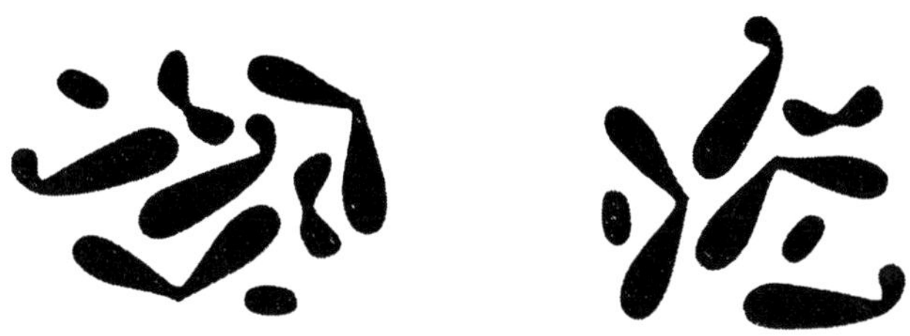

雄　　　　雌

図1

(1) 細胞周期のどの時期のスケッチと考えられるか。最も適当なものを1つ選べ。［ナ］

① G_1期　② S期　③ G_2期
④ 核分裂前期　⑤ 核分裂終期

(2) 性の決定様式はどれか。最も適当なものを1つ選べ。［ニ］

① XY型　② XO型　③ ZW型　④ ZO型

(3) この動物の雌から，異なる染色体構成をもつ配偶子は何種類生じる可能性があるか。ただし染色体の乗換えは起こらないものとする。［ヌ］，［ネ］には数字をマークせよ。

ヌ ネ 種類

問 3　次の文章中の ノ ～ メ に最も適当なものを用語欄から1つずつ選べ。同じものを何度選んでもよい。

動物の生殖は多くの種類で雄雌によって行われている。雌では卵の元となる始原生殖細胞が ノ 分裂によって，ハ になる。その後，ハ は ヒ 分裂を繰り返して フ となる。フ は ヘ 分裂の ホ 分裂によって大型の マ と小型の ミ になる。マ はさらに ヘ 分裂の ム 分裂によって卵と メ に分かれる。

ノ ～ メ の用語欄

① 一次卵母細胞	② 減　数	③ 第　一
④ 第一極体	⑤ 体細胞	⑥ 第　二
⑦ 第二極体	⑧ 二次卵母細胞	⑨ 卵　核
⓪ 卵原細胞	⊕ ろ　胞	

2　Ⅰ～Ⅲについて答えよ。

Ⅰ　問1，2について答えよ。

問 1　図1は真核細胞の細胞質で翻訳が行われている状態を示している。(1)，(2)に答えよ。必要なら表1を使用せよ。

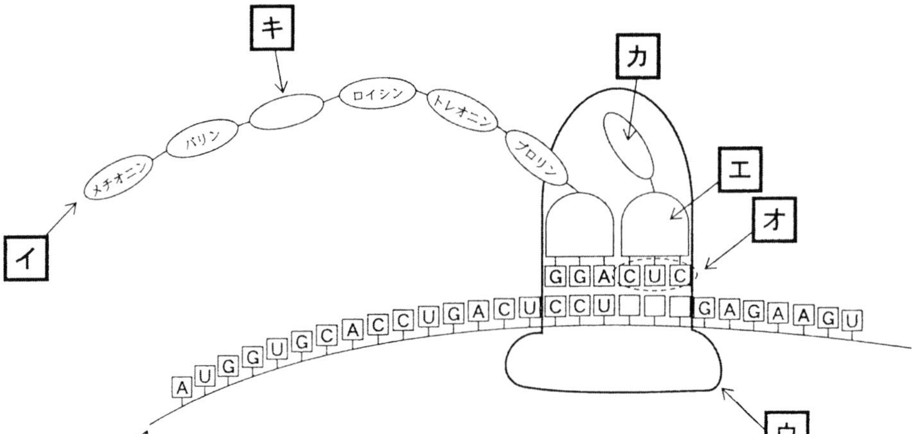

図1

(1) 図1の[ア]～[オ]は何か。最も適当なものを1つずつ選べ。ただし，点線で囲んだ[オ]は[エ]の一部である。

① 伝令 RNA
② リボソーム
③ アンチコドン
④ コドン
⑤ ペプチド鎖
⑥ DNA 鎖
⑦ アクチンフィラメント
⑧ 運搬 RNA
⑨ リソソーム
⓪ ゴルジ体
⊕ 小胞体
⊖ ヌクレオチド

表1 コドンと対応するアミノ酸

コドン	アミノ酸
ACU	トレオニン
AUG	メチオニン
CAC	ヒスチジン
CUG	ロイシン
CCU	プロリン
GAC	アスパラギン酸
GAG	グルタミン酸
GCA	アラニン
GGU	グリシン
GUG	バリン
UGC	システイン
UGG	トリプトファン

(2) 図1の[カ]と[キ]は何か。最も適当なものを1つずつ選べ。ただし，[カ]は[エ]に結合したアミノ酸である。

① トレオニン
② メチオニン
③ ヒスチジン
④ ロイシン
⑤ プロリン
⑥ アスパラギン酸
⑦ グルタミン酸
⑧ アラニン
⑨ グリシン
⓪ バリン
⊕ システイン
⊖ トリプトファン

問 2 バイオテクノロジーに関する文章中の[ク]～[シ]，[ス]～[ソ]にそれぞれの用語欄から最も適当なものを1つずつ選べ。

大腸菌の細胞質に見られる[ク]は，大腸菌固有の DNA とは独立に自己増殖する環状2本鎖の DNA である。この[ク]には，遺伝子操作に好都合となるように人為的に改変されて用いられるものがある。このように人為的に改変されて，目的とする遺伝子を含む DNA 断片を他の細胞へ運ぶ役割をもたせたものを[ケ]という。[ケ]には細菌に感染するウイルスの一種である[コ]も使われる。

目的とする遺伝子を含む DNA 断片を増幅するのに，[ケ]として改変した[ク]を用いる場合の原理は次のようである。まず，[サ]を用いて[ク]の特定の塩基配列の部位を切断して一本鎖にする。これとは別に，ヒトの組織などから抽出した DNA を[サ]で切断して，目的とする遺伝子を含む DNA 断片を用意する。次に，これら両者を混合し，[シ]で DNA 断片をつなぎ合わせて，目的とする遺伝子が挿入された[ク]にする。このようにして得られた[ク]を大腸菌に取り込ませ，大腸菌を増殖させることで[ク]を増やす。これにより目的とする遺伝子を含むDNA断片が大量に複製される。目的によっては，組み込まれた遺伝子からその遺伝子のタンパク質を大腸菌に大量に作らせることもできる。

この操作では，大腸菌に由来する[ク]に異種の生物に由来するDNAを結合したので，[ス]を行ったことになる。目的とするDNA断片と同一の塩基配列をもつDNA断片を増幅する操作を[セ]という。[セ]を行うのに，大腸菌などの細胞を使わずに試験管内で短時間にDNA断片を増幅する方法が開発され，現在では生物学，医学のみならず広範な領域で用いられている。この方法は[ソ]といわれ，この方法を開発したキャリー・マリスに対して1993年にノーベル化学賞が授与された。

[ク]～[シ]の用語欄

① カルス　② 制限酵素　③ ベクター
④ プライマー　⑤ オーキシン　⑥ セルラーゼ
⑦ プラスミド　⑧ DNA合成酵素　⑨ DNAリガーゼ
⓪ プロトプラスト　⊕ バクテリオファージ
⊖ トランスジェニック生物

[ス]～[ソ]の用語欄

① 遺伝子組換え　② 遺伝子治療　③ 核移植
④ クローニング　⑤ 細胞融合　⑥ 組織培養
⑦ 体細胞クローン　⑧ ポリメラーゼ連鎖反応(PCR)法
⑨ ES細胞

II　ある植物の2つの純系統(P系統とQ系統)を交雑して，(1)～(3)の結果を得た。草丈を決める遺伝子をA(高い)，a(低い)，花の色を決める遺伝子をB(赤色)，b(白色)とし，これらは独立の法則に従って遺伝し，組換えは起こらないものとして，問1～3に答えよ。

(1)　P系統とQ系統を交雑してできた雑種第一代(F_1)は，すべて草丈が高く桃色花の個体であった。

(2)　F_1とP系統を交雑したところ，草丈が高くて赤色花の個体と，草丈が高くて桃色花の個体が，1：1の分離比で生じた。

(3) F_1 とQ系統を交雑したところ，草丈が高くて桃色花の個体，草丈が高くて白色花の個体，草丈が低くて桃色花の個体，草丈が低くて白色花の個体が，1：1：1：1の分離比で生じた。

問 1 P系統とQ系統の遺伝子型はどれか。最も適当なものを1つずつ選べ。

[タ]：P系統の遺伝子型　[チ]：Q系統の遺伝子型

① AABB　② AABb　③ AaBB　④ AaBb　⑤ AAbb
⑥ Aabb　⑦ aaBB　⑧ aaBb　⑨ aabb

問 2 P系統とQ系統の表現型はどれか。最も適当なものを1つずつ選べ。

[ツ]：P系統の表現型　[テ]：Q系統の表現型

① 草丈が高く赤色花　② 草丈が高く桃色花
③ 草丈が高く白色花　④ 草丈が低く赤色花
⑤ 草丈が低く桃色花　⑥ 草丈が低く白色花

問 3 (1)で得られた F_1 の自家受粉によって生じる雑種第二代(F_2)の表現型の分離比はどうなるか。[ト]～[ノ]に最も適当なものを1つずつ選べ。同じものを何度選んでもよい。

[草丈が高く赤色花]：[草丈が高く桃色花]：[草丈が高く白色花]：[草丈が低く赤色花]：[草丈が低く桃色花]：[草丈が低く白色花]
＝[ト]：[ナ]：[ニ]：[ヌ]：[ネ]：[ノ]

① 1　② 2　③ 3　④ 4
⑤ 5　⑥ 6　⑦ 7　⑧ 8
⑨ 9　⓪ 0　⊕ 10

Ⅲ 問1～5について答えよ。

問 1 タマネギの根端を染色液で染色してプレパラートを作り，光学顕微鏡で異なる4つの視野を観察した。この観察で得られた視野ごとの間期・前期・中期・後期・終期の細胞数を表1に示した。(1)～(3)に答えよ。

表1

	細　胞　数(個)					
	間　期	前　期	中　期	後　期	終　期	細胞数の合計
視野1	166	16	5	3	10	200
視野2	129	8	2	1	4	144
視野3	186	12	3	3	8	212
視野4	162	9	2	3	6	182
各期の合計	643	45	12	10	28	738

(1) この観察に使う染色液として最も適当なものを1つ選べ。 ハ

① 酢酸オルセイン溶液　② ヤヌスグリーン溶液
③ サフラニン液　④ ヨウ素液
⑤ カルノア液

(2) 観察される細胞数が細胞周期における各時期の相対的な時間を示していると仮定する。間期の長さは分裂期の長さの約何倍になるか。小数点以下を四捨五入した数字を ヒ にマークせよ。

約 ヒ 倍

(3) 分裂期に要する時間は約何時間か。最も適当なものを1つ選べ。ただし，この根端細胞において分裂が始まって次の分裂が始まるまでの時間を25時間とする。 フ

① 1時間　② 2時間　③ 3時間
④ 4時間　⑤ 5時間

問2 不透膜の仕切り板をもつU字管の左側に10％スクロース溶液，右側に純水があり，両側の液面の高さが等しくなっている(状態1)。この状態1に操作1を行って状態2にし，さらに状態2に操作2を行って状態3にした。

操作1：不透膜の仕切り板をスクロース分子を通さない半透膜に置き換えた。すると液面の高さが変化し，しばらくして状態2の水位で釣り合った(状態2)。

操作2：状態2のスクロース溶液側におもりをのせて，両側の液面の高さが等しくなるようにした(状態3)。

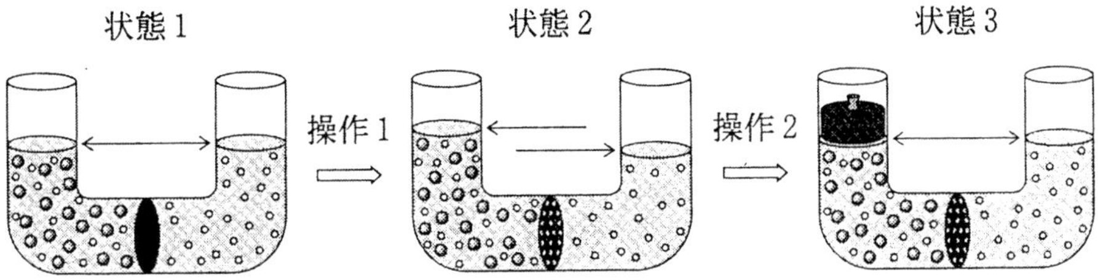

浸透圧の説明について誤っているのはどれか。最も適当なものを 1 つ選べ。 ヘ

① 状態 1 から状態 2 にいたる過程では，それぞれの側から反対側へ水が移動したが，純水側からスクロース溶液側への水の移動量が多かった。

② 状態 2 では，それぞれの側から反対側への水の移動量は等しい。

③ 状態 2 のスクロース溶液の濃度は 10 % より小さい。

④ 状態 3 において，おもりによって加えられた圧力は 10 % スクロース溶液の浸透圧より小さい。

⑤ 状態 2 のスクロース溶液の浸透圧は 10 % スクロース溶液の浸透圧より小さい。

問 3 植物の運動のうち膨圧運動はどれか。最も適当なものを 1 つ選べ。 ホ

① タンポポの花弁が明るくなると開く。
② チューリップの花弁が温度が上がると開く。
③ マメ類の葉が暗くなると下垂する。
④ オオカナダモの細胞中の葉緑体が流れるように移動する。
⑤ マカラスムギの幼葉鞘は光の方向に曲がる。

問 4 一定量の基質に一定量の酵素を加えて反応生成物の量を測定し，図 1 の実線で示される結果を得た。基質量と酵素量をそれぞれ 2 倍にして反応を行わせた場合に，予想される曲線はどれか。最も適当なものを 1 つ選べ。

マ

① a
② b
③ c
④ d
⑤ e
⑥ f
⑦ g

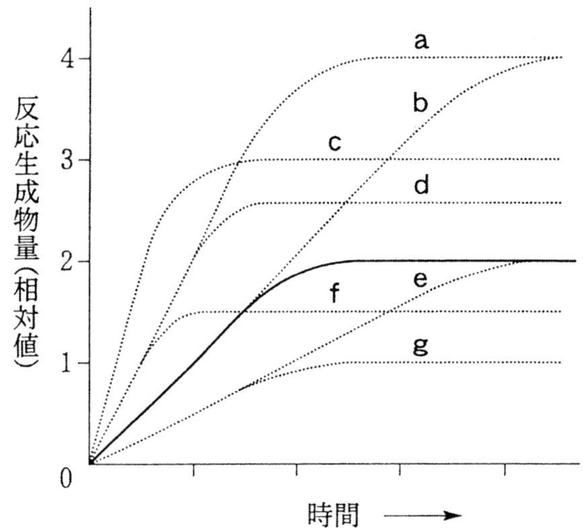

図 1

問 5　文章中の ミ ， ム に最も適当なものを用語欄から1つずつ選べ。

筋肉が急激な運動のために酸素不足の状態にあるとき，ピルビン酸は ミ に変化する。また，その反応には ム が必須である。

ミ ， ム の用語欄

① アラニン	② セリン	③ 乳　酸
④ 酢　酸	⑤ エタノール	⑥ グルコース
⑦ クエン酸	⑧ リンゴ酸	⑨ コハク酸
⓪ オキサロ酢酸	⊕ 還元型補酵素 X	⊖ ATP

英 語

解答　23年度

Ⅰ 出題者が求めたポイント

[全訳]

問1. 彼女は目の見えない人の手を引いて通りを渡った。

問2. ところで、ジムはどうなったか誰か知っていますか?

what has become of ～:「～はどうなったのか」

問3. 私はその治療法で疲れが治った。

cure ～ of a disease:「～の病気が治る」

問4. 名前が呼ばれたのを聞くと、彼は飛び上がった。

jump to one's feet:「飛び上がる」

問5. 休養のためには海辺の1日に勝るものはない。

[解答]

(1) c　(2) b　(3) c　(4) a　(5) d

Ⅱ 出題者が求めたポイント

[全訳]

問6. 交通のこんなに激しいところで運転するのは恐いと思う。

問7. 会議中なんでずっと黙っていたのですか?

hold one's tongue:「黙っている」

問8. 彼女は卒業までにもう3年勉強しなければならない。

問9. メスのクジラは卵を産まないで、赤ちゃんを産んで母乳を飲ませる。

lay:「(卵を)産む」

問10. 他の人に追いつかなければならないのはわかっていますが、なかなか勉強する気になれないのです。

bring oneself to do:「～する気になる」

[解答]

(6) b　(7) a　(8) d　(9) d　(10) c

Ⅲ 出題者が求めたポイント

[完成した英文とその意味]

問11. I'm sorry I fail to find favor in your eyes.

(あなたに気に入っていただけなくて残念です。)

問12. She talks too much, which drives everybody crazy.

(彼女はしゃべりすぎるので、みんな頭がおかしくなる。)

問13. I was just given a different medicine in order to cope with my aches and pains.

(体中の痛みを抑えるために違う薬をちょうどもらいました。)

問14. She gave me the advice out of disinterested goodwill.

(彼女は私心のない善意から私にアドバイスをくれた。)

問15. The death rate should encourage you to give up smoking.

(あなたは死亡率を知るとタバコをやめたくなるに違いない。)

[解答]

(11) c　(12) d　(13) a　(14) d　(15) b

Ⅳ 出題者が求めたポイント

[全訳]

ブライアンという名の糖尿病の男性が、右脚の感染で入院しました。この55歳のビジネスマンは、医師たちが右脚を切らなければならないことを彼に話したので、恐怖で荒っぽくなり、怒りでいっぱいになりました。

初めブライアンは、なんでも感じるままにしていいし、それを外に出してもいいと言われました。彼がそのようにした後で、私は「状況をこういうものだとしてあきらめることができますか?」と訊きました。

最初、ブライアンはこの考えに何の救いも見出せませんでした。彼は私がこれを持ち出したことにさえ腹を立てたのでした。でも、私は続けて言いました。「脚を失うかもしれないという恐ろしい可能性が常に頭にありますよね。あなたの考えはそれでいっぱいなんです。しばらくそのことについて考え、それに寄り添い、それからなすがままにしてはどうでしょう?それを考えても考えていないふりをしても、それによって事態が起こったり起こらなかったりはしないのですから。」

「それで、もし私が脚を失うことと折り合いをつけたら、もし完全に諦めたら、それは救いになるのでしょうか。」私は、深い精神の作業は深い精神の作業だということを彼に思い出させました。私たちはそれと駆け引きをすることはできないのです。私たちは「精神的に十分深くなったならご褒美がもらえるだろう。」とは言えないのです。

脚を失うという考えはとても恐ろしいものだったので、彼はすぐに考えることはできませんでした。しかし、ついに彼が、自分の感情と驚きの念で状況を見ることができるようになった時に、彼は言ったのです。「私は脚を失うかもしれません。そうなったらどんな感じなんでしょう。」ブライアンは、義足を手に入れることができるだろうということ、そして人生は続いていくのだということを理解しました。一旦くぐり抜けてしまえば、彼には平安がありました。

彼はゆったりした気持ちで状況に臨み、それが役に立って彼の体は回復していき、どこへでも思う方向へ動いて行けるようになりなした。幸いなことに、彼の脚は治療によく反応し、救われたのでした。しかし振り返ってみてブライアンは言います。恐ろしい状況の最も驚くべき部分は、予想される最悪の結果に遂に降参した時に平安を見出したことだったと。

[解答]

(16) d　(17) b　(18) c　(19) a　(20) d

V 出題者が求めたポイント

[全訳]

あなたは学位を取り、ジェット機の操縦の仕方を知っている。あなたは準備と訓練に何年も耐え、飛行時間数千時間をやり遂げ、NASAの恐るべき無重力テストを生き抜いた。さあ、あなたは初めて宇宙に飛び、シャトルのキャビンの中を漂い、窓の外を眺めて、そしてあることに気づく。お腹が空いた。さあ、何を食べる？

最初の宇宙飛行は、科学者たちがそれまで思いもつかなかった問題を持ち込んだ。宇宙飛行士は重力ゼロのところで食べ物を飲みこめるのだろうか。窒息しないか。食べ物のかけらが漂ってシャトルの機材の中に入り込み、なにかを壊すことはないのか。問題を簡単にするために、マーキュリー計画とジェミニ計画の宇宙飛行士たちは、チューブから絞り出した裏ごしの食べ物を食べた。「それはベビーフードを歯磨きのチューブで出すようなものでした。」と、NASA宇宙食システム研究所長のヴィッキー・クラリスは説明している。ジョン・グレンが宇宙で食べた最初の人であった。1962年に彼はアップルソースを食べ、比較的消化がいいと報告した。しかし、これら初期のチューブ食はおいしさからは程遠く、宇宙飛行士たちの体重は減りすぎるほどだった。「宇宙飛行士たちはアメリカとロシアのどの有人飛行でも体重が減ったことがわかっている。」と、NASAの科学者であるマルコム・スミスとチャールズ・ベリーは1969年の「今日の栄養」の記事で書いている。「なぜだかわからない。」人間に宇宙で食事をとらせることは見かけほど簡単ではなかった。

宇宙で漂うことは、聞くほどには楽ではない。宇宙飛行士は多くのエネルギーを消費し、体にかかる極度のストレスに耐える。よって、彼らが必要とする食事は重力に縛られた地球のそれとは違っている。例をあげると、彼らは骨の損失を補うために余分なカルシウムを必要としている。(骨は宇宙での再生は遅く、離陸のほとんど直後から骨の厚みは減り始める。)塩分の少ない食事はこの経過を遅くするのに役立つが、クラリスによると言うは易く行なうは難しである。「宇宙には冷蔵庫はありません。塩は食べ物を保存するのによく使われるのです。私たちはそれに気をつけなければなりません。」

NASAはアポロ計画までに、ツナサラダからコーンチャウダーにいたるまで幅広い選択肢を備えた、栄養バランスの良いメニューを開発した。もちろんすべての品目がフリーズドライか乾燥品か"熱安定性の"(バクテリアを殺すために熱処理した)ものであって、見かけは通常のものではなかった。食事は水で戻され袋に入れて提供されたので、スプーンで食べることができた。アポロ8号の乗組員は、熱安定性のターキーとグレイビーソースとクランベリーソースで1968年のクリスマスを祝った。ニール・アームストロングとバズ・オルドリンは、月探査の間にハムサラダサンドイッチと水で戻した飲み物とひも状の果物を摂った時に、月の上で食べた初めての人間たちになった。アポロ11号の飛行士たちは実際に月の表面で4回の食事を食べた。

今日最も手の込んだ宇宙食は国際宇宙ステーション(ISS)で食べられているが、そこでは飛行士たちはステーキからチョコレートケーキまであらゆるものを食べて楽しんでいる。冷たい飲み物が出せる小さい飲料用冷蔵庫まである。ISSはアメリカとロシアの合同事業で、外交的ガイドラインが、1人の宇宙飛行士がそれぞれの国からのものをどれくらいの割合で食べなければならないかを指示している。NASAの食料研究所は185種のメニューを持ち、ロシアは100くらいを提供する。日本が2008年に最初の乗組員を送り出した時は、彼と共に30品がやって来た。粉末ソースのついたフリーズドライのシュリンプカクテルが一番人気の食事だとクラリスは言っている。食事の制限と保存の問題から、飛行士たちはまだいつでも食べたい時に食べたいものを食べることはできない。宇宙ステーションは16日サイクルのメニューで運営されていて、飛行士ひとりにつき2つの箱が与えられ、ポテトチップスやチョコレートキャンディーなど長期保存できるものなら何でも、いっぱいに入れていいとされている。時にはNASAがバースデーケーキのようなボーナス品目を送ってくる。

1965年にジェミニ3号の飛行士のジョン・ヤングは、フロリダの食料店で買ったコーンビーフのライ麦サンドイッチを引っ張り出して同僚を驚かせた。ピザハットは2001年ミール宇宙ステーションに真空パックピザを「デリバリー」し、ISSのメンバーのペギー・ホイットソンは2002年にナットパイを注文した。トルティーヤと呼ばれるメキシコの食べ物は、1985年以来毎回のミッションに登場している。メキシコの科学者、ロドルフォ・ネリ・ヴェラがスペースシャトルミッションに載せて持ってきたのである。実際、NASAは今、タコベルを出している同じ会社が作った部分的に乾燥させた独自のトルティーヤを、飛行士たちに提供している。2008年には、NASAの宇宙飛行士でありISSのメンバーであるサンドラ・マグナスが、宇宙で最初に料理を試みた人となった。彼女が玉ねぎとにんにくを宇宙ステーションの食料保温器で料理するのに1時間以上かかったのだが、実においしい料理をなんとか作ることができた。それは焼いたツナのレモンガーリックジンジャーマリネで、袋から食べられたのはもちろんである。

もともとアポロの飛行で出された料理のほとんどは、改良されたり、変更されたり、または新しいメニューが好まれて全く作られなくなったりしている。有名なフリーズドライアイスクリームはアポロ7号の乗組員のリクエストで作られたのだが、宇宙飛行士たちに全く好まれなかったので、二度と使われることはなかった。数年前にNASAは、魚ベースの料理のにおいが生臭すぎるという苦情を解決しようとしたことがあった。しかし、その解決策、トマトソースのついた熱安定性のメカジキは、味がひどすぎて食べるのを拒否した飛行士もいた。だが、問題も多く受けが悪い料理もあるにはあるが、それでも、どのメニューにも載せられてきた、どの飛行士も喜んでいるように見えるひとつの品目がある。それはタンと呼ばれる飲み物である。

[設問と選択肢の意味]

問21.研究者たちはどれくらい前から宇宙食を開発してきたのか。
(a)おそらく30年より少ない。
(b)おそらく30年から40年の間。
(c)おそらく40年から50年の間。
(d)おそらく50年以上。

問22.最初に宇宙で食べられたのはどんな種類の食べ物だったか。
(a)最初に宇宙で食べられたのは肉だった。
(b)最初に宇宙で食べられたのは魚だった。
(c)最初に宇宙で食べられたのは野菜だった。
(d)最初に宇宙で食べられたのは果物だった。

問23.最初の宇宙飛行で飛行士たちにとっての問題点は何か。
(a)体重が減った。
(b)食べ物を喉に詰まらせた。
(c)食べ物を簡単に飲み込むことができなかった。
(d)食べ物のかけらが漂ってシャトルの機器をきずつけた。

問24.宇宙での飛行士はなぜ地球の人たちと違う食事をとるのか。
(a)塩分がもっと必要なので。
(b)裏ごしした食べ物が必要なので。
(c)宇宙と地球は違う環境なので。
(d)宇宙食は乾燥しているので。

問25.熱安定とは何をすることか。
(a)食料を食べて安全なものにする。
(b)食料を食欲をそそるようなものにする。
(c)食料の栄養的なバランスを良くする。
(d)食料の"生臭さ"を減らす。

問26.月で最初に食べられたのはどの種類の肉か。
(a)ステーキ
(b)ハム
(c)ツナ
(d)ターキー

問27.2008年の日本とアメリカの飛行士のメニューはどのように違っていたか。
(a)日本の宇宙飛行士が選べる食べ物はアメリカの2倍あった。
(b)日本の宇宙飛行士が選べる食べ物はアメリカの6倍以上あった。
(c)アメリカの宇宙飛行士が選べる食べ物は日本の2倍あった。
(d)アメリカの宇宙飛行士が選べる食べ物は日本の6倍以上あった。

問28.トルティーヤはどれくらい長く飛行士のメニューに載っているのか。
(a)2年より少ない。
(b)約10年。
(c)約15年。
(d)20年以上

問29.宇宙で最初に食事が作られたのはどれくらい前か。
(a)50年以上前
(b)約30年前
(c)約15年前
(d)5年より少ない。

問30.宇宙飛行士たちにもっとも嫌われている特定食品は何か。
(a)タン
(b)アイスクリーム
(c)アップルソース
(d)ツナ

問31.時を経て宇宙食はどのように変わったか。
(a)塩分が高くなった。
(b)以前より"魚くさく"なった。
(c)今のほうがメニューにある食べ物が多い。
(d)今宇宙飛行士は自分の食べ物を全部自分で持ってくる。

[解答]

(21) c (22) d (23) a (24) c (25) a (26) b
(27) d (28) d (29) d (30) b (31) c

数　学

解答　　23年度

1 出題者が求めたポイント(数学Ⅲ・微分積分)

〔解答〕

(1) AとBの位置を調べる。

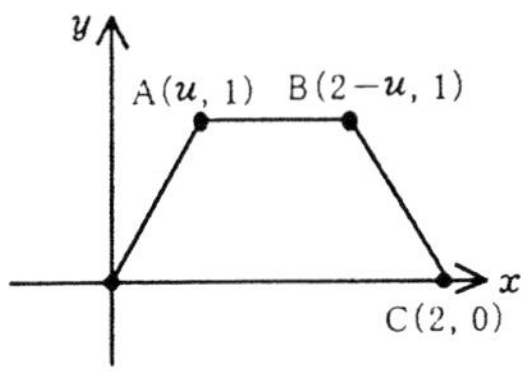

$(2-u)-u=2(1-u)>0$

$(\because 0\leqq u<1)$

よって，$u<2-u$

また，$OA=\sqrt{u^2+1}$

$AB=(2-u)-u=2(1-u)$,

$BC=\sqrt{(2-u-2)^2+(1-0)^2}=\sqrt{u^2+1}$

よって，

$$f(u)=\frac{\sqrt{u^2+1}}{3}+\frac{2(1-u)}{5}+\frac{\sqrt{u^2+1}}{3}$$

$$=\frac{2}{3}\sqrt{u^2+1}+\frac{2-2u}{5}$$ ……………………(ア～オの答)

(2) $f'(u)=\frac{2}{3}\times\frac{1}{2}(u^2+1)^{-\frac{1}{2}}\times 2u-\frac{2}{5}$

$$=\frac{2}{3}\frac{u}{\sqrt{u^2+1}}-\frac{2}{5}$$ ……………………(カ～コの答)

(3) $f'(u)$ を変形する。

$$f'(u)=\frac{2}{15}\times\frac{5u-3\sqrt{u^2+1}}{\sqrt{u^2+1}}$$

$$=\frac{2}{15}\times\frac{(4u-3)(4u+3)}{\sqrt{u^2+1}(5u+3\sqrt{u^2+1})}$$

$0\leqq u<1$ より 増減表をかく。

u	0		$\frac{3}{4}$		1
$f'(u)$	$-\frac{2}{5}$	$-$	0	$+$	$+$
$f(u)$	$\frac{16}{15}$	↘	$\frac{14}{15}$	↗	↗

$$f\left(\frac{3}{4}\right)=\frac{2}{3}\times\sqrt{\frac{9}{16}+1}+\frac{2-\frac{3}{2}}{5}=\frac{14}{15}$$

よって，$u=\frac{3}{4}$のとき最小値$\frac{14}{15}$ ……………………(サ～タの答)

2 出題者が求めたポイント(数学Ⅱ・三角関数，数学Ⅲ・微分積分)

〔解答〕

(1) $f'(x)+g(x)=\frac{5}{x}$ ……………………①

$2f'(x)-3g'(x)=5x$ ……………………②

①×3＋②より $f'(x)=x+\frac{3}{x}$ ……………………(アの答)

①×2－②より $g'(x)=-x+\frac{2}{x}$ ……………………(イの答)

(2)(ⅰ)条件より　$\tan\theta_1=f'(\alpha)=\alpha+\frac{3}{\alpha}$

$\tan\theta_2=g'(\alpha)=-\alpha+\frac{2}{\alpha}$

垂直条件より $\left(\frac{\alpha}{\alpha+3}\right)\left(-\alpha+\frac{2}{\alpha}\right)=-1$

$\alpha^2-\frac{6}{\alpha^2}=0$, $\alpha^4=6$, $\alpha^2=\sqrt{6}$ ……………………(ウの答)

(ⅱ) $\tan\theta_1\times\tan\theta_2\neq-1$より

$$\tan(\theta_1-\theta_2)=\frac{\tan\theta_1-\tan\theta_2}{1+\tan\theta_1\tan\theta_2}$$

$$=\frac{\left(\frac{\alpha+3}{\alpha}\right)-\left(-\alpha+\frac{2}{\alpha}\right)}{1+\left(\alpha+\frac{3}{\alpha}\right)\left(-\alpha+\frac{2}{\alpha}\right)}$$

$$=\frac{2\alpha^3+\alpha}{-\alpha^4+6}$$ ……………………(エ，オの答)

また，θ_1, θ_2の条件より

$$-\frac{\pi}{2}<\theta_1<\frac{\pi}{2},\ -\frac{\pi}{2}<\theta_2<\frac{\pi}{2}$$

よって，$-\pi<\theta_1-\theta_2<\pi$ ……………………③

$\alpha>0$, $\alpha\to 0$のとき

$$\tan(\theta_1-\theta_2)=\frac{2\alpha^3+\alpha}{-\alpha^4+6}>0$$ ……………………④

$$\tan\theta_1-\tan\theta_2=\left(\alpha+\frac{3}{\alpha}\right)-\left(-\alpha+\frac{2}{\alpha}\right)$$

$$=2\alpha+\frac{1}{\alpha}>0$$

よって，$\theta_1>\theta_2$ ……………………⑤

③, ④, ⑤より $\lim_{\alpha\to 0}(\theta_1-\theta_2)=0$

$\therefore \lim_{\alpha\to 0}\frac{\theta_1-\theta_2}{\pi}=0$ ……………………(カの答)

次に，αが十分大きいとき

$$\tan(\theta_1-\theta_2)=\frac{2\alpha^3+6}{-\alpha^4+6}<0$$ ……………………⑥

③, ⑤, ⑥より $\lim_{\alpha\to\infty}(\theta_1-\theta_2)=\pi$

$\therefore \lim_{\alpha\to\infty}\frac{\theta_1-\theta_2}{\pi}=1$ ……………………(キの答)

(3) (1)より

$$f(x)=\int\left(x+\frac{3}{x}\right)dx=\frac{1}{2}x^2+3\log x+C_1$$

$$g(x)=\int\left(-x+\frac{2}{x}\right)dx=-\frac{1}{2}x^2+2\log x+C_2$$

(c)より　$\frac{1}{2}e^2+3\log e+C_1-\left(-\frac{1}{2}e^2+2\log e+C_2\right)=e^2$

$\therefore C_1-C_2=-1$ ……………………⑦

(d)より　$\frac{1}{2}(2e)^2+3\log(2e)+C_1$

$+\left(-\frac{1}{2}(2e)^2+2\log(2e)+C_2\right)=5\log 2$

$\therefore C_1+C_2=-5$ ……⑧

⑦と⑧より　$C_1=-3$, $C_2=-2$

よって，$f(x)=\frac{1}{2}x^2+3\log x-3$……………(ク～サの答)

$g(x)=-\frac{1}{2}x^2+2\log x-2$ ………………(シ～ソの答)

(ii) $e \leqq x \leqq 2e$において

$f(x)-g(x)=x^2+\log x-1>0$

よって，求める面積をSとおくと

$$S=\int_e^{2e}(x^2+\log x-1)dx$$

$$=\left[\frac{1}{3}x^3+x\log x-x-x\right]_e^{2e}$$

$$=\frac{7}{3}e^3+(2\log 2-1)e$$ …………………(タ～テの答)

3 出題者が求めたポイント（数学A・確率）

〔解答〕

(1)(i) 赤球0個，白球2個となる確率は

$\frac{{}_5C_2}{{}_9C_2}=\frac{10}{36}=\frac{5}{18}$ …………………………(ア～ウの答)

(ii) 赤球1個，白球1個となる確率は

$\frac{4\times5}{{}_9C_2}=\frac{20}{36}=\frac{5}{9}$…………………………(エ，オの答)

(2)(i) 赤球1個，白球1個となる確率は

$\frac{m\times n}{{}_{m+n}C_2}=\frac{2mn}{(m+n)(m+n-1)}$……………(カ～ケの答)

(ii) X＝2となる確率は

$\frac{{}_mC_2}{{}_{m+n}C_2}=\frac{m(m-1)}{(m+n)(m+n-1)}$

よって，Xの期待値E(X)は

$$E(X)=2\times\frac{m(m-1)}{(m+n)(m+n-1)}+1$$

$$\times\frac{2mn}{(m+n)(m+n-1)}=\frac{2m}{m+n}$$………(コ，サの答)

また，$\frac{2m}{m+n}=\frac{8}{7}$

$\frac{m+n}{m}=\frac{7}{4}$，$1+\frac{n}{m}=\frac{7}{4}$

$\frac{n}{m}=\frac{3}{4}$　　$\therefore\frac{m}{n}=\frac{4}{3}$ …………………(シ，スの答)

(iii) (2)の(i)より

$\frac{2mn}{(m+n)(m+n-1)}=\frac{1}{2}$

$4mn=(m+n)^2-(m+n)$

$m+n=(m-n)^2$

$30\leqq m+n\leqq 40$　より　$m+n=6^2=36$

よって，$m>n$より

$$\begin{cases}m+n=36\\m-n=6\end{cases}$$

これを解いて，$m=21$，$n=15$…………………(セ～チ答)

物 理

解答　23年度

1 (1)出題者が求めたポイント…物体が受ける力を図示し、物体ごとに運動方程式を立てる

問1.(*a*)垂直効力→③…ア

(*b*)摩擦力→⑥…イ

(*c*)張力→⑧…ウ

問2. (*a*) $Ma=T-f_A$ → ②…エ

(*b*) $ma=F-T-f_B$ → ⑦…オ

(*c*) $(M+m)a=F-f_A-f_B$ → ⊕ …カ

問3. (*a*) 初速度が右向きで力は左向きの摩擦力だけがはたらく運動になるので、静止するまで負の加速度の等加速度運動となる。→④…キ

(*b*)左向きの張力Tがなくなるので、右向きの加速度が大きくなる。→③…ク

(2)出題者が求めたポイント…2本の直線電流間にはたらく力を求める

$$H_A=\frac{I_A}{2\pi d}$$ →①…ケ

$$B_A=\mu_0 H=\frac{\mu_0 I_A}{2\pi d}$$ →②…コ

$$F=B_A I_B l=\frac{\mu_0 I_A I_B l}{2\pi d}$$ …⑥…サ

サの式に $d=1$、$l=1$、$F=\frac{\mu_0}{2\pi}$を代入し、

$I_A=I_B=I$とすると、$I=1$となる。

→④…シ、

1秒に1A流れる電荷が1Cである→④…ス

(3)出題者が求めるポイント…静止衛星の諸量、地球の重力

問1. (*a*) $T=60\times60\times24=86400$

→⑤…セ

(*b*) $$\omega=\frac{2\pi}{T}=\frac{2\times3.14}{86400}=7.3\times10^{-5}$$

→②…ソ

(*c*) 地球の質量をM、万有引力定数をGとすれば静止衛星の運動方程式は

$$mr\omega^2=G\frac{Mm}{r^2} \quad \therefore \quad r=\sqrt[3]{\frac{GM}{\omega^2}}$$

よってmには依存しない→④…タ

問2. 北緯θの地点では半径$R\cos\theta$の円運動となるので遠心力をfとすると

$f=m\times R\cos\theta\times\omega^2$ →⑦…チ

重力加速度は万有引力と遠心力の和と考えられるから重力加速度が最も小さいのは遠心力の最も大きな赤道上である。→④…ツ

2 (1)出題者が求めたポイント…閉管内の気柱の共鳴

問1. 空気中の音波は縦波→①…ア

問2. (*a*)14.0 cmが基本振動で、46.0 cmが3倍振動なので波長λは $\lambda=(46.0-14.0)\times2=64.0\text{cm}=0.64\text{m}$

$$f=\frac{v}{\lambda}=\frac{340}{0.64}=\ 531\ \ \text{Hz}$$ →⑧…イ

(*b*)次は5倍振動なので

$$46.0+\frac{\lambda}{2}=46.0+32.0=78.0$$ →④…ウ

問3 (*a*) $v=f\lambda$ であるから、水面の位置が同じということはλが同じということである。vは温度が高いほど大きいので14℃のときのほうが音速が大きい。したがって、Aのほうが振動数が大きい。

→②…エ

(*b*) Bは振動数fがAより小さいので上記の式より、vが同じなら λは大きくなる。→⑤…オ

(2)出題者が求めたポイント…レンズの写像公式

問1. ※$f=5$ cmであることに注意せよ。

$$\frac{1}{15}+\frac{1}{b}=\frac{1}{5}$$ より

$b=7.5$ → ③…カ

問2. $$\frac{1}{a}+\frac{1}{b}=\frac{1}{f}$$ より

$a\to\infty$なら $b=f$ →④…キ

問3. $$\frac{1}{a}+\frac{1}{1.01f}=\frac{1}{f}$$

$$\frac{1}{a}=\frac{0.01}{f}$$

$\therefore\ a=100f.$ →⑤…ク

問4. 問3よりfが小さいほどaが小さくてよいので、レンズの焦点距離が短いほどaが小さくても$b\fallingdotseq f$となる。 → ①…ケ

(3)出題者が求めたポイント…複雑な回路の合成抵抗を求める

※(*d*)は数学的処理があり難易度が高い

※問2の回路は複雑であるので整理して考える

問1. (*a*) $$\frac{1}{R_1}=\frac{1}{1}+\frac{1}{2}=\frac{3}{2}$$

$$\therefore R_1=\frac{2}{3}$$ →③…コ

(*b*) $$\frac{1}{R_2}=\frac{1}{1}+\frac{1}{2/3+1}=\frac{8}{5}$$

$$R_2=\frac{5}{8}$$ →⑧…サ

(*c*) $$R_3=1+\frac{5}{8}=\frac{13}{8}$$ →⑨…シ

(*d*) $$R+\frac{1}{\frac{1}{R}+\frac{1}{R_{n-1}}}=Rn$$

$$\therefore R_n=R+\frac{RR_{n-1}}{R+R_{n-1}}$$

$n\to\infty$なら　$R_{n-1}=Rn$ となるので
$R_{n-1}=R_n=x$とおくと　上式は次のようになる。

$$x=R+\frac{Rx}{R+x}$$

$$(x-R)(x+R)=Rx$$

$$x^2-Rx-R^2=0$$

$$x=\frac{R\pm\sqrt{R^2+4R^2}}{2}=\frac{1\pm\sqrt{5}}{2}R$$

xは正の値なので　$x=\dfrac{1+\sqrt{5}}{2}R$ →⑥…ス

問2　回路は次の図のように示すとわかりやすい。
$P_1\to P_0\to Q_2$ の電流をIとするとオームの法則より
$P_1\to Q_1$ の電流は I_2 となる。$P_2\to P_1$ は $3I$ となる。
$P_2\to Q_1$ の合成抵抗は$\dfrac{5}{3}\Omega$となるので$P_1\to Q_2$ の電流は $5I$。よって$P_3\to P_2$ の電流は $8I$ となる。

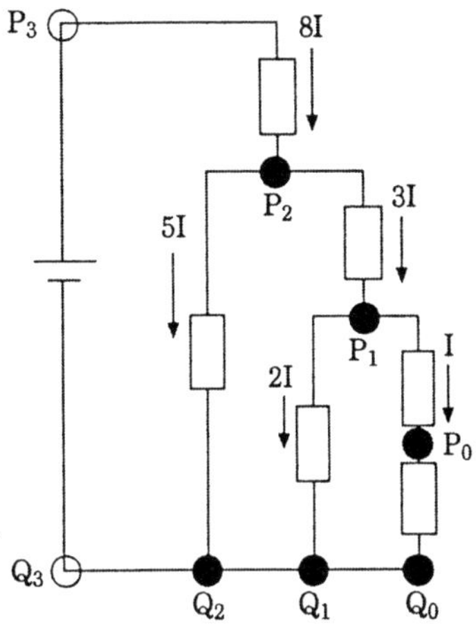

P_3Q_3の合成抵抗は問1より$\dfrac{13}{8}\Omega$

$$8I=\frac{1}{13/8}=\frac{8}{13}\quad\therefore I=\frac{1}{13}A$$

(a) $8I=\dfrac{8}{13}A$　→　㊀…セ

(b) 総和なので(a)と同じ　→㊀…ソ

(c) $I+2I=3I=\dfrac{3}{13}A$　→⓪　…タ

(d) $I=\dfrac{1}{13}A$　→　⑨…チ

化 学

解答 23 年度

1 出題者が求めたポイント……集合問題

(1) 混合物の分離

①ナフタレン($C_{10}H_8$)は昇華性大。

②トルエンの沸点はベンゼンより高い。蒸留ではベンゼンが先に留出する。したがって誤り。

③炭酸カルシウムは水に溶けにくく，ろ過で除ける。

④エーテルは油脂をよく溶かす。

⑤活性炭は表面積が大きく吸着作用が大きい。

(2) 分子の電子式と原子またはイオンの電子配置

1)③CO_2 $:\ddot{O}::C::\ddot{O}:$ 非共有電子対を4つもつ

2)④いずれもNe型(K－2, L－8)

3) Aの原子番号をXとする。B^-の電子数は，$(n+1)$と表わされるので，

$X-3=(n+1)+5$ $\therefore X=n+9$

(3) 1) 石灰水を白濁しているのでCO_2とわかる。

$Ca(OH)_2+CO_2 \rightarrow CaCO_3+H_2O$

2) 硫酸銅(II)無水物は白色粉末。これに水が加わると青くなる。

$CuSO_4+5H_2O \rightarrow CuSO_4 \cdot 5H_2O$

(単に，$[Cu(H_2O)_4]^{2+}$の生成と考えてもよい)

3) NH_3が発生するので，赤色→青色と変化する。

4) NH_3 5) $Pb^{2+}+S^{2-} \rightarrow PbS$ 黒色の硫化鉛(II)が生成

(4) ⑤は誤り。ベンゼンは酸化されにくい。

(5) [a] 希塩酸を加えると，$Ag^++Cl^- \rightarrow AgCl$

H_2Sを通じると，$Cu^{2+}+S^{2-} \rightarrow CuS$

HNO_3水溶液で処理すると，Cu^{2+}を生じる。これに少量のNH_3水を加えると，

$Cu^{2+}+2OH^- \rightarrow Cu(OH)_2$

青白色(淡青色)沈殿を生成。

[b] アンモニア水を過剰に加えると，

$Al^{3+}+3OH^- \rightarrow Al(OH)_3$

ろ液にH_2Sを通じると

$Zn^{2+}+S^{2-} \rightarrow ZnS$

[c] $(NH_4)_2CO_3$水溶液を加えると，

$Ca^{2+}+CO_3^{2-} \rightarrow CaCO_3$

Ca^{2+}の炎色反応は，橙赤色

(6) この反応は，

$CH_3COOH+C_2H_5OH \rightleftarrows CH_3COOC_2H_5+H_2O$

と表わされる可逆反応。

1)②が誤り。エステルは水に溶けにくい。

2)触媒として働き，早く平衡状態になる。

3)酢酸エチルである。

4)いま，酢酸エチルがx (mol)生じて平衡状態になったとする。上記の反応の平衡定数は，

$$K=\frac{[CH_3COOC_2H_5][H_2O]}{[CH_3COOH][C_2H_5OH]}=\frac{x \cdot x}{(0.9-x)(0.9-x)}$$

$=4.0$

これより，

$\dfrac{x}{0.9-x}=2.0$ (－は捨てる)

$\therefore x=0.6$ エステルA(酢酸エチル)は0.6 molは生じている。

(7) 1) 全圧をP (Pa)とすると，

$P \times 8=(0.06+0.45) \times 8.3 \times 10^3 \times (273+27)$

$\therefore$ $P=1.58 \times 10^5 \fallingdotseq 1.6 \times 10^5$ (Pa)

プロパンの分圧は，

$$1.58 \times 10^5 \times \frac{0.06}{0.06+0.45}=1.85 \times 10^4 \fallingdotseq 1.9 \times 10^4 \text{ (Pa)}$$

または，プロパンの分圧をp(Pa)とすると，

$P \times 8=0.06 \times 8.3 \times 10^3 \times (273+27)$

$P=1.86 \times 10^4$ (Pa)

2) プロパンの燃焼式は

$C_3H_8+5O_2 \rightarrow 3CO_2+4H_2O$

反応したO_2は，

$0.06 \times 5=0.30$ (mol)

したがって，$0.45-0.30=0.15$ (mol)のO_2が残っている。

3) 生成したCO_2 $0.06 \times 3=0.18$ (mol)

残っているO_2は， 0.15 (mol)

この2つの気体が示す圧力は，

$P \times 8=(0.18+0.15) \times 8.3 \times 10^3 \times (273+27)$

$\therefore P=1.027 \times 10^5$ (Pa)

水滴が見られたので，反応容器内は飽和蒸気圧を示す。したがって，全圧は，

$1.027 \times 10^5+3.8 \times 10^3=1.065 \times 10^5 \fallingdotseq 1.1 \times 10^5$ (Pa)

(8) 質量パーセント濃度は，

$$\frac{A \times \dfrac{M}{M+180}}{A+B} \times 100=\frac{100AM}{(M+180)(A+B)} \text{ (\%)}$$

溶液1 lを考える。

$$\frac{1000\,(cm^3) \times C\,(g/cm^3) \times \dfrac{AM}{(M+180)(A+B)}}{M\,(g/mol)}$$

$$=\frac{1000AC}{(M+180)(A+B)} \text{(mol/l)}$$

(9) 1) $CH_3COOH \rightleftarrows CH_3COO^-+H^+$ ……(a)

酢酸の電離度が小さいので，分子状のCH_3COOHが多いことになる。酢酸ナトリウムは，

$CH_3COONa \rightarrow CH_3COO^-+Na^+$

と完全に電離する。この結果，CH_3COO^-が多量に存在するので，(a)の平衡は，左に片寄る。CH_3COOH(分子状酢酸)の濃度はより大きくなる。平衡が左に片寄るため$[H^+]$は減少する。このためpHは上昇する。

2) 強酸を加えると，

$CH_3COO^-+H^+ \rightarrow CH_3COOH$

の反応によりH^+が消費され，$[H^+]$はほとんど変化しない。

強塩基を加えると，

$H^++OH^- \rightarrow H_2O$ の中和が起こり，(a)の平衡は右に移動する。この結果，$[H^+]$はほとんど変化しな

い。

[解答]

(1)② (2) 1)③ 2)④ 3)⑥

(3) 1)② 2)③ 3)① 4)③ 5)④ (4)⑤

(5) 1)④ 2)⑤ 3)② 4)③

(6) 1)② 2)④ 3)③ 4) ツ－0，テ－6

(7) 1) ト－1，ナ－6，ニ－5，ヌ－1，ネ－9，ノ－4
2)③ 3) ヒ－1，フ－1，ヘ－5

(8) ホ－③，マ－⑥

(9) 1) ミ－①，ム－①，メ－⑧，モ－⑨，ヤ－⓪
2) ユ－⑤，ヨ－④，ラ－①，リ－⑤，ル－⑦

2 出題者が求めたポイント……集合問題

(1) ハロゲン元素の性質

①Caはアルカリ土類金属元素。

②電気陰性度は周期表で上に行くほど大きい。Fが最大である。ただし，18族は除く。

③HF水溶液が唯一弱酸で，他(HClなど)は強酸。

④$2F_2 + 2H_2O \to 4HF + O_2$の反応で$O_2$を生成。

⑤分子量が大きいほど融点は高い。正文である。

(2) $CaO + H_2O \to Ca(OH)_2$

$Ca(OH)_2 + 2HCl \to CaCl_2 + 2H_2O$ と反応する。

中和に要したHClの物質量は，

$$0.5\,(\mathrm{mol/l}) \times \frac{60}{1000}\,(\mathrm{l}) = 3.0 \times 10^{-2}\,(\mathrm{mol})$$

上記の反応式からわかるように，

$$\mathrm{CaO}は，3.0 \times 10^{-2} \times \frac{1}{2} = 1.5 \times 10^{-2}\,(\mathrm{mol})$$

その質量は，

$$1.5 \times 10^{-2}\,(\mathrm{mol}) \times 56\,(\mathrm{g/mol}) = 0.84\,(\mathrm{g})$$

したがって，NaClの純度は，

$$\frac{10-0.84}{10} \times 100 = 91.6 \fallingdotseq 92\,\%$$

(3) 単位格子に含まれるAl原子の数は，

$$8 \times \frac{1}{8} + 6 \times \frac{1}{2} = 4$$

1) 密度は，
$$\frac{\frac{27}{N} \times 4}{a^3} = \frac{108}{Na^3}\,(\mathrm{g/cm^3})$$

2) Al 1個に含まれる中性子の数は，

$27 - 13 = 14$

単位格子中には4個のAlが含まれているので，

$14 \times 4 = 56$

(4) ④誤り。展性という。

(5) 飽和蒸気圧曲線の見方。

1) ある温度(例えばT_2(K))で蒸気圧を比べればよい。上にある方が蒸発しやすい。蒸気圧が低い方が分子間力が強く働いている証拠である。

2) 点Yは蒸気圧曲線にのっているので飽和蒸気圧である。

A(液)$\rightleftarrows$A(気)の平衡状態にある。

温度を$T_1 \to T_2$に下げると，凝縮がより多く起こり，T_2で新しい平衡状態になる。

3) 気体の状態方程式は，気体になっているBの質量をx(g)とすると，

$$a \times 10 = \frac{x}{M} \times R \times T_2$$

$$\therefore x = \frac{10aM}{RT_2}\,(\mathrm{g})$$

したがって，液体として残っているBは，

$$10 - \frac{10aM}{RT_2}\,(\mathrm{g})$$

(6) コロイド溶液

1) 電気泳動の実験から硫黄のコロイド粒子は負に帯電していることがわかる。

凝析を起こしやすいイオンは，イオン価の大きい陽イオンである。$AlCl_3 \to Al^{3+} + 3Cl^-$と電離し，$Al^{3+}$を生じる。

2) デンプン溶液は親水コロイドで，コロイド粒子面に多数の水分子が水和している。この水を取り除かないと粒子の沈殿は起こらない。

(7) 芳香族化合物の誘導体

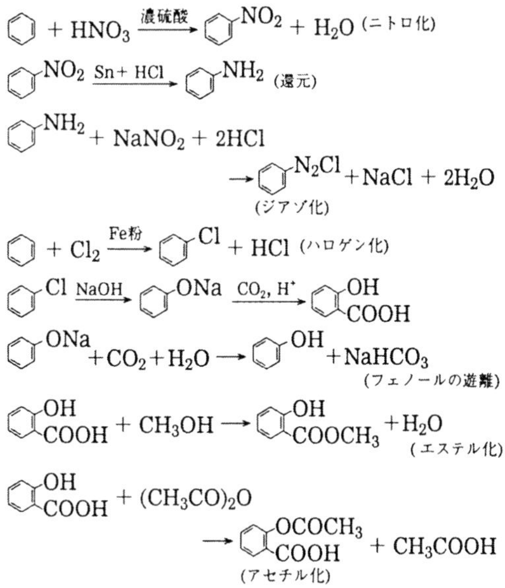

(8) 油脂

1) ヨウ素の付加

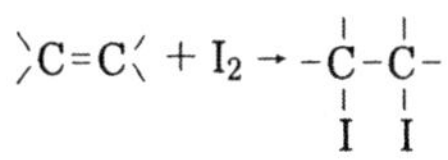

付加するヨウ素が多いほど ＞C=C＜ を多く含む。

このような油脂はヨウ素価が大きい。

2) 100 ： 115 = 882 ： xとして，

$x = 1014.3$ (g)

この油脂1 molに付加するヨウ素の物質量は，

$I_2 = 254$ として

$$\frac{1014.3\,(\mathrm{g})}{254\,(\mathrm{g/mol})} = 3.99 \fallingdotseq 4\,(\mathrm{mol})$$

したがって，この油脂1分子には，＞C=C＜ を4個

含むことがわかる。

オレイン酸　$C_{17}H_{33}COOH$　$\rangle C=C\langle$　を1つ

リノール酸　$C_{17}H_{31}COOH$　$\rangle C=C\langle$　を2つ

リノレン酸　$C_{17}H_{29}COOH$　$\rangle C=C\langle$　を3つ

それぞれ含む。

したがって，②2個のオレイン酸と1個のリノール酸を含む油脂とわかる。

[解答]

(1)⑤　(2)イ－9，ウ－2　(3) 1)⑥　2)⑤　(4)④

(5) 1)キ－②，ク－①　2)ケ－⑥，コ－③，サ－⑨　3)シ－②

(6) 1) a.ス－⑥，セ－②　b.③　2)③

(7)チ－⑤，ツ－⑨，テ－②，ト－①，ナ－④，ニ－⑦ ヌ－⑥，ネ－⑨，ノ－⑤，ハ－②

(8) 1)ヒ－②，フ－③，ヘ－⑤，ホ－⑦
2) a.③　b.②

生　物

解答　　23年度

1 出題者が求めたポイント(Ⅰ・Ⅱ光合成、染色体・減数分裂)

Ⅰ

(1) ～(6) 光合成の反応に関する頻出問題。(6) CO_2から最初に合成される化合物は、C_3物質であるホスホグリセリン酸(PGA)である。

(7)暗黒状態にするとカルビンベンソン回路の反応を進ませるために必要なATPが合成されず、反応が止まってしまう。暗黒状態にすると二酸化炭素の吸収(j)によってできるC_3物質であるPGAが蓄積して増加し、C_5物質が減少する。

(8)(9)光合成によりつくられた有機物は葉緑体に同化デンプンとして貯蔵された後、スクロースになり転流される。

問2. 水は根毛から吸収され、道管を通って運ばれる。

問3ヒルは、電子受容体があればCO_2がなくてもO_2が発生することを明らかにした。

問4. クロロフィル分子にはMgが含まれている。クロロフィルは赤色と青紫色の波長の光を吸収する。

問5. 吸収スペクトルと作用スペクトルの関係を理解しておく必要がある。

問6. 吸収量は見かけの光合成量、排出量は呼吸量、吸収量＋排出量は光合成量に相当する。①光合成量が最大になるのは30℃、③④光合成量が、見かけの光合成量の2倍になるのは、見かけの光合成量＝呼吸量である35℃である。⑥5℃でも見かけの光合成量＞0なので重量は減少しない。

Ⅱ

問1. グリセリン筋についてはよく出題されるので特徴を理解しておく必要がある。

問2. (2)染色体の形状から、雌の染色体数が1本少ないZO型であることが分かる。(3)2n = 8(雄)なので、24 = 16通りの染色体数をもつ配偶子が生じる可能性がある。

[解答]

Ⅰ

問1. (1)ア－③　イ－⑧　(2)ウ－⑨　エ－⓪　(3)オ－②　カ－⑥　(4)キ－⑦　(5)ク－④　(6)ケ－⑧　(7)コ－③　(8)サ－⑦　(9)シ－①

問2. ス－②　問3. セ－①

問4(1)ソ－⑤　タ－④　チ－⑤

問5. ツ－②　　問6テ－②

Ⅱ

問1. ト－④

問2. (1)ナ－⑤　(2)ニ－④　(3)ヌ－①　ネ－⑥

問3ノ－⑤　ハ－⓪　ヒ－⑤　フ－①　ヘ－②　ホ－③　マ－⑧　ミ－④　ム－⑥　メ－⑦

2 出題者が求めたポイント(Ⅰ・タンパク質合成)

Ⅰ

問1. タンパク質合成に関する基本的な問題。(2)カはmRNAのGAGに対応するアミノ酸であるグルタミン酸、キはCACに対応するアミノ酸であるヒスチジンである。

問2. 遺伝子組換え技術についての問題。頻出事項である。特にPCR法については最近よく問われているので要注意。

Ⅱ

遺伝の基本的な出題。独立の二遺伝子雑種で一つの遺伝子が不完全優性遺伝子になっている。問1.・2. F_1の遺伝子型はAaBb、(2)よりPの遺伝子型はAABB、(3)よりQの遺伝子型はaabbである。

問3 AaBb × AaBbの結果を求める。A・a、B・bそれぞれの遺伝子で考えると、高：低＝3：1、赤：桃：白＝1：2：1になっていなくてはいけない。

[解答]

Ⅰ

問1. (1)ア－①　イ－⑤　ウ－②　エ－⑧　オ－③
(2)カ－⑦　キ－③

問2. ク－⑦　ケ－③　コ－⊕　サ－②　シ－⑨
ス－①　セ－④　ソ－⑧

Ⅱ

問1.(1)タ－①　チ－⑨　問2ツ－①　テ－⑥

問3. ト－③　ナ－⑥　ニ－③　ヌ－①　ネ－②　ノ－①

3 出題者が求めたポイント(Ⅰ・細胞分裂、細胞膜、酵素)

問1. (2) 観察される細胞数は、細胞周期における所要時間に比例する。間期は$\frac{643}{738}$≒87％、分裂期は13％。$\frac{87}{13}$≒6.7　(3)25時間×13％＝3.25時間

問2. ①水は両方向に移動しているが、スクロース溶液側に多く移動している。②水位が釣り合ったのは水の移動量が同じになったためである。③⑤水が浸透した結果、スクロース溶液の濃度が低下した。その分浸透圧も下がっている。④同じ水面になったので、おもりによる圧力は10％スクロース溶液に等しい。

問3. オジギソウの葉の運動が膨圧運動であることに気づけば答えられる。

問4. 酵素量を2倍にすることにより反応速度(グラフの傾き)が2倍に、基質量を2倍にすることにより反応生成物量が2倍になる。

問5. 筋肉における嫌気呼吸として解糖がある。解糖ではピルビン酸にNAD・H_2が加わり、乳酸が生じる。

[解答]

問1. (1)ハ－①　(2)ヒ－⑦　(3)フ－③

問2. ヘ－④　　問3. ホ－③　　問4. マ－①

問5. ミ－③　ム－⊕

平成22年度

問　題　と　解　答

英　語

問題　　22 年度

I　問 1 〜問 5 について，(　　　)に入れるべき最も適切なものをⓐ〜ⓓの中から1つずつ選びなさい。

問 1　The company furnishes electric power and light (　　　) every town and city in the district.

ⓐ with　ⓑ to　ⓒ through　ⓓ into

問 2　He prides himself (　　　) being a self-made man.

ⓐ on　ⓑ for　ⓒ as　ⓓ with

問 3　The news focuses public attention (　　　) the condition of the homeless.

ⓐ in　ⓑ for　ⓒ on　ⓓ at

問 4　They looked (　　　) to him as their leader.

ⓐ down　ⓑ about　ⓒ up　ⓓ above

問 5　I am (　　　) no position to talk to you on the question.

ⓐ in　ⓑ for　ⓒ on　ⓓ with

II　問 6 〜問 10 について，(　　　)に入れるべき最も適切なものをⓐ〜ⓓの中から1つずつ選びなさい。

問 6　My mother often says that I am the very (　　　) of my late father.

ⓐ likelihood　ⓑ similarity　ⓒ image　ⓓ style

問 7　(　　　) the case, we had to cancel the travel.

ⓐ Being　ⓑ As being

ⓒ That being　ⓓ Such as being

問 8　Would you (　　　) to it that they get properly fed?

ⓐ see　　ⓑ take　　ⓒ grant　　ⓓ provide

問 9　It's high time you children (　　　) to bed.

ⓐ go　　ⓑ went　　ⓒ to go　　ⓓ going

問10　He is always complaining that his salary is too (　　　) to support his family.

ⓐ cheap　　ⓑ low-priced　　ⓒ inexpensive　　ⓓ small

Ⅲ　問 11～問 15 について，[　　　]内に与えられた語を並べ替えて英文を完成し，(　あ　)と(　い　)にくるものの正しい組み合わせをⓐ～ⓓの中から 1 つずつ選びなさい。

問11　A healthy laugh (　　) (　　) (　あ　) (　　) (　　) (　い　) (　　) even (　　) (　　) situations.

[us / to / a / positive / allows / outlook / in / keep / difficult]

ⓐ あ：(in)　　い：(difficult)　　ⓑ あ：(to)　　い：(positive)

ⓒ あ：(to)　　い：(difficult)　　ⓓ あ：(keep)　　い：(to)

問12　Alcohol, (　　) (　　) (　あ　) (　　), (　　) (　い　) (　　) (　　) of heart disease.

[may / in / consumed / moderation / lower / the / if / risk]

ⓐ あ：(the)　　い：(lower)

ⓑ あ：(consumed)　　い：(lower)

ⓒ あ：(in)　　い：(the)

ⓓ あ：(in)　　い：(lower)

問13　His condition (　　) (　　) (　　) (　あ　) (　　) (　　) (　　) (　い　) (　　) (　　).

[is / blood / his / worse / worse / with / pressure / getting / falling / and]

ⓐ あ：(worse)　い：(with)　ⓑ あ：(and)　い：(blood)

ⓒ あ：(worse)　い：(falling)　ⓓ あ：(and)　い：(falling)

問14　It's (　　) (あ) (　　) (　　) (い) (　　) the (　　). You just take it easy, Okay?

[end / in / work / all / going / to / out]

ⓐ あ：(work)　い：(all)　ⓑ あ：(going)　い：(out)

ⓒ あ：(going)　い：(all)　ⓓ あ：(work)　い：(in)

問15　That book (　　) (　　) (あ) (　　) (い) (　　) (　　).

[of / a / knowledge / lifetime / represents / the / accumulated]

ⓐ あ：(accumulated)　い：(of)

ⓑ あ：(lifetime)　い：(accumulated)

ⓒ あ：(knowledge)　い：(a)

ⓓ あ：(lifetime)　い：(of)

Ⅳ　問 16～問 20 について，次の英文中の(　　)に入れるべき最も適切なものをⓐ～ⓓの中から 1 つずつ選びなさい。

Losing your job can make you feel lousy. Whether you're fired or laid-off, joining the ranks of the unemployed is not exactly a (問16) event. But what impact does losing a job have on your health? Could a layoff send a perfectly healthy person into a downward spiral of sickness? It's possible, says Kate Strully, a university sociologist from New York. In her new study published in the journal *Demography*, Strully analyzed a variety of job loss situations — including being fired or laid off or losing a job after the entire company shut (問17) — and found that job loss may indeed trigger serious physical and physiological illness.

Strully used a nationally representative and continually updated data set known as the U.S. Panel of Study of Income Dynamics (PSID), which surveys people around the country each year (問18) their employment status and their self-reports of health, among other things. Strully used data from 1999, 2001 and 2003 to track people's job status and the impact on each person's health 18 months later. Since previous studies on employment and health suffered from a chicken-or-egg conundrum — researchers could never be sure whether the stresses and strains of unemployment led to poorer health, or whether people's poor health led to missed work days and (問19) productivity, which (問20) to job loss — Strully focused on people who reported having lost their job due to factors out of their control, such as the entire company shutting its doors.

She found that among people unemployed under these circumstances and who did not report any health problems prior to losing their job, 80% were diagnosed with a new health problem — ranging from hypertension and heart disease to diabetes — 18 months later. The most commonly reported conditions among this group were high blood pressure, arthritis and other cardiovascular-related problems.

問16　ⓐ feel-good　ⓑ feel-bad
ⓒ feel-pleasure　ⓓ feel-unlucky

問17　ⓐ off　ⓑ away
ⓒ out　ⓓ down

問18　ⓐ over　ⓑ in
ⓒ on　ⓓ for

問19　ⓐ higher　ⓑ weaker
ⓒ stronger　ⓓ lower

問20　ⓐ combined　ⓑ contributed
ⓒ concluded　ⓓ compound

V　問 21～問 33 について，次の英文を読み，本文の内容に一致する最も適切なものをⓐ～ⓓの中から 1 つずつ選びなさい。

Do you want to know how many cheeseburgers you'd have to eat before they start doing damage to your body? The answer, according to a review of new dietary research, is just one. Just one high-fat, high-sugar meal can start a *[1]biochemical reaction, causing *[2]inflammation of blood vessels and immediate, negative changes to the nervous system, according to the paper, published this week in the Journal of the American College of Cardiology. And just one healthy meal helps return your body to its normal state. "Your health and energy, at a very basic level, are as good as your last meal," says lead author James O'Keefe, head of preventive *[3]cardiology at the Mid America Heart Institute in Kansas City, Mo.

Here's how it works. When you eat, your body breaks down the food into a stream of *[4]nutrients, including glucose (sugar), lipids (fats), and amino acids (the building blocks of protein). If your meal happens to be junk food — say, a processed bread bun with a cheap beef patty, French fries and a Coke — the rush of sugar causes something called "post-prandial hyperglycemia": a big jump in blood-sugar levels. Poor diet in the long-term leads to *[5]hypertension and buildup of fat in blood vessels that increases heart-attack risk. But there are short-term effects too. "People don't understand this, even most physicians," says O'Keefe. Tissue becomes inflamed, just as it does when infected. Blood vessels become smaller. Free radicals, which are unstable chemicals that cause cell damage and are thought to contribute to chronic disease and aging, are created. The body's stress response has a bigger effect on blood pressure, raising it higher than normal. People may notice they feel unwell a few hours after eating junk food. And the sudden rise and fall in insulin — the *6 hormone that makes your body store energy — also leaves them feeling hungry again soon after eating, despite having had plenty of calories.

The good news is that these blood-sugar jumps and crashes are easy to regulate. Blood sugar will rise and fall quickly if, for example, a person eats an easily digested meal of only white bread. Take some *7 vinegar with the bread, however, and the impact is decreased: The vinegar slows digestion, helping to keep blood-sugar levels more even. The same thing happens if a person takes his bread with nuts or with a glass of wine. (The effect of drinking alcohol reverses after more than a couple of units, which may help to explain why moderate drinking, but not heavy drinking, is associated with long life). The common feature of all these slow-release foods, says O'Keefe, is a generally high nutritive value with low calories. The healthy foods are exactly the ones you would expect, all that stuff your mom (and your doctor) told you to eat: lots of fresh vegetables and fruits, lean proteins like fish and beans, and high-fiber whole grains. All of them reduce the post-meal reaction. "To some degree it highlights why some dietary components are healthy for you," says O'Keefe.

Regardless of its benefits, healthy food can leave you feeling unsatisfied if you're used to eating junk. Junk food changes a person's hormonal profile, says O'Keefe. Note, for example, the previously mentioned drop in insulin that leaves a person hungry not long after eating a heavy meal. Studies suggest that fatty, sugary foods promote the release of the stress hormone *8 cortisol, which seems to further stimulate the appetite for high-calorie foods. And the big post-meal jumps in blood sugar are more likely in people who don't exercise or those who carry weight around their waist. All of it makes it tough for people to stop eating junk food once they're in the habit. "The more you eat it the more you want it. It becomes a vicious cycle," says O'Keefe. The solution? "I tell people they should get a home glucose monitor," he says. Then you can see immediately what your meals are doing to your body. It may help you stick to your plan to eat well, too. "You can improve your health, basically, from hour to hour," he says.

Notes： *[1]biochemical　生化学の　*[2]inflammation　炎症
*[3]cardiology　心臓病学　*[4]nutrients　栄養分
*[5]hypertension　高血圧症　*[6]hormone　ホルモン
*[7]vinegar　酢　*[8]cortisol　コルチゾール

問21　How many cheeseburgers can we eat before our body is damaged?

ⓐ No more than three.
ⓑ No more than two.
ⓒ No more than one.
ⓓ The first one you eat will hurt you.

問22　What effect can one high-fat, high-sugar meal have?

ⓐ It can cause bad changes in our nervous system.
ⓑ It can cause heart attacks.
ⓒ It can cause blood to flood the vessels.
ⓓ It can cause hypoglycemia.

問23　How can we undo the damage caused by eating an unhealthy meal?

ⓐ By drinking wine after the meal.
ⓑ By undertaking physical training.
ⓒ By drinking a drink with high glucose levels.
ⓓ By eating fresh vegetables, fish and fruits.

問24　What effect can a meal of junk food and soft drink have on us?

ⓐ It can cause very high levels of hypertension.
ⓑ It can cause very high blood-sugar levels.
ⓒ It can cause very high risks of a heart attack.
ⓓ It can cause very low insulin levels.

問25　What is the short-term effect of eating junk food?

ⓐ Infected tissue.

ⓑ Heart attacks.

ⓒ Narrower blood vessels.

ⓓ Hypertension.

問26　What is an effect of eating unhealthy food for years?

ⓐ Sudden rises and drops in insulin levels.

ⓑ Sudden rises and drops in blood sugar levels.

ⓒ Inflamed tissue problems.

ⓓ High blood pressure problems.

問27　What does James O'Keefe believe about eating unhealthy food?

ⓐ Only doctors know the short-term effects.

ⓑ Few doctors know the short-term effects.

ⓒ Nobody understands the short-term effects.

ⓓ There are few short-term effects.

問28　What is a result of a sudden increase, and then decrease of insulin?

ⓐ It makes people feel unwell.

ⓑ It makes people want to eat more food soon after finishing eating.

ⓒ People experience hypertension.

ⓓ More free radicals are produced.

問29　What effect does vinegar have on a high-sugar meal?

ⓐ It decreases blood-sugar levels.

ⓑ It decreases the changes in blood-sugar levels.

ⓒ It dampens the effects of alcohol.

ⓓ It regulates blood-sugar levels.

問30　How much wine does the article suggest we can drink for good health?

ⓐ None, drinking any amount of wine is unhealthy.

ⓑ Between 1－2 mouthfuls.

ⓒ Between 1－2 glasses.

ⓓ Between 1－2 liters.

問31 What people are most likely to experience large increases in blood-sugar levels after eating?

ⓐ All people.

ⓑ Slender people.

ⓒ Fat people.

ⓓ Hungry people.

問32 Why is it difficult to stop eating junk food?

ⓐ Because people think junk food is cheap and easy to eat.

ⓑ Because people who eat junk food don't feel satisfied.

ⓒ Because people can't see the short-term effects of junk food on their bodies.

ⓓ Because people don't know the long-term effects of junk food on their bodies.

問33 What effect does eating nuts have on our digestive system?

ⓐ It increases the impact of digestion.

ⓑ It decreases the impact of digestion.

ⓒ It slows digestion down.

ⓓ It speeds digestion up.

数　学

問題　　22 年度

1　三角形 OAB において，辺 AB を 3：2 に内分する点を M とする。点 M を通る直線が，辺 OA 上の点 P で交わり，かつ，辺 OB の B の側に延長した半直線と点 Q で交わるとする。ただし，点 P は点 O とも点 A とも異なるとする。

(1)　$\overrightarrow{OA} = \vec{a}$，$\overrightarrow{OB} = \vec{b}$，$\overrightarrow{OP} = p\vec{a}$　$(0 < p < 1)$，
$\overrightarrow{OQ} = q\vec{b}$　$(1 < q)$
とおく。

(i)　$\overrightarrow{OM}$ を $\vec{a}$ と $\vec{b}$ で表すと

$$\overrightarrow{OM} = \frac{\boxed{ア}}{\boxed{イ}}\vec{a} + \frac{\boxed{ウ}}{\boxed{エ}}\vec{b}$$

となる。

(ii)　p，q の関係式は

$$\boxed{オ}\,p + \boxed{カ}\,q = \boxed{キ}\,pq$$

となる。

(iii)　三角形 OPQ の面積が最小となるのは

$$p = \frac{\boxed{ク}}{\boxed{ケ}},\quad q = \frac{\boxed{コ}}{\boxed{サ}}$$

のときである。

(2)　OA = 2，OB = 1，∠AOB = 60° とする。
このとき ∠OMP = 90° となるのは

$$\mathrm{OP} = \frac{\boxed{シス}}{\boxed{セソ}},\quad \mathrm{OQ} = \frac{\boxed{タチ}}{\boxed{ツテ}}$$

のときである。

2　$a > 0$ とし，放物線

$$y = \frac{1}{a}x^2 \qquad \cdots\cdots①$$

と，円

$$x^2 + \left(y - \frac{5}{2}\right)^2 = a^2 \quad \cdots\cdots②$$

がある。

(1)　$p > 0$ とする。放物線 ① と円 ② が2点 $A(p,\ q)$，$B(-p,\ q)$ で接するとき，$a = \dfrac{\boxed{\text{ア}}}{\boxed{\text{イ}}}$ であり，$p = \sqrt{\boxed{\text{ウ}}}$，$q = \dfrac{\boxed{\text{エ}}}{\boxed{\text{オ}}}$ となる。

また，円 ② の中心を O とするとき，

$$\cos\angle AOB = \boxed{\text{カ}}\ \frac{\boxed{\text{キ}}}{\boxed{\text{ク}}}$$

となる。さらに，円 ② の外部にあり，放物線 ① と円 ② とで囲まれる部分の面積は

$$\frac{\boxed{\text{ケ}}}{\boxed{\text{コ}}}\sqrt{3}\ \boxed{\text{サ}}\ \frac{\boxed{\text{シ}}}{\boxed{\text{ス}}}\pi$$

となる。ここで，$\boxed{\text{カ}}$ と $\boxed{\text{サ}}$ は，それぞれ，符号 ＋，－ のいずれかである。

(2)　$p > 0$ とする。放物線 ① と円 ② が接点を持たず，かつ2点 $A(p,\ q)$，$B(-p,\ q)$ のみで交わるのは $a > \dfrac{\boxed{\text{セ}}}{\boxed{\text{ソ}}}$ のときである。

また，

$$\lim_{a \to \infty}\left(\frac{p}{q}\right)^2 = \frac{\boxed{\text{タ}}\ \boxed{\text{チ}}\sqrt{\boxed{\text{ツ}}}}{\boxed{\text{テ}}}$$

となる。ここで，$\boxed{\text{チ}}$ は，符号 ＋，－ のいずれかである。

3　関数

$$f(x) = x^3\sqrt{|1 - x^2|}\quad (x \geqq 0)$$

を考える。

(1)　$f(x)$ は $x = \dfrac{\boxed{\text{ア}}}{\boxed{\text{イ}}}\sqrt{\boxed{\text{ウ}}}$ で極大値 $\dfrac{\boxed{\text{エオ}}}{\boxed{\text{カキ}}}\sqrt{\boxed{\text{ク}}}$ をとる。

(2)　曲線 $y = f(x)$ 上の点 $(p,\ f(p))$（ただし $p > 0$，$p \neq 1$）における接線のうち，原点を通る接線の方程式は

$$y = \frac{\boxed{\text{ケ}}\sqrt{\boxed{\text{コ}}}}{\boxed{\text{サ}}}x$$

である。このときの接点の座標は

$$\left(\frac{\boxed{シ}}{\boxed{ス}}\sqrt{\boxed{セ}},\ \frac{\boxed{ソ}}{\boxed{タ}}\sqrt{\boxed{チ}}\right)$$

である。ただし，$\boxed{ソ} \neq 1$とする。

（3）$\displaystyle\int_0^{\sqrt{2}} f(x)\,dx = \frac{\boxed{ツ}}{\boxed{テ}}$ である。

物　理

問題　　22 年度

1　次の問いに対して，最も適切なものを選択肢の中から一つ選びなさい。

（1）　**問 1**　理想的なダイオードは，順方向の抵抗が 0 Ω，逆方向の抵抗が無限大である。このダイオードが回路中で選択肢のように接続されているとき，ダイオードに加わる電圧の向きと，流れる電流の向きの組み合わせとして正しいのはどれか。 ア

ア の選択肢

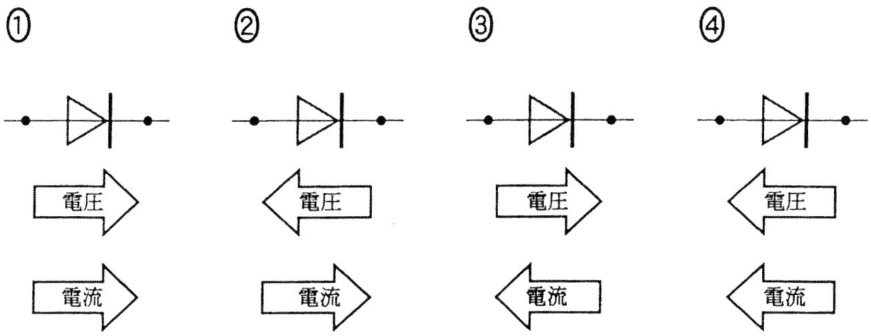

問 2　ダイオード，30 Ω の抵抗および内部抵抗の無視できる起電力 1.0 V の電池を(a)から(d)のようにつないだ。このダイオードに加える電圧と流れる電流の間に図 1 のような関係がある時，各抵抗に流れる電流に最も近い値を選びなさい。

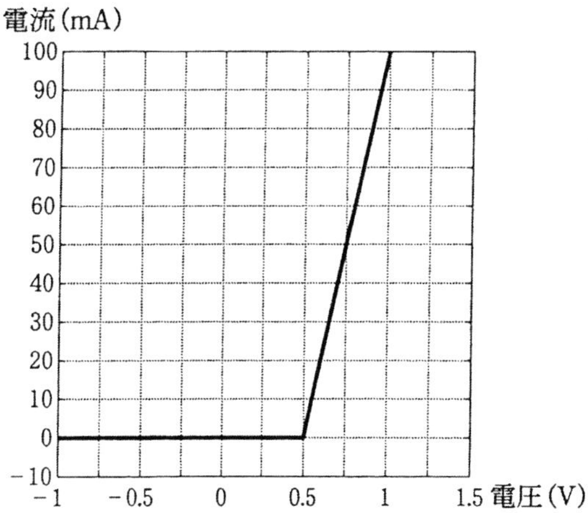

図 1

（a） イ mA

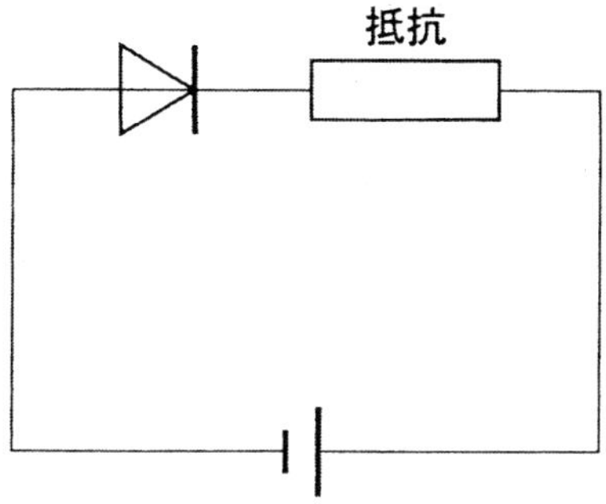

（b） ウ mA

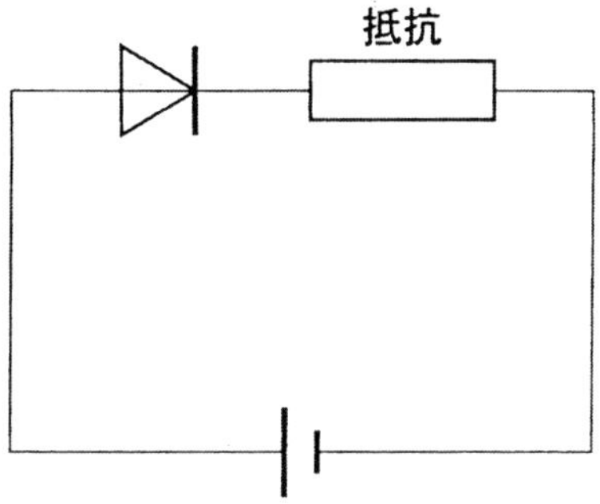

（c） エ mA

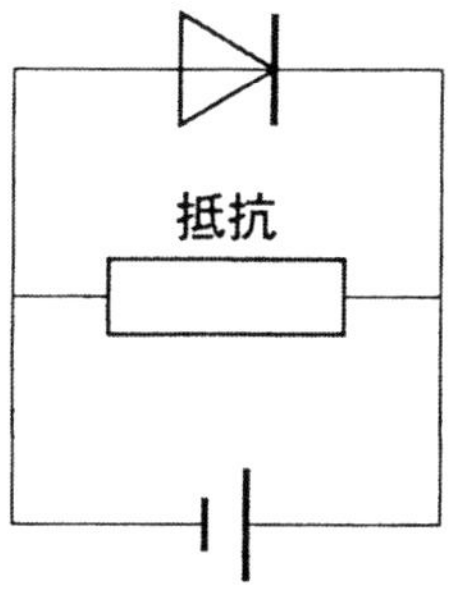

（d） オ mA

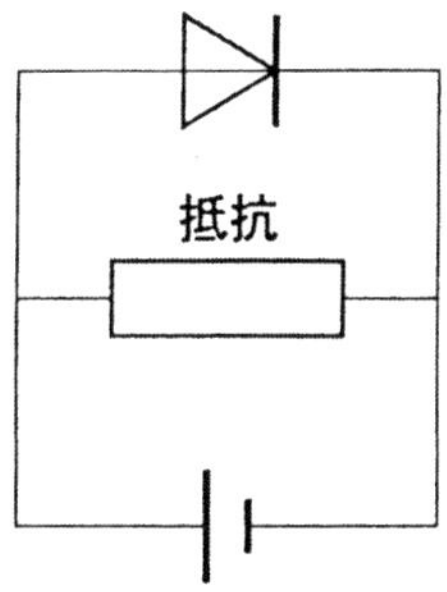

イ, ウ, エ, オ の選択肢

① 0	② 15	③ 29	④ 33
⑤ 50	⑥ 62	⑦ 79	⑧ 100

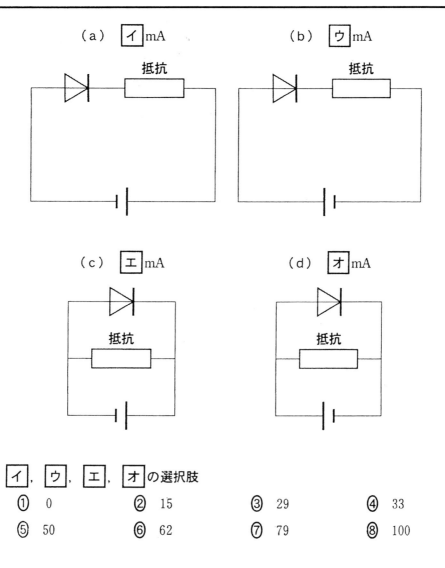

（2） 距離Lだけ離れた陽極と陰極の間に強さEの一様な電界が形成されており，陽極はアース電位に保たれているとする。陰極から出た初速度0の電子(質量m)が電界で加速され，スリットを通過した後，一様な磁界だけが加えられている領域に入射する。磁界の向きは電子の進行方向と垂直で，磁束密度の強さはBである。電気素量をeとして次の問いに答えなさい。

問 1 磁界領域に入射したときの電子の速さはいくらか。 カ

カ の選択肢

① $\sqrt{\dfrac{eE}{m}}$　　② $\sqrt{\dfrac{2eE}{m}}$　　③ $\sqrt{\dfrac{eLE}{m}}$

④ $\sqrt{\dfrac{2eLE}{m}}$　　⑤ $\sqrt{\dfrac{eE}{mL}}$　　⑥ $\sqrt{\dfrac{2eE}{mL}}$

問 2　電子が磁界から受ける力の大きさはいくらか。 キ

キ の選択肢

① $\sqrt{\dfrac{e^3E}{m}}B$　　② $\sqrt{\dfrac{2e^3E}{m}}B$　　③ $\sqrt{\dfrac{e^3LE}{m}}B$

④ $\sqrt{\dfrac{2e^3LE}{m}}B$　　⑤ $\sqrt{\dfrac{e^3E}{mL}}B$　　⑥ $\sqrt{\dfrac{2e^3E}{mL}}B$

問 3　磁界領域で電子が描く円軌道の半径はいくらか。 ク

ク の選択肢

① $\dfrac{1}{B}\sqrt{\dfrac{mEL}{e}}$　　② $\dfrac{1}{B}\sqrt{\dfrac{2mEL}{e}}$　　③ $\dfrac{1}{B}\sqrt{\dfrac{2mL}{eE}}$

④ $B\sqrt{\dfrac{e}{mEL}}$　　⑤ $B\sqrt{\dfrac{e}{2mEL}}$　　⑥ $B\sqrt{\dfrac{eE}{2mL}}$

問 4　電子が円軌道を一周するのに要する時間はいくらか。 ケ

ケ の選択肢

① $\dfrac{2\pi m}{eB}$　　② $\dfrac{2\pi eB}{m}$　　③ $\dfrac{2\pi}{B}\sqrt{\dfrac{mEL}{e}}$

④ $\dfrac{2\pi}{B}\sqrt{\dfrac{2mL}{eE}}$　　⑤ $2\pi B\sqrt{\dfrac{e}{mEL}}$　　⑥ $2\pi B\sqrt{\dfrac{eE}{2mL}}$

問 5　陽極陰極間の電位差と磁束密度の強さをどちらも最初の値の 2 倍に強めたとする。

（a）　円軌道半径は**問 3** の結果の何倍になるか。 コ

（b）　電子が円軌道を一周するのに要する時間は**問 4** の結果の何倍になるか。 サ

コ ， サ の選択肢

① $\dfrac{1}{2\sqrt{2}}$　　② $\dfrac{1}{2}$　　③ $\dfrac{1}{\sqrt{2}}$

④　1　　⑤　$\sqrt{2}$　　⑥　2

⑦　$2\sqrt{2}$

（3）　水平に対する角度θの斜面上を，図のように，物体1と物体2が接触した状態で滑り降りている。物体1の質量はm_1，物体2の質量はm_2で，斜面に対する動摩擦係数は，物体1がμ_1，物体2がμ_2である。重力加速度の大きさをgとして以下の問いに答えなさい。

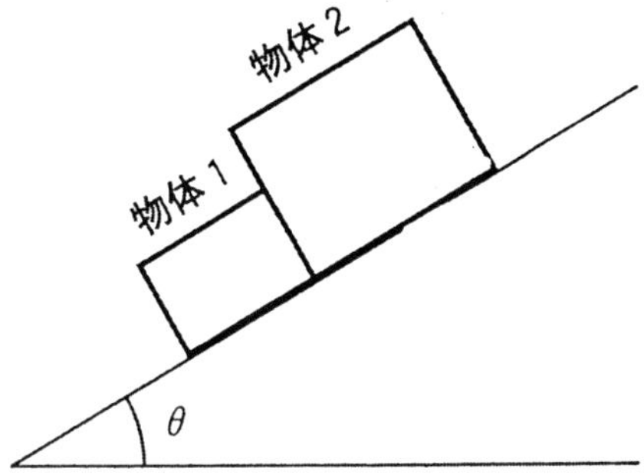

図2

問 1　物体1と物体2が接触した状態で滑り降りるための条件を求めなさい。 シ

シ の選択肢

①　$m_1 \geqq m_2$　　②　$m_1 \leqq m_2$　　③　$\mu_1 \geqq \mu_2$　　④　$\mu_1 \leqq \mu_2$

⑤　$m_1\mu_1 \geqq m_2\mu_2$　　⑥　$m_1\mu_1 \leqq m_2\mu_2$

⑦　$\tan\theta \geqq \dfrac{m_1\mu_1 + m_2\mu_2}{m_1 + m_2}$　　⑧　$\tan\theta \leqq \dfrac{m_1\mu_1 + m_2\mu_2}{m_1 + m_2}$

問 2　物体1と物体2を一体となったひとつの物体と見なした場合，このひとつの物体の動摩擦係数はいくらと見なせるか。 ス

ス の選択肢

①　$\mu_1 + \mu_2$　　②　$\dfrac{\mu_1 + \mu_2}{2}$　　③　$m_1\mu_1 + m_2\mu_2$

④　$\dfrac{m_1\mu_1 + m_2\mu_2}{2}$　　⑤　$(m_1\mu_1 + m_2\mu_2)\cos\theta$

⑥　$(m_1\mu_1 + m_2\mu_2)g\cos\theta$　　⑦　$\dfrac{m_1\mu_1 + m_2\mu_2}{m_1 + m_2}$

⑧　$\dfrac{m_1\mu_1 + m_2\mu_2}{m_1 + m_2}\cos\theta$　　⑨　$\dfrac{m_1\mu_1 + m_2\mu_2}{m_1 + m_2}g\cos\theta$

問 3　最初，物体1と物体2は接触した状態で，斜面上で支えられて静止していたとする。次に，支えを取り除いて，接触した状態のまま静止状態から斜面上を滑り始め，滑り始めてから時間tが経過したとする。

（a）　滑り始めてから時間 t の間に物体 1 と物体 2 が斜面上を移動した距離はいくらか。 セ

セ の選択肢

① $\frac{1}{2}\{\sin\theta-(\mu_1+\mu_2)\cos\theta\}gt^2$

② $\frac{1}{2}\{1-(\mu_1+\mu_2)\}\cos\theta gt^2$

③ $\frac{1}{2}\{\sin\theta-(m_1\mu_1+m_2\mu_2)\cos\theta\}gt^2$

④ $\frac{1}{2}\{1-(m_1\mu_1+m_2\mu_2)\}\cos\theta gt^2$

⑤ $\frac{1}{2}\{\sin\theta-\frac{m_1\mu_1+m_2\mu_2}{2}\cos\theta\}gt^2$

⑥ $\frac{1}{2}\{1-\frac{m_1\mu_1+m_2\mu_2}{2}\}\cos\theta gt^2$

⑦ $\frac{1}{2}\{\sin\theta-\frac{m_1\mu_1+m_2\mu_2}{m_1+m_2}\cos\theta\}gt^2$

⑧ $\frac{1}{2}\{1-\frac{m_1\mu_1+m_2\mu_2}{m_1+m_2}\}\cos\theta gt^2$

（b）　滑り始めてから時間 t の間に物体 1 と物体 2 に働く摩擦力がした仕事はいくらか。 ソ

ソ の選択肢

① $-\frac{1}{2}g^2t^2\sin\theta(m_1\mu_1+m_2\mu_2)\{\sin\theta-(\mu_1+\mu_2)\cos\theta\}$

② $-\frac{1}{2}g^2t^2\cos\theta(m_1\mu_1+m_2\mu_2)\{1-(\mu_1+\mu_2)\}$

③ $-\frac{1}{2}g^2t^2\sin\theta(m_1\mu_1+m_2\mu_2)\{\sin\theta-(m_1\mu_1+m_2\mu_2)\cos\theta\}$

④ $-\frac{1}{2}g^2t^2\cos\theta(m_1\mu_1+m_2\mu_2)\{1-(m_1\mu_1+m_2\mu_2)\}$

⑤ $-\frac{1}{2}g^2t^2\sin\theta(m_1\mu_1+m_2\mu_2)\{\sin\theta-\frac{m_1\mu_1+m_2\mu_2}{2}\cos\theta\}$

⑥ $-\frac{1}{2}g^2t^2\cos\theta(m_1\mu_1+m_2\mu_2)\{1-\frac{m_1\mu_1+m_2\mu_2}{2}\}$

⑦ $-\frac{1}{2}g^2t^2\cos\theta(m_1\mu_1+m_2\mu_2)\{\sin\theta-\frac{m_1\mu_1+m_2\mu_2}{m_1+m_2}\cos\theta\}$

⑧ $-\frac{1}{2}g^2t^2\cos\theta(m_1\mu_1+m_2\mu_2)\{1-\frac{m_1\mu_1+m_2\mu_2}{m_1+m_2}\}$

2　次の問いに対して，最も適切なものを選択肢の中から一つ選びなさい。

（1）　質量 m_1，m_2，…，m_n の n 種類の物質が，ある物理量 c を持っており，それぞれ，c_1，c_2，…，c_n とする。これらの物質が混ざってできた混合物の物理量 c_{mix} が，$c_{\text{mix}} = \dfrac{1}{m_{\text{mix}}}(m_1c_1 + m_2c_2 + \cdots + m_nc_n)$ と計算できる場合を考える。ただし，$m_{\text{mix}} = m_1 + m_2 + \cdots + \mathrm{m}_n$ である。

問 1　質量が $m_1 = \dfrac{2}{3}m_{\text{mix}}$，$m_2 = \dfrac{1}{3}m_{\text{mix}}$ であるような 2 つの物質から成る，質量 m_{mix} の混合物の物理量 c_{mix} は ア である。

ア の選択肢

① $\dfrac{m_{\text{mix}}}{3}(2c_1 + c_2)$　② $m_{\text{mix}}(2c_1 + c_2)$

③ $\dfrac{2}{3}c_1 + \dfrac{1}{3}c_2$　④ $2c_1 + 3c_2$

⑤ $\dfrac{1}{m_{\text{mix}}}(2c_1 + c_2)$　⑥ $\dfrac{1}{3m_{\text{mix}}}(2c_1 + c_2)$

問 2　$c_2 = 2c_1$ であるような物質 2 を物質 1 に混ぜて，$c_{\text{mix}} = 1.2c_1$ となるような混合物を作りたい。そのためには，m_2 を m_1 の イ 倍にすればよい。

イ の選択肢

① $\dfrac{1}{8}$　② $\dfrac{1}{5}$　③ $\dfrac{1}{4}$　④ $\dfrac{1}{2}$

⑤ 2　⑥ 4　⑦ 5　⑧ 8

問 3　物質 1 物質 2 を質量比 1 対 1 で混ぜた混合物 A の物理量が c_A，質量比 1 対 3 で混ぜた混合物 B の物理量が c_B のとき，$c_1 =$ ウ，$c_2 =$ エ である。

ウ，エ の選択肢

① $-c_A + 2c_B$　② $c_A + 2c_B$　③ $c_A - 2c_B$

④ $c_A + 3c_B$　⑤ $-2c_A + c_B$　⑥ $2c_A - c_B$

⑦ $2c_A + 3c_B$　⑧ $2c_A - 3c_B$　⑨ $-3c_A + c_B$

⓪ $3c_A - c_B$　⊕ $3c_A + 2c_B$　⊖ $3c_A - 2c_B$

（2）　静止した音源が振動数 f の音を発生している。この音源に向かって車が速さ u で走っている。音速を V として次の問いに答えなさい。

問 1　車の運転者が聞く音について答えなさい。

（a）　波長はいくらか。 オ

オ の選択肢

① $\dfrac{V}{f}$　② $\dfrac{V-u}{f}$　③ $\dfrac{V+u}{f}$

④ $\dfrac{V^2}{(V+u)f}$　⑤ $\dfrac{V^2}{(V-u)f}$

（b）　振動数はいくらか。 カ

カ の選択肢

① $\dfrac{V+u}{V}f$　② $\dfrac{V}{V-u}f$　③ $\dfrac{V+u}{V-u}f$

④ $\dfrac{V-u}{V+u}f$　⑤ $\dfrac{(V+u)^2}{V^2}f$　⑥ $\dfrac{(V+u)^2}{(V-u)^2}f$

問 2　音源で発生した音が車で反射し，反射音が音源の位置に達した。この反射音について答えなさい。

（a）　波長はいくらか。 キ

キ の選択肢

① $\dfrac{V+u}{f}$　② $\dfrac{V-u}{f}$

③ $\dfrac{V^2}{(V+u)f}$　④ $\dfrac{V^2}{(V-u)f}$

⑤ $\dfrac{(V-u)V}{(V+u)f}$　⑥ $\dfrac{(V+u)V}{(V-u)f}$

⑦ $\dfrac{(V-u)^2}{(V+u)f}$

（b）　振動数はいくらか。 ク

ク の選択肢

① $\dfrac{V+u}{V}f$　　② $\dfrac{V-u}{V}f$　　③ $\dfrac{V}{V-u}f$

④ $\dfrac{V}{V+u}f$　　⑤ $\dfrac{V+u}{V-u}f$　　⑥ $\dfrac{V-u}{V+u}f$

問 3　音源のそばに立っている人が，音源から直接届く音と反射音によるうなりを聞いた。

（a）　1 秒間に聞こえるうなりの数はいくらか。 ケ

ケ の選択肢

① $\dfrac{u}{V}f$　　② $\dfrac{2u}{V}f$　　③ $\dfrac{u}{V-u}f$

④ $\dfrac{2u}{V-u}f$　　⑤ $\dfrac{u}{V+u}f$　　⑥ $\dfrac{2u}{V+u}f$

（b）　音源が発生する音の振動数が 100 Hz，1 秒間に聞こえるうなりの回数が 10 回であったとすると，車の速さは時速何 km か。最も近い数値を選びなさい。ただし，音速を 340 m/s とする。 コ km/h

コ の選択肢

① 16　② 18　③ 31　④ 34　⑤ 38　⑥ 58

⑦ 64　⑧ 74　⓪ 88　⊕ 120　⊖ 140

（3）　図のように水平な床に表面の摩擦が無視できる半径 R の半球が固定されている。半球の頂点 A から大きさが無視できる質量 m の物体が初速度 0 で滑り始め，ある点 B で球面を離れて床に落ちた。AB 間の任意の点を P，$\angle AOP=\theta$ とし，重力加速度を g として，次の問いに答えなさい。

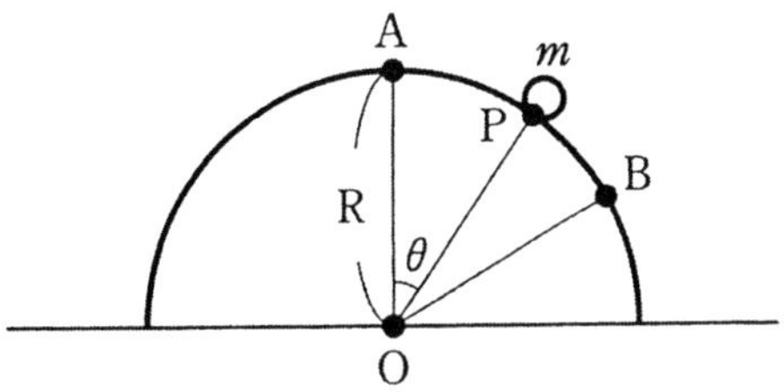

問 1　この物体の点Pでの重力による位置エネルギーは，床面を基準とするといくらか。 サ

サ の選択肢

① mgR　② $mgR\sin\theta$　③ $mgR\cos\theta$

④ $mgR(1-\sin\theta)$　⑤ $mgR(1-\cos\theta)$

問 2　点Pでの物体の速さはいくらか。 シ

シ の選択肢

① $\sqrt{2gR}$　② $\sqrt{2gR\sin\theta}$　③ $\sqrt{2gR\cos\theta}$

④ $\sqrt{2gR(1-\sin\theta)}$　⑤ $\sqrt{2gR(1-\cos\theta)}$

問 3　点Pで球面が物体におよぼす垂直抗力を N とした場合，物体の運動方程式はどれか。ただし，点Pでの物体の速さを v とする。 ス

ス の選択肢

① $mg\sin\theta+N=m\dfrac{v^2}{R}$　② $mg\sin\theta-N=m\dfrac{v^2}{R}$

③ $mg\cos\theta+N=m\dfrac{v^2}{R}$　④ $mg\cos\theta-N=m\dfrac{v^2}{R}$

⑤ $mg=m\dfrac{v^2}{R}$

問 4　物体が球面から離れた点Bの∠AOBを θ_0 としたとき，$\cos\theta_0$ はいくらか。また点Bでの物体の速さはいくらか。$\cos\theta_0$：セ　速さ：ソ

セ の選択肢

① 0　② 1　③ $\dfrac{1}{2}$　④ $\dfrac{1}{3}$　⑤ $\dfrac{2}{3}$

ソ の選択肢

① 0　② $\sqrt{gR}$　③ $\sqrt{\dfrac{gR}{3}}$　④ $\sqrt{\dfrac{2gR}{3}}$　⑤ $\sqrt{2gR}$

問 5　物体が球面を離れてから，床面上に落下するまでの時間はいくらか。

タ

タ の選択肢

① $\dfrac{\sqrt{23}+\sqrt{5}}{3}\sqrt{\dfrac{2R}{g}}$　　② $\dfrac{\sqrt{23}+\sqrt{5}}{3}\sqrt{\dfrac{2R}{3g}}$

③ $\dfrac{2(\sqrt{23}+\sqrt{5})}{3}\sqrt{\dfrac{R}{g}}$　　④ $\dfrac{\sqrt{23}-\sqrt{5}}{3}\sqrt{\dfrac{2R}{g}}$

⑤ $\dfrac{\sqrt{23}-\sqrt{5}}{3}\sqrt{\dfrac{2R}{3g}}$　　⑥ $\dfrac{2(\sqrt{23}-\sqrt{5})}{3}\sqrt{\dfrac{R}{g}}$

化　学

問題　　22 年度

計算に必要なら次の数値を用いよ。

原子量：H　1，C　12，N　14，O　16，F　19，Na　23，Mg　24，
Al　27，Si　28，P　31，S　32，Cl　35.5，K　39，
Ca　40，Cr　52，Fe　56，Cu　63.5，Zn　65.4，Br　80，
Ag　108，I　127

アボガドロ定数：6.0×10^{23}/mol　　ファラデー定数：96,500 C/mol

気体定数：0.082 atm・ℓ/(K・mol) = 8.3 J/(K・mol) = 8.3×10^{3} Pa・ℓ/(K・mol)

1 気圧 = 760 mmHg = 1.01×10^{5} Pa

1　端数が出る場合，解答枠□の最小桁の次の桁で四捨五入した値を記せ。

(1)　ア，ウ には【A】から，エ ～ カ には【B】から適するものを選び，イ には数値を入れよ。

炭素原子は最外殻の ア 殻に イ 個の電子をもつ。メタンはこれらの電子がそれぞれ水素原子の電子と電子対をつくって ウ 結合してできた分子で，すべての結合は同じ性質である。メタン分子は極性を エ 。それは，メタン分子が オ 形分子であるためである。低温で，メタンは結晶をつくるが，これは分子の間に カ が働いていることによる。

【A】　① K　② L　③ M　④ 共　有　⑤ イオン　⑥ 配　位　⑦ 水　素

【B】　① もつ　② もたない　③ 分子間力　④ 静電気力　⑤ 正四面体　⑥ 正　方　⑦ 正八面体

(2)　分子量 M の物質で，重量パーセント濃度が a %(密度 d g/cm³)の溶液がある。この溶液 v mℓ 中の物質量はどれか。 キ

①　$\dfrac{adv}{M}$　②　$\dfrac{dvM}{a}$　③　$\dfrac{100a}{dvM}$　④　$\dfrac{adv}{100M}$　⑤　$\dfrac{aM}{100dv}$

(3)　下線部の量的関係について述べている法則はどれか。

ク　硝酸銀水溶液を白金電極を用いて電気分解したとき，<u>流れた電気量</u>と<u>陰極に析出した銀の量</u>

ケ　標準状態でそれぞれ1ℓ中に含まれる窒素の分子数とプロパンの分子数

コ　水酸化ナトリウムNaOH(固)と塩酸の中和反応で，NaOH(固)を直接塩酸と反応させたときに発生する熱量とNaOH(固)をまず水に溶解してから塩酸と反応させたときに発生する熱量の総和

サ　水を構成する水素と酸素の質量の比と氷を構成する水素と酸素の質量の比

シ　圧力一定で，1モルのメタンが占める体積と，そのときの温度

① ボイルの法則　② シャルルの法則　③ アボガドロの法則
④ ヘスの法則　⑤ ファラデーの法則　⑥ 質量保存の法則
⑦ 定比例の法則

(4)　ス，タには適するものを選び，セ，ソには適する数値を入れよ。

(a)金属Aは冷水と反応してBを生成し，そのとき水素が発生する。Bの飽和水溶液に二酸化炭素を通じると白色沈殿Cを生じる。Cは水に溶けないが二酸化炭素を含む水にはDを生成して溶ける。また，Cを高温に熱すると熱分解して，Eが生成する。(b)Eは水と反応すると多量の熱を発生してBになる。

1)　Aはどれか。ス

① K　② Mg　③ Ca　④ Zn　⑤ Cu　⑥ Fe

2)　(a)の反応で，発生した水素が標準状態で1.5ℓであったとすると，使用した金属Aはセ.ソgである。

3)　(b)の反応の反応熱を65kJ/molとすると，2.8gのEを15℃，50mℓの水に加えると，水温はおよそタ℃に上昇する。ただし，水の比熱は4.2J/g･℃である。最も近い値を選べ。

① 20　② 25　③ 30　④ 35　⑤ 40

(5)　純度不明のカーバイド(CaC_2)20gに十分な水を注いでアセチレンC_2H_2を発生させた。このアセチレンを完全に燃焼させるのに標準状態で9.52ℓの酸素を必要とした。カーバイドの純度はチ%である。

① 19.2　② 27.4　③ 42.6　④ 54.4　⑤ 67.2　⑥ 72.8

(6)　図は化合物 A，B，C，D の溶解度曲線を示す。次の各問に答えよ。

1)　化合物A～Dのうち，一つは気体である。それはどれか。 ツ

①　A　　②　B　　③　C　　④　D

2)　化合物A～Dのうち，気体以外のものは再結晶するといずれも水和水をもたない結晶が析出する。これら 3 つの化合物のうち，最も再結晶しやすいのはどれか。 テ

①　A　　②　B　　③　C　　④　D

3)　80 ℃ で，化合物 C 32g が溶けている飽和水溶液を 10 ℃ まで冷却すると ト g の結晶が析出する。最も近い値を選べ。

①　10　　②　13　　③　16　　④　19　　⑤　21　　⑥　24

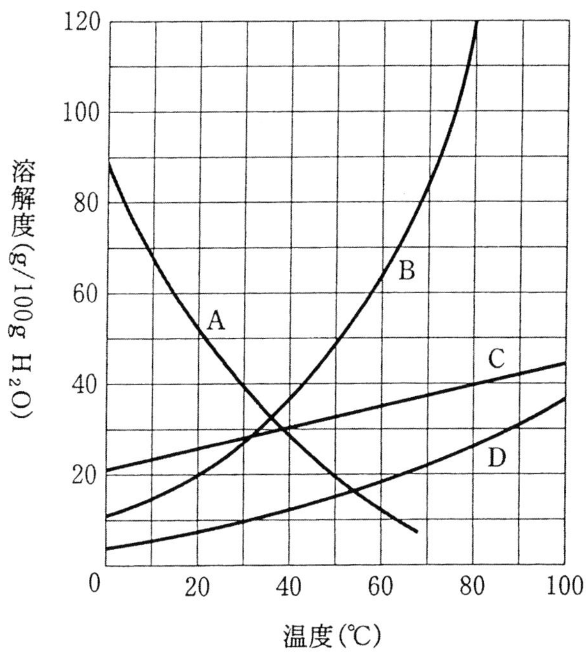

(7)　縮合反応はどれか。 ナ

①　$CH_3OH + CuO \longrightarrow HCHO + H_2O + Cu$

②　$CH_3COOC_2H_5 + NaOH \longrightarrow CH_3COONa + C_2H_5OH$

③　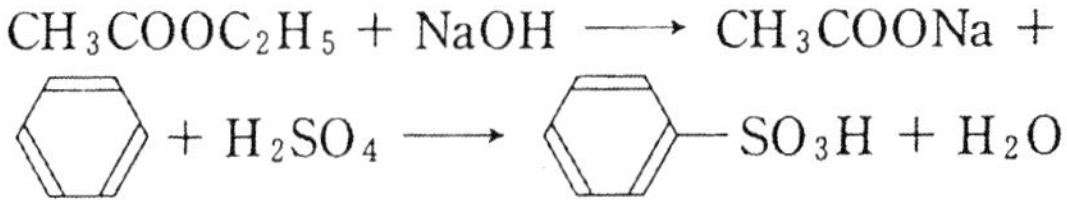

④　$C_2H_5OH + CH_3OH \longrightarrow C_2H_5OCH_3 + H_2O$

⑤　$CH_2{=}CH_2 + H_2O \longrightarrow C_2H_5OH$

⑥　$CH_3CH(OH)CH_3 \xrightarrow{+\,O} CH_3COCH_3 + H_2O$

(8)　高分子化合物の化学構造式の一部と，その名称および化合物に関連する事項を示している。名称に誤りのあるものを ニ に，関連事項に誤りを含むものを ヌ に一つずつ選べ。

	化学構造式	名　称	関連事項
①	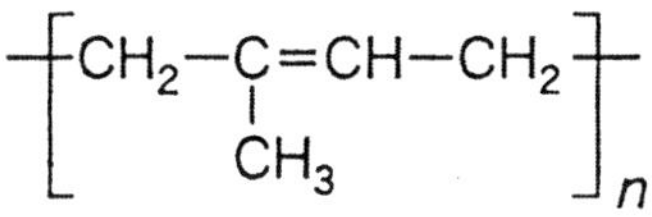	天然ゴム	加硫すると適度な強度と弾性が得られる。
②	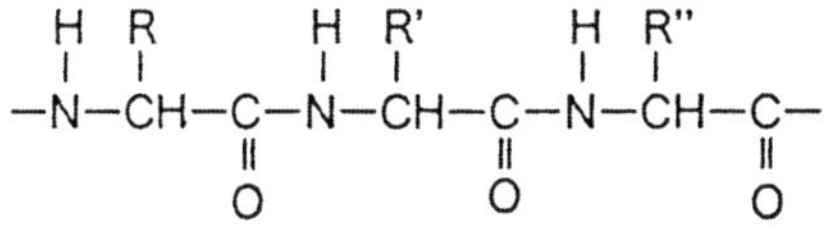	タンパク質	生体内で触媒作用を示す酵素が含まれる。
③	$\text{-}\!\left[\text{NH}-(\text{CH}_2)_5-\text{CO}\right]\!\text{-}_n$	ポリエステル	開環重合により合成される。
④	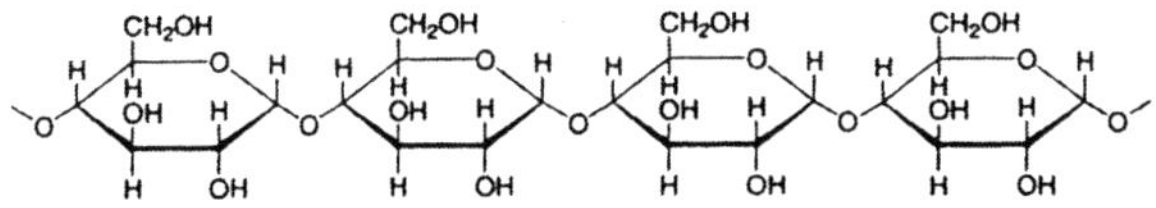	デンプン	リパーゼで加水分解を受ける。
⑤	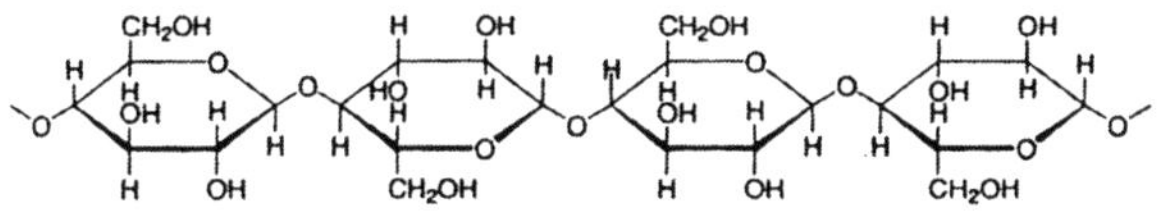	セルロース	酸加水分解物は還元性を示す。

(9)　ネ，ハ，フ，ヘ，マ には【A】から，ノ，ヒ，ホ には【B】から最も適するものを選べ。

スルファニル酸およびスルファニルアミドは，下に示す化学構造をもつ化合物である。

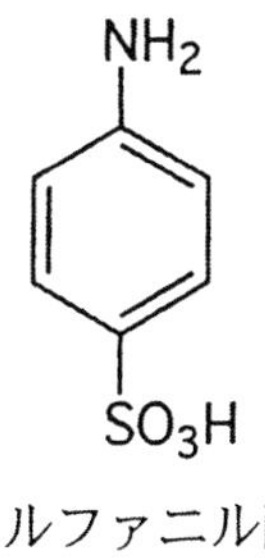

スルファニル酸

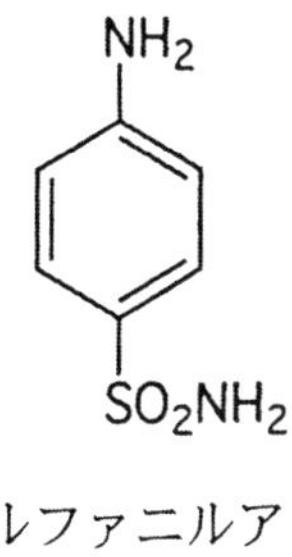

スルファニルアミド

スルファニル酸には ネ 基とアミノ基が存在するが，ネ 基の電離がアミノ基の電離よりも大きいので，スルファニル酸の水溶液は ノ を示す。従って，スルファニル酸を溶かした水溶液に，少量の炭酸水素ナトリウムを加えると [ハ] が発生する。

スルファニル酸をソーダ石灰とともに加熱すると，[ネ] 基がはずれ，[ヒ] が生じる。この [ヒ] をジエチルエーテルで抽出して，抽出液に [フ] 水溶液を滴下すると赤紫色を呈する。

スルファニルアミドは，スルファニル酸の [ネ] 基と [ヘ] が縮合した構造をもつ [ホ] の化合物である。スルファニルアミドとソーダ石灰を混合して試験管に入れ，おだやかに加熱すると [ヘ] が発生するので，試験管の口元に [マ] をつけたガラス棒を近づけると白煙を生じる。

【A】 ① 濃塩酸　② 濃硫酸　③ 水酸化ナトリウム
④ アンモニア　⑤ 二酸化炭素　⑥ スルホ
⑦ カルボキシ　⑧ さらし粉　⑨ 塩化鉄(Ⅲ)

【B】 ① アニリン　② ベンゼンスルホン酸　③ フェノール
④ クレゾール　⑤ 酸　性　⑥ 塩基性
⑦ 中　性

2 端数が出る場合，解答枠 [　] の最小桁の次の桁で四捨五入した値を記せ。

(1) 各グラフの縦軸はいずれも原子に関する何らかの量を示したものであり，横軸は原子番号を表している。第一イオン化エネルギーは [ア] に，電気陰性度は [イ] に該当する。

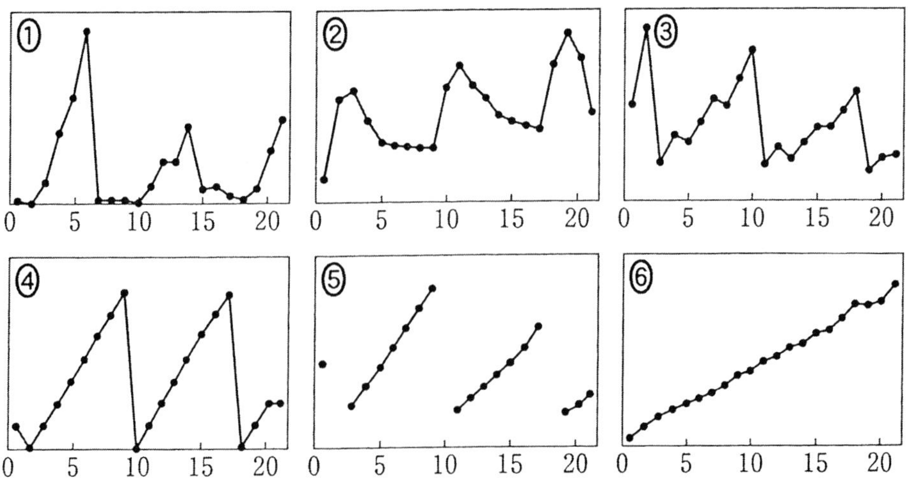

(2) 誤りはどれか。 ウ

① グルコースは水溶液中では大部分が六員環構造をとる。

② フルクトースのケトン基は水溶液中で還元性がある。

③ マルトースはインベルターゼで分解されると転化糖になる。

④ デンプンのアミロペクチンには $\alpha(1\rightarrow6)$ 結合がある。

⑤ グリコーゲンはヨウ素溶液により赤褐色になる。

(3) 誤りはどれか。 エ

① 斜方硫黄と単斜硫黄は硫黄の同素体で，S_8 分子からできている。

② 銅が熱濃硫酸と反応すると，二酸化硫黄を発生する。

③ 二酸化炭素が赤熱した炭素に触れると，一酸化炭素を生じる。

④ 二酸化窒素は温水に溶けて硝酸と一酸化窒素を生じる。

⑤ 五酸化二リンの蒸気は P_2O_5 分子からなる。

(4) 水溶液中に含まれる化合物はどれか。

オ　水溶液は青色を呈し，塩化バリウム水溶液を加えると白色沈殿を生じる。

カ　水溶液は無色透明だが，塩素水を加えると黄褐色を呈する。また，炎色反応は赤紫色を呈する。

キ　水溶液を水酸化ナトリウムでアルカリ性にすると褐色沈殿を生じるが，この沈殿は濃アンモニア水を加えると溶ける。

ク　水溶液に炭酸アンモニウム水溶液を加えると白色沈殿を生じる。また，炎色反応は黄緑色を呈する。

① $AlCl_3$　② $BaCl_2$　③ KI　④ NaI　⑤ $CuSO_4$

⑥ $Cu(NO_3)_2$　⑦ $Pb(NO_3)_2$　⑧ $Pb(CH_3COO)_2$　⑨ $AgNO_3$

(5) ケ～トには適する数値を入れ，ナには適するものを選べ。

炭素，水素，酸素からなる化合物 5.4 g を完全燃焼させると，二酸化炭素 7.92 g と水 3.24 g が生成した。また，この化合物 3.6 mg を 200 mℓ の水に溶解し，この溶液の浸透圧を測定すると，27 ℃ で 250 Pa であった。

1) この化合物の組成式は $C_{ケコ}H_{サシ}O_{スセ}$ であり，分子式は $C_{ソタ}H_{チツ}O_{テト}$ である。

2)　この化合物はどれか。[ナ]

①　アジピン酸　　②　グリセリン　　③　マルトース

④　フルクトース　　⑤　酢酸エチル　　⑥　安息香酸

(6)　[ニ]と[ハ]には【A】から，[ヌ]，[ネ]，[ノ]には【B】から，[ヒ]，[フ]には【C】から，[ヘ]には【D】から適するものを選べ。

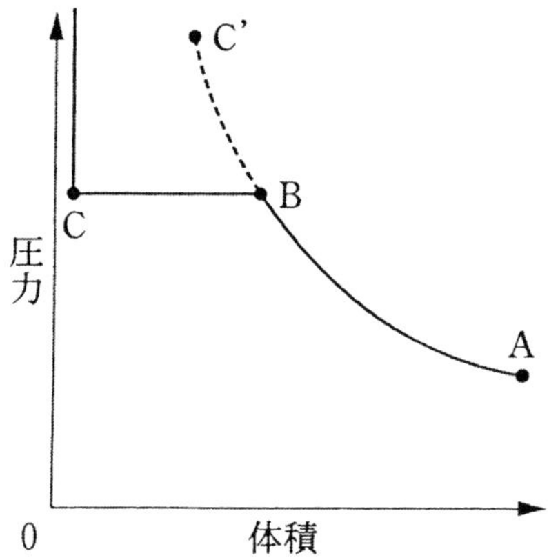

右図はある気体を 25 ℃ で加圧したときの体積と圧力の関係を示したものである。点 A から加圧していくと，点 B までは[ニ]の法則に従って体積が減少したが，点 B から圧力が一定のまま点 C まで体積が減少し，その後，体積が一定で圧力が急上昇した。点 B から理想気体の点 C' に進まなかったのは，点 B でこの気体の[ヌ]に達すると[ネ]が始まり，点 C では完全に[ノ]になるからである。[ハ]は 1 モルの実在気体の状態方程式$(p+\frac{a}{v^2})(v-b)=RT$を表わした。$a$ は[ヒ]に関する定数で，b は[フ]に関する定数である。特に a の値が大きくなるほど理想気体の状態方程式から大きくずれる。この実験に用いた気体は[ヘ]で，その a の値はかなり大きい。

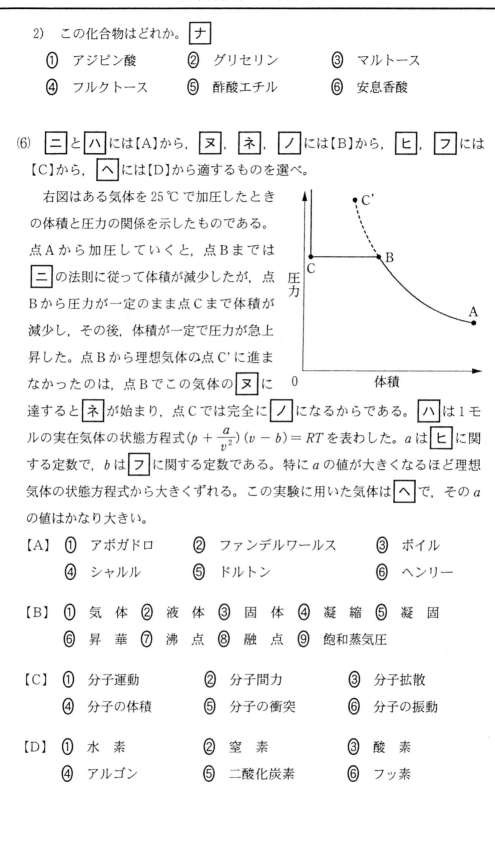

【A】　①　アボガドロ　　②　ファンデルワールス　　③　ボイル

④　シャルル　　⑤　ドルトン　　⑥　ヘンリー

【B】　①　気　体　②　液　体　③　固　体　④　凝　縮　⑤　凝　固

⑥　昇　華　⑦　沸　点　⑧　融　点　⑨　飽和蒸気圧

【C】　①　分子運動　　②　分子間力　　③　分子拡散

④　分子の体積　　⑤　分子の衝突　　⑥　分子の振動

【D】　①　水　素　　②　窒　素　　③　酸　素

④　アルゴン　　⑤　二酸化炭素　　⑥　フッ素

(7) ホ～ミに適するものを選べ。

エステルAに水酸化ナトリウム水溶液を加えて加熱するとBとCが生じた。BとCの混合溶液を陰イオン交換樹脂を充填したカラムに通すと，Bは流出したが，Cは流出しなかった。そのカラムを水で洗浄したあと，希塩酸溶液を流すと，Cが流出した。流出したCを過マンガン酸カリウムで酸化すると，気体Dが発生した。一方，Bに濃硫酸を加えて加熱すると，約 140 ℃ でEが生成し，160～170 ℃ でFを生じた。Fは常温で気体である。

1) Aはどれか。ホ

① 酢酸メチル　② プロピオン酸メチル　③ ギ酸エチル
④ 酢酸エチル　⑤ プロピオン酸エチル　⑥ 酢酸プロピル
⑦ ギ酸ヘキシル

2) Dはどれか。マ

① 酸　素　② 水　素　③ 一酸化炭素
④ 二酸化炭素　⑤ カーバイド　⑥ アセトン

3) Eはどれか。ミ

① エチレン　② プロピレン
③ ヘキセン　④ ジメチルエーテル
⑤ ジエチルエーテル　⑥ ジプロピルエーテル
⑦ ジヘキシルエーテル　⑧ アセトアルデヒド

(8) ム～リに適する数値を入れよ。

あらかじめ真空にした内容積 1.5 ℓ の容器を 327 ℃ に保ち，水素 30 g と窒素 140 g を入れた。アンモニアが生じるにつれて容器内の圧力は減少し，最終的には同一温度で圧力が 4.0×10^7 Pa になって次の平衡に達した。気体はすべて理想気体とみなす。

$$N_2 + 3H_2 \rightleftarrows 2NH_3$$

最初，容器に入れた水素はムメmol，窒素はモヤmol である。平衡に達した後の容器内にある気体の全物質量はユヨmol であり，そのうちラリmol がアンモニアである。

生　物

問題　　22 年度

1　Ⅰ～Ⅲについて答えよ。

Ⅰ　神経系に関する問１～４について答えよ。

問 1　図１はヒトの脳の模式図である。A～Cの名称と働きとして最も適当なものを用語欄から１つずつ選べ。

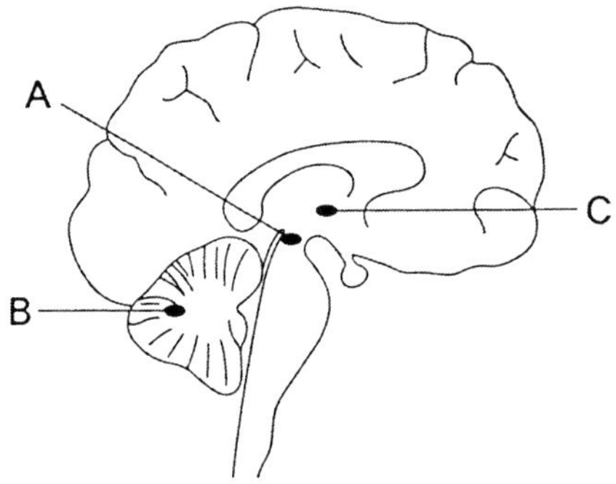

図１

	名称	働き
A	ア	エ
B	イ	オ
C	ウ	カ

ア ～ ウ の用語欄

①　大脳皮質　　②　大脳髄質　　③　脊　髄　　④　延　髄
⑤　中　脳　　⑥　小　脳　　⑦　間　脳　　⑧　脳下垂体

エ ～ カ の用語欄

①　記憶の中枢　　②　体温調節の中枢
③　平衡感覚の中枢　　④　眼球運動の中枢
⑤　しつがい腱反射の中枢　　⑥　心臓の拍動の中枢
⑦　本能行動の中枢

問 2　ヒトの耳について，誤っているのはどれか。最も適当なものを１つ選べ。 キ

①　外耳・中耳・内耳に分けられる。
②　鼓膜の振動は，中耳の耳小骨で増幅される。
③　コルチ器官の聴細胞の興奮が脳へ伝えられ，音を感じる。
④　内耳には，体の傾きを感じる前庭がある。
⑤　内耳には，体の回転を感じるうずまき管がある。

問 3　図 2 は神経細胞Ａ，Ｂ，Ｃが連結した模式図である。(1)～(3)に答えよ。

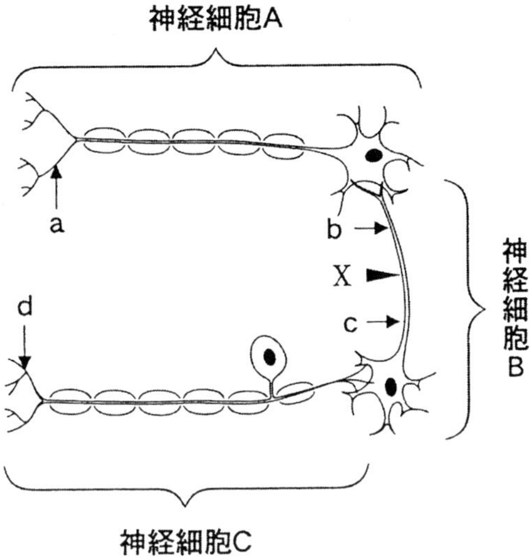

図 2

(1)　神経細胞Ａ，Ｂ，Ｃのうち，効果器につながるのはどれか。最も適当なものを 1 つ選べ。 ク

①　Ａ　　②　Ｂ　　③　Ｃ

(2)　X の部位に異なる強さの刺激を与えたとき，刺激の強さと発生した活動電位の関係を正しく示しているのはどれか。最も適当なものを次の図から 1 つ選べ。 ケ

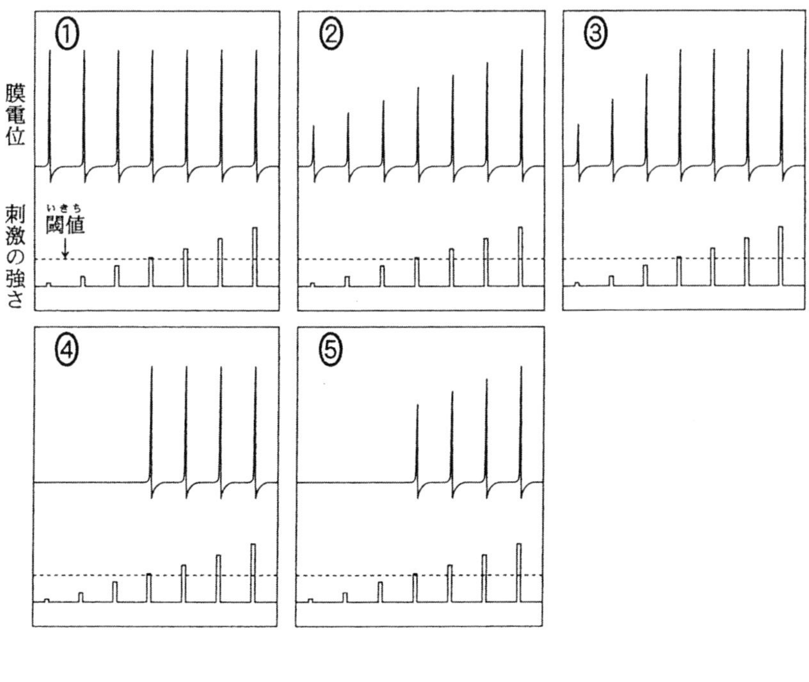

(3)　Xの部位を刺激したとき，Xの部位の興奮はa～dに伝わるか。①～⑤の組み合わせのうち最も適当なものを1つ選べ。「＋」は興奮が認められたもの，「－」は興奮が認められなかったものを示している。 コ

	a	b	c	d
①	＋	＋	－	－
②	－	－	＋	＋
③	＋	＋	＋	＋
④	＋	＋	＋	－
⑤	－	＋	＋	＋

問 4　「瞳孔を縮小させ，気管支を収縮させ，胃の運動を促進させ，汗腺には分布していない」神経系はどれか。最も適当なものを1つ選べ。 サ

①　散在神経系　②　体性神経系　③　運動神経系
④　感覚神経系　⑤　交感神経系　⑥　副交感神経系

Ⅱ　植物の成長に関する問1，2について答えよ。

問 1　マカラスムギの幼葉鞘を用いて実験1～7を暗室で行い(図1)，結果1，2を得た。(1)，(2)に答えよ。

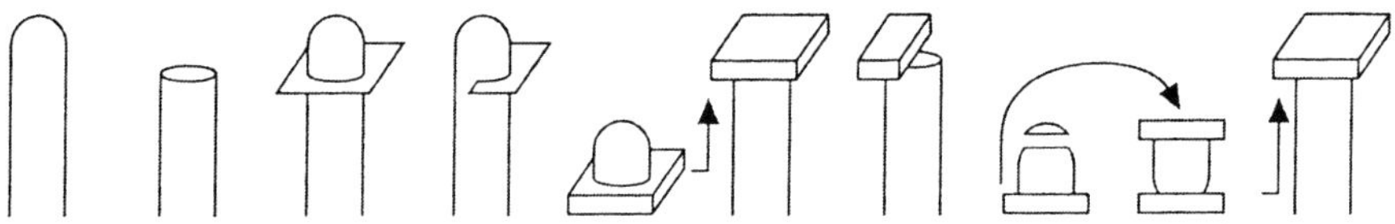

図1

実験1　無処理

実験2　先端部を切り取る。

実験3　先端部を雲母片にのせる。

実験4　雲母片を右半分に差し込む。

実験5　切り取った先端部を寒天片の上にしばらく置く。その寒天片を切断面にのせる。

実験6　実験5と同じ操作をした寒天片を半分に切り，切断面の左側にのせる。

実験 7　切り取った先端部を寒天片の上にしばらく置いた後，先端部のさらに先端を切り除き(7 A)，逆さまにして，新たな寒天片の上にしばらく置く(7 B)。その寒天片を切断面にのせる(7 C)。

結果 1　実験 1 はまっすぐ伸びた。

結果 2　実験 2 は伸びなかった。

(1)　実験 3 ～ 7 の結果はどれか。最も適当なものを 1 つずつ選べ。同じものを何度選んでもよい。

実験 3 ： シ　　実験 4 ： ス　　実験 5 ： セ

実験 6 ： ソ　　実験 7 ： タ

① まっすぐ伸びた。　② ほとんど伸びなかった。

③ 左に曲がった。　④ 右に曲がった。

(2)　各幼葉鞘の左側から光を当てた場合，実験 4・5・7 の結果はどれか。最も適当なものを 1 つずつ選べ。同じものを何度選んでもよい。

実験 4 ： チ　　実験 5 ： ツ　　実験 7 ： テ

① 曲がらなかった。　② 左に曲がった。　③ 右に曲がった。

問 2　図 2 はある植物の根・茎・芽の成長とオーキシンの濃度の関係を示したものである。この図の説明として誤っているのはどれか。最も適当なものを 1 つ選べ。 ト

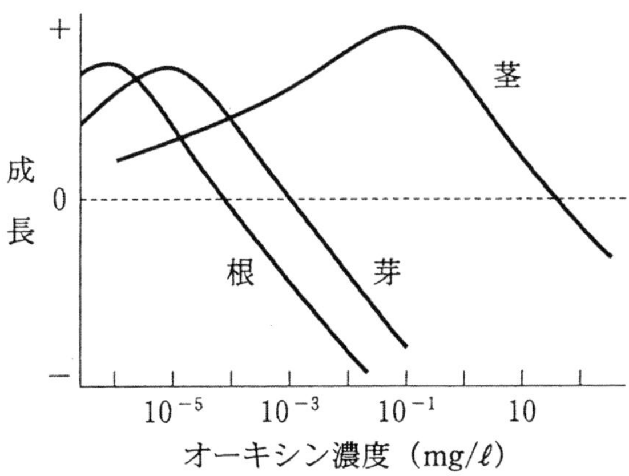

図 2

① 根の成長を促進する最適濃度は約 10^{-6} mg/ℓである。

② 茎の成長を促進する最適濃度は約 10^{-1} mg/ℓである。

③ 根の成長を促進する濃度では，芽の成長も促進される。

④ 芽の成長を促進する濃度では，根の成長も促進される。

⑤ 芽の成長を促進する最適濃度では，茎の成長も促進される。

⑥ 茎の成長を促進する最適濃度では，芽の成長は抑制される。

Ⅲ　問1～3に答えよ。

問1　文章中の［ナ］～［ヘ］に最も適当なものを用語欄から1つずつ選べ。同じものを何度選んでもよい。

原始大気中には，多くの現生生物が利用している遊離した［ナ］はほとんど存在せず，原始海洋中には［ニ］が多く蓄積されていたと考えられている。このとき現れた細菌類は，メタンや［ヌ］などを酸化させたときに遊離する［ネ］を利用して有機物を合成する［ノ］と，周囲の［ハ］を取り込んで［ヒ］によって［フ］を得ていた［ヘ］の2種類であると考えられている。

［ナ］～［ヘ］の用語欄

① エネルギー	② 好気呼吸	③ 光合成生物
④ 嫌気呼吸	⑤ 酸　素	⑥ 従属栄養生物
⑦ 水　素	⑧ 独立栄養生物	⑨ 二酸化炭素
⓪ 有機物		

問2　文章中の［ホ］～［ユ］に最も適当なものを用語欄から1つずつ選べ。同じものを何度選んでもよい。

動物の体内で代謝されたタンパク質は［ホ］をへた後，低分子の窒素化合物として体外に排出される。水生動物では［マ］のかたちで，陸生動物では胚の発生環境の違いにより，［ミ］または［ム］のかたちで排出される。堅い殻の卵をもつ動物では，殻の内部に蓄積するのに便利な，水に溶けにくい固体の［ミ］のかたちで排出される。一方，胎生動物では水に溶けやすい［ム］のかたちで排出される。カエルではオタマジャクシのときは［メ］のかたちで，成体になると［モ］のかたちで排出される。

これらの動物の排出物は土壌中の微生物によって分解されるとアンモニウム塩となる。アンモニウム塩はイオンのかたちで植物の根から吸収され，呼吸の過程で作られた［ヤ］と結合し［ユ］となる。

ホ～ユの用語欄

①　アミノ酸　②　アルコール　③　アンモニア
④　ATP　⑤　胆　汁　⑥　尿　酸
⑦　尿　素　⑧　二酸化炭素　⑨　有機酸

問3　ある鳥類において，皮膚の細胞の染色体数は40であった。次の細胞の染色体数はそれぞれいくつか。最も適当なものを用語欄から1つずつ選べ。同じものを何度選んでもよい。

ヨ：一次精母細胞　ラ：骨格筋細胞　リ：始原生殖細胞
ル：精原細胞　レ：精細胞　ロ：赤血球
ワ：第一極体　あ：未受精卵

ヨ～あの用語欄

①　0　②　10　③　20
④　40　⑤　80　⑥　80より多い

2　I～IIIについて答えよ。

I　遺伝子に関する問1，2について答えよ。

問1　文章a～fは遺伝子の本体がDNAであることや，それに関連する主な発見について述べたものである。(1)，(2)に答えよ。

a　病原性をもつ肺炎双球菌は，病原性をもたない菌を形質転換させる物質をもっていることを示した。ア

b　バクテリオファージを大腸菌に感染させると，ファージのDNAは大腸菌の中に送り込まれるが，タンパク質は菌の表面に残ることをもとに，DNAが遺伝情報を担うことを示した。イ

c　DNAは，2本のポリヌクレオチド鎖が相補的な塩基によって結合した二重らせん構造を作っていることを提唱した。ウ

d　病原性をもつ肺炎双球菌から抽出したDNAが，病原性をもたない菌を形質転換させることを示した。エ

e　DNAを構成する塩基の割合を調べ，アデニンとチミン，グアニンとシトシンの数の比がほぼ等しいことを示した。オ

f　放射性同位体を用い，DNAの半保存的複製を示した。カ

(1)　a～fの発見者はだれか。最も適当なものを人名欄より1つずつ選べ。

ア～カの人名欄

① ハーシーとチェイス　② アベリー
③ グリフィス　④ ワトソンとクリック
⑤ シャルガフ　⑥ メセルソンとスタール

(2)　a～fの発見を年代順に並べたものはどれか。最も適当なものを1つ選べ。キ

① a→b→d→e→c→f　② a→b→e→d→c→f
③ a→c→b→e→d→f　④ a→c→e→d→b→f
⑤ a→c→d→b→e→f　⑥ a→d→b→e→c→f
⑦ a→d→e→b→c→f　⑧ a→e→b→c→d→f
⑨ a→e→c→d→b→f　⓪ a→e→d→c→b→f

問 2　遺伝情報の発現に関する(1)～(3)について答えよ。

(1)　文章中のク～サに最も適当なものを用語欄から1つずつ選べ。

DNAのもつ遺伝情報は，クの作用で伝令RNAに転写される。次に，伝令RNAの塩基配列に対応するケがコ上で順にサでつながり，タンパク質ができる。

ク～サの用語欄

① DNA合成酵素　② RNA合成酵素　③ アミノ酸
④ 核　酸　⑤ リボソーム　⑥ リソソーム
⑦ ペプチド結合　⑧ 水素結合

(2)　文章中のシ～チに最も適当なものを用語欄から1つずつ選べ。

シのDNAの塩基配列はイントロンとエキソンから構成される。このうち，アミノ酸配列を指定するのはスである。転写の過程では，まず両方を含むDNAが鋳型となってRNAが合成され，ここからセに対応する部分が除かれ，残った部分がつなぎ合わされてソとなる。この過程はタとよばれ，チでおこなわれる。

シ～チの用語欄

① イントロン　② エキソン　③ リボソーム

④ 核　⑤ 細胞質基質　⑥ 運搬RNA
⑦ 伝令RNA　⑧ セントラルドグマ
⑨ スプライシング　⓪ 真核生物　⊕ 原核生物

(3) 文章中の ツ ～ ネ に最も適当な数値をマークせよ。

伝令RNAの ツ 個の塩基の組み合わせはコドンとよばれ，１つのコドンは テ 個のアミノ酸を指定する。塩基は ト 種類あるので，理論上 ナ ニ 種類のアミノ酸を指定できる。実際には，タンパク質を構成するアミノ酸は ヌ ネ 種類なので，複数のコドンが重複して１個のアミノ酸を指定していることがわかる。

Ⅱ ウニの発生に関する問１，２について答えよ。

問１ 文章中の ノ ～ ホ に最も適当なものを用語欄から１つずつ選べ。

ウニの４細胞期の胚を個々の割球に分離して発生させると，それぞれから ノ が生じる。また，16細胞期の胚は，動物極から植物極にかけて ハ ， ヒ ， フ の順に並んでいる。この胚を動物極側半分と植物極側半分の割球に分けると，動物極側からは ヘ が，植物極側からは ホ ができる。

ノ ～ ホ の用語欄

① 大割球　② 中割球　③ 小割球
④ 永久胞胚　⑤ 神経胚　⑥ 不完全な幼生
⑦ 完全な幼生

問２ 問１の文章から考えられることとして，最も適当なものを１つ選べ。
マ

① ウニ卵は初期にはモザイク卵だが，卵割が進行すると調節能を獲得する。
② ウニ卵は初期には調節卵だが，卵割が進行すると調節能を失う。
③ ウニ卵は初期には調節卵であり，卵割が進行しても調節能を維持する。
④ ウニ卵の発生は，動物極側の割球があれば正常に進行する。
⑤ ウニ卵の発生は，植物極側の割球があれば正常に進行する。

Ⅲ　細菌に関する問 1 ～11 について答えよ。

下表はネズミの肝細胞，大腸菌，ホウレンソウの葉の細胞を試料X～Zとして，構造体［ミ］～［ヤ］の存在を電子顕微鏡で観察した結果である。「＋」は存在が認められたもの，「－」は認められなかったものを示している。なお，［モ］と［ヤ］は進化の過程で他の生物から由来したと考えられている。

構造体＼試料	X	Y	Z
ミ	－	＋	＋
ム	＋	＋	＋
メ	＋	＋	－
モ	－	＋	＋
ヤ	－	＋	－

問 1　構造体［ミ］～［ヤ］はそれぞれどれか。最も適当なものを 1 つずつ選べ。

① 葉緑体　② ミトコンドリア　③ 細胞壁
④ 細胞膜　⑤ 核

問 2　下図はそれぞれの生物体の構成物質とその割合を示している。c に相当するものはどれか。最も適当なものを 1 つ選べ。［ユ］

① 水　② 糖　質　③ タンパク質
④ 脂　質　⑤ 無機物

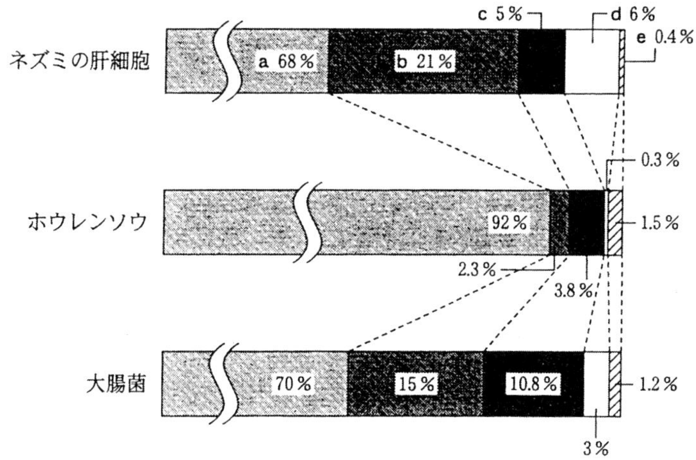

問 3　大腸菌を寒天培地で増殖させるとコロニーが形成される。(1)，(2)に答えよ。

(1)　コロニーに関する記述で正しいのはどれか。最も適当なものを 1 つ選

べ。 ヨ

① 多数の菌が連結しあった細胞群体である。

② 1個の菌から生じたクローンが集まったものである。

③ 遺伝子構成の異なる多数の菌が集まったものである。

④ 1個の菌から芽が生じ大きくなったものである。

⑤ 1個の菌から生じた胞子が集まったものである。

(2) 大腸菌(立方体とする)の1辺を2 μm とし，菌体間にすき間はないものとすると，肉眼で観察できる大きさのコロニー 1 mm^3 に含まれる大腸菌の数は約何個になるか。 ラ ～ ル には数字をマークせよ。

ラ . リ ル $\times 10^8$ 個

問 4　細菌に対する生体防御に関する記述 レ ～ あ に最も関係の深いのはどれか。最も適当なものを用語欄から1つずつ選べ。

レ 大腸菌を白血球が取り込む。

ロ 結核菌に感染したことがあると，ツベルクリン反応が陽性になる。

ワ ジフテリア菌を注射したヒツジの血清を，ジフテリアにかかった動物に注射すると病気が治る。

あ BCG の接種により結核菌に対する免疫ができる。

レ ～ あ の用語欄

① 予防接種　　② 食作用

③ 細胞性免疫　　④ 体液性免疫

問 5　大腸菌とマウスの DNA の構造について正しいのはどれか。最も適当なものを1つ選べ。 い

① 両者の DNA はともに2本鎖の環状である。

② 両者の DNA はともに2本鎖の線状である。

③ 大腸菌の DNA は2本鎖の環状であり，マウスの DNA は2本鎖の線状である。

④ 大腸菌の DNA は1本鎖の環状であり，マウスの DNA は2本鎖の線状である。

⑤ 大腸菌のDNAは2本鎖の線状であり，マウスのDNAは2本鎖の環状である。

問6 乳酸菌がおこなう乳酸発酵と同様なものはどれか。最も適当なものを1つ選べ。[う]

① 酵母菌がおこなうアルコール発酵
② 筋肉における解糖
③ 硝化菌がおこなう炭酸同化
④ 硫黄細菌がおこなう炭酸同化
⑤ 根粒菌による窒素固定

問7 細菌は五界説ではどれに属するか。最も適当なものを1つ選べ。[え]

① 動物界　② 植物界　③ 菌　界
④ 原生生物界　⑤ 原核生物界(モネラ界)

問8 RNAにもとづく生物の系統関係で古細菌に属するのはどれか。最も適当なものを1つ選べ。[お]

① 大腸菌　② ラン藻類　③ スピロヘータ
④ 光合成細菌　⑤ メタン細菌

問9 地球上にはじめて酸素をもたらしたのはどれか。最も適当なものを1つ選べ。[か]

① 大腸菌　② ラン藻類　③ スピロヘータ
④ 光合成細菌　⑤ メタン細菌

問10 細菌におけるタンパク合成について正しいのはどれか。最も適当なものを1つ選べ。[き]

① 遺伝情報の転写と翻訳はほぼ同時に進行する。
② 伝令RNAの多くは途中にアミノ酸を指定しない領域がある。
③ 伝令RNAの転写と翻訳の場がはっきりと分かれている。
④ つくられたタンパク質はゴルジ体をへて細胞内外へ輸送される。

問11　大腸菌のプラスミドについて誤っているのはどれか。最も適当なものを1つ選べ。 く

① 大腸菌の生存にとって必須である。

② 大腸菌の細胞質中にある。

③ 大腸菌自身の DNA とは独立に自己増殖する。

④ 世代を通じて子孫に伝えられる。

⑤ 組換え DNA 実験のベクターとして使われる。

英　語

解答

22 年度

I　出題者が求めたポイント

[全訳]

問 1. その会社は地域のすべての市や町に電気と明かりを供給している。

furnish ～ to …：　「～を…に供給する」

問 2. 彼は自分がたたき上げの人間だということに誇りを持っている。

pride oneself for ～：「～ということに誇りを持つ」

問 3. そのニュースは人々の注目をホームレスの人たちの状況に向けさせた。

問 4. 彼らは彼をリーダーとして尊敬した。

look up to ～：「～を尊敬する」

問 5. 私はその問題に関してあなたと話せる立場にはありません。

be in no position to do：「～できる立場にない」

[解答]

(1) b　(2) b　(3) c　(4) c　(5) a

II　出題者が求めたポイント

[全訳]

問 6. 母は私が亡くなった父に生き写しだとよく言います。

問 7. そういう事情なので、私たちは旅行を取りやめなければなりません。

問 8. 彼らがきちんと食べ物をもらえるように気をつけていただけませんか?

問 9. もうとっくに子どもが寝る時間です。

問 10. 彼は給料が家族を支えるのに少なすぎるといつも嘆いている。

[解答]

(6) c　(7) b　(8) a　(9) b　(10) d

III　出題者が求めたポイント

[完成した英文とその意味]

問 11. A healthy laugh allows us to keep a positive outlook even in difficult situations.

(健康な笑いがあれば、困難な状況にあっても前向きな展望を持ち続けられる。)

問 12. Alcohol, if consumed in moderation, may lower the risk of heart disease.

(アルコールは適量とれば、心臓病になるリスクを下げる。)

問 13. His condition is getting worse and worse with his blood pressure falling.

(彼の状態は血圧が低下するにつれてだんだん悪くなっている。)

問 14. It's all going to work out in the end. You just take it easy, Okay?

(最後にはみんなうまく行くよ。心配しないでいいから。)

問 15. That book represents the accumulated knowledge of a lifetime.

(その本は生涯の蓄積された知識を表している。)

[解答]

(11) b　(12) d　(13) b　(14) b　(15) a

IV　出題者が求めたポイント

[全訳]

仕事を失うことはあなたを惨めな気持ちにさせる。解雇であろうと自宅待機であろうと、失業者の仲間に入ることはあまり気分のいいできごとではない。しかし、失業はあなたの健康にどのような影響を与えるのであろうか。自宅待機は完璧に健康な人を病気の下降スパイラルに送り込むのだろうか。それはあり得ると、ニューヨークのある大学の社会学者ケイト・ストゥルーリーは言う。「人口統計学ジャーナル」に発表した新しい研究の中で、彼女は、解雇された、自宅待機になった、会社が完全に閉鎖になって職を失ったなど、さまざまな失業の状況を分析し、失業が確かに深刻な身体的生理的な病気の引き金になることを発見した。

ストゥルーリーは、U.S.Panel of Study of Income Dynamics (PSID)として知られる全国を代表し絶えず更新されるデータを使った。これは毎年全国の人々に対して、彼らの雇用状況と、とりわけ健康についての自己申告を調べたものである。ストゥルーリーは1999年、2001年、2003年のデータを使って、人々の雇用状況と、それぞれの人の健康に及ぼされた18か月後の影響を追跡調査した。雇用と健康に関するその前の研究は、卵が先かニワトリが先かの議論になった。研究者たちは、失業のストレスと緊張で健康が損なわれるのか、あるいは健康でないことが欠勤と生産性の低さにつながって結果的に失業するのかに、確信が得られなかったのだ。ストゥルーリーは、たとえば会社全体が閉鎖してしまったなど、自分ではどうにもならない要因で職を失ったと報告した人々に焦点を当てた。

このような理由で失業し、失業前には何の健康問題も申告していなかった人々のうちの80%が、18か月後には高血圧や心臓疾患から糖尿病にいたるまでの新たな健康問題を診断されたことがわかった。このグループの中で一番訴えの多かった症状は、高血圧、関節炎などの心臓血管関連の問題であった。

[解答]

(16) a　(17) d　(18) c　(19) d　(20) b

V　出題者が求めたポイント

[全訳]

体に害を及ぼすようになるまでには何個のチーズバーガーを食べなければならないのかを、あなたは知りたいだろうか?　ある新しい食事の調査の概観によると、答えはたったの1個である。たった1回の高脂肪、高糖分の食事が生化学反応を起こさせ、血管の炎症や神経系への即座の悪影響を引き起こすと、アメリカ心臓病学会ジャーナルに今週発表された報告書は述べている。そして、たった1回の健康的な食事が、あなたの体を正常な状態に戻すのに役立つのである。「あなたの健康とエネルギーは、非常に基本的なレベルにおいては、あなたの最新の食事の質と同じくらいなのです。」と、主著者で、ミズーリ州カンザスシティにある中部アメリカ心臓協会の、予防的心臓病学の主任であるジェイムズ・オキーフは言っている。

仕組みはこうだ。あなたが食べると、あなたの体は食べ物を分解して、グルコース(糖)、リピド(脂肪)、アミノ酸(タンパク質の構成素材)のような栄養分の流れにする。あなたの食事がたとえば安いビーフパテの入った加工処理の丸パン、フライドポテト、コーラというジャンクフードだったりすると、糖が押し寄せることで、"食後高血糖症"と呼ばれる状態になる。血糖値が急上昇するのだ。長期にわたる貧しい食事は高血圧と血管中の脂肪の形成を促し、これが心臓発作の危険を増大させる。しかし、短期の影響もある。「人々はこれを理解していません。ほとんどの医師でもそうなのです。」とオキーフは言う。組織はちょうど感染した時のように炎症を起こす。血管は細くなる。細胞損傷を起こし慢性病と老化に一役買うと思われている不安定な化学物質、遊離基が作り出される。体のストレス反応はより大きな影響を血圧に与え、血圧を平常よりも上げる。人々はジャンクフードを食べた2～3時間後に、気分が良くないと気づくだろう。そして、体にエネルギーを蓄積させるホルモンであるインスリンの急激な上昇と下降が、たくさんカロリーを摂ったにもかかわらず、食べたすぐ後に彼らに再び空腹を感じさせる。

いい話としては、このような血糖値の急上昇と急降下は簡単に元に戻ることである。たとえば人が精白パンだけの消化されやすい食事をとれば、血糖値はすぐに上がったり下がったりする。しかし、パンと共に酢をとるなら、影響は弱められる。酢は消化を遅くし、血糖値がもっと安定するのを助ける。パンと一緒にナッツを食べたりワインを一杯飲んでも同じことが起こる。(2杯以上ではアルコールは逆効果になる。これで、なぜ大量でなく適量の飲酒が長寿と関係しているのかが説明できるだろう。) これらの緩効性食品すべてに共通する特徴は、一般的に栄養価が高く低カロリーということであるとオキーフは言う。健康に良い食品とはまさにあなたが予想するもの、あなたのママ(と医者)が食べなさいと言うもの、つまり、たくさんの新鮮な野菜と果物、魚や豆などの脂肪分の少ないタンパク質、繊維の多い全粒穀物などのことだ。これらはすべて食後反応を抑える。「ある程度、これはいくつかの食事の成分がなぜあなたの体に良いのかを際立たせています。」と、オキーフは言う。

健康に良い食品は利点があるにもかかわらず、もしあなたがジャンクフードを食べるのに慣れていれば、満腹感をもたらさないかもしれない。ジャンクフードは人のホルモンバランスを変えるのだとオキーフは言う。たとえば、たっぷり食事を取っていくらも経たない内に空腹を感じさせる、前に述べたインスリンの低下に注目してほしい。脂肪と糖分の多い食べ物はストレスホルモンであるコルチゾールの放出を促し、これが高カロリー食品への食欲を更に刺激するようだと研究は示唆している。そして血糖値の食後急上昇は、運動しない人やウェスト周りに重さをかかえ込んでいる人のほうが起こりやすい。このようなことすべてが理由となって、一旦習慣になってしまうと、ジャンクフードを食べるのをやめることは難しくなる。「食べれば食べるほどほしくなります。悪循環になるのです。」とオキーフは言う。解決策はどうか。「私は人々に家庭用グルコース計を持ちなさいと言っています。」 そうすれば食事があなたの体にどんな影響を与えるかが直ちにわかる。あなたが良いものを食べようという意志を持ち続けるのにも役立つだろう。 「あなたは健康を改善することができます。基本的には時間単位で。」と彼は言う。

[設問と選択肢の意味]

問21. 体が損なわれるまでにいくつチーズバーガーを食べられるか。
(a) たった3つ。
(b) たった2つ。
(c) たった1つ。
(d) 食べた最初のチーズバーガーがあなたに害を及ぼす。

問22. 1回の高脂肪、高糖分の食事はどんな影響を与えるか。
(a) 神経系に悪い変化を起こさせる。
(b) 心臓発作を起こす。
(c) 血管からの大量出血を引き起こす。
(d) 高血糖症を引き起こす。

問23. どうしたら健康に悪い食事を食べることによって起こされるダメージを回復できるか。
(a) 食後にワインを飲む。
(b) 運動をする。
(c) ブドウ糖レベルの高い飲み物を飲む。
(d) 新鮮な野菜、魚、果物を食べる。

問24. ジャンクフードとソフトドリンクの食事は私たちにどんな影響を与えるか。
(a) 非常に高いレベルの高血圧症の原因となる。
(b) 非常に高い血糖値レベルの原因となる。
(c) 非常に高い心臓発作のリスクの原因となる。
(d) 非常に低いインスリンレベルの原因となる。

問25. ジャンクフードを食べた時の短期の影響は何か。
(a) 感染した組織。
(b) 心臓発作。
(c) 血管の狭窄。
(d) 高血圧症。

問26. 何年もジャンクフードを食べた時の影響は何か。
(a) インスリンレベルの急激な上昇と下降。

(b)血糖値の急激な上昇と下降。
(c)炎症を起こした組織の問題。
(d)高血圧の問題。

問27. ジェイムズ・オキーフは健康に悪い食べ物をとることについて何を信じているか。
(a)医者だけが短期の影響を知っている。
(b)ほとんどの医者は短期の影響を知らない。
(c)短期の影響を理解している人は誰もいない。
(d)短期の影響はほとんどない。

問28. インスリンが急激に上昇してそれから下がると、その結果はどうなるのか。
(a)人々は気分が悪いと感じる。
(b)食べ終わったすぐ後にもっと食べたくなる。
(c)高血圧を体験する。
(d)作り出される遊離基が増える。

問29. 酢は高糖分の食事にどんな影響を与えるか。
(a)血糖値を下げる。
(b)血糖値の変化を少なくする。
(c)アルコールの影響を低下させる。
(d)血糖値を調節する。

問30. この文では健康のために飲んでよいワインの量をどれくらいだと言っているか。
(a)ゼロ。どんな量のワインも健康に良くない。
(b)1～2口。
(c)コップ1～2杯。
(d)1～2リッター。

問31. 食後に血糖値の大幅な増加を経験しそうなのはどんな人か。
(a)すべての人たち。
(b)やせた人たち。
(c)太った人たち。
(d)空腹の人たち。

問32. ジャンクフードを食べるのをなかなかやめられないのはなぜか。
(a)人々がジャンクフードは安くて食べやすいと思っているから。
(b)ジャンクフードを食べる人々は満足を感じないから。
(c)人々はジャンクフードが体に与える短期の影響を見ることができないから。
(d)人々はジャンクフードが体に与える長期の影響を知らないから。

問33. ナッツを食べることは消化器系にどんな影響を及ぼすか。
(a)消化の影響を増加させる。
(b)消化の影響を減少させる。
(c)消化の速さを遅くする。
(d)消化の速さを早くする。

[解答]
(21) d　(22) a　(23) b　(24) b　(25) c
(26) d　(27) b　(28) b　(29) b　(30) c
(31) c　(32) b　(33) c

数　学

解答　　22 年度

1 出題者が求めたポイント（数学B・ベクトル）
〔解答〕
(1)(i)Mは辺ABを3：2に内分する点だから

$\overrightarrow{OM}=\frac{2\vec{a}+3\vec{b}}{3}+2=\frac{2}{5}\vec{a}+\frac{3}{5}\vec{b}$……（ア～エの答）

(ii) $\overrightarrow{OQ}=0\times\vec{a}+q\vec{b}$

$=\overrightarrow{OP}+k\overrightarrow{PM}$

$=\overrightarrow{OP}+k(\overrightarrow{OM}-\overrightarrow{OP})$

$=p\vec{a}+k\left(\frac{2}{5}\vec{a}+\frac{3}{5}\vec{b}-p\vec{a}\right)$

$=\left(p-kp+\frac{2}{5}k\right)\vec{a}+\frac{3}{5}k\vec{b}$

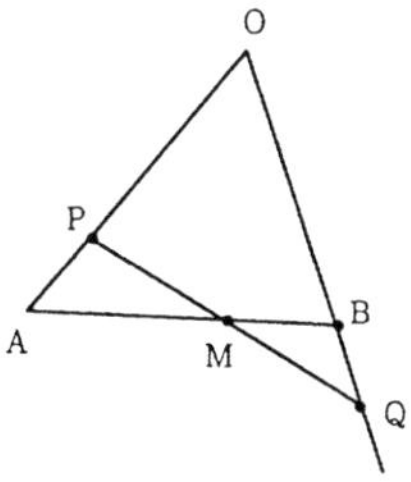

ここで，$\vec{a}$，$\vec{b}$ は $\vec{O}$ でもなく，
平行でもないので，次の等式が成り立つ。

$$\begin{cases} p-kp+\frac{2}{5}\vec{k}=0 & \cdots\cdots ① \\ \frac{3}{5}k=q & \cdots\cdots ② \end{cases}$$

②より $k=\frac{5}{3}q$ を①へ代入すると

$p-\frac{5}{3}pq+\frac{2}{5}+\frac{5}{3}q=0$

$3pp+2q=5pq$……（オ～キの答）

(iii) △OPQの面積は $P_0M=Q_0M$ となるとき最小となることを示す。
$\triangle OP_0Q_0$ と $\triangle OP_1Q_1$ の面積を比べると，面積の増分が $S_1=\triangle P_0P_1M$，
減少分が $S_2=\triangle Q_0Q_1M$
すると，$P_1M>Q_1M$ なので $S_1>S_2$
P_1 が点O側にあるときも同様なので $P_0M=Q_0M$ のとき面積は最小となる。

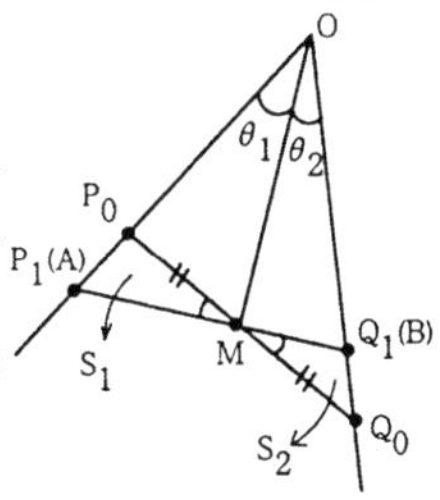

$P_0=P$，$Q_0=Q$ のとき，$p:q=2:3$ を示す。
$\angle AOM=\theta_1$，$\angle BOM=\theta_2$ とおく。
△OAM：△OBM＝3：2より

$\frac{1}{2}|\overrightarrow{OA}||\overrightarrow{OM}|\sin\theta_1:\frac{1}{2}|\overrightarrow{OB}||\overrightarrow{OM}|\sin\theta_2=3:2$

$|\vec{a}|\sin\theta_1:|\vec{b}|\sin\theta_2=3:2$

$2|\vec{a}|\sin\theta_1=3|\vec{b}|\sin\theta_2$……③

$P_0M=Q_0M$ より

$\frac{1}{2}|\overrightarrow{OP}||\overrightarrow{OM}|\sin\theta_1=\frac{1}{2}|\overrightarrow{OQ}||\overrightarrow{OM}|\sin\theta_2$

$\overrightarrow{OP}=p\vec{a}$，$\overrightarrow{OQ}=q\vec{b}$ を代入すると

$p|\vec{a}|\sin\theta_1=q|\vec{b}|\sin\theta_2$……④

③，④より $p:q=2:3$

次に $q=\frac{3}{2}p$ を(ii)に代入して整理すると

$3p(5p-4)=0$

$p\fallingdotseq 0$ より，$p=\frac{4}{5}$，$q=\frac{6}{5}$……（ク～サの答）

(2) 条件より $|\vec{a}|=2$，$|\vec{b}|=1$，$\vec{a}\cdot\vec{b}=1$

$\overrightarrow{PQ}=\overrightarrow{OQ}-\overrightarrow{OP}=q\vec{b}-p\vec{a}$

$\overrightarrow{OM}\perp\overrightarrow{PQ}$ より　$\overrightarrow{OM}\cdot\overrightarrow{PQ}=0$

$\left(\frac{2}{5}\vec{a}+\frac{3}{5}\vec{b}\right)(q\vec{b}-p\vec{a})=0$

$\frac{2}{5}p|\vec{a}|^2+\left(\frac{3}{5}p-\frac{2}{5}q\right)\vec{a}\cdot\vec{b}-\frac{3}{5}q=0$

$\frac{11}{5}p-q=0$　　$\therefore q=\frac{11}{5}p$

(1)(ii)の式に代入すると

$3p+2\times\frac{11}{5}p=5\times p\times\frac{11}{5}p$

$p(55p-37)=0$　　$\therefore p=\frac{37}{55}$，$q=\frac{74}{25}$

このとき $OP=p|\vec{a}|=\frac{37}{55}\times 2=\frac{74}{55}$……（シ～ソの答）

$OQ=q|\vec{b}|=\frac{37}{25}$……（タ～テの答）

2 出題者が求めたポイント（数学Ⅱ・図形と方程式，数学Ⅲ・微分積分）
〔解答〕
(1) ①より $x^2=ay$ を②へ代入すると

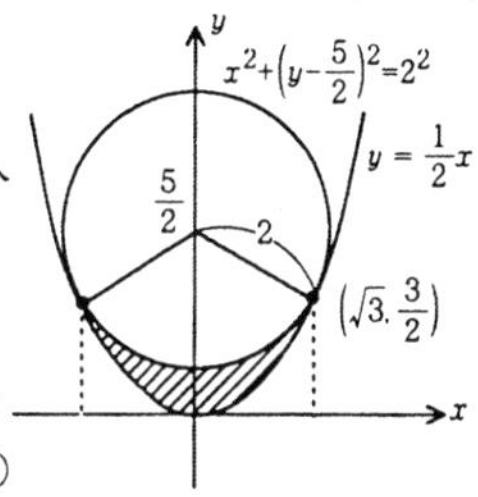

$ay+\left(y-\frac{5}{2}\right)^2=a^2$

$4y^2+4(a-5)y+25-4a^2=0$……③

判別式をDとおくと

$\frac{D}{4}=4(a-5)^2-4(25-4a^2)=20a(a-2)$

接することからD＝0，$a\neq 0$　$\therefore a=2$……（ア，イの答）

$a=2$ を③へ代入すると

$4y^2-12y+9=0$，$(2y-3)^2=0$　　$\therefore y=\frac{3}{2}$

①へ代入すると　$\frac{3}{2}=\frac{1}{2}x^2$　　$\therefore x=\pm\sqrt{3}$

$p>0$ より　$p=\sqrt{3}$，$q=\frac{3}{2}$……（ウ～オの答）

$\angle AOB=120°$ より，$\cos\angle AOB=-\frac{1}{2}$・（カ～クの答）

次に求める面積をSとおく。

5角形の面積は $2\sqrt{3}\times\frac{3}{2}+\frac{1}{2}\times 2\sqrt{3}\times 1=4\sqrt{3}$

半径2の円の $\frac{1}{3}$ の部分の面積は　$\frac{1}{3}\times\pi\times 2^2=\frac{4}{3}\pi$

放物線の下の部分の面積は $2\int_0^{\sqrt{3}}\frac{1}{2}x^2dx=\sqrt{3}$

すると $S=4\sqrt{3}-\left(\frac{4}{3}\pi+\sqrt{3}\right)=3\sqrt{3}-\frac{4}{3}\pi$

……（ケ～スの答）

(2) 条件を満たすのは　$a > \dfrac{5}{2}$……………(セ，ソの答)

③を解く。 $a \to \infty$のとき，$y > 0$より

$$y = \frac{1}{4}(-2a+10+2\sqrt{5}\sqrt{a^2-2a}) = q$$

①より　$p^2 = ay = \dfrac{a}{4}(-2a+10+2\sqrt{5}\sqrt{a^2-2a})$

$$\lim_{a\to\infty}\frac{p^2}{q^2} = \lim_{a\to\infty}\frac{4a(-2a+10+2\sqrt{5}\sqrt{a^2-2a})}{(-2a+10+2\sqrt{5}\sqrt{a^2-2a})^2}$$

$$= \lim_{a\to\infty}\frac{4\left(-2+\dfrac{10}{a}+2\sqrt{5}\sqrt{1-\dfrac{2}{a}}\right)}{\left(-2+\dfrac{10}{a}+2\sqrt{5}\sqrt{1-\dfrac{2}{a}}\right)^2}$$

$$= \frac{4(-2+2\sqrt{5})}{(-2+2\sqrt{5})^2} = \frac{4}{-2+2\sqrt{5}} = \frac{1+\sqrt{5}}{2}$$ ……(タ～テの答)

3　出題者が求めたポイント（数学Ⅲ・微分積分）

〔解答〕

(1) $0 \leqq x \leqq 1$のとき　$f(x) = x^3\sqrt{1-x^2}$

$$f'(x) = 3x^2\sqrt{1-x^2} + x^3\frac{(-2x)}{2\sqrt{1-x^2}} = \frac{-x^2(4x^2-3)}{\sqrt{1-x^2}}$$

$1 < x$のとき　$f(x) = x^3\sqrt{x^2-1}$

$$f'(x) = 3x^2\sqrt{x^2-1} + x^3\frac{2x}{2\sqrt{x^2-1}} = \frac{x^2(4x^2-3)}{\sqrt{x^2-1}}$$

よって増減表は

x	0		$\frac{\sqrt{3}}{2}$		1	
$f'(x)$	0	+	0	−	／	+
$f(x)$	0	↗	$\frac{3\sqrt{3}}{16}$	↘	0	↗

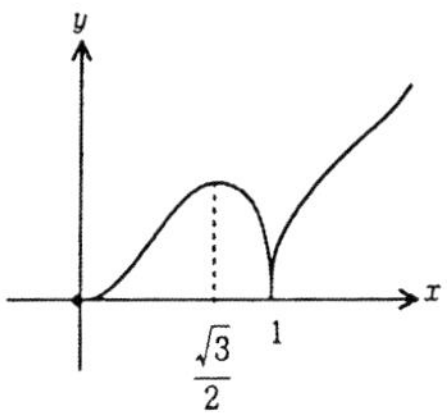

$x = \dfrac{\sqrt{3}}{2}$のとき…………………………………(ア～ウの答)

極大値 $\dfrac{3\sqrt{3}}{16}$…………………………………(エ～クの答)

(2) $0 < x < 1$のとき　$x = p$における接線の方程式は

$$y - f(p) = f'(p)(x-p)$$

$$y - p^3\sqrt{1-p^2} = \frac{-p^2(4p^2-3)}{\sqrt{1-p^2}}(x-p)$$

この接線が原点を通るから (0, 0) を代入する。

$$0 - p^3\sqrt{1-p^2} = \frac{-p^2(4p^2-3)}{\sqrt{1-p^2}}(0-p)$$

$$(3p^2-2) = 0 \qquad \therefore p = \pm\frac{\sqrt{6}}{3}$$

$0 < p < 1$より　$p = \dfrac{\sqrt{6}}{3}$

このとき接線の方程式は　$y = \dfrac{2\sqrt{3}}{9}x$……(ケ～サの答)

$1 < x$のとき　$x = p$における接線の方程式は

$$y - p^3\sqrt{p^2-1} = \frac{p^2(4p^2-3)}{\sqrt{p^2-1}}(x-p)$$

この接線が原点を通るから (0, 0) を代入する。

$$0 - p^3\sqrt{p^2-1} = \frac{p^2(4p^2-3)}{\sqrt{p^2-1}}(0-p)$$

$$3p^2 - 2 = 0 \qquad \therefore p = \pm\frac{\sqrt{6}}{3}$$

これは $1 < p$ に反する。

接点のx座標は　$x = p = \dfrac{\sqrt{6}}{3}$

$$f\left(\frac{\sqrt{6}}{3}\right) = \left(\frac{\sqrt{6}}{3}\right)^3\sqrt{1-\left(\frac{\sqrt{6}}{3}\right)^2} = \frac{2\sqrt{2}}{9}$$

よって，接点の座標は　$\left(\dfrac{1}{3}\sqrt{6},\ \dfrac{2}{9}\sqrt{2}\right)$……(シ～チの答)

(3) $0 \leqq x \leqq 1$のとき　$\sqrt{1-x^2} = t$とおくと　$x^2 = 1-t^2$

$2xdx = -2tdt$ より　$xdx = -tdt$

$x : 0 \to 1$のとき　$t : 1 \to 0$

$$\int_0^1 x^3\sqrt{1-x^2}dx = \int_1^0(1-t^2)t(-tdt)$$

$$= \int_0^1(t^2-t^4)dt = \left[\frac{1}{3}t^3-\frac{1}{5}t^5\right]_0^1 = \frac{2}{15}$$

$1 < x$のとき　$\sqrt{x^2-1} = u$とおくと　$x^2 = u^2+1$

$2xdx = 2udu$ より　$xdx = udu$

$x : 1 \to \sqrt{2}$のとき　$u : 0 \to 1$

$$\int_1^{\sqrt{2}} x^3\sqrt{x^2-1}dx = \int_0^1(u^2+1)uudu$$

$$= \int_0^1(u^4+u^2)du = \left[\frac{1}{5}u^5+\frac{1}{3}u^3\right]_0^1 = \frac{8}{15}$$

以上から

$$\int_0^{\sqrt{2}} f(x)dx = \int_0^1 f(x)dx + \int_1^{\sqrt{2}} f(x)du = \frac{2}{15} + \frac{8}{15} = \frac{2}{3}$$

…………………………………(ツ，テの答)

物　理

解答　22 年度

1 (1) 出題者が求めたポイント…直流回路におけるダイオードの電圧と電流，特性曲線の扱い方

問 1. 左側が電位が高い場合に右向きの電流が流れる

ア. ②………(答)

問 2.(*a*) はダイオードに対して電圧が逆方向なので電流は流れない

(*b*) ダイオードに流れる電流を*I*, ダイオードに加わる電圧を*V*とすれば

$V+30I=1.0$

この直線と特性曲線との交点を求めれば，ダイオードの電流*I* と電圧*V*が求まる。右のグラフより約 15*mA* となる。

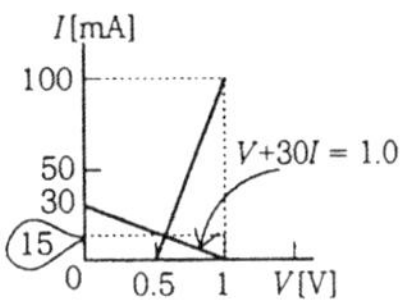

(*c*)(*d*) 並列回路なのでダイオードに流れる電流とは無関係に抵抗は 1.0*V* の電圧がかかるので

$$I=\frac{V}{R}=\frac{1}{30}=0.033A=33mA$$

イ. ①　ウ. ②　エ. ①　オ. ⑧………(答)

(2) 出題者が求めたポイント…荷電粒子の運動（電場での加速・磁場中の運動）

問 1. 陽極と陰極の間の電位差 *V* は $V=LE$

$$\therefore \frac{1}{2}mv^2=e\times LE$$

$$v=\sqrt{\frac{2eLE}{m}}$$

カ. ④………(答)

問 2. $F=evB=\sqrt{\dfrac{2e^3LE}{m}}B$　キ. ④………(答)

問 3. 電子の運動方程式は

$$m\frac{v^2}{r}=evB$$

$$\therefore r=\frac{mv}{eB}=\frac{1}{B}\sqrt{\frac{2mLE}{e}}$$

ク. ②………(答)

問 4. $T=\dfrac{2\pi r}{v}=2\pi\dfrac{m}{eB}$　ケ. ①………(答)

問 5.(*a*) $r'=\dfrac{\sqrt{2}}{2}r=\dfrac{1}{\sqrt{2}}r$　コ. ③………(答)

(*b*) $T'=\dfrac{1}{2}T$　サ. ②………(答)

(3) 出題者が求めたポイント…摩擦のある斜面上の 2 物体の運動（物体に働く力運動方程式）

問 1. 接触した状態で下りるのは物体 1 と物体 2 が独立して下りたとき，物体 1 の加速度を a_1, 物体 2 の加速度を a_2 とすると，$a_1\leqq a_2$ となればよい。

それぞれの運動方程式より

$$m_1a_1=m_1g\sin\theta-\mu_1m_1g\cos\theta$$

$$m_2a_2=m_2g\sin\theta-\mu_2m_2g\cos\theta$$

$a_1\leqq a_2$ であるから

$$g\sin\theta-\mu_1g\cos\theta\leqq g\sin\theta-\mu_2g\cos\theta$$

$$\therefore \mu_1\geqq\mu_2$$

シ. ③………(答)

問 2. 動摩擦力は $(\mu_1m_1+\mu_2m_2)g\cos\theta$ なので

$$(\mu_1m_1+\mu_2m_2)g\cos\theta=\mu(m_1+m_2)g\cos\theta$$

$$\mu=\frac{\mu_1m_1+\mu_2m_2}{m_1+m_2}$$

ス. ⑦………(答)

問 3.(*a*) $x=\dfrac{1}{2}at^2=\dfrac{1}{2}\left\{\sin\theta-\dfrac{(\mu_1m_1+\mu_2m_2)\cos\theta}{m_1+m_2}\right\}gt^2$

セ. ⑦………(答)

(*b*) $W=-Fx=-\mu(m_1+m_2)g\cos\theta\times x$

$$=-\frac{1}{2}g^2t^2\cos\theta(\mu_1m_1+\mu_2m_2)$$

$$\times\left\{\sin\theta-\frac{(\mu_1m_1+\mu_2m_2)\cos\theta}{m_1+m_2}\right\}$$

ソ. ⑦………(答)

2 (1) 出題者が求めたポイント…混合物の物理量

問 1. $C_{mix}=\dfrac{1}{m_1+m_2}(m_1C_1+m_2C_2)$

$$=\frac{2}{3}C_1+\frac{1}{3}C_2$$

ア. ③………(答)

問 2. $C_{mix}=\dfrac{1}{m_1+m_2}(m_1C_1+m_2C_2)$

$$1.2C_1=\frac{1}{m_1+m_2}(m_1C_1+2m_2C_1)$$

$$1.2(m_1+m_2)=m_1+2m_2$$

$$0.8m_2=0.2m_1$$

$$m_2=\frac{1}{4}$$

イ. ③………(答)

問 3. $C_{mix}=\dfrac{1}{m_1+m_2}(m_1C_1+m_2C_2)$

$$C_A=\frac{C_1+C_2}{2}$$

$$C_1=2C_A-C_2$$

$$C_B=\frac{C_1+3C_2}{4}$$

$$\therefore C_B=\frac{(2C_A-C_2)+3C_2}{4}=\frac{(C_A-C_2)}{2}$$

$$C_2=C_A-2C_B$$

$$\therefore C_1=2C_A-C_2=2C-(C_A-2C_B)=C_A+2C_B$$

ウ. ②　エ. ③ ……(答)

(2) 出題者が求めたポイント…音波のドップラー効果（波長 λ と振動数 *F* を求める。）

問 1.(*a*) 音源が静止しているので波長は変わらない。

$$\lambda=\frac{V}{f}$$

オ. ①………(答)

(*b*) $f'=\dfrac{V+u}{V}f$　カ. ①………(答)

問 2.(*a*) $\lambda'=\dfrac{V-u}{f}$　キ. ②………(答)

(b) $f'' = \dfrac{V}{\lambda'} = \dfrac{V+u}{V-u}f$　　　ク. ⑤……（答）

問 3.(a) $n = f'' - f = \dfrac{(V+u)-(V-u)}{V-u}f$

$= \dfrac{2u}{V-u}f$　　　ケ. ④……（答）

(b) 問 3 の答に代入し $10 = \dfrac{2u}{340-u} \times 100$

$\therefore u = \dfrac{340}{21}\text{m/s} = \dfrac{340 \times 3.6}{21} = 58\ \text{km/h}$

コ. ⑥……（答）

(3) 出題者が求めたポイント…鉛直面内の等速円運動, 力学的エネルギー保存則

問 1. $U_P = mgR\cos\theta$　　　サ. ③……（答）

問 2. $EA = E_P$

$mgR = \dfrac{1}{2}mv_P{}^2 + mgR\cos\theta$

$v_P = \sqrt{2gR(1-\cos\theta)}$　　　シ. ⑤……（答）

問 3. $m\dfrac{v^2}{R} = mg\cos\theta - N$　　　ス. ④……（答）

問 4. θ_0 では $N = 0$ となるので運動方程式は

$m\dfrac{v_B{}^2}{R} = mg\cos\theta_0$

また, 問 2 より $v_B = \sqrt{2gR(1-\cos\theta_0)}$

この 2 式を連立させて解くと

$\cos\theta_0 = \dfrac{2}{3}$　　　セ. ⑤……（答）

$v_B = \sqrt{\dfrac{2gR}{3}}$　　　ソ. ④……（答）

問 5.

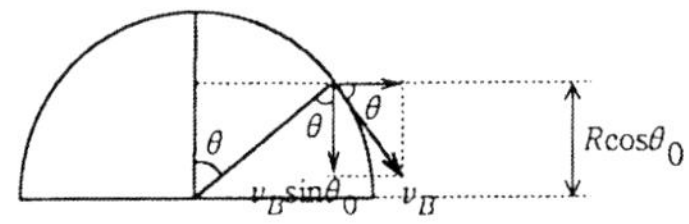

$V_B\sin\theta_0 \times t + \dfrac{1}{2}gt^2 = R\cos\theta_0$

$\dfrac{\sqrt{5}}{3}\sqrt{\dfrac{2gR}{3}}\ t + \dfrac{1}{2}gt^2 = \dfrac{2}{3}R$

$t = \dfrac{1}{g}\left\{-\dfrac{1}{3}\sqrt{\dfrac{10gR}{3}} \pm \sqrt{\left(\dfrac{10gR}{27} + \dfrac{4gR}{3}\right)}\right\}$

$= \dfrac{1}{g}\left(-\dfrac{1}{3}\sqrt{\dfrac{10gR}{3}} \pm \dfrac{1}{3}\sqrt{\dfrac{46gR}{3}}\right)$

$t > 0$ なので

$t = \dfrac{\sqrt{23}-\sqrt{5}}{3}\sqrt{\dfrac{2R}{3g}}$　　　タ. ⑤……（答）

化　学

解答　　22 年度

1　出題者が求めたポイント……総合

(1) 炭素原子は14族で，価電子は4である。電子配置は，K−2，L−4と表される。4個の不対電子をもつので4つのH原子と共有電子対を形成し，CH_4分子となる。

CH_4の電子式は，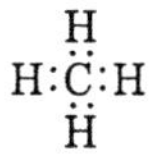　構造式は，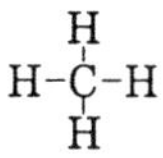

分子の形は，右に示したように正四面体構造をしている。

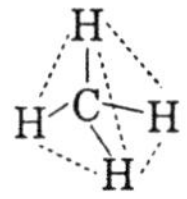

(2) まずモル濃度を求めるとよい。溶液を1 l考えると，溶質の物質量は，

$$\frac{1000(cm^3)\times d(g/cm^3)\times\frac{a}{100}}{M(g/mol)}=\frac{10ad}{M}(mol)$$

したがって，モル濃度は，$\frac{10ad}{M}(mol/l)$

溶液v ml中には，

$$\frac{10ad}{M}\times\frac{v}{1000}=\frac{adv}{100M}(mol)$$　含まれている。

別解としては，

$$\frac{v\times d\times\frac{a}{100}(g)}{M(g/mol)}=\frac{adv}{100M}$$

この方が計算は早いが，上記のようにモル濃度の表し方を理解しておくことは大切である。

(3) ク：電気分解ではファラデーの法則が基本である。流れた電気量から流れた電子の物質量を求めると，$M^+ + e^- \rightarrow M$　のように析出量が容易に計算できる。

ケ：アボガドロの法則は「すべての気体は，同温・同圧の下で測った同体積中には同数の分子を含む」

コ：

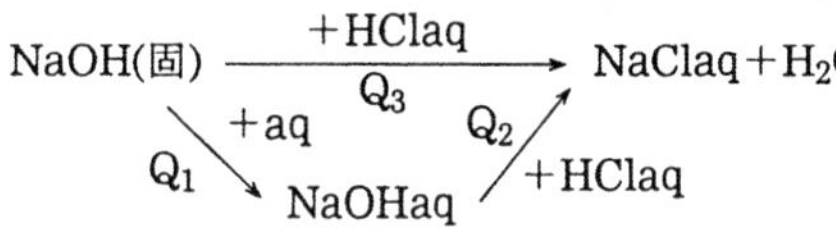

Q_1，Q_2，Q_3は各過程の反応熱で，この間には，

$Q_1+Q_2=Q_3$　の関係がある。

これがヘスの法則である。

サ：水は，どの水でも，　H：O＝1：8（質量比）　の値をもち一定である。これが定比例の法則である。

シ：$PV=RT$　を変形すると，

$$\frac{V}{T}=\frac{R}{P}$$

ここで，Rは気体定数，Pは一定であるから，右辺は一定になる。これをkと表わすと，

$V=kT$　つまり，体積と絶対温度は比例関係にあると言える。これがシャルルの法則である。

(4) 文章の変化を化学反応式で示す。

$Ca+2H_2O\rightarrow Ca(OH)_2+H_2$　（AからBの生成）

$Ca(OH)_2+CO_2\rightarrow CaCO_3+H_2O$

（Bから　Cの生成）

$CaCO_3+H_2O+CO_2\rightarrow Ca(HCO_3)_2$

（CからDの生成）

$CaCO_3\rightarrow CaO+CO_2$　（CからEの生成）

$CaO+H_2O\rightarrow Ca(OH)_2$　（EからBの生成）

2) $Ca+2H_2O\rightarrow Ca(OH)_2+H_2$

H_2の物質量は，

$$\frac{1.5(l)}{22.4(l/mol)}=0.06696\,(mol)$$

反応したCaは，

$0.06696(mol)\times 40(g/mol)=2.67\fallingdotseq 2.7\,(g)$

3) Eの物質量は，CaO＝56として，

$$\frac{2.8(g)}{56(g/mol)}=0.050\,(mol)$$

発生する熱量は，$65\times 0.050=3.25\,(kJ)$

今，水温がt(℃)に上昇したとすると，

$3.25\times 10^3=50\times 4.2\times(t-15)$

$\therefore\quad t=30.47\fallingdotseq 30(℃)$

(5) このときの変化は，

$CaC_2+2H_2O\rightarrow Ca(OH)_2+CH\equiv CH$

アセチレンの燃焼式は，

$$C_2H_2+\frac{5}{2}O_2\rightarrow 2CO_2+H_2O$$

したがって，発生したC_2H_2の物質量は，

$$\frac{9.52}{22.4}\times\frac{2}{5}=0.170\,(mol)$$

反応した　CaC_2の質量は，$CaC_2=64$　として，

$0.170(mol)\times 64(g/mol)=10.88(g)$

純度は，

$$\frac{10.88}{20}\times 100=54.4\,\%$$

(6) 1) 気体の溶解度は，温度の上昇につれて必ず減少する。Aが該当する。

2) 再結晶は物質の精製法の1つである。温度の上昇につれて溶解度が急激に上昇する物質ほど冷却したとき多量の結晶が析出する。Bが該当する。

3) 化合物Cの溶解度は図より，

80℃――40，　10℃――23　と読める。

したがって，100＋40＝140 gの飽和溶液を10℃まで冷却すると，40−23＝17 g　析出する。

化合物Cが32 g溶けている飽和溶液を10℃まで冷却したとき析出する質量をx gとすると，

$40：17=32：x$，$x=13.6$

(7)

①酸化還元反応，HCHO(ホルムアルデヒド)の合成

②けん化反応，エステルの加水分解

③置換反応，ベンゼンスルホン酸の合成。

⑤付加反応，エタノールの合成。

⑥酸化反応，アセトンの合成。

(8)

①ポリイソプレン。誤りはない。
②ポリプペチド。誤りはない。
③6−ナイロン。ポリアミドで，ポリエステルでない。
④デンプンは，アミラーゼで加水分解を受け，マルトースになる。リパーゼは，脂肪の加水分解酵素。
⑤誤りはない。

(9)
スルファニル酸について：
$-SO_3H$　スルホ基　――強酸性
$-NH_2$　アミノ基　――弱塩基性
このため，分子内塩を形成する。(右図)

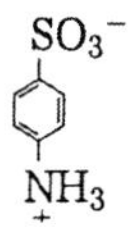

この水溶液は酸性なので，
$NaHCO_3 + H^+ \rightarrow Na^+ + H_2O + CO_2$
CO_2が発生する。
スルファニル酸をソーダ石灰(NaOHとCaOの混合物)とともに加熱すると，$-SO_3H(-SO_3-)$がとれて，アニリンになる。これはさらし粉で検出される。
スルファニルアミドについて：
$-SO_2NH_2$は，$-SO_3H$とNH_3からH_2Oがとれた構造をしている。ソーダ石灰と混合して加熱すると，アンモニアを発生する。濃塩酸を近ずけると，
$NH_3 + HCl \rightarrow NH_4Cl$　の反応で白煙を生じる。

[解答]
(1) ア. ②　イ. 4　ウ. ④　エ. ②　オ. ⑤　カ. ③
(2) キ. ④
(3) ク. ⑤　ケ. ③　コ. ④　サ. ⑦　シ. ②
(4) 1) ス. ③　2) セ. 2　ソ. 7　3) タ. ③
(5) チ. ④
(6) 1) ツ. ①　2) テ. ②　3) ト. ②
(7) ナ. ④
(8) ニ. ③　ヌ. ④
(9) ネ. ⑥　ノ. ⑤　ハ. ⑤　ヒ. ①　フ. ⑧　ヘ. ④
ホ. ⑥　マ. ①

2　出題者が求めたポイント……総合

(1) 第一イオン化エネルギーは，1族(アルカリ金属)が最小で，18族(希ガス)が最大である，という点に注目すればよい。同一周期内では，右へ行くほどほぼ直線的に大きくなる。③が該当する。
電気陰性度は，周期表で左から右へ行くにつれ大きくなる。ただし，希ガスはこの値がない。17族元素が同一周期内で最大である。⑤が該当する。

(2)
①一部開環し直鎖状になる。大部分は環状のまま。
②開環すると，$-CO-CH_2OH$　の構造をとり還元性が出る。
③誤り。マルトースでなくスクロース(ショ糖)である。
④α−1，4結合とα−1，6結合がある。α−1，6結合で枝分かれ構造をとる。
⑤枝分かれ構造の多い多糖類で，ヨウ素デンプン反応のような青紫色にならず少し赤味が入ってくる。

(3)
①正しい。
②$Cu + 2H_2SO_4 \rightarrow CuSO_4 + 2H_2O + SO_2$
と反応し，SO_2を発生する。
③$C + CO_2 \rightarrow 2CO$　と反応する。
④$3NO_2 + H_2O \rightarrow 2HNO_3 + NO$　と反応する。
⑤P_4O_{10}(＋酸化四リン)の分子式をもつ。誤りである。

(4)
オ．$CuSO_4aq$は青色。$BaCl_2aq$を加えると，
$CuSO_4 + BaCl_2 \rightarrow CuCl_2 + BaSO_4$　の反応により，硫酸バリウムの白色沈殿を生じる。
カ．$2KI + Cl_2 \rightarrow 2KCl + I_2$　ヨウ素を生成し，黄褐色になる。Kがあるので赤紫色の炎色を示す。
キ．$2AgNO_3 + 2NaOH \rightarrow Ag_2O + 2NaNO_3 + H_2O$
$Ag_2O + 4NH_3 + H_2O \rightarrow 2[Ag(NH_3)_2]^+ + 2OH^-$
のように変化する。
ク．$BaCl_2 + (NH_4)_2CO_3 \rightarrow 2NH_4Cl + BaCO_3$
Baを含むので黄緑色の炎色を示す。

(5) 試料5.4 g中のC，H，O　の質量は，

$$C\ ;\ 7.92 \times \frac{12}{44} = 2.16\,(g)$$

$$H\ ;\ 3.24 \times \frac{1 \times 2}{18} = 0.36\,(g)$$

$$O\ ;\ 5.4 - (2.16 + 0.36) = 2.88\,(g)$$

原子数比を求めると，

$$C : H : O = \frac{2.16}{12} : \frac{0.36}{1} : \frac{2.88}{16}$$

$$= 0.18 : 0.36 : 0.18 = 1 : 2 : 1$$

したがって，組成式は，CH_2O　となる。
浸透圧を求める式は，分子量をMとすると，

$$250 \times 0.200 = \frac{3.6 \times 10^{-3}}{M} \times 8.30 \times 10^3 \times (273 + 27)$$

$$\therefore M = 180$$

$(CH_2O)_n = 180$　の関係より，$n = 6$
したがって，分子式は，$C_6H_{12}O_6$
2) ④フルクトースが該当する。

(6)
グラフを見ると，
・A→B　ボイルの法則(PV＝一定)に従っている。
・B→C　圧力が一定になっている。これは，25℃における飽和蒸気圧を示している。気体が凝縮し，液体になっていく。したがって，体積はどんどん小さくなる。
・C→体積が一定で圧力が急上昇しているのは，この気体がすべて液体になったことを示す。
実在気体の状態方程式

$$(p + \frac{a}{v^2})(v - b) = RT$$

これを，ファンデルワールス方程式という。
理想気体は，分子自身の大きさと分子間力を無視した気体で，上記の方程式は，このことを考慮した式である。aは分子間力に関係し，bは分子の体積に関係する定数で，分子により異なる。この実験に用いた気体は，aの値がかなり大きいということからCO_2と判断できる。〔D〕に示された気体の中で，分

子量が最大なのはCO_2である。Arを除き，CO_2以外はすべて単体で，aの値は，CO_2よりかなり小さい。

(7)

エステルAをけん化すると，

A + NaOH → B + C(ナトリウム塩)

この混合溶液を陰イオン交換樹脂に通すと，Bは流出したので，アルコールと推定できる。Cは陰イオンになっているので，イオン交換樹脂に取り込まれている。

Bの反応は，

濃硫酸を加えて加熱すると

・約140℃でE

・160～170℃でF

を生じたので，Bはエタノールと推定できる。

Eはジエチルエーテル，Fはエチレンである。

Cは陰イオンとなって取り込まれたが，希塩酸溶液を流すと，カルボン酸となって流出した。このカルボン酸は過マンガン酸カリウムにより容易に酸化されるので，ギ酸と推定できる。このとき発生する気体は，酸化生成物のCO_2である。

(8)

容器に入れたH_2とN_2の物質量は，

$$H_2\ ;\ \frac{30(\mathrm{g})}{2.0(\mathrm{g/mol})} = 15\ (\mathrm{mol})$$

$$N_2\ ;\ \frac{140(\mathrm{g})}{28(\mathrm{g/mol})} = 5.0\ (\mathrm{mol})$$

反応を開始し，NH_3が$2x$ mol生じて平衡に達したとする。

$$N_2 + 3H_2 \rightleftarrows 2NH_3$$

$5.0 - x$　　$15 - 3x$　　$2x$　　(単位；mol)

平衡時の全物質量は，

$(5.0 - x) + (15 - 3x) + 2x = 20 - 2x$

与えられた条件より，気体の状態方程式は，

$4.0 \times 10^7 \times 1.5 = (20 - 2x) \times 8.3 \times 10^3 \times (273 + 327)$

これより，$x = 4.0$

したがって，

気体の総物質量は，$20 - 2x = 12(\mathrm{mol})$

そのうち　アンモニアは，　$2x = 8.0(\mathrm{mol})$

[解答]

(1) ア. ③　イ. ⑤　(2) ウ. ③　(3) エ. ⑤

(4) オ. ⑤　カ. ③　キ. ⑨　ク. ②

(5) 1) 組成式：CH_2O　分子式：$C_6H_{12}O_6$　2) ナ. ④

(6) ニ. ③　ハ. ②　ヌ. ⑨　ネ. ④　ノ. ②　ヒ. ②

フ. ④　ヘ. ⑤

(7) 1) ホ. ③　2) マ. ④　3) ミ. ⑤

(8) H_2：15 mol　N_2：5.0 mol

気体の全物質量：12 mol

アンモニアの物質量：8.0 mol

生　物

解答　　22 年度

1 出題者が求めたポイント

Ⅰ.（Ⅰ・神経系）

問1. ヒトの脳に構造の機能に関する基本的な問題。

問2. 回転を感じるのは半規管である。

問3.(1) ニューロンの形から判断する。(2) 全か無かの法則に従う。(3) シナプスでの伝達は一方向にしか伝わらない。

Ⅱ.（Ⅰ・オーキシンのはたらき）

問1. オーキシンは先端部で作られ下降する。[実験3] 雲母片を通過できない。[実験4] 右側に屈曲する。左側から光を当てるとオーキシンが右側を下降しようとするが、雲母片を通れないので屈曲できない。[実験5] 寒天片にオーキシンがあるため先端部がなくても伸長する。光を当てても先端部がないので屈曲しない。[実験6] 左側のみ伸長するので右に屈曲する。[実験7] オーキシンは極性移動するので，7B で下に置いた寒天片には移動しない。そのため 7C では曲がらない。左から光を当てても屈曲しない。

問2. ④ $10^{-4} \sim 10^{-3}$ mg/l の濃度では根の成長が抑制されている。

Ⅲ.（Ⅰ、Ⅱ・進化、窒素代謝、染色体）

問1. 進化に関する基本的な設問。確実に得点をする必要がある。

問2. 窒素排出及び窒素同化に関する問題。窒素排出については、アンモニア、尿素、尿酸でそれぞれどのような動物が排出しているかや特徴を理解しておきたい。

問3. 染色体数に関する問題である。皮膚の細胞＝体細胞の核相は 2n＝40 である。上げられている細胞の中で、精細胞、第一極体、未受精卵の染色体数は n＝20 であり、骨格筋細胞は融合して多核になっているので染色体数は 80 より多い。鳥類の赤血球には核がある。それ以外はすべて 2n＝40 である。

[解答]

Ⅰ. 問1.(ア)⑤　(イ)⑥　(ウ)⑦　(エ)④　(オ)③　(カ)②
問2.(キ)⑤　問3.(ク)①　(ケ)④　(コ)④　問4.(サ)⑥

Ⅱ. 問1.(シ)②　(ス)④　(セ)①　(ソ)④　(タ)②　(チ)①
(ツ)①　(テ)①　問2.(ト)④

Ⅲ. 問1.(ナ)⑤　(ニ)⑨　(ヌ).⑦　(ネ)①　(ノ)⑧　(ハ)⓪
(ヒ)④　(フ)①　(ヘ)⑥　問2.(ホ)①　(マ)③　(ミ)⑥
(ム)⑦　(メ)③　(モ)⑦　(ヤ)⑨　(ユ)①　問3.(ヨ)④
(ラ)⑥　(リ)④　(ル)④　(レ)③　(ロ)④　(ワ).③　(あ).③

2 出題者が求めたポイント

Ⅰ.（Ⅱ・遺伝子）

問1. それぞれの実験の発見者と年代は次の通りである。a. グリフィス(1928)、b. ハーシーとチェイス(1952)、c. ワトソンとクリック(1953)、d. アベリー(1944)、e. シャルガフ(1949)、f. メセルソンとスタール(1958)。遺伝子の本体の解明の歴史については良く扱われる。発見の流れは理解しておく必要がある。

問2. 遺伝子の形質発現の流れに関する基本的な問題である。

Ⅱ.（Ⅰ・発生）

問1. ウニの 16 細胞期の胚を動物極側と植物極側の半分に分けると、動物極側は永久胞胚に、植物極側は不完全なプルテウス胞胚ができる。

問2. 4 細胞期の割球を分割するとそれぞれがプルテウス幼生ができるのに対して、16 細胞期ではそうならなかったのは、4 細胞期には調節能があったことを示している。

Ⅲ.（Ⅰ・②　細胞、免疫、五界説）

問1. ミトコンドリアと葉緑体は進化の過程で他の生物から由来したと考えられている(共生説)。大腸菌は核膜で包まれた構造の核を持たない。

問2. 最も多い a は水である。動物細胞で続いて多い b はタンパク質である。植物細胞では 2 番目に多い c は糖質(炭水化物)である。これは細胞壁がセルロースからできているためである。

問3. コロニーは 1 菌体から増殖したものである。
$109 \div 23 = 1.25 \times 10^8$

問4. ロ. あ. はともに結核に対するものであることからいずれも細胞性免疫に関するものであるが、語群との対応からロ. が予防接種となる。ワ. は血清療法について述べている。

問5. 大腸菌の DNA は二本鎖の環状である。

問6. 筋肉における嫌気呼吸を解糖といい、乳酸発酵と同じ反応経路で行われる。

問7.・8　五界説、古細菌についてなど生物Ⅱの生物の系統からの設問である。

問9.　ラン藻類の光合成により地球上に酸素が生じた。

問10.　細菌は核膜で包まれた核がないため、転写と翻訳が同時に行われる。

問11. プラスミドは自己増殖能力を持つ、小さな DNA であるが、生存にとって必須であるということはできない。

[解答]

Ⅰ. 問1.(ア)③　(イ)①　(ウ)④　(エ)②　(オ)⑤　(カ)⑥
(キ)⑦
問2.(ク)②　(ケ)③　(コ)⑤　(サ)⑦　(シ)⓪　(ス)②　(セ)①
(ソ)⑦　(タ)⑨　(チ)④　(ツ)③　(テ)①　(ト)④　(ナ)⑥
(ニ)④　(ヌ)②　(ネ)⓪

Ⅱ. 問1.(ノ)⑦　(ハ)②　(ヒ)①　(フ)③　(ヘ)④　(ホ)⑥
問2.(マ)②

Ⅲ. 問1.(ミ)⑤　(ム)④　(メ)③　(モ)②　(ヤ)①
問2.(ユ)②　問3.(ヨ)②　(ラ)①　(リ)②　(ル)⑤
問4.(レ)②　(ロ)③　(ワ)④　(あ)①　問5.(い)③
問6.(う)②　問7.(え)⑤　問8.(お)⑤　問9.(か)②
問10.(き)①　問11.(く)①

平成21年度

問　題　と　解　答

英　語

問題　21 年度

I　問 1 ～問 15 について，（　　　）に入れるべき最も適切なものをⓐ～ⓓの中から 1 つずつ選びなさい。

問 1　"Well, actually, we are all in the same (　　　)."

ⓐ yacht　ⓑ ship　ⓒ boat　ⓓ canoe

問 2　Please don't fail to take a message when you (　　　) the phone.

ⓐ take　ⓑ receive　ⓒ reply　ⓓ answer

問 3　It (　　　) to reason that the government may cut the taxes.

ⓐ stands　ⓑ applies　ⓒ gets　ⓓ clings

問 4　I think she is (　　　) to the mission.

ⓐ deserving　ⓑ equal　ⓒ enough　ⓓ suitable

問 5　Her wedding is just round the (　　　) and many friends seem very excited.

ⓐ corner　ⓑ way　ⓒ road　ⓓ side

問 6　Mom (　　　) me of breaking my promise.

ⓐ charged　ⓑ blamed　ⓒ scolded　ⓓ accused

問 7　Tom is a decently (　　　) young man.

ⓐ grown　ⓑ raised　ⓒ roused　ⓓ born

問 8　All the passengers have already boarded (　　　), but the pilot is still waiting for the air traffic controller's direction.

ⓐ in the plane　ⓑ into the plane
ⓒ on the plane　ⓓ the plane

問 9　You had better bring the umbrella with you (　　　) it rains suddenly.

ⓐ in case　　ⓑ so that
ⓒ unless　　ⓓ even though

問10　(　　　) time, she will be a first-class swimmer.

ⓐ Giving　　ⓑ Having given
ⓒ Given　　ⓓ To give

問11　I got a glorious view, (　　　) which the bad weather of the year before last had robbed me.

ⓐ with　　ⓑ in　　ⓒ of　　ⓓ at

問12　I was forced to drink (　　　) my will.

ⓐ at　　ⓑ with　　ⓒ on　　ⓓ against

問13　Are you in favor (　　　) the plan or not?

ⓐ of　　ⓑ with　　ⓒ on　　ⓓ about

問14　He is glad to have washed his hands (　　　) that company.

ⓐ in　　ⓑ of　　ⓒ for　　ⓓ at

問15　Would you hear me (　　　)? I haven't finished my story yet.

ⓐ up　　ⓑ in　　ⓒ out　　ⓓ over

Ⅱ　問 16～問 20 について，[　　　]内に与えられた語(文頭にくる語も小文字になっています。)を並べ替えて英文を完成し，(　あ　)と(　い　)にくるものの正しい組み合わせをⓐ～ⓓの中から 1 つずつ選びなさい。

問16　皆感動して泣かざるをえなかった。

No (　　　) (　あ　) (　　　) (　　　) (　い　) (　　　) (　　　).

[being, could, to, one, help, moved, tears]

ⓐ あ：(to)　い：(being)　ⓑ あ：(help)　い：(being)

ⓒ あ：(could)　い：(moved)　ⓓ あ：(could)　い：(to)

問17　牡蠣は完全に成長するのに 5 年かかる。

The (　) (あ) (　) (　) (　) (い) (　) (　) (　).

[its, years, attain, takes, growth, five, to, oyster, full]

ⓐ あ：(takes)　い：(years)

ⓑ あ：(takes)　い：(attain)

ⓒ あ：(to)　い：(attain)

ⓓ あ：(growth)　い：(years)

問18　判事は彼女が事実を語っていると判断し，彼女に対する告発を棄却した。

The judge (　) (あ) (　) (い) (　) (　), and he dismissed the charge against her.

[her, to, telling, held, the truth, be]

ⓐ あ：(her)　い：(to)　ⓑ あ：(the truth)　い：(be)

ⓒ あ：(her)　い：(be)　ⓓ あ：(the truth)　い：(to)

問19　彼とメアリーの関係は悪化の一途をたどった。

(　) (　) (あ) (　) (　) (い) in his relationship with Mary.

[went, bad, worse, from, to, matters]

ⓐ あ：(to)　い：(bad)　ⓑ あ：(went)　い：(to)

ⓒ あ：(to)　い：(worse)　ⓓ あ：(from)　い：(worse)

問20　その運動の拡大を阻止しようとして取ったまさにその手段が，拡大を速めた。

The (　) (あ) (　) (い) (　) (　) (　) of the movement hastened its speed.

[means, to, the, growth, taken, hinder, very]

ⓐ　あ：(means)　　い：(to)

ⓑ　あ：(means)　　い：(growth)

ⓒ　あ：(growth)　　い：(taken)

ⓓ　あ：(hinder)　　い：(taken)

Ⅲ　問 21～問 26 について，次の英文を読み，本文の内容に一致するように，それぞれの問いに最も適切なものをⓐ～ⓓの中から 1 つずつ選びなさい。

Recent surveys point to a connection between a *1microbial cat disease and human *2schizophrenia. The microbe is called toxoplasma or "toxo" for short. Most cats carry the bug but it is a silent *3infection with them, causing them no harm. Cats spread the microbe when they deposit their *4urine or droppings in their litter box, in your garden or in the children's sandbox, though you can pick it up by merely handling a cat. Farm animals and birds also carry toxo. Half the deer in New Zealand carry the infection and you can catch it by eating undercooked meat. Most of us become infected with toxo at some stage in our lives with little or no effect but it's a different matter for *5fetuses. If a *6pregnant woman becomes infected, the microbe sometimes makes its way into the brain of the early growing fetus. A recent survey showed that about 2 per cent of pregnant Auckland women had been infected with toxo. The bug causes problems with brain development but the results don't show up in babies. Not till kids reach teenage years do problems develop – behavioral problems, learning disabilities, mood swings, mental difficulties or schizophrenia. The connection between toxo and schizophrenia has long been suspected because so many schizophrenics recall their family having a cat when they were babies. Several recent surveys have revealed stronger connections. A study of 1. 2 million Swedes showed that early fetal infections increased *7psychoses and schizophrenia in teenagers by 50 per cent. Hundreds of schizophrenic Danish teenagers were found to have more than their share of early toxo infections. Robert Yolken of Johns Hopkins Children's Center in Baltimore found that kids with early toxo infections were

16 times more likely to have psychotic disorders than those without. But it was not only toxo infections. Scientists have found good connections between schizophrenia and women who caught the *[8]flu in the early stages of their pregnancies. The connection between the flu and schizophrenia was first detected after the 1918 influenza *[9]pandemic when a "schizophrenic syndrome" was reported among victims with short and severe infections of the disease. Later the American psychiatrist Alan Brown showed that if women caught the flu early in pregnancy, it increased their chances of having schizophrenic teenagers by seven times. Catching German *[10]measles in early pregnancy also increases a woman's chance of producing a schizophrenic child, while *[11]mumps and herpes are also under suspicion. A curious thing about toxo is that it makes rats and mice less fearful of cats. This makes them more likely to approach and be eaten by a cat - a clever strategy used by the microbe to ensure it is spread from host to host. Toxo can also subtly alter human personality, making some men more cautious and some women more kind and open-hearted. *[12]Genetics makes some people more likely to develop schizophrenia but it seems that cats and toxo give them an extra push.

Notes: *[1]microbial：微生物の　*[2]schizophrenia：統合失調症, schizophrenic：統合失調症の患者　*[3]infection：伝染病
*[4]urine：尿　*[5]fetus：胎児　*[6]pregnant：妊娠している
*[7]psychosis：(複数形：psychoses) 精神病　*[8]flu：インフルエンザ
*[9]pandemic：汎流行病　*[10]measles：はしか
*[11]mumps and herpes：おたふく風邪とヘルペス
*[12]genetics：遺伝的特徴

問21 How dangerous is 'toxo' to cats?

ⓐ It is extremely dangerous.

ⓑ It is not very dangerous.

ⓒ It is not dangerous at all.

ⓓ It is actually good for them.

問22　What animals can spread 'toxo'?

ⓐ It can only be spread by cats.

ⓑ It can only be spread by cats and mice.

ⓒ It can only be spread by cats, rats and mice.

ⓓ It can be spread by a wide variety of animals.

問23　Which group is 'toxo' a danger to?

ⓐ It can harm unborn babies.

ⓑ It can harm cat owners.

ⓒ It can harm women.

ⓓ It can harm pregnant women.

問24　Which of the following may occur because of toxoplasma?

ⓐ Teenagers may develop heart problems.

ⓑ Teenagers may develop stomach problems.

ⓒ Teenagers may develop problems in studying.

ⓓ Teenagers may develop problems with moving.

問25　What is another effect of toxoplasma on people?

ⓐ It makes some men more gentle and shy.

ⓑ It makes some women short-tempered.

ⓒ It makes some men more careful.

ⓓ It makes some women more cheerful.

問26　Why could 'toxo' be called an intelligent microbe?

ⓐ It has ways to make sure it is passed on.

ⓑ It knows humans like cats.

ⓒ It knows when to attack humans for the biggest effect.

ⓓ It causes sickness in humans.

Ⅳ　問 27～問 30 について，次の英文を読み，(　　　)に入れるべき最も適切なものをⓐ～ⓓの中から 1 つずつ選びなさい。

On November 14, 2006, a 21-year-old Brazilian model, Ana Carolina Reston, died (　問27　) a generalized infection brought on by anorexia. Anorexia is a disorder characterized by an individual's severe restriction of food intake and refusal to maintain a minimal normal body weight. Reston had worked as a model since the age of 13. She was 1. 74 meters tall and weighed 40 kg at the time of her death; her body mass index was 13. 4. The standard accepted by the World Health Organization is that anyone with an index under 18. 5 is underweight. Generally speaking, eating disorders have the highest *[1]mortality rate of any mental illness. There are many causes of eating disorders－genetics, early trauma, sexual abuse, body image distortion, and low self-esteem, to name the most common. But no matter what the cause, what is clear is that there are bad physical and emotional effects that can lead to death. Individuals suffering from eating disorders frequently have (　問28　) feelings about their bodies and are overly concerned about their body size and weight. In other words, their self-esteem and self-worth are tied directly to their body shape and weight. The world of high fashion and modeling has long been targeted by critics who say it helps spread eating disorders such as anorexia by encouraging women and girls to try to look like models. In 2000, researchers reported a (　問29　) link between today's alarming rise in eating disorders and the increasing number of images of "abnormally thin" models found in fashion magazines. It has been proposed that weight standards should be established for the fashion and entertainment industries. In September 2006, the magazine *Madrid Fashion Week* wouldn't use models with a body mass index of less than 18. Ana Reston's death occurred after that, heightening criticism of the world of high fashion. In a December deal with the Italian fashion industry, designers agreed not to hire models younger than 16, and to require all models to submit medical proof that they do not suffer from eating disorders. Today, we live in an environment where there is a lot of emphasis on thinness. The message remains loud and clear: thin is still (　問30　). Though we tend to have the idea that thin is beautiful, we should realize that *[2]heredity dictates who can achieve the thin bodies of models; as much as 80% of a person's height and weight is determined by genetics. In other words, most of us are born with body types that we have little control over. This being the case, self-esteem should not be dictated by appearance, most certainly not on the basis of comparison to ultra-thin models.

Notes：*[1]mortality rate：死亡率　　　*[2]heredity：遺伝形質

問27	ⓐ by	ⓑ on	ⓒ with	ⓓ from
問28	ⓐ heavy	ⓑ negative	ⓒ affirmative	ⓓ evil
問29	ⓐ useful	ⓑ correct	ⓒ positive	ⓓ negative
問30	ⓐ over	ⓑ out	ⓒ for	ⓓ in

数　学

問題　　21 年度

1　$a>0$ とする。直線 $l_1: y=ax$ に直交し，点 $(1+a,\ 0)$ を通る直線を l_2 とする。

（1）直線 l_2 は，a の値にかかわらず常に点 $\left(\boxed{ア},\ \boxed{イ}\right)$ を通る。

（2）2 直線 l_1，l_2 の交点の座標を $(X,\ Y)$ とするとき，X，Y は

$$\boxed{ウ}\left(X-\frac{\boxed{エ}}{\boxed{オ}}\right)^2+\boxed{カ}\left(Y-\frac{\boxed{キ}}{\boxed{ク}}\right)^2=1$$

を満たす。

（3）$a=\tan\theta$ とし，（2）で定めた X を $f(\theta)$ とする。このとき

$$f(\theta)=\frac{\sqrt{2}}{2}\sin\left(\boxed{ケ}\theta+\frac{\boxed{コ}}{\boxed{サ}}\pi\right)+\frac{\boxed{シ}}{\boxed{ス}}$$

が成り立つ。ここで，$0<\dfrac{\boxed{コ}}{\boxed{サ}}<2$ である。

さらに $\dfrac{1}{12}\pi \leqq \theta \leqq \dfrac{5}{12}\pi$ の範囲において，$f(\theta)$は

$$\theta=\frac{\boxed{セ}}{\boxed{ソ}}\pi \text{ のとき最大値 } \frac{1}{\boxed{タ}}\left(1+\sqrt{\boxed{チ}}\right)$$

をとり，

$$\theta=\frac{\boxed{ツ}}{\boxed{テト}}\pi \text{ のとき最小値 } \frac{\boxed{ナ}}{\boxed{ニ}}\left(1-\frac{1}{\sqrt{\boxed{ヌ}}}\right)$$

をとる。

2　空間内に 3 点

$$A(0,\ 0,\ 1),\quad B(2,\ 2,\ 1),\quad C(2,\ 0,\ 2)$$

があり，3 点 A, B, C を含む平面を α とする。平面 α において，3 点 A, B, C を通る円を S とする。

（1） 円 S の中心を Q, 半径を R とする。このとき

$$R^2 = \frac{\boxed{アイ}}{\boxed{ウエ}}$$

であり，点 Q の座標は

$$\left(\frac{\boxed{オ}}{\boxed{カ}},\ \frac{\boxed{キ}}{\boxed{ク}},\ \frac{\boxed{ケ}}{\boxed{コ}}\right)$$

である。

（2） 点 D(2, 0, 1) から平面 α に下ろした垂線と平面 α との交点を H とする。このとき，点 H の座標は

$$\left(\frac{\boxed{サ}}{\boxed{シ}},\ \frac{\boxed{ス}}{\boxed{セ}},\ \frac{\boxed{ソ}}{\boxed{タ}}\right)$$

であり，四面体 DABC の体積は $\dfrac{\boxed{チ}}{\boxed{ツ}}$ である。

（3） 点 D, H は（2）で定まる点とし，点 P は円 S 上の点とする。点 P が円 S 上を動くとき，三角形 DHP の面積が最大となる点 P の座標は

$$\left(\frac{\boxed{テ}}{\boxed{ト}},\ \frac{\boxed{ナ}}{\boxed{ニ}},\ \frac{\boxed{ヌ}}{\boxed{ネ}}\right)$$

であり，そのときの面積は $\dfrac{\boxed{ノ}}{\boxed{ハ}}\sqrt{2}$ である。

(4)　$0 < a < 2$ とし，点 $(a,\ 0,\ 0)$ を通り x 軸に垂直な平面を β とする。線分 AB と平面 β の交点を E，線分 AC と平面 β の交点を F とする。

三角形 CEF の面積は $a = \dfrac{\boxed{ヒ}}{\boxed{フ}}$ のとき最大値 $\dfrac{\sqrt{\boxed{ヘ}}}{\boxed{ホ}}$ をとる。また，$a = \dfrac{1}{2}$ のとき，三角形 CEF の面積は $\dfrac{\boxed{マ}}{\boxed{ミム}}\sqrt{\boxed{メ}}$ となる。

3

(1)

$$\int e^x \cos^2 x\,dx = \left(\frac{\boxed{ア}}{\boxed{イ}} + \frac{\boxed{ウ}}{\boxed{エオ}}\cos 2x + \frac{\boxed{カ}}{\boxed{キ}}\sin 2x\right)e^x + C$$

である。ここで，C は積分定数である。

(2)　関数 $f(x)$ は等式

$$f(x) = \pi e^x + \frac{1}{\pi}\int_0^{\pi} f(t)\sin^2 t\,dt$$

を満たす関数とする。このとき，

$$\frac{1}{\pi}\int_0^{\pi} f(t)dt = \frac{\boxed{ク}}{\boxed{ケ}}\left(e^{\pi} - \boxed{コ}\right)$$

である。

物　理

問題　　21 年度

1　(1)　図のように水平面と角θをなす斜面上に質量Mの物体(物体M)が置かれている。物体Mに，軽くて伸び縮みしない糸を結び，定滑車と動滑車を通して他端を天井に結ぶ。

動滑車に質量mの物体(物体m)をつるすと，物体mが上昇していった。

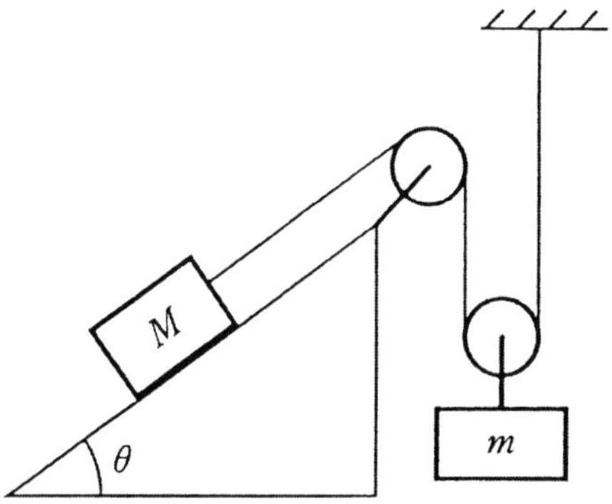

図 1

糸の張力の大きさをTとし，斜面と物体Mとの間の摩擦係数はμとする(静止摩擦係数と動摩擦係数は等しいとする)。また，滑車は滑らかに回り，その質量は無視できるとし，重力加速度の大きさはgとする。

物体Mの運動は，斜面に沿って下る向きを正方向とし，物体mの運動は，鉛直上向きを正方向とする。選択肢の中から最も適するものを選びなさい。

問 1　物体Mの加速度をaとすると，物体Mに働く力は［ア］で，物体mに働く力は［イ］である。

これら 2 つの物体の運動方程式から，$T=$［ウ］，$a=$［エ］が得られる。

［ア］の選択肢

① $Mg(\sin\theta - 1) - T$　　② $Mg(\cos\theta - 1) - T$

③ $Mg(\sin\theta - \mu\cos\theta) - T$　　④ $Mg(\cos\theta - \mu\sin\theta) - T$

⑤ $Mg(\sin\theta - \mu\cos\theta) - 2T$　　⑥ $Mg(\cos\theta - \mu\sin\theta) - 2T$

⑦ $Mg(\sin\theta - \mu\tan\theta) - T$　　⑧ $Mg(\cos\theta - \mu\tan\theta) - T$

⑨ $Mg(\sin\theta - \mu\tan\theta) - 2T$　　⓪ $Mg(\cos\theta - \mu\tan\theta) - 2T$

［イ］の選択肢

① $T - mg$　　② $T + Mg - mg$

③ $2T - mg$　　④ $2T + Mg\sin\theta - mg$

⑤ $2T + Mg\cos\theta - mg$　　⑥ $4T - 2mg$

⑦ $4T - 4mg$　　⑧ $4T + 4Mg\sin\theta - 4mg$

⑨ $4T + 2Mg\sin\theta - 2mg$　　⓪ $4T + 4Mg\cos\theta - 4mg$

⊕ $4T + 2Mg\cos\theta - 2mg$

ウ, エ の選択肢

① $\dfrac{g}{4M + m}(1 + \sin\theta - \mu\cos\theta)$

② $\dfrac{mMg}{4M + m}(1 + \sin\theta - \mu\cos\theta)$

③ $\dfrac{mMg}{4M + m}(1 - \sin\theta + \mu\cos\theta)$

④ $\dfrac{mMg}{4M + m}(2 + \sin\theta - \mu\cos\theta)$

⑤ $\dfrac{mMg}{4M + m}(2 - \sin\theta + \mu\cos\theta)$

⑥ $\dfrac{g}{4M + m}(2 + \sin\theta - \mu\cos\theta)$

⑦ $\dfrac{2g}{4M + m}\{m - 2M(\sin\theta - \mu\cos\theta)\}$

⑧ $\dfrac{2g}{4M + m}\{-m + 2M(\sin\theta - \mu\cos\theta)\}$

問 2　物体 m が上昇するための条件を示しなさい。 オ

オ の選択肢

① $\dfrac{m}{M} < -\sin\theta + \mu\cos\theta$　　② $\dfrac{m}{M} < \sin\theta - \mu\cos\theta$

③ $\dfrac{m}{M} < 2(-\sin\theta + \mu\cos\theta)$　　④ $\dfrac{m}{M} < 2(\sin\theta - \mu\cos\theta)$

⑤ $\dfrac{m}{M} < -2\sin\theta + \mu\cos\theta$　　⑥ $\dfrac{m}{M} < 2\sin\theta - \mu\cos\theta$

⑦ $\dfrac{m}{M} > -\sin\theta + \mu\cos\theta$　　⑧ $\dfrac{m}{M} > \sin\theta - \mu\cos\theta$

⑨ $\dfrac{m}{M} > 2(-\sin\theta + \mu\cos\theta)$　　⓪ $\dfrac{m}{M} > 2(\sin\theta - \mu\cos\theta)$

⊕ $\dfrac{m}{M} > -2\sin\theta + \mu\cos\theta$　　⊖ $\dfrac{m}{M} > 2\sin\theta - \mu\cos\theta$

問 3 斜面の摩擦係数が $\mu = 1$ の場合，ふたつの物体の質量比が $\frac{m}{M} = \frac{1}{2}$ であるなら，物体 M が物体 m を引き上げるためには斜面の傾斜角 θ が 45 度を超える必要がある。斜面の傾斜角 θ と 45 度との差の正弦 $\sin(\theta - 45)$ が満たすべき条件式を示しなさい。 カ

カ の選択肢

① $\sin(\theta - 45) < \frac{1}{\sqrt{2}}$　② $\sin(\theta - 45) < \frac{1}{2\sqrt{2}}$

③ $\sin(\theta - 45) < \frac{1}{4\sqrt{2}}$　④ $\sin(\theta - 45) < \frac{1}{2}$

⑤ $\sin(\theta - 45) < \frac{\sqrt{3}}{2}$　⑥ $\sin(\theta - 45) > \frac{1}{\sqrt{2}}$

⑦ $\sin(\theta - 45) > \frac{1}{2\sqrt{2}}$　⑧ $\sin(\theta - 45) > \frac{1}{4\sqrt{2}}$

⑨ $\sin(\theta - 45) > \frac{1}{2}$　⓪ $\sin(\theta - 45) > \frac{\sqrt{3}}{2}$

(2) 次の文中の空欄にあてはまる最も適切なものを，選択肢の中から一つ選びなさい。

白色光をプリズムに入射させると，屈折光が，赤，橙，黄，緑，青，藍，紫と 7 色に分かれる。この現象を光の キ という。光の キ は，光が空気中からプリズムに入射したときの ク の変化が，光の色によって異なるために起こる。プリズムの中での赤と紫の光の ク は， ケ 。

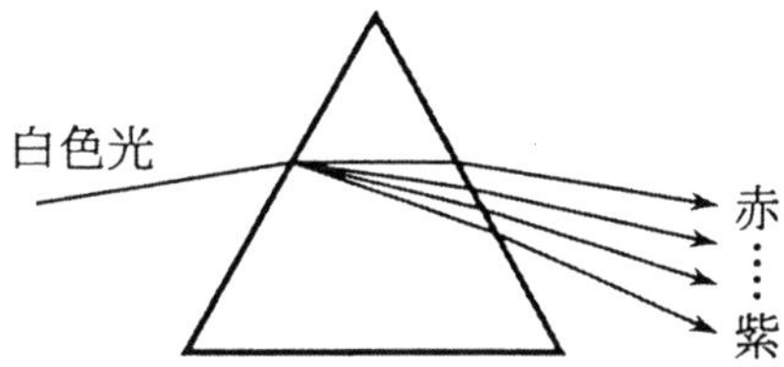

図 2

キ の選択肢

① 散　乱　② 分　散　③ 回　折

④ 干　渉　⑤ 偏　光

ク の選択肢

① 速　度　② 振動数　③ 振　幅

④ 位　相　⑤ エネルギー

ケ の選択肢

① 赤の方が紫より小さい

② 赤の方が紫より大きい

③ 同じである

④ どちらが大きいとも小さいとも言えない

次に図 3 のように，単色光を頂角が 90 度のプリズムに境界Ｉから入射させる。入射角を i，屈折角を r，屈折した光が境界Ⅱから空気中へ出るときの入射角を i'，屈折角を r' とし，この単色光に対するプリズムの屈折率を n，空気の屈折率を 1 とすると，屈折の法則から，

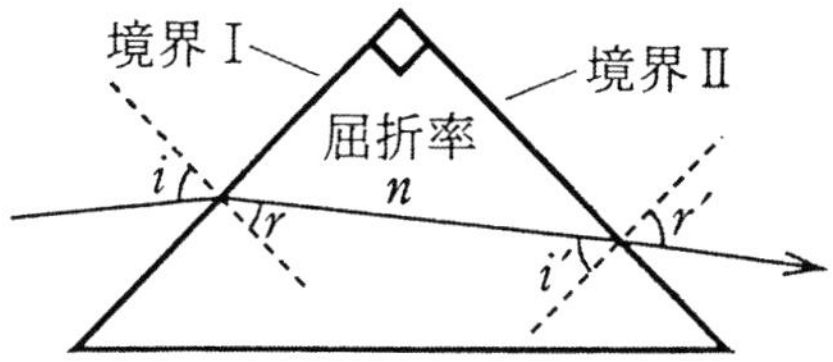

図 3

$$\sin(i) = \boxed{コ}$$

$$\sin(i') = \boxed{サ}$$

が成り立つ。また，$i' = \boxed{シ}$ が成り立つので，

$$\sin(r') = \boxed{ス}$$

が得られる。

コ の選択肢

① $\dfrac{1}{n}\sin(r)$　② $n\sin(r)$　③ $\dfrac{1}{n}\cos(r)$

④ $n\cos(r)$　⑤ 1

サ の選択肢

① $\dfrac{1}{n}\sin(r')$　② $n\sin(r')$　③ $\dfrac{1}{n}\cos(r')$

④ $n\cos(r')$　⑤ 1

シ の選択肢

① i　② r　③ r'

④ $90° - i$　⑤ $90° - r$　⑥ $90° - r'$

ス の選択肢

① $\sqrt{\dfrac{1}{n^2} - \sin^2(i)}$　② $\sqrt{\dfrac{1}{n^2} - \cos^2(i)}$

③ $\sqrt{n^2 - \sin^2(i)}$　④ $\sqrt{n^2 - \cos^2(i)}$

⑤ $\sin(i)$　⑥ $\cos(i)$

屈折率の大きい媒質から，小さい媒質に光が入射するとき，入射角がある角度以上になると，屈折光がなくなり，光は 100 % 反射する。この光が 100 % 反射し始める時の入射角のことを セ といい，この現象を ソ という。

プリズムから出る光が，境界Ⅱでこのような現象になる時の角度 r' は $r' =$ タ 度である。入射角 i' を変えて，$r' =$ タ 度になったとき，境界Ⅰでの入射角 i を測定するとプリズムの屈折率を求めることができる。このとき，屈折率は $n =$ チ となる。

セ，ソ の選択肢

① 臨界角　② 散乱角　③ 偏光角

④ 偏　光　⑤ 全反射　⑥ 散　乱

タ の選択肢

① 0　② 30　③ 45

④ 60　⑤ 90　⑥ 135

チ の選択肢

① $\sin(i)$　② $1 + \sin^2(i)$

③ $\sqrt{1 + \sin^2(i)}$　④ $\dfrac{1}{\sqrt{1 + \sin(i)}}$

⑤ $\dfrac{1}{\sqrt{1 + \sin^2(i)}}$　⑥ $\dfrac{1}{\sin(i)}$

2 (1) 次の文中の空欄にあてはまる最も適切なものを，選択肢の中から一つ選びなさい。

問 1 磁束密度の単位は ア である。この単位は，N，m，A を用いて，イ とも表される。

ア の選択肢

① ウェーバー　② クーロン　③ テスラ
④ ファラド　⑤ ヘンリー

イ の選択肢

① N·m/A　② $\mathrm{N\cdot m/A^2}$　③ $\mathrm{N\cdot A/m^2}$
④ N/(A·m)　⑤ $\mathrm{N/(A\cdot m^2)}$

問 2 電磁誘導では，誘導電流のつくる磁束が，コイルを貫く磁束の変化を打ち消すような向きに誘導起電力が生じる。これを ウ の法則という。ウ の法則や，コイルの巻き数を含めた電磁誘導の法則を，エ の電磁誘導の法則という。

ウ，エ の選択肢

① フレミング　② ローレンツ　③ オーム
④ クーロン　⑤ レンツ　⑥ ヘルツ
⑦ ファラデー　⑧ マクスウェル

問 3 N 回巻きのコイルを貫く磁束 Φ が時間 Δt の間に $\Delta\Phi$ だけ変化するときに生じる誘導起電力 V は，$V=$ オ と表される。したがって，$N=300$，$\Delta t=0.030$ 秒，$\Delta\Phi=3.0\times10^{-4}$ Wb のとき，コイルの両端に生じる誘導起電力の大きさは カ ボルトである。

オ の選択肢

① $-N\Delta t\Delta\Phi$　② $-\dfrac{N\Delta\Phi}{\Delta t}$　③ $-\dfrac{N\Delta t}{\Delta\Phi}$

④　$-\frac{\Delta t\Delta\Phi}{N}$　　⑤　$-\frac{\Delta t}{N\Delta\Phi}$　　⑥　$-\frac{\Delta\Phi}{N\Delta t}$

⑦　$-\frac{N}{\Delta t\Delta\Phi}$　　⑧　$-\frac{1}{N\Delta t\Delta\Phi}$

カ の選択肢

①　3.0×10^{-8}　　②　3.3×10^{-5}　　③　2.7×10^{-3}

④　3.3×10^{-1}　　⑤　3.0　　⑥　3.7×10^{2}

⑦　3.0×10^{4}　　⑧　3.3×10^{7}

問 4　自己インダクタンスが 10 H のコイルに流れる電流が，0.3 秒の間に一様に 0.6 A 減少したときに生じる誘導起電力の大きさは キ ボルトである。

キ の選択肢

①　0.018　　②　1.8　　③　5　　④　20　　⑤　56

(2)　内部抵抗が無視できる起電力 10 V の電池，電気容量 1000 μF のコンデンサー，自己インダクタンス 0.10 H のコイル，スイッチ S からなる図のような回路がある。A，B はスイッチの接点である。

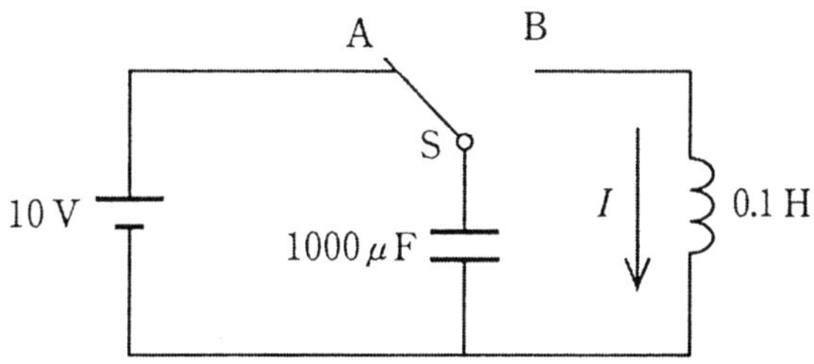

コンデンサーには最初電荷はなく，コイルおよび導線の抵抗は無視できるものとする。選択肢の中から最も近い数値を選びなさい。

スイッチ S を接点 A に接続し，十分時間をかけてコンデンサーを充電する。

問 1　コンデンサーに蓄えられる電気量は何クーロンか。 ク C

ク の選択肢

①　10　　②　1　　③　10^{-1}　　④　10^{-2}

⑤　10^{-4}　　⑥　10^{-5}　　⑦　10^{-6}

問 2　コンデンサーに蓄えられるエネルギーは何ジュールか。 ケ J

ケ の選択肢

① 1.0×10^{-5}　　② 5.0×10^{-5}　　③ 1.0×10^{-4}
④ 5.0×10^{-4}　　⑤ 1.0×10^{-3}　　⑥ 5.0×10^{-3}
⑦ 1.0×10^{-2}　　⑧ 5.0×10^{-2}　　⑨ 1.0×10^{-1}
⓪ 5.0×10^{-1}

次にスイッチSを接点Bに接続する。接点Bに接続した時を時刻 t が 0 とする。また，回路に流れる電流 I の向きは，図中の矢印の向きを正とする。

問 3　$t=0$ のとき，電流 I の大きさは何アンペアか。 コ A

コ の選択肢

① 0　　② 1×10^{-2}　　③ 1　　④ 2
⑤ 6　　⑥ 10　　⑦ 20　　⑧ 60

問 4　電流 I の大きさがはじめて最大となるのは $t=$ サ 秒のときで，そのとき $I=$ シ アンペアである。

サ の選択肢

① 0　　② 3×10^{-3}　　③ 2×10^{-2}
④ 6×10^{-2}　　⑤ 0.3　　⑥ 20
⑦ 60　　⑧ 100

シ の選択肢

① 0　　② 1×10^{-2}　　③ 1　　④ 2
⑤ 6　　⑥ 10　　⑦ 20　　⑧ 60

問 5　コイルに蓄えられるエネルギーが，$t=0$ から $t=1$ 秒までの間に最大となる回数は何回か。 ス 回

ス の選択肢

① 0.1　② 1　③ 3　④ 7

⑤ 10　⑥ 15　⑦ 30　⑧ 60

⑨ 100　⓪ 300　⊕ 600

化　学

問題　　21 年度

計算に必要なら次の数値を用いよ。

原子量：H　1，C　12，N　14，O　16，F　19，Na　23，Mg　24，
Al　27，Si　28，P　31，S　32，Cl　35.5，K　39，
Ca　40，Cr　52，Fe　56，Cu　63.5，Zn　65.4，Br　80，
Ag　108，I　127

アボガドロ定数：6.0×10^{23}/mol　　ファラデー定数：96,500 C/mol

気体定数：0.082 atm・ℓ/(K・mol) = 8.3 J/(K・mol) = 8.3×10^{3} Pa・ℓ/(K・mol)

1 気圧 = 760 mmHg = 1.01×10^{5} Pa

1　端数が出る場合，解答枠□の最小桁の次の桁で四捨五入した値を記せ。

(1)　表は元素の電子配置を示している。当てはまるものを選べ。エ には二つマークせよ。

元　素	K　殻	L　殻	M　殻	N　殻
①	2			
②	2	4		
③	2	6		
④	2	7		
⑤	2	8	2	
⑥	2	8	5	
⑦	2	8	8	1

ア　常温で単原子分子である元素はどれか。

イ　イオン化エネルギーが最も小さい元素はどれか。

ウ　一価の陰イオンがネオンと同じ電子配置である元素はどれか。

エ　酸化物が水に溶けたとき塩基性を示す元素はどれか。二つ選べ。

オ　最外殻電子の数がケイ素と同じ元素はどれか。

(2)　正しいものを一つ選べ。カ

①　pH 12 の水酸化ナトリウム水溶液を 10 倍にうすめると，溶液の pH は 13 になる。

②　0.10 mol/ℓ の硫酸の pH は，同じ濃度の硝酸の pH より大きい。

③ 0.05 mol/ℓ の酢酸の pH は，同じ濃度の塩酸の pH より小さい。

④ pH 3 の塩酸を 10^5 倍にうすめると溶液の pH は 8 になる。

⑤ 0.05 mol/ℓ のアンモニア水の pH は，同じ濃度の水酸化ナトリウム水溶液の pH より小さい。

⑥ 酸と塩基を等モルずつ加えて得られた水溶液の pH はつねに 7 である。

(3) キ ～ ケ に適する数値を入れよ。

エタノールの燃焼熱が 1,368 kJ/mol であり，二酸化炭素(気)と水(液)の生成熱がそれぞれ 393 kJ/mol と 285 kJ/mol であるとき，エタノールの生成熱は キ ク ケ kJ/mol である。

(4) コ ～ ソ に適する数値を入れよ。

炭酸ナトリウム十水和物 $Na_2CO_3 \cdot 10H_2O$ の結晶 14.3 g を水 35.7 g に溶解した。この水溶液の密度を 1.06 g/cm^3 とすると，炭酸ナトリウムの質量パーセント濃度は コ サ . シ ％となり，モル濃度は ス . セ ソ mol/ℓ となる。

(5) 気体の性状，生成法，関連事項について，正しい組み合わせには①を，誤っている組み合わせには⓪をマークせよ。

	【気　体】	【性　状】	【生　成　法】	【関　連　事　項】
タ	二酸化炭素	無色，無臭	石灰石に希塩酸を加える。	硫酸鉛(Ⅱ)水溶液に通じると黒色沈殿を生じる。
チ	塩　素	有色，刺激臭	さらし粉に塩酸を作用させる。	水に少し溶け，漂白・殺菌作用を示す。
ツ	オゾン	有色，特異臭	酸素に強い紫外線を当てる。	酸素の同素体である。
テ	二酸化硫黄	有色，無臭	硫化鉄(Ⅱ)に希塩酸を加える。	硫酸製造の原料である。
ト	硫化水素	無色，悪臭	亜硫酸ナトリウムに希硫酸を加える。	石灰水に通じると白濁する。

(6)　ナ ～ ネ に適するものを選べ。

乾燥コンブからヨウ素を単離する実験を行った。乾燥コンブ 30 g をむし焼きにしてコンブ灰をつくり，乳鉢でよくすりつぶした後，熱湯を加えてよくかき混ぜた。しばらく放置した後，ろ過を行って抽出液を得た。抽出液を加熱濃縮した後，ⓐ濃硫酸 2 mℓ と酸化マンガン(Ⅳ)0.5 g を加えた。図のように，この溶液を蒸発皿に入れて大きめの漏斗を逆さにかぶせて，ⓑおだやかに加熱すると，ヨウ素の結晶が漏斗の内壁に付着した。

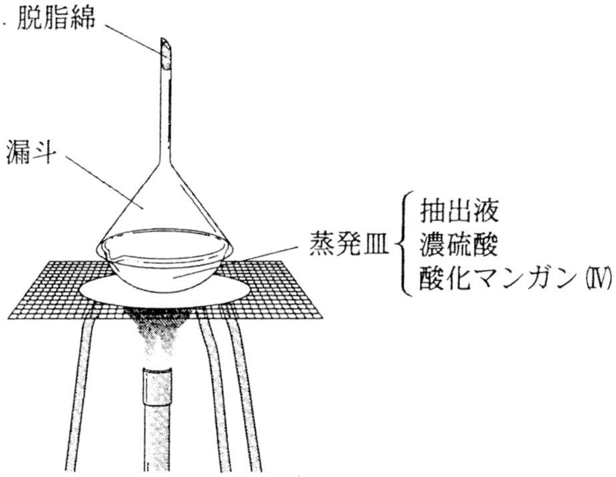

1)　抽出液にはナトリウムやカリウムのヨウ化物が含まれている。下線ⓐでは主としてどの反応が起きていると考えられるか。二つ選び ナ にマークせよ。

① $2I^- \longrightarrow I_2 + 2e^-$

② $I_2 + 2e^- \longrightarrow 2I^-$

③ $Mn^{2+} \longrightarrow Mn^{4+} + 2e^-$

④ $Mn^{4+} + 2e^- \longrightarrow Mn^{2+}$

⑤ $MnO_4^- + 8H^+ + 5e^- \longrightarrow Mn^{2+} + 4H_2O$

⑥ $H_2SO_4 + 2H^+ + 2e^- \longrightarrow SO_2 + 2H_2O$

2)　下線ⓐで酸化剤として働いている元素はどれか。 ニ

①　H　　②　O　　③　S　　④　Mn　　⑤　I

3)　下線ⓑで見られる現象を何というか。 ヌ

①　風解　　②　融解　　③　凝縮　　④　蒸発　　⑤　昇華

4)　乾燥コンブ中には質量パーセント濃度で 0.16 % のヨウ素が含まれている。このコンブ中のヨウ素が完全に回収されたとすると何 mol のヨウ素が得られるか。 ネ mol

①　1.9×10^{-2}	②　2.9×10^{-2}	③　3.8×10^{-2}
④　1.9×10^{-3}	⑤　2.9×10^{-3}	⑥　3.8×10^{-3}
⑦　1.9×10^{-4}	⑧　2.9×10^{-4}	⑨　3.8×10^{-4}

(7)　下の文中の［ノ］，［ハ］には【A】から，［ヒ］～［ミ］には【B】から最も適するものを選べ。

ベンゼンの二重結合はアルケンの二重結合とは異なった性質を示す。ベンゼンは，アルケンのような［ノ］反応は起こりにくく，［ハ］反応を受けやすい。エチレンと臭素を反応させると［ヒ］が容易に生成するが，ベンゼンと臭素を反応させるためには金属触媒が必要で，生成物は［フ］である。

ベンゼンの水素原子1個をメチル基で置き換えると［ヘ］になり，それを硫酸酸性の過マンガン酸カリウム水溶液で酸化すると［ホ］になる。また，ベンゼンとプロペンを触媒存在下で反応させると［マ］が生成し，これを酸化したのち硫酸を用いて分解すると［ミ］が生成する。

【A】
①　酸　化	②　還　元	③　置　換
④　脱　離	⑤　付　加	⑥　エステル化

【B】
①　アニリン	②　安息香酸	③　クメン
④　ジブロモエタン	⑤　ジブロモベンゼン	⑥　トルエン
⑦　ニトロベンゼン	⑧　フェノール	⑨　ブロモエタン
⓪　ブロモベンゼン		

2　端数が出る場合，解答枠［　］の最小桁の次の桁で四捨五入した値を記せ。

(1)　正しいものを一つ選べ。［ア］

①　塩化ナトリウムはイオン結晶で，Na^+ に隣接する Cl^- は4個である。

②　黒鉛は共有結合の結晶で，炭素原子が正五角形の網目構造を形成する。

③　氷は水分子の水素結合による分子結晶で，電気伝導性がよい。

④　酸化カルシウムはイオン結晶で，クーロン力で結合している。

⑤　二酸化ケイ素は分子結晶で，分子間力は弱い。

⑥　ナトリウムは金属結晶で，面心立方構造をとる。

(2) 試薬の保存方法とその理由を記している。正しい組み合わせには①を，誤っている組み合わせには⓪をマークせよ。

	【試　薬】	【保存方法】	【保　存　理　由】
イ	黄リン	石油中	湿気や二酸化炭素と反応するため
ウ	フッ化水素酸	ポリエチレン容器中	ガラスを腐食するため
エ	臭　素	エーテル中	水に溶けると強い塩基性を示すため
オ	ナトリウム	水　中	空気中で自然発火するため
カ	ピクリン酸	少量に分けて冷暗所	衝撃や熱で爆発するため

(3) キ～コには【A】から，スには【B】から，セには【C】から適するものを選び，サ，シ，ソ～チには適する数値を入れよ。ただし，サとシは最も簡単な整数比で示せ。

両極に白金を用いて5 Aの電流で希硫酸溶液を電気分解すると，陽極と陰極で発生した気体は合わせて標準状態で672 mℓであった。電気分解に要した時間を求めると以下のようになる。

陰極では2 molのキが2 molの電子(e^-)を受け取って1 molのクを発生し，陽極では2 molのケが4 molの電子を失って1 molのコを発生するので，陰極と陽極で発生する気体の体積の比はサ：シとなる。この電気分解において，両極で移動した電子はそれぞれス molであり，両極で流れた電気量はセ Cであるので，電気分解した時間はソタチ秒である。

【A】 ① H_2O　② H^+　③ OH^-　④ H_2
⑤ O_2　⑥ SO_2　⑦ SO_4^{2-}

【B】 ① 0.01　② 0.02　③ 0.04　④ 0.08
⑤ 0.12　⑥ 0.24　⑦ 0.48

【C】 ① 1,930　② 3,860　③ 7,720　④ 11,580
⑤ 23,160　⑥ 46,320　⑦ 69,500

(4) ツ ～ ニ ，ノ ～ ヒ および ヘ ～ マ には適する数値を入れよ。また ヌ ，フ には【A】から，ネ には【B】から最も適するものを選べ。

過酸化水素 H_2O_2 が水と酸素に分解する反応は

$$H_2O_2 \longrightarrow H_2O + \frac{1}{2}O_2$$

である。この反応は鉄イオン Fe^{3+} によって促進される。下表は 25℃ で少量の Fe^{3+} 存在下で H_2O_2 が分解するときの H_2O_2 の濃度変化と平均濃度 $[\overline{H_2O_2}]$ および平均分解速度 $\bar{v}$ を示す。

時間 t〔min〕	濃度 $[H_2O_2]$〔mol/ℓ〕	平均濃度 $[\overline{H_2O_2}]$〔mol/ℓ〕	平均分解速度 $\bar{v}$〔mol/(ℓ·min)〕	反応速度定数 k〔1/min〕
0	0.53			
		0.490	0.040	[a]
2	0.45			
		0. ツ テ ト	0.0 ナ ニ	[b]
4	0.38			
		0.350	0.030	[c]
6	0.32			
		0.295	0.025	[d]
8	0.27			
		0.250	0.020	[e]
10	0.23			

この結果から，H_2O_2 の平均分解速度 $\bar{v}$ は H_2O_2 の平均濃度 $[\overline{H_2O_2}]$ とほぼ ヌ することがわかる。これを式で表すと $\bar{v}=k$ ネ と表せる（k は反応速度定数）。この式を用いて表中の反応速度定数[a]を求めると $k=$ 0. ノ ハ ヒ (1/min)となる。同様に，[b]～[e]の反応速度定数を求めると，k はほぼ フ の値になる。5つの反応速度定数[a]～[e]の平均値を求めると，k(平均)＝0. ヘ ホ マ (1/min)となる。

【A】 ① 平衡状態　② 標準状態　③ 比　例
④ 反比例　⑤ 一　定　⑥ 増　加
⑦ 減　少　⑧ 生成物

【B】 ① $[H_2O_2]$　② $[\overline{H_2O_2}]$
③ $[H_2O_2]\cdot[\overline{H_2O_2}]$　④ $[Fe^{3+}]$
⑤ $[H_2O]$　⑥ $[O_2]$

(5)　[ミ]には適する数値を入れ，[ム]〜[ヤ]には適するものを選べ。

$C_7H_{10}O_4$ のエステル化合物Aについて下記の実験を行なった。

【実　験】

1　3.16 g のAにニッケルを触媒として十分な水素を反応させると，標準状態で448 mℓ の水素を消費して，化合物Bが生成した。

2　Aを加水分解すると，1 mol のAから一価のアルコールCおよびDとカルボキシ基を有する化合物Eが1 mol ずつ生じた。Eには幾何異性体Fがある。

3　Eを加熱すると，脱水反応が起こり，酸無水物Gを生じた。Fではこの反応は起こらない。

4　Dはヨードホルム反応に陽性であったが，Cは陰性であった。

5　Dと濃硫酸の混合物を160〜170 ℃で加熱すると，可燃性の化合物Hが生成した。

1)　実験1から，Aには二重結合が[ミ]個あることがわかった。

2)　Eはどれか。[ム]

①　HOOC—CH_2—COOH

②
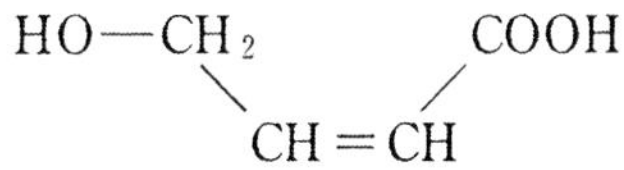

③
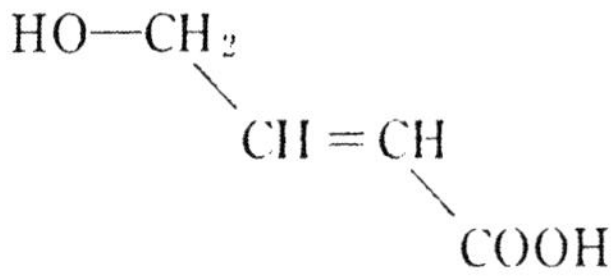

④
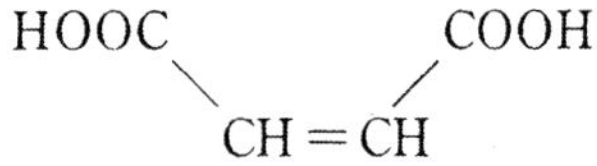

⑤
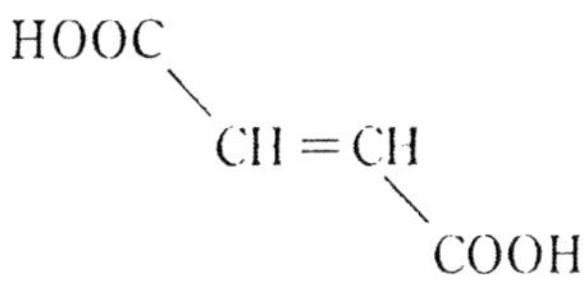

⑥
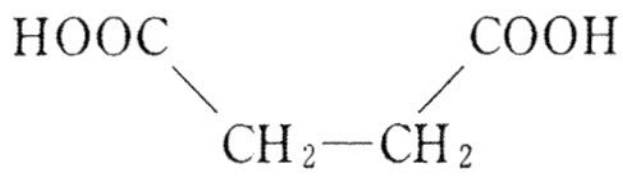

⑦
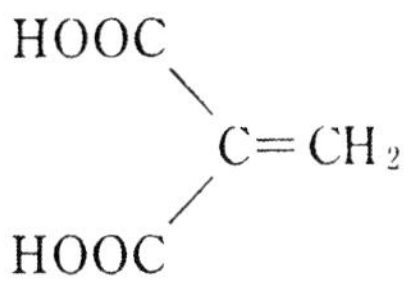

⑧
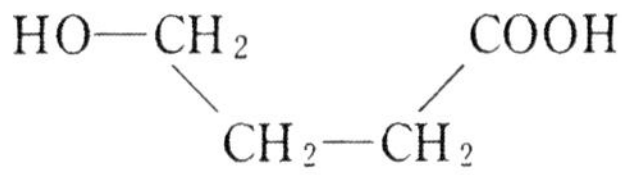

3)　実験5で，生成したHはどれか。[メ]

①　ジメチルエーテル　②　ジエチルエーテル　③　エタン

④　エチレン　⑤　アセトン

4)　20.0 g の D から生成する H は標準状態で何 ℓ か。 モ ℓ

① 3.50　② 4.87　③ 7.00
④ 9.74　⑤ 11.7　⑥ 13.8

5)　2.32 g の E を中和するには 1.00 mol/ℓ の水酸化ナトリウム水溶液が何 mℓ 必要か。 ヤ mℓ

① 10.0　② 20.0　③ 30.0
④ 40.0　⑤ 50.0　⑥ 60.0

(6)　ユ, ヨ には【A】から, ラ, リ には【B】から, ル には【C】から適するものを選び, レ には適する数値を入れよ。

5 種類の α-アミノ酸であるグリシン(75), アラニン(89), グルタミン酸(147), リシン(146), チロシン(181)の各 1 分子から構成される直鎖状ペプチド A がある。(　　)の数値はそれぞれのアミノ酸の分子量を示している。

ペプチド A を含む水溶液に ユ を加えて加熱すると黄色になり, 冷却後さらにアンモニア水を加えると橙黄色になった。これは ヨ に含まれる ラ が リ されて発色するためで, キサントプロテイン反応と呼ばれる。

ペプチド A の分子量は ル である。ペプチド A ではアラニンのアミノ基とチロシンのカルボキシ基が結合に使われていないことがわかっている。このことから, ペプチド A には レ 種類の構造異性体が考えられる。

【A】 ① グリシン　② アラニン　③ グルタミン酸
④ リシン　⑤ チロシン　⑥ 濃硝酸
⑦ 硫酸銅(Ⅱ)水溶液　⑧ 酢酸鉛(Ⅱ)水溶液

【B】 ① 炭化水素基　② カルボキシ基　③ アミノ基
④ ベンゼン環　⑤ 酸　化　⑥ 還　元
⑦ アミノ化　⑧ ニトロ化　⑨ エステル化

【C】 ① 530　② 548　③ 566　④ 584
⑤ 602　⑥ 620　⑦ 638

生　物

問題　21年度

1　Ⅰ～Ⅲについて答えよ。

Ⅰ　免疫に関する問1～5について答えよ。

免疫を利用して，病気の予防法や治療法が開発されてきた。[ア]は天然痘(とう)を予防する方法(種痘法)を，[イ]は血清療法を開発した。また，1 ABO式血液型の発見により，輸血が安全におこなわれるようになった。

抗原となる異物は無数に存在しており，それらが体内に侵入すると，それぞれに特異的な抗体が産生され，分泌される。抗原が無数にあるのに対して，抗体に関係する遺伝子の数は限られている。[ウ]は，この限られた遺伝子で多様な抗体が産生されるしくみを解明したことにより，ノーベル賞を受賞した。

問1　文章中の[ア]～[ウ]に最も適当な人名を1つずつ選べ。

①　コッホ　②　ベーリング　③　ヒ　ル　④　エールリヒ
⑤　パスツール　⑥　ジェンナー　⑦　高峰譲吉　⑧　利根川　進
⑨　木原　均　⓪　木村資生

問2　抗体について誤っているのはどれか。最も適当なものを1つ選べ。[エ]

①　2本のH鎖と2本のL鎖からなる。
②　アミノ酸配列が多様な可変部と，残りの定常部に分けられる。
③　抗原と結合するところが2か所ある。
④　Y字状のタンパク質である。
⑤　免疫グロブリンというタンパク質である。
⑥　血しょう中に含まれる。
⑦　毒ヘビにかまれたときの治療に利用される。
⑧　予防接種では，それぞれの病気に対する抗体を注射する。

問3　下の①～④の図は，ある動物に同じ抗原を2回，時間をあけて注射したときの抗体産生量の変化を示したものである。正しいのはどれか。最も適当なものを1つ選べ。[オ]

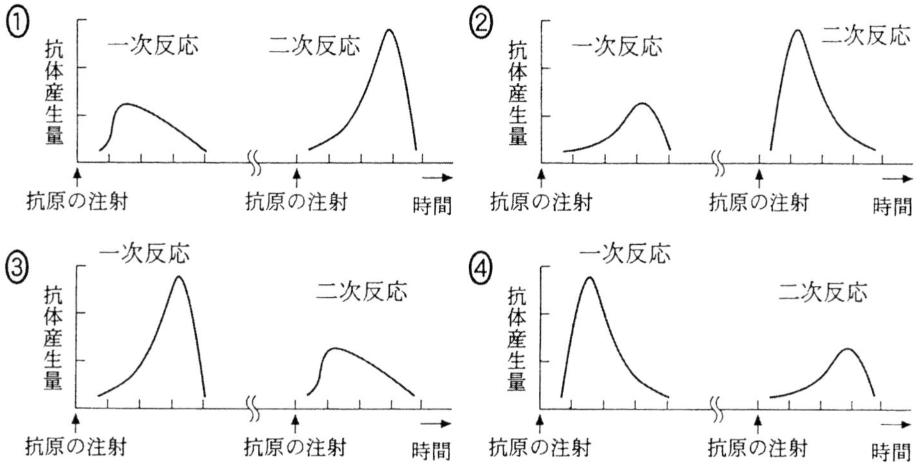

問 4　カ ～ シ について，B 細胞に関連する記述ならば①を，T 細胞に関連する記述ならば②を，両方に関連する記述ならば③をマークせよ。

カ　臓器移植などによる他個体の移植細胞を認識する。
キ　ヒト免疫不全ウイルス(HIV)が感染する。
ク　一部が抗体産生細胞に分化する。
ケ　一部が記憶細胞に分化する。
コ　骨髄の幹細胞に由来する。
サ　胸腺で成熟する。
シ　白血球である。

問 5　下線 1 について，複数のヒトの血液を用いて実験 1 ～ 3 をおこなった。

実験 1：A 型の血清を個々の血液に加えたところ，血球が凝集する血液群(グループ 1)と，凝集しない血液群(グループ 2)に分かれた。

実験 2：グループ 1 の個々の血清を A 型の血液に加えると，すべて血球が凝集した。

実験 3：グループ 2 の個々の血清を A 型の血液に加えると，血球が凝集する血清群(グループ 2-1)と凝集しない血清群(グループ 2-2)に分かれた。

各グループの血液型はどれか。最も適当なものを 1 つずつ選べ。ス ～ ソ

グループ 1：ス　　グループ 2-1：セ　　グループ 2-2：ソ

① A 型　② B 型　③ O 型　④ AB 型
⑤ A 型か B 型　⑥ A 型か O 型　⑦ A 型か AB 型
⑧ B 型か O 型　⑨ B 型か AB 型

Ⅱ　問 1 ～ 7 について答えよ。

問 1　図 1 は，電子顕微鏡で観察した真核細胞の模式図である。タ ～ ナ は図 1 の①～⑧のどれについての記述か。最も適当なものを 1 つずつ選べ。同じものを何度選んでもよい。

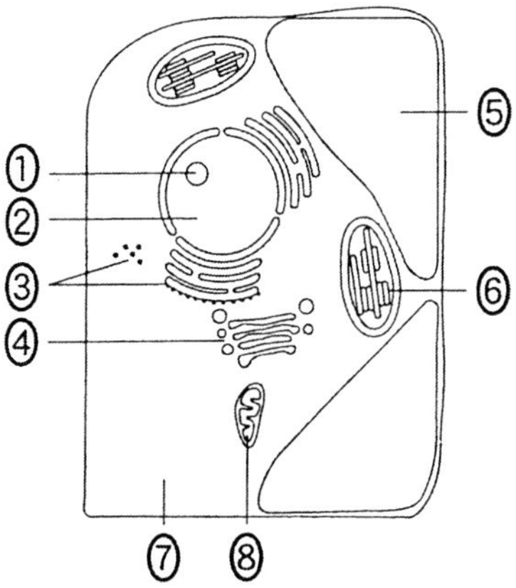

図 1

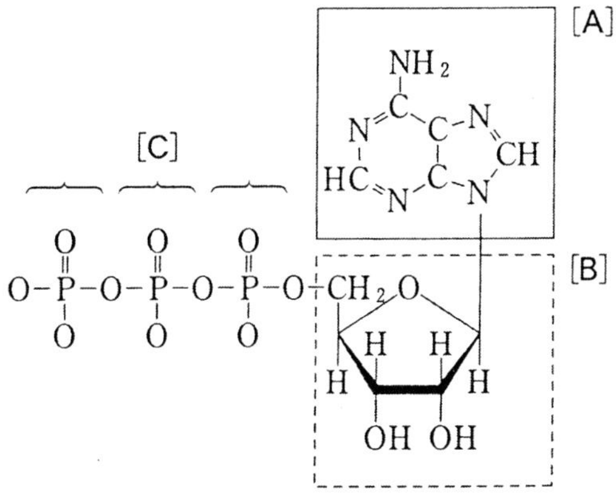

図 2

タ　タンパク質を合成する。
チ　解糖系の反応が起こる。
ツ　アントシアンを含むものもある。
テ　カルビン・ベンソン回路の反応が起こる。
ト　細胞の成長に伴って発達し，浸透圧調節などをおこなっている。
ナ　タンパク質を細胞内の適切な場所に運搬したり，分泌する。

問 2　図 2 で示した物質は，図 1 の⑦と⑧ともう 1 つどこでつくられるか。図 1 の①～⑥から最も適当なものを 1 つ選べ。 ニ問 3　図 2 の構造［A］，［B］，［C］を示すものはどれか。最も適当なものを 1 つずつ選べ。

［A］：ヌ　　［B］：ネ　　［C］：ノ

① タンパク質　② アミノ基　③ 核　酸　④ 水酸基
⑤ メチル基　⑥ リン酸　⑦ 糖　⑧ 脂　質
⑨ カルボキシル基　⓪ 塩　基

問 4　図 2 の構造［A］は何か。最も適当なものを 1 つ選べ。 ハ

① アクチン　② チミン　③ シトシン　④ グアニン
⑤ アデニン　⑥ ウラシル　⑦ ミオシン

問 5　図 2 の構造［B］は何か。最も適当なものを 1 つ選べ。 ヒ

① リボース　② ラクトース　③ グルコース
④ スクロース　⑤ フルクトース　⑥ ガラクトース
⑦ デオキシリボース

問 6　図 2 が示す物質はどれか。最も適当なものを 1 つ選べ。 フ

① FAD　② mRNA　③ AMP　④ DNA
⑤ ADP　⑥ tRNA　⑦ rRNA　⑧ ATP
⑨ NADH

問 7　ヘ ～ ム の生命現象のうち，図 2 で示す物質が実際に利用される現象には①を，利用されない現象には②をマークせよ。

ヘ　原形質分離
ホ　ホタルの発光
マ　神経における刺激の伝導
ミ　赤血球による酸素の運搬
ム　マルピーギ小体（腎小体）におけるろ過

Ⅲ　発生に関する問1～6について答えよ。

問1　ウニやカエルの発生において正しいのはどれか。最も適当なものを1つ選べ。[メ]

① カエルは等割のあとに不等割をおこなう。
② ウニは不等割のあとに等割をおこなう。
③ カエルは8細胞期までは等割をおこなう。
④ ウニは16細胞期までは等割をおこなう。
⑤ ウニの孵(ふ)化は胞胚後期に起きる。
⑥ ウニの孵化は原腸胚初期に起きる。

問2　ウニやカエルの発生において正しい記述の組み合わせはどれか。最も適当なものを1つ選べ。[モ]

a　ウニもカエルも桑実胚期には卵割腔をもつ。
b　ウニのみが桑実胚期には卵割腔をもつ。
c　カエルのみが桑実胚期には卵割腔をもつ。
d　ウニの胞胚は一層の細胞からできている。
e　ウニの胞胚は多層の細胞からできている。
f　カエルの原腸胚中期には胞胚腔はなくなる。
g　カエルの原腸胚中期には中胚葉が存在する。

① a, d, f　② a, d, g　③ a, e, f　④ a, e, g
⑤ b, d, f　⑥ b, d, g　⑦ b, e, f　⑧ b, e, g
⑨ c, d, f　⓪ c, d, g　⊕ c, e, f　⊖ c, e, g

問3　カエルの発生において，次の組織や器官のうち外胚葉由来のものには①を，中胚葉由来のものには②を，内胚葉由来のものには③をマークせよ。

皮膚の真皮：[ヤ]　末梢神経：[ユ]　肝臓：[ヨ]
心臓：[ラ]　腸の筋肉：[リ]　輸尿管：[ル]

問4　2匹のイモリのある時期の胚における予定神経域片と予定表皮域片をそれぞれ一部分交換移植した。その結果，移植された予定神経域片は正常な発生時間で表皮になった。この移植実験をおこなったのはどの時期か。最も適当なものを1つ選べ。[レ]

① 原腸胚初期 ② 原腸胚中期 ③ 原腸胚後期 ④ 神経胚初期

問 5 原口側が肛門になる動物はどれか。最も適当なものを1つ選べ。 ロ

① ミミズ ② セ ミ ③ アサリ ④ プラナリア ⑤ ホ ヤ

問 6 フォークトはイモリの胞胚の表面を部分的に染め分け，胚の各部がどのように変化するかを調べた。下の左図の胞胚の各染色部分（a，c，e，g，i）が右図の尾芽胚のどの番号の部分に相当したか。最も適当なものを1つずつ選べ。

a：ワ　c：あ　e：い　g：う　i：え

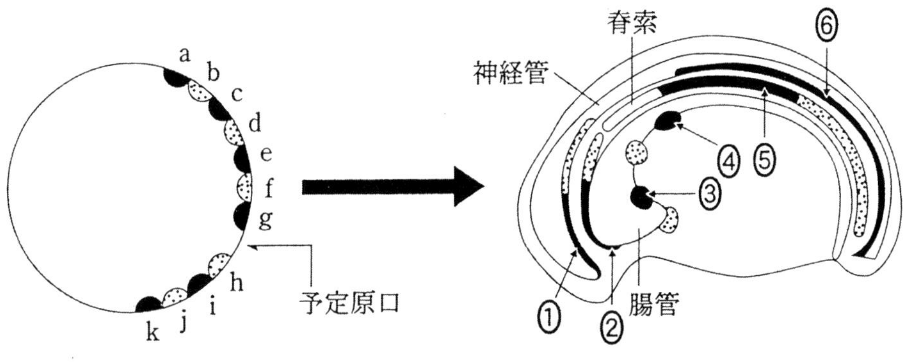

胞胚（側面）　尾芽胚（縦断面）

2 Ⅰ，Ⅱについて答えよ。

Ⅰ 循環系に関する問1～11に答えよ。

問 1 閉鎖血管系の動物はどれか。最も適当なものを1つ選べ。 ア

① バッタ ② エ ビ ③ 貝 ④ ミミズ ⑤ プラナリア

問 2 毛細血管に関する記述で正しいのはどれか。最も適当なものを1つ選べ。 イ

① 厚い筋肉層が収縮して血液を送り出す。

② 血液の逆流を防ぐ弁がある。

③ 一層の薄い内皮細胞のみからなる。

④　すき間から赤血球が組織内に出る。

⑤　血しょうがしみ出すことはない。

問 3　受精後約 4 週間のヒトの胎児は魚類とよく似た構造の心臓をもつ。①～④の模式図のどれに似ているか。最も適当なものを 1 つ選べ。 ウ

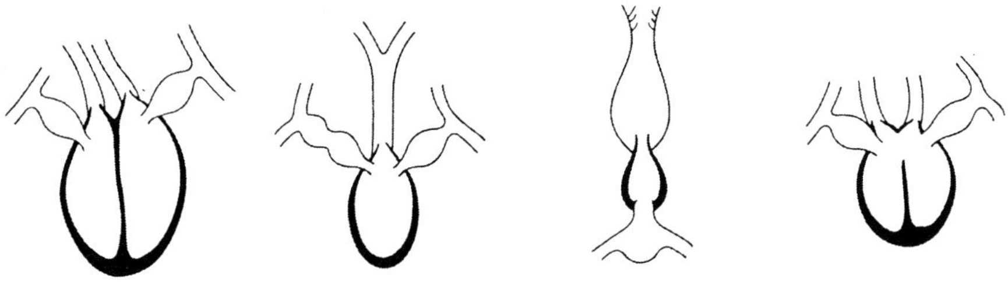

①　②　③　④

問 4　ヒトの血しょう中に通常含まれないのはどれか。最も適当なものを 1 つ選べ。 エ

①　水　②　タンパク質　③　脂　質

④　無機塩類　⑤　グリコーゲン

問 5　赤血球はどの組織に属するか。最も適当なものを 1 つ選べ。 オ

①　上皮組織　②　神経組織　③　筋組織　④　結合組織

問 6　表はウシとニワトリの 1 細胞あたりの DNA 量を示したものである。ウシの赤血球の DNA 量は何 pg か。最も適当なものを 1 つ選べ。

表　1 細胞あたりの DNA 量(pg)　　pg(ピコグラム)$=1/10^{12}$ g

	ウ　シ	ニワトリ
すい臓	6.8	2.4
腎臓	6.4	2.4
赤血球	カ	2.3
精子	3.3	1.3

①　6.6　②　3.3　③　2.2　④　1.7　⑤　1.3

⑥　1.1　⑦　0.0

問 7　古くなった赤血球の分解産物は肝細胞で胆汁として生成される。胆汁が排出されるのはどこか。最も適当なものを１つ選べ。 キ

①　門　脈　　②　腸　管　　③　肝動脈　　④　中心静脈

問 8　血管が傷ついて出血すると複雑な反応が①～④の過程を経て起こり血液は凝固する。次の ク ～ コ の血液凝固を防止する方法は①～④のどの過程に作用するか。最も適当なものをそれぞれ１つずつ選べ。

ク　クエン酸ナトリウムを加える。
ケ　ヘパリンを加える。
コ　棒でかきまわし，からみついたものを取る。

①　血小板から放出される因子が血しょう中のカルシウムイオンと協調して働く。
②　血しょう中のプロトロンビンからトロンビンを生成する。
③　トロンビンが血しょう中のタンパク質をフィブリンにする。
④　フィブリンは血球を包み込み，血ぺいを形成する。

問 9　赤血球はヘモグロビンを含む。タンパク質であるヘモグロビンは何本のポリペプチドから構成されているか。最も適当なものを１つ選べ。 サ

①　1　　②　2　　③　3　　④　4　　⑤　6

問10　ヘモグロビンに含まれている金属はどれか。最も適当なものを１つ選べ。 シ

①　銅　　②　亜　鉛　　③　鉄　　④　マグネシウム　　⑤　ニッケル

問11　表は４種の脊椎動物(A，B，C，D)の間でヘモグロビンα鎖のアミノ酸配列を比較し，それぞれの間で異なるアミノ酸の数を示したものである。次の(1)～(3)に答えよ。

	A	B	C	D
A	0	27	68	17
B	27	0	71	26
C	68	71	0	65
D	17	26	65	0

(1)　これら 4 種の共通の祖先を X とすると，表から考えられる分子系統樹はどれか。最も適当なものを 1 つ選べ。 ス

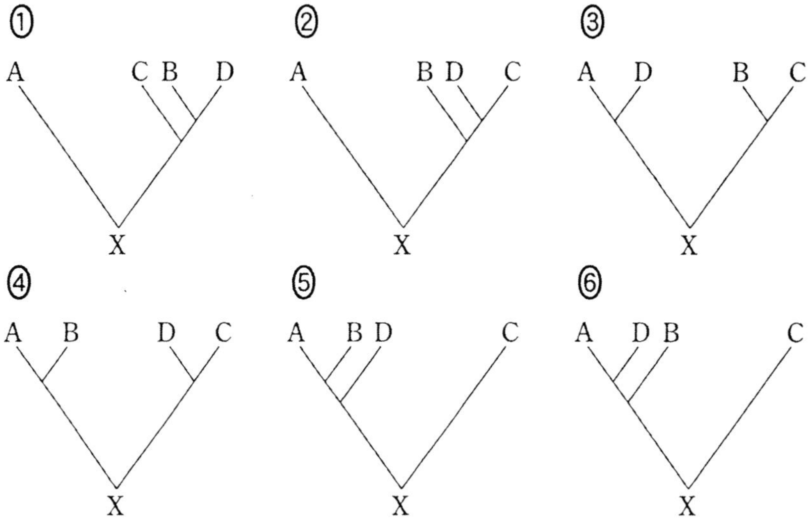

(2)　A と B の祖先はおよそ 1 億 3500 万年前に分かれたと仮定すると，表と図から考えてヘモグロビン α 鎖のアミノ酸配列が 1 つ変化するのにかかる年数はおよそいくらか。最も適当なものを 1 つ選べ。 セ

①　50 万年　②　100 万年　③　500 万年　④　1000 万年
⑤　5000 万年　⑥　1 億年

(3)　共通祖先 X から A，B，C，D の祖先動物が別れたのは約何万年前か。最も適当なものを 1 つ選べ。 ソ

①　7 億 1000 万年　②　6 億 8000 万年　③　3 億 4000 万年
④　1 億 7000 万年　⑤　8000 万年　⑥　4000 万年

Ⅱ　遺伝に関する問 1 ～ 6 に答えよ。

問 1　染色体数の異常は，減数分裂のときに染色体が適切に分配されないことにより生じる。余分な XY 染色体をもつ場合(XXY 型，染色体数 47)は「クラインフェルター症候群」とよばれ，X 染色体を 1 本しかもたない場合(XO 型，染色体数 45)は「ターナー症候群」とよばれる。次の タ ～ テ の場合における子どもの性染色体構成の異常の原因はどのように推定されるか。最も適当なものを①～③から 1 つずつ選べ。ただし，両親はいずれも染色体が 2 n＝46 で正常である。また，両親に由来する受精卵の発生にお

ける体細胞分裂は正常におこなわれたものとする。

[タ] 父親は赤緑色覚異常，母親は正常色覚，娘は赤緑色覚異常でターナー症候群であった。

[チ] 父親は赤緑色覚異常，母親は正常色覚，娘は正常色覚であるがターナー症候群であった。

[ツ] 父親は正常色覚，母親は赤緑色覚異常，息子は正常色覚であるがクラインフェルター症候群であった。

[テ] 父親は正常色覚，母親は赤緑色覚異常，息子は赤緑色覚異常でクラインフェルター症候群であった。

① 父親由来 ② 母親由来 ③ 両親のいずれとも判定できない

問 2 「ハンチントン病」とよばれる遺伝病は，常染色体上にある優性対立遺伝子Aによってひき起こされる。Aに対してaは劣性として，[ト]，[ナ]の遺伝子型の組合せの両親のもとに，この病気の子どもが産まれる確率はどのように推測されるか。①～⑤から最も適当なものを1つずつ選べ。

[ト] aaとAa　　[ナ] AaとAA

① 0％ ② 25％ ③ 50％ ④ 75％ ⑤ 100％

問 3 ヒトの血液型は赤血球の表面に存在する物質の違いによって分類され，ABO式やRh式などがある。Rh^-は遺伝子dによるもので，遺伝子Dに対してdは劣性である。母親がO型でRh^-，父親がO型でRh^+(遺伝子型Dd)のとき，この両親から産まれてくる子どもについて，次の(1)，(2)に答えよ。

(1) ABO式血液型はどれになるか。最も適当なものを1つ選べ。[ニ]

① A型 ② B型 ③ AB型 ④ O型

(2) Rh^+になる確率は何％か。最も適当なものを1つ選べ。[ヌ]

① 0％ ② 25％ ③ 50％ ④ 75％ ⑤ 100％

問 4 あるヒトの集団のRh式の血液型を調べたところRh^-が9％存在していた。この集団は以下の条件を満たすものとして，(1)～(3)のそれぞれの割合を求めよ。□には数字をマークせよ。同じ数値を何度答えてもよい。

(あ) 個体数が十分に多い。

(い)　この集団への移入や移出は起こらない。

(う)　結婚は Rh 型には無関係になされる。

(え)　遺伝子 D と d に関して突然変異は起こらない。

(お)　Rh 型による生存率に差がない。

(1)　この集団に存在する遺伝子 D の割合　[ネ][ノ]%

(2)　この集団内全体で，遺伝子型が Dd のヒトの割合　[ハ][ヒ]%

(3)　この集団の次の世代の遺伝子 d の割合　[フ][ヘ]%

問 5　遺伝子 B と V は連鎖していて，b と v はそれぞれ B と V の劣性対立遺伝子であるとする。雑種第一代 F_1(BbVv) どうしを交雑して F_2 をつくった場合，次の(1)，(2)の条件では，F_2 の表現型の分離比 [BV]：[Bv]：[bV]：[bv] はどうなるか。□には数字をマークせよ。同じ数値を何度答えてもよい。

(1)　雌雄ともに B と V は完全連鎖である場合

[BV]：[Bv]：[bV]：[bv]＝[ホ]：[マ]：[ミ]：[ム]

(2)　雌では B と V の組換え価(組換え率)が 20 % であるが，雄では B と V は完全連鎖である場合

[BV]：[Bv]：[bV]：[bv]＝[メ][モ]：[ヤ]：[ユ]：[ヨ]

問 6　ある動物には互いに独立の 2 組の対立遺伝子(A と a，B と b)があり，優性遺伝子 A と B の補足作用で胎児の段階で死亡してしまうと仮定する。この動物のある純系と，遺伝子型 AAbb，また aaBB を交配した場合について[ラ]，[リ]に最も適当なものを 1 つずつ選べ。ただし，A は a に対し，B は b に対し優性であり，これらは独立の法則に従って遺伝するものとする。

[ラ]　両方の場合とも雑種第一代がすべて生存する場合，交配した純系の遺伝子型はどれか。

①　AABB　　②　AAbb　　③　aaBB　　④　aabb

⑤　AaBb

[リ]　aaBB との雑種第一代はすべて死亡し，AAbb との雑種第一代はすべて生存する場合，交配した純系の遺伝子型はどれか。

①　AABB　　②　AAbb　　③　aaBB　　④　aabb

⑤　AaBb

英　語

解答　21年度

I　出題者が求めたポイント

[和訳]

1. そうだね、われわれはみんな同じ船に乗っているんだ。(一蓮托生だ)
2. 電話に出たら必ず伝言を受けてください。
3. 政府が税金を削減するのは当然のことだ。
4. 彼女はその任務に値すると思います。
5. 彼女の結婚式が間近に迫っていて、友人たちはわくわくしているようだ。
6. ママは約束を破ったことで私を責めた。
7. トムは育ちの良い若者だ。
8. すべての乗客はすでに飛行機に乗っているが、パイロットは航空管制官の指示をまだ待っている。
9. 雨が急に降るといけないので、傘を持って行ったほうがいいよ。
10. 時間があれば彼女は一流の水泳選手になるだろう。
11. 絶景だったが、おととしの悪天候が私からそれを奪ってしまった。
12. 私は意志に反して飲まされた。
13. あなたはそのプランに賛成ですか、反対ですか。
14. 彼はあの会社と縁が切れて喜んでいる。
15. 話を最後まで聞いてくれませんか。まだ話を終えていないんです。

[解答]

1. (c)　2. (d)　3. (a)　4. (a)　5. (a)
6. (b)　7. (b)　8. (c)　9. (a)　10. (c)
11. (c)　12. (d)　13. (a)　14. (b)　15. (c)

II　出題者が求めたポイント

[完成した英文]

16. No one could help being moved to tears.
17. The oyster takes five years to attain its full growth.
18. The judge held her to be telling the truth and he dismissed the charge against her.
19. Matters went from bad to worse in his relationship with Mary.

[解答]

16. (c)　17. (b)　18. (c)　19. (d)　20. (a)

III　出題者が求めたポイント

[全訳]

最近の研究は、微生物によるネコの病気と、人間の統合失調症との関係を指摘している。この微生物はトキソプラズマあるいは短くしてトキソと呼ばれている。ほとんどのネコはこの菌を持っているが、感染していてもなんの症状もなく、ネコには害がない。ネコはネコトイレや庭や子どもの砂場に尿や糞を落とすときに菌をばらまくが、あなたはネコを触るだけで菌を拾ってしまう。農場の家畜や鳥もトキソを運ぶ。ニュージーランドのシカの半分はこの伝染病を持ち、生焼けの肉を食べるとうつることがある。私たちのほとんども、人生のどこかの段階で、症状がほんどないか全くないままトキソに感染するが、これが胎児となると話は違ってくる。妊娠している女性が感染すると、菌は成長初期の胎児の脳に入り込むことがある。最近の調査によると、オークランドの妊娠女性の約2パーセントがトキソに感染していた。菌は脳の発達に問題を起こすが、結果は赤ん坊の時には現れてこない。子どもがティーンエイジャーになって初めて、問題行動、学習障害、情緒不安定、精神障害や統合失調症などの問題が発生してくるのだ。トキソと統合失調症とのつながりはずっと疑われていた。非常に多くの統合失調症の人たちが、赤ん坊の頃に家族がネコを飼っていたことを覚えているからである。最近のいくつかの調査が、もっと強い関連性を明らかにしている。120万のスウェーデン人を対象とした研究が、胎児期初期の感染がティーンエイジャーになってからの精神病と統合失調症を50パーセント増加させることを示した。デンマークにいる数百人の統合失調症のティーンエイジャーのうち、初期のトキソ感染が占める割合は高い。ボルチモアのジョーンズホプキンスこどもセンターのロバート・ヨーケンは、早い時期にトキソ感染した子どもたちは、感染していない子どもたちより16倍も精神病になる確率が高いことを発見した。しかし、これはなにもトキソ感染だけではない。統合失調症と妊娠初期にインフルエンザにかかった女性との間に、かなり関連性があることを、科学者たちは発見している。インフルエンザと統合失調症との関係は、1918年のインフルエンザ・パンデミックの後に最初に発見されたが、この時には、病気の短期あるいは重篤な感染のあった被害者の間の、「統合失調症シンドローム」が報告された。後にアメリカの精神科医アラン・ブラウンは、女性が妊娠初期にインフルエンザにかかると、子どもがティーンエイジャーになって統合失調症になる可能性は7倍高くなると言った。妊娠初期にドイツはしかにかかることも、生まれた子どもが統合失調症になる可能性を高めるが、おたふく風邪とヘルペスもまた関連性が疑われている。トキソに関して奇妙なことは、これにかかるとマウスやラットがネコを恐れなくなることだ。そうするとネズミはネコに近づいてネコに食べられやすくなる。宿主から宿主へと広がっていくのを確実にするために菌が使う、利口な戦術だ。トキソはまた、人の性格を微妙に変えることもある。男性で用心深くなったり、女性ではより親切で思いやりのある人になったりする。人によっては遺伝的に統合失調症になりやすい人もいるが、ネコとトキソがさらに一押しをするようである。

[設問と選択肢の意味]

21.「トキソ」はネコにどのように危険なのか。
　(a)極めて危険である。

(b)それほど危険ではない。
(c)全く危険ではない。
(d)実はネコにとって良い。

22.どの動物が「トキソ」を広めるか。
(a)ネコだけによって広まる。
(b)ネコとマウスだけによって広まる。
(c)ネコとラットとマウスだけによって広まる
(d)さまざまな動物によって広まる。

23.「トキソ」はどのグループに危険なのか。
(a)生まれる前の赤ん坊に害がある。
(b)ネコの飼い主に害がある。
(c)女性に害がある。
(d)妊娠している女性に害がある。

24.トキソプラズマによって起こるのは次のどれか。
(a)ティーンエイジャーが心臓病になる。
(b)ティーンエイジャーが胃の病気になる。
(c)ティーンエイジャーが学習に問題を抱える。
(d)ティーンエイジャーが移動に問題を抱える。

25.トキソプラズマが人間に与える別の影響はなにか。
(a)男性が優しくなったり内気になったりする。
(b)女性が短気になることがある。
(c)男性がより慎重になることがある。
(d)女性が快活になることがある。

26.なぜ「トキソ」は頭のいい細菌と言われることがあるのか。
(a)受け継がれていくのを確実にする方法を持っているから。
(b)ネコのように人間を知っているから。
(c)人間をいつ攻撃すれば効果が最も大きいかわかっているから。
(d)人間に病気を起こすから。

[解答]
21.(c)　22.(d)　23.(a)　24.(c)　25.(c)　26.(a)

Ⅳ　出題者が求めたポイント

[全訳]
2006年11月14日に、ブラジルの21歳のモデル、アナ・キャロライナ・レストンが、拒食症が原因の総合感染症で死んだ。拒食症は、摂食の厳しい制限を自分に課し、最小限の標準体重を維持することを拒否するというのが特徴の病気である。レストンは13歳からモデルの仕事をしていた。彼女は死んだとき、身長が174㎝で体重は40kg、ボディマス指数は13.4であった。世界保健機関によって受け入れられているこの基準は、指数が18.5以下の人はやせすぎとなる。一般的に言って、摂食障害は精神病の中でもっとも死亡率が高い。摂食障害には多くの原因がある。最もよくあるものを挙げれば、遺伝、幼少時のトラウマ、性的虐待、身体イメージの歪み、低い自己評価などである。だが、原因が何であれ、死に至ることもある心と体への悪影響があることは、はっきりしている。摂食障害に罹っている人はしばしば身体に否定的感情を持ち、自分の身体のサイズと体重に過度に関心を持つ。言い換えれば、彼らの自己評価と自尊心は、体型と体重に直に結びついている。ハイファッションとモデル業の世界は、女性たちや少女たちがモデルのようになろうとするのを励ますことによって、拒食症のような摂食障害を広めるのに一役買っているとして、長く批判の標的にされてきた。2000年には、最近摂食障害がすさまじく増えていることと、ファッション雑誌に「異常にやせた」モデルの姿が多く見られるようになってきたこととの負の関連について、研究者が報告している。ファッション産業と娯楽産業で体重の基準を作るべきだと提案されている。2006年9月に雑誌Madrid Fashion Weekは、ボディマス指数が18以下のモデルは使おうとしなかった。アナ・レストンの死はその後に起こったことから、ハイファッション界への非難はさらに高まった。イタリアファッション業界との12月協定の中で、デザイナーたちは、16歳以下のモデルを雇わないこと、すべてのモデルに、摂食障害に罹っていないことの医療証明書の提出を求めることに同意した。現代、私たちは、やせていることがひどく強調される環境の中に住んでいる。メッセージはいまなお強く明確である。やせているのが相変わらず流行っているのだ。私たちはやせていることが美しいと思ってしまいがちだが、だれがモデルのような身体になれるのかは、遺伝によって決まることを認識すべきである。人の身長と体重の80%までもが遺伝子によって決定される。言い換えると、私たちの多くは、自分がほとんどコントロールできない体型を持って生まれてくるのである。これが本当なら、自己評価は外見によって規定されてはならないし、絶対に、超やせのモデルとの比較を基に規定されてはならないのだ。

[解答]
27.(d)　28.(b)　29.(d)　30.(d)

数　学

解答　21 年度

1 出題者が求めたポイント（数学Ⅱ・図形と方程式，三角関数）

〔解答〕

(1) 直線 l_2 の傾きは $-\dfrac{1}{a}$，点 $(1+a,\ 0)$ を通るから

$$y-0=-\frac{1}{a}(x-1-a)\qquad \therefore y=-\frac{1}{a}x+\frac{1}{a}+1$$

この式を変形すると

$a(y-1)=-(x-1)$

これより a の値にかかわらず $(x,\ y)=(1,\ 1)$ のとき成り立つので常に $(1,\ 1)$ を通る …（ア，イの答）

(2) 次の連立方程式を解いて交点の座標を求める

$$\begin{cases} y=ax \\ y=-\dfrac{1}{a}x+\dfrac{1}{a}+1 \end{cases}$$

$$\therefore x=\frac{a+1}{a^2+1},\ y=\frac{a(a+1)}{a^2+1}$$

ここで，$\mathrm{X}=\dfrac{a+1}{a^2+1}$ ―①，$\mathrm{Y}=\dfrac{a(a+1)}{a^2+1}$ ―②とおける。

①を②へ代入すると

$\mathrm{Y}=a\mathrm{X}$ より $a=\dfrac{\mathrm{Y}}{\mathrm{X}}$

これを①へ代入して整理すると

$$\mathrm{X}^2-\mathrm{X}+\mathrm{Y}^2-\mathrm{Y}=0$$

$$\mathrm{X}^2-\mathrm{X}+\frac{1}{4}+\mathrm{Y}^2-\mathrm{Y}+\frac{1}{4}=\frac{1}{2}$$

$$\left(\mathrm{X}-\frac{1}{2}\right)^2+\left(\mathrm{Y}-\frac{1}{2}\right)^2=\frac{1}{2}$$

$$2\left(\mathrm{X}-\frac{1}{2}\right)^2+2\left(\mathrm{Y}-\frac{1}{2}\right)^2=1$$ …………（ウ～クの答）

(3)
$$f(\theta)=\frac{a+1}{a^2+1}=\frac{\tan\theta+1}{\tan^2\theta+1}$$
$$=\cos^2\theta\left(\frac{\sin\theta}{\cos\theta}+1\right)$$
$$=\sin\theta\cos\theta+\frac{1+\cos2\theta}{2}$$
$$=\frac{1}{2}\sin2\theta+\frac{1}{2}\cos2\theta+1$$
$$=\frac{\sqrt{2}}{2}\sin\left(2\theta+\frac{\pi}{4}\right)+\frac{1}{2}$$ …………（ケ～スの答）

条件式より

$$\frac{5}{12}\pi=\frac{\pi}{6}+\frac{\pi}{4}\leqq 2\theta+\frac{\pi}{4}\leqq\frac{5}{6}\pi+\frac{\pi}{4}=\frac{13}{12}\pi$$

よって最大値は $2\theta+\dfrac{\pi}{4}=\dfrac{\pi}{2}$，$\theta=\dfrac{1}{8}\pi$ ·（セ，ソの答）

のとき最大値 $\dfrac{1}{2}(1+\sqrt{2})$ ……………………（タ，チの答）

また，最小値は

$2\theta+\dfrac{\pi}{4}=\dfrac{13}{12}\pi$，$\theta=\dfrac{5}{12}\pi$ ………………（ツ～トの答）

のとき最小値 $\dfrac{\sqrt{2}}{2}\sin\dfrac{13}{12}\pi+\dfrac{1}{2}$

ここで $\sin\dfrac{13}{12}\pi=-\sin\dfrac{1}{12}\pi$ より

$$\sin^2\frac{\pi}{12}=\frac{1}{2}\left(1-\cos\frac{\pi}{6}\right)=\frac{1}{2}\left(1-\frac{\sqrt{3}}{2}\right)=\frac{4-2\sqrt{3}}{8}$$

$\sin\dfrac{\pi}{12}>0$ より

$$\sin\frac{\pi}{12}=\frac{\sqrt{4-2\sqrt{3}}}{\sqrt{8}}=\frac{\sqrt{(\sqrt{3}-1)^2}}{2\sqrt{2}}=\frac{\sqrt{6}-\sqrt{2}}{4}$$

すると最小値は

$$\frac{\sqrt{2}}{2}\times\frac{\sqrt{2}-\sqrt{6}}{4}+\frac{1}{2}=\frac{1}{4}(3-\sqrt{3})$$
$$=\frac{3}{4}\left(1-\frac{1}{\sqrt{3}}\right)$$ …（ナ～ヌの答）

2 出題者が求めたポイント（数学B・空間図形）

〔解答〕

(1) 平面 α の方程式を $ax+by+cz+d=0$ とおく。

3点A，B，Cはこの平面上にあるから

$$\begin{cases} c+d=0 \\ 2a+2b+c+d=0 \\ 2a+2c+d=0 \end{cases}$$

これを解いて

$b=-a,\ c=-2a,\ d=2a$

よって，平面の法線ベクトルは $(1,\ -1,\ -2)$

平面の方程式は $x-y-2z+2=0$

次に円Sの中心 $\mathrm{Q}(p,\ q,\ r)$ とおくと，点Qは平面上 α 上にあり，$\mathrm{AQ}^2=\mathrm{BQ}^2=\mathrm{CQ}^2$ となるから

$p-q-2r+2=0$ ――――①

$p^2+q^2+(r-1)^2=\mathrm{R}^2$ ――――②

$(p-2)^2+(q-2)^2+(r-1)^2=\mathrm{R}^2$ ――――③

$(p-2)^2+q^2+(r-2)^2=\mathrm{R}^2$ ――――④

②－③より $p+q=2\ \therefore q=2-p$

②－④より $4p+2r-7=0\qquad\therefore 2r=7-4p$

これらを①へ代入すると

$p-(2-p)-(7-4p)+2=0\qquad\therefore p=\dfrac{7}{6}$，

$q=\dfrac{5}{6}$，$r=\dfrac{7}{6}$

このとき $\mathrm{R}^2=\left(\dfrac{7}{6}\right)^2+\left(\dfrac{5}{6}\right)^2+\left(\dfrac{7}{6}-1\right)^2$

$=\dfrac{75}{36}$ ……………………（ア～エの答）

$\left(\mathrm{Q}\ \dfrac{7}{6},\ \dfrac{5}{6},\ \dfrac{7}{6}\right)$ ……………（オ～コの答）

(2) 点Dを通って，方向ベクトル $(1,\ -1,\ -2)$ の直線と平面 α の交点がHとなるから

直線の方程式は

$\frac{x-2}{1}=\frac{y-0}{-1}=\frac{z-1}{-2}=t$ とおく

$x=t+2,\ y=-t,\ z=-2t+1$

これを平面の方程式に代入すると

$(t+2)-(-t)-2(-2t+1)+2=0 \quad \therefore t=-\frac{1}{3}$

このとき，$x=-\frac{1}{3}+2=\frac{5}{3},\ y=\frac{1}{3},\ z=\frac{2}{3}+1=\frac{5}{3}$

よって，$\mathrm{H}\left(\frac{5}{3},\ \frac{1}{3},\ \frac{5}{3}\right)$………………（サ～タの答）

次に△ABCの面積Sと高さ$h=\mathrm{DH}$を求める

$\mathrm{AB}=\mathrm{AC}=\sqrt{5},\ \mathrm{BC}=2\sqrt{2}$

BCの中点をMとすると

$\mathrm{AM}^2=5-2=3$

$\therefore \mathrm{AM}=\sqrt{3}$

すると

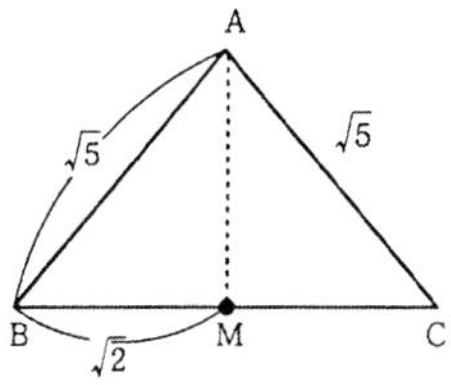

$\mathrm{S}=\frac{1}{2}\times 2\sqrt{2}\times\sqrt{3}=\sqrt{6}$

$h^2=\mathrm{DH}^2=\left(2-\frac{5}{3}\right)^2+\left(0-\frac{1}{3}\right)^2+\left(1-\frac{5}{3}\right)^2=\frac{6}{9}$

$h>0$ より $h=\frac{\sqrt{6}}{3}$

よって，$\mathrm{S}=\frac{1}{3}\times\sqrt{6}\times\frac{\sqrt{6}}{3}=\frac{2}{3}$………（チ，ツの答）

(3) 2点Q，Hを通る直線と円Sとの交点の1つが点Pとなる。

$\overrightarrow{\mathrm{QH}}=\left(\frac{5}{3}-\frac{7}{6},\ \frac{1}{3}-\frac{5}{6},\ \frac{5}{3}-\frac{7}{6}\right)$

$=\left(\frac{1}{2},\ -\frac{1}{2},\ \frac{1}{2}\right)$

よって，直線QHの方向ベクトルを（1，－1，1）とすると直線の方程式は，

$\frac{x-\frac{5}{3}}{1}=\frac{y-\frac{1}{3}}{-1}=\frac{z-\frac{5}{3}}{1}=k$ とおくと

$x=k+\frac{5}{3},\ y=-k+\frac{1}{3},\ z=k+\frac{5}{3}$

これを円Sの方程式に代入すると

$\left(k+\frac{5}{3}-\frac{7}{6}\right)^2+\left(-k+\frac{1}{3}-\frac{5}{6}\right)^2+\left(k+\frac{5}{3}-\frac{7}{6}\right)^2=\frac{75}{36}$

$3\left(k+\frac{1}{2}\right)^2=\frac{75}{36}$

$k+\frac{1}{2}=\pm\frac{5}{6} \quad \therefore k=\frac{1}{3},\ -\frac{4}{3}$

よって交点は

$k=\frac{1}{3}$ のとき $x=\frac{1}{3}+\frac{5}{3}=2,\ y=-\frac{1}{3}+\frac{1}{3}=0,$

$z=\frac{1}{3}+\frac{5}{3}=2 \quad \therefore \mathrm{P}_1(2,\ 0,\ 2)$

$k=-\frac{4}{3}$ のとき $x=-\frac{4}{3}+\frac{5}{3}=\frac{1}{3},$

$y=\frac{4}{3}+\frac{1}{3}=\frac{5}{3},\ z=-\frac{4}{3}+\frac{5}{3}=\frac{1}{3}$

$\therefore \mathrm{P}_2\left(\frac{1}{3},\ \frac{5}{3},\ \frac{1}{3}\right)$

ここで，$\mathrm{P_1H}^2=\frac{\sqrt{3}}{3},\ \mathrm{P_2H}^2=\frac{4}{3}\sqrt{3}$

よって，面積が最大となる点PはP_2

$\mathrm{P}\left(\frac{1}{3},\ \frac{5}{3},\ \frac{1}{3}\right)$………………（テ～ネの答）

また，$\mathrm{S}=\frac{1}{2}\times\frac{\sqrt{6}}{3}\times\frac{4}{3}\sqrt{3}=\frac{2}{3}\sqrt{2}$….（ノ，ハの答）

(4) 平面βの方程式は

$x=a$

線分ABの方向ベクトルは（2，2，0）

よって，直線ABの方程式は

$\frac{x-0}{2}=\frac{y-0}{2},\ z=1$

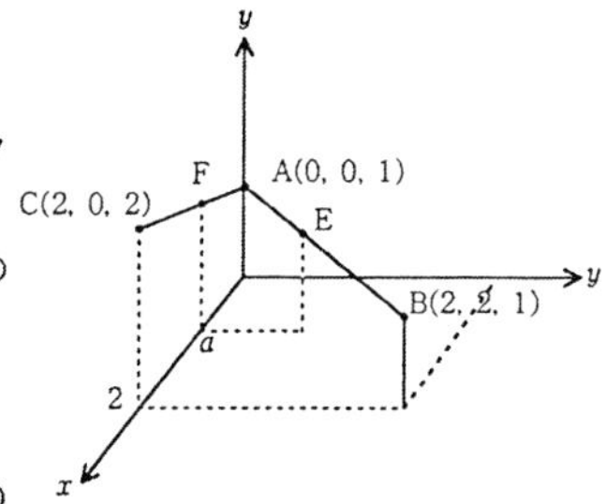

すると平面βとの

交点Eは $\frac{a-0}{2}=\frac{y-0}{2},\ z=1$ よりE（a，a，1）

線分ACの方向ベクトルは（2，0，1）

直線ACの方程式は $\frac{x-0}{2}=\frac{z-1}{1},\ y=0$

すると平面βとの交点Fは

$\frac{a-0}{2}=\frac{z-1}{1},\ y=0$ より　$\mathrm{F}\left(a,\ 0,\ \frac{1}{2}a+1\right)$

ここで$\vec{a}$と$\vec{b}$の2つのベクトルが作る三角形の面積は $\frac{1}{2}\sqrt{|\vec{a}|^2|\vec{b}|^2-(\vec{a}\cdot\vec{b})^2}$

となる。よって三角形CEFの面積Sは次のようにして求められる。

$\overrightarrow{\mathrm{CE}}=(a-2,\ a,\ -1),\ \overrightarrow{\mathrm{CF}}=\left(a-2,\ 0,\ \frac{1}{2}a-1\right)$

$\overrightarrow{\mathrm{CE}}\cdot\overrightarrow{\mathrm{CF}}=a^2-\frac{9}{2}a+5$

$(\overrightarrow{\mathrm{CE}}\cdot\overrightarrow{\mathrm{CF}})^2=a^4-9a^3+\frac{121}{4}a^2-45a+25$

$|\overrightarrow{\mathrm{CE}}|^2|\overrightarrow{\mathrm{CF}}|^2=\frac{5}{2}a^4-15a^3+\frac{145}{4}a^2-45a+25$

よって

$\mathrm{S}=\frac{1}{2}\sqrt{\frac{3}{2}a^4-6a^3+6a^2}=\frac{\sqrt{6}}{4}\sqrt{a^4-4a^3+4a^2}$

ここで$f(a)=a^4-4a^3+4a^2$とおき$y=f(a)$を最大にするaの値を求める。

$f'(a)=4a(a^2-3a+2)=4a(a-1)(a-2)$

よって，増減表は

x		0		1		2	
$f'(a)$	$-$	0	$+$	0	$-$	0	$+$
$f(a)$	↘		↗		↘		↗

$0<a<2$ よりSは$a=1=\frac{1}{1}$…………（ヒ，フの答）

のとき最大値$\mathrm{S}=\frac{\sqrt{6}}{4}\sqrt{1-4+4}=\frac{\sqrt{6}}{4}$….（ヘ，ホの答）

$a=\frac{1}{2}$ のとき

$\mathrm{S}=\frac{\sqrt{6}}{4}\sqrt{\frac{1}{16}-\frac{4}{8}+\frac{4}{4}}=\frac{3}{16}\sqrt{6}$…………（マ～メの答）

3 出題者が求めたポイント（数学Ⅲ・微分積分）

〔解答〕

(1) 与式$=\int e^x\frac{1+\cos2x}{2}dx=\int\left(\frac{1}{2}e^x+\frac{1}{2}e^x\cos2x\right)dx$

ここで$\mathrm{I}=e^x\cos2xdx$とおき部分積分を用いると

$\mathrm{I}=\frac{1}{5}e^x(2\sin2x+\cos2x)+\mathrm{C}$

すると与式$=\frac{1}{2}e^x+\frac{1}{2}\mathrm{I}$

$=e^x\left(\frac{1}{2}+\frac{1}{10}\cos2x+\frac{1}{5}\sin2x\right)+\mathrm{C}$ ‥（ア～キの答）

(2) $\int_0^\pi f(t)\sin^2tdt=\mathrm{C}$（定数）とおくと

$f(x)=\pi e^x+\frac{1}{\pi}\mathrm{C}$

すると$\mathrm{C}=\int_0^\pi f(t)\sin^2tdt=\int_0^\pi\left(\pi e^x+\frac{1}{\pi}\mathrm{C}\right)\frac{1-\cos2t}{2}dt$

$=\int_0^\pi\left(\frac{1}{2}\pi e^x+\frac{1}{2\pi}\mathrm{C}-\frac{1}{2}\pi e^x\cos2t-\frac{1}{2\pi}\mathrm{C}\cos2t\right)dt$

$=\frac{2}{5}\pi e^\pi-\frac{2}{5}\pi+\frac{1}{2}\mathrm{C}$

よって　$\mathrm{C}=\frac{4}{5}\pi(e^\pi-1)$

すると　$f(x)=\pi e^x+\frac{4}{5}(e^\pi-1)$

これを与式に代入すると

与式$=\frac{1}{\pi}\int_0^\pi\left\{\pi e^t+\frac{1}{5}(e^\pi-1)\right\}dt$

$=\frac{9}{5}(e^\pi-1)$ ……………………………（ク～コの答）

物　理

解答　　21 年度

1　(1)出題者が求めたポイント…物体に働く力と運動方程式

[解答]

問 1. (ア) $Mg(\sin\theta-\mu\cos\theta)-T$　　③…(アの答)

(イ) $2T-mg$　　③…(イの答)

$$\begin{cases} Ma=Mg(\sin\theta-\mu\cos\theta)-T \\ \dfrac{1}{2}ma=2T-mg \end{cases}$$

上記の2式を連立させて解くと

(ウ) $a=\dfrac{2g}{4M+m}\{-m+2M(\sin\theta-\mu\cos\theta)\}$

⑧…(ウの答)

(エ) $T=\dfrac{mMg}{4M+m}\{2+\sin\theta-\mu\cos\theta\}$　　④…(エの答)

問 2. (オ)　物体 m が上昇するためには加速度 a が、$a>0$ であればよい。

よって、(ウ)より $-m+2M(\sin\theta-\mu\cos\theta)>0$

$\therefore\ 2(\sin\theta-\mu\cos\theta)>\dfrac{m}{M}$　　④…(オの答)

問 3. (オ)に条件を代入すると

$\sin\theta-\cos\theta>\dfrac{1}{4}$

ここで三角関数の合成公式

$a\sin\theta+b\cos\theta=\sqrt{a^2+b^2}\sin(\theta+\alpha)$ より

$\sin\theta-\cos\theta=\sqrt{2}\sin(\theta-45^\circ)$　となるので

条件式は　$\sin(\theta-45^\circ)>\dfrac{1}{4\sqrt{2}}$　　⑧…(カの答)

(2)出題者が求めたポイント…光の分散、屈折率、全反射

[解答]

(キ) 分散…②　　(ク)　速度…①

(ケ) プリズム中では波長が小→屈折率が大→光の速度が小→よってプリズム中での光の速度は、赤の方が紫より大きい…②

(コ) $\dfrac{\sin(i)}{\sin(r)}=n$　より　$\sin(i)=n\ \sin(r)$　　…②

(サ) $\dfrac{\sin(i')}{\sin(r')}=\dfrac{1}{n}$ より　$\sin(i')=\dfrac{1}{n}\ \sin(r')$　　…①

(シ)　図より　$i'=90^\circ-r$　　…⑤

(ス) $\dfrac{\sin(i')}{\sin(r')}=\dfrac{\sin(90^\circ-r)}{\sin(r')}=\dfrac{\cos(r)}{\sin(r')}=\dfrac{1}{n}$

$\therefore\ \sin(r')=n\cdot\cos(r)$　　…Ⓐ

ところで　$\sin^2(r)+\cos^2(r)=1$　　…Ⓑ

(コ)より $\sin^2(r)=\dfrac{sin^2(i)}{n^2}$　　…Ⓒ

ⒶにⒷを代入して整理すると

$\cos(r)=\sqrt{1-\dfrac{\sin(i)}{n^2}}$　　…Ⓓ

ⒹをⒶに代入すると

$\sin(r')=\sqrt{n^2-\sin^2(i)}$　　…③

(セ)　臨界角…①　　(ソ)　全反射…⑤

(タ)　入射角が臨界角のとき屈折角は $r'=90^\circ$　　…⑤

(チ)　スより $\sin(90^\circ)=\sqrt{n^2-\sin^2(i)}$

$1=\sqrt{n^2-\sin^2(i)}$

$n^2=1+\sin^2(i)$

$n=\sqrt{1+\sin^2(i)}$　　…③

2　(1)出題者が求めたポイント…電磁誘導、自己誘導

[解答]

問 1.　(ア)　テスラ…③　　(イ)　N/(A·m)　…④

問 2.　(ウ)　レンツ…⑤　　(エ)　ファラデー…⑦

問 3.　(オ) $V=-\dfrac{N\Delta\Phi}{\Delta t}$…②

(カ)　$V=-\dfrac{300\times3.0\times10^{-4}}{0.030}=3.0[\mathrm{V}]$　　…⑤

(キ)　$V=-L\dfrac{\Delta I}{\Delta t}=-10\times\dfrac{0.6}{0.3}=-20[\mathrm{V}]$　…④

(2)出題者が求めたポイント…コイルとコンデンサから成る並列共振回路における周期、電流、コイル・コンデンサーに蓄えられるエネルギー

[解答]

問 1.　(ク)　$Q=CV=(1.0\times10^3\times10^{-6})\times10=10^{-2}[\mathrm{c}]$

…④

問 2.　(ケ)

$U=\dfrac{1}{2}QV=\dfrac{1}{2}\times10^{-2}\times10=5.0\times10^{-2}[\mathrm{J}]$

…⑧

問 3.　(コ)　$t=0$ ではコイルには大きな逆起電力が働くので電流は0　…①

問 4.　(サ)　この回路は共振回路で周期 T は

$T=\dfrac{1}{f}=2\pi\sqrt{LC}=2\pi\sqrt{0.1\times10^{-3}}$

$=2\pi\times10^{-2}$

電流が最大となるのは $T/4$ 秒であるから

$t=T/4=5\pi\times10^{-3}\fallingdotseq1.5\times10^{-2}[\mathrm{S}]$

有効数字を1ケタにすると　2×10^{-2}　…③

(シ)　エネルギー保存則より

$\dfrac{1}{2}QV=\dfrac{1}{2}LI^2$

$\therefore\ I=\sqrt{\dfrac{QV}{L}}=\sqrt{\dfrac{10^{-2}\times10}{0.1}}=1[\mathrm{A}]$　…③

(ス)　$f=\dfrac{1}{T}=\dfrac{1}{2\pi\times10^{-2}}=1.66\times10$

1周期で2回最大になるので　$t=1$ 秒まででは33回

有効数字が1ケタなので　30　　…⑦

※この問題の解答は、(ケ)以外有効数字が1ケタであることに注意せよ。

化 学

解答 21 年度

1 出題者が求めたポイント……集合問題 (7問)

(1) 原子番号20のCaまで電子配置を書けなければいけない。電子配置が示されている場合は，元素名及び族番号を示せなければいけない。各族の性質及びその元素特有の性質も理解しておく必要がある。

①He ②C ③O ④F ⑤Mg ⑥P ⑦K

(ア) 18族，希ガスである。Heが該当する。

(イ) 周期表の左下に行くほどイオン化エネルギーが小さくなる。アルカリ金属元素であるKが該当する。

(ウ) 17族，ハロゲン元素のFが該当する。

$F + e^- \rightarrow F^-$ K-2，L-8の電子配置はNeと同じ。

(エ) いわゆる塩基性酸化物である。K_2OとMgOが該当する。

(オ) ケイ素と炭素は同族体(14族)である。

C：K-2，L-4

Si：K-2，L-8，M-4

最外殻電子すなわち価電子が同じである。

(2)

① 10倍に薄めると，$[OH^-] = 1 \times 10^{-3}$ (mol/l) になる。したがって，pH = 11となる。塩基を薄めるとpHは小さくなる。

② 硫酸は2価の酸である。電離度が示されていないので厳密な計算はできないが，完全に電離したとすると，

$[H^+] = 0.10 \times 2 = 0.20$

$pH = -\log 2 \times 10^{-1} = 1 - \log 2 < 1$

つまり，同じ濃度の硝酸よりpHは小さくなる。

硫酸の濃度が薄いので，このような処理が可能である。

③ 酢酸は弱酸で，電離度は0.01程度である。塩酸よりpHは大きくなる。

④ 酸をどんなに薄めても7より大きくなることはない。7に近づくだけである。

⑤ 正しい。アンモニアは弱塩基で，電離度は0.01程度である。強塩基の方がpHは大きくなる。

⑥ 酸と塩基の強さによって中和点の水溶液の液性が酸性になったり塩基性になったりする。

(例) $\begin{cases} CH_3COOH + NaOH & \text{中和点のpHは7より大} \\ HCl + NH_3 & \text{中和点のpHは7より小} \end{cases}$

(3) C(黒鉛) + O_2(気) = CO_2(気) + 393 kJ ……①

H_2(気) + $1/2O_2$(気) = H_2O(液) + 285 kJ……②

C_2H_5OH(液) + $3O_2$(気)

= $2CO_2$(気) + $3H_2O$(液) + 1368 kJ……③

[①×2 +②×③−③]を計算すると，

2C(黒鉛) + $3H_2$(気) + $1/2O_2$(気)

= C_2H_5OH(液) + 273 kJ

したがって，生成熱は，273 kJ/mol (発熱)。

(4) $Na_2CO_3 \cdot 10H_2O = 286$ として

$\dfrac{14.3\,(g)}{286\,(g/mol)} = 0.050\,(mol)$ の結晶がある。

結晶14.3 g中のNa_2CO_3は，

$14.3 \times \dfrac{106}{286} = 5.3\,(g)$

質量パーセント濃度は，

$\dfrac{5.3}{14.3 + 35.7} \times 100 = 10.6\ \%$

溶液の体積は，

$\dfrac{14.3 + 35.7}{1.06} = 47.16 \fallingdotseq 47.2\ cm^3$

したがって，モル濃度は，

$\dfrac{0.050}{47.2/1000} = 1.059 \fallingdotseq 1.06\,(mol/l)$

(5) 各気体の記述を見ていくと，

CO_2； 関連事項が誤り。このような沈殿反応は起こらない。

Cl_2； 正しい。

O_3； 正しい。

SO_2； 気体の色は無色。刺激臭。生成法も誤っている。

H_2S； 生成法が過っている。関連事項も誤っている。

正しい生成法は，$FeS + H_2SO_4 \rightarrow FeSO_4 + H_2S$ のような反応を利用する。

(6)

1) MnO_2は酸化剤として作用している。したがって，Mnの酸化数は+Ⅳ→+Ⅱへ減少する。酸化されるのはI^-で，$2I^- \rightarrow I_2 + 2e^-$と変化する。

したがって，①と④の反応が起きている考えられる。

3) ヨウ素の気体が直接固体になる変化である。

4) 30 g中に，$30 \times \dfrac{0.16}{100} = 4.8 \times 10^{-2}\,(g)$

含まれているので，

$\dfrac{4.8 \times 10^{-2}\,(g)}{254\,(g/mol)} = 1.88 \times 10^{-4} \fallingdotseq 1.9 \times 10^{-4}$ [mol]

のヨウ素(I_2)が得られる。

(7) ベンゼンの構造式は，普通右図のように，単結合と二重結合を交互に書くが，実際の構造は正六角形である。

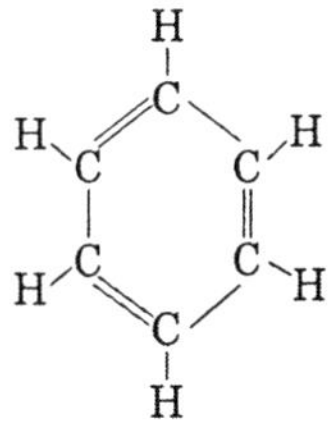

したがって，アルケンがもっている $\rangle C{=}C\langle$ と性質が異なっている。つまり，付加反応より置換反応が起こりやすい点が大きな差異である。文章中の反応を示すと，

$CH_2{=}CH_2 + Br_2 \rightarrow CH_2Br{-}CH_2Br$ (付加反応)
(1,2-ジブロモエタン)

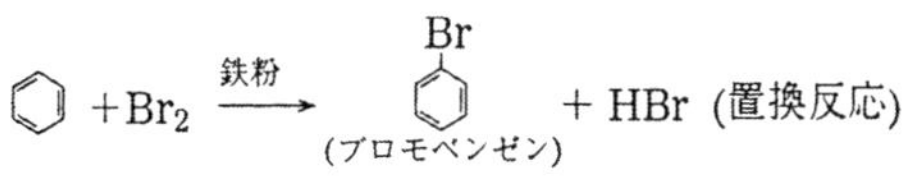

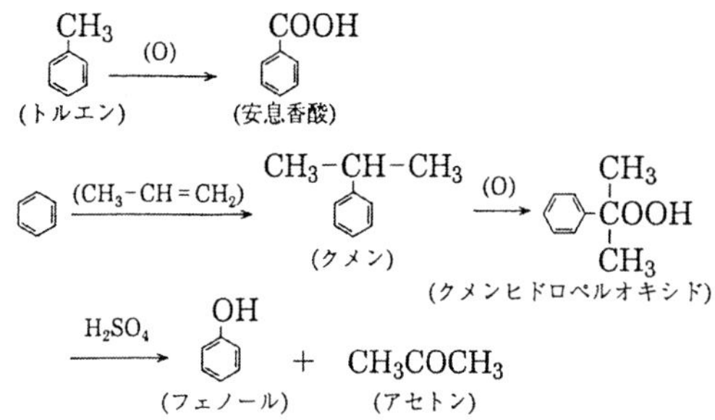

[解答]

(1)(ア)① (イ)⑦ (ウ)④ (エ)⑤,⑦ (オ)②

(2)⑤ (3) 273 [kJ/mol]

(4) 質量パーセント濃度：10.6 [%]

モル濃度：1.06 [mol/l]

(5)(タ) 0 (チ) 1 (ツ) 1 (テ) 0 (ト) 0

(6) 1) ①,④ 2) ④ 3) ⑤ 4) ⑦

(7)(ノ)⑤ (ハ)③ (ヒ)④ (フ)⓪ (ヘ)⑥ (ホ)② (マ)③ (ミ)⑧

2　出題者が求めたポイント……集合問題 (6題)

(1) 固体の結晶は，分子結晶，イオン結晶，金属結晶，共有結合結晶の4つに分類される。それぞれの代表例とともに性質 (特徴) を理解する必要がある。

① Na^+ に隣接する Cl^- は6個である。

② 炭素原子が正六角形の網目構造を形成する。

③ 電気伝導性はよくない。

④ 正しい。

⑤ 二酸化ケイ素は共有結合結晶で，巨大分子を形成。

⑥ 体心立方構造をとっている。

(2) 保存方法はその物質の性質と関連している。

(イ) 黄リンは空気中で自然発火するため水中に保存。

(ウ) 正しい。

(エ) ガラスのアンプルなどに密封して保存する。ゴム栓などは侵されてしまうので使用できない。

(オ) 石油中に保存する。水とは接触させてはいけない。激しく反応してしまう。

(カ) 正しい。

(3) 水の電気分解である。

$$\begin{cases}陽極：2H_2O \rightarrow 4H^+ + O_2 + 4e^- \\ 陰極：2H^+ + 2e^- \rightarrow H_2\end{cases}$$

2つの式から e^- を消去すると

$$2H_2O \rightarrow 2H_2 + O_2$$

発生した気体は，合わせて 672 ml であるから，

$$\frac{6.72\,(\mathrm{m}l)}{22.4 \times 10^3\,(\mathrm{m}l/\mathrm{mol})} = 3.0 \times 10^{-2}\,(\mathrm{mol})$$

したがって，$H_2 : O_2 = 2.0 \times 10^{-2} : 1.0 \times 10^{-2}$ (物質量比) である。

陰極では，

$2H^+ + 2e^- \rightarrow H_2$ で 2.0×10^{-2} mol 発生しているので，$2.0 \times 10^{-2} \times 2 = 4.0 \times 10^{-2}$ mol の電子が流れたことになる。

したがって，流れた電気量は，

$$4.0 \times 10^{-2} \times 9.65 \times 10^4 = 3.86 \times 10^3\,[\mathrm{C}]$$

電気分解した時間は，

$$5 \times t = 3.86 \times 10^3, \quad t = 7.72 \times 10^2\,(秒)$$

(4) 表中の 0. ツテトに入る数値は，

$$\frac{0.45 + 0.38}{2} = 0.415\,[\mathrm{mol}/l]$$

また，0.0ナニに入る数値は，

$$\frac{0.45 - 0.38}{2} = 0.035\,[\mathrm{mol}/(l \cdot \mathrm{min})]$$

反応速度式は，

$\overline{v} = k\,[\overline{H_2O_2}]$ と表わされる。

つまり，過酸化水素の平均濃度 $[\overline{H_2O_2}]$ に比例する。反応速度定数 k の値は，表の値から求めると，

[a] $0.040 = k \times 0.490$, $k = 0.0816$

[b] $0.035 = k \times 0.415$, $k = 0.0843$

[c] $9{,}939 = k \times 0.350$, $k = 0.0857$

[d] $0.025 = k \times 0.295$, $k = 0.0847$

[e] $0.020 = k \times 0.250$, $k = 0.0800$

k の平均値は，$0.08326 \fallingdotseq 0.083$

したがって，0. ヘホマは，0.083となる。

(5) 1) 化合物Aの物質量は，$C_7H_{10}O_4 = 158$ として，

$$\frac{3.16\,(\mathrm{g})}{158\,(\mathrm{g/mol})} = 2.0 \times 10^{-2}\,[\mathrm{mol}]$$

付加した H_2 の物質量は，

$$\frac{448\,(\mathrm{m}l)}{22.4 \times 10^3\,(\mathrm{m}l/\mathrm{mol})} = 2.0 \times 10^{-2}\,[\mathrm{mol}]$$

したがって，Aには，二重結合 (>C=C<) が1個あることがわかる。

2) 実験2から，化合物Eは，-COOHを2つもつことがわかる。また，実験3から，Eはシス体と推定できる。

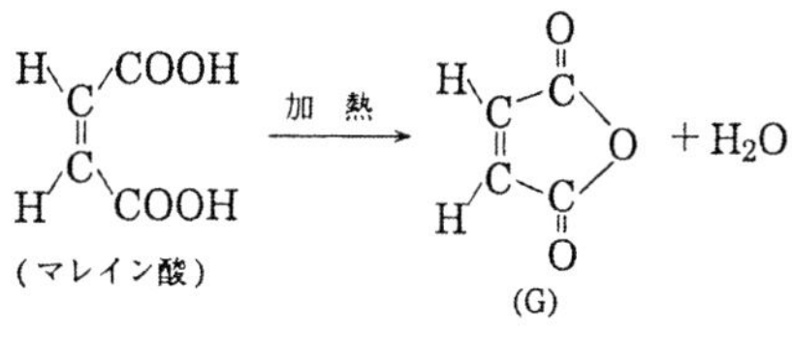

Gは無水マレイン酸である。

このEの幾何異性体Fは，トランス体でフマル酸である。

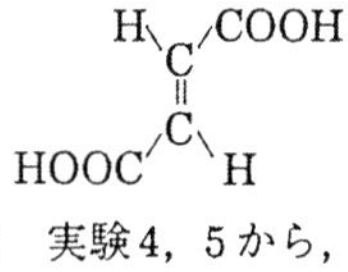

3) 実験4，5から，Dはエタノール，Hはエチレンと推定できる。Cは，メタノールである。

エステルAの構造式は，

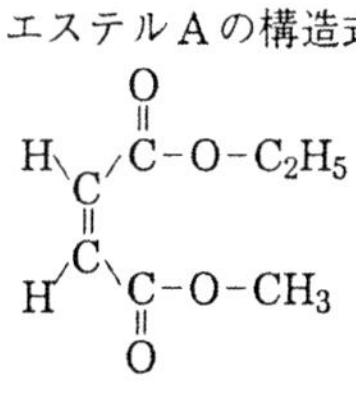

と示せる。

4)　$C_2H_5OH \rightarrow CH_2{=}CH_2 + H_2O$　と変化する。
$C_2H_5OH = 46$　として，

$$\frac{20.0}{46} \times 22.4 = 9.739 \fallingdotseq 9.74\ [l]$$

のエチレン (H) を生じる。　∴④

5)　Eの式量を116として，Eの物質量を求めると，

$$\frac{2.32\ (\mathrm{g})}{116\ (\mathrm{g/mol})} = 0.0200\ (\mathrm{mol})$$

必要なNaOH水溶液の体積をx (ml) とすると，
$1.00 \times x/1000 = 0.0200 \times 2$
$x = 40.0$ [ml]　　∴④

6)　各アミノ酸を次のように表わす。
グリシン：Gly　アラニン：Ala
グルタミン酸：Glu　リシン：Lys
チロシン：Tyr
ペプチドAの分子量は，
$(75 + 89 + 147 + 146 + 181) - 18 \times 4 = 566$　∴③
この構造は

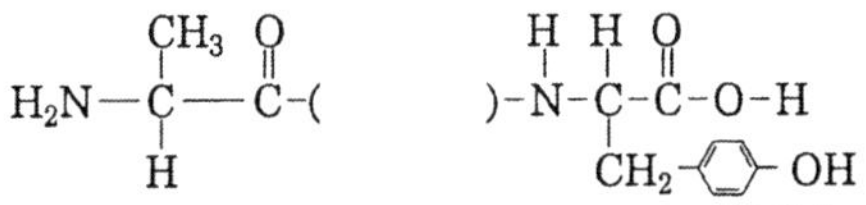

(　　)の中に，Gly，Glu，Lys　の3つが結合する。
この組み合わせは，
-Gly-Glu-Lys-，-Gly-Lys-Glu-
-Glu-Gly-Lys-，-Glu-Lys-Gly-
-Lys-Gly-Glu-，-Lys-Glu-Gly-
の6種類が考えられる。

なお，リシンは，$-NH_2$を2つもつが，1つはペプチド結合をつくらず側鎖になるので，上記の組み合わせに含めない。

キサントプロテイン反応は，チロシンのようにベンゼン環をもつアミノ酸があると起こる。これは，濃硝酸と反応し，ニトロ化されたためである。

[解答]

(1) (ア) ④

(2) (イ) 0　(ウ) 1　(エ) 0　(オ) 0　(カ) 1

(3) (キ) ②　(ク) ④　(ケ) ①　(コ) ⑤　(サ), (シ) 2：1　(ス) ③
(セ) ②　(ソ), (タ), (チ) 772

(4) (ツ), (テ), (ト) 415　(ナ), (ニ) 35　(ヌ) ③　(ネ) ②
(ノ), (ハ), (ヒ) 082　(フ) ⑤　(ヘ), (ホ), (マ) 083

(5) 1) 1　2) ④　3) ④　4) ④　5) ④

(6) (ユ) ⑥　(ヨ) ⑤　(ラ) ④　(リ) ⑧　(ル) ③　(レ) 6

生　物

解答　　21 年度

■1 出題者が求めたポイント

(Ⅰ・Ⅱ：免疫)

免疫に関する基礎知識を問われている。分野は生物Ⅰのレベルだけでなく、生物Ⅱのレベルまで必要。基礎的な内容ばかりなので、しっかり解答したい。

問 2. 免疫反応の応用例として、ワクチン療法と血清療法が有名。前者は無毒化、または弱毒化した病原体や毒素をヒトに注射して自分自身で抗体をつくり、感染を予防する方法で、予防接種という。後者は、病原体や毒素が体内に進入した際、それに対する抗体を含んだ動物の血清を注射して治療を行う方法で、マムシやフグに対する中毒症の場合に用いる。

問 3. 免疫における二次反応のグラフ。免疫記細胞のはたらきによるもの。

問 4. B 細胞は骨髄(Bone marrow)で分化する。抗体産生細胞や、免疫記憶細胞となってはたらく。T 細胞は胸腺(Thymus)で分化する。どちらも骨髄の造血幹細胞から分化する。

問 5. ABO 式血液型は凝集原(赤血球の抗原 A，B，O)と、凝集素(血漿中にある抗体 α，β)の組み合わせによって 4 種類に分けられる。凝集原と凝集素の組み合わせが、A＋α または、B＋β になると赤血球の凝集反応が起きる。

「A 型の血清」は凝集素 β を含むので，グループ 1 に含まれる候補は B 型と AB 型，グループ 2 に含まれる候補は A 型と O 型である。

[解答]

(Ⅰ)

問 1. ア⑥　イ②　ウ⑧

問 2. エ⑧「抗原の注射」

問 3. オ②

問 4. カ②　キ②　ク①　ケ③　コ③　サ②　シ③

問 5. ス②　セ③　ソ①

(Ⅱ) Ⅰ・Ⅱ：細胞・代謝・ATP

細胞に関する基礎知識に、代謝や ATP に関する知識を絡めた問題。内容はすべて基礎的な内容であるので、Ⅰの細胞の分野とⅡの代謝や ATP の分野の基礎をしっかりとおさえておきたい。

問 2. ATP を合成する場所は動物細胞の場合、細胞質(解糖系)と、ミトコンドリアのマトリックス(クエン酸回路)と、クリステ(電子伝達系)で、植物細胞の場合はこれに加え、葉緑体のチラコイド(電子伝達系)で生産される。

問 7.

マ：静止電位の維持という意味でナトリウムポンプが働いていることを考えると、①も正解といえる。しかし、ここでは刺激の伝導のみに注目し、ATP は利用していない(解答は②)とした。

ム：ろ過は血圧によるもの。再吸収では ATP を利用する。

[解答]

(Ⅱ)

問 1. タ③　チ⑦　ツ⑤　テ⑥　ト⑤　ナ④

問 2. ニ⑥

問 3. ヌ⓪　ネ⑦　ノ⑥

問 4. ハ⑤

問 5. ヒ①

問 6. フ⑧

問 7. ヘ②　ホ①　マ②　ミ②　ム②

(Ⅲ) Ⅰ・発生

発生の基礎的内容を問われている。シュペーマンの胚移植実験の結果や、フォークとの局所生体染色法の結果についても理解しておこう。

問 2. f：カエルの原腸胚では原腸陥入は胞胚腔のスペースに進むので、原腸胚後期では胞胚腔はなくなるが、中期では陥入が途中のため、胞胚腔は存在する。

問 4. シュペーマンの胚移植実験。原腸胚初期では移植片は移植した場所の予定運命に従うが、神経胚初期では移植片は自身の予定運命に従う。

問 5. 原口側が肛門で、陥入によって開通したところが口になるのは新口動物で、棘皮動物、脊索動物、脊椎動物がその例。この逆は旧口動物で扁形動物、軟体動物、環形動物、節足動物がその例。

[解答]

(Ⅱ)

問 1. メ⑤

問 2. モ②

問 3. ヤ②　ユ①　ヨ③　ラ②　リ②　ル②

問 4. レ①

問 5. ロ⑤

問 6. ワ①　あ⑥　い⑤　う②　え③

■2 出題者が求めたポイント

(Ⅰ) Ⅰ・Ⅱ：血液循環、進化

血液循環、血液の成分の基礎問題から、ヘモグロビンのアミノ酸置換による分子進化の問題に発展する。一部詳しい内容まで問われる問題もあるが、多くは基本的な内容が多い。

問 1. 閉鎖血管系では動脈と静脈が毛細血管でつながっている。脊椎動物と、一部の無脊椎動物(ヒモ形動物、環形動物など)にみられる。一方、開放血管系ではつながっていない。無脊椎動物に多くみられる。

問 4. 血しょう中はグリコーゲンではなく、グルコースの状態で存在。

問 6. 脊椎動物の中でほ乳類のみ赤血球の核がない。

問 8. 血液凝固のしくみと、この設問にある血液凝固の防止方法については理解しておこう。

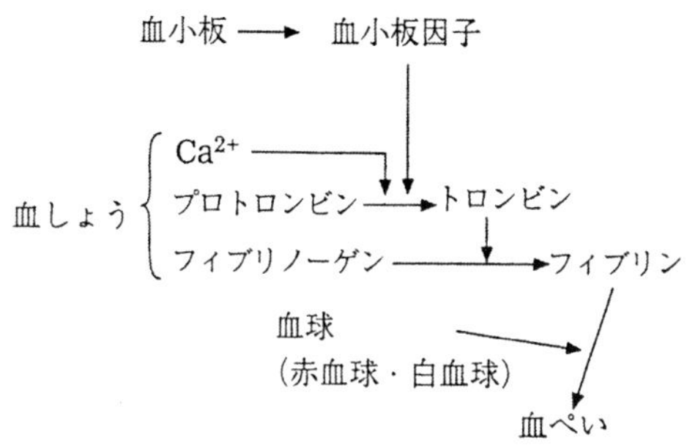

問 11.

(1) アミノ酸の置換数が少ないほど近縁と考える。そうすると生物Aを基準にD→B→Cの順に近縁で、A、D、Bは近く、Cはこれらよりは遠いことも分かる。

(2) 平均置換数を計算すると以下のようになる。

AB 間，DB 間は 13.25

AC 間，DC 間，BC 間は 34.0　になる

AとBの祖先がおよそ1億3500万年前に枝分かれしたので、

13500 万年で 13.25 のアミノ酸置換であるから、

13500 万年 ÷ 13.25 ≒ 1000 万年 / アミノ酸置換

(3)(2) より、アミノ酸の1塩基置換にかかる時間を 1000 万年とすると、X 地点からの平均アミノ酸置換数は 34.0 より、1000 万年 × 34.0 = 3 億 4000 万年と分かる。

[解答]

(I)

問 1. [ア] ④

問 2. [イ] ③

問 3. [ウ] ③

問 4. [エ] ⑤

問 5. [オ] ④

問 6. [カ] ⑦

問 7. [キ] ②

問 8. [ク] ①　[ケ] ②　[コ] ④

問 9. [サ] ④

問 10. [シ] ③

問 11. (1) [ス] ⑥　(2) [セ] ④　(3) [ソ] ③

(II) I・遺伝

遺伝の基礎問題から、伴性遺伝や、組換えの計算、さらには染色体異常の例まで、幅広い分野を訪われているが、内容はすべて基礎的な問題なので、遺伝の基礎、減数分裂の基礎をきっちり理解しておきたい。

問 1. 父親で赤緑色覚異常の場合を X^-Y、正常を X^+X^+、母親で赤緑色覚異常の場合を X^-X^-、正常を X^+X^+ と X^+X^- で考える。

性染色体だけで考えると、染色体の不分離の結果生じる配偶子の遺伝子型は、父親なら「XY」と「なし」、母親なら「XX」と「なし」に不分離する。

2倍体の配偶子と正常な配偶子が受精するとクラインフェルター症候群、「なし」の配偶子に正常な配偶子が受精するとターナー症候群になる。

問 3. 母親の遺伝子型で ABO 式では「OO」、Rh 式では「dd」、父親は ABO 式では「OO」で Rh では「Dd」と考える。

問 4. この集団の遺伝子Dの割合をa、dの割合をbとする。a + b = 1とすると、DD の割合は a^2、Dd の割合は 2ab、dd の割合は b^2 で表せる、設問より dd の割合は 9% であるので、dd = 0.09 なので d = 0.3 と分かる。よって a = 0.7。

問 5.

(1) 雄も雌も完全連鎖であるので、共に配偶子は BV : bv = 1 : 1で生じるので、この交配を計算する。

(2) BとVの組換え価が 20% であるので、配偶子 BV : Bv : bV : bv が n : 1 : 1 : nの割合でできるとすると (1 + 1)/(n + 1 + 1 + n) × 100 = 20 でなので、n = 4と分かる。

よって雌の配偶子は BV : Bv : bV : bv = 4 : 1 : 1 : 4で生じ、雄の配偶子は BV : bv = 1 : 1で生じるので、この交配を計算する。

問 6. 遺伝子型にAとBが含まれると致死になる補足遺伝子である。遺伝子型 AAbb が作る配偶子は Ab のみ、遺伝子型 aaBB が作る配偶子は aB のみである。両方の雑種第一代が生存するためには交配相手の配偶子が ab でないといけないので、その親(純系)は aabb と分かる。また、aaBB はすべて死亡、AAbb は生存だと交配相手の配偶子は Ab と分かるので、その親(純系)は AAbb と分かる。

[解答]

(II)

問 1. [タ] ③　[チ] ①　[ツ] ①　[テ] ②

問 2. [ト] ③　[ナ] ⑤

問 3. [ニ] ④　[ヌ] ③

問 4. (1) [ネ], [ノ] 70　(2) [ハ], [ヒ] 42　(3) [フ], [ヘ] 30

問 5. (1) [ホ] 3　[マ] 0　[ミ] 0　[ム] 1

(2) [メ] 1　[モ] 4　[ヤ] 1　[ユ] 1　[ヨ] 4

問 6. [ラ] ④　[リ] ②

川崎医科大学　医学部入試問題と解答

平成30年6月5日　初版第1刷発行

編　集　みすず学苑中央教育研究所

発行所　株式会社ミスズ　　定価　本体 4,700 円＋税

〒167－0053

東京都杉並区西荻南２丁目１７番８号

ミスズビル１階

電　話　０３（５９４１）２９２４㈹

印刷所　タカセ株式会社

●本シリーズ掲載の入試問題について、万一、掲載許可手続きに遺漏や不備があると思われるものがありましたら、当社までお知らせ下さい。

●乱丁・落丁等につきましてはお取り替えいたします。

●本書の内容についてのお問合せは、具体的な質問内容を明記のうえ、ハガキ・封書を当社宛にお送りいただくか、もしくは下記のメールアドレスまでお問合せ願います。

〈 お問合せ用メールアドレス：info-mgckk@misuzu-gakuen.jp 〉